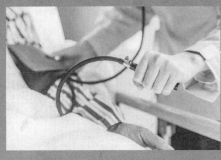

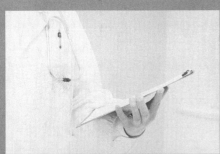

江西科学技术出版社

LINCHUANG
HULI CHANGGUI

陈春丽　任俊翠　主编

U0305368

临床护理常规

江西科学技术出版社

图书在版编目（CIP）数据

临床护理常规 / 陈春丽，任俊翠主编. —南昌：
江西科学技术出版社，2019.10（2021.1重印）
ISBN 978-7-5390-7017-9

Ⅰ. ①临… Ⅱ. ①陈… ②任… Ⅲ. ①护理学 Ⅳ.
①R47

中国版本图书馆 CIP 数据核字（2019）第 229027 号

国际互联网（Internet）地址：http://www.jxkjcbs.com
选题序号：ZK2019203
图书代码：B19245-102

临床护理常规　　　　　　　　　　　　　　　　　　陈春丽　　任俊翠　主编

出版 发行	江西科学技术出版社
社址	江西省南昌市蓼洲街 2 号附 1 号
	邮编：330009　电话：(0791)86623491　86639342(传真)
印刷	三河市元兴印务有限公司
经销	全国各地新华书店
开本	889 mm×1194 mm　1/16
字数	1080 千字
印张	38
版次	2019 年 10 月第 1 版　　第 1 次印刷
	2021 年 1 月第 1 版　　第 2 次印刷
书号	ISBN 978-7-5390-7017-9
定价	98.00 元

赣版权登字-03-2019-334
版权所有，侵权必究
（赣科版图书凡属印装错误，可向承印厂调换）

《临床护理常规》编委会

主　编　陈春丽　任俊翠

副主编　袁修银　钱松梅

编　者　（按姓氏笔画为序）

丁丽萍　王　芳　王安萍　付孝梅　代立群　毕美仙

吕　莲　任俊翠　刘　红　刘红群　刘海燕　汤善林

祁　娟　许　琦　孙　敏　孙尚绘　孙慧明　杜　玉

李　烈　李尔琴　李守萍　杨麦兰　杨晓娟　吴　绮

余乐华　沈光银　张　丽　张文琼　张玉颖　张慧敏

陆凤华　陈　志　陈春丽　林丽丽　周　艳　周　敏

周兰兰　宛小云　袁修银　耿　娟　钱松梅　倪升丽

徐宝兰　黄　容　黄　梅　黄先秀　黄维凤　营敏荣

梁　娟　彭雅琴　程　芳　程丹萍　鲁　勤　廖理芳

缪维琴　樊立云

护理工作是卫生健康事业的重要组成部分，直接服务于人民群众生命安全和身心健康，始终贯穿人的生老病死全过程，在预防疾病、协助诊疗、促进康复、减轻痛苦等方面发挥重要作用，对稳增长、促改革、调结构、惠民生，决胜全面建成小康社会具有重要意义。随着现代医学和精准医疗的开展，护理工作需要不断向更宽更精细的领域发展。临床疾病护理常规是指导临床护理工作的规范，是护理人员护理患者技术内容和标准。合肥市第二人民医院于2012年编撰的《护理常规》在临床实践应用中，对于规范护理行为、提高护理质量起到了很好的促进作用，但随着现代诊疗技术的发展和人们对疾病认识的进一步提升，部分内容已不能满足临床护理工作需求，为此，医院组织一批资深护理专家，历时一年多时间，在广泛循证基础上将原《护理常规》进行全面的修订和补充。该《临床护理常规》较全面、系统地阐述了各种疾病的护理内容和标准要求。编者在编撰过程中，将"以病人为中心"的护理理念贯穿其中，查阅大量文献和相关护理指南，并融入学科自身发展成果及临床实践经验，精心编写而成。书中内容新颖、条理清晰、知识面广、系统性强，它承载了合肥市第二人民医院护理人的心血和智慧，希望能成为广大护理同仁较为规范的工具书，作为临床护理工作和教学活动遵循的规范和标准，也希望能为患者及家属提供可查阅的方便、规范、可操作的护理依据。由于时间紧、内容多、涉及面广，书中难免存有不足之处，敬请批评指正。

张建凤

2018 年 12 月 28 日

第一篇　常见症状护理

第二篇　内科护理

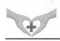

第三篇　外科护理

✚ 第四篇　妇产科护理 ✚

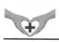

第五篇　儿科护理

第六篇　急危重症护理

第七篇　五官科护理

第八篇　康复护理

第九篇　老年护理

第十篇　中医护理

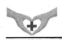

第十一篇　手术室基础护理

第一篇

常见症状护理

第一章　内科常见症状护理

第一节　发热护理

任何原因引起的产热增多或散热减少，或致热原直接作用于下丘脑的体温调节中枢，或体温调节中枢功能紊乱，使体温升高，超过正常范围，即称之为发热。正常人腋窝温度在 36～37 ℃，舌下温度比腋窝温度高 0.2～0.3 ℃，直肠温度比腋窝温度高 0.3～0.5 ℃。在 24 h 内，下午体温较早晨体温稍高，剧烈运动及进餐后体温略高，但一般波动不超过 1 ℃。妇女在月经前期及妊娠期体温略高。老年人体温相对于青年人低。

【热型及临床意义】

1. 稽留热　体温持续在 39～40 ℃，达数日或数周，24 h 波动范围不超过 1 ℃，常见于急性传染病，如伤寒。

2. 弛张热　体温在 39 ℃ 以上，但波动幅度大，24 h 温差在 1 ℃ 以上，最低体温仍高于正常水平，常见于败血症。

3. 间歇热　高热与体温正常交替有规律地反复出现，间歇数小时或 1～2 d，常见于疟疾。

4. 不规则热　体温在 24 h 内变化不规则，持续时间不定，常见于流行性感冒、肿瘤性发热等。

【护理要点】

1. 监测体温　体温达到 37.5 ℃ 以上者，每日测体温 3 次；体温在 38.5 ℃ 以上者，每 4 h 测体温 1 次，至体温正常后 3 d 每日测体温 1 次。测体温同时观察病人的面色、脉搏、呼吸。如有异常，立即与医生联系。

2. 体温超过 38.5 ℃，给予物理降温或按医嘱给予药物降温。

3. 严密观察病人发热的时间、热型、伴随症状及其他病情变化，高热病人在退热时或大量出汗时注意有无虚脱现象。

4. 卧床休息　鼓励病人多饮水，补充水分成人每日不少于 3 000 mL，小儿可按每日 80～100 mL/kg 计算，并按医嘱记录出入水量。

5. 给予营养丰富易消化的食物，供给热量每日不低于 2 400 卡。

6. 保持皮肤清洁干燥，做好皮肤护理　高热病人在退热过程中往往大量出汗，应及时擦浴和更换床单、衣服，同时注意保暖，以防受凉。

7. 加强口腔护理　每日不少于 2 次，口唇干燥者涂以润唇膏。

8. 做好心理护理　关心、了解病人的感受，耐心解答各种问题，给予心理上的安慰和支持。

第二节　恶心、呕吐护理

恶心为上腹部不适、欲将胃内容物经口吐出的感觉。呕吐是通过胃的强烈收缩迫使胃或部分小肠的内容物通过食管、口腔逆行排出体外的现象。

【临床特征】

脑膜炎、脑炎、脑瘤及高血压病等颅内压增高引起的呕吐为喷射状，呕吐前无恶心先兆。前庭功能障碍所致的呕吐，常见于晕动病、内耳眩晕病等，其呕吐与头部位置改变有密切关系，常伴有眩晕、眼球震颤、恶心、血压下降、面色苍白、出汗、心悸等自主神经失调的表现。精神性呕吐神经官能症及条件反射性呕吐，如嗅到厌恶的气味或看到厌恶的食物引起的呕吐，其特点与精神因素有关。

呕吐前无恶心，食后立即发生，呕吐常不费力，每次呕吐量不多，吐完后仍可进食。周围性呕吐分为胃源性呕吐和反射性呕吐。各种急性或慢性胃炎，多与进食有关，常先有恶心，吐后症状缓解；幽门梗阻所致的呕吐常在进食后不久发生，瘢痕性幽门梗阻是由于胃扩张与胃潴留所致，呕吐多发生于餐后 6～12 h，呕吐量大，常有隔夜宿食。

【护理要点】

1. 实施止吐措施　有恶心欲呕吐时，嘱病人用口深呼吸，减轻迷走神经反射；针灸或压迫穴位，如内关、足三里、合谷。

2. 遵医嘱应用镇吐药物，及时补充水和电解质　剧烈呕吐不能进食或严重水、电解质失衡时，主要通过静脉输液予以纠正。口服补液时，应少量多次饮用，以免引起恶心、呕吐。

3. 加强基础护理，摆放舒适体位，以免误吸呕吐物导致吸入性肺炎或窒息。当病人有恶心、呕吐的前驱症状时，协助病人取坐位；如病情重、体力差者，可取侧卧位或仰卧位，脸偏向一边。为减少不良刺激，病人呕吐后要及时漱口、更换衣物、清理污物，开窗通风，保持环境清洁。

第三节　水肿护理

过多液体在组织间隙积聚称为水肿。液体在体内组织间隙弥漫性分布时称为全身性水肿；液体积聚在局部组织间隙时称为局部性水肿。胸膜腔和腹膜腔中液体积聚过多，分别称为胸腔积液和腹腔积液（腹水），是水肿的特殊形式。

【临床特征】

心源性水肿一般为右心衰竭的表现。水肿常出现于人体的最低部位，为对称性、凹陷性，早期可于午后出现踝部水肿，休息后消退，随着病情的进展，水肿会向上蔓延。水肿可随体位改变而改变，如立位时双下肢的踝部明显，半坐位时腰骶部、阴囊、阴唇明显，严重者可引起全身性水肿或伴有浆膜腔积液，常伴有颈静脉怒张、肝大、静脉压升高。颜面一般不水肿。当伴有营养不良或肝功能损害，血浆白蛋白过低时，可出现颜面水肿。肾源性水肿为早期晨起有眼睑及面部水肿，病情进展迅速者可布及全身。局部性水肿包括炎症性水肿、静脉性水肿、淋巴水肿等。

【护理要点】

1. 活动　轻度水肿者限制活动；严重水肿者以及伴有心、肝、肾功能不全者卧床休息，增加肝肾回流，利于水肿消退；胸腔积液、腹水者取坐位或半坐位，改善肺扩张受限及膈肌抬高所致的呼吸困难；下肢水肿者减少站立或坐位时间，抬高下肢。

2. 饮食　水肿病人给予少盐饮食，每日 2～3 g 为宜；心源性水肿者一般不限入水量，肾源性水肿每日尿量＞1 000 mL 者一般不限，但一般不宜过多饮水，每日尿量＜500 mL 应限制液体入量，重者量入为出；肝性水肿者入水量限制在每日 1 000 mL，低钠者每日 500 mL。

3. 皮肤护理　保护皮肤免受损伤，预防皮肤感染；阴囊水肿者用阴囊带托起阴囊以利消肿；同时注意局部皮肤护理，防止破溃。

第四节　意识障碍护理

意识障碍是指人体对周围环境及自身状态的识别和察觉能力障碍的一种精神状态。按程度分为嗜睡、意识模糊、昏睡、昏迷（浅、中、深）。

【临床表现】

意识障碍在临床上有不同程度的表现。

1. 嗜睡　是意识障碍的早期表现，病人陷入持续的睡眠状态，可被唤醒，并能正确回答问题和做出反应，但当停止刺激后又继续入睡。

2. 意识模糊　意识水平轻度下降，较嗜睡为深的一种意识障碍。病人能保持简单的精神活动，但

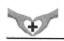

对时间、地点、人物的定向能力发生障碍。

3. 昏睡　病人处于沉睡状态，不易唤醒。在强烈刺激下可被唤醒，但很快入睡。醒时回答问题含糊或答非所问。

4. 昏迷　是意识障碍的严重表现，按其严重程度分为三个阶段。

（1）浅昏迷。意识完全丧失，无自主运动，对声、光刺激无反应，对强烈的疼痛刺激可表现出痛苦的表情或肢体退缩等防御反应，角膜反射、瞳孔对光反射、眼球运动、吞咽反射等尚可存在。

（2）中度昏迷。是对周围事物及各种刺激均无反应，对剧烈刺激的防御反射、角膜反射及瞳孔对光反射减弱，大小便潴留或失禁，生命体征发生变化。

（3）深昏迷。对外界任何刺激均无反应，全身肌肉松弛，对各种刺激全无反应，深、浅反射均消失。

【护理要点】

1. 密切观察体温、脉搏、呼吸、血压、瞳孔、意识变化，如有异常及时报告医生。

2. 注意安全防护，严防意外坠床、烫伤等。

3. 抬高床头 30°～45°，保持呼吸道通畅，病员头偏向一侧，并定时翻身拍背、吸痰，以防肺部并发症和窒息。

4. 做好口腔护理，保持口腔内清洁，每日不少于 2 次，如有活动假牙，应予取出以防误吸入气管。

5. 注意皮肤护理，建立翻身卡，每 2～4 h 翻身 1 次，并记录。翻身时切勿拖、拉、推，使用便盆时注意抬高臀部，防止便盆损伤皮肤。

6. 保持床单被褥干燥整洁平坦，根据病情选择气垫床、翻身垫或气圈，选择性使用减压物品，防止压疮发生。

7. 尿潴留、尿失禁病人给予留置尿管，做好尿管护理，记录尿量、性质，防止泌尿系统感染。

8. 保护眼睛，按时滴入生理盐水或涂眼膏，加盖湿纱布，闭合眼睑，以免角膜干燥受伤。

9. 给予高营养饮食，不能进食者按医嘱给予鼻饲，注意胃管通畅，根据胃管使用说明书按时更换胃管。

10. 保持肢体功能位，防止足下垂，每日 2～3 次做四肢关节被动活动及肌肉按摩，防止肢体挛缩和畸形。

第五节　黄疸护理

黄疸是指由于胆红素代谢障碍，致使血清中胆红素升高，胆红素渗入组织，使皮肤、黏膜和巩膜发黄的症状。基本病因分为肝细胞性黄疸、溶血性黄疸和阻塞性黄疸。

【临床表现】

黄疸在巩膜和软腭出现较早，颜面及前胸次之。溶血性黄疸常为浅柠檬色，急性肝细胞性黄疸多为金黄色。胆汁淤积性黄疸为暗黄色，严重时为黄绿色。伴随症状中，如出现食欲缺乏、恶心、呕吐、肝区轻度胀痛，多见于急性病毒性肝炎，体重减轻和恶病质多见于癌症；右上腹阵发性绞痛多见于胆石症；发热、寒战、全身酸痛和酱油色尿液应警惕急性溶血；阻塞性黄疸时可出现脂肪性腹泻、白陶土样粪便、皮肤瘙痒、出血倾向等，肝细胞性和阻塞性黄疸时尿色加深，甚至呈浓茶样。

【护理要点】

1. 病情观察　观察病人皮肤瘙痒、体重、尿色等的情况及动态变化，伴随症状的出现或消除等。

2. 饮食指导　指导病人进低脂易消化饮食，戒烟、酒。

3. 皮肤护理　皮肤瘙痒者注意清洁，常用温水清洗，局部涂擦炉甘石等止痒。严重者遵医嘱给予氯苯那敏、异丙嗪等。及时修剪指甲，以免搔破皮肤。

第六节　腹泻护理

腹泻是指排便次数增加，粪质稀薄或带有黏液、脓血或未消化的食物。腹泻可分为急性和慢性两种，超过 2 个月者属于慢性腹泻。

【临床表现】

1. 起病和病程　急性腹泻起病急、病程短，多为感染或食物中毒所致。慢性腹泻起病缓慢、病程长，多见于非特异性炎症、吸收不良、肠道肿瘤或神经功能紊乱等。

2. 腹泻次数和粪便性状　急性感染性腹泻，每天排便次数多在 10 次以上，如细菌性感染，常有黏液血便或脓血便；阿米巴痢疾的粪便呈暗红色或果酱样。慢性腹泻每天排便可为稀便，亦可带黏液、脓血，可见于慢性痢疾、炎症性肠病及结肠、直肠癌等，粪便中带有黏液而无病理成分者常见于肠易激综合征。

3. 腹泻与腹痛　急性腹泻常有腹痛，分泌性腹泻往往无腹痛。

【护理要点】

1. 病情观察　观察病人腹泻发生的时间、频次、性状、颜色、量、气味、伴随症状、生命体征、神志、尿量、皮肤等。

2. 指导病人合理饮食　给予少渣、易消化食物，避免生冷、多纤维素、刺激性食物。急性腹泻应根据病情和医嘱给予禁食、流质饮食。

3. 活动　急性起病、全身症状明显的病人应卧床休息，并注意保暖，以减弱肠蠕动，减少排便次数；慢性腹痛症状较轻者可适当活动。

4. 皮肤护理　便后用温水清洗肛周，保持清洁干燥，局部涂抹凡士林以防局部糜烂。一旦局部糜烂，可使用红外线照射，同时涂抹凡士林或抗生素软膏。

5. 心理护理　给予充分的解释、鼓励，提高病人对各项检查和治疗的认识，稳定病人情绪。

第七节　便秘护理

便秘是指排便频率减少，7 d 内排便次数少于 2～3 次，粪便量少且干硬，并常有排便困难的感觉。

【临床表现】

急性便秘可有原发病的临床表现，多见于各种原因的肠梗阻；慢性便秘多无特殊表现，部分病人诉口苦、食欲减退、腹胀等，排出类便坚硬，排便时可有左下腹或下腹痉挛性疼痛或下坠感。排便困难严重者可因痔加重或肛裂而有大便带血或便血。

【护理要点】

1. 病情观察　观察伴随症状、体征等，判断便秘的原因。

2. 生活指导　指导病人劳逸结合、精神放松；向病人讲解有关排便的知识，养成良好的排便习惯；锻炼腹肌功能。

3. 探求解决便秘的措施　积极治疗原发病；适当应用药物导泻，但注意口服泻药前必须排除肠梗阻；多食蔬菜、粗粮等富含纤维素的食物和润滑肠道的水果，每天饮水量不低于 1 500 mL；进行腹部按摩，促进肠道蠕动。上述方法无效者，遵医嘱给予灌肠。

第八节　心悸护理

心悸是病人自称的心慌，是人在静态或休息状态下自觉心脏搏动并有不适感。

【临床表现】

病人自觉心跳或心慌，可描述为心头乱跳或乱蹦、心惊、心脏跳到喉咙口等。通常心率加快时，病人自觉心脏跳动明显，心率缓慢时则感到心脏搏动强烈。常见的伴随症状为胸痛、呼吸困难、晕厥或抽搐、贫血等。心悸的严重程度不一定与病情成正比。心电图可确定有无心律失常。

【护理要点】

1. 观察心悸发生的时间、性质、程度、诱发因素、伴随症状等，监测心电图的变化。

2. 积极与病人沟通，讲解相关知识，减轻病人的焦虑、恐惧等不良心理。

3. 控制诱发因素，限制饮酒、吸烟、饮用刺激性饮料，调整运动强度、工作压力等。

4. 减轻症状，根据心功能症状，适当休息；对严重心律失常病人或器质性心脏病引起心悸伴气急者给予吸氧；心悸明显者卧床时避免左侧卧位，心功能不全病人宜取半坐卧位。

5. 给予易消化的清淡饮食，少量多餐，避免过饱及饮用浓茶、咖啡等刺激性饮料，戒烟、酒。

第九节　呼吸困难护理

呼吸困难是指病人主观上感觉空气不足或呼吸急促，呼吸费力，客观表现为呼吸活动用力，出现呼吸频率、深度或节律的改变，严重时可出现鼻翼扇动、发绀、张口耸肩、端坐呼吸等。

【临床类型】

根据病因可将呼吸困难分为肺源性、心源性、血源性、中毒性、神经性等；根据呼吸困难急缓分为急性和慢性呼吸困难；根据呼吸困难在呼吸周期不同分为吸气性、呼气性和混合性呼吸困难；根据发作特点分为休息时、劳力性、发作性和夜间阵发性呼吸困难；根据发作时的体位分为端坐呼吸、平卧呼吸和转位呼吸困难。

【护理要点】

1. 给氧　氧疗是纠正缺氧、缓解呼吸困难最有效的方法。根据病人病情合理用氧：慢性支气管炎、阻塞性肺气肿、肺心病病人低流量（1～2 L/min）吸氧，吸氧浓度过高可加重病情，引发肺性脑病；急性左心衰竭者应高浓度（4～6 L/min）给氧。

2. 调整体位　病人取半卧位或端坐卧位，减轻呼吸困难。

3. 合理安排休息，减少氧的消耗。

4. 给予病人心理安慰，进行必要的解释和沟通，增加巡视次数，缓解病人的紧张情绪。

第十节　发绀护理

发绀是指血液中还原血红蛋白增多，使皮肤黏膜呈青紫的现象。

【临床表现】

由心肺疾病导致的动脉血氧饱和度降低所致的发绀称为中心型发绀，特点为全身性，除四肢及颜面外，黏膜与躯干皮肤均发绀，但皮肤是温暖的；由周围循环血流障碍所致的发绀称为周围型发绀，特点为紫绀主要出现在末梢与耳垂、鼻尖等处，这些部位的皮肤是冷的，经按摩和加温后发绀可消失。中心型和周围型发绀并存，可见于全心功能不全时。

【护理要点】

1. 给氧　根据病情给予吸氧，通常 2～4 L/min，严重缺氧且无二氧化碳潴留者可给予高流量吸氧；急性肺水肿病人可吸入 50％乙醇湿化的氧气。吸氧后病人发绀有无改善可作为临床诊断治疗的参考。

2. 保持呼吸道通畅，及时清除异物或帮助病人将痰液排出。

3. 伴呼吸困难者，采取半卧位或坐位，尤其对已有心功能不全的病人。

4. 密切观察病人的病情变化、伴随症状，及时处理。

第十一节　咳嗽与咳痰护理

咳嗽既是一种保护性反射动作，又是呼吸系统很常见的症状之一。人体借助咳嗽反射能有效地清除呼吸道的分泌物或进入气道的异物。咳痰是通过咳嗽动作将呼吸道内病理性分泌物排出口腔外的病态现象。

【临床特征】

咳嗽的性质、音色、持续时间，痰的色、质、量、气味等因病因不同而异。急性上呼吸道感染的咳嗽多为干咳，伴有发热；支气管肿瘤的咳嗽常为刺激性干咳，肿瘤压迫气管或支气管时咳嗽伴有金属音；慢性支气管的咳嗽多于晨间体位变换时咳白色泡沫样或黏液样痰；支气管扩张和肺脓肿时咳大量黄色脓性痰，并与体位改变有明显关系；急性肺水肿咳粉红色泡沫痰；肺炎球菌肺炎咳铁锈色痰；血痰多见于肺结核和肺癌。久咳病人尤其是夜间咳嗽或咳大量痰液者常感疲倦、失眠、注意力不集中，情绪不稳定。

【护理要点】

1. 密切观察病情，注意咳嗽的性质、时间、音色及有无咯血、呼吸困难等伴随症状。

2. 观察咳痰病人痰的性质，如气味、色、量，放置后是否分层，并准确给予记录及时送检。

3. 避免诱因，注意保暖，保持室内空气流通、适宜温度与湿度。

4. 促进有效咳嗽、排痰，根据医嘱给予祛痰剂，鼓励病人将痰咳出，痰液黏稠难以咳出者给予超声雾化吸入；指导病人有效咳嗽、排痰方法，常变换体位，辅以拍背。

5. 痰多而咳嗽无力，要注意防止呼吸道阻塞，及时清除异物，并且准备好吸痰器及抢救用物，以备急用。

6. 咳脓痰者，加强口腔护理，保持口腔清洁；昏迷病人翻身前后注意吸痰。

7. 给予高蛋白、高维生素、足够热量的饮食，鼓励多饮水，每日饮水量在 1 500 mL 以上，促进痰液稀释。

8. 心理护理　给予心理支持与疏导，放松紧张情绪。

第十二节　咯血护理

喉以下呼吸道组织的出血经口咳出，表现为痰中带血到大量咯血。

【临床特征】

一次咯血量小于 100 mL 者为小量咯血，可表现为痰中带血、血痰；100～300 mL 为中等量咯血，可表现为大口咯血；每次咯血量大于 300 mL 或 24 h 咯血量超过 600 mL 者为大量咯血。咯血前病人常有情绪不稳定、坐卧不安、胸部闷胀等；咯血时病人神情紧张，呼吸、心率加快；反复咯血者则常烦躁不安、焦虑甚至恐慌。大咯血多见于肺结核、支气管扩张症，易发生低血容量性休克和窒息。大咯血时，病人出现咯血不畅、胸闷气促、表情恐怖、张口瞪目、两手乱抓、抽搐、大汗淋漓、牙关紧闭或神志突然丧失，提示发生窒息。

【护理要点】

1. 休息　保持病室安静，避免不必要的交谈。小量咯血者静卧休息，大量咯血者绝对卧床休息，减少翻动。病人取平卧位，头偏向一侧，或取患侧卧位，减少患侧活动。因患侧卧位可减少患侧胸部的活动度，既防止病灶向健侧扩散，同时有利于健侧肺的通气功能。嘱病人咯血切勿咽下及屏气。

2. 饮食　大量咯血时禁食。咯血停止后，可进温凉流质或半流质饮食。多饮水，多食富含纤维素食物，以保持排便通畅，避免排便时腹压增加而引起再度咯血。小量咯血者宜进食少量凉温的饮食，多饮水及多食富含纤维素食物，以保持大便通畅。

3. 对症护理　安排专人护理并安慰病人。保持口腔清洁，咯血后为病人漱口，擦净血迹，防止因口咽部异物刺激引起剧烈咳嗽而诱发咯血。及时清理病人咯出的血块及污染的衣物、被褥，有助于稳定情绪，增加安全感，避免因精神过度紧张而加重病情。

4. 保持呼吸道通畅　痰液黏稠无力咳出者，可经鼻腔吸痰。重症病人在吸痰前后应适当提高吸氧浓度，以防吸痰引起低氧血症。咯血时，轻轻拍击健侧背部，嘱病人不要屏气，以免诱发喉头痉挛，使血液引流不畅形成血块，导致窒息。

5. 密切观察病情变化如在咯血过程中，突然出现胸闷、烦躁、呼吸困难、大咯血突然中止可能为窒息，立即配合抢救。

（1）取头低足高位，头向下倾斜 45°～60°，以利体位引流。

（2）口内放开口器，取出血块或应用吸引器抽出血块。

（3）轻拍病人背部，促进气管内血块排出，以保持呼吸道通畅。

（4）给予氧气吸入，3～4 L/min。

（5）如无效时可行气管插管或气管切开吸出血块。

6. 详细记录咯血量及其性质。

7. 观察止血药物的作用及副作用。

8. 窒息的抢救　对大咯血及意识不清的病人，应在病床旁备好急救器械，一旦病人出现窒息征象，应立即取头低脚高 45°俯卧位，面向一侧，轻拍背部，迅速排出在气道和口咽部的血块，或直接刺激咽部以咳出血块。必要时用吸痰管进行负压吸引。

第十三节　胸痛护理

胸壁组织病变或肺组织病变累及壁层胸膜时引起胸痛。

【临床特征】

胸痛可呈隐痛、钝痛、刺痛、灼痛、刀割样痛或压榨样痛。胸痛伴高热可考虑肺炎，自发性气胸可在屏气或剧烈咳嗽时或之后突然发生剧烈胸痛，伴有气急或发绀。肺癌侵及壁层胸膜或肋骨，可出现隐痛，进行性加剧，甚至刀割样痛。胸膜炎呈患侧疼痛，呼吸、咳嗽时疼痛加剧，屏气时减轻。肋间神经痛常沿肋间神经呈带状分布，出现刀割样、灼痛或触电样疼痛。

【护理要点】

1. 放松疗法　嘱病人疼痛时听音乐、看书或聊天，转移注意力。

2. 调整体位　采取坐位或半坐卧位等舒适体位，防止疼痛加剧，胸膜炎病人取患侧卧位，减少局部胸壁与肺的活动，缓解疼痛。

3. 止痛　因胸部疼痛引起剧烈疼痛者，可在呼气末用 15 cm 宽胶布固定患侧胸壁，减低呼吸幅度，达到缓解疼痛的目的。

4. 适当应用镇痛和镇静药。

第十四节　尿量异常护理

正常人每日尿量为 1 000～2 000 mL。每日尿量少于 400 mL 称为少尿；少于 100 mL 称为无尿；尿量超过 2 500 mL 称为多尿。

【临床特征】

急性肾功能不全少尿期持续 2～14 d 无尿，慢性肾功能不全后期由少尿逐渐发展至无尿。急性肾功能不全多尿期尿量达 4 000 mL/d 左右；糖尿病病人常多饮，尿量在 2 000～3 000 mL/d；尿崩症引起的多尿伴有烦渴与多饮，尿量在 4 000 mL/d 左右，最多可达 18 000 mL/d。少尿或无尿可分为肾前性、肾性和肾后性，可导致机体多方面营养代谢紊乱，如血浆尿素氮、尿肌酐升高、高钾血症、体内水分过多、稀释性低钠低氯血症等。多尿可分为肾源性和非肾源性，前者引起的多尿可引起低血钾、高血钠及脱水的表现，带给病人躯体不适和思想负担。

【护理要点】

1. 记录 24 h 出入液量、排尿次数及尿量，及时留取标本送检。

2. 饮食　少尿或无尿病人严格控制饮水量和输液量，高血钾病人避免食用含钾高的食物；多尿病人鼓励多饮水。

3. 对肾功能不全、少尿伴有高血钾的病人，需输血时应输入新鲜血液。

第十五节　尿路刺激征护理

由于膀胱受到炎症或理化因素刺激而发生痉挛，引起尿频、尿急、尿痛和排尿不尽感觉者称为尿路刺激征。常由尿路感染引起。

【临床特征】

若排尿次数明显增多，昼夜无区别，尿量不多且有排尿不尽和下腹坠痛感，常为尿路感染所致；白天尿频，夜间排尿次数不增加，多属非器质性病变；夜间排尿次数增加，总尿量也增多，可能为肾小管浓缩功能受损而引起的多尿。尿急伴有尿痛多系炎症或异物刺激所致；尿急不伴有尿痛常由于精神因素、排尿反射不正常所致。如尿液外观浑浊，尿沉渣镜下见红细胞、白细胞或脓细胞，应考虑为尿路感染，可进一步做中段尿培养。

【护理要点】

1. 解除焦虑情绪。

2. 休息　保证充分休息，症状严重者卧床休息。

3. 鼓励多饮水，必要时静脉补液使尿量增加，以冲洗尿路、促进细菌和炎性分泌物的排泄，缓解尿路刺激；合理用药，必要时碱化尿液减轻症状。

4. 清洁中段尿培养标本采集　留取标本前用肥皂水清洗外阴部，不宜用消毒剂；做中段尿培养，宜在使用抗生素前或停药 5 d 后收集标本，不宜多饮水，并保证尿液在膀胱内停留 6～8 h，以提高阳性率；中段尿留取在无菌容器内，于 1 h 内做培养和细菌计数。

第十六节　血尿护理

正常尿液中无红细胞或偶见个别红细胞，如离心沉淀后的尿液，镜检下每高倍视野有红细胞 3 个以上，即为血尿。轻者尿色正常，须经显微镜检查方能确定，称为镜下血尿。重者尿呈洗肉水样，甚至呈血色，称为肉眼血尿。

【临床特征】

肉眼血尿的改变易被病人本人或家属发现。尿液酸性时，颜色深，呈棕色或暗黑色，尿液碱性时呈红色。尿三杯试验可粗略判断血尿的部位：取 3 个清洁的玻璃杯，嘱病人一次排尿，将前、中、后三段分别排入 3 个玻璃杯中，如前段尿含血液（初血尿），表面病变位于前尿道；如后段尿含血液（终末血尿），表明病变位于膀胱颈部和三角区或后尿道等部位；如三杯尿中均有血液（全程血尿），提示病变在膀胱以上。

【护理要点】

1. 休息　大量血尿时应卧床休息，注意观察血压、脉搏和血红蛋白的情况。

2. 饮食　急性肾炎给予低盐、高维生素饮食；慢性肾炎给予低盐、低脂、优质蛋白、高维生素饮食。

3. 适当多饮水以冲洗尿路，防止血块堵塞和感染。

第十七节　腹痛护理

腹痛多由于腹腔脏器病变引起，但腹腔脏器以外疾病及全身性疾病也可引起。

【临床特征】

一般腹痛部位位于病变所在部位，如胃、十二指肠疾病和急性胰腺炎，疼痛在中上腹部，胆囊炎、胆石症、肝脓肿等在右上腹部；急性阑尾炎在右下腹麦氏点。胃、十二指肠疾病多为隐痛、灼痛或不适感，伴畏食、恶心、呕吐、嗳气、反酸等，急性胰腺炎常出现上腹部剧烈疼痛，为持续性钝痛、钻痛或绞痛；突发的中上腹剧烈刀割样痛多为胃十二指肠穿孔；持续广泛性剧烈腹痛伴有腹壁肌紧张或板样强直，提示急性弥漫性腹膜炎；隐痛多为内脏性疼痛。胆囊炎或胆石症发作前常有进食油腻食物史；急性胰腺炎发作前常有酗酒、暴饮暴食史。餐后痛可能由于消化性溃疡所致；饥饿痛发作呈周期性、节律性多见于十二指肠溃疡；子宫内膜异位症与月经周期有关。

【护理要点】

1. 减轻疼痛　采取舒适体位，减轻疼痛，如胰腺炎病人取弯腰抱膝位、肝癌病人卧于健侧，采用心理暗示、行为疗法等非药物性方法缓解疼痛；镇痛药物的选择要根据病情、疼痛性质来选择。急性腹痛未明确诊断之前不得随意用药，以免掩盖症状。胆道、胰腺疾病等引起的腹痛慎用吗啡制剂，以免引起括约肌痉挛，加重病情。

2. 腹痛剧烈者要加强巡视观察，做好生活护理。

3. 加强对原发病的护理。

第十八节　腰背痛护理

腰背痛的组织，自外向内包括皮肤、皮下组织、肌肉、韧带、脊椎、肋骨、脊髓和脊髓膜等，上述任何一种组织的病变而引起的疼痛，称为腰背痛。

【临床特征】

局部病变疼痛是由于感觉神经末梢受刺激所致，主要表现为深部痛；胸腔、腹腔、盆腔内脏器官病变引起的腰背痛，主要由于牵涉痛所致。急性胆囊炎除引起右上腹痛外，还可放射至右肩胛下区；十二指肠后壁穿孔或急性胰腺炎常向背部放射。神经根痛常表现为放射性，如坐骨神经痛，除腰痛外，常放射至臀部、大腿后部及小腿后外侧，甚至足背部。

【护理要点】

1. 对轻度腰肌劳损或肌纤维炎引起的腰痛，可给予休息、理疗、口服抗炎止痛药物等。

2. 保持正确的姿势是治疗腰背痛的重要环节，睡姿多取侧卧位，髋膝关节自然弯曲，枕头高度适中，睡木板床；坐位时膝盖高于臀部，坐姿端正，有靠背，忌久坐；久站易因腰背肌肉紧张而发生酸痛，如需久站，可轮番把一只脚踩在垫高的物体上。

第二章　外科常见症状护理

第一节　休克护理

休克是机体受到有害因素的强烈侵袭，迅速导致神经、内分泌、体液代谢和循环功能障碍，全身有效循环血量明显下降，引起组织器官灌注量急剧减少，导致组织细胞缺氧以及器官功能障碍的临床病理生理过程。有效循环血量明显下降和组织器官低灌注是休克的血流动力学特征。组织缺氧，以致造成毛细血管交换功能障碍和细胞受损是休克的本质。

【病因和分类】

1. 心源性休克 心源性休克是由于心脏泵功能衰竭、心排血量下降、动脉系统血流量减少、静脉系统回流受阻、心脏前负荷增加等，导致左侧心力衰竭，出现急性肺水肿。常见于心肌收缩力减弱，如大范围急性心肌梗死（梗死范围超过左心室体积的 40%）、重症心肌炎；心脏机械结构异常，如心脏压塞、严重二尖瓣关闭不全；严重心律失常，尤其是室性心律失常。

2. 低容量性休克 因各种原因导致的病人血管内容量不足是这类休克的主要临床病理生理改变。快速大量失血、大面积烧伤所致的大量血浆丧失、大量出汗、严重腹泻或呕吐、内脏器官破裂、穿孔等情况，都可引起血容量急剧减少而导致低血容量休克。失血性休克、创伤性休克属于这一类。

3. 分布性休克 这类休克的共同特点是外周血管扩张及使回心血量锐减，血液在毛细血管和（或）静脉中潴留，或以其他形式重新分布，而微循环中有效灌注不足。引起血管扩张的因素包括感染、过敏、中毒、脑损伤、脊髓损伤、剧烈疼痛等。过敏性休克、神经源性休克、内分泌性休克、感染性休克都属于这一类。

4. 阻塞性休克 这类休克的基本发病机制是血流的主要通道受阻，根据梗阻的部位分为心内梗阻性和心外梗阻性休克。临床见于主干内肺栓塞、原发性肺动脉高压、主动脉夹层动脉瘤等。阻塞性休克的血流动力学特点因梗阻的部位不同而不同，但基本改变大都是血液回流或输出受阻，导致心排血量减少、氧输送量减少、组织灌注不足、缺血、缺氧。

【护理要点】

1. 建立静脉通路，根据医嘱合理补液、补充血容量、恢复有效循环血量。

2. 严密观察病情变化。每 15～30 min 测脉搏、呼吸、血压 1 次，观察意识、面唇色泽、肢端皮肤颜色、温度及尿量变化。

3. 准确记录出入量。

4. 根据病情取休克卧位，将病人头和躯干抬高 20°～30°，下肢抬高 15°～20°。

5. 吸氧，保持呼吸道通畅，观察呼吸型态，了解缺氧程度。

6. 密切观察体温变化，注意保暖。对高热病人给予物理降温。

7. 加强基础护理，预防皮肤受损和意外受伤。

8. 遵医嘱给予镇静镇痛药物。

9. 做好心理护理，使病人情绪稳定，配合治疗。

第二节 水和钠代谢紊乱护理

钠离子构成细胞外液渗透微粒的 90%，其浓度失调就表现为低钠血症或高钠血症。正常血钠浓度为 135～145 mmol/L。等渗性缺水（isotonic de hydration）是指水和钠成比例丧失，血清钠和细胞外液渗透压维持在正常范围，因可造成细胞外液量（包括循环血量）迅速减少，又称急性缺水或混合性缺水。外科病人最易发生该种缺水。低渗性缺水（hypotonic de hydration）又称慢性或继发性缺水。水和钠同时丢失，但失钠多于失水，血清钠低于 135 mmol/L，细胞外液呈低渗状态。高渗性缺水（hypertonic de hydration）又称原发性缺水。水和钠同时缺失，但缺水多于缺钠，故血清钠高于正常范围，高于 150 mmol/L，细胞外液呈高渗状态。水中毒（water intoication）是指机体摄水量超过排水量，水潴留体内使血浆渗透压下降和循环血量增多，又称稀释性低钠血症，较少见。

【等渗性缺水护理】

1. 维持适当的液体容积

（1）观察并记录病人的生命体征、中心静脉压、意识状态、出入量，以及尿量、尿比重的变化，以作为液体补充的根据。

（2）补液时监测是否出现循环负荷过重，如颈静脉怒张、中心静脉压过高、呼吸困难、肺部听诊有湿啰音、心搏过速等，若出现上述表现须立刻通知医生并控制输液速度。

2.避免直立性低血压造成身体创伤

（1）观察病人的情绪状态，确定意识状态和病情变化。

（2）加强意识混乱及定向力障碍病人的保护措施，如移除环境中的危险因素，拉起床栏，加强室内灯光，安排护理人员照顾。

（3）定时监测病人的血压，血压过低时应遵医嘱补充液体。

（4）提醒血压低的病人或家属，凡从床上坐起或下床等改变姿势的动作，均应缓慢小心，以免造成眩晕而跌倒受伤。

3.维持皮肤和黏膜的完整性

（1）定时观察病人皮肤和黏膜的完整情况。

（2）预防压疮：加强生活护理，保持皮肤清洁干燥，维持床单位整洁，定时给予病人翻身。

（3）预防口腔炎：指导病人养成良好的卫生习惯，对有口腔黏膜炎症者，定时给予口腔护理。

【低渗性缺水护理】

1.维持适当体液容积及减轻水肿

（1）每日测量水肿程度并记录体重、出入量、生命体征、尿比重。

（2）限制液体摄入，避免导致血中钠离子浓度下降。

（3）避免使用过量清水灌肠或低张溶液进行鼻饲管灌洗，而应使用生理盐水溶液。

（4）给予病人口服含电解质的液体。

（5）静脉输注高张溶液或等张溶液。

2.增加肺部气体交换功能

（1）使病人处于半坐卧位，以利静脉血液的回流并减轻呼吸困难。

（2）指导病人深呼吸、腹式呼吸及有效咳嗽技巧。

（3）持续监测呼吸频率、深度、呼吸音及呼吸困难的状态，必要时遵医嘱给予机械辅助呼吸。

3.避免受伤及减轻头痛

（1）注意病人有无意识混乱、疲倦、定向力丧失、昏迷、抽搐发作等影响病人安全的因素。

（2）移除环境中的危险因素。

（3）保持环境的安静，减少噪声及其他刺激，避免病人因受影响而烦躁不安。

（4）监测病人脑水肿的情况，定时测量血压，若病人有头痛不适，遵医嘱给予必要的处理。

4.密切监测血钠值并观察症状改善情况。

【高渗性缺水护理】

1.维持适当的体液容积　观察并记录病人生命体征、中心静脉压、意识状态、出入量，以及尿量、尿比重的变化；当尿量<30 mL/h时，立即报告医生；鼓励病人多饮水，经胃管或静脉补充液体；输液速度勿过快，防止出现循环负荷过重；渗透性利尿药会造成钾离子流失，低钾血症病人应补充钾离子；静脉注射葡萄糖者，需监测病人的血糖状况，避免出现高血糖。

2.维持皮肤黏膜的完整性

3.防止因跌倒造成的创伤

4.水中毒

（1）纠正体液量过多。①去除病因和诱因：停止可能继续增加体液量的各种治疗，如应用大量低渗液或清水洗胃、灌肠等；②对易引起抗利尿激素分泌过多的高危病人，如疼痛、失血、休克、创伤、大手术或急性肾功能不全者，严格按治疗计划补充液体，切忌过量和过速；③严格控制水的摄入量，每日限制摄水量在700～1 000 mL；④对重症水中毒，遵医嘱给予高渗溶液，如5％氯化钠溶液，以迅速改善体液的低渗状态和减轻脑细胞肿胀；同时注意观察病情的动态变化和尿量；⑤对需经透析治疗以排出体内过多水分的病人予以透析护理。

（2）减少受伤害的危险。

（3）加强观察。严密观察病情变化，及时评估脑水肿或肺水肿进展程度。

第三节　钾代谢异常护理

钾是机体重要的矿物质之一，体内钾总含量的 98% 存在于细胞内，细胞外液的含钾量仅是总量的 2%，正常血清钾浓度为 3.5～5.5 mmol/L。钾的代谢异常分为低钾血症和高钾血症。

【低钾血症（血钾浓度低于 3.5 mmol/L）护理】

1. 鼓励病人多摄取富含钾的饮食，如柳橙、香蕉等。

2. 经口补充钾盐时，注意病人有无胃肠道刺激反应。

3. 根据医嘱由静脉补充钾离子。

（1）限制总量：每日补氯化钾的量应为 6～8 g。

（2）速度不宜过快：输注氯化钾一般 <1.5 g/h，避免引起高钾血症或心室颤动。

（3）浓度不宜过高：氯化钾浓度一般不超过 3 g/L，绝对禁止静脉推注氯化钾，以免导致心搏骤停。

（4）见尿补钾：尿量超过 500 mL/d 或 30 mL/h 才可补钾。肾功能欠佳而必须补钾者，应严密监测。

（5）应用大剂量钾静脉滴注时，需采用心电监护，并密切监测血清钾的浓度。

（6）使用洋地黄或利尿药的病人，密切监测血清钾的变化，防止血钾过低引起洋地黄中毒（中毒征象为恶心、呕吐、心律失常及视力障碍）。

4. 密切监测病人心电图的变化，有无心律失常或心排血量减少情况，如低血压、面色苍白、眩晕、盗汗、呼吸困难等。

5. 与病人讨论适当的活动项目与时间，协助病人床上被动活动和下床活动，移除环境中的危险物品，避免病人因肌肉乏力导致跌倒等意外伤害。

【高钾血症（血钾浓度高于 5.5 mmol/L）护理】

1. 暂停一切含钾溶液或药物的输入，避免摄入高钾的食物。

2. 密切监测病人心率、心律及心电图波形的变化，以及血清钾值的变化。

3. 遵医嘱给病人输注胰岛素和葡萄糖、碳酸氢钠注射液，口服或保留灌肠离子交换树脂，血液透析或腹膜透析治疗，以降低血清钾浓度。由于离子交换树脂会导致便秘，必要时遵医嘱给予通便药物。

4. 根据医嘱给予病人静脉注射葡萄糖酸钙溶液，以对抗高钾对心肌的抑制作用。近期和拟用洋地黄治疗的病人慎用钙剂，因其可增加洋地黄的毒性。

第四节　钙代谢异常护理

人体内钙绝大部分（99%）储存在骨骼中，细胞外液中钙含量很少。血清钙浓度为 2.25～2.75 mmol/L，其中 50% 钙以离子形式存在。钙有维持神经肌肉稳定性的作用。依血清钙浓度不同，钙代谢异常可分低钙血症（hypocalcemia）、高钙血症（hypercalcemia），以前者多见。

【低钙血症（血清钙浓度低于 2.25 mmol/L）护理】

1. 密切监测血钙，遵医嘱及时补充钙剂。

2. 密切观察病人是否出现肌肉强直现象，建立安全的活动模式和防护措施，避免病人因手足抽搐而受伤。

3. 防止窒息，加强观察呼吸频率和节律，必要时做好气管切开的准备。

4. 遵医嘱输注氯化钙或葡萄糖酸钙溶液，输注时须注意下列事项。

（1）速度应缓慢，以避免发生低血压或心律失常。

（2）不可与碳酸盐或磷酸盐混合使用，避免出现沉淀反应。

（3）禁止使用肌内注射，静脉注射时需注意勿使药液渗至皮下，以防引起组织坏死。

（4）若同时使用洋地黄制剂需监测心律的变化。

【高钙血症（血清钙浓度高于 2.75 mmol/L）护理】

1. 加强对血清钙水平的监测，遵医嘱积极给予对症治疗。

2. 鼓励病人多饮水和多食膳食纤维丰富的食物，以利于排便，对严重便秘者，可通过导泻或灌肠等方式缓解便秘。

3. 对于有高钙血症危险性的病人，须限制钙剂及维生素 D 的摄取量。

4. 移动病人及为病人摆放体位时需小心，以防发生病理性骨折。

第五节　镁代谢异常护理

体内的镁 50％以上存在于骨骼中，其余几乎都在细胞内，细胞外液中镁不超过总量的 1％。正常血清镁浓度为 0.7～1.1 mmol/L。镁在控制神经活动、传递神经肌肉的兴奋性、维持肌肉收缩及心脏激动性等方面均有重要作用。镁代谢异常主要指细胞外液中镁浓度变化，包括低镁血症（hypomagnesemia）和高镁血症（hyper‑magnesemia）。

【低镁血症（血清镁浓度低于 0.75 mmol/L）护理】

1. 密切监测生命体征、意识状态、血清镁变化。

2. 轻度缺镁者，可由饮食或口服镁剂来补充。

3. 肌内注射镁剂时应做深部注射，且经常更换注射部位，以防局部形成硬结。

4. 静脉注射硫酸镁注意事项：静脉用镁要观察尿量及肾功能变化；给药速度需缓慢，以免发生镁中毒和心搏骤停；给药后密切监测有无呼吸抑制、血压下降及腱反射减弱等情况，早期发现镁中毒。一旦出现，可用葡萄糖酸钙来治疗。

5. 因完全纠正镁缺乏需较长时间，加之低镁血症所致的神经、肌系统功能障碍，病人容易出现精神紧张和激动，护士应加强对其鼓励和安慰，帮助其调整情绪，面对疾病。

【高镁血症（血清镁浓度高于 1.25 mmol/L）护理】

1. 立即停止镁制剂的摄入。

2. 密切监测生命体征、意识状态、血清镁值及心电图变化。

3. 遵医嘱注射钙剂，补水。

4. 必要时协助病人进行腹膜透析或血液透析治疗。

5. 告知肾功能减退的病人定期监测血镁浓度。

第六节　肠内营养（EN）护理

肠内营养（enteral nutrition，EN）是经胃肠道提供代谢需要的营养物质及其他各种营养素的营养支持方式。胃肠道功能存在（或部分存在）但不能经口正常摄食的重症病人，应优先考虑给予肠内营养。肠梗阻、肠道缺血或腹腔间室综合征的病人不宜给予肠内营养，主要是肠内营养增加了肠管或腹腔内压力，易引起肠坏死、肠穿孔，增加反流与吸入性肺炎的发生率。

胃肠道不仅可以消化吸收营养物质，还具有内分泌和免疫防御功能。在生理情况下，胃肠道黏膜是防止肠腔内细菌越过肠壁进入循环的有效屏障。肠腔内存在食物是胃肠道黏膜细胞增殖最重要的刺激；停止进食，或使用肠外营养支持时，可导致肠黏膜因失用而引起绒毛萎缩、细胞量减少及酶活性降低。因此，肠内营养支持不仅价格低廉、实施方便，而且有利于维护胃肠道的结构与功能。常用的营养输入途径有鼻胃管、鼻十二指肠空肠管、胃造瘘、空肠造口。

【一般护理】

1. 妥善固定鼻（胃）肠管，翻身、活动时防止滑脱移位。鼻饲前检查鼻（胃）肠管刻度，判断位置是否正确，以保证正确实施肠内营养。

2. 经喂养管注入药物时，必须碾碎，彻底溶解后方可注入。

3. 经鼻胃管或胃造口输注时，病人取半坐位或抬高床头 30°～45°，以防反流，引起误吸。经鼻肠管或肠造口输注时，可取随意卧位。

4. 经鼻置管者每日清洁鼻腔，避免出现鼻腔黏膜压力性损伤。

5. 做好胃造瘘或空肠造瘘口护理，避免感染等并发症发生。胃或空肠造口处应 2～3 d 换药 1 次，注意检查有无消化液流出腐蚀皮肤。

6. 鼻饲饮食前后要用 20～40 mL 生理盐水冲洗鼻饲管，保持管道通畅，避免堵塞，持续给予肠内营养的病人每 6 h 以温开水冲洗管道 1 次，防止营养液残留堵塞管腔，每日更换肠内营养输液器。

7. 熟练掌握营养泵使用方法，及时处理故障。

8. 肠内营养液应现用现配，配制过程保持清洁无菌。一次配制量不超过 500 mL，配制好的营养液最多冷藏保留 24 h。

9. 连续滴注容器及输注管 24 h 更换 1 次，尽可能采用匀速持续滴注的方式。新开启的肠内营养液有效期不超过 24 h，并注明开启时间及责任人。

10. 室温下保持的营养液，若病人耐受，可以不加热，直接使用，在冷藏柜中保持的营养液应加热到 38～40 ℃再使用。

11. 使用注射器分次胃注肠内营养液的病人，保持器具清洁无污染，每次胃注量不超过 250 mL，间隔时间不少于 2 h，保证每日计划喂养量满足需要。

12. 使用营养泵输注。控制输注速度，一般初始速度为 20～30 mL/h，如无不适，每日可按 20 mL/h 的速度递增，最大不超过 120 mL/h。一般 3～4 d 可达到全量。后根据病人耐受和医嘱进行调节。

13. 输注护理。肠内营养液的浓度与总量应逐渐增加，速度可从慢到快，先以 50 mL/h 的速度开始，如果病人耐受性良好，则可以 25 mL/h 的速度递增，每 4～6 h 检查病人的耐受性，调整输注速度。

14. 不需要常规监测胃残留量；如果胃残留量＜500 mL，且没有其他不耐受表现，应避免停用肠内营养（SCCM/ASPEN 重症病人营养 2016 指南）。

15. 观察、询问病人有无腹胀、腹泻、误吸、返流等现象，发现问题及时通知医生。

16. 定期检查肝、肾功能及白蛋白的变化，观察病人的血糖、血脂的变化。

17. 并发症预防护理

（1）机械性并发症。①黏膜损伤：可因喂养管质地过硬或管径过粗可导致鼻咽食管损伤，置管操作时或置管后对局部组织的压迫而引起黏膜水肿、糜烂或坏死；②喂养管堵塞：最常见的原因是膳食残渣或粉碎不全的药片黏附于管壁腔所致；③喂养管脱出：喂养管固定不牢、暴力牵拉、病人躁动不安和严重呕吐等均可导致喂养管脱出。预防措施是加强监护，熟练掌握操作技术，选择直径细、质地软的喂养管。鼻腔置管的病人，置管期间评估插管位置有无发红，病人吞咽时有无咽痛，评估黏膜有无干燥。鼓励病人用鼻呼吸，如医嘱许可，鼓励其进食、水，也可以通过含服口含片来刺激唾液分泌。鼻腔置管的病人，每日进行口腔护理，定时漱口，以保持口腔清洁，防止口腔感染。必要时用液状石蜡润滑鼻腔。

（2）胃肠道并发症。如恶心、呕吐、腹泻、便秘等。根据不同情况进行处理：①管饲前翻身、拍背、吸痰、清理呼吸道，以减少喂养过程中因呼吸问题引起的恶心呕吐。发生呕吐时，应立即停止管饲，记录残留量，并将病人头偏向一侧，清理分泌物，同时监测呼吸、心率、血氧饱和度变化。对肠内营养耐受不良（胃潴留＞200 mL、呕吐）的病人，可给予促胃肠动力药物，在喂养管末端使用加温器，也有助于病人肠内营养的耐受。②腹泻时应记录粪便性质、排便次数和量。注意肛周皮肤的清洁。输注营养液时注意输注速度，肠内营养液新鲜配制和低温保存，一旦腹泻应降低营养液浓度，减慢输注速度,在饮食中加入抗痉挛或收敛药物以控制腹泻。③出现便秘时要记录24 h水的出入量,适当补充温开水和粗纤维食物。若病情允许,喂食后鼓励病人轻微活动,以促进消化。

(3)代谢性并发症。包括水、电解质、糖、维生素和蛋白质代谢的异常。常见有高血糖、水过多、脱水、低血糖、低/高血钠、低/高血钾及脂肪酸缺乏。应每日记录出入量。定期监测全血细胞计数、凝血酶原时间、血糖、尿素、肌酐、电解质、血清胆红素、丙氨酸转氨酶、天冬氨酸转氨酶、碱性磷酸酶。监测氮平衡情况。

(4)吸入性肺炎。每次喂食前评估病人的意识状态,有无咽反射;输注食物前评估管道位置是否正确。输注过程中,监测呼吸状态,咳嗽、呼吸短促都是误吸的指征。喂食期间或喂食后半小时抬高床头30°,以促进食物借重力通过胃十二指肠括约肌,减少误吸的危险。监测胃潴留情况,如果潴留量＞200 mL,应暂时停止输注或降低输注速度。呼吸道原有病变时,应考虑行空肠造口。如果病人有气管内插管或气管切开插管,在喂食时应保持气囊膨胀。一旦误吸发生,可采取以下措施:停止输注食物,通知医生,抬高床头30°,将胃内容物吸净。即使小量误吸,也应鼓励病人咳嗽,咳出气管内液体。如有食物颗粒进入气管,应立即行气管镜检查并清除。应用抗生素治疗肺内感染,行静脉输液及皮质激素消除肺水肿。记录喂食停止时间、病人表情以及呼吸状态的改变。

【病情观察】

1. 严密观察有无感染性并发症:吸入性肺炎是肠内营养最严重和致命的并发症,一旦发生误吸应立即停止肠内营养,促进病人气道内的液体与食物微粒排出。必要时应通过纤维支气管镜吸出。

2. 严密观察有无并发症。

3. 严密观察有无恶心、呕吐、腹泻、腹胀。

4. 对于接受肠内营养的病人,应加强对其血糖监测,严密观察有无高血糖或低血糖。

【护理质量评价标准】

1. 鼻饲管路及器具清洁。

2. 病人无相关并发症发生。

3. 仪器故障及时处理。

第七节　肠外营养护理

肠外营养(TPN)是指用完全的营养要素由胃肠外途径直接输入到血液中,起到营养支持作用。肠外营养必须包括所有必需营养素(氨基酸、碳水化合物、脂肪、水、电解质、维生素及微量元素)。肠外营养支持适合胃肠道功能障碍的病人;由于手术或解剖问题胃肠道禁止使用的病人;存在尚未控制的腹部情况,如腹腔感染、肠梗阻、肠瘘的病人等。输入途径有外周静脉营养和中心静脉营养。

【一般护理】

1. 妥善固定输注导管,翻身、活动前先保护好导管,避免扯脱。

2. 按医嘱配制营养液,配制时严格无菌操作,现配现用;暂时不输者,应保存在2～8 ℃冷藏箱内。12～24 h内滴注最佳,24 h不用则废弃掉。

3. 使用中心静脉导管进行输注的病人,按中心静脉导管的护理常规。在输注过程中,静脉导管尽量不做临时抽血、输血、给药、测量中心静脉压等他用,不与其他药物同时同管输注,以免影响肠外营养液的输入,保证肠外营养治疗的有效实施。

4. 每天更换输液器,营养液内不宜加入抗生素、皮质激素等。输血时须用另外的静脉通道,以免纤维蛋白堵塞静脉导管。

5. 根据输液量掌握输液速度,要求24 h内匀速点滴,以免血液渗透压波动过大。

6. 准确记录液体出入量,定时观察体温、脉搏、呼吸、血压、意识状态及其他反应,如皮疹、恶心、呕吐等。

7. 定时监测血糖、电解质。

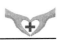

8. 做好并发症的观察与护理。

【肠外营养通路及并发症护理】

1. 肠外营养液输入通路的建立与维护

（1）外周静脉。营养支持过程中，注意观察有无血栓性浅静脉炎发生。由于外周静脉管径细小，高渗营养液会使血管内皮受到化学性损伤，其次置有导管的静脉跨越关节时导管与静脉壁的碰触，使静脉受到机械性损伤。发生静脉炎时输注部位的静脉呈条索状变硬、红肿、触痛，一般不发热。若发生静脉炎，应更换输液部位，患肢抬高制动，局部湿热、贴渗液吸收贴等。

（2）中心静脉。

①置管过程中应注意的问题。a. 气胸：置管过程中或置管后病人出现胸闷、胸痛、呼吸困难、置管侧呼吸音减弱等，应考虑气胸的发生，立即报告医生。对依靠机械通气的病人，应密切观察。b. 血管损伤：在同一部位反复穿刺所致，表现为局部出血或血肿形成等，发现后应立即退针并压迫局部。c. 多发生于左侧锁骨下静脉穿刺时，穿刺时可见清亮的淋巴液渗出，应立即退针或拔出导管，报告医生。d. 空气栓塞：因置管过程中或输液过程中导管脱落断开所致，若大量空气进入可立即致死。置管过程中应安置病人于平卧位，嘱病人屏气；置管成功后及时连接输液管道，牢固连接。一旦怀疑空气进入，立即置病人于左侧卧位，取头低脚高位。如果空气已进入心脏，这种卧位可使空气贴附在右心房或右心室的右侧，减少进入肺动脉的机会，出现此情况应立即报告医师。

②置管后输液期间应注意的问题。a. 导管移位：表现为输液不畅或病人感觉到颈、胸部酸胀不适；X 线透视可明确导管位置。一旦发生导管移位，应立即停止输液并拔出导管，立即报告医生。b. 每班记录导管刻度，出现移位或脱出应拔除。每日更换输液管道及静脉营养袋，定时更换透明敷料，并记录更换日期。

③监测病人有无感染的症状和体征，如体温、血白细胞等。如果可疑有与管道有关的感染发生，协助医生在新的部位重新进行静脉穿刺。使用新的静脉营养液、管道和滤器，并对导管尖端做细菌培养及药敏测试。同时遵医嘱输入抗生素。

④不要在配好的静脉营养液中添加任何成分。不要通过静脉营养液输入管道输入其他药物、输血或测中心静脉压。

2. 营养液的配制和输入

（1）营养液应现配现用，24 h 内输完。保存时应放置于 4 ℃冰箱内，最长不超过 24 h，以免导致混合物中多种物质分解，使营养素的生物利用度下降。输注前 0.5～1 h 从冰箱取出、置室温下复温后再输。

（2）营养支持过程中对病人进行准确的营养评估，记录病人每日摄入的准确热量、出入量，评估病人有无体液不足或体液过多的症状、体征，监测肝肾功能、血浆蛋白、酸碱平衡、电解质等。

（3）合理安排输液种类和顺序，开始输注肠外营养液时，应慢速输注。针对已出现体液不足者，应先补充部分平衡盐溶液后再输注静脉营养液；已有电解质紊乱者，输注静脉营养液前，先予以纠正。尽量使用输液泵控制营养液输入速度，因为输入过慢，病人营养不足，过快则可因胰岛素分泌赶不上血糖的增加而产生高血糖危象。

（4）若病情允许，病人在输入静脉营养的同时可经口进食，以维持消化道功能。

3. 代谢性并发症的预防和护理

（1）低血糖症。易发生于不用脂肪乳剂、仅输入高浓度葡萄糖、突然中断输液或减慢输液速度时，由于内源性胰岛素水平较高，而葡萄糖相对不足所致。低血糖发作时症状多样且可致死。怀疑低血糖时，可让病人口服葡萄糖，或遵医嘱静脉输注葡萄糖。

（2）高渗性非酮性昏迷。主要是因为给隐性糖尿病病人和严重应激的病人短时间内输入大量高张糖所致。由于血糖过高，血浆渗透压显著升高，造成渗透性利尿。病人表现为多尿、口渴、头痛，甚至昏迷。此时，应立即停止营养液的输入，用 1/2 浓度的生理盐水加用胰岛素纠正脱水，并监测血糖变化直至正常。预防高渗性非酮性昏迷，应根据病人年龄与耐受程度调节输液速度并决定是否需要外源性胰岛素。定时监测尿糖。

（3）氨基酸水平异常。对长期输注肠外营养的病人应注意补充某些不足的氨基酸，如谷氨酸、半胱氨酸、牛磺酸和卡尼汀。

（4）低磷血症。磷在葡萄糖和胰岛素存在的条件下向细胞内转移。此外，蛋白质合成时，磷的需要量增加。临床上可见到中度营养不良的病人，接受一段时间的静脉营养时，一般状态稍有改善后逐渐出现肢体疼痛、晨颤、腱反射减弱、意识淡漠、呼吸困难等，这是未补充磷或补充不足引起低磷血症所致。

（5）肝功能损害。使用全肠外营养超过2周，部分病人出现转氨酶升高、脂肪肝、淤胆，甚至黄疸，这是目前全肠外营养尚不能克服的缺陷，多在停用后数周内恢复正常，极少成为迁延性病变。过量输入脂肪可造成肝素沉积症。脂肪肝与过多输入葡萄糖有关，淤胆与过量氨基酸输入有关。

（6）其他。脂代谢异常、电解质失衡、微量元素缺乏、代谢性酸中毒等。

【病情观察】

1. 严密观察有无气胸、血胸、皮下气肿、血管与神经损伤等置管操作相关并发症。

2. 输注过程中密切观察有无多尿、神志改变或出现心率增快、面色苍白、四肢湿冷症状等糖代谢紊乱的表现。

3. 严密观察有无导管堵塞情况。

4. 严密观察在置管、输液及拔管过程中有无空气栓塞发生。

【护理质量评价标准】

1. 及时观察记录病人生命体征。

2. 遵医嘱调节输液速度。

3. 无并发症发生。

参考文献

SCCM/ASPEN重症病人营养2016指南.

黄人健，李秀华. 外科护理学高级教程 [M]. 3版. 北京：人民军医出版社，2011.

李乐之，路潜. 外科护理学 [M]. 5版. 北京：人民卫生出版社，2015.

吴欣娟，张晓静. 临床护理常规 [M]. 1（3）版. 北京：人民卫生出版社，2018.

尤黎明，吴瑛. 内科护理学 [M]. 5版. 北京：人民卫生出版社，2015.

第二篇

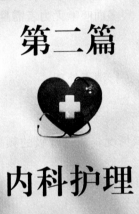

内科护理

第一章 呼吸系统疾病护理

第一节 呼吸系统疾病一般护理

【一般护理】

1. 保持室内空气流通，定时开窗通风，使病室空气清新。

2. 休息 根据病情，采取适当体位，胸痛者取患侧卧位，呼吸困难者取半卧位，根据病情给予氧气吸入。

3. 饮食 给予高蛋白、高热量、高维生素、易消化的饮食，避免刺激性及产气食物。

4. 鼓励病人咳嗽，痰稠不易咳出时，应多饮水，并行雾化吸入。

5. 痰量较多者行体位引流排痰。痰多而咳嗽无力者需翻身拍背，必要时吸痰。指导病人进行有效的咳嗽、排痰方法。

6. 指导病人进行呼吸功能锻炼。

7. 注意呼吸道隔离，痰和痰杯应进行消毒处理。

8. 备齐抢救药品和物品。

【病情观察】

1. 严密观察生命体征及末梢血氧情况，注意呼吸的频率、节律、深浅度及有无呼吸困难、发绀等，若发现异常，应及时协助处理。

2. 注意观察监测动脉血气和各项化验检查结果。

3. 观察咳嗽的性质、发生时间及音色。

4. 观察痰液的性质、气味、颜色、量及黏稠度。

5. 注意痰液有无分层及伴随症状，必要时记录 24 h 痰量。

6. 高热、咯血者按高热、咯血护理常规。

【健康教育】

1. 宣传预防呼吸系统疾病的措施。

2. 严格戒烟。

3. 注意保暖，防止感冒。

【护理质量评价标准】

1. 病人咳嗽、咳痰、胸痛、气喘减轻，痰液易咳出。

2. 无护理并发症发生。

3. 营养良好，无明显体重下降。

4. 能够配合护士，做好戒烟。

5. 疾病健康指导落实并做好出院指导。

第二节 肺炎护理

肺炎（pneumonia）指终末气道、肺泡和肺间质的炎症，可由多种病因引起，如感染、理化因素、免疫损伤等。肺炎是呼吸系统的常见病，其发病率和病死率仍很高，其原因可能在于人口老龄化、病原体的变迁、医院获得性肺炎发病率增高、病原学诊断困难和不合理应用抗生素引起细菌耐药性增强。

【一般护理】

1. 参见第二篇第一章第一节"**呼吸系统疾病一般护理**"。

2. **休息与环境**　高热病人应卧床休息，以减少耗氧量。缓解头痛、肌肉酸痛等症状。呼吸困难者取半卧位，胸痛者取患侧卧位，并给氧气吸入。存在低氧血症的患者，推荐鼻导管或面罩氧疗，维持血氧饱和度在 90% 以上。但对于有高碳酸血症风险的患者，在获得血气结果前，血氧饱和度宜维持在 88%～92%。

3. **高热护理**　监测并记录生命体征，病人应卧床休息，鼓励病人多饮水，采用温水擦浴、冰袋、冰帽等物理降温措施，以逐渐降温为宜，防止虚脱。病人大汗时，及时协助擦拭和更换衣服，避免受凉。必要时遵医嘱使用退烧药。加强口腔护理，鼓励病人经常漱口，口腔疱疹者局部涂抗病毒软膏，防止继发感染。

4. **咳嗽咳痰护理**　参考第一篇第一章第十一节"**咳嗽与咳痰护理**"。

【病情观察】

1. 观察生命体征变化，必要时进行心电监护。

2. 观察有无面色苍白、四肢厥冷、烦躁不安、神志恍惚、体温骤降、脉率快而弱以及血压下降等感染性休克症状发生。儿童、老年人、久病体弱者病情变化快，要加强监测。

3. 观察各种药物作用和副作用。

【用药护理】

1. 遵医嘱使用抗生素，观察疗效和不良反应。应用头孢唑林钠可出现发热、皮疹、胃肠道不适等不良反应；喹诺酮类药物偶见皮疹、恶心等不良反应。

2. 氨基糖苷类抗生素有肾、耳毒性；老年人或肾功能减退者应特别注意有无耳鸣、头晕、唇舌发麻等不良反应。病人一旦出现严重不良反应，应及时与医生沟通，并作相应处理。

3. 联合使用广谱抗菌药物时，应注意药物疗效和不良反应。

4. 对出现感染性休克病人，遵医嘱使用升压药时要注意观察血压，调节滴速，防止外渗，维持收缩压在 90～100 mmHg[①] 为宜（尤黎明等，2017）；使用 5% 碳酸氢钠时注意配伍禁忌，单独输入。

【健康教育】

1. 加强锻炼，增强机体抵抗力。

2. 季节交换时避免受凉，防止上呼吸道感染。

3. 避免过度劳累，感冒流行时少去公共场所。

4. 长期卧床者应注意经常改变体位、翻身、拍背，随时咳出气道内痰液。

【护理质量评价标准】

1. 病人体温恢复正常。

2. 病人能有效咳痰，咳嗽、咳痰、胸痛减轻。

3. 重症病人生命体征维持良好，实施正确给药，无护理并发症发生。

4. 发生休克时，护士能及时发现并配合医生给予有效处理。

5. 疾病健康指导落实并做好出院指导。

第三节　肺脓肿护理

肺脓肿（lung abscess）是由多种病原菌引起的肺组织坏死性病变，形成包含坏死物或液化坏死物的脓腔。临床特征为高热、咳嗽和咳大量脓臭痰。该病可见于任何年龄，青壮年男性及年老体弱有基础疾病者多见。

---

① 1千帕（kPa）≈7.5毫米汞柱（mmHg），全书同

【一般护理】

1. 参见第二篇第一章第一节"**呼吸系统疾病一般护理**"。

2. 休息与环境　高热及全身症状重者应卧床休息；咯血时应卧床，患侧卧位，并做好基础护理，畏寒者应给予保暖。

3. 加强心理护理　帮助病人消除因高热、咳大量脓痰而产生的恐惧心理，增强战胜疾病的信心。

4. 按医嘱进行体位引流，在引流过程中应防止因大量痰液涌出而发生窒息。伴有呼吸困难以及病人处于高热、咯血期间不宜行体位引流（尤黎明等，2017）。

5. 胸腔闭式引流护理　行胸腔闭式引流者按胸腔闭式引流护理常规。

6. 高热护理　可采用温水擦浴、冰袋、冰帽等物理降温措施，以逐渐降温为宜，防止虚脱。病人大汗时，及时协助擦拭和更换衣服，避免受凉。必要时遵医嘱使用退烧药。遵医嘱静脉补液，补充因发热而丢失较多的水分和盐，加快毒素排泄和热量散发。

7. 咳嗽、咳痰护理　参考第一篇第一章第十一节"**咳嗽与咳痰护理**"。

8. 加强口腔护理　肺脓肿病人的口腔护理尤为重要，主要原因是：病人高热持续时间长，使口腔唾液分泌减少，口腔黏膜干燥；病人咳大量脓痰，利于细菌繁殖，易引起口腔炎及黏膜溃疡；治疗中大量应用抗生素，易致菌群失调而诱发真菌感染。应协助病人在晨起，饭后、体位引流后、临睡前漱口，尤其是咳大量脓臭痰的病人，应在每次咳痰后及时漱口；对意识障碍者应由护士定时给予口腔护理。

【病情观察】

1. 观察痰液的颜色、性质、气味和静止后是否分层。

2. 观察病人的痰血情况，若出血量较多，要严密观察病情变化，并准备好抢救药品和用物，注意大咯血或窒息的发生。

3. 按医嘱及时准确给予抗感染、祛痰等药物，并观察药物的疗效及副作用。

【用药护理】

1. 肺脓肿病人应用抗生素治疗时间较长，应向病人强调坚持治疗的重要性、疗程及可能出现的不良反应，使病人坚持治疗。

2. 用药期间要密切观察药物疗效及不良反应。

【健康教育】

1. 指导病人适当体育锻炼，增加营养，保证休息，以增强机体的抗病能力。

2. 积极预防上呼吸道感染及治疗口、鼻、咽部感染病灶，如扁桃体炎、龋齿、龈槽溢脓、鼻窦炎等疾病。

3. 教会病人有效咳嗽和体位引流方法，及时排除呼吸道分泌物。

4. 病人出现高热、咯血、呼吸困难等表现时应警惕大咯血和窒息的发生，需立即就诊。

【护理质量评价标准】

1. 病人营养状况良好，无明显消瘦。

2. 病人体温恢复正常。

3. 病人能有效咳嗽和体位引流。

4. 实施正确给药，无护理并发症发生。

5. 发生休克时，护士能及时发现并配合医生给予有效处理。

6. 疾病健康指导落实并做好出院指导。

第四节　支气管扩张症护理

支气管扩张（bronchiectasis）是由于急、慢性呼吸道感染和支气管阻塞后，反复发生支气管炎症致使支气管壁结构破坏，引起的支气管异常和持久性扩张。临床特点为慢性咳嗽，咳大量脓痰和

（或）反复咯血，部分病人伴有杵状指。多见于儿童和青年。近年来由于急、慢性呼吸道感染得到恰当治疗，其发病率有减少的趋势。

【一般护理】

1. 参见第二篇第一章第一节**"呼吸系统疾病一般护理"**。

2. 休息与环境　急性发作时，应卧床休息；大咯血时，绝对卧床休息，去枕平卧，头偏向一侧。保持室内空气流通，维持适宜的温湿度，注意保暖。

3. 饮食　给予高蛋白、高热量、多维生素、易消化的饮食，避免冰冷食物诱发咳嗽，以补充机体消耗，鼓励病人多饮水，每天 1 500 mL 以上，以提供充足的水分，使痰液稀释，利于排痰。做好口腔护理，保持口腔清洁，促进食欲。

4. 根据病情合理用氧。

5. 保持呼吸道通畅　痰液黏稠时，给予祛痰药或雾化吸入，并根据病变的不同部位行体位引流。

6. 咯血护理　参见第一篇第一章第十二节**"咯血护理"**。

【病情观察】

1. 观察痰液的量、颜色、性质、气味和体位的关系，静止后是否分层，记录 24 h 排痰量。

2. 观察病人生命体征变化，注意呼吸困难、咳嗽的程度等，注意病人有无发热、消瘦、贫血等全身症状，发现异常及时协助处理。

3. 观察咯血量、颜色，注意有无窒息的先兆症状，以便及时配合抢救。

4. 必要时留取痰标本送检。

5. 观察药物作用和副作用。

【用药护理】

1. 垂体后叶素可收缩小动脉，减少肺血流量，从而减轻咯血。但也能引起子宫、肠道平滑肌收缩和冠状动脉收缩，故冠心病、高血压病人及孕妇忌用（修簏璐等，2015）。静脉点滴时速度勿过快，以免引起恶心、便意、心悸、面色苍白等不良反应。

2. 年老体弱、肺功能不全者在应用镇静剂和镇咳药后，应注意观察呼吸中枢和咳嗽反射受抑制情况，以早期发现因呼吸抑制导致的呼吸衰竭和不能咯出血块而发生窒息。

【健康教育】

1. 注意保暖，避免受凉，预防感冒；减少刺激性气体吸入，预防上呼吸道感染；戒烟、酒，避免烟雾和灰尘刺激，对预防支气管扩张症有重要意义。

2. 支气管扩张症与感染密切相关，应积极防治百日咳、麻疹、支气管肺炎、肺结核等呼吸道感染，及时治疗上呼吸道慢性病灶。

3. 适当锻炼，劳逸结合，增加营养的摄入，增强抗病能力，减少急性发作。

4. 注意口腔卫生，强调清除痰液对减轻症状、预防感染的重要性；指导病人及家属学习和掌握有效咳嗽、胸部叩击、雾化吸入及体位引流的排痰方法，长期坚持，以控制病情的发展。

5. 指导病人自我监测病情，学会识别病情变化的征象，一旦发现症状加重，应及时就诊。

【护理质量评价标准】

1. 病人能有效咳嗽排痰，并能正确使用体位引流的方法。

2. 进食良好，无明显体重减轻。

3. 咯血病人情绪稳定，备好抢救物品，抢救配合及时。

4. 疾病健康指导落实并做好出院指导。

第五节　支气管哮喘护理

支气管哮喘（bronchial asthma）简称哮喘，是由多种细胞（如嗜酸性粒细胞、肥大细胞、T 淋巴细胞、中性粒细胞、气道上皮细胞等）和细胞组分参与的气道慢性炎症型疾病。这种慢性炎症与气道高反应性相关，通常出现广泛多变的可逆性气流后缓解。支气管哮喘如诊治不及时，随病程的延长可产生气道不可逆性狭窄和气道重塑。因此，合理的防治至关重要。世界各国的哮喘防治专家共同起草并不断更新的全球哮喘防治倡议已成为防治哮喘的重要指南。

【一般护理】

1. 参见第二篇第一章第一节 **"呼吸系统疾病一般护理"**。

2. 环境与体位　保持室内空气新鲜、流通，维持温度在 18～22 ℃、湿度 50%～70%，禁放花、草、地毯等。根据病情提供舒适体位，如为端坐呼吸者提供床旁桌支撑，减少体力消耗。

3. 心理护理　哮喘发作时应守护床旁安慰病人，使病人产生信任感及安全感。可采用背部按摩，使病人通气舒畅，并通过诱导使其情绪稳定，症状缓解。

4. 饮食　给予营养丰富的清淡、易消化、足够热量的饮食；忌食诱发哮喘发作的食物，如鱼虾、生冷食物；忌烟、酒。

5. 口腔与皮肤护理　哮喘发作时，病人常会大量出汗，应每天进行温水擦浴，勤换衣服和床单，保持皮肤的清洁、干燥和舒适。协助并鼓励病人咳嗽后用温水漱口，保持口腔清洁。

6. 心理护理　多巡视病人，耐心解释病情和治疗措施，给予心理疏导和安慰，消除过度紧张情绪，对减轻哮喘发作的症状和控制病情有重要意义。

7. 促进排痰　痰液黏稠可定时给予氧气雾化吸入。指导病人雾化吸入方法，并进行有效咳嗽，协助叩背，以促进痰液排出。

8. 补充水分　哮喘急性发作时，病人呼吸增快、出汗，常伴脱水、痰液黏稠，应鼓励病人每天饮水 2 500～3 000 mL，以补充丢失的水分，稀释痰液。

9. 教会病人定量雾化器（MDI）、干粉吸入器、准纳器的使用方法。

10. 氧疗　对有低氧血症（氧饱和度<90%）和呼吸困难的患者可给予控制性氧疗，使患者的氧饱和度维持在 93%～95%（中华医学会呼吸病学分会哮喘学组，2016）。

【病情观察】

1. 观察病人生命体征变化，定时测定氧分压和二氧化碳分压，及早发现和纠正呼吸衰竭和代谢紊乱。

2. 注意有无哮喘发作的先兆，如胸闷、鼻咽发痒、咳嗽、呼吸不畅等。

3. 哮喘持续发作者，若出现呼吸困难加重、紫绀明显、神志不清等，应立即做好气管插管或气管切开准备，以清除痰栓，减少死腔。出现呼吸衰竭时应立即行人工辅助呼吸。

4. 观察有无自发性气胸、肺不张等并发症，若出现自发性气胸影响呼吸时应立即排气减压。

5. 注意发病规律及诱发因素，并做好记录。

6. 观察病人咳嗽情况、痰液性状和量。

【用药护理】

1. 糖皮质激素　吸入药物治疗的全身性不良反应，少数病人可出现声音嘶哑、咽部不适和口腔念珠菌感染，指导病人吸药后及时用清水含漱口咽部，选用干粉吸入剂或加用除雾剂可减少上述不良反应。口服用药宜在饭后服用，以减少对胃肠道黏膜的刺激。

2. β_2 受体激动剂　指导病人按医嘱用药，不宜长期、规律、单一、大量使用，因为长期应用可引起受体功能下降和气道反应性增高，出现耐药性。指导病人正确使用雾化吸入器，以保证药物的疗效。静滴沙丁胺醇时应控制滴速。用药过程中观察有无心悸、骨骼肌震颤、低血钾等不良反应（修簏璐等，2015）。

3. 茶碱类　静脉注射时浓度不宜过高，速度不宜过快，注射时间宜在 10 min 以上，以防中毒症状发生。不良反应有恶心、呕吐、心律失常、血压下降和呼吸中枢兴奋，严重者可导致抽搐甚至死亡。用药时监测血药浓度可减少不良反应的发生。茶碱缓释片有控释材料，不能嚼服，必须整片吞服。

4. 其他　抗胆碱药吸入后，少数病人可有口苦或口干感。酮替芬有镇静、头晕、口干、嗜睡等不良反应。白三烯调节剂的主要不良反应是轻微的胃肠道症状，少数有皮疹、血管性水肿、转氨酶升高，停药后可恢复。

【健康教育】

1. 指导病人增加对哮喘的激发因素、发病机制、控制目的和效果的认识，以提高病人的治疗依从性。使病人懂得哮喘虽不能彻底治愈，但只要坚持充分的正规治疗，完全可以有效地控制哮喘的发作。

2. 避免过度劳累和情绪激动，忌刺激性食物和烟酒。

3. 适当的锻炼，增强体质。

4. 避免刺激性气体、烟雾、灰尘和油烟等。

5. 哮喘病人应了解自己所用各种药物的名称、用法、用量及注意事项，了解药物的主要不良反应及如何采取相应的措施来避免；指导病人和家属掌握正确使用气雾吸入剂的方法，一般先用支气管扩张剂，后用抗炎气雾剂。

6. 寻找过敏原，避免接触过敏原，发病季节前进行预防性治疗。

【护理质量评价标准】

1. 病人气喘减轻，避免过敏原的刺激。

2. 病人能够正确的使用气雾剂，并了解其副作用。

3. 能选择合适的排痰方法，排出痰液，咳嗽、咳痰程度减轻，次数减少。

4. 疾病健康指导落实并做好出院指导。

第六节 慢性阻塞性肺疾病护理

慢性阻塞性肺疾病（chronic obstructive pulmonary disease，COPD）是一种具有气流受限特征的可以预防和治疗的疾病，气流受限不完全可逆，呈进行性发展。COPD 主要累及肺脏，也可引起肺外的不良效应。

【一般护理】

1. 保持室内空气新鲜，温度（23～25 ℃）、湿度（50%～60%）适宜。病室每日通风 2 次，每次 30 min。冬季注意保暖，避免直接吸入冷空气。

2. 饮食以高热量、高蛋白、易消化、丰富维生素的流食、半流食为宜，少食多餐；避免辛辣刺激，少吃产气食品。鼓励病人多饮水。必要时静脉补液。

3. 急性期卧床休息，呼吸困难时抬高床头，取半卧位或坐位。恢复期可适当增加活动量。

4. 持续低流量吸氧。

5. 氧疗 指导病人持续低流量吸氧，吸入氧浓度为 25%～29%，吸氧流量为 1～2 L/min，吸氧时间为 10～15 h/d。告知病人氧疗的重要性，鼓励病人坚持氧疗，密切观察氧疗后病人症状有无改善。

6. 观察病情变化，如神志、呼吸深度、频率、音调、口唇和甲床的颜色。监测血氧、血气变化及咳嗽、咳痰、呼吸困难情况。

7. 保持呼吸道通畅，指导病人进行有效地咳痰，学会腹式呼吸。指导病人正确留取痰标本，同时观察痰的颜色、性状、气味等。排痰困难者可行雾化吸入或体位引流，必要时吸痰。

8. 有效咳嗽 指导病人晨起时咳嗽，排除夜间聚积在肺内的痰液，就寝前咳嗽排痰有利于睡眠。咳嗽时，病人取坐位，头略前倾，双肩放松，屈膝，前臂垫枕，条件允许时应使病人双足着地，有利于胸腔的扩展，增加咳痰的有效性。咳嗽后恢复坐位，进行放松性深呼吸。

9. 协助排痰 护士或家属协助病人进行胸部叩击和体位引流，有利于分泌物的排出。也可用特制的按摩器协助排痰。

10. 指导呼吸功能锻炼 COPD 病人需要增加呼吸频率来代偿呼吸困难，这种代偿多数依赖于辅助呼吸肌参与呼吸，即胸式呼吸。然而胸式呼吸的效能低于腹式呼吸，病人容易疲劳。因此，护士应指导病人进行缩唇呼吸、膈式或腹式呼吸、吸气阻力器的使用等呼吸训练，以加强胸、膈呼吸肌的肌力和耐力，改善呼吸功能。

（1）缩唇呼吸。病人闭嘴经鼻吸气，然后通过缩唇（吹口哨样）缓慢吸气，同时收缩腹部。吸气和呼气时间比为 1：2 或 1：3。

（2）膈式或腹式呼吸。病人可取立位、平卧位或半卧位、两手分别放于前胸部和上腹部。用鼻缓慢吸气时，膈肌最大程度下降，腹肌松弛，腹部凸出，手感到腹部向上抬起。呼气时经口呼出，腹肌收缩，膈肌松弛，膈肌随腹腔内压增加而上抬，推动肺部气体排出，手感到腹部下降。

【病情观察】

1. 观察痰的颜色、性状、气味，必要时留取痰标本送检。

2. 观察生命体征及末梢血氧情况。

3. 观察血气分析和各项化验指标的变化。

【用药护理】

1. 遵医嘱应用抗生素、支气管舒张药和祛痰药，注意观察疗效及不良反应。

2. 观察各种药物的作用及副作用。

3. 避免使用可待因等强镇咳药。

4. 止咳药。喷托维林是非麻醉性中枢镇咳药，不良反应有口干、恶心、腹胀、头痛等。

5. 祛痰药。溴己新偶见恶心、转氨酶升高，消化道溃疡者慎用。

【健康教育】

1. 休养环境要舒适安静，每日通风换气，保持空气新鲜。

2. 根据气候的变化随时增减衣服，避免受寒，避免接触感冒人员，积极预防上呼吸道感染。

3. 戒烟，并减少被动吸烟。

4. 加强营养，制定高热量、高蛋白、高维生素的饮食计划，增强身体素质，提高机体抗病能力。多食高维生素（如绿叶蔬菜、水果）、高蛋白（如瘦肉、豆制品、蛋类）、粗纤维（如芹菜、韭菜）的食物，少食动物脂肪以及胆固醇含量高的食物（如动物内脏）。避免进食产气食物，如汽水、豆类、马铃薯和胡萝卜等。

5. 坚持呼吸锻炼，配备家庭氧疗设施，必要时低流量吸氧。指导病人掌握氧气疗法及注意事项。

6. 指导病人全身运动与呼吸锻炼相结合，避免剧烈运动，可选择适合自己的运动，如散步、打太极拳等，注意劳逸结合。如有不适及时就诊。

7. 指导病人正确掌握呼吸训练　腹式呼吸（仰卧位，一手放在胸部，一手放在腹部经口缓慢吸气，升高顶住手，缩唇缓慢呼气，同时收缩腹部肌肉，并收腹）和缩唇呼吸。

8. 心理护理　引导病人适应慢性病并以积极的心态对待疾病，培养生活兴趣，如听音乐、养花种草等爱好，以分散注意力，减少孤独感，缓解焦虑、紧张的精神状态。

9. 家庭氧疗指导　护士应指导病人和家属做到：了解氧疗的目的、必要性及注意事项；注意安全，供氧装置周围严禁烟火，防止氧气燃烧爆炸；氧疗装置定期更换、清洁、消毒。

10. 如出现呼吸困难、剧烈胸痛、畏寒、发热、咳嗽、咳痰加重，应及时就医。

【护理质量评价标准】

1. 病人咳嗽、咳痰、气喘减轻。

2. 实施正确的氧疗，氧疗效果满意。

3. 病人掌握呼吸功能锻炼方法，疾病健康指导落实。

4. 病人活动耐力提高。

第七节　慢性肺源性心脏病护理

慢性肺源性心脏病（chronic pulmomary heart disease）简称慢性肺心病，指由于肺组织、肺血管

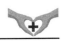

或胸廓的慢性病变引起肺组织结构和（或）功能异常，产生肺血管阻力增加，肺动脉压力升高，使右心室扩张和（或）肥厚，伴或不伴右心功能衰竭的心脏病，并排除先天性心脏病和左心病变引起者。40岁以上发病多见，随年龄增长患病率升高，好发于冬春季。引起肺心病的因素以慢性阻塞性肺疾病多见，占80％～90％，其次有支气管哮喘、支气管扩张、重症肺结核等气管和肺部疾病。

【一般护理】

1. 休息与活动　心肺功能失代偿期应绝对卧床休息，可选择舒适的坐位或半坐位，减轻心脏的负荷，有利于心脏功能的恢复、缓解症状。卧床期间指导病人在床上进行缓慢、重复的肌肉松弛活动，如腓肠肌的收缩与放松。缓解期应鼓励病人进行适当的腹式呼吸、缩唇呼吸等呼吸功能锻炼。对有肺性脑病先兆者，用床档或其他器械约束肢体，必要时专人护理。

2. 饮食护理　给予高纤维素、易消化、不产气、清淡的饮食，防止因便秘、腹胀而加重呼吸困难；如病人有明显水肿、腹水或少尿，应限制钠水摄入，钠盐<3 g/d，水<1 500 mL/d，蛋白质在1.0～1.5 g/kg，碳水化合物控制在总热量的60％以下，尽量少食多餐，输液时应根据病情控制输液量和速度。避免含糖高的食物，以免引起痰液黏稠。进餐前后漱口，保持口腔清洁，促进食欲。

3. 皮肤护理　注意观察全身水肿情况、有无压疮发生。因肺心病病人常有营养不良和身体下垂部位水肿，若长期卧床，极易形成压疮。指导病人穿宽松、柔软的衣服；定时更换体位，受压处垫气圈或海绵垫，或使用气垫床。

4. 氧疗护理　根据缺氧和二氧化碳潴留的程度不同，合理用氧，一般给予低流量、低浓度持续吸氧。氧流量1～2 L/min，浓度在25％～29％。防止高浓度吸氧抑制呼吸，加重缺氧和二氧化碳潴留。

5. 保持呼吸道通畅　鼓励病人有效咳嗽，翻身拍背，协助排痰；痰液黏稠者行雾化吸入，必要时行机械通气，并按机械通气护理常规。

【病情观察】

1. 观察呼吸的频率、节律。

2. 观察病人有无发绀，是否烦躁、失眠甚至出现定向障碍。

3. 监测血气分析，尤其是PaO_2和$PaCO_2$。

4. 监测血压、心率、尿量，记录24 h出入量、电解质检查结果，有心力衰竭者应观察体重、皮肤水肿和盐的摄入情况。

5. 观察痰液的性质、颜色、量，并记录。

6. 注意有无肺性脑病先兆，如出现神志恍惚、表情淡漠、嗜睡、兴奋、烦躁及谵妄等，应立即协助处理。

7. 观察有无右心衰竭的表现，密切观察病人有无头痛、烦躁不安、神志改变。

【并发症护理】

1. 肺性脑病

（1）病人绝对卧床休息，呼吸困难者取半卧位，有意识障碍者，予床档进行安全保护，必要时专人护理。

（2）持续低流量、低浓度给氧，氧流量1～2 L/min，浓度在25％～29％。防止高浓度吸氧抑制呼吸，加重缺氧和二氧化碳潴留。

（3）定期监测动脉血气分析，密切观察病情变化，出现头痛、烦躁不安、表情淡漠、神志恍惚、精神错乱、嗜睡和昏迷等症状时，及时通知医生并协助处理。

2. 消化道出血　注意有无恶心、呕吐症状，呕出物颜色、性状及粪便色、质、量，并按消化道出血护理常规。

3. 弥漫性血管内凝血　早期发现皮肤黏膜有无出血点，注射部位有无渗血、出血或上消化道出血倾向，并按弥漫性血管内凝血护理常规。

4. 心律失常　注意心率、心律变化，出现脉搏强弱不等、节律不规则应同时进行心脏听诊，发现心律失常按心律失常护理常规。

5. 休克　注意病人神志、肢体温、湿度、尿量等变化，发生休克按休克护理常规。

【用药护理】

1. 对二氧化碳潴留严重、呼吸道分泌物多的病人慎用镇静药、麻醉药，如必须使用时，应注意观察是否有抑制呼吸和咳嗽反射的情况。

2. 肺心病病人对洋地黄类药物耐受性低，易出现中毒反应，用药前应注意纠正缺氧，防治低钾血症，并准确记录出入量。

3. 利尿药应用后可出现低钾、低氯性碱中毒，痰液黏稠不易排出和血液浓缩，应注意预防。使用排钾利尿药时应遵医嘱补钾。利尿药尽可能安排在白天给药，避免因频繁排尿影响睡眠。

4. 对肺性脑病病人可遵医嘱使用呼吸兴奋药，应注意保持气道通畅，适当增加吸入氧浓度。

5. 应用呼吸兴奋剂时，切勿用量过大或给药过快，以免出现呼吸过度、烦躁不安、呕吐等副作用。

6. 应用血管扩张剂时，注意观察病人心率及血压情况。

7. 应用抗生素时，注意观察感染控制的效果、有无继发感染。

【健康教育】

1. 改善环境卫生，避免烟雾、粉生和刺激性气体对呼吸道的影响，劝导病人戒烟，必要时辅以有效的戒烟药。注意保暖，避免受凉，预防感冒的发生。

2. 加强营养，给高蛋白、高维生素的膳食，并保持口腔卫生。

3. 缓解期根据心、肺功能状况及体力适当进行体育锻炼，如散步、气功、太极拳、耐寒锻炼等，以提高机体的免疫功能和心、肺的储备能力。

4. 指导病人采取正确的姿势，以利于气体的交换和节省能量，如站立时，背靠墙，使膈肌和胸廓松弛，全身放松；坐位时凳高适宜，两足平放在地，身体稍向前倾，两手放在双腿上或趴在小桌上，桌上放软枕，使病人胸椎与腰椎尽可能在一条直线上；卧位时抬高床头，稍抬高床尾，使下肢关节轻度屈曲。

5. 伴有心功能不全者应限制水、钠盐摄入。

6. 坚持家庭氧疗，指导病人掌握氧气、雾化吸入使用、清洁、维护方法。

7. 告知病人及家属病情变化的征象，如体温升高、呼吸困难加重、咳嗽剧烈、咳痰不畅、尿量减少、水肿明显或发现病人神志淡漠、嗜睡、躁动、口唇发绀加重等，均提示病情变化或加重，需及时就诊。

【护理质量评价标准】

1. 病人咳、痰、喘减轻，痰液能有效咳出。

2. 病人能遵循低流量、低浓度、持续给氧的原则，掌握氧疗相关知识。

3. 能正确给药，注意药物的疗效、副作用及毒性反应。控制输液速度及输液量。

4. 无护理并发症发生，疾病健康指导落实并做好出院指导。

第八节　肺血栓栓塞症护理

肺血栓栓塞症（pulmonary thromboembolism，PTE）是肺栓塞的常见类型。肺栓塞（pulmonary embolism，PE）指各种栓子阻塞肺动脉系统时所引起的一组以肺循环和呼吸功能障碍为主要临床和病理生理特征的临床综合征，当栓子为血栓时，称为肺血栓栓塞症。大多数肺栓塞由血栓引起，但导致肺栓塞的栓子也可以是脂肪、羊水和空气等。肺动脉发生栓塞后，如其所支配区的肺组织因血流受阻或中断而发生坏死，称为肺梗死（pulmonary infarction，PI）。PTE由来源于下腔静脉径路、上腔静脉径路或右心腔的血栓引起，其中大部分血栓来源于下肢深静脉，特别是从腘静脉上端到髂静脉的下肢近端深静脉（占50%～90%）。近年来，由于颈内静脉和锁骨下静脉内插入或留置导管和静脉内化疗的增加，使来源于上腔静脉径路的血栓较以前增多。

【一般护理】

1. 休息　高度怀疑或已确诊肺栓塞病人应减少活动，绝对卧床休息，抬高床头或取半卧位。确诊下肢静脉血栓性静脉炎的病人在溶栓治疗时，在安装滤网之前应尽量减少肢体的活动，禁忌患肢热敷、按摩、热水泡脚，防止血栓的脱落。

2. 饮食护理　给予高蛋白、高维生素、高纤维素饮食，少食油腻、刺激、高胆固醇食物，保持大便通畅，必要时遵医嘱应用通便药。

3. 皮肤护理　注意观察全身水肿情况、有无压疮发生。因肺心病病人常有营养不良和身体下垂部位水肿，若长期卧床，极易形成压疮。指导病人穿宽松、柔软的衣服；定时更换体位，受压处垫气圈或海绵垫，或使用气垫床。

4. 氧疗　呼吸困难的病人根据缺氧的程度给予正确氧疗并观察氧疗的效果。对于轻中度呼吸困难的病人可采用鼻导管或面罩给氧，对于严重呼吸困难的病人可能需要机械通气。

5. 心理护理　焦虑病人给予心理安慰。

【病情观察】

1. 严密观察意识、生命体征、血氧，病人主诉。

2. 监测病人有无烦躁不安、嗜睡、意识模糊、定向力障碍等脑缺氧的表现。

3. 监测病人有无颈静脉充盈、肝肿大、肝颈静脉回流征阳性、下肢水肿及静脉压升高等右心功能不全的表现。当较大的肺动脉栓塞后，可使左心室充盈压降低、心排血量减少。因此，需严密监测血压和心率的改变。

4. 发热的病人给予物理降温。

5. 溶栓剂应用护理　溶栓治疗后的病人应严密观察是否有出血和再栓塞的发生。

（1）密切观察出血征象，如皮肤青紫、血管穿刺处出血过多、血尿、腹部或背部疼痛、严重头疼、神志改变等。

（2）严密监测血压，当血压过高时及时报告医生进行适当处理。

（3）给药前宜留置外周静脉套管针，以方便溶栓过程中取血监测，避免反复穿刺血管。

（4）用尿激酶或链激酶溶栓治疗后，应每 2～4 h 测定 1 次 PT 或 APTT，当其水平降至正常值的 2 倍时按医嘱应用肝素抗凝。

6. 抗凝剂应用护理

（1）肝素：在开始治疗后的最初 24 h 内每 4～6 h 监测 1 次 APTT，达稳定治疗水平后，改为每天监测 APTT。肝素治疗的不良反应包括出血和肝素诱导的血小板减少症（HIT），出血的监测见"**溶栓剂应用护理**"。HIT 的发生率较低，但一旦发生，常比较严重。因此，在治疗的第 1 周应每 1～2 d、第 2 周起每 3～4 d 监测 1 次血小板计数。若出现血小板迅速或持续降低 30% 以上，或血小板计数 < 100×10^9/L，应报告医生停用 UFH（尤黎明等，2017）。

（2）华法林：华法林的疗效主要通过监测 INP 是否达到并保持在治疗范围进行评价。因此，在治疗期间需定期监测 INR。

7. 消除再栓塞的危险因素

（1）急性期：病人除绝对卧床外，还需避免下肢过度屈曲，一般在充分抗凝的前提下卧床时间为 2～3 周，保持大便通畅，避免用力，以防下肢血管内压力突然升高，使血栓再次脱落形成新的危及生命的栓塞。

（2）恢复期：需预防下肢血栓形成，如病人仍需要卧床，下肢须进行适当的活动或被动关节活动，穿抗栓袜或气压袜，不在腿下放置垫子或枕头，以免加重下肢循环障碍。

（3）观察下肢深静脉血栓形成的征象，并观察有无局部皮肤颜色的改变，如发绀。

8. 如病人出现右心功能不全的症状，需按医嘱给氧、强心剂，限制水钠摄入，并按肺源性心脏病进行护理。

9. 低排血量和低血压护理　当病人心排血量减少出现低血压甚至休克时，应按医嘱给予静脉输液

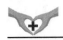

和升压药物，记录液体出入量；当病人同时伴有右心功能不全时尤应注意液体出入量的调整，平衡低血压需输液和心功能不全需限制液体制剂的矛盾。

10. 心理护理　护士应尽量陪伴病人，告诉病人目前的病情变化，用病人能够理解的语言和方式解释各种设备、治疗措施和护理操作，并采用非言语性沟通技巧，鼓励病人充分表达自己的情感。

【健康教育】

1. 对于存在 DVT 危险因素的人群，应指导其避免可能增加静脉血流淤滞的行为，如长时间保持坐位，特别是坐时跷二郎腿、长时间站立不活动等。

2. 衣着　病人应穿弹力加压长筒袜，防止下肢静脉曲张，有利于静脉回流。下肢出现缺血症状时，应保护肢体，防止过冷过热的刺激并减少压力；穿着柔软衣服，保护皮肤的完整性。

3. 活动指导　病人在肺栓塞发病的急性期和溶栓治疗期间应绝对卧床休息，肢体制动，以防止栓子脱落。

4. 保持大便通畅，防止用力排便，养成定时排便的习惯；出现便秘时，给予通便药物或使用软便剂，防止屏气用力的动作和下蹲过久。

5. 饮食指导　多吃富粗纤维的食物，不吸烟，减少脂类、糖类食品的摄入，以防止肥胖。

6. 按时服药，定期复查血常规及出、凝血时间，指导病人学会自我检测，尽早发现出血倾向。

7. 向病人介绍 DVT 和 PTE 的表现。对于长时间卧床的病人，若出现一侧肢体疼痛、肿胀，应注意 DVT 发生的可能；在存在相关发病因素的情况下，突然出现胸痛、呼吸困难、咳血痰等表现时，应注意 PTE 的可能性，需及时就诊。

【护理质量评价标准】

1. 病人呼吸困难、胸痛、咳嗽等症状减轻并得到控制。

2. 病人能配合治疗，掌握氧疗相关知识。

3. 遵医嘱正确给药，注意药物的疗效、副作用及毒性反应。控制输液速度及输液量。

4. 无护理并发症发生，疾病健康指导落实并做好出院指导。

第九节　原发性支气管肺癌护理

原发性支气管肺癌（primary bronchogenic carcinoma），简称肺癌（lung cancer），为起源于支气管黏膜或腺体的恶性肿瘤。常见区域性淋巴结转移和血行播散。早期以刺激性咳嗽、痰中带血等呼吸道症状多见。肺癌发生率为男性肿瘤的首位，由于早期诊断不足致使预后差。目前随着诊断方法进步、新药及靶向治疗药物出现，规范化、个体化的多学科综合性治疗技术的进展，使肺癌缓解率及病人的长期生存率已经得到提高。

【一般护理】

1. 环境要安静舒适，晚期病人需卧床休息，呼吸困难者取半坐位。

2. 给高蛋白、高热量、高维生素、易消化饮食。注意食物的色、香、味，以增进食欲。化疗期间可给清淡饮食，应在反应最轻时进食，避免在治疗前后 2 h 进食。

3. 护理操作静脉注射化疗药物，注意用药剂量、方法；选择适宜的血管，避免药液外渗，造成组织坏死。

4. 做纤维支气管镜和活组织检查、胸腔穿刺、胸腔积液离心沉淀脱落细胞等检查时，护士应向病人做好宣教，做好术前准备及术中配合工作，标本及时送检。

5. 咳嗽、胸痛可适当镇咳、镇痛；喘憋伴胸腔积液者可抽胸腔积液，给氧缓解症状；咯血者保持呼吸道通畅，适当使用止血药；全身乏力、食欲缺乏、消瘦、恶病质可给予支持疗法；化疗反应需对症处理。

6. 心理护理　鼓励病人树立战胜疾病的信心，配合化疗、放疗或手术治疗。多与病人交谈，鼓励病人表达自己的感受，耐心倾听病人诉说，建立良好的护患关系。随时了解病人思想情况，严格交接班，以防病人发生意外。必要时采取保护性医疗措施。鼓励家属、朋友探视，使病人感受到关爱，激起生活热情，增强信心。

7. 疼痛护理

（1）评估病人疼痛的部位、性质、程度、止痛的效果；评估疼痛加重或减轻的因素；评估疼痛对睡眠、进食、活动等日常活动的影响。

（2）指导病人采取放松技术及减轻疼痛的方法，如深呼吸，分散注意力、避免体位的突然改变等。

（3）合理使用止痛药物。疼痛明显的病人及早建议使用镇痛药，一般采取 WHO 的三阶梯止痛的原则。根据病人的需要剂量由小到大，直到疼痛消失为止。用药时应观察止痛的效果，了解疼痛缓解的程度和镇痛作用持续时间。注意预防药物不良反应。

8. 静脉炎的预防

（1）合理选用静脉。反复多次化疗最好采用中心静脉或深静脉，如使用外周静脉，应选择有弹性且直的大血管，用留置针建立静脉通道，输液完拔除。

（2）避免药物外渗。化疗前，先用生理盐水冲管，确定针头在静脉内方可注入化疗药，边抽回血边注药物，药物输完再次予以生理盐水 10～20 mL 冲洗后拔针。拔针后局部按压时间要长，以达到止血和预防药物外渗。

（3）药物外渗的处理。输注时疑有或发生化疗药物外渗，立即停止注入，边回抽边退针，不宜立即拔针。局部使用药物封闭处理，并应用药物外涂。

（4）静脉炎的处理。发生静脉炎的血管禁止注射，患处抬高，可使用喜辽妥等药物外敷，并预防感染。

9. 预防感染　化疗期间遵医嘱定期复查血象，了解有无骨髓抑制。如白细胞降低，应限制探视；保持病房空气流通，指导病人注意保暖，食物应加热或消毒后进食。

10. 口腔溃疡　化疗期间指导病人使用生理盐水或口腔护理液漱口，预防口腔溃疡。如溃疡已发生感染，可根据不同的细菌选用不同漱口液含漱，每次 15～20 min，每日 3 次。

11. 脱发护理　化疗前向病人说明化疗的必要性及化疗可能导致脱发现象，并告之化疗结束后头发可以再生。出现脱发后，做好病人心理护理，指导病人佩戴假发，鼓励病人参与正常的社交活动。

【病情观察】

密切观察病人生命体征，注意观察化疗、放疗的副作用，如出现声音嘶哑、食欲缺乏、恶心、呕吐、头晕、白细胞减少、血小板减少等，应通知医师及时处理。白细胞减少者，注意防止交叉感染。

【健康教育】

1. 休养环境要舒适安静，避免空气污染。宣传吸烟对健康的危害，提倡不吸烟或戒烟，并避免被动吸烟。对肺癌高危人群要定期进行体检，早期发现肿瘤，早期治疗。

2. 指导病人加强营养支持，注意饮食搭配，科学进餐。多食新鲜水果及蔬菜，保证足够热量，进食丰富的蛋白质（如瘦肉、豆制品、鸡蛋、鱼虾等）及维生素，保持排便通畅，每日饮水不少于 1 500 mL。

3. 合理安排休息，适当活动，保持良好的精神状态，以调整机体免疫力，增强抗病能力。根据气候变化及时增减衣服，避免上呼吸道感染。

4. 督促病人坚持化疗或放射治疗，讲解化疗药的副作用，嘱病人定期检测血象。若病人出现呼吸困难疼痛等症状加重或不缓解时应及时到医院诊治。

5. 给予病人及家属心理上的支持，使之正确认识疾病，保持身心轻松，增强治疗信心，更好的配合治疗，维持生命质量。

6. 指导病人有效咳嗽的方法，促进排痰，以保持气道通畅，预防呼吸道感染。

7. 预防感染，尤其是化疗的病人预防感染尤为重要，应加强个人卫生，不去公共场所，减少交叉感染的机会。如出现发热、咳嗽加重、咯血等症状，应及时到医院就诊。

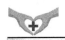

8. 指导病人及家属肿瘤的三级预防，早发现、早治疗，提高病人的生活质量。

【护理质量评价标准】

1. 病人饮食良好，无明显体重下降。

2. 病人能掌握减轻疼痛的方法。

3. 病人心理状态稳定，有一定的疾病承受能力。

4. 无护理并发症发生。

第十节 胸腔积液护理

在肺和胸壁之间有一个潜在的腔隙称为胸膜腔。正常情况下，胸膜腔内仅有微量液体，在呼吸运动时起润滑作用。胸膜腔内液体（pleural fluid）简称胸液，其形成与吸收处于动态平衡状态，任何原因使胸液形成过多或吸收过少时，均可导致胸液异常积聚，称为胸腔积液（pleural effusion），简称胸水。

【一般护理】

1. 休息与体位　鼓励病人卧床休息，半卧位，减少胸水对健侧肺的压迫。胸痛者取患侧卧位，胸闷气急者给予氧气吸入。

2. 饮食护理　给予高蛋白、高热量、多维生素、粗纤维饮食。

3. 保持呼吸道通畅　鼓励病人积极排痰，保持呼吸道通畅。胸膜炎病人在恢复期，应每天督导病人进行缓慢的腹式呼吸。经常进行呼吸锻炼可减少胸膜黏连的发生，提高通气量。

4. 缓解胸痛　胸腔积液的病人常有胸痛，并随呼吸运动而加剧，为了减轻疼痛，病人常采取浅快的呼吸方式，可导致缺氧加重和肺不张。因此，需协助病人取患侧卧位，必要时用宽胶布固定胸壁，以减少胸廓活动幅度，减轻疼痛，或遵医嘱给予止痛剂。

5. 胸腔抽液护理

（1）协助医生行胸腔穿刺术，穿刺过程中应密切观察病人的脉搏、面色等变化，以判定病人对穿刺的耐受性。注意询问病人有无异常感觉，若病人突然感觉头晕、心悸、冷汗、面色苍白、脉细、四肢发凉，提示病人可能出现"胸膜反应"，应立即停止抽吸，使病人平卧，密切观察血压，防止休克。必要时按医嘱皮下注射 0.1% 肾上腺素 0.5 mL。

（2）抽液时速度不宜过快、过多，防止抽吸过多、过快使胸腔内压骤然下降，发生复张后肺水肿或循环障碍、纵隔移位等意外。首次抽液量不宜超过 700 mL，每次抽吸量不应超过 1 000 mL。如为脓胸，每次尽量抽尽（尤黎明等，2017）。如胸腔穿刺是为了明确诊断，抽液 50～100 mL 即可，置入无菌试管送检。

（3）妥善固定引流管，应落实相关宣教及悬挂明显标志，观察引流是否通畅，并准确记录引流液的量、性质、颜色等。如有异常应立即通知医生并给予相应处理措施。

6. 心理护理　做好病人心理护理，以消除紧张心理。

【病情观察】

1. 观察生命体征变化。

2. 观察病人有无胸痛，疼痛的部位、性质等。

3. 监测血氧饱和度或动脉血气分析的改变。

4. 观察病人咳嗽、排痰、呼吸困难的程度和性质。

5. 观察药物作用和副作用。

6. 在胸腔穿刺过程中应注意观察抽液速度、抽液量及病人呼吸、脉搏、血压的变化。如出现呼吸困难、剧咳、咳大量泡沫状痰，双肺满布湿啰音，可能是胸腔抽液过快、过多使胸腔压力骤降，出现复张后肺水肿或循环衰竭，应立即停止抽液并给氧。

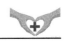

【健康教育】

1. 注意饮食，避免劳累。

2. 避免受凉，预防呼吸道感染，戒烟、酒。

3. 注意增加营养的摄入。

4. 遵医嘱按时服药，定期门诊复查。

5. 一旦出现胸痛、呼吸困难，立即就诊。

【护理质量评价标准】

1. 病人胸痛、胸闷症状减轻。

2. 胸腔引流良好，无护理并发症发生。

3. 疾病健康指导落实并做好出院指导。

第十一节　自发性气胸护理

胸膜腔为不含气体的密闭潜在腔隙，当气体进入胸膜腔，造成积气状态时，称为气胸（pueumo-thorax）。气胸可分为自发性、外伤性和医源性 3 类。自发性气胸（spontaneous pneumothorax）指肺组织及脏层胸膜的自发破裂，或靠近肺表面的肺大疱、细小气肿疱自发破裂，使肺及支气管内气体进入胸膜腔所致的气胸。可分为原发性和继发性，前者发生于无基础肺疾病的健康人，后者发生于有基础疾病的病人。多见于男性青壮年或患有慢性支气管炎肺气肿、肺结核者。本病属呼吸科急症之一，病人可有胸痛、气急、窒息感，严重者面色苍白、四肢冰冷、发绀、大汗淋漓、烦躁不安、血压下降等。严重者可危及生命，及时处理可治愈。

【一般护理】

1. 休息与卧位　急性自发性气胸病人应卧床休息，避免用力、屏气、咳嗽等增加胸腔内压的活动。血压平稳者取半卧位或坐位，有利于呼吸、咳嗽、排痰及胸腔引流。卧床期间，协助病人每 2 h 翻身 1 次。如有胸腔引流管，翻身时应注意防止引流管脱落。

2. 平时注意补充营养，摄入充足的蛋白质、维生素，不挑食、不偏食，适当摄入粗纤维素食物，以增强机体抵抗力。

3. 观察病人的呼吸、脉搏、血压及面色变化，观察病人胸痛、咳嗽、呼吸困难的程度，及时与医师联系，采取相应措施。

4. 根据病情准备胸腔穿刺术、胸腔闭式引流术的物品及药物，并及时配合医师进行有关处理。胸腔闭式引流术后应观察创口有无出血、漏气、皮下气肿及胸痛情况，若伤口敷料有渗血、渗液应及时更换，避免感染。

5. 尽量避免咳嗽，必要时遵医嘱给止咳剂。可给予剧烈胸痛病人相应的止痛剂。及早给予氧气吸入，遵医嘱合理氧疗。

6. 给氧　根据病人缺氧的严重程度选择适当的给氧方式和吸入氧流量，保证病人血氧饱和度大于 90%。对于保守治疗的病人，需给予高浓度吸氧，有利于促进胸膜腔内气体的吸收。

7. 心理护理　病人由于疼痛和呼吸困难会出现紧张、焦急和恐惧等情绪反应，导致耗氧量增加、呼吸浅快，从而加重呼吸困难和缺氧。因此，当病人呼吸困难严重时应尽量在床旁陪伴，解释病情和及时回应病人的需求。

8. 保持大便通畅，2 d 以上未排大便应采取有效措施，必要时给予缓泻剂。

9. 胸腔穿刺排气护理

（1）适用于少量气胸、呼吸困难较轻、心肺功能尚好的闭合性气胸病人。

（2）通常选择患侧锁骨中线外侧第 2 肋间为穿刺点。皮肤消毒后，用胸穿针刺入胸腔，并用胶管将针头与 50 mL 注射器相连进行抽气并测压，直到病人呼吸困难缓解为止。

（3）胸腔内气体较多时，一次抽气量不宜超过 1 000 mL，每天或隔天抽 1 次。

（4）张力性气胸病人的病情危急，短时间内可危及生命，紧急时亦需立即胸腔穿刺排气。

10. 胸腔闭式引流护理

（1）对于呼吸困难明显、肺压缩程度较大的不稳定型气胸病人，包括交通性气胸、张力性气胸和气胸反复发作的病人，无论气胸容量多少，均应尽早行胸腔闭式引流。

（2）插管部位一般都取锁骨中线外侧第2肋间或腋前线第4～5肋间。

（3）插管前，先在选定部位用气胸箱测定胸腔内压力以了解气胸类型，然后在局麻下将引流导管经胸部切口插入胸膜腔。

（4）保证有效的引流，确保引流装置安全，引流瓶应放在低于病人胸部且不易踢到的地方。任何时候其液平面都应低于引流管胸腔出口平面60 cm，以防瓶内液体反流进入胸腔。引流管长度适宜，妥善固定于床旁，既要便于病人翻身活动，又要避免过长扭曲受压。

（5）观察引流管通畅情况，密切观察引流管内的水柱是否随呼吸上下波动及有无气体自水封瓶液面溢出。若水柱波动不明显，液面未见气泡冒出，病人无胸闷、呼吸困难，可能肺组织已复张；若病人症状缓解不明显，甚至出现呼吸困难加重、发绀、大汗、胸闷、气管偏向健侧等症状，可能为引流管不通畅或部分滑出胸膜腔，应立即通知医生及时更换导管或作其他处理。

（6）防止胸腔积液或渗出物堵塞引流管，应根据病情定时捏挤引流管。

（7）防止意外，搬动病人时需用两把血管钳将引流管双重夹紧，防止在搬动过程中发生引流管滑脱、漏气或引流液反流。

（8）严格执行无菌操作，引流瓶上的排气管外端应用1～2层纱布包扎好，避免空气中尘埃或脏物进入引流瓶内。

（9）如同时引流液体，应观察和记录引流液的量、色和性状。

（10）观察引流管拔除指征，如引流管无气体逸出且病人无呼吸困难等症状1～2 d（尤黎明等，2017），夹闭引流管1 d病人无气急、呼吸困难，X线透视或X线胸片示肺已全部复张，可拔除引流管。

【病情观察】

1. 观察病人生命体征及面色等变化，注意有无休克发生。

2. 观察病人胸痛、咳嗽、呼吸困难的程度，若发生异常，及时协助处理。

3. 经测压抽气后，短时间内又觉胸闷气促，提示有张力性气胸存在，应立即通知医生，准备插管引流。

4. 胸腔闭式引流术后应注意创口有无出血、漏气、皮下气肿及胸痛情况。

【健康教育】

1. 生活规律，戒烟、酒，多进食高蛋白、高热量、高纤维、低脂肪的食物，加强营养。

2. 保持心情愉快、情绪稳定，进行适当的体育锻炼，避免剧烈运动，避免抬举重物，避免屏气。

3. 保持大便通畅，可鼓励病人适当多饮水，多吃青菜、香蕉等食物。必要时使用开塞露、缓泻剂。

4. 坚持呼吸锻炼改善肺功能，积极预防上呼吸道感染，避免剧烈咳嗽，尽量减少公共场所活动。如有突发胸痛、干咳、呼吸困难等症状时及时就诊。

5. 遵医嘱积极治疗原发病。

【护理质量评价标准】

1. 病人胸闷、胸痛、呼吸困难症状减轻。

2. 做好胸腔穿刺抽气、胸腔闭式引流的护理，预防导管脱落。

3. 正确实施氧疗。

4. 疾病健康指导落实并做好出院指导。

第十二节　睡眠呼吸暂停低通气综合征护理

睡眠呼吸暂停低通气综合征（sleep apnea hypopnea syndrome，SAHS）指各种原因导致的睡眠状态下反复出现呼吸暂停和（或）低通气，引起低氧血症、高碳酸血症、睡眠中断，从而使机体发生一系列病理生理改变的临床综合症。病情逐渐发展可导致肺动高压、肺心病、呼吸衰竭、高血压、心律失常、脑血管意外等严重并发症。睡眠呼吸暂停低通气综合征指每晚睡眠过程中呼吸暂停反复发作30次以上或睡眠呼吸暂停低通气指数（apea hypopeae index，AHI）≥5 次/h 并伴有嗜睡等临床症状。呼吸暂停指睡眠过程中口鼻呼吸气流完全停止 10 s 以上。低通气指睡眠过程中呼吸气流强度（幅度）较基础水平降低 50% 以上，并伴有血氧饱和度较基础水平下降≥4% 或微醒觉。睡眠呼吸暂停低通气指数指每小时睡眠时间内呼吸暂停加低通气的次数。

【一般护理】

1.严密观察病情变化，特别是在零点以后，尤其是凌晨 2:00～5:00 时间段更应加强巡视。注意观察心率、心律、血压及血氧饱和度的变化，警惕脑血管疾病和心脏疾病的发生，防止 SAHS 病人夜间猝死。

2.减少白天的睡眠时间，注意睡眠情况，出现呼吸暂停时唤醒病人。

3.氧疗　给予低流量吸氧。对严重低氧血症者，要给予吸氧，吸氧不能缓解低氧血症，可给予无创机械通气治疗。如仍不能改善症状者，应给予有创机械通气。加强呼吸机管理，注意面罩有无漏气，保护受压部位的皮肤。

4.饮食护理　有效减肥，控制饮食，减轻体重，低盐低脂饮食，多食水果、蔬菜。指导病人戒烟、禁酒、侧卧睡眠等。

5.加强安全保护，防止外伤。

6.预防上呼吸道感染　定时室内通气，保持空气新鲜，避免到人多的公共场所，避免交叉感染，加强锻炼，增强体质。

【病情观察】

1.监测呼吸状态　对夜间频繁发生呼吸暂停的病人要密切观察呼吸状态，防止发生夜间猝死。床头备氧气、开口器、压舌板、舌钳、气管切开包和气管插管物品，必要时给予呼吸睡眠监测。

2.心肾功能监测　定时测量血压、心率和心律；有心功能不全者要记录 24 h 尿量。

【气道正压通气（PAP）治疗护理】

1.保证夜间治疗时间，指导病人 PAP 治疗的关键在于长期佩戴 PAP 呼吸机，经常夜间使用 PAP 机，每晚使用大于或等于 4 h。

2.选择合适的面罩，鼻罩比口罩更为舒适，可选择鼻枕来进行 PAP 治疗，其不良反应小、漏气少、对睡眠干扰小，经口漏气者可采用全面罩治疗。

3.气道湿化，PAP 治疗时使用湿化器可减轻口咽鼻部的不适症状，从而提高病人对 PAP 治疗的依从性。

4.防止皮肤破损，在每次用鼻罩之前应洗脸，清洗鼻罩，可防止皮肤过敏。使用气泡型鼻罩、额部垫海绵垫等防止鼻部皮肤溃疡。

5.PAP 呼吸机只是一种呼吸辅助装置，呼吸的节律完全由病人自己控制，尽力加深加快呼吸与其配合，反而会加重不适感觉。病人应努力调整自己的心态，使心情平静、按平常的节律呼吸。

6.采取带耳塞、隔音玻璃罩或将 PAP 呼吸机置于壁橱内等方法可减少噪音的影响。

7.注意观察病人是否因通气障碍出现憋醒、精神行为异常、惊恐，以及 PAP 治疗过程的适应与配合情况。

【健康教育】

1.控制饮食，适当锻炼，控制体重。

2. 戒烟、戒酒和禁服镇静药物（如安眠药等）。

3. 侧卧位　睡眠呼吸暂停综合征病人睡眠时，仰卧位打鼾的程度较侧卧位严重，侧卧位有助于改善气道的阻塞，枕头不宜过高。

4. 对家属进行教育，掌握呼吸暂停观察技能。

5. 讲解相关疾病知识，提高对疾病的认知水平。

6. 指导病人坚持家庭氧疗及氧疗的注意事项。

7. 指导病人定期随访，监测心脑肾及肺功能的变化，发现异常及时治疗。

【护理质量评价标准】

1. 病人能够掌握疾病相关知识。

2. 病人能维持合适的卧位。

3. 病人能配合使用无创呼吸机，无相关并发症发生。

第十三节　呼吸衰竭护理

呼吸衰竭（respiratory failure）简称呼衰，指各种原因引起的肺通气和（或）换气功能严重障碍，以致在静息状态下亦不能维持足够的气体交换，导致低氧血症伴（或不伴）高碳酸血症，进而引起一系列病理生理改变和相应临床表现的综合症。由于临床表现缺乏特异性，明确诊断需依据动脉血气分析。若在海平面、静息状态、呼吸空气条件下，动脉血氧分压（PaO_2）＜60 mmHg，伴或不伴二氧化碳分压（PaO_2）＞50 mmHg，并排除心内解剖分流和原发于心排血量降低等因素所致的低氧血症，即可诊断为呼吸衰竭。

【一般护理】

1. 提供安静、整洁、舒适的环境，限制探视，减少交叉感染。

2. 休息与活动　病情稳定，二氧化碳潴留不明显，可适当活动。若紫绀明显、急性呼吸衰竭，应绝对卧床休息，并保持舒适体位，如坐位或半坐位以利呼吸，伴有精神症状时应加床档以防坠床。

3. 饮食护理　给予高蛋白、高热量、多维生素、易消化的清淡饮食。原则上少食多餐，对昏迷或吞咽障碍的病人，给予鼻饲，以保证足够热量及水的摄入。应给予鼻饲，必要时给予静脉高能营养；长期卧床的危重病人，应做好皮肤和口腔护理。

4. 氧气疗法　依病情及病理、生理特点，采取不同给氧方式，争取短时间内使氧分压高于50 mmHg，氧饱和度在80％以上。氧疗能提高肺泡内氧分压，使氧分压和血氧饱和度升高从而减轻组织损伤，恢复脏器功能；减轻呼吸肌做功，减少耗氧量；降低缺氧性肺动脉高压，减轻右心负荷。

5. 保持呼吸道通畅　神志清楚的病人，指导其咳嗽、咳痰；痰液黏稠不易咳出者，可遵医嘱予病人雾化吸入，鼓励其多饮水。不能自行排痰者，定时为病人翻身拍背，及时吸痰，每次吸痰时间不超过15 s，防止缺氧窒息。病情严重、意识不清的病人因其口、咽及舌部肌肉松弛，咳嗽无力，分泌物黏稠不易咳出，可导致分泌物及舌后坠堵塞气道，应取仰卧位，头后仰，托起下颌，并用多孔导管经鼻或经口进行机械吸痰，以清除口咽部分泌物，并能刺激咳嗽，有利于气道内的痰液咳出，必要时行人工气管切开术。

6. 病情危重、长期卧床者，应做好皮肤护理、生活护理。做好护理记录，准确记录出入量。备好抢救物品，如气管插管、气管切开包、人工呼吸囊、吸痰器、氧气、强心剂、呼吸兴奋剂等。

7. 应用呼吸机病人护理

（1）熟悉呼吸机性能，呼吸机发生故障或病情变化时，采取有效的应急措施。

（2）严密观察病人自主呼吸的恢复和均匀程度，以便适当调节呼吸频率、潮气量、呼吸比。

（3）观察病人有无自主呼吸，与呼吸机是否同步。注意有无通气不足、有无呼吸道阻塞引起烦躁不安及管道衔接处是否漏气。

（4）监测体温、脉搏、呼吸、血压神志、瞳孔的变化。正压吸气可使心排血量减少，血压下降。

如心功能改善，心率、血压平稳，四肢暖，皮肤红润，无汗，说明呼吸机使用得当。

（5）保持呼吸道通畅，掌握适宜的氧浓度，一般在 40% 以下，及时吸痰，防止痰栓形成，注意防止套囊脱落。

（6）使用有创呼吸机，应每班测量和记录气管插管外露的长度，防止意外脱管、管道移位。

（7）预防并发症：注意呼吸道湿化，及时添加湿化器中的无菌注射用水，防止异物阻塞引起的窒息。监测血气及电解质变化，防止缺氧、低血压、休克的发生。

8.加强基础护理，积极预防护理并发症，如压疮等。做好安全护理，及时加床档，躁动者可适当约束。

9.肺功能不全的病人，输液速度不宜过快，以免发生肺水肿。输碱性药物时，应防止渗漏血管外；准确记录出入量。

【病情观察】

1.定时测体温、脉搏、呼吸、血压，准确记录出入量。

2.观察瞳孔变化及唇指（趾）甲是否发绀。

3.观察神志　对缺氧伴二氧化碳潴留病人，在吸氧过程中应密切观察神志的细小变化，注意有无呼吸抑制。

4.观察呼吸　注意呼吸的节律快慢、深浅变化。发现异常，应及时通知医师。

5.观察痰液　观察痰量及性状，痰量多、黄色黏稠，表示感染加重，应及时通知医师，留标本送检。

6.观察血气分析和各项化验指标的变化　及时调整吸氧流量或浓度，保证氧疗效果，防止氧中毒和二氧化碳麻醉。

7.观察给氧效果　氧疗过程中，应注意观察氧疗效果，如吸氧后呼吸困难缓解、发绀减轻、心率减慢，表示氧疗有效；如果意识障碍加深或呼吸过度表浅、缓慢，可能为二氧化碳潴留加重。

【用药护理】

1.使用呼吸兴奋剂过程中，若出现恶心、呕吐、烦躁、颜面潮红、肌肉颤动等，抽搐和呼吸中枢强烈兴奋后转入抑制，提示药物过量，应减药或停药。

2.禁用麻醉剂，慎用镇静剂，以免引起呼吸抑制。

3.应用利尿剂时应注意水、电解质及酸碱平衡。纠正酸中毒使用 5% 碳酸氢钠时，注意病人有无二氧化碳潴留表现。纠正肺水肿应用脱水剂、利尿剂，注意观察疗效。心功能不全时，静脉点滴不宜过快、过多。

【健康教育】

1.注意保暖，预防上呼吸道感染，季节交换和流感季节少去公共场所。

2.进行适当的体育锻炼，避免剧烈运动，劳逸结合。

3.加强营养，进高蛋白、高热量、低脂肪饮食。

4.教会病人有效咳嗽及呼吸功能锻炼的方法。坚持呼吸锻炼，改善肺功能。

5.指导正确服用药物。正确掌握家庭氧疗的方法以及注意事项。

6.增强体质，避免各种引起呼吸衰竭的诱因。

7.劝告戒烟，如有感冒，及时就医，防止感染加重。

【护理质量评价标准】

1.病人咳、痰、喘症状减轻，痰液能有效排出。

2.根据呼吸衰竭的类型、病人临床表现及血气分析值选择合适的氧疗方法，及时调整给氧浓度。

3.无护理并发症发生，无导管意外脱出。

4.病人情绪稳定，能积极配合治疗护理。

5.疾病健康指导落实并做好出院指导。

第十四节　急性呼吸窘迫综合症护理

急性呼吸窘迫综合症（acute repiratory distree syndrome，ARDS）是急性肺损伤（acute lung injury，ALI）的严重阶段，两者为同一疾病过程的两个阶段。ALI 和（或）ARDS 是由心源性以外的各种肺内、外致病因素导致的急性、进行性呼吸衰竭。临床上以呼吸窘迫和顽固性低氧血症为特征，肺部影像学表现为非均一性渗出性病变。主要病理特征为肺微血管高通透性所致的高蛋白质渗出性肺水肿和透明膜形成，可伴有肺间质纤维化。病理生理改变以肺容积减少、肺顺应性降低和严重通气/血流比例失调为主。

【一般护理】

1. 参见第二篇第一章第十三节 **"呼吸衰竭护理"**。

2. 休息　卧床休息，取半卧位或端坐位。

3. 饮食　给流质或半流质饮食，必要时协助进食。

4. 氧疗　一般予高浓度面罩吸氧，必要时加压给氧。使 $PaO_2 \geq 60$ mmHg 或 $SO_2 \geq 90\%$。应根据动脉血气分析结果和病人的临床表现，及时调节吸氧流量。观察氧疗效果，如氧分压始终低于 50 mmHg，需行机械通气治疗，最好使用呼气末正压通气。

5. 保持呼吸道通畅　对神志清楚的病人指导有效咳嗽、咳痰的方法；对无力咳嗽或意识不清的病人及时清除呼吸道分泌物。

6. 心理护理　ARDS 的病人因呼吸困难、预感病情危重、常会产生紧张、焦虑情绪，护士要关心安慰病人，解除思想顾虑，必要时床边陪伴，增加安全感。

【病情监测】

1. 密切观察生命体征的变化，呼吸频率、节律和深度，呼吸困难的程度。

2. 监测缺氧及二氧化碳潴留情况，如有无发绀、球结膜水肿等。

3. 监测心率、心律、血压及末梢循环情况。

4. 观察意识状态及神经精神症状，尽早发现肺性脑病的表现。

5. 观察及记录每小时尿量和出入量。

6. 监测动脉血气分析、生化分析和生化检验结果，了解电解质和酸碱平衡情况。

7. 保持呼吸道通畅。

8. 鼓励多饮水或应用化痰药物稀释痰液。指导并协助病人进行有效的咳嗽、咳痰，协助翻身、拍背，促使痰液排出。使用机械通气病人应及时吸痰，注意无菌操作，并注意观察痰的颜色、性状、量并及时记录。

【用药护理】

1. 按医嘱及时准确给药，并观察疗效及不良反应。

2. 病人使用呼吸兴奋剂时应保持呼吸道通畅，静滴时速度不宜过快，注意观察呼吸频率、节律、神志变化以及动脉血气的变化，以便调整剂量。

【健康教育】

1. 疾病知识指导　向病人及家属讲解疾病的发生、发展和转归。

2. 呼吸锻炼指导　指导病人有效咳嗽、咳痰的方法，指导呼吸锻炼的方法，如缩唇呼吸、腹式呼吸、体位引流、拍背等。

3. 指导病人使用的药物、剂量、用法和注意事项。

4. 指导低氧血症的病人及家属学会合理家庭氧疗方法及注意事项。

5. 根据病人的具体情况指导病人制定合理的活动及休息计划，教会病人避免氧耗量较大的活动，并在活动过程中增加休息。

6. 合理安排膳食，加强营养。预防感染及交叉感染。

7. 戒烟，避免吸入有害烟雾和刺激性气体。

【护理质量评价标准】

1. 病人咳嗽、咳痰、气喘减轻，痰液能有效排出。

2. 实施正确的氧疗，氧疗效果满意。

3. 病人能维持有效的呼吸，行机械通气配合良好。

4. 无相关潜在并发症的发生，如误吸、呼吸机相关性肺炎和呼吸机相关性肺损伤。

第十五节 肺间质纤维化护理

肺间质纤维化是各种原因引起肺部分正常组织被纤维化的组织代替，失去正常的气体交换功能。活动后气促、干咳是该病最典型的症状。

【一般护理】

1. 为病人提供安静、舒适的休养环境，根据病人情况给予舒适的卧位、半卧位或端坐位。减少探视人员，避免交叉感染。

2. 急性期绝对卧床休息，给予中流量吸氧 3～5 L/min，血氧饱和度维持在 90% 以上。疾病缓解期根据情况鼓励病人在室内活动并间断吸氧。疾病恢复期如果体力允许，指导病人进行室外活动。

3. 缺氧导致机体能量消耗增加，因此，为病人提供高蛋白、高热量、高纤维素、易消化的饮食，经常变换食谱，注意少食多餐。进餐时可以吸氧，避免进餐时因气短而导致食欲下降。

4. 对于咳嗽、咳痰明显的病人，应遵医嘱给予祛痰止咳药，不宜选用强力镇咳药，以免抑制呼吸中枢，影响排痰。必要时雾化吸入，嘱病人饮水 1 500～2 000 mL/d，对于气短加重者，应告诫病人持续吸氧，改善静息状态下的呼吸困难和活动后的喘息。

5. 对于发热病人，遵医嘱给予头部置冰袋、温水擦浴等物理降温措施或解热镇痛药。根据医嘱给予有效的抗生素，进行抗感染治疗。

6. 病人出现胸闷、憋气、呼吸困难等呼吸衰竭症状时，遵医嘱予以不同方式的吸氧，注意气道湿化。对于重度呼吸衰竭的病人，可应用机械通气治疗。

7. 心理护理 由于该病多数呈慢性过程，预后不良。因此，病人在病情反复且逐渐加重的治疗过程中会产生恐惧悲观、预感性悲哀等不良情绪反应，医护人员要主动与病人建立有效的沟通，并争取家属及单位对病人的支持，从而帮助他们树立信心，调整心态，积极配合治疗。

【病情观察】

1. 注意病人咳嗽、咳痰情况，应指导病人正确留取痰培养标本并及时送检。

2. 监测病人生命体征，如呼吸深浅度等。

3. 对重症患者，应用心电监护，监测血氧饱和度；必要时进行动脉血气分析，观察有无二氧化碳潴留，以调整用氧。

【用药护理（糖皮质激素的用药护理）】

治疗该病最重要的药物是糖皮质激素，应用糖皮质激素进行药物治疗期间应注意以下事项：

1. 严格按医嘱坚持服药，告诫病人切忌随意停药或减量，因为突然停药易造成病情反复，如要减药，必须在医护人员的监护下进行。

2. 激素治疗期间，应进食含钙、钾较高的食物，如牛奶、鱼、虾皮、橘子汁等，防止低钙、低钾血症。

3. 长期服用激素可造成骨质疏松，应避免参加剧烈活动，否则易造成病理性骨折。

4. 注意口腔护理，长期大量应用激素，易发生白色念珠菌感染，应每日刷牙 2～3 次，每日常规检查口腔黏膜，如已发生白色念珠菌感染可用氟康唑生理盐水涂抹。

5. 用激素期间，由于机体抵抗力低，容易加重或诱发各种感染。因此，应严格无菌操作，尽量避免留置尿管等侵袭性操作。

6.严密观察激素的副作用，如满月脸、水牛背、水钠潴留、胃溃疡、高血压、糖尿病、精神症状、停药后反跳等，及时向病人做好解释工作，解除病人对激素的不安心理。

【健康教育】

1.居住环境要舒适、安静、空气新鲜。指导病人及家属识别与自身疾病有关的诱发因素，如避免吸烟及接触二手烟，避免接触刺激性气体及减少呼吸道感染等易使该病反复发作及加重的因素。

2.为病人及家属讲解氧疗知识、用药知识及药物副作用，嘱其按时按量服药，勿擅自减药、停药，使病人在出院后仍能继续进行吸氧治疗，按医嘱服药。

3.合理安排生活起居，注意休息，避免过度劳累。可选择适合自己的运动，如散步、打太极拳等。

4.多食高维生素（如绿叶蔬菜、水果）、高蛋白（如瘦肉、豆制品、蛋类）、粗纤维（如芹菜、韭菜）的食物，少食动物脂肪以及胆固醇含量高的食物（如动物的内脏）。

5.鼓励病人进行呼吸锻炼，掌握活动的方法及原则。如做呼吸操、慢跑，以不感到疲劳喘憋为宜。告诉病人如果出现胸闷、气短、呼吸困难、咳嗽、咳脓痰或伴有发热等症状，应及时到门诊就诊。

【护理质量评价标准】

1.病人能按要求服药。

2.病人情绪稳定，能积极配合治疗护理。

3.病人出院后能坚持氧疗。

第十六节　呼吸系统常见诊疗技术及护理

一、氧气雾化吸入

氧气吸入疗法是现代治疗急慢性呼吸系统疾病的主要方法之一。应用雾化吸入将药液分散成细小的雾滴状悬液，使其悬浮在气体中，随着病人的呼吸进入呼吸道。其特点是可以调节雾量大小均匀，药液随着深而慢的吸气被吸到终末支气管及肺泡，达到消炎、镇咳、祛痰、解除支气管痉挛、改变通气功能等目的。吸入的药物不仅可以对呼吸道局部产生作用，还可以通过肺组织吸收而产生全身性的疗效，由于雾化吸入的药物具有起效快、药物用量较小且不良反应较轻的优点，故临床使用较为普遍。

【检查前护理】

详细介绍雾化吸入疗法的意义、方法、时间、效果及如何正确地配合。

【操作时护理】

1.初次做该治疗，指导病人漱口清洁口腔，取舒适体位，最好取半坐卧位或坐位，病人手持雾化器，紧闭口唇用口完全含住雾化器的口含嘴，同时深吸气，可使药液充分达至支气管和肺内，吸入雾化液后再屏气 1～2 s，效果更好。

2.掌握好雾化吸入的量。哮喘持续状态病人，当使用雾化吸入后可产生呼吸困难，一般氧气流量 2～3 L/min 即可（蔡文智等，2008）。

3.一般 15～20 min 即可达到治疗的效果。吸入的时间不宜过长，氧流量不宜过大，过大会导致雾化雾气过大，从而使病人感觉到憋气、气促、呼吸困难，难以坚持。

4.氧气雾化吸入过程中，注意严禁烟火及易燃品。

5.在雾化吸入的过程中，应经常巡视，及时给予相应的指导。

6.危重病人在治疗过程中应密切观察病人的生命体征、神志等变化，及时发现异常。对确实不适应雾化的病人，应立即停止雾化治疗以免造成不良后果。

【操作后护理】

治疗完毕，取下雾化器，关闭氧气，清理用物，指导协助病人漱口。雾化器及口含嘴（面罩）等应及时消毒，应该每位病人1套，专人专用。

【健康教育】

1. 做好病人的思想工作，解除病人对雾化吸入的紧张情绪。对年老体弱无力咳痰的病人，雾化后应协助排痰，指导正确的咳痰方法。协助拍背。

2. 在雾化吸入期间要注意病人的口腔清洁，尤其重视口腔真菌感染的发生。

3. 做好呼吸道隔离，保持病室内空气清新，定期通风。

二、支气管镜检查

纤维支气管镜检查是利用光学纤维内镜对气管支气管管腔进行的检查。纤维支气管镜可经口腔、鼻腔、气管导管或气管切开套管插入段、亚段支气管，甚至更细的支气管，可在直视下行活检或刷检、钳取异物、吸引或清除阻塞物，并可做支气管肺泡灌洗，行细胞学或液体成分的分析。另外，利用支气管镜可注入药物，或切除气管内腔的良性肿瘤等。纤维支气管镜检查已成为支气管、肺和胸腔疾病诊断及治疗不可缺少的手段。

【检查前护理】

1. 常规检查血常规、出凝血时间、心电图、胸部CT等。

2. 病史采集

（1）了解病史：不稳定的心绞痛、不能矫正的严重低氧血症，严重的心律失常、心功能不全的病人禁忌做电子支气管镜检查。有明显出血倾向、肺动脉高压、上腔静脉阻塞或尿毒症是活检的禁忌。

（2）询问有无麻药过敏史。用药时，观察5 min无不良反应，方可继续使用。

3. 药品、器械的准备 备好急救药品、氧气、简易呼吸器、开口器和舌钳，检查电子支气管镜镜面及电视图像是否清晰，确保多参数监护仪、吸痰器性能良好。

4. 病人准备 术前禁食、禁水4～6 h，以防误吸。如有活动性义齿，请于检查前取下。为了便于检查中治疗及安全的需要，穿刺使用留置针。如是高血压病病人，按需服用降压药。

5. 做好术前告知及心理护理，使病人积极配合检查，提高成功率。

【检查中护理】

1. 操作时，指导病人采取去枕平卧位，头略后仰；检查过程中安慰病人，勿扭动头部，告知检查中深呼吸可减轻不适。

2. 常规给予单鼻导管吸氧，同时观察病人心律、血压、呼吸及血氧饱和度监测。

3. 严密观察生命体征变化，如有异常及时通知医生处理，及时清除病人口腔中的分泌物。

【检查后护理】

1. 术后24～48 h，密切观察病人生命体征，包括体温、肺部体征等，特别是活检后会有少量咯血及痰中带血，不必担心；对咯血多者应立即通知医生，及治疗、抢救。让病人患侧卧位，防止血液流入对侧而造成窒息，及时清除口腔分泌物，保持呼吸道通畅。安定情绪，避免因紧张而加重出血。

2. 避免误吸 术后2 h内禁食、水。麻醉作用消失、咳嗽和呕吐反射恢复后可进温凉流质或半流质饮食。进食前试验小口喝水，无呛咳再进食。如无并发症，次日可正常饮食，以清淡细软食物为主。

3. 减少咽喉部刺激 术后避免吸烟、尽量少谈话和咳嗽，使声带得以休息，以免声音嘶哑和咽喉部疼痛。

【健康教育】

1. 指导病人进行呼吸道隔离，注意个人卫生。

2. 保持居住环境或住院环境的清洁、卫生，避免发生呼吸道感染。

3. 检查后按要求定期到门诊复诊。

三、经皮穿刺肺活检技术

临床上对肺组织的病理活检取材通常有四个途径：开胸手术、经胸腔镜、经纤维支气管镜、经皮肺穿刺取材。其中，经皮肺穿刺活检是简单易行、安全可靠的方法，具有诊断正确率高、并发症少、病人痛苦小、花费少等优点，对于周围型及管外型肺部肿瘤的确诊尤为合适，可弥补纤维支气管镜的不足。

【术前护理】

1. 耐心细致地向病人解释检查的过程和目的以及操作过程中的配合方法，取得病人的同意及配合。消除病人疑虑，稳定情绪。

2. 检查前指导进行呼吸训练，包括腹式呼吸训练。屏气训练，屏气时间最好达到 10 s 以上。

【术中护理】

1. 协助病人取适当的体位，嘱病人平静呼吸，勿讲话。进针及拔针时嘱病人屏气，病人咳嗽及时告知医生暂停穿刺，待病人平静后再行穿刺。

2. 注意观察病人的反应，如出现不适及时报告穿刺者，停止穿刺，做好处理。

3. 拔针后以无菌敷料包扎并按压穿刺点 5～10 min，协助病人采取穿刺部位向下的卧位，减少气胸的发生率。

【术后护理】

1. 指导病人卧床休息，常规测量生命体征。

2. 酌情给予氧气吸入，观察病人是否有胸闷、呼吸困难、咯血等发生，少量痰中带血，告知病人轻轻咯出，不必紧张。出血量多时，遵医嘱使用止血药物，并预防窒息发生。

3. 保持大便通畅，减少屏气用力排便，防止发生气胸。

【健康教育】

1. 指导病人术后 1 个月内避免剧烈运动，避免抬、举重物，避免屏气。

2. 保持大便通畅，选择易消化、富含维生素及膳食纤维的食物，2 d 以上未排便应采取有效措施。

3. 预防上呼吸道感染，避免剧烈咳嗽。

4. 指导病人了解发生气胸相关的症状，出现不适能及时就诊。

5. 定期门诊复诊。

四、胸腔穿刺抽液术

【目的】

排除胸腔内积气、积液，恢复胸腔负压，使肺及时膨胀。

【操作前护理】

1. 心理护理　向病人介绍胸腔穿刺术的目的、意义、操作方法、术中配合及注意事项，可能出现的并发症及处理方法，消除病人的顾虑及紧张情绪，取得病人的配合。

2. 病人指导　指导病人练习穿刺体位，并告知病人在操作过程中保持穿刺体位，不可随意活动，不要深呼吸或咳嗽，以免损伤胸膜或肺组织。必要时给予镇咳药。

【操作中护理】

1. 病人体位　抽液时，协助病人反坐于背靠椅上，双手平放椅背；或取坐位，使用床旁桌支托；亦可仰卧于床上，举起上臂，完全暴露胸部或背部。也可采取侧卧位，床头抬高 30°抽气时，协助病人取半卧位。

2. 穿刺部位　一般胸腔积液的穿刺点在肩胛线或腋后线第 7～8 肋间隙或腋前线第 5 肋间隙。气胸者取患侧锁骨中线第 2 肋间隙或腋前线第 4～5 肋间隙进针。

3. 观察病人的情况，如穿刺过程中出现连续咳嗽或出现面色苍白、出汗、头晕、胸闷、晕厥等症状，应立即停止穿刺；协助病人取平卧位，给予氧气吸入，测量血压及心率，协助医生对症处理。

4. 首次抽液不宜超过 700 mL，抽气不宜超过 1 000 mL，以后每次抽液（气）量不应超过 1 000 mL。

【操作后护理】

1. 做好穿刺记录，包括抽液（气）的量、胸水的颜色及病人的状态。

2. 观察病人穿刺后的反应，注意有无血气胸、气胸、肺水肿等并发症的发生。观察穿刺部位，如出现红、肿、热、痛、发热、液体溢出等异常情况及时通知医生。

3. 指导病人卧床休息，24 h 后方可洗澡，以免发生穿刺部位感染。

4. 鼓励病人深呼吸，促进肺复张。

【健康教育】

1. 指导病人加强营养，给予蛋白质丰富的高热量饮食，有利于创口的修复。

2. 坚持恢复期锻炼，向病人说明深呼吸、有效咳嗽的意义，鼓励病人在胸痛的情况下坚持深呼吸、有效咳嗽。

3. 劝病人戒烟，积极配合治疗。

五、胸腔闭式引流

【目的】

使气、血、液从胸膜腔内排出，更好地改善胸腔负压，促进肺复张，胸膜腔闭合，平衡压力，防止纵隔移位及肺受压。对脓胸患病人，应尽快引流，通过排除脓液，消灭脓腔，使得肺及早复张，恢复肺功能，与此同时预防及治疗胸膜腔感染。

【一般护理】

1. 心理护理 置管前要耐心讲解密闭引流的知识和注意事项，使其了解置管的重要性，配合医护人员；置管后向病人及家属指导引流装置的管理知识，主动协助病人进行生活照顾，帮助其树立战胜疾病的信心。

2. 饮食护理 鼓励病人尽可能多进高蛋白、易消化饮食，如鸡汤、鱼汤、鸡蛋等。

3. 体位与休息 协助病人取舒适体位，一般取半坐卧位或半卧位。鼓励病人进行咳嗽、深呼吸运动，利于积液排出，促进肺复张。

4. 严格执行无菌操作原则，各类物品均要严格消毒灭菌，预防感染。

5. 正确连接各管道，水封瓶用护架保护置于床旁，连接胸腔引流管的长玻璃管必须在水平面下 1～2 cm。

6. 牢固固定引流管，防止脱落。常挤压引流管，保持通畅。避免因胶管扭曲、受压而造成阻塞。引流瓶的液面应低于胸腔 60 cm。

挤压方法：

（1）护士站在病人术侧，双手握住排液管距插管处 10～15 cm，太近易使引流管牵拉引起疼痛，太长则影响挤压效果。挤压时两手前后相接，后面的手用力捏住引流管，使引流管闭塞，用前面手的食指、中指、无名指、小指指腹用力快速挤压引流管，使挤压力与手掌的反作用力恰好与引流管的直径重叠，频率要快，这样可使气流反复冲击引流管口，防止血凝块形成而堵塞管口，然后两只手松开，由于重力作用胸腔内积液可自引流管中排出，反复操作。

（2）用止血钳夹住排液管下端，两手同时挤压引流管然后打开止血钳，使引流液流出。遇到特殊情况时，如病人发生活动性内出血，应不停地挤压引流管。

7. 每日更换引流瓶、无菌的生理盐水及连接管。更换时注意无菌操作。先用两把血管钳夹闭引流管，然后换管。防止气体进入胸腔。如发生阻塞，应在严格无菌操作下更换引流管或拔除引流管，切忌用灌洗的方法，以防污染胸膜腔。

8. 嘱病人离床活动时，防止引流管移位脱出或打破引流瓶，勿使引流瓶和连接管高于胸壁引流口水平，一般低于膝关节，以防引流液逆流进入胸腔。运送病人时双钳夹管，将水封瓶挂于车旁或置于病人两膝间，防止管道滑脱。

9. 密切观察记录引流液的性状、颜色、量及气体排出、水柱波动等情况，并详细记录。如有两条引流管，应分别记录。如每小时引流量在 100 mL 以上，应报告医生。

【健康教育】

1. 咳嗽时，指导病人或陪客一定按住胸壁插管部位，否则易导致引流管脱落到皮下，导致皮下气肿。术后鼓励早期活动，有利于引流，早期拔管，减轻痛苦。

2. 保持大便通畅，2 d 未排便应采取有效措施。

3. 预防上呼吸道感染，避免剧烈咳嗽。

六、胸腔穿刺置管引流技术

【目的】

使气、血、液从胸膜腔内排出，更好地改善胸腔负压，促进肺复张，胸膜腔闭合，平衡压力，防止纵隔移位及肺受压。对脓胸患病人，应尽快引流，通过排除脓液，消灭脓腔，使得肺及早复张，恢复肺功能，与此同时预防及治疗胸膜腔感染。

【一般护理】

1. 心理护理　向病人介绍胸腔穿刺置管引流的基本原理及优点，该方法属微创疗法，病人痛苦小，安全性高，引流彻底，避免反复穿刺造成胸膜损伤；消除病人的顾虑，使其积极配合治疗。

2. 鼓励病人尽量多进高蛋白、高热量、易消化饮食，必要时静脉补充营养。保持大便通畅，防止因便秘造成病人屏气而导致肺泡破裂，引发气胸。

3. 导管的内径小，易导致导管阻塞。要保持引流通畅，避免扭曲、打折。如遇导管堵塞，可用生理盐水 20 mL 低压冲管或抽吸。

4. 观察连接管是否固定通畅，避免连接管脱落。密切观察生命体征，尤其注意病人呼吸频率、节律，重视病人的主诉。

5. 引流袋或引流瓶应放置在低于穿刺点 60 cm 的高度；保持穿刺处敷料干燥清洁，置管期间禁止淋浴，保持导管局部皮肤干燥清洁。

6. 妥善固定导管，避免过度用力牵拉导管，尤其在病人翻身或起床活动时。在更换敷贴时要小心保护导管。向病人做好相关宣教，避免无意中拔管。

7. 如向胸腔注入药物，24 h 内鼓励病人采取仰、俯、侧卧及头低足高位反复交替数次，使药液与胸膜充分接触，有利于提高疗效。

8. 密切监测体温的变化，如出现发热、恶心、呕吐、食欲下降等症状，及时报告医生，并给予对症处理。

【健康教育】

1. 保持大便通畅，2 d 未排便应采取有效措施。

2. 预防上呼吸道感染，避免剧烈咳嗽。

七、无创机械通气

参见第六篇第三章第四节"**无创机械通气护理**"。

八、有创机械通气

参见第六篇第三章第五节"**有创机械通气护理**"。

第二章　心血管系统疾病护理

第一节　循环系统疾病病人常见症状体征护理

一、心源性呼吸困难

心源性呼吸困难（cardiogenic dyspnea）指各种心血管疾病引起的呼吸困难。最常见的病因是左心衰引起的肺淤血，亦见于右心衰竭、心包积液、心脏压塞时。心源性呼吸困难常表现为劳力性呼吸困难、夜间阵发性呼吸困难、端坐呼吸 3 种。劳力性呼吸困难是指在体力活动时发生或加重，休息后缓解或消失，常为左心衰竭最早出现的症状。夜间阵发性呼吸困难是心源性呼吸困难的特征之一，即病人在夜间已入睡后因突然胸闷、气急而憋醒，被迫坐起，呼吸深快。端坐呼吸为严重肺淤血的表现，即静息状态下病人仍觉呼吸困难，不能平卧。依病情轻重依次可表现为被迫采取高枕卧位、半坐卧位、端坐位，甚至双下肢下垂。

【护理措施】

1. 环境　保持病室安静、整洁，利于病人休息，适当开窗通风，每次 15～30 min，但注意不要让风直接对着病人。

2. 休息与体位　病人有明显呼吸困难时应卧床休息，以减轻心脏负荷，利于心功能恢复。劳力性呼吸困难者，应减少活动量，以不引起症状为度。对夜间阵发性呼吸困难者，应给予高枕卧位或半卧位，加强夜间巡视。对端坐呼吸者，可使用床上小桌，让病人扶桌休息，必要时双腿下垂。

3. 氧疗　氧流量一般为 2～4 L/min，以改善肺泡通气，保证气道通畅，注意吸氧时间不宜过长，应间歇使用。

4. 控制输液速度和总量　病人 24 h 内输液总量控制在 1 500 mL 内为宜，输液速度 20～30 滴/min。

5. 病情监测　密切观察呼吸困难有无改善，发绀是否减轻，听诊肺部湿啰音是否减少，监测血氧饱和度、血气分析结果是否正常、夜间能否平卧入睡等。观察病人意识、精神状态、痰液量、颜色，协助病人排痰、保持呼吸道通畅，观察病人皮肤及颜色。

6. 心理护理　呼吸困难病人常因影响日常生活及睡眠而心情烦躁、痛苦、焦虑。应与家属一起安慰鼓励病人，帮助树立战胜疾病的信心，稳定病人情绪，以降低交感神经兴奋性，有利于减轻呼吸困难。

二、心源性水肿

心源性水肿（cardiogenic edema）指心血管病引起的水肿。最常见的病因是右心衰竭。心源性水肿的特点是下垂性、凹陷性水肿，常见于卧床病人的腰骶部、会阴或阴囊部，非卧床病人的足踝部、胫前。重者可延及全身，甚至出现胸水、腹水。此外，病人还可伴有尿量减少，近期体重增加等。

【护理措施】

1. 预防压疮　保持床单位的清洁、柔软、平整、干燥，严重水肿者可用气垫床。定时协助或指导病人变换体位，膝部及踝部、足跟处可垫软枕以减轻局部压力。使用便盆时动作轻巧，勿强行推、拉，防止擦伤皮肤。嘱病人穿柔软、宽松的衣服。半卧位或端坐位病人最易发生压疮部位是骶尾部，可用减压敷料保护局部皮肤，并保持会阴部清洁干燥。

2. 病情监测　观察水肿消退情况，每天在同一时间、着同类服装、用同一体重计测量体重，时间以病人晨起排尿后、早餐前最适宜。准确记录 24 h 液体出入量，若病人尿量＜30 mL/h，应报告医生。

3. 饮食　限制钠盐的摄入，给予低盐、易消化饮食，少量多餐，每日食盐含量小于 2 g。

4. 用药护理　遵医嘱正确使用利尿剂，注意药物不良反应，如袢利尿剂和噻嗪类利尿剂最主要的不良反应是低钾血症，从而诱发心律失常或洋地黄中毒，故应监测血钾。

5. 心理护理　给予病人积极的支持，使其树立战胜疾病的信心，保持情绪稳定，积极配合治疗。

三、胸痛

多种循环系统疾病可导致胸痛（chest pain）。常见病因包括各种类型的心绞痛、急性心肌梗死、梗阻性肥厚型心肌病、急性主动脉夹层、急性心包炎、心血管神经症等。

【护理措施】

1. 休息　心绞痛发作时应立即停止正在进行的活动，就地休息。不稳定型心绞痛者，应卧床休息，并密切观察。心肌梗死发病 12 h 内应绝对卧床休息，保持环境安静，限制探视。

2. 心理护理　安慰病人，解除其紧张不安情绪，以减少心肌耗氧量。

3. 氧疗　流量为 2～5 L/min，以增加心肌氧的供应，减轻缺血和疼痛。

4. 病情监测　评估病人疼痛的部位、性质、程度、持续时间，给予心电监护，严密监测心率、心律、血压变化，观察病人有无面色苍白、大汗、恶心、呕吐等。

5. 用药护理　心绞痛发作时给予病人舌下含服硝酸甘油，用药后注意观察病人胸痛变化情况，如服药后 3～5 min 仍不缓解可重复使用，每隔 5 min 1 次，连续 3 次仍未缓解者，应考虑 ACS 可能，要及时报告医生。心绞痛发作频繁者，可遵医嘱给予硝酸甘油静滴，但应控制滴速，若病人用药后出现面部潮红、头部胀痛、头晕、心动过速等不适，应告知病人是由于药物所产生的血管扩张作用导致，以解除顾虑。

6. 减少或避免诱因　如情绪激动、体力劳动、寒冷刺激、心动过速、吸烟、饱餐等。保持排便通畅，切忌用力排便，以免诱发心绞痛。调节饮食，忌烟、酒。保持心境平和，改变焦躁易怒、争强好胜的性格。

四、心悸

心悸（palpitation）是一种自觉心脏跳动的不适感。常见的病因有：心律失常，如心动过速、心动过缓、期前收缩、心房扑动或颤动等；心脏搏动增强，如各种器质性心血管病（如二尖瓣、主动脉瓣关闭不全）及全身性疾病（如甲亢、贫血）；心血管神经症。此外，生理因素如健康人剧烈运动、精神紧张或情绪激动、过量吸烟、饮酒、饮浓茶或咖啡，应用某些药物如肾上腺素、阿托品、氨茶碱等引起心率加快、心肌收缩力增强而致心悸。

【护理措施】

1. 休息　当心律失常发作导致胸闷、心悸、头晕等不适时采取高枕卧位、半卧位或其他舒适体位，尽量避免左侧卧位，因左侧卧位病人时常感觉到心脏的搏动而使不适感加重。

2. 病情监测　密切观察病人心率、心律。初次、突发的心律失常，心悸多较明显；慢性心律失常者，因逐渐适应可无明显心悸；紧张、焦虑及注意力集中时心悸易出现。

3. 氧疗　伴有呼吸困难、发绀等缺氧表现时，给予 2～4 L/min 氧气吸入。

4. 用药护理　严格遵医嘱按时按量给予抗心律失常药物，静注时速度宜慢（除腺苷外），一般 5～15 min 内注完，静滴药物时尽量用输液泵调节速度。胺碘酮静脉用药易引起静脉炎，应选择大血管，配制药物浓度不要过高，严密观察穿刺局部情况，谨防药物外渗。观察病人意识和生命体征，必要时监测心电图，注意用药前、用药过程中及用药后的心率、心律、PR 间期、QT 间期等的变化，以判断疗效有无不良反应。

5. 心理护理　紧张、焦虑及注意力集中时心悸易出现，给予心理疏导，帮助病人克服不良情绪和心理。

五、心源性晕厥

心源性晕厥（cardiogenic syncope）是由于心排血量骤减、中断或严重低血压而引起脑供血骤然减少或停止而出现的短暂性意识丧失，常伴有肌张力丧失而跌倒的临床征象。近乎晕厥指一过性黑矇，肌张力降低或丧失，但不伴意识丧失。一般心脏供血暂停 3 s 以上即可发生近乎晕厥；5 s 以上可发生晕厥；超过 10 s 可出现抽搐，称阿-斯综合征。晕厥发作时先兆症状常不明显，持续时间甚短。大部分晕厥病人预后良好，反复发作的晕厥系病情严重和危险的征兆。

【护理措施】

1. 休息与活动　发作时立即平卧，将病人安置于通风处，头低足高位，保持呼吸道通畅，频繁发作的病人应卧床休息，避免单独外出，有头昏、黑矇等晕厥先兆时，应立即下蹲或平卧，以免摔伤。

2. 避免诱因　嘱病人避免过度疲劳、情绪激动或紧张、突然改变体位等情况。

3. 用药护理　遵医嘱给予药物治疗，并配合医生做好心脏起搏、电复律、消融术等。

第二节　循环系统疾病一般护理

【一般护理】

1. 环境　病室保持安静、清洁、空气新鲜，减少探视，预防受凉感冒和交叉感染。

2. 休息　重症者应绝对卧床休息，病情稳定者逐渐增加活动量，长期卧床者每 2 h 更换 1 次体位，心功能不全者取半卧位或端坐卧位。

3. 饮食　给予低盐、低脂、清淡、易消化饮食，少量多餐，进食不易过饱。伴水肿者应适当限制水分和钠盐的摄入。禁烟、酒、咖啡、浓茶等刺激性食物。

4. 氧疗　非严重缺氧病人给予低流量吸氧 2～4 L/min；严重缺氧者给予 6～8 L/min，急性肺水肿病人采用 20%～30% 乙醇湿化吸氧；肺源性心脏病病人予以低流量持续吸氧，呼吸功能不全者使用面罩加压给氧，必要时行机械通气（尤黎明等，2017）。

5. 生活护理　对心功能不全、急性心肌梗死、严重心律失常、急性心肌炎病人，加强基础护理及生活护理，保证个人卫生，预防感染。

6. 心理护理　给予心理安慰，避免情绪激动，以利于配合治疗。

7. 排泄护理　鼓励病人多食蔬菜水果及富含纤维素食物，保持大便通畅。必要时给予缓泻剂，排便时切勿用力过度，以免发生意外。

8. 备齐抢救药品及物品，熟练掌握胸外心脏按压、人工呼吸、电复律等操作技术。

【病情观察】

1. 症状观察　及时了解病人主诉，如有胸闷、胸痛、心悸、呼吸困难、胸痛、肢体疼痛等，及时通知医生并采取相应措施。

2. 体征观察　注意心率、心律、血压及呼吸的变化。

【用药护理】

1. 掌握心血管常用药物的剂量、方法、作用及副作用。

2. 应用洋地黄类药物时应准确掌握剂量，用药前后密切注意心率、心律变化。

3. 利尿剂使用过程中，观察 24 h 尿量及电解质变化。

4. 应用扩血管药物时应定时测量血压，准确控制和调节药物的浓度和速度。

5. 应用抗凝药物时应注意病人有无出血倾向。

【健康教育】

1. 鼓励病人积极治疗各种原发病，避免各种诱因。

2. 根据不同疾病指导病人掌握劳逸结合的原则，保证足够的睡眠，避免任何精神刺激。

3. 根据病情选择不同的饮食，少量多餐，忌烟、酒。

4. 保持大便通畅，排便时切勿用力过度，以免发生意外。

5. 遵医嘱按时服药，不可随意增减药物。定期门诊复查。

6. 告知病人及家属对疾病的防治与急救相关知识。

【护理质量评价标准】

1. 观察病情及时，积极协助医生处理。

2. 基础护理落实，无护理并发症。

3. 病人情绪稳定，积极配合治疗。

4. 病人了解用药，治疗情况。

第三节　慢性心力衰竭病人护理

心力衰竭（heart failure）简称心衰，是由于各种心脏结构或功能异常导致心室充盈和（或）射血能力低下而引起的一组临床综合征，其主要临床表现是呼吸困难、疲乏和液体潴留。心衰按发病缓急可分为慢性心衰和急性心衰，以慢性居多；按发生部位可分为左心衰、右心衰和全心衰；按生理功能分为收缩性心力衰竭和舒张性心力衰竭。慢性心力衰竭是大多数心血管疾病的最终归宿，也是最主要的死亡原因。

【护理措施】

1. 绝对卧床休息，限制活动量，并保持病室环境安静舒适，空气新鲜，冬天注意保暖，防止着凉。

2. 给低盐（每日食盐摄入量限制在 2.5～5.0 g）、低脂、易消化、高维生素饮食，少量多餐，不宜过饱。

3. 密切观察病情变化及生命体征变化，遵医嘱给予心电、血压、血氧监测，并记录。控制液体入量，心衰病人补液量以"量出为入"为原则，控制输液速度和总量，输液速度为 20～30 滴/min 为宜。

4. 对长期卧床的病人应加强皮肤护理，保持床铺整洁，防止压疮发生。

5. 准确记录 24 h 出入量，每日液体摄入量应小于 1 500 mL，同时严格控制输液速度。

6. 保持大便通畅，嘱其排便时勿用力，必要时给予缓泻剂。

7. 应用洋地黄药物者，注意观察药物的毒性反应，每次给药前询问有无恶心、呕吐、头晕、视力模糊、黄视、绿视等，听诊心率如低于 60 次/min 或有严重胃肠道及神经系统毒性反应时，应停药并通知医师，不可轻易加量或减量。

8. 呼吸困难者给予高枕卧位或半卧位，持续低流量吸氧 2～3 L/min。伴胸水或腹水宜采取半卧位。下肢水肿者如无明显呼吸困难，可抬高下肢，以利于静脉回流。如发生急性肺水肿应给予端坐位，可使用床上小桌，让病人扶桌休息，两腿下垂，减少回心血量，减轻肺水肿，高流量吸氧 6～8 L/min（尤黎明等，2017）。

9. 加强心理护理，给予精神安慰，鼓励病人。

10. 遵医嘱给予利尿、扩血管等药物，并观察药物的不良反应。

11. 病情稳定后，鼓励病人自主活动或下床行走，避免深静脉血栓形成。

【病情观察】

1. 密切观察有无急性左心衰的发生，若发生急性左心衰按急性肺水肿护理常规护理。

2. 注意心率、心律的变化，若出现心律失常时应立即行心电监护，给予抗心律失常药物。

3. 心力衰竭加重时，应警惕心腔内血栓脱落引起脑、肾、四肢或动脉栓塞等症状，给予相应处理（张建等，2012）。

4. 每天在同一时间、着同类服装、用同一体重计测量体重。时间安排在病人晨起排尿后、早餐前最适宜。有腹水者应每天测量腹围。

5. 准确记录 24 h 液体出入量，若病人尿量＜30 mL/h，应报告医生。

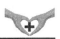

6. 活动过程中，监测病人有无呼吸困难、胸痛、心悸、头晕、疲劳、大汗、面色苍白。

【用药护理】

1. 应用洋地黄时，注意监测心率或脉搏；口服地高辛时，若病人脉搏低于 60 次/min 或节律不规则，应暂停给药。或出现毒性反应，如心律不齐、房室传导阻滞、恶心、呕吐、黄视、绿视等应通知医生停药。

2. 应用血管紧张素转换酶抑制剂的主要不良反应包括干咳、低血压和头晕、肾损伤和高血钾，在用药期间需监测血压，避免体位性低血压。

3. 应用利尿剂时，注意有无电解质失衡。袢利尿剂和噻嗪类利尿剂最主要的不良反应是低钾血症，注意监测血钾。

4. β-受体阻滞剂的主要不良反应有液体潴留（可表现为体重增加）和心衰恶化、心动过缓和低血压等，应注意监测心率和血压。

【健康教育】

1. 积极治疗原发病，避免各种诱发因素。

2. 孕龄妇女注意避孕，以防心衰复发。

3. 教育家属给予病人积极的支持，帮助树立战胜疾病的信心，保持情绪稳定，积极配合指导。

4. 饮食宜低盐、清淡、易消化、富营养，每餐不宜过饱，多食新鲜蔬菜水果，保持大便通畅。

5. 指导病人根据心功能状态进行体力活动锻炼。

6. 告知病人及家属药物的名称、剂量、用法、作用与不良反应。

7. 指导病人每天测量体重，定期随访。

【护理质量评价标准】

1. 正确、及时地执行医嘱，病人心衰症状得到有效控制。

2. 病人呼吸困难减轻或消失，发绀消失，肺部啰音减少或消失，血气分析指标基本恢复正常。

3. 能说出低盐饮食的重要性和服用利尿剂的注意事项，水肿、腹水减轻或消失。

4. 皮肤无破损、未发生压疮。

5. 疲乏、气急、虚弱感消失，活动时无不适感，活动耐力增加。

6. 未发生洋地黄中毒。

第四节　急性心力衰竭病人护理

急性心力衰竭指心衰的症状和体征急性发作或急性加重的一种临床综合征。临床上以急性左心衰竭较为常见，多表现为急性肺水肿或心源性休克，是严重的急危重症，抢救是否及时、合理与预后密切相关。

【护理措施】

1. 参见第二篇第二章第三节 **"慢性心力衰竭病人护理"**。

2. 心理护理　恐惧或焦虑可导致交感神经系统兴奋性增强，使呼吸困难加重。医护人员在抢救时必须保持镇静，以减少误解，护士应与病人及家属密切接触，提供情感支持。

3. 体位　协助病人取坐位，双腿下垂，以减少静脉回流，减轻心脏负荷。

4. 迅速建立静脉通道，遵医嘱正确使用药物，观察疗效与不良反应。

5. 氧疗　首先保证开放的气道，立即给予鼻导管吸氧，将血氧饱和度维持在≥95%，面罩吸氧适用于伴呼吸性碱中毒者，病情严重应采用面罩呼吸机持续加压（CPAP）或双水平气道正压给氧（Bi-PAP）（尤黎明等，2017）。

6. 严格控制输液量及速度，必要时使用微量泵。

7. 保持大便通畅，必要时给予缓泻剂。

8. 准确记录出入量。

9. 做好基础护理与日常生活护理。

【病情观察】

1. 严密监测血压、心率、心律、血压、氧饱和度变化。

2. 观察病人神志、呼吸、精神状态、皮肤颜色、温度、尿量及出汗情况，肺部啰音或哮鸣音的变化，记录出入量。

3. 对于安置漂浮导管者，严密监测血流动力学指标的变化，严格交接班。

4. 注意咳嗽发生时间及咯血形状及量。

5. 观察水肿的部位、程度等。

【用药护理】

1. 吗啡　吗啡 3～5 mg 静注，可使病人镇静，减少躁动，扩张小血管而减轻心脏负担。

2. 快速利尿　呋塞米 20～40 mg 静注，可迅速利尿，有效降低心脏前负荷。

3. 血管扩张剂　硝普钠、硝酸甘油静脉滴注。输液泵控制速度，根据血压调整剂量，定时监测血压。

4. 洋地黄制剂　适用于快速心房颤动或已知心脏增大伴左心室收缩功能不全的病人。去乙酰毛花苷注射液 0.2～0.4 mg 稀释后缓慢静注。

5. 氨茶碱　适用于伴支气管痉挛病人。

【健康教育】

1. 积极治疗原发病，针对基本病因和诱因进行治疗。

2. 避免情绪激动和过度劳累。

3. 保证充足的睡眠，合理调节饮食。

4. 保持大便通畅。

【护理质量评价标准】

1. 急救处理及时到位，病人心衰症状得到有效控制。

2. 各项护理及病情观察落实细致到位。

3. 病人活动耐力增加。

4. 落实健康指导，病人知晓用药及治疗情况，积极配合治疗。

5. 病人了解疾病相关知识。

第五节　心律失常病人护理

心律失常（cardiac arrhythmia）指心脏冲动的频率、节律、起源部位、传导速度或激动次序的异常。心律失常既包括节律的异常又包括频率的异常。临床上根据心律失常发作时心率的快慢分为快速性心律失常和缓慢性心律失常。

【护理措施】

1. 病人住院期间，密切观察生命体征变化，特别是心律/心率变化，如有不适，立即处理。

2. 遵医嘱给予抗心律失常药物，并观察用药后的反应。同时注意电解质的平衡，特别是血清钾的测定。

3. 遵医嘱给予持续心电、血压、血氧监护，一旦发现严重心律失常（如频发室性期前收缩或室性期前收缩量二联律、连续出现两个以上多源性室性期前收缩或反复发作的短阵室上性心动过速、心室颤动或房室传导阻滞），立即报告医师，做出紧急处理。

4. 病人出现心室颤动、心脏骤停应立即进行心肺复苏。备好除颤仪及抢救药品。对缓慢性心律失常的病人，备好心脏起搏器，准备随时安装起搏器。

5. 做好健康宣教及心理护理，消除病人的焦虑恐惧情绪。

6. 饮食要定时定量，不宜过饱；避免情绪波动；戒烟、酒；不宜食辛辣、刺激性强的食物以及饮浓茶、咖啡等。保持大便通畅。

7.休息 无器质性心脏病心律失常病人，不需卧床休息，注意劳逸结合，建立健康生活方式。当心律失常发作导致胸闷、心悸、头晕等不适时采取高枕卧位、半卧位或其他舒适体位，尽量避免左侧卧位，因左侧卧位病人时常感觉到心脏的搏动而使不适感加重。严重心律失常病人应卧床休息，创造良好的休息环境，并协助做好生活护理。

8.氧疗 伴有呼吸困难、发绀等缺氧表现时，根据缺氧的程度调节氧气流量。

9.评估病人心率失常的类型及临床表现，与病人及家属共同制定活动计划。

【病情观察】

1.心律 连续心电监护，发现下列情况之一者，应急救处理。

（1）频发室早（＞5 次/min）或呈联律者。

（2）连续出现成对多源性室早或反复发作短阵室速。

（3）RonT 现象。

（4）室颤或不同程度传导阻滞。

2.心率 心率需测 1 min 以上，发现下列情况之一者，应及时处理。

（1）心率＜40 次/min，如严重窦性心动过缓、Ⅱ°Ⅱ型、Ⅲ°AVB 等。

（2）心率＞160 次/min，如室上性心动过速、室速、房颤等。

3.血压 如收缩压＜80 mmHg，脉压差＜20 mmHg，脉搏细速或伴有四肢厥冷、面色苍白、冷汗、神志不清或尿少等，应立即作抗休克处理。

4.如发生阿-斯综合征及心脏骤停时，应立即行胸外心脏按压或电复律等处理。

【用药护理】

1.严格遵医嘱按时按量给予抗心律失常药物，静注时速度宜慢（腺苷除外），使用输液泵控制速度。

2.胺碘酮静脉用药易引起静脉炎，应选择大血管，配制药物浓度不要过高，严密观察穿刺局部情况，谨防外渗。

3.用药过程中密切监测病人心率、心律和不良反应。

【健康教育】

1.积极防治原发疾病，避免各种诱发因素，如发热疼痛、饮食不当等。按时服药，不可自行减量或撤换药物，如有不良反应及时就医。

2.定期随访，检测心电图，及早发现病情变化，随时调整治疗方案。

3.教会病人自我监测脉搏和听心率的方法，每次测量时间不少于 1 min 并记录。发现异常及时就医。

4.适当休息与活动，保持大便通畅，加强锻炼，预防感染。

5.正确选择食谱，应选低脂、易消化、清淡、富营养食物，少量多餐饮食。

6.安装人工心脏起搏器病人应随身携带诊断卡。

7.避免情绪激动，保持情绪稳定；戒烟、酒；不宜饮浓茶、咖啡等。

8.坚持服药，不得随意增减或中断治疗。

【护理质量评价标准】

1.病人活动耐力增强，能采取适当措施，缓解心排血量减少引起的不适。

2.病人焦虑症状减轻或缓解。

3.病人能自觉避免心律失常的诱发因素。

4.及时发现病情变化，积极处理并记录。

第六节 心绞痛病人护理

稳定型心绞痛（stable angina pectoris）亦称稳定型劳力性心绞痛，是在冠状动脉狭窄的基础上，由于心肌负荷的增加而引起心肌急剧的、暂时的缺血与缺氧的临床综合征。其典型表现为发作性胸骨后压榨性疼痛，可放射至心前区和左上肢尺侧，常发生于劳力负荷增加时，持续数分钟，休息或用硝酸酯制剂后消失。目前，临床上已趋向将除上述典型的稳定型劳力性心绞痛以外的缺血性胸痛统称为不稳定型心绞痛（unstable angina）。

【一般护理】

1. 休息　发作时应停止活动，卧床休息。

2. 心理护理　安慰病人，减轻其紧张不安情绪。

3. 避免诱发因素　如情绪激动、体力劳动、寒冷刺激、心动过速、吸烟、饱餐、用力排便等。

4. 饮食　给予低热量、低盐、低脂、低胆固醇、适量蛋白质、易消化、清淡饮食，少食多餐，避免过饱及刺激性食物与饮料，禁烟、酒。

5. 保持大便通畅，排便时切勿用力过度，以免发生意外。

【用药护理】

1. 心绞痛发作时，给予病人硝酸甘油 0.3～0.6 mg 舌下含服，或硝酸异山梨酯 5～10 mg 舌下含服。用药后注意观察病人胸痛变化情况，如服药后 3～5 min 仍不缓解，可重复使用，每隔 5 min 1 次，连续 3 次仍未缓解者，应考虑 ACS 可能，要及时报告医生。

2. 心绞痛发作频繁者，可遵医嘱给予硝酸甘油静滴，但应控制滴速。若病人用药后出现面部潮红、头部胀痛、头晕、心动过速等不适，应告知病人是由于药物所产生的血管扩张作用导致，以解除顾虑。

【病情观察】

1. 监测心率、心律、血压变化。

2. 观察疼痛部位、性质、程度、持续时间、诱发因素、缓解情况，如疼痛性质发生变化或心绞痛发作频繁、加剧，警惕急性心肌梗死的发生，应及时协助处理。

3. 观察抗心绞痛类药物不良反应，如颜面潮红、头痛、头胀、心悸或体位性低血压等副作用。

【健康教育】

1. 避免情绪激动和过度劳累。

2. 缓解期适当参加体力活动，以不发生心绞痛症状为度。

3. 合理调节饮食，禁烟、酒。

4. 保持大便通畅，对某些活动，如进食及大便易诱发心绞痛，可事先半小时舌下含硝酸甘油预防心绞痛发作。

5. 携带保健盒，以便急性发作时应用。

6. 指导病人出院后遵医嘱服药，不要擅自增减药量；自我监测药物的不良反应。

7. 教会病人及家属心绞痛发作时的缓解方法，胸痛发作时应立即停止活动或舌下含服硝酸甘油。

【护理质量评价标准】

1. 观察病情及时，积极协助医生处理，病人胸痛症状得到有效缓解。

2. 各项护理措施落实到位，无护理并发症。

3. 病人病情稳定，积极配合治疗。

4. 健康教育落实到位，病人了解用药、治疗情况。

第七节　心肌梗死护理

心肌梗死（myocardial infarction，MI）是心肌长时间缺血导致的心肌细胞死亡。为在冠状动脉病变的基础上，发生冠状动脉血供急剧减少或中断，使相应心肌严重而持久地急性缺血导致的心肌细胞死亡。临床表现有持久的胸骨后剧烈疼痛、发热、白细胞计数和血清心肌坏死标志物增高，以及心电图进行性改变和血清心肌酶和心肌结构蛋白的变化；可发生心律失常、休克或心力衰竭，属急性冠脉综合征的严重类型。

【一般护理】

1. 卧床休息，并保持病室环境安静、整洁。

2. 病人若有呼吸困难和血氧饱和度降低，在最初几日应通过鼻导管或面罩间断或持续给氧。

3. 监测生命体征的变化，给予持续心电、血压、血氧监测，及时定时检测心电图变化及心肌酶变化。

4. 心肌梗死病人多发病突然，并伴有剧烈疼痛压榨感，要认真观察疼痛的性质和持续时间。疼痛时要尽快止痛，同时密切观察呼吸、面色的变化，以防止药物对呼吸循环的抑制。有效的止痛镇静措施不可忽视。

5. 控制输液速度和液体总量，24 h液体总量建议不超过 1 500 mL，过量及过速输液可致心脏负荷过重，导致肺水肿、加重病人的病情。

6. 急性期要绝对卧床。卧床期间，协助病人做好生活护理及肢体的活动锻炼和皮肤护理，防止下肢静脉血栓形成和压疮等并发症。

7. 保持大便通畅。最初 1～3 d 以半流食为主，随病情好转逐渐改为低盐、低脂饮食。饮食要清淡、易消化、产气少、含适量维生素和纤维素，需少量多餐，一定要避免过饱和便秘。适当腹部顺时针方向按摩，以促进肠蠕动。一般在病人无腹泻情况下，常规给予缓泻剂。指导病人一旦出现排便困难应立即告知医务人员，可使用开塞露帮助病人排便。

8. 心理护理　由于急性心肌梗死发生突然，大部分病人存在不同程度的恐惧和焦虑，因此病人需要一个安静、整洁、舒心的治疗护理环境，以缓解病人紧张情绪，减少外界环境对病人的不良刺激。同时，要鼓励病人调整心态，坚定战胜疾病信心，保持乐观的情绪。

9. 氧疗　给予氧气吸入 2～5 L/min，以增加心肌氧的供应，减轻缺血和疼痛。

【病情观察】

1. 疼痛观察　密切观察病人疼痛的部位和性质。对疼痛严重者，遵医嘱给予解除疼痛的药物，哌替啶（度冷丁）50～100 mg 肌注或吗啡 2～4 mg 静脉注射，必要时 5 min 后可重复使用。注意防止呼吸功能抑制。对疼痛较轻者给予硝酸甘油 0.3 mg 或硝酸异山梨酯 5～10 mg 舌下含服或静脉滴注，注意心率增快和血压降低。

2. 恶性心律失常观察　严密心电监护、心律及心率的观察。

（1）若出现室性期前收缩或室性心动过速，应根据医嘱立即应用利多卡因 50～100 mg 静注。对室性心律失常反复发作者可用胺碘酮。并观察药物反应及血压、心率、心律变化。

（2）出现缓慢性心律失常者，根据医嘱应用阿托品 0.5～1 mg 静注。第二度或第三度房室传导阻滞，伴有血流动力学障碍者，宜用临时起搏器。

（3）如伴有室颤，应尽快采用非同步电除颤。室上性快速心律失常药物治疗不能控制时，可考虑同步直流电复律。心脏骤停，应立即行胸外心脏按压、人工呼吸等。

3. 心源性休克观察　观察血压、尿量变化，注意皮肤色泽、温度、口唇颜色，如出现皮肤苍白、紫绀、湿冷等，应警惕有无心源性休克发生。

4. 心力衰竭者，按心力衰竭护理常规。

【健康教育】

1. 调整不良生活方式，保持良好的情绪，避免诱发因素。

2. 低饱和脂肪和低胆固醇饮食，少食多餐，避免过饱及刺激性食物；戒烟、酒。

3. 保持大便通畅，避免用力排便。

4. 坚持服药，注意药物副作用，携带保健盒，以便急性发作时应用。

5. 若胸痛发作频繁、程度较重、时间较长，服硝酸酯制剂疗效较差时，提示急性心血管事件，应及时就医。

6. 加强运动康复教育，与病人一起制定个体化运动处方，指导病人出院后的运动康复训练。一般个人卫生活动、家务劳动、娱乐活动等也对病人有益。

【护理质量评价标准】

1. 协助医生急救处理及时、准确；床边备急救药品、器械。

2. 病情观察细致，发现病情变化，及时通知医生。

3. 各项护理落实到位，无护理并发症。

4. 落实健康指导，病人知晓疾病相关知识，了解用药、治疗情况。

5. 病人情绪稳定，配合治疗。

6. 病人合理饮食，大便通畅。

第八节　高血压病护理

原发性高血压（primary hypertension）是以血压升高为主要临床表现的综合征，通常简称高血压。目前，我国将高血压定义为收缩压≥140 mmHg 和（或）舒张压≥90 mmHg。高血压是十分常见的慢性病之一，也是心脑血管病最主要的危险因素，可导致脑卒中、心力衰竭及慢性肾脏病等主要并发症。在血压升高的病人中，约5％为继发性高血压，即由某些明确而独立的疾病引起的血压升高。

【一般护理】

1. 监测血压的动态变化，了解病人头痛、头晕、失眠等症状有无减轻，密切观察、及早发现高血压危象和心、脑、肾等靶器官受累的现象。

2. 病人血压高时应卧床休息，减少活动。午后控制水分的摄入，以减少夜尿次数。科学地安排治疗、检查的时间，避免干扰休息。

3. 适量运动，坚持体育活动可预防和控制高血压。从轻度或中等强度的运动开始，逐渐增加运动量。

4. 限制钠盐摄入，WHO建议每人每日食盐量不超过 6 g。我国膳食中约 80％的钠来自烹调或含盐高的腌制品，因此，限盐首先要减少烹调用盐及含盐高的调料，少食各种咸菜及腌制食品（王增武等，2019）。

5. 减少膳食脂肪，少吃或不吃肥肉和动物内脏，补充适量优质蛋白质，有降压及预防脑卒中的作用。多食蔬菜和水果，增加粗纤维食物摄入。避免过饱及刺激性食物，忌烟、酒。

6. 维持足够的钾、钙摄入，应用利尿剂病人应尤为注意。

7. 头痛、头晕护理　除因高血压疾病本身所致的头痛外，部分病人在接受扩血管治疗后会产生头痛和直立性低血压的副作用。

（1）评估病人头痛的情况，如头痛程度、持续时间，是否伴有恶心、呕吐物、视物模糊等伴随症状。

（2）改变体位时动作要缓慢，从卧位到站位前先坐一会儿。卧床时将头部抬高。如起床活动时头晕应立即坐下或躺下。

（3）血压不稳定或症状加重时必须卧床休息。

（4）尽量减少或避免引起或加重头痛的因素，保证病人有充足的睡眠。

（5）监测血压，发现血压变化时立即与医师联系，及时给予处理。

8. 恶心、呕吐护理

（1）协助病人采取坐位或侧卧位，头偏向一侧，避免呕吐物呛入呼吸道而发生窒息。保持床单位整洁，呕吐后协助病人清洁口腔。

（2）遵医嘱使用止吐药物。

9. 高血压危象护理

（1）绝对卧床休息，避免一切不良刺激，保证良好的休息环境。持续监测血压和尽快应用适合的降压药。

（2）安抚病人，做好心理护理，严密观察病人病情变化。

（3）遵医嘱给予药物进行降压治疗，注意监测血压，防止血压过度降低引起肾、脑或冠脉缺血。

（4）多巡视，协助病人做好生活护理。

（5）嘱病人定时服用降压药，保证血药浓度。

【病情观察】

1. 观察病人血压动态变化，定时、定血压计、定体位、定部位测量。测量前病人需静卧或静坐30 min。确诊高血压病人首次测血压应测双臂血压，血压高的一侧手臂为测血压部位。

2. 注意观察病人生命体征、神志、瞳孔、尿量等变化。了解病人头痛、头晕有无减轻。当发现病人血压急剧升高，剧烈头痛、呕吐、大汗、视力模糊、面色及神志改变、肢体运动障碍等症状，立即通知医生。病人绝对卧床，给予吸氧（2～4 L/min），心电监护，准备快速降压药物、脱水剂等。

3. 意识不清病人应注意加强保护措施，保持呼吸道通畅。

【用药护理】

目前，临床应用的一线降血压药可分成利尿剂、β-线受体阻滞剂、ACEI（血管紧张素转换酶抑制剂）、钙拮抗剂、血管紧张素Ⅱ受体阻滞剂。

1. 利尿剂　可导致水电解质紊乱，常用药物有氢氯噻嗪和氯噻酮。

2. β-受体阻滞剂　可致心动过缓，抑制心肌收缩力，增加气道阻力，诱发支气管哮喘。常用药物有美托洛尔、比索洛尔、阿替洛尔。

3. ACEI类　可引起干咳、皮疹、血细胞减少、血管性水肿。常用药物是卡托普利。

4. 钙拮抗剂　可引起面红、头痛头晕、皮肤瘙痒。常用药物有硝苯地平、维拉帕米、地尔硫草。

5. 血管紧张素Ⅱ受体阻滞剂　不良反应少，常用药物有厄贝沙坦和氯沙坦。

6. 使用降压药物时应注意监测血压的变化。

7. 密切观察降压药不良反应，如二氢吡啶类钙通道阻滞剂常见不良反应反射性交感活性增强，导致心跳加快、面部潮红、下肢水肿、牙龈增生等。α-受体阻滞剂易产生体位性低血压。血管紧张素转换酶抑制剂可引起干咳、皮疹等。钙通道阻滞剂可引起面红、头痛、头晕、皮肤瘙痒等。

8. 静脉使用降压药从小剂量开始，根据血压逐渐调整滴速，并注意药物副作用恶心、呕吐、体位性低血压等。

9. 预防直立性低血压　直立性低血压的表现为乏力、头晕、心悸、出汗、恶心、呕吐等，在联合用药、服用首剂药物或加量时应特别注意。服用降压药可选择平静休息时，服药后继续休息一段时间再下床活动。改变姿势时特别是从卧位、坐位起立时动作缓慢。

【健康教育】

1. 保持规律的生活方式和稳定的情绪。劳逸结合，保持良好心态，合理安排休息和活动。

2. 指导病人学会观察血压，教会家属或病人正确使用血压计测量血压。选择符合计量标准的水银柱血压计或符合国际标准、检验合格的电子血压计。使用大小合适的袖带，固定体位测量血压。正确判断降压效果，及时调整用药，合理安排生活方式，提高高血压病人的自我保健能力。

3. 适量运动，可以促进血液循环，降低胆固醇，促进肠蠕动，预防便秘，改善睡眠。常用的运动强度指标可用运动时最大心率达到170 次/min 减去年龄。

4. 指导病人坚持服药，不可随意增减剂量或停药。指导病人熟悉降压药物的治疗效果，辨别其副作用，便于及时调整用药剂量或变更用药。为了用药安全，嘱咐病人定期复诊，在医师的指导下合理用药。

5. 预防便秘　保持大便通畅，养成定时排便习惯。增加菜、水果、高纤维食物的摄取量。必要时给予通便药物。

6. 急症处理　突发血压升高时，应全身放松，静卧休息，立即舌下含服 10 mg 硝苯地平或其他降压药物，稍觉缓解后即到医院就诊。如出现心前区疼痛或一侧肢体麻木、无力、口角歪斜以及夜尿增多、少尿等，均应及时就诊。

7. 鼓励病人积极治疗原发病，避免各种诱因。

8. 注意饮食控制与调节，减少钠盐、动物脂肪的摄入，忌烟、酒。

9. 肥胖者注意减轻体重。

10. 定期复查，若血压持续升高或出现头晕、头痛、恶心等症状时，应及时就诊。

【护理质量评价标准】

1. 病人血压得到有效控制。

2. 病人能正确认识疾病，避免诱发因素，改变不良的生活方式。

3. 病人知晓坚持服用降压药物的重要性，并坚持服药。

4. 观察病情细致，出现高血压急症能积极配合处理。

5. 病人了解疾病自我防护知识。

第九节　高血压急症护理

高血压急症指原发性或继发性高血压病人，在某些诱因作用下，血压突然和显著升高（一般超过180/120 mmHg），同时伴有进行性心、脑、肾等重要靶器官功能不全的表现。高血压亚急症指血压显著升高但不伴靶器官损害，病人可以有血压明显升高引起的症状，如头痛、胸闷、鼻出血和烦躁不安等。高血压亚急症与高血压急症的唯一区别标准是有无新近发生的、急性、进行性的严重靶器官损害。

【一般护理】

1. 参见第二篇第二章第八节"**高血压病护理**"。

2. 环境　保持环境安静，避免不良刺激。病人意识不清加床档保护，发生抽搐时用牙垫置于上下臼齿间，防止咬伤舌唇。

3. 休息　绝对卧床休息，将床头抬高30°。预防体位性低血压，告诫病人不要突然起床、突然卧倒及下床以防晕厥。

4. 心理护理　给予心理支持，消除恐惧、紧张情绪，使其配合治疗。

5. 迅速建立静脉通道，给予氧气吸入（4～6 L/min），保持呼吸道通畅。

6. 病情监测　严密监测血压、脉搏、呼吸、神志变化，观察瞳孔大小及两侧是否对称。

7. 做好基础护理。

【用药护理】

1. 持续监测血压，尽快应用适宜的降压药控制血压，初始阶段（数分钟至1 h内）血压控制的目标为平均动脉压的降低幅度不超过治疗前水平的25%；在其后2～6 h将血压降至安全水平，一般为160/100 mmHg。

2. 硝普钠为首先药物，能同时直接扩张动脉和静脉，降低心脏前、后负荷。硝酸甘油扩张静脉和选择性扩张冠状动脉与大动脉。

3. 观察药物的作用与副作用，应用硝普钠的注意事项

（1）用药过程中密切监测血压，每15～30 min监测1次血压，平稳后改为Q1H监测。输液泵控制滴速，开始速度宜慢。

（2）交代病人不要自行调节速度，防止直立性低血压发生。

（3）每6 h更换1次液体。

（4）避光滴注。凡液体变蓝绿或深红色应立即更换。

（5）需逐渐停药。

【饮食护理】

如无恶心、呕吐等症状，少量多餐进食，避免过饱及刺激性食物，忌烟、酒。限制钠盐摄入，每天钠盐摄入量低于6 g，增加钾盐摄入。减少脂肪摄入，少吃或不吃肥肉和动物内脏，补充适量蛋白

质。多食蔬菜和水果，增加粗纤维食物摄入。

【健康教育】

1. 劳逸结合，保持良好心态，合理安排休息和活动。

2. 鼓励病人积极治疗原发病，避免各种诱因。

3. 教会病人或家属正确测量血压，提高病人自我保健能力。

4. 指导病人坚持服药，不可随意增减剂量或停药。

5. 注意饮食控制与调节，减少钠盐、动物脂肪的摄入，忌烟、酒。

6. 肥胖者注意减轻体重。

7. 保持大便通畅，养成定时排便习惯。

8. 定期复查，若血压持续升高或出现头晕、头痛、恶心等症状时，应及时就诊。

【护理质量评价标准】

1. 正确及时执行医嘱，血压得到有效控制，无并发症发生。

2. 病人能正确认识疾病，避免诱发因素，改变不良的生活方式。

3. 病人知晓坚持服用降压药物的重要性并坚持服药。

4. 观察病情细致，出现高血压急症积极配合处理。

5. 病人了解疾病自我防护知识。

第十节　病毒性心肌炎护理

病毒性心肌炎（viral myocarditis）指嗜心肌性病毒感染引起的，以心肌非特异性间质性炎症为主要病变的心肌炎。病毒性心肌炎包括无症状的心肌局灶性炎症和心肌弥漫性炎症所致的重症心肌炎。

【一般护理】

1. 休息　急性期卧床休息可减轻心脏负担，减少心肌耗氧，有利于心功能恢复。无症状者急性期应卧床1个月。重症者病人应卧床休息3个月以上，直至病人症状消失、血液学指标等恢复正常后方可逐渐增加活动量。

2. 饮食　给予高蛋白、高维生素、清淡、易消化饮食；有心衰者，限制钠盐摄入；忌烟酒和刺激性食物；宜少量多餐，避免过饱。

3. 心理护理　多关心、体贴病人，给予鼓励和安慰，消除悲观情绪，增强治疗信心。协助生活护理。

4. 遵医嘱及时准确地给药，观察用药后的效果及副作用。

【病情观察】

1. 急性期严密心电监护直至病情平稳，注意心率、心律、心电图变化。

2. 密切观察生命体征、尿量、意识，注意有无呼吸困难、咳嗽、颈静脉怒张、水肿、肺部湿啰音等表现。同时准备好抢救仪器及药物，一旦发生严重心律失常或急性心力衰竭，立即配合急救处理。

3. 心律失常护理　参见第二篇第二章第五节"**心律失常病人护理**"。

4. 心力衰竭护理　参见第二篇第二章第三节"**慢性心力衰竭病人护理**"。

【健康教育】

1. 病人出院后需继续休息3～6个月，无并发症可考虑恢复学习或轻体力工作。适当锻炼身体，增强机体抵抗力，6个月～1年内避免剧烈运动或重体力劳动、妊娠等。

2. 给予高蛋白、高维生素、清淡、易消化饮食，尤其补充维生素C的食物如新鲜蔬菜、水果，以促进心肌代谢与修复。禁烟、酒、咖啡等刺激性食物。

3. 避免诱发因素，加强饮食卫生，注意防寒保暖，防止病毒性感冒。

4. 遵医嘱按时服药，定期复查，教会病人及家属测脉率、节律，发现异常或有胸闷、心悸等不适，及时就诊。

【护理质量评价标准】

1. 观察病情细致，积极配合医生做好各项治疗及检查。

2. 告知不良生活方式对疾病的影响，指导病人改变不良生活方式。

3. 病人知晓用药及治疗情况，配合治疗。

4. 病人情绪稳定。

第十一节　心肌病护理

心肌病（cardiomyopathy）是由遗传、感染等不同原因引起的以心肌结构及功能异常为主的一组心肌疾病。主要病因是病毒持续感染。此外，围生期、酒精中毒、抗癌药物、系统性红斑狼疮、嗜铬细胞瘤等因素也可引起。主要表现为心脏扩大、心力衰竭和心律失常。主要治疗原则是防治基础病因介导的心肌损害，控制心力衰竭和心律失常，预防栓塞和猝死，提高病人护理治疗。临床上主要分为扩张型心肌病、肥厚型心肌病、限制型心肌病、致心律失常型右室心肌病、未定型心肌病。

【一般护理】

1. 休息与体位　有心衰、严重心律失常、胸痛发作时立即停止活动，卧床休息，有明显呼吸困难者给予高枕卧位或半卧位。

2. 吸氧　呼吸困难者予以吸氧 3～4 L/min，必要时采取半卧位。

3. 饮食　给予高蛋白、高维生素、富含纤维素的清淡饮食，心力衰竭时予以低盐饮食，限制钠盐摄入，以 5 g 以下为宜。宜少量多餐，避免过饱。

4. 心理护理　多与病人交谈接触，向病人宣教不良情绪对疾病的影响，了解其思想顾虑，减轻心理压力，照料饮食起居，促进身心休息。

5. 避免诱因　嘱病人避免激烈运动、突然屏气或站立、持重、情绪激动、饱餐、寒冷刺激、戒烟酒、防止诱发心绞痛。疼痛加重或伴有冷汗、恶心、呕吐时告诉医务人员。

【病情观察】

1. 观察心率、心律、血压、呼吸、体温及心电图变化，注意有无水肿及栓塞症状。有心肌受损的因素，注意心悸、呼吸困难、水肿等心功能不全的资料；监测周围血管灌流情况，如脉搏、皮肤温度、皮肤颜色、毛细血管充盈情况；监测动脉血气分析值和呼吸频率、节律的变化；体重变化及营养变化。

2. 注意观察有无胸痛症状，疼痛的部位、性质、程度、持续时间、诱因及缓解方式。若有异常应及时通知医师，采取相应措施。

3. 症状护理

（1）栓塞。遵医嘱给予抗凝剂。观察有无偏瘫、失语、血尿、胸痛、咯血等症状出现，观察病人的足背动脉搏动情况。

（2）心绞痛。立即取平卧位，抬高下肢。安慰病人，解除紧张情绪。如有心绞痛发作，遵医嘱给予舌下含服硝酸甘油药物，给予持续吸氧。准备好抢救药物和药品、电复律仪器等急救设施。参见第二篇第二章第六节**"心绞痛病人护理"**。

（3）心衰。参见第二篇第二章第三节**"慢性心力衰竭病人护理"**。

【用药护理】

1. 心肌病病人对洋地黄药物耐受性差，使用时尤其警惕发生中毒。应用剂量宜较小，服药前测量心率 1 min，若小于 60 次/min 应停药。若出现毒性反应，如心律不齐、房室传导阻滞、恶心、呕吐、黄视、绿视等应通知医生停药。

2. 遵医嘱使用 β-受体阻滞剂或钙通道阻滞剂，注意有无心动过缓等不良反应。不宜用硝酸酯类药物。

3. 使用抗凝药期间，注意出血表现，定期复查出凝血时间及凝血酶原时间。

4.应用利尿剂时，注意有无电解质失衡。祥利尿剂和噻嗪类利尿剂最主要的不良反应是低钾血症，注意监测血钾。

5.使用 β -受体阻滞剂及钙通道阻滞剂，以减慢心率，降低心肌收缩力，减轻流出道梗阻。要监测心率、心律变化。

6.使用洋地黄类药物（如地高辛、西地兰）增强心肌收缩力，使用时严密监测心率、心律变化，注意有无恶心、呕吐等胃肠道反应，观察有无黄绿视等毒性反应，警惕发生洋地黄中毒。

7.减轻心脏负荷药物（如硝酸甘油），严密监测血压变换，指导病人正确缓慢改变体位，防止体位性低血压。

8.合并房颤病人，易发生栓子脱落，使用华法林等抗凝治疗时，观察病人有无出血发生。

【健康教育】

1.饮食指导 给予高蛋白、高维生素、富含纤维素的清淡饮食，心力衰竭时低盐饮食，限制钠盐摄入在 5 g 以下。宜少量多餐，避免过饱。

2.避免劳累，情绪激动、持重或屏气用力、激烈运动如球类比赛等，减少晕厥和猝死的危险。有晕厥病史或猝死家族史者避免独自外出，以免发作时无人在场而发生意外。

3.保持室内空气流畅，阳光充足，防寒保暖、预防上呼吸道感染。

4.遵医嘱坚持药物治疗，定期复查，以便随时调整药物剂量。

5.有病情变化，症状加重时立即就医。

【护理质量评价标准】

1.观察病情细致，积极协助医生处理。

2.落实各项护理及健康指导。

3.病人知晓疾病相关知识，改变不良生活方式，合理饮食。

4.病人情绪稳定，积极配合质量。

第十二节 感染性心内膜炎护理

感染性心内膜炎（infective endocarditis，IE）指各种病原微生物经血流侵犯心内膜（心瓣膜）或邻近的大血管内膜所引起的一种感染性炎症。局部赘生物的形成是其特征之一。以心瓣膜受累最常见。治疗上应用抗生素，或行人工瓣膜置换（再置）术。

【一般护理】

1.保持病房温度适宜，注意保暖，卧床休息，采取舒适体位，限制活动量。补充水分，鼓励病人多喝温热饮料。做好口腔护理。

2.发热时遵医嘱抽血培养。采取降温措施：物理降温，必要时遵医嘱使用退热剂。降温后应按要求监测体温情况。

3.遵医嘱准确、按时给予抗感染治疗。抗生素首选青霉素。

4.密切观察生命体征，遵医嘱给予氧气吸入，心电、血压、血氧监测。

5.观察病情，每班评估有无栓塞症状，如有意识改变、胸闷、胸痛、呼吸困难、心律失常、肢端疼痛症状，及时报告，预防并发症的发生。

6.饮食上给予营养丰富、富含维生素及蛋白质的食物，鼓励进食，准确记录出入量。

7.做好生活护理，满足病人生理需求。保持床单位清洁干净，及时更换潮湿被服，注意皮肤护理。

8.做好心理护理，多与病人进行交流，缓解其紧张、恐惧心理。

【病情观察】

1.观察发热及其伴随症状，高热时按高热护理常规。

2.观察病人的生命体征、意识状态及胸痛的部位、性质及呼吸困难的程度，有无心脏压塞的表现。

3. 注意皮肤黏膜有无出血点及淤斑、指（趾）甲下线状出血等。

4. 注意有无栓塞征象，其中以脑和脾栓塞最为常见，以心、肺和脑栓塞危害性最大，重点观察瞳孔、神志、肢体活动及皮肤温度等。注意有无腰痛、胸痛等症状，及时处理。

5. 注意有无呼吸困难、水肿、咳嗽、尿量减少等心功能不全的表现，心力衰竭时按心力衰竭护理常规。

6. 长期使用抗生素应注意有无霉菌感染。

【健康教育】

1. 注意保暖防寒，少去公共场所，避免感冒。

2. 加强营养，增强机体抵抗力，合理安排休息。

3. 勿挤压痤疮、疖、痈，减少病原体入侵机会。

4. 指导病人保持口腔、皮肤清洁，适当进行锻炼，增强体质。

5. 在停止治疗后 2 周内出现体温再度升高、结节、纳差和乏力等考虑复发，及时就诊。

【护理质量评价标准】

1. 及时、准确执行医嘱，协助医生各种症状的处理。

2. 观察病情细致，按时监测、记录体温及其他病情变化。

3. 各项护理落实到位，无护理并发症。

4. 落实健康指导，病人知晓疾病相关知识。

5. 病人情绪稳定，了解用药及治疗情况，配合治疗。

第十三节　心包疾病护理

心包疾病除原发感染性心包炎症外，尚有肿瘤、代谢性疾病、自身免疫性疾病、尿毒症等所致非感染性心包炎。临床上以急性心包炎（acute pericarditis）和慢性缩窄性心包炎较常见。主要病因是风湿热、结核、细菌性感染、病毒感染、肿瘤、尿毒症、心肌梗死等。主要表现为心前区疼痛、呼吸困难、心脏压塞等症状。治疗上主要有对因治疗（抗生素、抗结核、化疗药物等治疗）、对症治疗、心包穿刺及心包切开引流，对于缩窄性心包炎，心包切除是唯一治疗措施。

【一般护理】

1. 休息　卧床休息，协助病人取舒适体位；呼吸困难时给予半卧位或坐位；出现心脏压塞时，采取前倾坐位。保持病房安静，限制探视；给予氧气吸入。

2. 饮食　加强营养，进高热量、高蛋白、高维生素、易消化饮食，限制钠盐摄入。

3. 心理护理　给予心理疏导，让病人表达自己对日常活动及工作效果的担忧，减轻病人的焦虑；告知病人只是暂时性限制活动。

【病情观察及症状护理】

1. 观察病人呼吸困难的程度，给予氧气吸入，协助采取半卧位或前倾坐位；有明显的心脏压塞症状时，积极准备药品、物品，协助医生在超声引导下行心包穿刺术，及时解除病人心脏压塞症状。

2. 观察病人疼痛的部位、性质及其变化情况，指导病人卧床休息，避免用力咳嗽、深呼吸或突然改变体位，以免引起疼痛加重。

3. 观察病人生命体征变化，体温过高，及时通知值班医生。

【用药护理】

1. 遵医嘱给予非甾体类解热镇痛剂时，注意观察病人有无胃肠道反应、出血等不良反应。疼痛加重，可应用吗啡类药物。

2. 告知病人足够疗程药物治疗（如抗结核治疗）的重要性，不可擅自停药，防止复发。定期检查肝肾功能，定期随访。

【健康教育】

1. 疾病知识指导　嘱病人注意休息，防止呼吸道感染；加强营养；对缩窄性心包炎病人说明心包切除术的重要性，解除思想顾虑，尽早接受手术治疗，以利于心功能的恢复。术后病人应休息半年左右。

2. 用药指导与病情监测　告诉病人坚持足够疗程药物治疗的重要性，注意观察药物不良反应。

【护理质量评价标准】

1. 护士正确掌握心包疾病的健康教育及各种并发症的处理方法。

2. 疾病知识宣教落实。

3. 病人了解饮食、药物知识，能建立合理的饮食结构，正确服药，了解各种并发症的表现及就诊知识。

4. 护士能熟练配合医生进行心包穿刺治疗。

第十四节　经皮冠状动脉造影/介入治疗护理

冠状动脉造影术（CAG）是通过影像学方法确定冠状动脉有无病变以及为冠心病的诊治和研究提供可靠依据的介入性诊断技术。介入治疗（PCI）是利用现代高科技手段进行的一种微创性治疗，是在医学影像设备的引导下，通过特制的导管、导丝等精密器械，对体内的病灶进行诊断和局部治疗。不用切开人体组织，就可治疗许多过去无法治疗、必须外科手术治疗或内科药物治疗疗效欠佳的疾病。冠状动脉造影术有助于选择最佳治疗方案，是诊断冠心病最可靠的方法。

【术前护理】

1. 向病人和家属进行冠脉造影、PCI术相关宣教，取得病人和家属的理解和配合，消除病人紧张情绪。

2. 手术前至少4 h禁止饮食；不禁水、药。

3. 术前行心电图、血常规、血型、凝血、肝肾功能、心肌血清生化标记物等检查。

4. 术前护士为病人做碘过敏试验，行试验前要详细询问病人有无药物过敏史。

5. 穿刺部位在股动脉，要进行会阴部备皮，备双侧腹股沟及外阴部皮肤；穿刺部位在桡动脉，要保持局部皮肤清洁。

6. 对于肾功能异常者，术前12 h进行水化。

7. 协助病人练习床上使用便器。

8. 训练病人深呼吸、咳嗽。

9. 限制进食、进水（可少量进食）。

10. 排空大小便，监测生命体征。

11. 备急救物品、药品、仪器等。

12. 左侧上肢建立静脉通道。

【术后护理】

1. 术后返回病室后，嘱病人患侧肢体保持伸直，避免弯曲。同时注意观察足背动脉搏动情况、皮肤颜色及温度的变化。如发现动脉搏动消失，皮肤苍白、发凉或肢体肿胀，应及时通知医师，进行处理。术后Q1/2h×6次监测血压变化；给予心电监护，每班记录1次病情变化至24 h。

2. 对于行桡动脉穿刺术者，应嘱其抬高患肢、减少活动，穿刺侧前臂及手腕制动6～12 h，随时注意患肢皮温及有无肿胀情况。常规6 h撤除压迫器。股动脉穿刺者，术后平卧位。穿刺侧制动24 h，穿刺处沙袋加压包扎6 h，并注意足背动脉搏动。

3. 通知医师查看病人，行床旁心电图检查，遵医嘱进行心电、血压血氧监测，给予低流量氧气吸入2～3 L/min，密切观察生命体征的变化。

4. 术后补液1 000～1 500 mL或嘱病人多喝水，以加速造影剂代谢。

5. 观察局部伤口有无渗血、红肿、疼痛等情况。保持伤口敷料清洁、干燥，敷料污染时应及时更换。留置鞘管时，应注意鞘管周围有无渗血，常规术后 4～6 h 内监测活化部分凝血活酶时间测定（APTT），若 APTT 降低到正常值 1.5～2.0 倍范围内，通知医师拔除鞘管。拔除鞘管后沙袋加压包扎 6 h，绷带包扎 24 h（侯桂华等，2017）。

6. 下肢股动脉伤口行封堵术或缝合术者术后患肢制动 6 h，并遵医嘱沙袋压迫 6 h，12～24 h 拆除绷带。

7. 持续抗凝、抗血小板治疗者，密切观察有无出血倾向，发现异常，及时通知医师处理。

8. 定时巡视病人，满足病人的生理需要。

9. 做好心理护理，帮助病人消除紧张焦虑的情绪。为病人创造安静、舒适、整洁的休养环境。

10. 饮食应以清淡、易消化、低盐、低脂、半流食为主。尽量不食易胀气食品，如牛奶、甜食等。

【健康教育】

1. 坚持药物治疗，不可随意增减药物，如抗血小板凝集药物（阿司匹林肠溶片、氯吡格雷）、β-受体阻滞剂、ACEI、他汀类药物等。控制好血压、血脂、血糖，做好冠心病的二级预防。

2. 以清淡、易消化、低盐、低脂、高纤维素饮食为主，勿暴饮暴食。

3. 严格戒烟、限酒，起居规律，情绪稳定，劳逸结合；适当进行有氧运动，保持大便通畅。

4. 根据气候随时增减衣物，注意保暖，预防感冒。

5. 定期门诊随诊。

【护理质量评价标准】

1. 病人知晓手术相关知识及配合要点。

2. 各项护理落实到位。

3. 无护理并发症发生。

第十五节　经皮冠状动脉腔内成形支架置入术护理

经皮冠状动脉介入治疗（PCI）是用心导管技术疏通狭窄甚至闭塞的冠状动脉官腔，从而改善心肌血流灌注的一组治疗技术。主要包括经皮冠状动脉腔内成形术（PTCA）、冠状动脉内支架植入术、冠状动脉内旋切术、旋磨术和激光成形术等。其中，PTCA 和支架植入术是目前冠心病治疗的重要技术。

【术前护理】

参见第二篇第二章第十四节"**经皮冠状动脉造影/介入治疗护理**"。

【术后护理】

1. 参见第二篇第二章第十四节"**经皮冠状动脉造影/介入治疗护理**"。

2. 高危病人需持续心电监护，观察有无心律失常及 ST～T 变化。

3. 行股动脉穿刺者，术侧肢体制动，防止鞘管滑出及出血。

4. 遵医嘱持续静脉滴注肝素和（或）硝酸甘油，严格控制滴速，拔鞘管前 4～6 h 停用肝素，ACT 测定。

5. 拔除鞘管即刻护理

（1）ACT 测定（＜140 s）。

（2）心电监护。

（3）测血压。

（4）观察病人面色、神志，有无恶心、呕吐等迷走神经亢奋表现。

（5）鞘管拔除后，手指压迫穿刺点局部止血 20～30 min（压迫至止血为止），然后用四层纱布和弹性绷带加压包扎，沙袋压迫 6 h，术侧肢体制动 12 h，卧床休息 24 h。

6. 桡动脉穿刺者，穿刺侧前臂及手腕制动 6～12 h，术后病人可室内自由活动。

7. 术后多饮水或在心功能允许情况下大量输液，使造影剂尽量排除体外，同时注意观察尿量、颜色和性质。沙袋去除后，遵医嘱协助下床活动。

8. 协助病人进食、排便等，下蹲动作宜缓慢，防止伤口出血，满足生活需要。

9. 观察并发症 PCI术后严重的并发症是冠脉的急性闭塞、心律失常、迷走神经亢奋和股动脉并发症（栓塞、血肿、出血等）。桡动脉穿刺者，观察血液回流情况。

【健康教育】

1. 避免情绪激动，保持情绪稳定，适量活动，劳逸结合。

2. 遵医嘱服药，定期门诊随访。

3. 低盐低脂饮食，多食蔬菜水果，保持大便通畅。

4. 若出现胸闷、胸痛症状，服药不能缓解，应及时就诊。

【护理质量评价标准】

1. 术前、术后护理落实到位，病人知晓术前、术中、术后配合要点。

2. 基础护理落实到位，无护理并发症。

3. 病情观察细致，配合医生做好各项处理。

4. 病人情绪稳定，知晓手术治疗过程及方法，配合治疗。

5. 病人了解疾病相关知识及规范用药的重要性。

第十六节　人工心脏起搏治疗术护理

人工心脏起搏系统是由脉冲发生器与起搏导线两部分组成，是一种医用电子仪器。它通过发放一定形式的电脉冲刺激心脏，使之激动和收缩，即模拟正常心脏的冲动形成和传导，以治疗由于某些心律失常所致的心脏功能障碍，近年选择性用于心力衰竭时改善心功能。

【术前护理】

1. 完备术前各项检查，如UCG、EKG、血常规、生化、凝血象、免疫组合、心血管摄片等。

2. 术前宣教　介绍安置起搏器的目的、切口的部位，手术的过程及术后的注意事项。

3. 训练床上排便。

4. 皮肤准备　起搏器植入处皮肤清洁，无破损。

5. 测体温、脉搏、呼吸、血压。

6. 术前排空大小便，右侧肢体建立静脉通路。

7. 携病历送病人至手术室并记录时间。

【术后护理】

1. 术后即刻护理

（1）协助搬运病人，给予病人平卧位。

（2）心电监护24 h。

（3）测血压、呼吸，做12导联心电图。

（4）观察切口敷料情况及病人返回病房时间。

2. 观察心率、呼吸、切口敷料有无渗出情况，Qh记录心率，监测记录术后血压（Q1/2h×6次），如平稳则按医嘱测量血压，每班记录1次病情至24 h。

3. 切口处沙袋压迫8～12 h，注意观察切口渗血、渗液情况。

4. 观察病人排便情况，及时解除尿潴留。保持大便通畅，必要时给缓泻剂或开塞露等药物，防止因用力排便发生意外。

5. 活动指导　绝对卧床1 d，必须搬动时应注意平稳，避免患侧上肢外展及颈部过度牵拉。术侧肢体制动24 h，取平卧位3 d，防止电极移位。术后第2 d指导病人床上进行术侧肢体（肘关节以下）及其余上下肢的关节活动，使病人尽可能舒适，无特殊情况第3 d予床上半卧位，第4 d行床边活动，注意观察病人有无头晕等不适。消瘦者予以绷带固定起搏器。

6. 起搏器工作状况观察　根据情况进行心电监护，观察心率/心律变化，如心率低于起搏心率或出现其他异常情况，应及时通知医师处理。

7. 监测术后体温情况，遵医嘱应用抗生素 3 d，预防感染。

8. 术后饮食宜清淡、易消化。进食时注意保护伤口，避免污染伤口。

9. 观察术后并发症，如电极移位、心律失常、出血、囊袋感染等。

【健康教育】

1. 出院后需每天自测脉搏，一般应在安静时和早上醒来未起床时进行测定，并做记录。

2. 保持安装起搏器囊袋处皮肤清洁，观察有无红肿破溃。

3. 如有心悸、头晕、心率低于起搏器设定的频率时，应立即就诊。

4. 告知病人安装起搏器后不能再做磁共振检查，不能用电手术刀，不能使用强磁场的电浴盆。如强磁场对起搏器有干扰时请立即离开现场。

5. 教会病人自测脉搏，尤其是在安置初期及电池寿命将尽时，如有异常，及时通知医师查明原因。

6. 穿柔软宽松的衣服，避免对伤口或起搏器造成压迫。起搏器置入处避免撞击，洗澡时勿用力揉搓。

7. 病人应远离高压电的设备，禁止做磁共振检查。为了防止移动电话对起搏器的干扰，使用和携带移动电话时应与起搏器保持 15 cm 以上距离。

8. 术后逐渐恢复日常生活和工作，6 个月内不抬举 2.5 kg 以上的重物。

9. 随身携带"心脏起搏器的识别片"诊断卡。

10. 按时服药，定期门诊随诊，查心电图和起搏器的功能。一般要求植入后 1、3、6 个月各随访 1 次，以后每 3 个月至半年随访 1 次。接近起搏器使用年限时，应缩短间隔时间，改为每月 1 次或更短，在电池耗尽之前及时更换。

【护理质量评价标准】

1. 术前、术后护理落实到位。

2. 病人了解手术过程，知晓术中配合要点。

3. 各项护理措施落实到位，无护理并发症。

4. 病人知晓起搏器相关知识及注意事项。

5. 病人学会自测脉搏。

第十七节　心脏电生理检查护理

心脏电生理检查是一种有创性检查方法，是以整体心脏或心脏的一部分为对象，记录心脏心电活动、标测心电图和应用各种特定的电脉冲刺激，经多导生理记录仪记录并获取临床数据，从而诊断和研究心律失常的一种方法。该法对窦房结、房室结功能评价，预激综合征旁路定位、室上性心动过速和室性心动过速的机制研究，以及筛选抗心律失常药物和拟定最佳治疗方案，均有重要意义。

【术前护理】

1. 告知病人这项检查是用来评估心脏传导系统的。保证病人术前禁食、禁水至少 6 h，告知病人检查过程及时间（1～3 h），手术中配合要点及注意事项，消除疑虑心理。

2. 完备术前各项检查，如 UCG、EKG、血常规、生化、凝血象、免疫组合等。

3. 术前嘱病人排空大小便。

4. 左上肢建立静脉通道。

5. 记录足背动脉搏动情况并进行标记，以便术后进行定位比较。

6. 更换病员服，由医护人员携带病历平车推送导管室。

【术后护理】

1.心电监护，监测心率、心律变化；监测术后血压 Q1/2h×6 次，均稳定后，按医嘱监测血压。

2.卧床休息，右下肢伸直制动，穿刺动脉时，穿刺点处给予盐袋压迫 4～6 h，注意观察病人穿刺处有无出血或渗血或血肿形成。

3.记录 12 导联心电图，监测变化。

4.监测病人穿刺部位远端的皮肤颜色、温度及足背动脉搏动情况。

5.注意有无胸痛、呼吸困难、头晕、恶心、呕吐等，如果出现上述症状，立刻通知医师。

【健康教育】

指导病人出院后观察心律、心率变化，如有异常，及时在就近的医疗机构做心电图，以备复诊；保持局部穿刺处的清洁护理。

【护理质量评价标准】

1.病人知晓手术简要过程及配合要点。

2.病人情绪稳定，配合治疗。

3.护理落实到位，无护理并发症。

第十八节　心导管射频消融术护理

射频消融术是经心导管引入到心脏特定的部位，利用高频电流在心肌局部产生的阻抗性热效应，造成局部不可逆损伤即凝固性坏死使折返环路的局部心肌组织坏死，这种小范围心肌坏死不会影响心功能，却能消除心肌局部导致心动过速的异常的通路，阻断折返，消除病灶，达到治疗心律失常的目的。

【术前护理】

1.完备术前各项检查，如 UCG、EKG、血常规、生化、凝血象、免疫组合等。

2.术前宣教　介绍手术目的、穿刺点部位、手术简要过程、手术中配合要点及术后注意事项，消除疑虑心理。

3.检查术前各项检查完备情况，如 UCG、EKG、血常规、生化、训练床上排便。

4.正常饮食，少饮水。

5.训练床上大小便，术前排空大小便，左侧肢体建立静脉通路。

6.术前 3 d 停用抗心律失常药物，消除药物对心肌细胞电生理特性的影响，从而减少手术中不能诱发心律失常的可能性。

7.房颤病人于术前进行食管超声检查，观察有无血栓形成。

8.手术当天暂停注射抗凝剂。

9.携病历送病人至手术室并记录时间。

【术后护理】

1.心电监护，监测心率、心律变化；监测术后血压 Q1/2 h×6 次，均稳定后，按医嘱监测血压。

2.卧床，床上排便，穿侧肢体制动，按医嘱给予 1 kg 左右沙袋压迫 4～6 h 及肢体制动。穿刺静脉处加压包扎 4～6 h，穿刺动脉处加压包扎 6～12 h。

3.并发症观察与护理

（1）心包填塞处理：①立即进行超声检查明确诊断；②立即配合行心包穿刺；③快速补液并准备输血；④经上述处理病情仍不能缓解，应行外科手术治疗。

（2）Ⅲ 度房室传导阻滞：术中如果出现短暂 Ⅲ 度房室传导阻滞应立即停止手术，静脉推注地塞米松，多数病人房室阻滞可恢复正常，个别永久损伤系统的病人则需安装永久性起搏器治疗。

（3）心室颤动：立即非同步体外除颤。

（4）血管并发症：主动脉血栓形成和栓塞。术后严密观察足背动脉搏动情况，发现血栓形成或栓塞征兆应及早处理。

【健康教育】

指导病人出院后观察心律、心率变化，如有异常，及时在就近的医疗机构做心电图，以备复诊。

【护理质量评价标准】

1. 病人知晓手术简要过程及配合要点。

2. 病人情绪稳定，配合治疗。

3. 护理落实到位，无护理并发症。

第十九节　先天性心血管病心导管介入封堵术护理

先天性心血管病（简称先心病）心导管介入封堵术是指经导管递送填塞装置以封堵血管间交通的技术，是通过心导管介入治疗，达到类似外科手术治疗的效果而减轻对病人的创伤。常用的方法有房间隔缺损（ASD）封堵术、室间隔缺损（VSD）封堵术、动脉导管未闭（PDA 封堵术）。

【术前护理】

1. 参见第二篇第二章第十四节 **"经皮冠状动脉造影/介入治疗护理"**。

2. 完备术前各项检查，如 UCG、EKG、血常规、生化、凝血象、免疫组合、心血管摄片等。

3. 术前宣教　介绍手术的简要过程及术后的注意事项。

4. 测体温、脉搏、呼吸、血压。

5. 排空大小便，左上肢建立静脉通路（尽量使用静脉留置针和可来福，以备术中急用）。

6. 携病历送病人至手术室并记录时间。

【术后护理】

1. 参见第二篇第二章第十四节 **"经皮冠状动脉造影/介入治疗护理"**。

2. 心电监护，监测心率、心律变化；监测术后血压 Q1/2 h×6 次，均稳定后，按医嘱监测血压。

3. 绝对卧床，床上排便，穿侧肢体制动，按医嘱给予沙袋压迫及肢体制动；局麻病人术后 30 min 可进食、进水；如为全麻小儿，术后 6 h 或麻醉完全清醒后方可进食。

4. 心理护理，加强与病人沟通，做好健康教育，缓解病人紧张心理。

5. 预防感染，遵医嘱给予抗生素使用。

6. 并发症观察与护理（侯桂华等，2011）

（1）溶血。因封堵器过小或移位造成残余分流，高速血流通过引起红细胞机械性破坏所致。护理：①术后严密观察病人尿量和尿色情况；②遵医嘱使用碳酸氢钠、碱化尿液和激素保护肾功能，必要时输血或外科手术治疗。

（2）封堵器移位、变形或脱落。原因：操作不当，封堵器过大或过小。护理：①密切观察病情变化；②一旦发生，用异物钳取出或外科手术。

（3）血管栓塞。穿刺、插管致下肢血管痉挛，穿刺部位加压包扎致血流缓慢等致血栓形成。护理：①严密观察足背动脉搏动情况；②必要时行溶栓治疗。

（4）出血。主要是室间隔缺损封堵病人有股动脉穿刺口，严密观察有无出血情况。

【健康教育】

1. 定期复查超声心电图。

2. 遵医嘱服用阿司匹林 3～6 个月。

【护理质量评价标准】

1. 病人知晓手术简要过程及配合要点。

2. 病人情绪稳定，配合治疗。

3. 护理落实到位，无护理并发症。

4. 病人知晓坚持服用抗凝药物的重要性，知晓自我监测有无出血倾向。

第二十节　心脏再同步治疗（CRT）护理

心脏再同步治疗（CRT）：三腔起搏器，通过在传统右心房、右心室双腔起搏基础上增加左心室起搏，遵照一定的房室间隔和室间间期顺序发放刺激，能够实现正常的心房、心室的电激动传导，以改善心脏不协调运动，恢复房室、左右心室内运动的同步性，进而改善心功能。

【术前护理】

1. 完备术前各项检查，如 UCG、EKG、血常规、生化、凝血象、免疫组合、心血管摄片等。

2. 术前宣教　向病人家属详细解释 CRT 的治疗方法、手术费用、手术的安全性和效果，以及手术前后注意事项。

3. 根据 NYHA 分级标准评估心功能分级，对心功能 3～4 级的病人给予干预，包括吸氧，应用多巴胺、多巴酚丁胺，间断使用利尿剂等，以改善心功能。同时为避免手术中囊袋血肿，术前 5 d 停用抗血小板凝聚药物。

4. 训练床上排便。

5. 备皮　左或右侧颈、胸部。

6. 测量生命体征。

7. 排空大小便，右上肢建立静脉通路（以备术中急用）。

【术后护理】

1. 术后即刻护理　术后病人入住 CCU 病房。

（1）协助搬运病人，给予病人平卧位。

（2）心电监护，Qh 监测记录心率、心律变化。

（3）做 12 导联心电图。

（4）观察切口敷料情况及疾病人返回病房时间。

2. 监测记录术后血压 Q1/2h×6 次，均稳定按医嘱监测血压变化，每班记录 1 次病情变化至 24 h。

3. 切口处沙袋压迫 8～12 h，注意观察切口渗血、渗液情况。

4. 观察病人排便情况，及时解除尿潴留。

5. 活动指导　术侧肢体制动 24 h，取平卧位 3 d，防止电极移位。术后第 2 d 指导病人床上进行术侧肢体（肘关节以下）及其余上下肢的关节活动，使病人尽可能舒适，无特殊情况第 3 d 予床上半卧位，第 4 d 行床边活动，注意观察病人有无头晕等不适，消瘦病人用绷带固定起搏器。

6. 术后第 1 d 换药，注意有无出血及感染征象；术后 7～10 d 拆线，观察切口愈合情况。

7. 协助病人进食、排便等，满足生活需要。

8. 并发症观察，如电极移位、心律失常、出血、囊袋感染等。

【健康教育】

1. 出院后需每天自测脉搏，一般应在安静时和早上醒来未起床时进行测定，并做记录。

2. 保持安装起搏器囊袋处皮肤清洁，观察有无红肿破损。

3. 如有心悸、头晕、心率低于起搏器设定频率时，应立即就诊。

4. 告知病人安装起搏器后，不能再做磁共振检查，不能用电手术刀，不要使用强磁场的电浴盆。如强磁场对起搏器有干扰时请立即离开现场。

5. 为了防止移动电话对起搏器的干扰，如使用和携带时与起搏器保持 15 cm 以上距离。

6. 按随访须知指导病人 1、3、6 个月定期到医院检测起搏功能，以后 6 个月随访 1 次，如若病人自觉不适、晕厥、脉搏缓慢等，应及时到医院检查。

【护理质量评价标准】

1. 术前准备充分到位，病人知晓手术过程及术中配合要点。

2. 病人情绪稳定，配合治疗。

3. 病人心衰症状得到有效控制。

4. 了解 CRT 相关知识，知晓术后及出院后注意事项。

5. 病人会自测脉搏及知晓测量脉搏的重要性。

6. 各项护理落实到位，无护理并发症。

第二十一节　主动脉夹层（AD）护理

主动脉夹层（AD）是指血液渗入主动脉壁损伤其中层，并在中层与外层之间形成夹层血肿，并可沿主动脉壁延伸剥离导致心血管严重损伤的一种急症。一般表现为剧烈疼痛、休克以及压迫症状。发病率一般男性多于女性，比例为 2：1。临床分为 A 型和 B 型。急性主动脉夹层临床上主要表现为胸部剧痛，呈撕裂样剧痛。主要治疗措施有内科药物治疗、外科手术治疗及主动脉夹层介入治疗（主动脉覆膜支架置入术）。

【一般护理】

1. 休息　严格卧床休息，避免用力过度（如排便用力、剧烈咳嗽）；协助病人进餐，床上排便、翻身；常规使用缓泻剂，保持大便通畅。

2. 饮食　以清淡、易消化、富含维生素的流质食物为宜；鼓励饮水，指导病人多食用新鲜水果蔬菜及粗纤维食物。

3. 心理护理　剧烈的疼痛使病人容易产生恐惧和焦虑心理，烦躁不安、精神紧张、恐惧等心理状态不利于病情控制。加强心理护理，提供心理支持，消除其恐惧心理。

【病情观察及症状护理】

1. 疼痛　突发剧烈疼痛为发病开始时最常见的症状，约 90% 以上的病人从疼痛一开始发作即极为剧烈，有效的降压、止痛是治疗疼痛性休克的关键。应严密观察疼痛的部位、性质、时间、程度。使用强镇痛剂后，观察疼痛是否改善。疑诊主动脉夹层病人，即刻建立静脉通道，以利于快速输液。持续低流量吸氧。

2. 夹层累及相关系统观察与护理　应严密观察有无呼吸困难、咳嗽、咯血；有无头痛、头晕、晕厥；有无偏瘫、失语、视力模糊、肢体麻木无力、大小便失禁、意识丧失等征象以及双侧颈动脉、桡动脉压、股动脉、足背动脉搏动情况，持续心电血压监护，观察心率、心律、血压、血氧饱和度等变化，严格记录液体出入量。早期发现，及时处理。

【用药护理】

1. 硝普钠　快速降压以硝普钠静脉滴注最有效和最常用。降低血压过程中须密切观察血压、心率、神志、心电图、尿量及疼痛等情况。血压下降后疼痛明显减轻或消失是夹层动脉瘤停止其扩展的临床指征，血压可维持在 90～120/60～90 mmHg。硝普钠属血管平滑肌松弛剂，能快速降低收缩压和舒张压，停药后 5 min 内血压即回升至原水平，所以在应用硝普钠过程中不能随意终止，更换药物时要迅速、准确。

2. β-受体阻滞剂　单用硝普钠可反射性心率加快，左心室收缩力和收缩速率增加促使夹层分离，故应同时辅以 β-受体阻滞剂以抑制心肌的收缩力，减慢左心室收缩速率，使心率维持在 60～80 次/min。

【健康教育】

1. 指导病人出院后以休息为主，活动时要循序渐进，注意劳逸结合。

2. 嘱低盐、低脂饮食，并戒烟、酒；多食新鲜水果、蔬菜及富含粗纤维的食物，以保持大便通畅。

3. 指导病人学会自我调整心理状态，调控不良情绪，保持心情舒畅，避免情绪激动。

4. 按医嘱坚持服药，控制血压，不擅自调整药量。

5. 教会病人自测心率、脉搏，有条件者置血压计，定时测量。

6. 定期复诊，若出现胸、腹、腰痛症状及时就诊。

7. 保持良好的生活方式，指导病人家属给病人创造一个良好的身心修养环境。

【护理质量评价标准】

1. 积极配合医生，各项急救措施落实及时到位。

2. 严密观察血压、心电变化，按时记录。

3. 病房环境安静、安全，限制陪客，避免一切不良刺激。

4. 病人情绪稳定，血压及胸痛症状得到有效控制。

5. 病情稳定后，落实疾病健康教育。

6. 病人知晓用药及治疗情况，配合各项治疗。

7. 各项护理落实到位，无护理并发症。

第二十二节　主动脉内球囊反搏（IABP）护理

主动脉内球囊反搏泵是机械辅助循环方法之一，是通过动脉系统置入一根带气囊的导管到降主动脉内左锁骨下动脉开口远端，在舒张期气囊充气，在心脏收缩前气囊排气，起到辅助心脏的作用。主要工作原理是从股动脉内将带球囊的导管置入左锁骨下动脉与肾动脉之间，在左心室舒张期充气，突然阻止降主动脉内血流，使主动脉内舒张期血压升高，挤压更多的血压流入冠状动脉，改善冠状动脉系统的供血和供氧；在左心室收缩期球囊突然放气，主动脉内压力骤然下降，产生一个空穴，使左心室射血阻力降低，左心室后负荷减轻，减少左心室壁张力和左心室做功及耗氧。

【术前护理】

1. 监测血流动力学变化及心电图变化。

2. 准备双侧腹股沟及会阴部皮肤，建立静脉通路。

3. 遵医嘱用药。

【术后护理】

1. 保持正确体位　取平卧位绝对卧床，穿刺侧下肢伸直，避免弯曲，使用约束带或药物镇静，可适当抬高床头 $15°\sim30°$。翻身时幅度不宜过大，下肢与躯体呈一直线，注意气囊、导管是否移位。

2. 加强反搏过程监测

（1）监测心率、心律的变化。最有效的心律是窦性心律。IABP 反搏效果有赖于 QRS 波的波幅、心搏的节律和频率。

（2）选择 R 波向上的最佳 ECG 导联：Ⅱ 导联。

（3）观察 IABP 反搏时相及反搏效果。

（4）观察足背动脉搏动情况。术后 $15\sim30$ min 观察并记录双下肢皮温、皮色、痛觉、足背动脉搏动次数、强弱情况，必要时监测血氧饱和度，防止下肢缺血及血栓形成。如出现下肢肿胀，应定时、定位测量腿围，发现异常及时报告医师对症处理。

（5）加强基础护理。

（6）保持导管通畅。IABP 治疗中应将气囊导管妥善固定，防止导管打折、移位和脱落。每小时用肝素水冲管 1 次，防止形成血栓。

（7）心理护理。主动安慰鼓励病人，同时避免各种刺激因素，保持病房环境安静、整洁，温度适宜，避免强光刺激，确保病人休息和睡眠。

3. IABP 拔除方法及注意事项

（1）IABP 撤除反搏指征。①由低心排血量而引起的低灌注现象消失。②心率 <100 次/min。③尿量 >30 mL/h。④心血管系统持续稳定，对正性肌力药物在低剂量需求范围。

（2）注意事项。①撤管前逐步递减反搏频率：1∶1 改为 1∶2 或 1∶3，各方面情况稳定后则可停止反搏，留管观察一段时间后方可拔管。②气囊导管移出时应将气囊内气体完全抽尽，将气囊导管和

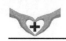

鞘管同时拔除。拔管时应让少量血液从穿刺扣喷出，以冲出可能存在的血栓栓子。③压迫股动脉穿刺点 30 min，后用弹力绷带加压包扎 24 h，病人制动。④术后应用抗生素 3～5 d，预防感染。

【健康教育】

1. 避免情绪激动，保持情绪稳定。

2. 术侧下肢伸直制动，表面球囊导管打折，影响反搏效果。

3. 指导病人床上排便排尿，避免屏气用力。

4. 指导病人合理饮食。

【护理质量评价标准】

1. 术前、术后护理落实到位，病人知晓术前、术中、术后配合要点。

2. 基础护理落实到位，无护理并发症。

3. 病情观察细致，配合医生做好各项处理。

4. 病人情绪稳定，知晓手术治疗过程及方法，配合治疗。

第二十三节　心包穿刺引流护理

经皮穿刺心包留置导管引流术是近几年临床上经常采用的一种创伤小、患者易于接受的新技术。目的：检查心包积液的性质，协助诊断；引流心包积液，解除填塞症状。

【护理措施】

1. 密切观察引流液的颜色、量、性质，准确记录每日引流量及出入量。

2. 术后保持伤口周围皮肤及敷料清洁、干燥，避免污染伤口，在严格无菌操作下更换伤口敷料、引流袋，如有异常，应及时更换，防止感染的发生。

3. 防止留置管脱出，病人可适当床上活动，但动作要轻柔，勿用力过猛，以防引流管无意脱出或移位，并做好生活护理。

4. 做好心理护理，讲解引流的目的及意义，缓解病人紧张情绪。

【病情观察】

1. 术后密切观察生命体征变化，颈静脉充盈度、心尖冲动的强弱。

2. 遵医嘱给予心电、血压、血氧监测，氧气吸入。如出现气急加重、心率增快、血压下降，应及时报告医师处理。如有发热，遵医嘱给予抗生素进行抗感染治疗。

3. 每班严密观察引流管是否通畅，若有堵塞等情况，及时通知医师给予相应处理。如引流量连续少于 10 mL/d，可拔管。拔管前做好解释工作，拔管后消毒伤口，用无菌敷料覆盖。

【健康教育】

1. 保持伤口清洁干燥。注意休息，劳逸结合。

2. 定期门诊随诊，如有不适及时就医。

【护理质量评价标准】

1. 术前、术后护理落实到位，病人知晓术前、术中、术后配合要点。

2. 基础护理落实到位，无护理并发症。

3. 病情观察细致，配合医生做好各项处理。

4. 病人情绪稳定，知晓手术治疗过程及方法，配合治疗。

第二十四节　使用无创呼吸机（NPPV）病人护理

参见第六篇第三章第四节"无创机械通气护理"。

第三章 消化系统疾病护理

第一节 消化系统疾病一般护理

消化系统疾病包括食管、胃、肠、肝、胆、胰等脏器的器质性和功能性疾病，临床上十分常见。主要症状为厌食或食欲减退、恶心与呕吐、嗳气、咽下困难、烧灼感与胃灼热、腹痛、腹胀、腹泻、里急后重、便秘、呕血、黑粪与便血、黄疸等。

【一般护理】

1. 休息　合理安排病人生活，避免精神紧张、劳累，急性期卧床休息，恢复期适当活动，注意腹部保暖。

2. 饮食　给予清淡易消化饮食，避免刺激性食物，忌烟、酒。

3. 指导病人各项检查术前术后护理和注意事项、配合方法。

4. 消化系统常见症状护理

（1）呕吐护理。

①监测失水征象：生命体征、出入量、皮肤黏膜弹性、实验室检查结果。

②呕吐观察及处理：观察呕吐物的颜色、量、性质、气味等。病人呕吐时，帮助其坐起或侧卧，头偏向一侧，以免误吸。呕吐结束给予漱口。及时更换污染衣物被褥，保持清洁。

③药物治疗：纠正水电解质及酸碱平衡紊乱。

④安全护理：告知病人突然起身时可能出现头晕、心悸等不适。指导病人坐起时动作缓慢，以免发生直立性低血压。

（2）腹痛护理。临床上一般将腹痛按起病急缓、病程长短分为急性与慢性腹痛。急性腹痛多由腹腔脏器的急性炎症、扭转或破裂，空腔脏器梗阻或扩张，腹腔内血管阻塞等引起；慢性腹痛的原因常为腹腔脏器的慢性炎症、腹腔脏器包膜的张力增加、消化性溃疡、胃肠神经功能紊乱、肿瘤压迫及浸润等。

①腹痛监测：观察并记录腹痛的部位、性质及程度，发作的时间、频率、持续时间等；观察药物或非药物止痛治疗效果。

②非药物性缓解疼痛方法：能减轻病人的焦虑、紧张，提高其疼痛阈值和对疼痛的控制感。a. 行为疗法：指导式想象、深呼吸、音乐疗法等；b. 局部热疗法：除急腹症外，对疼痛局部可用热水袋进行热敷，从而解除肌肉痉挛而达到止痛效果；c. 针灸止痛：根据不同病情、疼痛性质和部位选择针灸穴位。

③用药护理：遵医嘱给予药物治疗，观察用药反应。急性剧烈腹痛诊断未明时，不可随意使用镇痛药物，以免掩盖症状，延误病情。

④生活护理：急性剧烈腹痛病人应卧床休息，加强巡视，协助病人取适当的体位。烦躁不安者应采取防护措施，防止坠床等意外发生。

（3）腹泻护理。正常人排便习惯多为每天 1 次，有的人每天 2～3 次或每 2～3 d 一次，只要粪便的性状正常，均属正常范围。腹泻指排便次数多于平日习惯的频率，粪质稀薄。腹泻多由于肠道疾病引起，其他原因有药物、全身性疾病、过敏和心理因素等。发生机制为肠蠕动亢进、肠分泌增多或吸收障碍。

①病情观察：观察记录排便情况伴随症状。

②饮食护理：指导病人饮食以少渣、易消化食物为主，避免生冷、多纤维食物。

③用药护理：遵医嘱给予药物治疗，观察用药反应。

④生活护理：急性起病、全身症状明显的病人应卧床休息，注意腹部保暖；排便后应用温水清洗肛周，保持清洁干燥；做好心理护理，稳定病人情绪。

（4）吞咽困难。吞咽困难（dysphagia）指固体或液体食物从口腔运送至胃的过程中受阻而产生咽部、胸骨后的梗阻感或停滞感。按吞咽困难的部位可分为口咽性吞咽困难和食管性吞咽困难两类。多见于咽、食管及食管周围疾病，如咽部脓肿、食管癌、胃食管反流病、贲门失弛缓症，风湿性疾病如系统性硬化症累及食管，神经系统疾病，以及纵隔肿瘤、主动脉瘤等压迫食管。

（5）嗳气。嗳气（eructaion）指消化道内气体（主要来自食管和胃）从口腔溢出，气体经咽喉时发出特殊声响，有时伴有特殊气味，俗称"打饱嗝"，多提示胃内气体较多。频繁嗳气可与精神因素、进食过急过快、饮用含碳酸类饮料或酒类有关，也可见于胃食管反流病、食管裂孔疝、慢性胃炎、消化性溃疡、功能性消化不良、胆道疾病等。

（6）反酸。反酸（acid regurgiation）指酸性胃内容物反流至口咽部，口腔感觉到酸性物质。常伴有烧灼感、胸骨后疼痛、吞咽痛、吞咽困难以及间歇性声嘶、慢性咳嗽等呼吸道症状，不伴有恶心、干呕。多由于食管括约肌功能不全或食管蠕动功能异常、胃酸分泌过多引起，多见于胃食管反流病和消化性溃疡。

（7）灼热感或烧心感。灼热感或烧心感（heartburm）是一种胸骨后或剑突下的烧灼感，由胸骨下段向上延伸，常伴有反酸，主要由于炎症或化学刺激作用于食管黏膜而引起。常见于胃食管反流病和消化性溃疡，也可发生于急性心肌梗死和心绞痛。

（8）畏食或食欲不振。畏食或食欲不振（anorexia）指惧怕进食或缺乏进食的欲望。多见于消化系统疾病如消化系统肿瘤、慢性胃炎、肝炎等，也见于全身性或其他系统疾病如严重感染、肺结核、尿毒症、垂体功能减退等。严重食欲不振称为厌食，可导致营养不良。

（9）黄疸。参见第一篇第一章第五节**"黄疸护理"**。

（10）便秘。参见第一篇第一章第七节**"便秘护理"**。

（11）呕血与黑便。呕血（hematemesis）与黑便（melena）见于上消化道疾病（如食管、胃、十二指肠、胆和胰腺疾病）或全身性疾病导致的上消化道出血，常见病因为消化性溃疡、急性糜烂出血性胃炎、食管胃底静脉曲张破裂和胃癌。上消化道出血者均有黑便，但不一定有呕血。出血部位在幽门以上者常有呕血和黑便，在幽门以下者可仅表现为黑便。但出血量少而速度慢的幽门以上病变亦可仅见黑便，而出血量大、速度快的幽门以下病变可因血液反流入胃，引起恶心、呕吐而出现呕血。

呕血与黑便的颜色、性质亦与出血量和速度有关。呕血呈鲜红色或血块，提示出血量大且速度快，血液在胃内停留时间短，未经胃酸充分混合即呕出；如呕血呈棕褐色咖啡渣样，则表明血液在胃内停留时间长，经胃酸作用形成酸性血红蛋白所致。柏油样黑便，黏稠而发亮，是因血红蛋白中铁与肠内硫化物作用形成硫化铁所致。当出血量大且速度快时，血液在肠内推进快，粪便可呈暗红甚至鲜红色，需与下消化道出血鉴别；反之，空肠、回肠的出血如出血量不大，在肠内停留时间较长，也可表现为黑便，需与上消化道出血鉴别。

【病情观察】

1. 观察呕吐物及大便颜色、性质及量，必要时送检。

2. 观察腹痛的部位、性质及伴随症状，与饮食的关系。

3. 呕吐、腹泻、呕血、黑便时，应观察并记录血压、脉搏、呼吸及神志情况。

【用药护理】

1. 观察药物的作用及不良反应，正确执行医嘱。

2. 指导病人正确服药，餐前或者饭后给予碾碎或溶水服用。

【健康教育】

1. 指导病人保持良好心理状态，遵医嘱服药。

2. 保持规律的饮食习惯，禁烟、酒。

3. 指导病人掌握发病规律性以及复发的症状，复发后及时就诊。

4. 定期复查。

【护理质量评价标准】

1. 病人叙述疼痛减轻或消失。

2. 病人的腹泻及其伴随症状减轻或消失。

3. 机体获得足够的热量、水电解质和各种营养物质，营养状态改善。

4. 生命体征正常，无失水、电解质紊乱。

第二节　胃食管反流病护理

胃食管反流病（gastroesophageal reflux disease，GERD）系指胃十二指肠内容物反流入食管，引起不适症状和（或）并发症的一种疾病，包括非糜烂性反流病、糜烂性反流病和 Barrett 食管。形成主要因素有食管下段括约肌抗反流的屏障功能减弱，食管对胃反流物的廓清能力障碍及食管黏膜屏障功能的损害。临床表现为胸骨后烧灼感或疼痛，胃、食管反流，咽下困难等。主要治疗有抑酸，促进胃排空，增加食管下段括约肌张力。该病流行率有明显的地理差异，西欧和北美患病率为 10%～20%，亚洲也在逐年上升。其中，非糜烂性反流病最为常见，约占 70%。

【一般护理】

1. 指导病人改变原有的生活方式与饮食习惯，戒烟、酒；减少腹内压增高的因素，如肥胖、便秘、紧束腰带等。

2. 心理护理　关心安慰病人，解除病人忧虑，增强治疗信心。

3. 饮食护理　少吃多餐，易消化食物尽量少进食稀饭、山芋等增加胃酸分泌的食品。避免睡前 2 h 进食，餐后不宜立即卧床。睡眠时背部抬高 15～20 cm。避免进食使食管下括约肌（LES）功能降低的食物，如高脂肪、巧克力、咖啡、浓茶等。

【病情观察】

观察病人疼痛部位、性质、程度、持续时间及伴随症状。老年病人需与心绞痛相鉴别。

1. 指导并协助病人减轻疼痛，如保持环境安静、舒适，减少对病人的不良刺激和心理压力，取舒适体位，指导病人腹式呼吸。保持情绪稳定，指导病人分散注意力。

2. 观察病人食管外症状如咽喉炎、咳嗽、哮喘及吞咽困难，做好解释工作，缓解病人的紧张情绪。

【用药护理】

1. 促进胃动力药物。多潘立酮、莫沙必利等增加 LES 压力，改善食管蠕动功能，促进胃排空，应在餐前 30 min 服用。

2. 抗酸药（铝镁加混悬液）。应饭后 1 h 后和睡前服用，片剂应咀嚼后服用，乳剂服用前充分混匀，避免与奶制品同时服用，指导病人勿加水冲服。

3. 抑酸药。H_2 受体拮抗剂应在餐中或餐后立即服用，也可一天剂量在睡前服用。与抗酸药间隔 1 h 以上。质子泵抑制剂饭前服用，抗生素饭后服用，遵医嘱按疗程服用，注意用药后的反应。质子泵抑制剂（奥美拉唑）用药初期可引起头晕，嘱病人服药后避免开车、高空作业。

【健康教育】

1. 疾病知识指导，向病人及家属讲解生活方式与疾病的关系，指导导致 LES 压力降低的各种因素。适当控制体重，进行适当体育锻炼，避免劳累。

2. 禁止饮酒、吸烟。

3. 指导正确服药，根据医嘱停药或减量，如出现胸骨后烧灼感、胸痛、吞咽不适加重，应及时就诊。

【护理质量评价标准】

1. 病人能自己选择符合饮食要求食物，保证每天所需热量、蛋白质、维生素等营养成分的摄入。

2. 正确服药，了解药物的作用及服药方法。

3. 病人情绪稳定，睡眠体位正确。

第三节　消化性溃疡护理

消化性溃疡（peptic ulcer）主要指发生在胃和十二指肠的慢性溃疡，胃溃疡（GU）和十二指肠溃疡（DU）。溃疡的形成有各种因素，其中胃酸/胃蛋白酶对黏膜的消化作用是基本因素，是一种多发病、常见病，主要表现为腹痛及反酸、嗳气、恶心、呕吐、食欲减退等消化不良症状。治疗上主要以降低胃酸、保护胃黏膜、根除幽门螺杆菌治疗。临床上 DU 较 GU 多见，两者比约为 3∶1，DU 好发于青壮年，GU 好发于中老年。男性患病较女性多，秋冬和春夏之交是该病的好发季节。

【一般护理】

1. 向病人讲解季节变化情绪波动、饮食失调对消化性溃疡的发生、发展均有重要影响。鼓励病人应保持乐观的情绪。生活规律，劳逸结合，避免过度的精神紧张，无论在溃疡活动期还是缓解期都很重要。

2. 溃疡活动期症状较重时，卧床休息，症状轻者可鼓励其适当活动，注意生活规律和劳逸结合，避免剧烈活动以降低胃的分泌及蠕动。

3. 了解病人疼痛特点，如有典型节律，可按其特点指导缓解疼痛的方法；如十二指肠溃疡系空腹痛或午夜痛，指导病人准备制酸性食物在疼痛前进食或服用抗酸药物防止疼痛的发生。也可采用局部热敷或针灸止痛。

4. 烟、酒是刺激溃疡发病的因素，对于嗜烟酒的病人，应积极鼓励病人戒烟、酒；对于不吸烟的病人，嘱其拒绝二手烟。

5. 定时进餐、少量多餐，使胃内经常有食物存在，起到稀释胃液，中和胃酸的作用，避免粗糙、酸辣等刺激性食物，有利于溃疡愈合。

6. 营养治疗对溃疡病是十分重要的，有营养不良的病人，应供给充足的蛋白质，进食富有营养但又易消化的食物。适量选用脂肪，可以抑制胃酸分泌，但有高脂血症的病人慎用。碳水化合物对胃酸分泌没有影响，可以放心选用。尽量少吃或不吃巧克力、咖啡和可乐类饮料及刺激性调味品，如胡椒、辣椒、咖喱等，急性期更要避免。并注意不要偏食，进食不能过快、过烫、过冷，不能暴饮暴食。

7. 饮食　指导病人有规律地定时进食，细嚼慢咽。溃疡活动期每日进食 4～5 餐，少量多餐可中和胃酸，减少胃酸对溃疡面的刺激，避免急食，不宜过饱；选择营养丰富、质软、易消化的食物，如面条、馄饨。多吃新鲜水果和绿色蔬菜，避免咖啡及碳酸饮料。避免刺激性食物，避免过烫、过冷；不能暴饮暴食，鼓励其戒烟、酒。

8. 溃疡病人一般不应长期服用阿司匹林类的药物，如果需要，请严格遵照医嘱，并同时观察有无溃疡病的发作或加重。

9. 严格遵医嘱用药，注意用药后的反应。

10. 观察腹痛的部位与程度、大便性状，对于突发性剧烈腹痛，应注意有无穿孔并发症。大便呈柏油便或呕血，说明消化道出血，均应及时报告医师。

11. 指导病人及家属观察粪便颜色，警惕溃疡出血引起的血便或黑便。

12. 同时还应注意病人有无头晕、心悸、出冷汗甚至休克等失血表现，一旦出现，及时就医。

13. 在季节更换时尤其要提醒病人注意饮食规律，劳逸结合，并保持心情舒畅，以防溃疡复发。

14. 心理护理。帮助病人认识和去除病因，给予心理疏导，解除焦虑、恐惧心理，向病人介绍精神因素对溃疡的发生、发展的重要影响，教给病人放松技巧，避免过度紧张引起病情反复。

【病情观察】

注意观察病人的腹痛部位、时间、性质及与饮食的关系等，以便区别是胃溃疡（GU）还是十二指肠溃疡（DU），及时汇报医生。

1. 观察大便、呕吐物的颜色，警惕溃疡出血，同时还应注意病人有无头晕、心悸、出汗甚至休克的失血表现，如有出血，按消化道出血护理。

2. 当溃疡疼痛持续，进食或用抗酸药后不能缓解，并向背部和上腹部放射，腹肌紧张，有压痛、反跳痛，提示可能出现穿孔，需做好术前准备。

【用药护理】

1. 用药 抗酸药（铝镁加混悬液）应饭后 1 h 和睡前服用，片剂应咀嚼后服用，乳剂服用前充分混匀，避免与奶制品同时服用，指导病人勿加水冲服。H_2 受体拮抗剂应在餐中或餐后立即服用，也可一天剂量在睡前服用。与抗酸药间隔 1 h 以上，静脉给药应控制速度，防止速度过快引起低血压和心律失常。

2. 特殊治疗 根除 HP 方案：PPI/铋剂＋两种抗生素（克拉霉素/呋喃唑酮或阿莫西林/甲硝唑）疗程 7～10 d，质子泵抑制剂饭前服用，抗生素饭后服用，遵医嘱按疗程服用，注意用药后的反应。质子泵抑制剂（奥美拉唑）用药初期可引起头晕，嘱病人服药后避免开车、高空作业。

3. 硫糖铝片宜在进餐前 1 d 服用，可有便秘、口干、皮疹、眩晕、嗜睡等不良反应。不能与多酶片同服，以免降低两者的效价。

【健康教育】

1. 讲解引起加重溃疡的相关因素，保持生活规律，情绪乐观，劳逸结合。

2. 指导病人合理地饮食，少食多餐，避免过烫、过冷、油炸、辛辣等刺激性食物及浓茶、咖啡，戒烟、酒。

3. 指导病人按医嘱正确服药，学会观察药效及不良反应。

4. 观察腹痛的节律及变化，若有呕血及黑便，及时就诊。

【护理质量评价标准】

1. 护士正确掌握消化性溃疡的健康教育及各种并发症的处理方法。

2. 疾病知识宣教落实，病人饮食规律。能选择适宜的食物，未见因食物不当诱发疼痛。

3. 能正确服药，上腹部疼痛减轻并逐渐消失。

4. 能建立合理的饮食方式和结构，营养指标在正常范围内。

第四节 上消化道大量出血护理

上消化道出血（upper gastrointestinal hemorrhage）是指屈氏韧带以上的食管、胃、十二指肠和胰胆等病变引起的出血，包括胃空肠吻合术后的空肠上段病变所致出血。大量出血是指在数小时内失血量超出 1 000 mL 或循环血容量的 20％。该病的病因主要是消化性溃疡、食管胃底静脉曲张破裂、急性糜烂性出血性胃炎、胃癌等。该病是临床常见急症，主要表现为呕血、黑粪、血便等，并伴有血容量减少引起的急性周围循环障碍。治疗主要是止血，抑制胃酸分泌，补充血容量。

【一般护理】

1. 大出血时病人绝对卧床休息，平卧位并将下肢略抬高，以保证脑部供血。保持呼吸道通畅，呕血时抬高床头 10°～15°，头偏向一侧，避免误吸。必要时吸氧。

2. 做好心理护理，安慰病人，说明安静休息有利于止血。经常巡视病房，大出血时陪伴病人，以减轻病人的紧张情绪，使其有安全感，解除病人紧张情绪。必要时可遵医嘱酌情给予镇静剂，备好抢救车负压吸引器、麻醉机、三腔两囊管等各种抢救仪器。

3. 基础护理 做好入院风险评估，加强宣教和病房巡视，防止病人跌伤和坠床。保持口腔清洁，做好口腔护理，呕吐后及时漱口，排便次数多者应注意肛周皮肤的清洁和完整。限制活动期间，协助病人完成日常生活活动。卧床者尤其是老年人和重症病人，注意防止压疮。

4. 立即建立静脉通道，宜选择粗大血管，配血备血，迅速补充血容量，各种止血治疗及用药等抢救措施。输液开始宜快，可用生理盐水、林格液、代血浆，配合医生迅速、准确地实施抢救措施，严密观察治疗效果及不良反应。必要时测定中心静脉压来调整输液量和速度，避免因输液、输血过多、过快引起急性肺水肿。肝硬化病人需输新鲜血。

5. 监测生命体征，大出血时根据病情一般每 30～60 min 测量 1 次生命体征。观察病人有无微循环血流灌注不足的现象，如是否出现烦躁不安、面色苍白、皮肤湿冷、四肢冰凉等。必要时进行心电监护。注意保暖，必要时加盖棉被。

6. 准确记录 24 h 出入量，疑有休克时应留置导尿管，监测每小时尿量，并保持 1 h 尿量大于30 mL。

7. 定期复查红细胞计数、血细胞比容、血红蛋白、网织红细胞计数，以了解出血是否停止。

8. 饮食护理　急性大出血伴恶心、呕吐者应禁食，少量出血呕吐者可进温凉、清淡流质，尤其是消化性溃疡的病人。出血停止后改为营养丰富、易消化、无刺激性半流质、软食，少量多餐，逐步过渡到正常饮食。

9. 食管胃底静脉曲张破裂出血、急性大出血伴恶心、呕吐者应禁食，止血后 1～2 d 渐进高热量、高维生素饮食，限制钠和蛋白质摄入，避免粗糙、坚硬、刺激性食物，且应细嚼慢咽，防止损伤曲张静脉而再次出血。

10. 进一步明确是否消化道出血，需与鼻出血、吞咽血液、咯血及服用某些药物所致的黑便相鉴别。

11. 及时清理病人的呕吐物或黑便，以减少不良刺激。随时开窗通风，保持空气清新、床单位整洁。

12. 如果需要做内镜下止血或三（四）腔二囊管或手术治疗，则做好相应准备。

13. 安全护理　指导病人坐起、站起时动作缓慢；出现头晕、心慌、出汗时立即卧床休息并告知护士；必要时由护士陪同入厕或暂时改为在床上排泄。

【病情观察】

1. 严密监测神志、心率、血压及呼吸的变化，必要时给予心电监护。

2. 精神和意识状态，如有无精神疲倦、烦躁不安、嗜睡、表情淡漠、意识不清甚至昏迷。

3. 观察皮肤和甲床的色泽、肢体温暖或湿冷、周围静脉特别是颈静脉充盈情况。

4. 准确记录出入量，疑有休克时留置导尿管，测每小时尿量，应保持尿量＞30 mL/h。

5. 观察并记录病人呕吐物、分泌物、大便的颜色、性质及量，评估其是否有活动性出血和再出血征兆。

6. 定期复查血红蛋白浓度、红细胞计数、血细胞比容、网织红细胞计数、血尿素氮、大便隐血，以了解贫血程度、出血是否停止。

7. 监测血清电解质和血气分析的变化。

8. 周围循环状况观察　周围循环衰竭的临床表现对估计出血量有重要的价值，关键是动态观察病人的心率、血压。

9. 出血量估计　详细询问呕血和黑便发生时间、次数、量及性状，以便估计出血量和速度。

（1）大便隐血试验阳性提示每天出血量＞5 mL。

（2）出现黑便表明每天出血量＞50 mL，一次出血后黑便持续时间取决于病人排便次数，如每天排便 1 次，粪便色泽约在 3 d 后恢复正常。

（3）胃内积血量达 250～300 mL 时可引起呕血。

（4）一次出血量在 400 mL 以下时，可因组织液与脾贮血补充血容量而不出现全身症状。

（5）出血量超过 400 mL，可出现头晕、心悸、乏力等症状。

（6）出血量超过 1 000 mL，临床即出现急性周围循环衰竭的表现，严重者可引起失血性休克。

10. 继续或再次出血判断 观察中出现下列迹象，提示有活动性出血或再次出血。

（1）反复呕血，甚至呕吐物由咖啡色转为鲜红色。

（2）黑便次数增多且粪质稀薄，色泽转为暗红色，肠鸣音亢进。

（3）周围循环衰竭的表现经充分补液、输血而改善不明显，或好转后又恶化，血压波动，中心静脉压不稳定。

（4）血红蛋白浓度、红细胞计数、血细胞比容持续下降，网织红细胞计数持续升高。

（5）在补液足够、尿量正常的情况下，血尿素氮持续或再次升高。

（6）门静脉高压的病人原有脾大，在出血后常暂时缩小，如不见脾恢复肿大亦提示出血未止。

11. 病人原发病病情观察 例如，肝硬化并发上消化道出血的病人，应注意观察有无并发症感染、黄疸加重、肝性脑病等。

【食管胃底静脉曲张破裂出血特殊护理】

1. 饮食护理 活动性出血时应禁食。止血后 1～2 d 渐进高热量、高维生素流质，限制钠和蛋白质摄入，避免粗糙、坚硬、刺激性食物，且应细嚼慢咽，防止损伤曲张静脉而再次出血。

2. 三（四）腔二囊管的应用与护理 熟练的操作和插管后的密切观察及细致护理是达到预期止血效果的关键。

（1）将食管引流管、胃管连接负压吸引器或定时抽吸，观察出血是否停止，并记录引流液的性状、颜色及量。

（2）经胃管冲洗胃腔，以清除积血，可减少氨在肠道的吸收，以免血氨升高而诱发肝性脑病。

（3）出血停止后，放松牵引，放出囊内气体，保留管道继续观察 24 h，未再出血可考虑拔管，对昏迷病人亦可继续留置管道用于注入流质食物和药液。

（4）拔管前口服液体石蜡 20～30 mL，润滑黏膜及管、囊的外壁，抽尽囊内气体，以缓慢、轻巧的动作拔管。

（5）留置管道期间，定时做好鼻腔、口腔的清洁，用液体石蜡润滑鼻腔、口唇。床旁备用三（四）腔二囊管、血管钳及换管所需用品，以便紧急换管时用。

（6）留置气囊管给病人以不适感，有过插管经历的病人尤其易出现恐惧或焦虑感，故应多巡视、陪伴病人，解释该治疗方法的目的和过程，加以安慰和鼓励，取得病人的配合。

（7）防创伤：留置三（四）腔二囊管期间，定时测量气囊内压力，以防压力不足而不能止血，或压力过高而引起组织坏死。气囊充气加压 12～24 h 应放松牵引，放气 15～30 min，如出血未止，再注气加压，以免食管胃底黏膜受压时间过长而发生糜烂、坏死。

（8）防窒息：当胃囊充气不足或破裂时，食管囊和胃囊可向上移动，阻塞于喉部而引起窒息，一旦发生，应立即抽出囊内气体，拔出管道。

（9）防误吸：应用四腔管时可经食管引流管抽出食管内积聚的液体，以防误吸引起吸入性肺炎；床旁备弯盘、纸巾，供病人及时清除鼻腔、口腔分泌物，并嘱病人勿咽下唾液等分泌物。

【用药护理】

1. 生长抑素持续滴入时，用输液泵或注射泵严格控制滴速，注意有无眩晕、面部潮红、呕吐等不适。

2. 血管加压素可引起腹痛、血压升高、心律失常、心肌缺血，甚至发生心肌梗死，故滴注速度应准确，并严密观察不良反应。患有冠心病的病人忌用血管加压素。

3. 抑制胃酸分泌药物。质子泵抑制剂，每 8～12 h 1 次，观察有无头痛、头晕、腹泻、腹痛、皮疹等不适。

【健康教育】

1. 注意饮食卫生和进食规律，避免粗糙、刺激性食物，戒烟、酒。

2. 生活规律，劳逸结合，保持心情愉快。

3. 帮助病人和家属掌握自我护理的有关知识，减少再度出血的危险。

4.病人和家属学会早期识别出血征象及应急措施，出现头晕、心悸等不适，或呕血、黑便时，应立即卧床休息，保持安全，减少身体活动。

【护理质量评价标准】

1.了解出血的原因及预防措施。

2.病人了解饮食、休息的重要性。

3.观察病情及时准确，抢救配合迅速。

4.护理措施落实，无护理并发症。

第五节　炎症性肠病护理

炎症性肠病（inflammatory bowel disease，IBD）是一种特发性肠道炎症性疾病，包括溃疡性结肠炎（UC）和克罗恩病（CD）。该病病因尚未完全明确，目前认为是多因素相互作用的结果，主要包括遗传、感染、环境和免疫因素。主要表现为腹泻和黏液脓血便、腹痛伴里急后重等症状。瘘管形成是 CD 的特征性体征。治疗主要是阻断炎症反应和调节免疫功能。临床上性别在 UC 发病中无差别，CD 则女性高于男性。发病呈双峰分布，15～30 岁为第 1 个发病高峰，60～80 岁为第 2 个较低的发病高峰。

【一般护理】

1.轻症者注意休息，减少活动量，防止劳累；重症者应卧床休息，保证睡眠，以减少肠蠕动，减轻腹泻、腹痛症状。

2.给予营养丰富、易消化、无刺激性饮食，如鱼汤、蒸蛋糕等清淡食物，避免食用刺激性食物，急性发展期病人应进流质或半流质饮食，禁食冷饮、水果、牛奶和乳制品，减轻对肠黏膜的刺激，供给足够的热量，维持机体代谢的需要，减轻黏膜的炎症，防止肠出血等并发症。病情严重者应禁食，按医嘱给予静脉高营养，利于炎症减轻。定期对病人进行营养状况监测，以了解营养改善状况。

3.对症护理

（1）腹泻护理。全身症状明显的病人应卧床休息，注意腹部保暖，加强肛周皮肤的护理，排便后应用温水清洗肛周，保持清洁干燥，涂无菌凡士林或抗生素软膏以保护肛周皮肤，或促进损伤处愈合。稳定病人情绪，以减轻症状。

（2）疼痛护理。给病人耐心解释疼痛的原因，使其减轻焦虑、恐惧等不良情绪，增强自信心，配合治疗。教给病人缓解疼痛的方法，如放松、转移注意力，必要时给予药物止痛。

4.心理护理　由于病因不明，病情反复发作，迁延不愈，常给病人带来痛苦，尤其是排便次数的增加，给病人的精神和日常生活带来很多困扰，易产生自卑、忧虑，甚至恐惧心理。应鼓励病人树立信心，以平和的心态应对疾病，自觉地配合治疗。帮助病人及家属认识病人的实际健康状态，明确精神因素对疾病的影响。

【病情观察】

1.观察腹痛的性质、部位、范围与进食、服药、精神紧张、劳累的关系，必要时给予镇静药。并发中毒性巨结肠、肠穿孔、肠梗阻、大量反复消化道出血时，应及时通知医生，并积极配合处理。

2.观察腹泻的次数、性质及伴随症状。

3.按医嘱及时、正确地留取大便标本送检，监测大便检查结果。

4.观察体温及热型，监测体重、血常规、血清蛋白、电解质等指标。

【用药护理】

1.遵医嘱给予美沙拉嗪（5-氨基水杨酸）、糖皮质激素、免疫抑制剂等治疗，注意药物的疗效及不良反应，如应用 5-氨基水杨酸时，可能引起轻微胃部不适，偶有恶心、头痛、头晕及肝肾功能损害，服药时要整粒吞服，绝不可嚼碎或压碎。

2.嘱病人餐后服药，服药期间定期复查肝肾功能损害；应用糖皮质激素，要注意激素不良反应，如感染、骨质疏松，不可随意停药，防止反跳现象。服用激素期间，注意个人卫生，避免到人多的地方，防止感染。

3. 应用硫唑嘌呤时，病人可出现骨髓抑制，注意监测白细胞计数。

【健康教育】

1. 鼓励病人树立战胜疾病的信心，以平和的心态应对疾病。

2. 指导病人合理选择饮食，摄入足够的营养，避免多纤维及刺激性食物，忌冷食。

3. 指导病人合理的休息与活动。

4. 嘱病人坚持治疗，正确服药，不要随意更换药物或停药。教会病人识别药物不良反应。

【护理质量评价标准】

1. 护士正确掌握病人正规用药、药物副作用、并发症的观察及健康教育的方法。

2. 病人情绪稳定，正确服药，饮食合理。

3. 疾病知识宣教落实。

第六节　急性胰腺炎护理

急性胰腺炎（acute pancreatitis，AP）是多种病因导致胰酶在胰腺内被激活后引起胰腺组织自身消化、水肿、出血甚至坏死的炎症反应。临床以急性上腹痛、恶心、呕吐、发热和血胰酶升高等为特点。病变程度轻重不等，轻者以胰腺水肿为主，临床多见，病情常呈自限性，预后良好，又称为轻症急性胰腺炎。少数病人胰腺出血坏死，常继发感染、腹膜炎和休克等，病死率高，称为重症急性胰腺炎。病因主要有胆石症、酗酒、外伤、胰管梗阻、暴饮暴食、代谢性疾病、感染等。主要治疗是抑制胰腺分泌，抑制胰酶活性，减少胰酶合成，镇痛，抗感染。

【一般护理】

1. 参见第二篇第三章第一节**"消化系统疾病一般护理"**。

2. 绝对卧床休息，协助病人取弯腰、屈膝侧卧位以减轻疼痛；疼痛剧烈辗转不安时注意安全，使用床栏，防止坠床。

3. 饮食护理　急性期禁食、禁水，防止食物及酸性胃液进入十二指肠，刺激胰腺分泌消化酶，加重胰腺炎症。

（1）禁食和胃肠减压：轻症急性胰腺炎经过 3～5 d 禁食和胃肠减压，当疼痛减轻、发热消退、白细胞计数和血、尿淀粉酶降至正常后，即可先给予少量无脂流质。

（2）禁食期间，每天应补液 3 000 mL 以上以补充血容量，胃肠减压时液体量应适量增加，注意补充电解质，维持水电解质平衡。

（3）鼻空肠管护理：若病人禁食、禁饮超过 1 周，可以考虑在 X 线引导下经鼻腔置空肠营养管，实施肠内营养。

（4）腹痛和呕吐基本消失、胰腺功能正常后，进清淡流食，如米汤、藕粉、杏仁茶等，但禁油脂饮食。症状缓解后，可选少量优质蛋白质，每日供 25 g 左右，以利于胰腺的修复。

4. 建立静脉通道，给予胃肠外营养，并给予抗炎、解痉镇痛、抑酸、抑制或减少胰腺分泌的治疗。

5. 监测生命体征及血清淀粉酶（正常值小于 120 U/L）变化，观察腹痛体征、有无恶心、呕吐、黄疸等症状，并给予对症处理。

6. 准确记录 24 h 出入量，包括胃肠减压引流及呕吐量，并注意观察性状。

7. 监测血糖变化，因为有些重症胰腺炎 β 细胞遭破坏，胰岛素分泌减少，导致少数病人出现永久性糖尿。

8. 注意病人有无抽搐，因为急性重症胰腺炎病人常伴发低钙血症。必要时给予静脉缓慢推注葡萄糖酸钙。

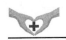

9. 治疗过程中应警惕有无消化道出血、休克、急性呼吸衰竭、急性肾衰竭、循环衰竭等情况，若发生上述情况，应及时对症处理。

10. 护理过程中要观察病人的心理变化，给予病人安慰和鼓励，帮助病人完成各项检查并能配合治疗。在病情许可的条件下，针对病人的情况进行卫生宣教。

【病情观察】

1. 给予心电监护，观察病人生命体征、尿量和神志变化，注意血尿淀粉酶的动态变化以了解疾病的进展，注意腹部症状及体征，疼痛的部位、持续时间、性质、程度及反射部位、有无伴随症状。

2. 观察并记录呕吐物、大便颜色、性质及量。

3. 胃肠减压护理　妥善固定，防管道脱落；保持胃肠减压有效负压状态，保持引流管的通畅，观察引流液的颜色、性质及量，准确记录出入量。加强管道的评估管理，向病人说明置管及负压引流的意义，防止非计划拔管。

4. 疼痛持续伴高热警惕并发胰腺脓肿；腹痛剧烈，腹肌紧张、压痛和反跳痛明显提示并发腹膜炎，应通知医生及时处理。

5. 防治低血容量性休克　如病人出现神志改变、脉搏细弱、血压下降、尿量减少、皮肤黏膜苍白、冷汗等低血容量性休克的表现，应积极配合医生进行抢救。

（1）迅速准备好抢救用物，如静脉切开包、人工呼吸器、气管切开包等。

（2）病人取平卧位，注意保暖，给予氧气吸入。

（3）尽快建立静脉通路，必要时静脉切开，按医嘱输注液体、血浆或全血，补充血容量。

（4）如循环衰竭持续存在，按医嘱给予升压药，注意病人血压、神志及尿量的变化。

【用药护理】

1. 腹痛剧烈者，可遵医嘱给予哌替啶止痛药，但哌替啶反复使用可致成瘾，禁用吗啡，以防引起Oddi括约肌痉挛，加重病情。

2. 落实疼痛评估要求，评估用药前、后病人疼痛有无减轻，疼痛的性质和特点有无改变。

3. 生长抑素应用输液泵或注射泵持续泵入时，注意有无眩晕、面部潮红、呕吐等不适。注意观察注射泵或输液泵的速度是否符合要求。

4. 予以生大黄胃管注入或者灌肠后，观察腹痛腹胀有无缓解、肛门有无排便排气情况。

【健康教育】

1. 向病人及家属介绍本病的主要诱发因素和疾病过程，积极治疗胆道疾病。

2. 指导病人合理饮食，养成规律进食习惯，避免暴饮暴食。疼痛缓解后，应从少量低脂、低糖饮食开始逐渐恢复正常饮食，应避免刺激性强、产气多、高脂肪和高蛋白食物，戒烟、酒，限制茶、咖啡、调味食物，防止复发。

【护理质量评价标准】

1. 病人掌握禁食及后期合理饮食的重要性。

2. 保持有效胃肠减压，管道通畅。

3. 护理观察病情细致，能及时准确用药，无用药不良反应。

4. 病人能积极治疗胆道疾病。

5. 疾病知识宣教落实。

第七节　肝硬化病人护理

肝硬化（hepatic cirrhosis）是一种常见的由不同病因引起的肝慢性进行性弥漫性病变，是在肝细胞广泛变性和坏死基础上产生肝纤维组织弥漫性增生，并形成再生结节和假小叶，导致正常肝小叶结构和血管解剖的破坏。引起肝硬化原因很多，在国内以乙型病毒性肝炎最为常见，在国外则以酒精中毒最为常见。代偿期主要表现为乏力、食欲减退、腹胀不适，失代偿期出现肝衰竭和门静脉高压，此时可出现黄疸、腹水及消化道出血和肝性脑病等并发症。该病无特效治疗，关键在于早期诊断，针对病因给予相应处理，阻止肝硬化进一步发展，后期积极防治并发症。临床上以 35～50 岁男性多见，起病和病程缓慢，可能隐伏数年至十数年之久（平均 3～5 年）。

【一般护理】

1. 肝功能代偿期的病人注意劳逸结合，避免劳累与感染。肝硬化并发感染时，须绝对卧床休息，解除精神紧张。有腹水者，如呼吸困难，应取半卧位。下肢水肿严重时，可协助抬高患肢，以消退水肿。关注病人安全，防止因乏力或腹水量多而导致跌倒碰伤关节。

2. 心理护理　关心安慰病人，解除病人忧虑，增强治疗信心。

3. 饮食护理　既保证营养又遵守必要的饮食限制是改善肝功能，延缓病情进展的基本措施。饮食治疗原则：高热量、高蛋白、高维生素、易消化饮食，严禁饮酒，适当摄入脂肪，动物脂肪不宜过多摄入，并根据病情变化及时调整。如进食量不足以维持病人的营养，可酌情由静脉输血浆以及血浆白蛋白等。

（1）蛋白质：是肝细胞修复和维持血浆清蛋白正常水平的重要物质基础，应保证其摄入量。蛋白质来源以豆制品、鸡蛋、牛奶、鱼、鸡肉、瘦猪肉为主。血氨升高时应限制或禁食蛋白质，待病情好转后再逐渐增加摄入量，并选择植物蛋白，例如豆制品，因其含蛋氨酸、芳香氨基酸和产氨氨基酸较少。

（2）维生素：新鲜蔬菜和水果含有丰富的维生素，例如番茄、柑橘等富含维生素 C，日常食用以保证维生素的摄取。

（3）限制钠和水的摄入：有腹水者应限制钠的摄入（食物 1.0～1.5 g/d），进水量限制在每天 1 500 mL 左右。严重腹水者，每日食盐量控制在 500 mg 以内，水摄入量在 1 000 mL 以内。

（4）避免损伤曲张静脉：食管胃底静脉曲张者应食菜泥、肉末、软食，进餐时细嚼慢咽，咽下的食团宜小且外表光滑，切勿混入糠皮、鱼刺、甲壳等坚硬、粗糙的食物，以防损伤曲张的静脉导致出血。饮食要细软，烹调方式以蒸、煮、炖为宜。不宜进食过热食物以防止并发出血。

4. 经常评估病人的饮食及营养状况，必要时遵医嘱给予静脉补充营养，如高渗葡萄糖液、复方氨基酸、白蛋白或新鲜血。

5. 皮肤护理　肝硬化病人抵抗力低下，易并发感染，特别是水肿病人应注意预防压疮。有黄疸时可有皮肤瘙痒，注意沐浴时水温不宜过高，避免使用有刺激性的皂类和沐浴液；嘱病人勿用手搔抓。

6. 口腔护理　保持口腔清洁，指导检查病人是否应用软毛牙刷，必要时给予口腔护理。

7. 限制水和盐的摄入，准确记录出入量，定期测量腹围和体重，协助医师作好腹腔穿刺的护理。

8. 积极治疗咳嗽和便秘，避免剧烈咳嗽、用力排便，导致腹内压升高使曲张静脉破裂出血。积极预防和治疗口腔、呼吸道、泌尿道或肠道感染，以免导致昏迷。

9. 腹腔穿刺放腹水护理

（1）术前说明注意事项，测量体重、腹围、生命体征，排空膀胱以免误伤。

（2）术中及术后监测生命体征，观察有无不适反应，大量腹水者可取半卧位，以使膈肌下降，减轻呼吸困难。

（3）术毕用无菌敷料覆盖穿刺部位，如有溢液，可用明胶海绵处置；术毕记录抽出腹水的量、性质和颜色，腹水培养接种应在床旁进行，每个培养瓶至少接种 10 mL 腹水，及时送检标本。

（4）不宜反复、多次、大量放腹水。

10. 遵医嘱服药，忌乱用药，尤其是成分不明的中药，以免加重肝脏负担。指导病人按时、按量服药，有食管胃底静脉曲张的病人口服药应研碎服，以免碰破曲张静脉出血。

11. 乙肝后肝硬化病人若处在乙肝病毒活动期，应遵医嘱进行接触隔离。

12. 协助病人保持大便通畅，必要时可使用缓泻剂，以便及时排出肠道内的毒素和有害细菌。

13. 肝功能不全或出现肝性脑病前期症状时，不能随意使用镇静药、麻醉药。

14. 密切观察病人神志及一般状况，监测生命体征及血、尿、便常规，血电解质，肝、肾功能等指标的变化。

15. 病人出现心慌、烦躁不安、神志恍惚甚至昏迷，按肝性脑病护理。

16. 病人出现呕血、便血或粪便、呕吐物潜血阳性，按消化道出血护理。

【病情观察及症状护理】

1. 观察病人神志、意识，如出现性格和行为改变、烦躁不安、嗜睡、双上肢扑翼样震颤等提示肝性脑病的发生。

2. 观察出血及黄疸，注意有无牙龈出血、鼻出血，皮肤黏膜有无出血点，紫癜，黄染及尿色变化。

3. 观察病人生命体征及腹部体征变化。记录呕吐物、大便颜色、性质及量。

4. 观察腹水和下肢水肿的消长，准确记录出入量，测量腹围、体重。

5. 监测血清电解质和酸碱度的变化，以及时发现并纠正水电解质、酸碱平衡紊乱，防止肝性脑病、肝肾综合征的发生。

【用药护理】

1. 指导按时、按量服药，并告知口服药研碎或溶水后服用。

2. 应用利尿药时特别注意维持水电解质和酸碱平衡。利尿速度不宜过快，每天体重减轻一般不超过 0.5 kg，有下肢水肿者每天体重减轻不超过 1 kg。

【健康教育】

1. 合理安排作息时间，保证充足睡眠，防止便秘，减少有害物质的产生诱发肝性脑病，避免应用对肝脏有害的药物。

2. 心理调适　病人应十分注意情绪的调节和稳定，在安排好身体调理的同时勿过多考虑病情，遇事豁达开朗，树立治病信心，保持愉快心情。

3. 饮食调理　切实遵循饮食治疗原则和计划。

4. 注意保暖和个人卫生。

5. 沐浴时应注意避免水温过高，或使用有刺激性的皂类和沐浴液，沐浴后可使用性质柔和的润肤品；皮肤瘙痒者给予止痒处理，嘱病人勿用手抓搔，以免皮肤破损。

6. 定期门诊随访，复查肝功能，禁用对肝脏有损伤的药物。

7. 指导家属理解和关心病人，给予精神支持和生活照顾。细心观察，及早识别病情变化，如当病人出现性格、行为改变等可能为肝性脑病的前驱症状时及时就诊。

【护理质量评价标准】

1. 病人能自己选择符合饮食治疗计划的食物，保证每天所需热量、蛋白质、维生素等营养成分的摄入。

2. 病人及其家属能够掌握正确测量和记录出入量、腹围和体重的方法。

3. 病人皮肤完整，无护理并发症。

4. 护士掌握常见并发症的观察及处理。

第八节　经内镜逆行胰胆管造影术护理

逆行胆管造影是将内镜插至十二指肠降段，找到十二指肠乳头以后，由内镜活检孔插入造影导管或乳头切开刀至乳头开口处、胆管或胰管内，注入造影剂，做胆胰管 X 线造影、胆汁、胰液细菌学培养，胆道压力及乳头括约肌功能测定等检查。此外，可做乳头括约肌切开术、胆胰管取石碎石术、胆胰管内支架引流术、鼻胆管引流术及胆道蛔虫取出术等治疗。

【术前护理】

1. 做好解释工作，消除病人的紧张、恐惧心理，促进病人的主动合作。

2. 术前评估病人有无严重的心、肺、脑、肾疾病，检查血压及凝血功能。

3. 术前病人禁食、禁水 8 h，做碘造影剂及抗生素过敏试验。

4. 穿着不宜太厚，并除去金属饰品及义齿以适宜摄片。

5. 术前用药　术前 30 min 遵医嘱肌注 654 - 2 药液 10 mg、安定 10 mg、哌替啶 50 mg。

【术后护理】

1. 嘱病人卧床休息，给予心电监护监测生命体征至少 6 h。

2. 术后 2 h 及次日凌晨分别查血清淀粉酶，有升高者继续复查，若＞200 U/L，同时伴腹痛、发热，应积极按急性胰腺炎处理。

3. 术后密切观察病人情况，如腹痛呈阵发性加剧，心率＞100 次/min，血压小于 90/60 mmHg，应及时配合医生给予抢救措施。

4. 术后淀粉酶正常且无反复后方可进食，由清淡流质（米汤、藕粉、果汁、菜汤）逐步过渡到低脂流质，再到低脂半流。

5. EST 术后监测病人腹痛情况及有无消化道出血的症状，并注意观察病人大便中有无碎胆石排出。

6. EST 术后如有鼻胆管引流者，要保持管道通畅，观察并记录引流物的量及色，每日用 250 mL 生理盐水＋16 万单位庆大霉素冲洗管道，以防胆道感染。

7. 注意观察有无并发症如急性胰腺炎、化脓性胆管炎、出血、穿孔等。

8. 鼻胆管引流管护理

（1）加强管道的评估及管理，检查并应妥善固定引流管，并连接负压吸引器，保持鼻胆管通畅和有效引流。

（2）观察并记录引流液的性状、量以助于判断病情，保证引流通畅。

（3）定期更换引流器，协助医生进行鼻胆管冲洗。

【健康教育】

1. 指导病人出院后应注意休息，保持良好的饮食习惯，少量多餐，避免暴饮暴食。

2. 告知病人应低脂、低胆固醇、高维生素饮食，多饮水，避免剧烈活动。

3. 每隔 1 周复查血淀粉酶，每隔 1 个月 B 超检查，以观察肝胆系统情况。如有发热、呕吐、腹痛腹胀及皮肤黄染等情况应及时到医院就诊。

【护理质量评价标准】

1. 术前病人准备符合检查或治疗的准备要求。

2. 术后护士对病情的观察及记录符合要求。

3. 病人饮食符合要求。

4. 鼻胆管引流通畅，无非计划拔管。

第九节　腹腔穿刺术护理

腹腔穿刺术是为了诊断和治疗疾病，用穿刺技术抽取腹腔液体，以明确腹水的性质、降低腹腔内或向腹腔内注射药物，进行局部治疗的方法。

【适应证】

1. 抽取腹腔积液进行各项实验室检查，以寻找病因。

2. 对于大量腹水病人，可适当抽放腹水，以缓解胸闷、气短等症状。

3. 腹腔内注射药物，以协助治疗疾病。

【方法】

1. 协助病人坐在靠椅上，或平卧、半卧、稍左侧卧位，屏风遮挡。

2. 选择适宜穿刺点。一般常选择左下腹部脐与髂前上棘连线中外 1/3 交点处，也有取脐与耻骨联合中点上 1 cm，偏左或右 1.5 cm，或侧卧位脐水平线与腋前线或腋中线的交点。对少量或包裹性腹水，须在 B 超定位下穿刺。

3. 穿刺部位常规消毒，戴无菌手套，铺消毒洞巾，自皮肤至腹膜壁层用 2‰利多卡因逐层作局部浸润麻醉。

4. 术者左手固定穿刺部位皮肤，右手持针经麻醉处逐步刺入腹壁，待感到针尖抵抗突然消失时，表示针尖已穿过腹膜壁层，即可行抽取和引流腹水，并置腹水于消毒试管中以备检验用。

5. 放液结束后拔出穿刺针，穿刺部位盖上无菌纱布，并用多头绷带将腹部包扎，如遇穿刺处继续有腹水渗漏时，可用蝶形胶布或涂上火棉胶封闭。

6. 术中应密切观察病人有无头晕、恶心、心悸、气短、面色苍白等，一旦出现，应立即停止操作，并对症处理。

7. 腹腔放液速度不宜过快，以防腹压骤然降低，内脏血管扩张而发生血压下降甚至休克等现象。肝硬化病人一次放腹水一般不超过 3 000 mL，过多放液可诱发肝性脑病和电解质紊乱，但在补充输注大量白蛋白的基础上，也可以大量放液。

【术前护理】

1. 向病人解释穿刺的目的、方法及操作中可能会产生的不适，一旦出现立即告知术者。

2. 检查前嘱病人排尿，以免穿刺时损伤膀胱。

3. 放液前测量腹围、脉搏、血压，注意腹部体征，以观察病情变化。

【术后护理】

1. 术后卧床休息 8～12 h。

2. 测量腹围、观察腹水消长情况。

3. 观察病人面色、血压、脉搏等变化，如有异常及时处理。

4. 密切观察穿刺部位有无渗液、渗血，有无腹部压痛、反跳痛和腹肌紧张等腹膜炎征象。

【护理质量评价标准】

1. 术前病人准备符合检查或治疗的准备要求。

2. 术后护士对病情的观察及记录符合要求。

3. 病人能很好地配合检查。

第十节　食管胃底静脉曲张内镜下止血术护理

食管胃底静脉曲张内镜下止血术主要包括内镜食管静脉曲张硬化剂治疗（EVS）和内镜食管静脉套扎术（EVL）。前者主要目的是控制急性出血和预防再出血，后者则主要适合于中度和重度静脉曲张的病人。与硬化剂治疗联合应用可以提高疗效。

【适应证】

1. 食管静脉曲张和（或）胃底静脉曲张破裂出血，药物止血无效者。

2. 既往曾接受分流术、断流术或脾切除术后再出血。

3. 经三腔管压迫和血管加压素或生长抑素暂时止血后数小时。

4. 重度食管静脉曲张，有出血史，全身状况差，不能耐受外科手术者。

5. 拟外科手术治疗，术前行 EVS。

6. 预防食管静脉曲张破裂出血的择期治疗。

【方法及配合】

1. 内镜食管静脉曲张硬化剂治疗　主要作用包括增厚静脉管壁、静脉内血栓形成以及静脉周围黏膜凝固坏死形成纤维化，增强静脉的覆盖层，从而防止静脉曲张破裂出血。

（1）病人体位、内镜插入方法等同胃镜检查。

（2）用 2‰利多卡因咽部喷雾局麻后，插入内镜达十二指肠球部，在胃镜顺序退出的同时，观察并记录出血病变部位和（或）静脉曲张的程度、范围。

（3）常用的硬化剂有 0.5%～1.0% 乙氧硬化醇、5% 鱼肝油酸钠、95% 乙醇组织粘合胶。协助操作医师将准备好的硬化剂自活检孔道送入注射针，在食管或胃底静脉外选择穿刺点，先远端后近端，不在同一平面上注射，以防止术后狭窄，然后伸出针尖穿刺静脉，可静脉内外结合注入硬化剂。剂量为静脉外每点 1 mL，静脉内每点 3～6 mL，总剂量不超过 40 mL，一般共选择 4～5 个点。注射结束后拔出针头再观察数分钟，有穿刺点出血者立即喷洒肾上腺素或凝血酶或压迫注射点。

（4）注射点的压迫方法有套管压迫法、气囊压迫法和镜身压迫法。注射点压迫的目的包括：①注射前压迫曲张静脉的近侧端，使血管充盈，易于穿刺；②注射后压迫使血流缓慢，有利于硬化剂与血管壁有较长时间接触，不至于快速消散于血流；③对注射后针孔予以压迫，可以止血。

（5）术中注意监测病人的血压、脉搏，如有异常及时通知医师给予对症处理。

2. 内镜食管静脉套扎术　是在内镜下，用食管静脉曲张套扎器把安装在内镜头端的橡皮圈套扎在被吸入的曲张静脉上，形成息肉状，数天后自行脱落。EVL 不影响食管壁肌层，不会导致食管腔狭窄。

（1）病人体位及插镜方法同胃镜检查。

（2）协助操作医师将安装好套扎器的胃镜送入食管或胃内确定套扎的部位。套扎器由以下几部分组成：①外罩，接于内镜末端；②内环，为可滑入外罩的小圆圈，其内有一缺口用于连接操作钢丝；③装线圆锥，与内环连接；④操作钢丝。

（3）直视下使内环全周与套扎部位接触后进行负压吸引，将曲张静脉吸入内环所形成的腔内，此时视野成红色，即拉操作钢丝，"O" 形橡皮圈则从内环脱落自然固定在病变基底部，将病变套扎，然后退镜即完成 1 次套扎。用多发连续结扎器（有 5 环、6 环）1 次插入可连续结扎多个点。结扎顺序从贲门与食管交界处开始，然后依次向近侧结扎，一般应在距切牙 30 cm 范围内多次结扎。每次结扎数目根据静脉曲张数量与严重程度而定。

（4）术中严密监测血压、脉搏，注意病人有无恶心、呕吐，呕吐物是否为血性，以防大出血。

（5）套扎治疗可反复进行，一般需间隔 2 周，有利于病灶的恢复。

【术前护理】

1. 观察病人全身情况和生命体征，失血性休克或肝性脑病者需纠正后才能施行内镜下止血术。

2. 术前向病人解释止血术的目的、方法、注意事项，解除其顾虑，取得配合。

3. 术前常规禁食 8 h。

4. 术前常规检查血常规、出凝血时间。准备足量的新鲜血以备用。

5. 建立静脉通道（选用静脉留置针）。第 1 次做硬化剂注射或曲张静脉套扎术者可在术前和术中静滴降门脉压药物（如生长抑素等），以后酌情应用。

6. 术前半小时按医嘱酌情给予镇静剂及解痉剂如地西泮及丁溴东莨菪碱，其余同胃镜检查的准备。

【术后护理】

1. 术后禁食 24 h，并遵医嘱静脉补液，以后进流质饮食 2 d。

2. 遵医嘱给予抗生素 2～3 d，并连续服用氢氧化铝凝胶 3 d。

3. 术后严密观察病情，定时测定血压、脉搏，观察有无呕血、便血，注意有无迟发性出血、溃疡、穿孔、狭窄等并发症出现，并给予积极处理。

【护理质量评价标准】

1. 术前病人准备符合检查或治疗的准备要求。

2. 术后护士对病情的观察及记录符合要求。

3. 病人能很好地配合检查。

第十一节　芒硝外敷护理

芒硝外敷可止痛消炎，改善局部血液循环，刺激肠蠕动，防止肠麻痹，松弛奥迪氏括约肌，降低胰胆管压力，增强网状细胞的吞噬能力，具有抗炎作用。内科临床用于急性胰腺炎的综合治疗。

【一般护理】

1. 根据医嘱对病人做好解释工作，进行使用的相关知识宣教及方法指导。

2. 评估病人皮肤有无破损、皮疹，是否是过敏体质。

3. 根据病人体型选择大小适宜的芒硝袋，并交代病人使用注意事项。正确放置芒硝袋，芒硝用量适宜。

【药物护理】

1. 芒硝遇热溶解，6 h 需更换 1 次，每次更换时帮助病人清洁皮肤，保持病人清洁舒适。清洁芒硝袋。

2. 芒硝外敷过程中观察病人肛门有无排便排气，腹痛腹胀症状有无缓解，局部皮肤有无发红、发痒、皮疹、水泡等过敏反应。

3. 一旦出现皮肤过敏反应，遵医嘱正确处理。局部涂抗过敏药膏，严重时应用抗过敏药物治疗。

4. 芒硝使用 5～7 d 一个疗程。根据 CT 结果、胃肠功能恢复情况及医生医嘱，停止使用。

5. 停止芒硝外敷时做好皮肤清洁工作。芒硝袋清洁干净，防止有硬结，以免影响下次使用。

6. 评估病人胃肠功能恢复及肛门排便排气情况，如有异常及时通知医生。

【护理质量评价标准】

1. 使用部位正确，药物剂量合理。

2. 病人衣物、床单位清洁、无硬结。

3. 芒硝袋用后及时清洁、晾干，备用。

第十二节　结肠镜检查及治疗护理

结肠镜是通过肛门插入肠镜逆行向下观察包括直肠、乙状结肠、降结肠、横结肠、升结肠、盲肠直至回肠末端的肠黏膜，用于诊断结、直肠炎症，炎症性肠病，良恶性肿瘤，息肉，憩室等疾病，还可对部分肠道病变进行治疗，如大肠息肉等良性病变镜下直接摘除，对肠道出血进行镜下止血，对大肠内异物进行清除。

【术前护理】

1. 向病人详细讲解检查的目的、方法和注意事项。缓解病人紧张情绪，给予心理护理。

2. 嘱病人检查前 2～3 d 开始进少渣的半流质饮食，检查前 1 d 进流质饮食，检查晨空腹。若疑为肠息肉，准备做电切术者禁食乳制品。

3. 做好肠道准备。于检查日晨 6:00，将聚乙二醇电解质散溶入 2 000～3 000 mL 温水里，3 h 内饮完，服用后可酌情继续饮用温开水，帮助冲洗肠道，至大便呈清水样即可。通知外勤人员护送病人至检查室。

4. 根据医嘱术前给予病人肌注地西泮。由于药物会使病人对疼痛的反应性降低，发生肠穿孔等并发症时腹部症状可不明显，应予特别注意。术前半小时用阿托品 0.5 mg 肌注或山莨菪碱 10 mg 肌注。

【术后护理】

1. 检查结束后，嘱病人休息，观察 15～30 min 再离去，嘱病人注意卧床休息，做好肛门清洁。

2. 如行息肉摘除、止血治疗者，应给予抗生素治疗。

3. 息肉切除术后注意卧床休息，避免剧烈运动，观察有无腹痛、腹胀、便血情况。

4. 结肠、直肠息肉术后根据医嘱决定禁食时间，恢复进食后给予流质或半流质饮食，1 周内忌粗糙食物。

5. 注意观察有无出血、穿孔等并发症发生。病人如有不适，立即通知值班医生给予处理。

6. 术后根据病理结果决定复查时间（3 个月～1 年）。

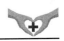

【护理质量评价标准】

1. 知识宣教落实，病人保持良好的心理状态，顺利配合检查治疗。

2. 正确口服泻药，肠道准备符合要求，尽量减轻病人痛苦。

3. 护士病情观察及记录、饮食指导正确。

第十三节　上消化道内镜检查及治疗护理

上消化道内镜检查包括食管、胃、十二指肠的检查，亦称胃镜检查，是借助一条纤细、柔软的管子伸入胃中，可清晰观察到食管、胃、十二指肠球部和降部的黏膜，用以诊断或排除上消化道炎症、溃疡、肿瘤、息肉、憩室、食管胃底静脉曲张、消化道狭窄、畸形或异物等。并可进行镜下止血、钳取异物、电凝电切息肉等其他治疗。

【方法及配合】

1. 检查前 5～10 min 用 2% 利多卡因咽部喷雾 2～3 次。

2. 协助病人取左侧卧位，双腿屈曲，头垫低枕，使颈部松弛，松开领口及腰带。病人口边弯盘，嘱病人咬紧牙垫。

3. 胃镜插入的方法有单人法和双人法。单人法：术者面对病人，左手持操作部，右手执镜端约 20 cm 处，直视下经咬口插入口腔，缓缓沿舌背、咽后壁向下推进至环状软骨水平，可见食管上口，并将胃镜轻轻插入。双人法：助手站立于术者右后方，右手持操作部，左手托住镜身，术者右手执镜端约 20 cm 处，左手示指、中指夹住镜端，右手顺前方插入，当进镜前端达环状软骨水平时，嘱病人做吞咽动作，即可通过环咽肌进入食管。

4. 检查中护士应密切观察病人的反应，保持病人头部位置不动。当胃镜插入 15 cm 到达咽喉部时，嘱病人做吞咽动作，但不可将唾液咽下以免呛咳，让唾液流入弯盘或用吸管吸出。

5. 配合医生处理插镜中可能遇到的问题，如将镜头送入气管，术者可看到环形气管壁。病人有明显呛咳，应立即将内镜退出，重新进镜。

6. 检查完毕退出内镜时尽量抽气，以防止病人腹胀，并手持纱布将镜身外粘附的黏液、血迹擦净。

【术前护理】

1. 向病人讲解检查的目的、方法和注意事项，消除病人顾虑和恐惧心理。做好配合医生完成检查的思想准备。

2. 仔细询问病史，如有无青光眼、高血压，是否装有心脏起搏器，有无胃肠道传染病等，进行体格检查，以排除检查禁忌症。

3. 检查前一天 20:00 后开始禁食，检查日晨禁止进任何食物、药物（降血压药物除外）及饮料。有幽门梗阻者，在检查前 2～3 d 进食流质，检查前一晚应洗胃。曾做过 X 线胃肠钡餐造影者，3 d 内不宜做胃镜检查。

4. 如病人过分紧张，可遵医嘱给予地西泮 5～10 mg 肌注或静注；为减少胃蠕动和胃液分泌，可于术前半小时遵医嘱给予山莨菪碱 10 mg 或阿托品 0.5 mg 静注。

5. 检查日晨病人空腹。携带达克罗宁 1 支，送病人至检查室。

6. 准备用物　胃镜检查仪器 1 套；喉天麻醉喷雾器、无菌注射器及针头；2% 利多卡因、地西泮、肾上腺素等药物；其他用物如无菌手套、弯盘、牙垫、润滑剂、酒精棉球、纱布、甲醛固定液体标本瓶等。

【术后护理】

1. 检查结束后注意观察 15～30 min，2 h 后进温热半流质或软食。次日才能恢复正常饮食。胃、十二指肠息肉摘除术后应禁食 4～6 h，之后进流质饮食 1 d，继而进无渣半流质饮食 3 d。

2. 检查后少数病人出现咽痛、咽喉部异物感，嘱病人不要用力咳嗽，以免损伤咽喉部黏膜。

3. 息肉切除术后注意卧床休息，观察有无腹痛、便血情况，咽部有无水肿、疼痛。

4. 检查后数天内应注意观察有无出血、穿孔等并发症发生，病人如有不适，立即通知值班医生给予处理。

5. 术后根据病理结果决定复查时间（3个月～1年）。

【护理质量评价标准】

1. 知识宣教落实，病人保持良好的心理状态，顺利配合检查治疗。

2. 护士病情观察及记录、饮食指导正确。

3. 病人了解术前、术后注意事项。

第十四节　无痛胃肠镜检查护理

无痛胃肠镜是在胃镜和肠镜检查治疗前先由麻醉医生对病人配合丙泊酚、芬太尼等药物静脉注射实施麻醉，可提高病人的耐受力，降低应激反应，从而消除恐惧感和不适感，使内镜检查与治疗操作得以顺利进行，既可减少检查时间，也可减轻病人痛苦。

【术前护理】

1. 向病人讲解检查的目的、方法和注意事项。解除病人顾虑和恐惧心理，积极配合检查。

2. 对病人进行麻醉评估，并告知医生既往病史及药物过敏史。

3. 肠镜检查前一天20:00后不再进食，检查日晨禁止进任何食物、药物（降压药除外）及饮料。胃镜检查晨进流质饮食（或遵医嘱），20:00后禁食、禁水。

4. 肠镜检查日晨6:00，将聚乙二醇电解质散溶入2 000～3 000 mL温水里，3 h内饮完，服用后可继续饮用温开水，帮助冲洗肠道，观察排便情况，直至排便符合要求（上午10:00后不再饮水）。

5. 病人有家属陪伴，护士准备好麻醉药品，护送病人至检查室。

【术后护理】

1. 检查结束后观察15～30 min，麻药反应消失后方可离开检查室。

2. 病人回归病房后及时监测生命体征，护士每小时巡视病人，评估病人的活动能力，注意安全，观察腹部症状及体征。

3. 内镜下治疗后应禁食4～6 h，6 h后进流质饮食1 d，继而进无渣半流质饮食3 d。

4. 行息肉切除病人，术后注意卧床休息，观察有无腹痛、便血情况，咽部有无水肿、疼痛。

5. 观察有无出血、穿孔等并发症发生，如有不适，立即通知值班医生给予处理。

6. 术后根据病理结果决定复查时间（3个月～1年）。

【护理质量评价标准】

1. 知识宣教落实，病人保持良好的心理状态，顺利配合检查治疗。

2. 护士病情观察及记录、饮食指导正确。

3. 病人了解术前、术后注意事项。

第四章　肾脏系统疾病护理

第一节　泌尿系统疾病常见症状体征护理

一、肾源性水肿

水肿（edema）是肾小球疾病最常见的临床表现。肾小球疾病引起的水肿按发生机制可分为两类：一是肾炎性水肿。主要指肾小球滤过率下降，而肾小管重吸收功能相对正常造成球－管失衡和肾小球滤过分数（肾小球滤过率/肾血浆流量）下降，导致水钠潴留而产生水肿。同时，毛细血管通透性增强可进一步加重水肿。肾炎性水肿多从颜面部开始，重者可波及全身，指压凹陷不明显。由于水钠潴留，血容量扩张，血压常可升高。二是肾病性水肿。主要指长期大量蛋白尿造成血浆蛋白减少，血浆胶体渗透压降低，液体从血管内进入组织间隙，产生水肿。

【一般护理】

1. 病人入院时护士热情接待，根据病情安排床位，危重病人应安置在抢救室或监护室并及时通知医师。

2. 病室保持清洁、整齐、安静、舒适，室内保持空气新鲜、光线充足。

3. 指导病人适当休息与活动。危重、特殊检查和治疗的病人需要绝对卧床休息，根据病情采取合适卧位，病情轻者可适当活动。

4. 病人入院时，测量血压、脉搏、体温、体重，必要时测量呼吸、心率。

5. 责任护士采集主、客观资料，并对病人进行入院指导，介绍病区环境、床位医生、护士、规章制度等。按病情及护理问题认真实施护理措施，及时评价护理效果。

6. 入院 24 h 内留取大、小便及其他标本并及时送检。

7. 按病情及护理等级要求，定时巡视病房。严密观察病人生命体征如呼吸、血压、心率、瞳孔、神志等变化及其他临床表现。注意观察分泌物、排泄物、治疗效果及药物不良反应等，如发现异常，及时通知医师。

8. 根据内科各专科特点备好抢救物品，做好抢救护理。

9. 根据病人心理需求，给予心理支持，做好耐心细致的解释工作。

10. 病人出院前，做好健康康复指导并协助办理出院手续。

11. 做好出院病人床单元的终末处理。

12. 饮食护理

（1）钠盐：限制钠盐的摄入，予以少盐饮食，每天以＜3 g 为宜。

（2）液体：液体入量视水肿程度及尿量而定。若每天尿量达 1 000 mL 以上，一般不需严格限水，但不可过多饮水。若每天尿量小于 500 mL 或有严重水肿者需限制水的摄入，重者应量出为入，每天液体入量不应超过前一天 24 h 尿量加上不显性失水量（约 500 mL）。

（3）蛋白质：低蛋白血症所致水肿者，若无氮质潴留，可给予 0.8～1.0 g/（kg·d）的优质蛋白质，优质蛋白质是指富含必需氨基酸的动物蛋白如牛奶、鸡蛋、鱼肉等，但不宜给予高蛋白饮食，因为高蛋白饮食可致尿蛋白增多而加重病情。有氮质血症的水肿病人，减少蛋白质量，一般 0.6～0.8 g/（kg·d）。

（4）热量：补充足够的热量以免引起负氮平衡，尤其低蛋白饮食的病人，每天摄入的热量不应低于 126 kJ/（kg·d），即 30 kcal/（kg·d）。

（5）补充各种维生素。

【病情观察】

1. 记录 24 h 出入液量，监测尿量变化，定期测量病人体重；观察水肿的消长情况，观察有无胸腔、腹腔和心包积液。

2. 监测病人的生命体征，尤其是血压。

3. 观察有无急性左心衰竭和高血压脑病的表现。

4. 密切监测实验检查结果，包括尿常规、肾小球滤过率、血尿素氮、血肌酐、血浆蛋白、血清电解质等。

5. 应注意观察皮肤有无红肿、破损和化脓等情况发生。水肿较重的病人应注意衣着柔软、宽松。水肿病人皮肤菲薄，易发生破损而感染，故需协助病人做好全身皮肤的清洁，清洗后进针，拔针后用无菌干棉球按压穿刺部位，以防进针口发生感染。严重水肿者应避免肌注，可采用静脉途径保证药物准确及时地输入。

【用药护理】

1.遵医嘱使用利尿剂，观察药物的疗效及不良反应。长期使用利尿剂应监测血清电解质和酸碱平衡情况，观察有无低钾血症、低钠血症、低氯性碱中毒。

2.利尿过快、过猛（如使用大剂量呋塞米）还可导致有效血容量不足，出现恶心、直立性眩晕、口干、心悸等症状。

3.呋塞米等强效利尿剂具有耳毒性，可引起耳鸣、眩晕以及听力丧失，应避免与链霉素等具有相同不良反应的氨基糖苷类抗生素同时使用。

【健康教育】

1.告知病人出现水肿的原因，以及水肿与钠、水潴留的关系。

2.教会病人根据病情合理安排每天食物的含盐量和饮水量。

3.指导病人避免进食腌制食品、罐头食品、啤酒、汽水、味精、面包、豆腐干等含钠丰富的食物，并指导其食用无钠盐、醋和柠檬等增进食欲。

4.教会病人通过正确测量每天出入液量、体重等评估水肿的变化。

5.向病人详细介绍有关药物的名称、用法、剂量、作用和不良反应，并告诉病人不可擅自加量、减量和停药，尤其是糖皮质激素和环磷酰胺等免疫抑制剂。

【护理质量评价标准】

1.病人的水肿减轻或消退。

2.皮肤无损伤或发生感染。

二、尿路刺激征

尿量刺激征（urinary irritation symptoms）指膀胱颈和膀胱三角区受炎症或机械刺激而引起的尿频、尿急、尿痛，可伴有排尿不尽感及下腹坠胀感。尿频指尿意频繁而每次尿量不多；尿急指一有尿意即尿急难忍的感觉；尿痛指排尿时伴有会阴或下腹部疼痛。

【护理措施】

1.休息　急性发作期应注意卧床休息，宜取屈曲位，尽量减少站立或坐直。指导病人从事一些感兴趣的活动，以分散注意力，减轻焦虑，缓解尿路刺激征。

2.增加水分摄入　无禁忌症时，应尽量多饮水、勤排尿，以达到不断冲洗尿路，减少细菌在尿路停留的目的。每天的摄水量不应低于 2 000 mL，保证每天尿量在 1 500 mL 以上，且每 2～3 h 排尿 1 次。

3.保持皮肤黏膜清洁　加强个人卫生，增加会阴清洗的次数，减少肠道细菌侵入尿路而引起感染的机会。女病人月经期间尤需要注意会阴部的清洁。

4.缓解疼痛　指导病人进行膀胱区热敷或按摩，以缓解局部肌肉痉挛，减轻疼痛。

5.用药护理　遵医嘱给予抗菌药物和口服碳酸氢钠，注意观察药物的疗效及不良反应。

三、肾性高血压

肾脏疾病常伴有高血压，称肾性高血压。按病因可分为肾血管性和肾实质性两类。后者多见，主要由急性或慢性肾小球肾炎、慢性肾盂肾炎、慢性肾衰竭等实质性疾病所引起，终末期肾脏疾病伴高血压者超过 80%。按发生机制又可分为容量依赖型高血压和肾素依赖型高血压。

四、尿异常

少尿：每天尿量少于 400 mL 或每小时少于 17 mL。

无尿：每天尿量少于 100 mL。

多尿：每天尿量多于 2 500 mL。

夜尿增多：夜间尿量超过白天尿量或夜间尿量超过 750 mL。

蛋白尿：指每天尿蛋白含量超过 150 mg，蛋白质定性试验呈阳性反应。

血尿：新鲜尿沉渣每高倍视野红细胞大于 3 个，或 1 h 尿红细胞计数超过 10 万，称镜下血尿；尿外观血样或洗肉水样，称肉眼血尿。

第二节　急性肾小球肾炎护理

急性肾小球肾炎（acute glomerulonephritis，AGN），简称急性肾炎，是一组起病急，以血尿、蛋白尿、水肿和高血压为主要临床表现的肾脏疾病，可伴有一过性肾功能损害。多见于链球菌感染后，其他细菌、病毒和寄生虫感染后也可能引起。

【一般护理】

1. 休息　急性期应绝对卧床休息 2～3 周，待水肿消退、血压恢复正常、血尿消失后方可逐步增加活动量。病情稳定后可从事一些轻体力活动，但 1～2 年内避免重体力劳动和劳累。

2. 饮食

（1）急性期应严格限制钠的摄入，以减轻水肿和心脏负担。一般每日盐的摄入量应低于 3 g。病情好转，水肿消退、血压下降后，可逐渐转为正常饮食。

（2）注意控制水和钾的摄入，尤其是尿量明显减少者。

（3）根据肾功能调整蛋白质的摄入量，氮质血症时应适当减少蛋白质的摄入，同时注意给予足够的热量和维生素。

3. 预防感染　保持口腔和皮肤清洁，注意休息、保暖，防止皮肤破溃、呼吸道感染。

4. 心理护理　该病起病急，应耐心进行宣教与疏导，保持心理稳定。

【病情观察】

1. 有高血压脑病者应迅速降压，凡静脉滴注降压药物时应床旁密切观察血压变化。

2. 遵医嘱给予利尿剂，应注意观察用药效果。

3. 观察尿液的颜色、量等，准确记录 24 h 尿量，观察水肿消退及皮肤情况，每周测体重。

【用药指导】

1. 应用降压药物期间注意监测血压变化，指导病人改变体位、活动时动作宜缓，避免眩晕及体位性低血压。

2. 应用利尿剂不可过快过猛，避免血容量不足而出现恶心、直立性眩晕、口干、心悸等。同时注意监测电解质和酸碱平衡情况，防止低钾血症、低钠血症等。

【健康教育】

1. 疾病预防指导　介绍该病的发生与呼吸道感染或皮肤感染的关系，并讲解保暖、加强个人卫生等预防上呼吸道或皮肤感染的措施。注意保暖，避免受凉、感冒，戒烟。

2. 疾病知识指导　向病人及家属介绍急性肾小球肾炎的病因与预后，使其了解本病为自限性疾病，预后良好，避免出现不良情绪。病人患病期间应加强休息，痊愈后可适当参加体育活动，以增强体质，但在 1～2 年内不应从事重体力劳动，避免劳累。急性肾炎的完全康复可能需要 1～2 年。当临床症状消失后，蛋白尿、血尿等可能仍然存在，故应定期随访，监测病情。

3. 定期随访，监测病情。

【护理质量评价标准】

1. 创造舒适的休息环境，各项检验指标恢复，逐渐增加活动，病人满意。

2. 各项护理措施落实到位，无感染、并发症发生。

3. 病人心理平稳，配合治疗护理。

4. 护士实施药护理，病人了解用药知识。

第三节　慢性肾小球肾炎护理

慢性肾小球肾炎（chronic glomerulonephritis，CGN），简称慢性肾炎，是一组以血尿、蛋白尿、高血压、水肿为临床表现的肾小球疾病。临床特点为病程长，起病初期常无明显症状，以后缓慢持续进行性发展，最终可至慢性肾衰竭。

【一般护理】

1. 休息　轻者注意劳逸结合，如水肿不明显、无明显高血压及肾功能损害，可适当锻炼以增强体质，预防感染。对明显水肿、高血压病人应卧床休息。

2. 饮食

（1）给予优质蛋白饮食 0.6～0.8 g/（kg·d）。低蛋白饮食时，应适当增加碳水化合物的摄入，以满足机体生理代谢所需要的热量。为防治负氮平衡，必要时可遵医嘱补充必需氨基酸。

（2）有明显水肿和高血压时，需低盐饮食。

（3）控制磷的摄入（避免海鱼、虾、腰果、口蘑、黄豆、奶粉、西瓜子等高磷食物），同时注意补充多种维生素和锌元素，因锌有刺激食欲的作用。

3. 心理护理　帮助病人正确认识疾病，加强沟通，多予以鼓励、安慰，树立治疗疾病的信心，主动配合治疗护理。

【病情观察】

1. 观察血压、水肿程度、尿量、尿检结果及肾功能的变化，如有少尿、水肿、血压升高时，应及时协助处理。

2. 观察病人神志、呼吸、心率的变化，以便早期发现高血压脑病、心功能不全的前驱症状。

3. 观察药物作用及副作用。

【用药指导】

1. 使用利尿剂应注意有无电解质、酸碱平衡紊乱、高凝状态的出现和加重高脂血症。

2. 服用降压药时应严格按规定剂量，并防止直立性低血压，尤以 α-受体阻滞剂哌拉唑嗪明显，应以小剂量逐步增加至治疗量。

3. 应用血管紧张素转换酶抑制剂，应防止高血钾，观察有无持续性干咳，如有应及时提醒医师换药。

4. 用血小板解聚药时，注意观察有无出血倾向，监测出凝血时间等。

5. 应用激素或免疫抑制剂，应注意观察有无继发感染、上消化道出血、水钠潴留、血压升高、肝功能损害、骨质疏松等。

【健康教育】

1. 指导病人生活要有规律，避免劳累、感染，禁止使用肾毒性药物。

2. 坚持合理饮食，肾功能代偿期应采用优质低蛋白、低盐、低磷、高热量饮食，钠盐限制酌情而定。

3. 出现少尿、尿液混浊、水肿、上呼吸道感染等症状时，应及时就诊。

4. 育龄妇女注意避孕，以免因妊娠导致肾炎复发和病情恶化。

5. 定期复诊。

【护理质量评价标准】

1. 落实各项治疗护理措施，无并发症发生。

2. 健康教育落实到位，病人主动参与治疗护理，情绪平稳。

第四节　肾病综合征护理

肾病综合征（nephrotic syndrome，NS）指由各种肾脏疾病所致的，以大量蛋白尿（尿蛋白＞

3.5 g/d)、低蛋白血症（血浆清蛋白＜30 g/L）、水肿、高脂血症为临床表现的一组综合征。

【一般护理】

1. 保持环境温度、湿度适宜。

2. 给病人讲解有关疾病药物、治疗知识，并给予心理支持。

3. 饮食护理

（1）保证足够热量，以 30～35 kcal/（kg·d）为宜。

（2）一般给予正常量的优质蛋白 0.8～1.0 g/（kg·d），但当肾功能不全时，应根据肾小球滤过率调整蛋白质的摄入量。

（3）少进富含饱和脂肪酸的动物油脂，并增加富含可溶性纤维的食物，以控制高脂血症。

（4）水肿明显或高血压时限制钠盐 1～3 g/d，限制入水量，以前一天尿量加 500 mL 为当日摄入量。

（5）严重水肿者应注意加强皮肤护理，保持皮肤清洁、干燥，避免擦伤和受压，定时翻身，被褥应松软，避免肌内注射；水肿的阴囊可用棉垫或吊带托起。

（6）注意维生素及铁、钙的补充。

4. 水肿护理

（1）保持皮肤清洁，防止局部皮肤破溃；水肿严重部位抬高，利于回流。

（2）水肿严重或伴胸腔积液者应卧床休息，并每日测量腹围、足围。水肿消退后可室内活动。整个治疗过程中应避免剧烈活动。

（3）遵医嘱限制入量，并严格记录出入量。每日监测体重。

（4）应用利尿药的病人，应注意观察用药效果及电解质水平。

（5）加强安全相关宣教，防止跌倒。

5. 预防感染护理

（1）加强皮肤、口腔护理。

（2）应用激素治疗期间，注意观察药物副作用并给予及时有效的处理。

（3）减少、控制探视人数，病室内注意定时开窗通风。

6. 预防血栓护理

（1）急性期应卧床休息，减少活动，防止栓子脱落，做好生活护理。

（2）观察生命体征变化，有无肺栓塞、咯血、喘憋及心肌梗死、脑梗发生。

（3）使用抗凝药的病人需注意观察全身有无出血倾向。

7. 心理护理　给病人讲解有关疾病、药物、治疗知识，并给予心理支持。

【病情观察】

1. 观察水肿消退及体重情况，观察尿液的量、颜色、性状。

2. 监测生命体征，注意体温有无升高。

3. 观察有无咳嗽、咳痰、肺部干湿啰音、尿路刺激征、皮肤红肿等感染征象。

4. 对于低蛋白血症病人，遵医嘱输血浆或白蛋白，输注期间加强巡视，速度宜缓。

【用药指导】

1. 应用激素过程中严格遵照医嘱用药，不得随意增减剂量或停用，注意观察有无副作用。

2. 应用利尿剂期间应观察尿量的变化，尿量过多过少时及时与医生联系，防止发生电解质紊乱。

3. 使用免疫抑制剂，如环磷酸胺治疗时，注意观察有无白细胞计数下降、脱发、胃肠道反应及出血性膀胱炎等副反应。用药期间指导病人要多饮水，定期查血象。

【健康教育】

1. 向病人和家属介绍该病特点，讲解常见并发症及预防方法。

2. 避免过劳，劳逸结合，合理饮食。防止发生肢体血栓等并发症。

3. 避免受凉，注意个人卫生以预防感染。

4. 出院后应用激素病人仍需按时、按量服药，不得随意减量或停药，避免使用肾毒性药物。

5. 指导病人预防各种感染的发生。

6. 定期门诊复查。

【护理质量评价标准】

1. 各项护理措施落实到位，无护理并发症。

2. 病人情绪稳定，遵医嘱准确用药，病人了解疾病相关知识与用药知识。

3. 病人无水肿，营养状况明显改善，活动耐力增加。

第五节　尿路感染护理

尿路感染（urinary tract infection，UTI），是由于各种病原微生物感染所引起的尿路急、慢性炎症。多见于育龄女性、老年人、免疫力低下及尿路畸形者。根据感染发生的部位，可分为上尿路感染和下尿路感染。前者指肾盂肾炎，后者包括膀胱炎和尿道炎。主要为细菌感染所致，致病菌以革兰阴性菌为主，其中以大肠杆菌最常见，占 70％以上；其次为变形杆菌、克雷伯杆菌。大肠杆菌最常见于无症状性细菌尿、非复杂性尿路感染或首次发生尿路感染者。

【一般护理】

1. 休息　保持环境安静、清洁、舒适，使病人能充分休息。急性发作期应注意卧床休息，宜取屈曲位，尽量减少站立或坐直。

2. 心理护理　病人常因对疾病认识不足和因尿频、尿急、尿痛等不适而出现焦虑、紧张等情绪。护理人员应对病人进行心理疏导和健康教育。

3. 饮食　给予清淡、易消化、营养丰富的食物；在无禁忌症的情况下，鼓励多饮水，每日摄水量不应低于 2 000 mL，保证每日尿量 1 500 mL 以上，且每 2～3 h 排尿 1 次。

4. 皮肤护理　加强个人卫生，女病人月经期间尤需注意会阴部的清洁；要及时换洗衣物及床铺。

5. 做好尿路刺激征的护理。

【病情观察】

1. 观察有无尿路刺激症状，如尿频、尿急、尿痛等，应及时协助处理。

2. 观察病人生命体征变化尤其是体温的变化，对高热病人注意做好降温和生活护理。

3. 观察腰痛的性质、部位、程度及变化，如高热持续不退或体温升高，且出现剧烈腰痛，应考虑可能出现肾周脓肿、肾乳头坏死等并发症。

【用药指导】

1. 根据清洁中段尿细菌培养及尿常规检查所确定的细菌种类，合理选用抗菌药物。应选用抗菌效果好、对致病菌敏感、不易产生抗药性、不良反应小、对肾脏无毒性的药物。

2. 口服复方磺胺甲恶唑期间要注意多饮水和同时服用碳酸氢钠，以增强疗效、减少磺胺结晶的形成。

【健康教育】

1. 保持规律生活，避免劳累，坚持体育运动，增强机体免疫力。

2. 注意个人卫生，尤其女性，要注意会阴部及肛周皮肤的清洁，学会正确清洁外阴部的方法。

3. 多饮水、勤排尿是预防尿路感染最简单而有效的措施。每日应摄入足够水分，以保证足够的尿量和排尿次数。

4. 与性生活有关的尿路感染，于性交后立即排尿；有膀胱—输尿管反流者，养成"二次排尿"的习惯，即每一次排尿后数分钟再排尿 1 次（尤黎明等，2017）。

5. 告知病人尿路感染的病因、疾病特点和治愈标准，使其配合治疗。教会病人识别尿路感染的临床表现，一旦发生尽快诊治。

【护理质量评价标准】

1. 及时完成治疗护理，无护理并发症。

2. 病人尿路刺激症状减轻或消除，病人满意。

3. 病人了解疾病相关知识，掌握引起该病的相关因素，坚持合理饮食，合理用药。

第六节　急性肾衰竭护理

急性肾衰竭（acute renel failure，ARF），是多种原因引起的短时间内（数小时至数周）肾功能急剧下降而出现的临床综合征，主要表现为含氮代谢废物蓄积，水、电解质和酸碱平衡紊乱及全身各系统并发症。常伴有无尿或少尿，也可以无少尿表现。急性肾功能衰竭病死率高。

【一般护理】

1. 休息　少尿期间应绝对卧床休息，以减轻肾脏负担，注意肢体功能锻炼。下肢水肿者抬高下肢促进血液回流。

2. 做好病人心理护理，护士应以关心安慰病人为主，以减轻病人的不安情绪和恐惧感。

3. 保持温度、湿度适宜。注意病室环境，定时开窗通风保证空气清洁。

4. 避免与易感人群接触。

5. 准确记录 24 h 出入量，每日测体重。少尿期应严格控制入水量，每小时测量尿量，每日进水量约为前 1 日排出量加 500 mL。

6. 饮食护理应适当补充营养，原则上应进食低钾（少尿期）、低钠、高热量、高维生素食物及适量的蛋白质，应限制为 0.8 g/（kg·d）。尿少时应限制含钾食物。多尿期注意观察血钾、血钠的变化及血压的变化，注意补充营养。

7. 监测电解质、酸碱平衡、肌酐、尿素氮等。

8. 监测生命体征，尤其注意血压变化，如出现高血压应及时采取措施。

9. 做好血液透析、血液滤过、腹膜透析的准备。

10. 遵医嘱给予利尿剂、脱水剂。注意大剂量静脉注射利尿剂，如呋塞米可产生耳鸣、面红等副作用，注射速度不宜过快，并注意观察用药效果。

11. 加强皮肤、口腔及会阴部的护理，防止感染。

【病情观察】

1. 观察有无急性左心衰、脑水肿、感染的前驱症状。

2. 维持与监测水平衡　坚持"量出为入"的原则。严格记录 24 h 出入液量，同时将出入量的记录方法、内容告诉病人，以便得到病人的充分配合。

3. 严密观察病人有无体液过多的表现。

（1）皮下有无水肿。

（2）每天监测体重，若体重每天增加 0.5 kg 以上，提示补液过多。

（3）血清钠浓度若偏低且无失盐，提示体液潴留。

（4）正常中心静脉压为 6～10 cmH$_2$O，若高于 12 cmH$_2$O，提示体液过多。

（5）胸部 X 线若显示肺充血征象，提示体液潴留。

（6）出现心率快、呼吸急促和血压升高，如无感染征象，应怀疑体液过多。

4. 监测并及时处理电解质、酸碱平衡失调

（1）监测血清钾、钠、钙等电解质的变化，发现异常及时通知医生处理。

（2）密切观察有无高血钾血症的征象，如脉率不齐、肌无力、心电图改变等。血钾高者禁用含钾高的食物，如紫菜、菠菜、苋菜、薯类、山药、坚果、香蕉、香菇、榨菜等。

（3）限制钠盐。

（4）密切观察有无低钙血症的征象，如手指麻木、易激惹、腱反射亢进、抽搐等。

【用药指导】

1. 发生感染时，根据细菌培养和药敏试验尽量选用对肾脏无毒或低毒性的抗生素治疗。

2. 高血钾症使用药物治疗期间注意密切监测血钾浓度。

3. 急性肾衰病人常用较大剂量的速尿静脉注射，用药后可产生耳鸣、面红、一过性听力降低等副作用，但停药后多可消失。

【健康教育】

1. 根据病情，合理安排活动，避免过度劳累。

2. 慎用氨基糖苷类等肾毒性抗生素。避免需要大剂量造影剂的影像学监测，尤其是老年人及肾血流灌注不良者（如脱水、休克、失血）。

3. 加强劳动防护，避免接触重金属、工业毒物等。

4. 注意个人清洁卫生，注意保暖，防止受凉。避免妊娠、手术、外伤。

5. 定期随访，强调监测肾功能、尿量的重要性，教会病人测量和记录尿量的方法。

【护理质量评价标准】

1. 落实各项治疗护理，及时观察处理病情变化。无感染和护理并发症。

2. 护士落实治疗饮食，病人饮食依从性高。

3. 保持生命体征平稳，准确记录出入量。

4. 病人情绪稳定，主动配合治疗护理。

5. 及时准确用药达100%，观察药物的作用及副作用。

6. 正确留取各项检验标本。

7. 需透析者执行血液透析或腹膜透析护理常规。

第七节　慢性肾衰竭护理

慢性肾脏病（chronic kidney disease，CKD），指各种原因引起的慢性肾脏结构和功能异常（肾脏损伤＞3个月），伴或不伴肾小球滤过率（GFR）下降，表现为肾脏病理学检查异常或肾脏损伤（血液、尿液成分异常或影像学检查异常），或不明原因的GFR下降超过3个月。

慢性肾功能衰竭，简称慢性肾衰，指各种原发性或继发性慢性肾脏病进行性进展引起GFR下降和肾功能损害，出现以代谢产物潴留、水、电解质和酸碱平衡紊乱为主要表现的临床综合征。美国肾脏病基金会制定的肾脏病预后生存质量指导，将慢性肾脏病分为1~5期（表2-4-1）。

表 2-4-1　慢性肾脏病的分期（NKF-L/DOQI，2002 年）

分期	特征	GFR [ml/ (min·1.73m²)]
1	肾损害，GFR 正常或稍高	≥90
2	肾损害，GFR 轻度或降低	60~89
3	GFR 中度降低	30~59
4	GFR 重度降低	15~29
5	肾衰竭	<15（或透析）

【一般护理】

1. 休息与活动

（1）病情较重或心力衰竭者，应绝对卧床休息，协助做好各项生活护理。

（2）能起床活动者，则应鼓励其适当活动，如室内散步、在力所能及的情况下自理生活等，但应避免劳累和受凉。活动时要有人陪伴，以不出现心慌、气喘、疲乏为宜。

（3）贫血严重者应卧床休息，并告知病人坐起、下床时动作宜缓慢，以免发生头晕。有出血倾向者活动时注意安全。

（4）长期卧床者应指导或帮助其进行适当的床上活动，避免发生静脉血栓或肌肉萎缩。

2.心理护理　病人由于病程较长，易对治疗失去信心，应耐心安慰病人。积极给病人讲解有关知识及日常生活注意事项，帮助病人尽快适应透析生活。

3.饮食

（1）应限制蛋白质的摄入，且饮食中50％以上的蛋白质为优质蛋白，如鸡蛋、牛奶、瘦肉等；由于植物蛋白中含非必需氨基酸多，因此应尽量减少植物蛋白的摄入，如花生、豆类。

（2）给予充足热量，以减少体内蛋白质的消耗，一般每天供给热量30～35 kcal/kg，主要由碳水化合物和脂类供给。可选用热量高、蛋白质含量低的食物，如薯类、藕粉、麦淀粉等。同时供给富含维生素C和B族维生素的食物。

（3）在血压升高、水肿、少尿时，应严格限制水钠的摄入。

（4）提供良好的用餐环境，烹饪时可加用醋、番茄汁、柠檬汁等调料以增强病人食欲。少量多餐。

4.保持口腔、皮肤清洁，避免刺激性物品对皮肤的损伤，如用肥皂等皮肤明显瘙痒者可用温水擦洗。局部涂润肤油保护，切勿用手挠抓。

5.病人出现烦躁不安、抽搐等，落实安全防护措施，备好急救物品与药品。

6.建立动-静脉内瘘者应注意保护血管，避免在内瘘侧肢体行穿刺、输液、测血压等。有中心静脉置管者认真做好导管的维护。

7.行腹膜透析或血透治疗者按腹透、血透护理常规进行护理

（1）遵医嘱及时准确使用利尿剂，准确记录24 h出入量或尿量，指导病人限制水的摄入，每日测量体重。对于无水肿和无少尿者应补充足够水分，保证每日尿量在1 500 mL以上。注意观察用药效果及不良反应。

（2）指导病人按时服用降压药，并注意观察血压的变化，改变体位时动作宜慢，下床活动或入厕时需有人陪伴。

（3）贫血严重者按医嘱给予促红细胞生成素或输血治疗。使用琥珀酸亚铁制剂时如病人有黑便属正常现象，指导病人不用紧张，必要时查粪常规。

8.预防感染　慢性肾衰竭病人多见呼吸道和尿路感染，其次是皮肤和消化道感染。应注意保暖和室内清洁消毒，减少探视，避免与呼吸道感染者接触。保持皮肤清洁，加强口腔护理，督促病人餐后漱口。

9.皮肤瘙痒明显者，可用温水擦洗，必要时涂止痒霜，切忌用手搔伤皮肤。

10.如病人出现白细胞及血小板减少，及时给予保护性隔离和其他预防感染的措施，并注意病人出血倾向，防止跌倒。

11.贫血病人，遵医嘱注射促红细胞生成素。给予病人相关安全宣教，严重贫血者适当减少活动。

12.已行血液透析的病人，透析结束返回病室后，应测量血压。注意观察各类透析通路止血及固定情况，并记录超滤量。

13.注意病人意识变化，观察有无尿毒症脑病或透析失衡的出现，如病人出现烦躁、抽搐时防止舌咬伤及坠床发生，加用床档及适当约束病人，以免发生危险。

【病情观察】

1.观察病人生命体征变化。

2.观察神志变化，注意有无头痛、呕吐等颅内压增高症状。

3.注意有无急性肺水肿的表现，如出现重度呼吸困难、烦躁不安、端坐呼吸、咯粉红色泡沫痰，应立即协助处理。

4.注意有无电解质紊乱。观察病人心率、心律变化，如低血钾可致肌无力、肠胀气；高血钾可致心律失常。

5.注意有无贫血及出血表现，对贫血及出血者避免使用抗凝剂，如解热镇痛剂、抗纤溶药物等，

以免诱发出血。

6.注意体内有无液体潴留和不足。每周测体重，遵医嘱记录出入量。

【用药指导】

1.遵医嘱合理使用无肾毒性或毒性低的抗生素，并观察药物的疗效和不良反应。

2.应用降压药如心痛定、波依定、厄贝沙坦等时，注意监测血压变化。指导病人从卧位起床时先床边坐几分钟，然后缓慢站起，以防体位性低血压及晕厥。

3.积极纠正病人的贫血，常用纠正贫血药有叶酸、速力菲等。注意速力菲应饭后服用并忌茶，如有黑便可能与速力菲中的铁剂有关，不需紧张。应用促红细胞生成素时，每次皮下注射注意更换部位。

4.针对蛋白营养不良的病人，必要时可静脉或口服补充必需氨基酸。静脉输入时如有恶心、呕吐，及时减慢滴速，同时可予以止吐剂；切勿在氨基酸内加入其他药物，以免引起不良反应。高钙血症者慎用，需定期监测血钙浓度。

【健康教育】

1.根据病情和活动耐力进行适当活动，以增强机体抵抗力。避免劳累，做好防寒保暖。保持稳定积极的心理状态。

2.早期发现和积极治疗各种可能导致肾损害的疾病，如高血压、糖尿病等。

3.注意个人卫生，注意室内空气清洁，经常开窗通风，但避免对流风。

4.饮食指导　指导病人严格遵从慢性肾衰竭的饮食原则，强调合理饮食对治疗该病的重要性。教会病人在保证足够热量供给、限制蛋白质摄入的前提下，选择适合自己病情的食物品种及数量。指导病人在血压升高、水肿、少尿时，应严格限制水钠摄入。

5.避免与呼吸道感染者接触，尽量避免去公共场所。

6.病情监测指导　指导病人准确记录每日尿量和体重；指导病人自我监测血压的方法；定期复查血常规、肾功能、电解质等；如出现体重迅速增加超过 2 kg、水肿、血压显著升高、气促或呼吸困难、发热、乏力、嗜睡等，及时就诊。

7.已行血液透析者应指导其保护好动静脉瘘管或静脉置管，腹膜透析者保护好腹膜透析管道。

【护理质量评价标准】

1.落实各项治疗护理，及时观察并处理病情变化，无护理并发症。

2.病人了解疾病相关知识，情绪稳定，积极配合治疗护理。

3.病人认识到治疗饮食的重要性并自觉执行。

4.及时准确用药达 100%，病人了解药物的作用及副作用。

5.透析病人了解透析知识，增强自我护理保健知识。

第八节　血液透析护理

血液透析（hemodialysis，HD）简称血透，是十分常用的血液净化方法之一。血透是将病人血液与含一定化学成分的透析液分别引入透析器内半透膜的两侧，根据膜平衡原理，经弥散、对流等作用，达到清除代谢产物及毒性物质，纠正水、电解质及酸碱平衡紊乱的一种治疗方法。血液透析能部分替代肾功能，清除血液中蓄积的毒素，纠正体内水、电解质紊乱，维持酸碱平衡。

【透析前评估】

1.设备评估　水处理机及血透机是否运转正常。

2.透析用物评估　血路管、透析器的选择是否正确、是否在有效期，包装是否破损，透析液使用是否正确。

3.病人评估　检查病人生命体征、体重增长情况、尿量、有无出血倾向、有无其他急慢性并发症等。

4.血管通路评估　检查动静脉内瘘通畅情况，有无感染和血肿，深静脉插管者检查插管处是否固定良好、有无感染。

【透析护理】

1.做好治疗前的宣教及心理护理，使病人能够配合治疗。

2.正确执行医嘱，正确设置治疗参数。

3.严格按照无菌操作原则进行血管通路的穿刺及护理。

4.按操作流程上、下机，妥善固定血液透析管路。治疗过程中主动询问病人自我感觉，严密监测生命体征及机器运转情况，发现异常及时通知医师、及时处理。

5.严格执行消毒隔离制度，避免交叉感染。

【健康教育】

1.血透知识指导　介绍透析的原理及操作方法，减轻病人对血液透析的恐惧心理。讲解规律透析的重要性及透析过程中的注意事项，提高病人的依从性。

2.血管通路护理指导　指导病人对血管通路进行保护和自我护理，延长血管通路的使用寿命。

3.饮食指导　指导病人合理进食，给予优质蛋白、低盐、低磷、低钾、富含维生素、高热量饮食，控制体重增长，透析期间体重的增长在（1.6±0.4）kg。

4.向病人讲解紧急并发症的临床表现及危害，应急处理方法。

【护理质量评价标准】

1.用物准备齐全，机器运转正常。

2.当班护士对病人的"十知道"知晓。

3.护士执行医嘱正确及时，观察及时，处理及时，记录及时。

4.下机后血液透析管路及透析器按医院感染管理要求处理，床单元清洁整齐，机器进行消毒脱钙处理，表面清洁无血迹及其他污迹。

第九节　腹膜透析护理

腹膜透析（peritoneal dialysis，PD），简称腹透，是慢性肾衰竭病人常用的替代性疗法之一，指利用腹膜的半透膜特性，将适量透析液引入腹腔并停留一段时间，借助腹膜毛细血管内血液及腹腔内透析液中的溶质浓度梯度和渗透梯度进行水和溶质交换，以清除蓄积的代谢废物，纠正水、电解质、酸碱平衡紊乱。

【透析前护理】

1.物品准备　备齐器械包、腹透管1套、秤、蓝夹子、腹透液，检查透析液是否合格并置于37℃恒温箱内加热后使用。

2.评估病人的身心状态、生活习惯、经济状况、对疾病的认识以及对腹膜透析的了解程度。向病人说明腹膜透析的目的、注意事项及可能出现的并发症。通过沟通减轻病人的紧张焦虑情绪，取得配合，病人排空膀胱。

3.严格执行无菌技术操作及手卫生，保持治疗环境洁净。

【透析后护理】

1.注意观察生命体征变化。

2.观察插管处有无渗出。

3.注意排出透析液的性质，以及有无浑浊、蛋白团等。

4.术后尽量取半卧位或坐位，避免咳嗽、呕吐以防漂管。鼓励病人变动体位，增加肠蠕动，以利引流。

5.准确记录注入、排出的透析液量、颜色及超滤量。

6.并发症预防及处理

（1）预防并发症。①加强基础护理。做好晨晚间护理及口腔、皮肤护理，及时更换病人的床单、衣服。②透析室环境应安静、整洁，温度以 22～24 ℃为宜。室内每天空气消毒 0.5～1 h，并定时通风换气。③腹透病人尽量住单间，严格陪伴、探视制度，以防交叉感染。④透析操作时必须严格执行无菌操作技术，透析液浓度以 37～39 ℃为宜，宜干热加温。⑤透析过程中密切观察透出液的颜色和澄清度，定期送检做细菌培养及药物敏感试验。⑥观察病人体温变化，腹部有无压痛，如有感染按医嘱给予抗生素治疗。有腹痛的病人可适当调整透析管的位置，透析液的温度、流速，腹胀者可热敷或轻轻按摩腹部，鼓励病人多食富含纤维素的食品，必要时给予药物缓解症状。

（2）并发症护理。①引流不畅或腹膜透析管堵塞：改变体位；排空膀胱；可服导泻剂或灌肠；肝素加入透析液中，可促进纤维块溶解；必要时再次手术置管。②腹膜炎：用透析液 1 000 mL 连续冲洗 3～5 次；腹膜透析液中加抗生素；必要时拔出腹膜透析管。③腹痛：变换体位；降低腹膜透析液渗透压；减慢透析液进出速度；治疗腹膜炎。④水电解质紊乱：观察引流液是否通畅；保持透析液进出量大致平衡。

【健康教育】

1.给予高生物效价的蛋白质如牛奶、鲜蛋、牛肉等高热量饮食，每日摄入热量应大于 35 kcal/kg。同时补充各种维生素及叶酸。避免高磷饮食。对于浮肿或高血压者，需限制水和钠的摄入。

2.住院期间，指导病人及家属学会腹透的操作流程及注意事项，并定期进行随访调查。

3.病人如需淋浴，淋浴前可将透析管用塑料布包扎好，淋浴后将其周围皮肤轻轻拭干消毒后重新包扎，但不宜盆浴，以免引起腹膜炎。

4.嘱病人保护好伤口及导管，防止下腹部局烈活动或挤压碰撞等。

5.定期取腹透液送检检查。

【护理质量评价标准】

1.透析前物品、环境、病人准备得当。

2.住院期间无感染发生，以及导管牵拉、滑脱等并发症。

3.病人掌握腹膜透析操作规程及自我护理知识，病人及家属能居家操作、护理。

4.腹膜专科医生、护士能及时电话随访，纠正错误的观点与行为，保证透析病人的透析质量。

5.病人能定期门诊随访。

第十节　连续性肾脏替代治疗护理

连续性肾脏替代治疗（continuous renal replacement therapy，CRRT）是指一组体外血液净化的治疗技术，是所有连续、缓慢清除水分和溶质治疗方式的总称。

【治疗前评估】

1.设备评估　CRRT 机是否运转正常。

2.治疗用物评估　用物是否正确（应选择血滤器）、是否在有效期，包装是否破损，置换液处方用药是否准备齐全。

3.病人评估　检查病人生命体征、血氧饱和度、水肿情况、尿量、有无出血倾向、有无其他急慢性并发症等。

4.血管通路评估　检查动静脉内瘘通畅情况，有无感染和血肿，深静脉插管者需检查插管处是否固定良好、有无感染。

【治疗护理】

1.正确执行医嘱，正确设置治疗参数。

2.严格执行无菌操作原则，进行血管通路的穿刺及护理。

3.按操作流程上机和回血下机，妥善固定血液透析管路，监测机器的运转情况，及时更换置换液，每小时记录治疗参数与治疗量，核实与医嘱是否一致。发现异常及时通知医师、及时处理。

4.治疗过程中严密监测病人生命体征及脱水量、置换量、管路凝血情况；协助医生留取标本，监测电解质及肾功能。

5.严格执行消毒隔离制度，避免交叉感染。

6.遵医嘱静脉补充营养物质。

【健康教育】

1.指导病人保持穿刺部位皮肤清洁干燥，保持敷料的干燥，如有潮湿、渗血、渗液应及时更换。

2.指导病人避免穿刺侧卧位，避免过度活动，如穿刺血管为股静脉，取坐位时要保持穿刺侧肢体尽量伸直，避免肢体与身体成直角。

【护理质量评价标准】

1.观察及时、处理及时、记录及时。

2.按要求完成置换量、脱水量。

3.无体外循环凝血发生。

4.回血下机后血液透析管路及透析器按控感要求处理，床单位清洁整齐，机器表面进行消毒处理，表面清洁无血迹及其他污迹。

第十一节　经皮肾脏穿刺活检术护理

【术前准备】

1.评估病人的身心状态、生活习惯、经济状况、对疾病的认识以及对肾活检的了解程度。通过良好的护患沟通减轻病人的紧张焦虑情绪和恐惧心理。

2.责任护士主动向病人及其家属讲解肾穿刺的目的和意义，以及术中与术后注意事项以及可能发生的并发症，取得理解配合。

3.了解病人有无出血性疾病病史或家族史，近2周内应用抗凝药或抗血小板制剂者禁止检查。女性病人肾活检避开月经期。

4.指导病人练习俯卧位吸气末屏气暂停呼吸30 s，训练病人卧床排尿。

5.指导病人避免进易产气的食物，减少肠胀气，体毛多者作常规备皮处理。

6.遵医嘱准确使用止血药。

7.配合医师备好穿刺器械以及各种物品（肾穿包、穿刺针、治疗盘、弯盘、消毒液、棉签、注射器、腹带、枕头、标本瓶及标本固定液、2％利多卡因等）。

【术后护理】

1.术后绝对卧床24 h，穿刺点沙袋压迫4～6 h。如无肉眼血尿、持续性腰痛、腹痛、脐周痛可下床活动，否则需延长卧床时间。

2.监测生命体征。术后半小时测量1次血压，至4 h若血压波动大或血压降低，应给予对症处理。注意有无脉搏细数、大汗等出血性休克的表现。

3.向病人及家属讲解术后适当水化、轻度利尿的必要性，协助饮水，防止出血所致的尿路梗阻，同时留取3次尿标本送检，观察尿液的颜色、性状等。

4.注意观察体温及穿刺局部伤口敷料有无渗血。

5.及时准确使用抗生素和止血药，注意观察尿量和颜色的变化。

6.术后24 h内密切观察穿刺局部有无渗血、肿胀，保持敷料干燥。

7.指导病人术后3 d内不沐浴，1周内应避免做腰部扭动较大的动作，2～3周内避免剧烈运动。

8.经常巡视病人，做好生活护理，满足病人的基本生活需要。

【护理质量评价标准】

1.病人了解肾穿刺的相关知识，配合检查。

2. 术后卧位正确，穿刺处处置得当，无并发症发生。

3. 病人术后主动配合，护士落实各项治疗护理，病人生命体征平稳，及时处理异常情况。

4. 正确留取尿标本，无尿路梗阻、出血等并发症。

第十二节　动-静脉内瘘术护理

动-静脉内瘘术，指经外科手术将表浅毗邻的动静脉作直接吻合，使静脉血管血流量增加、管壁动脉化，形成皮下动静脉内瘘。常用的血管有桡动脉与头静脉、肱动脉与头静脉等。

【术前护理】

1. 评估病人的身心状态以及对动-静脉内瘘术的了解程度，通过良好的护患沟通减轻病人的紧张焦虑情绪和恐惧心理。

2. 向病人及其家属讲解动-静脉内瘘术的目的和意义，以及可能发生的并发症。

3. 了解双侧上肢血管情况，拟行手术者不在前臂做抽血、输液等操作。

4. 了解病人的出凝血功能状况，有严重贫血或高血压者做必要的纠正，女性病人尽量避开月经期。

5. 透析病人尽量将手术安排在透析结束 24 h 后进行。

【术后护理】

1. 嘱病人保持手术部位清洁、干燥。注意敷料情况，如有渗血应及时通知医生处理。

2. 协助抬高术侧肢体，取舒适卧位，防止末梢水肿，避免受压，保证血流通畅。

3. 注意观察术后动静脉瘘处有无震颤及血管杂音，如震颤及杂音改变或消失有可能是血栓形成，需通知医生及时处理。

4. 密切监测血压、脉搏、呼吸、体温的变化并记录。

5. 瘘侧肢体功能锻炼。术后第 2 d 可进行轻微的握拳活动，每日做 20 个握拳运动；术后第 3 d 开始每日做 30～40 个握拳运动，力度可逐渐增加，以不引起切口疼痛为限；术后 1 周可协助使用握力球锻炼，以促进内瘘的成熟。

【健康教育】

1. 动-静脉内瘘仅供透析用，禁止在内瘘一侧的上臂输液、抽血和测量血压。

2. 平时应加强手臂锻炼，使血管扩张充盈。有内瘘的一侧肢体（通常为前臂）应尽量避免受压、锐器损伤、提重物，衣袖不可过紧。

3. 教会病人配合保护自身内瘘，透析前保持手臂清洁，透析后当日穿刺部位避免接触水，每日 2～3 次自我检测瘘管有无震颤或血管杂音，发现瘘管震颤或血管杂音消失或疼痛等应立即来院诊治。

【护理质量评价标准】

1. 病人对内瘘自我护理的方法知晓，并能遵照执行。

2. 内瘘侧肢体保护良好，内瘘功能正常，能满足透析的需要。

3. 护士穿刺方法正确，下机后止血方法正确，无出血或血肿发生。

第十三节　长期性颈内静脉置管护理

长期颈内静脉置管是以一种带 cuff（涤纶套）的双腔导管作为透析通路，由硅胶或聚氨基甲酸酯等制成，质地柔软、光滑，通常置于颈内静脉或锁骨下静脉，静脉腔开口于导管前端，用于回血至病人体内，动脉腔开口由数个侧孔构成，用于将血液引至透析器。cuff 置于皮下，与皮下组织黏合牢固，使导管不易脱出，而且可以有效地防止皮下隧道感染，使导管留置时间延长。

【一般护理】

1. 插管及透析期间严格执行无菌操作技术。

2.随时保证导管周围清洁、干燥，按要求换药。

3.保持无菌敷料完好覆盖于出口处及外露部分的导管，保持导管部位的敷料干燥，减少感染机会。

4.透析导管只用于透析治疗，不可使用于输液或其他治疗。

5.加强卫生安全宣教，给病人解释保持透析导管无菌的重要性，注意管路的自我保护，指导病人保持敷料清洁和干燥，活动时及穿衣时注意保护管路，防止被刮蹭或脱出。建议病人不要淋浴，洗澡时注意保护敷料，不要淋湿。禁止游泳。

6.插管后妥善固定导管，注意有无脱出现象，防止意外拔管。

7.观察病人体温变化，定期查血象。

8.注意管路通畅情况，及时发现是否有血栓形成。

9.留置导管期间并发症护理

（1）导管堵塞：主要与导管内血栓形成有关，严禁强行冲管。并密切观察有无相关栓塞的并发症。

（2）导管相关性感染局部有污染（渗血渗液、出汗多）时，及时换药。

10.封管护理

（1）物品准备：空针、生理盐水 20 mL、无菌手套、治疗巾、方纱布、肝素钠 2 500 U、肝素帽、无菌治疗巾。

（2）方法：①两端用空针抽出原有封管液，直至引出血液（2 mL）；②用生理盐水冲入中心静脉，每管 10 mL；③肝素钠 2 mL＋生理盐水 2 mL、动脉端 1.2 mL、静脉端 1.3 mL 弹丸或推注（向晶等，2015）；④操作过程中注意无菌操作；⑤整个操作过程应戴无菌手套完成，并使用无菌治疗巾。

【健康教育】

1.养成良好的卫生习惯，保持局部干燥、清洁，洗脸、洗头时避免水浸湿，插管敷料处如有浸湿，应及时来院更换，以免发生局部感染。

2.经常观察置管部位有无渗血、血肿及全身反应如发热、咳嗽、憋气等，发现异常立即就诊。

3.中心静脉留置导管后避免剧烈运动，以防留置导管滑脱。一旦滑脱，应压迫止血，并立即到医院就诊。

4.活动和睡眠时避免压迫导管以防血栓形成、血管壁损伤、穿刺部位渗血和导管脱出等。

5.血透病人的静脉留置导管，不宜另作他用，如抽血、输液等。如果一定要用，如病人抢救时而无其他输液通道，使用后必须按血透后导管的处理要求封管以防堵塞。

【护理质量评价标准】

1.导管固定良好，穿刺部位无渗血、渗液、红肿、分泌物，敷料清洁干燥。

2.上下机接管时严格无菌操作，导管与动静脉管路连接紧密，连接处用无菌敷料覆盖，血流量达到透析要求。

3.下机时封管液选择正确、封管方法正确，肝素帽一次性使用。

4.封管后导管用无菌敷料包裹并妥善固定，无牵拉，病人感觉舒适。

5.健康教育到位，病人对留置导管的重要性及自我保护的方法知晓。

第十四节　急性有机磷农药中毒护理

急性有机磷农药中毒是指有机磷农药进入体内抑制乙酰胆碱酯酶活性，引起体内生理效应部位乙酰胆碱大量蓄积，出现毒蕈碱样、烟碱样和中枢神经系统等中毒症状和体征，严重者常死于呼吸衰竭。毒蕈碱样症状主要表现：瞳孔缩小、腹痛、腹泻、大小便失禁、大汗、流泪和流涎、咳嗽、呼吸困难等；烟碱样症状主要表现：肌纤维颤动、肌力减退或瘫痪、呼吸机麻痹、血压升高和心律失常等；中枢神经系统主要表现：头晕、头痛、烦躁不安、谵妄、抽搐、昏迷，甚至呼吸衰竭。

【救治原则】

1.迅速清除毒物　立即将病人撤离中毒现场。彻底清除未被机体吸收的毒物，如迅速脱去污染衣物，用肥皂水彻底清洗污染的皮肤、毛发、外耳道、手部、指甲，然后用温凉水冲洗干净。口服中毒者，用清水反复洗胃，直至洗出液清亮为止，然后用硫酸钠导泻。

2.紧急复苏　保持呼吸道通畅，及时清除分泌物，给予氧气吸入，必要时应用机械通气，呼吸抑制者给予呼吸兴奋剂，呼吸心跳停止应立即行心肺复苏。建立静脉通道，保证输液及抢救药物通畅。急性有机磷杀虫药中毒常因肺水肿、呼吸肌麻痹、呼吸衰竭而死亡。

3.解毒剂的应用

（1）抗胆碱药：代表性药物为阿托品和盐酸戊乙奎醚。

（2）胆碱酯酶复能剂：能使被抑制的胆碱酯酶恢复活力，常用药物有碘解磷定、氯解磷定等。

（3）解磷注射液：为含有抗胆碱剂和复能剂的复方注射液，起效快，作用时间较长。解毒剂的应用原则为早期、足量、联合、重复用药。

4.对症治疗　重度有机磷杀虫药中毒病人常伴有多种并发症，如酸中毒、低钾血症、严重心律失常、休克、消化道出血、肺内感染、DIC、MODS 等，应及时予以对症治疗。

5.留取标本作毒物鉴定。

【护理措施】

1.即刻护理措施　维持有效通气功能，如及时有效地清除呼吸道分泌物、正确维护气管括管和气管切开、正确应用机械通气等。

2.洗胃护理

（1）洗胃要及早、彻底和反复进行，直到洗出的胃液无农药味并澄清为止。

（2）若不能确定有机磷杀虫药种类，则用清水或 0.45% 盐水彻底洗胃。

（3）敌百虫中毒时应选用清水洗胃，忌用碳酸氢钠溶液和肥皂水洗胃。

（4）洗胃过程中应密切观察病人生命体征的变化，若发生呼吸、心搏骤停，应立即停止洗胃并进行抢救。

（5）洗胃液量为轻度中毒 3 000～5 000 mL；重度中毒 5 000～8 000 mL；重度中毒 15 000～20 000 mL。

3.口服催吐　神志清醒者，服毒时间在 4～6 h 内，可嘱病人先服适量温开水、盐水后刺激咽后壁直至吐出液体变为清水为止。

4.导泻及灌肠　催吐洗胃后给予 25% 硫酸钠 30～60 mL 或 50% 硫酸镁 40～50 mL 灌入胃内导泻，或使用灌肠导泻，灌肠方法同一般灌肠法。

【用药指导】

1.遵医嘱尽早给予足量特效解毒药物。

2.抗胆碱药，最常用药物为阿托品。

（1）使用原则：早期、足量、反复给药，据病情每 10～30 min 或 1～2 h 给药 1 次，直至毒蕈碱样症状消失或病人出现"阿托品化"表现，再逐渐减量或延长间隔时间。"阿托品化"表现为瞳孔较前扩大、颜面潮红、皮肤干燥、腺体分泌物减少、无汗、口干、肺部湿啰音减少或消失、心率加快。

（2）护理上注意阿托品中毒表现：意识模糊、狂躁不安、谵妄、抽搐、瞳孔扩大、昏迷和尿潴留、室颤、溶血性黄疸等，应及时停用阿托品，进行观察。

3.应用胆碱酯酶复能剂时应注意不良反应，防止过量中毒。一般不良反应有短暂的眩晕、视力模糊或复视、血压升高。碘解磷定剂量较大时，可有口苦、咽痛、恶心，注射速度过快可致暂时性呼吸抑制。

4.护理注意事项

（1）早期遵医嘱给药，边洗胃边应用特效解毒剂，首次应足量给药。

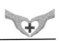

（2）复能剂若应用过量、注射过快或未经稀释，可发生中毒，抑制胆碱酯酶，发生呼吸抑制，用药时应稀释后缓慢静推或静滴为宜。

（3）复能剂在碱性溶液中不稳定，易水解成有剧毒的氰化物，所以禁与碱性药物配伍使用。

（4）碘解磷定药液刺激性强，漏于皮下可引起剧痛及麻木感，应确定针头在血行内方可注射给药，不宜肌内注射用药。

【病情观察】

1.生命体征　有机磷杀虫药中毒所致呼吸困难较常见，在抢救过程中应严密观察病人的体温、脉搏、呼吸、血压，即使在"阿托品化"后亦不应忽视。

2.神志、瞳孔变化　多数病人中毒后即出现意识障碍，有些病人入院时神志清楚，但随着毒物的吸收很快陷入昏迷。瞳孔缩小为有机磷杀虫药中毒的体征之一，瞳孔扩大则为达到"阿托品化"的判断指标之一。严密观察神志、瞳孔的变化，有助于准确判断病情。

3.中毒后"反跳"　某些有机磷杀虫药如乐果和马拉硫磷口服中毒，经急救临床症状好转后，可在数日至1周后，病情突然急剧恶化。再次出现急性中毒症状，甚至发生昏迷、肺水肿或突然死亡，此为中毒后"反跳"现象。其死亡率占急性有机磷杀虫药中毒者的7%～8%，应严密观察"反跳"的先兆症状，如胸闷、流涎、出汗、言语不清、吞咽困难等，若出现上述症状，应迅速通知医生进行处理，立即静脉补充阿托品，再次迅速达"阿托品化"。

4.迟发性多发性神经病　少数病人（如甲胺磷、敌敌畏、乐果、敌百虫中毒）在急性中度或重度中毒症状消失后2～3周，可出现感觉型和运动型多发性神经病变，主要表现为肢体末端烧灼、疼痛、麻木以及下肢无力、瘫痪、四肢肌肉萎缩等，称为迟发性多发性神经病。

5.中间型综合征　是指急性重度有机磷杀虫药（如甲胺磷、敌敌畏、乐果、久效磷等）中毒所引起的一组以肌无力为突出表现的综合征。因其发生时间介于急性症状缓解后与迟发性多发性神经病之间，故被称为中间综合征。常发生于急性中毒后1～4 d，主要表现为屈颈肌、四肢近端肌肉以及第3～7对和第9～12对脑神经所支配的部分肌肉肌力减退，出现眼睑下垂、眼外展障碍和面瘫；病变累及呼吸肌时，常引起呼吸肌麻痹，并迅速进展为呼吸衰竭，甚至死亡。

6.心理护理　护士应了解病人服毒或染毒的原因，根据不同的心理特点予以心理疏导，以诚恳的态度为病人提供情感上的支持，并认真做好家属的思想工作。

7.高热者按高热护理常规；昏迷者按昏迷护理常规；需透析治疗者按透析护理常规。

【护理质量评价标准】

1.服毒者催吐洗胃和导泻及时，方法正确有效，洗胃液选择正确。

2.抢救及时有效，无护理并发症与护理纠纷。

3.遵医嘱及时、准确，按量用药，并观察用药后的作用及副作用。

4.并发症观察处理及时。

5.病人心理状态稳定，无自杀念头。

第五章　血液系统疾病护理

第一节　血液系统疾病一般护理

【一般护理】

1.保持病室环境清洁，定期空气消毒，限制探视；严格执行消毒隔离制度及无菌操作；防止交叉感染。

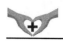

2.病情较轻者，可适当活动，以不感疲乏为宜；病情严重者，需绝对卧床休息。

3.给予高热量、高蛋白、多维生素、易消化饮食，避免刺激性、过敏性及粗硬的食物。

4.保持口腔清洁，根据病情需要选择不同的漱口液。高热、出血及病重者给予口腔护理，预防口腔感染。

5.出血性病人高热时不宜用酒精擦浴降温。

6.保持皮肤及肛周清洁，防止并发症发生。

7.心理护理　关心安慰病人，稳定情绪，协助病人克服焦虑、恐惧、悲观等心理，使其配合治疗。

【病情观察】

1.发热　观察生命体征变化，每日监测体温，体温≥38.5 ℃时，加强体温监测，并给予合适的降温措施。

2.出血　观察皮肤黏膜有无出血及瘀斑瘀点，有无牙龈出血、呕血及便血，以及视物模糊及突发头痛。

3.疼痛　观察骨关节的压痛及叩击痛，常见于白血病及多发性骨髓瘤（尤黎明等，2017）。

4.贫血　观察病人的皮肤黏膜苍白程度，有无疲乏、头晕心悸、气促等表现，及时查看实验室检查。

【用药护理】

1.按医嘱正确用药，注意观察用药不良反应。

2.予以化疗用药指导，注意给药顺序。

【出院指导】

1.保持个人清洁卫生，少去公共场所，避免交叉感染。

2.合理安排休息，加强营养。

3.指导病人坚持服药，并注意观察药物副作用。

4.定期复查，及时就诊。

第二节　血液系统疾病病人常见症状及体征护理

一、出血及出血倾向

血小板数目减少及其功能异常、毛细血管脆性或通透性增加、血浆中凝血因子缺乏以及循环血液中抗凝血物质增加，均可导致出血（bleeding，haemorrhage）或出血倾向。

【一般护理】

1.休息　若出血仅限于皮肤黏膜，无需太多限制；若血小板计数在 $50×10^9/L$ 以下，应减少活动，增加卧床休息时间；严重出血或血小板计数小于 $20×10^9/L$ 者必须绝对卧床休息（尤黎明等，2017）。

2.饮食　鼓励病人进高蛋白、高维生素、易消化的软食或半流质。禁食过硬、粗糙的食物。

3.保持大便通畅　排便时不可以用力。便秘者可以使用开塞露或缓泻剂，以免腹压骤增而诱发内脏出血，尤其颅内出血。

4.皮肤出血护理　保持床单的平整、被褥的轻柔。高热病人禁止用酒精或温水擦浴降温。各项护理动作应该轻柔。

5.口、鼻腔、牙龈出血护理　要保持口、鼻腔黏膜的湿润，避免干燥引起的出血。保持室内的温湿度适宜，避免诱发出血。少量出血时可用棉球或明胶海绵填塞（尤黎明等，2017）。

6.眼底及颅内出血预防及护理　保证充足的睡眠，避免剧烈咳嗽，不可屏气用力。有高血压者要监测血压。观察病人有无突然出现头痛、视力模糊、喷射性呕吐等。一旦发生颅内出血，应立即通知医生，积极配合抢救。去枕平卧，头偏向一侧，保持呼吸道通畅，给氧，迅速建立两条静脉通道。快速静脉滴注 20% 的甘露醇，保留尿管，记录生命体征、意识状态及瞳孔、尿量的变化，做好交接班（尤黎明等，2017）。

7. 输血护理 出血明显者，遵医嘱输注浓缩血小板悬液、新鲜血浆或抗血友病球蛋白浓缩剂等。输注前认真核对；血小板取回后，应尽快输入；新鲜血浆最好于采集后 6 h 内输完；抗血友病球蛋白浓缩剂用生理盐水稀释时，沿瓶壁缓缓注入生理盐水，勿剧烈冲击或振荡，以免形成泡沫而影响注射。

8. 心理护理 加强沟通，耐心解释与疏导。要善于观察，耐心倾听，加强与病人及其家属的沟通，及时了解病人及其家属的需求与忧虑，并能给予必要的解释与疏导。

9. 增加安全感 在关心和同情病人的同时，注意营造良好的住院环境；建立良好、互信的护患关系；促进病友与家属间的相互支持与帮助；尽可能避免不良刺激的影响。

【病情观察】

1. 注意观察病人出血发生的部位，主要表现的形式、发展和消退的情况，以及发现新的出血重症出血及其先兆。并应结合病人的基础疾病及相关实验室和其他辅助检查结果，做出正确的临床判断以利于及时护理和抢救配合。

2. 如急性早幼粒细胞性白血病（M_3）是出血倾向最明显的一种白血病，当血小板计数低于 $20 \times 10^9/L$ 时，可发生严重的自发性出血，特别是内脏出血，甚至是致命的颅内出血。此外，高热、失眠、情绪激动可增加颅内出血风险，需加强观察和护理。

3. 注意观察有无皮肤、口、鼻、牙龈、眼底等出血，及时给予处理。

【健康教育】

1. 指导病人避免使用过硬的牙刷，禁忌用牙签，避免食用煎炸、带刺带骨的食物。

2. 禁忌挖鼻，避免肢体碰撞和外伤。

3. 避免剧烈咳嗽及屏气用力，保持大便通畅。

【护理质量评价标准】

1. 病人能明确出血的病因，避免各种出血的诱因。

2. 各部位的出血能及时发现并得到处理，出血逐渐得到控制。

3. 能认识自己的恐惧感，自述恐惧程度减轻或消除。

二、发热

发热是血液病病人的常见症状，具有持续时间长、热型不一、一般抗生素治疗效果不理想的特点。常见于再生障碍性贫血、白血病和淋巴瘤等。其主要原因是由于白细胞数减少和功能缺陷、免疫抑制剂的应用、贫血或营养不良等，导致机体抵抗力下降、继发各种感染所致。

【一般护理】

1. 休息 发热病人应卧床休息，采取舒适的体位，必要时可吸氧。

2. 营养 补充营养和水分，鼓励病人进高热量、高维生素、营养丰富的半流质饮食和软食，以补充机体基本的需要和额外的消耗。

3. 降温 高热病人可先给予物理降温，冰敷大血管部位，如腋窝、颈部、腹股沟。必要时予以药物降温，降温过程中要密切观察病人体温及脉搏变化。

【病情观察】

1. 监测体温并记录，观察发热的类型及伴随症状、持续时间等。

2. 注意观察感染灶的症状、体征及其变化情况。

3. 做好各种检验标本的采集及送检工作。

4. 遵医嘱正确配制和输注抗生素等药物，并注意其疗效与不良反应的观察和预防。

【用药护理】

1.遵医嘱正确给药。

2.药物降温时要密切观察病人的体温及脉搏变化，保持皮肤清洁干燥，防止受凉，及时更换衣物。

3.观察降温后的反应，以免发生虚脱。

【健康教育】

1.高热时应卧床休息，给予高热量、富含维生素、易消化饮食。

2.保持床单位及衣物清洁干燥，避免受凉。

3.发热时每天摄入足够水分，不少于2 000 mL（尤黎明等，2017）。

【护理质量评价标准】

病人体温下降并维持正常范围。

三、骨、关节疼痛

常见于恶性血液疾病，如白血病、多发性骨髓瘤、淋巴瘤等。与肿瘤细胞的过度增生或局部浸润，导致骨髓腔压力增高，局部肿块形成及压迫、骨质疏松或溶骨性破坏、病理性骨折有关。表现为局部或全身骨关节疼痛以及压痛或叩击痛；发生骨折者，局部可出现畸形。

四、贫血

贫血（anemia）指单位容积外周血液中血红蛋白浓度、红细胞计数和血细胞比容低于相同年龄、性别和地区正常值低限的一种常见的临床症状。贫血不是一种独立的疾病，各系统疾病均可引起贫血。贫血是血液病十分常见的症状之一，常见于缺血性贫血、再生障碍性贫血、溶血性贫血及各种恶性血液病等。

第三节　缺铁性贫血护理

缺铁性贫血（iron deficiency anemia，IDA）是体内贮存铁缺乏，导致血红蛋白合成减少而引起的一种小细胞低色素性贫血。机体铁的缺乏可分为三个阶段：贮存铁耗尽、缺铁性红细胞生成和缺铁性贫血。缺铁性贫血是机体铁缺乏症的最终表现，也是各类贫血中最常见的一种，以生长发育期的儿童和育龄妇女发病率较高。主要表现为面色苍白、乏力。实验室检查为小细胞性贫血。

【一般护理】

1.**休息**　严重贫血（血红蛋白＜60 g/L）应卧床休息，必要时输血（尤黎明等，2017）。

2.**饮食护理**

（1）纠正不良的饮食习惯，食物是机体内铁的重要来源。不良的饮食习惯，如偏食或挑食，是导致铁摄入量不足的主要原因。无规律、无节制、刺激性过强的饮食容易造成胃肠黏膜的损害，也不利于食物铁的吸收。

（2）增加含铁丰富食物的摄取。鼓励病人多吃含铁丰富且吸收率较高的食物（如红色肉类、动物肝脏、血豆腐、蛋黄、海带、绿色蔬菜、黑木耳等）或铁强化食物。

（3）促进食物铁的吸收。不合理的饮食结构或搭配往往不利于铁的吸收，如食物中蔬菜类过多而肉、蛋类不足，富含铁的食物与牛奶、浓茶、咖啡同服等。

3.给予中重度贫血病人预防跌倒的健康指导，告知改变体位要缓慢。

4.女性病人告知不要化妆，如口红、腮红、指甲油等，不利于病情观察（尤黎明等，2017）。

5.**预防感染**　保持口腔清洁，防止口腔炎、口角炎的发生。

6.**心理护理**　给予心理疏导，解除焦虑、恐惧心理，向病人介绍缺铁性贫血的病因及治疗方法，避免过度紧张影响疾病治疗。

【病情观察】

1.关注病人的自觉症状，特别是原发病及贫血的症状和体征。以便了解病人治疗的依从性、治疗效果及药物的不良反应。

2.严密观察红细胞计数及血红蛋白浓度、网织红细胞数。

3.严密观察铁代谢的有关实验指标的变化等。

4.观察贫血程度及症状，了解化验结果。

5.若出现吞咽困难、肢端麻木、刺痛等重度缺铁引起的神经症状时，应及时协助处理。

【用药护理】

1.口服铁剂的应用与指导

（1）铁剂不良反应及其预防。口服铁剂的常见不良反应有恶心、呕吐、胃部不适、排黑便等胃肠道反应，严重者可致病人难以耐受而被迫停药。因此，建议病人饭后或餐中服用，反应过于强烈者宜减少剂量或从小剂量开始。

（2）应避免铁剂与牛奶、茶、咖啡同服。为促进铁的吸收，还应避免同时服用抗酸药以及 H2 受体拮抗剂。可服用维生素 C，以及乳酸或稀盐酸等酸性药物或食物。

（3）口服液体铁剂时须使用吸管，避免牙染黑。

（4）服铁剂期间，粪便会变成黑色，此为铁与肠内硫化氢作用而生产黑色的硫化铁所致，应做好解释，以消除病人顾虑。

（5）强调要按剂量、按疗程服药，定期复查相关实验室检查，以保证有效治疗、补足贮存铁。避免药物过量而引起中毒或相关病变的发生。

2.注射铁剂护理

（1）注射铁剂的不良反应主要有：注射局部肿痛、硬结形成，皮肤发黑和过敏反应。铁剂过敏常表现为脸色潮红、头痛、肌肉关节痛和荨麻疹，严重者可出现过敏性休克。

（2）为减少或避免局部疼痛与硬结形成，注射铁剂应采用深部肌内注射，并经常更换注射部位。

（3）首次用药须用 0.5 mL 的试验剂量进行深部肌内注射，同时备用肾上腺素，作好急救的准备。若 1 h 后无过敏反应即可按医嘱给予常规剂量治疗（尤黎明等，2017）。

（4）为了避免药液溢出引起皮肤染色，可采取：①不在皮肤暴露部位注射；②抽取药液后，更换注射针头；③采用"Z"型注射法或留空气注射法。

（5）注射铁剂时应避免同时口服铁剂给药，以免引起中毒。

【健康教育】

1.饮食指导

（1）提倡均衡饮食，荤素搭配，以保证足够热量、蛋白质、维生素及相关营养素（尤其铁）的摄入。

（2）为增加食物铁的吸收，可同时服用弱酸类食物，避免与抑制铁吸收的食物、饮料或药物同服。

2.易患人群食物铁或口服铁剂的预防性补充

（1）如婴幼儿要及时添加辅食，包括蛋黄、肝泥、肉末和菜泥等。

（2）生长发育期的青少年要注意补充含铁丰富的食物，避免挑食或偏食。

（3）妊娠与哺乳期的女性应增加食物铁的补充，必要时可考虑预防性补充铁剂，特别是妊娠期的妇女，每天可口服元素铁 10～20 mg。

3.相关疾病的预防和治疗 慢性胃炎、消化性溃疡、肠道寄生虫感染、长期腹泻、痔疮出血或月经过多等疾病的预防和治疗，不仅是缺铁性贫血治疗的关节，也是预防缺铁性贫血的重点。

4.提高病人及其家属对疾病的认识，如缺铁性贫血的病因、临床表现、治疗、护理等相关知识，让病人及其家属能主动参与疾病的治疗与康复。

5.自我监测自觉症状，如静息状态下呼吸与心率变化、能否平卧、有无水肿及尿量变化等。一旦出现自觉症状加重，静息状态下呼吸、心率加快，不能平卧，下肢水肿或尿量减少，多提示病情加重，应及时就医。

【护理质量评价标准】

1.病人情绪稳定，能积极配合治疗。

2.病人了解疾病的相关知识及合理用药的重要性。

3.病人掌握合理饮食及其对该病的重要性，并主动坚持治疗。

4.按时完成治疗护理，病情变化观察及时，并积极配合处理。无护理并发症。

第四节 巨幼细胞性贫血护理

巨幼细胞贫血（megaloblastic anemia，MA）指由于叶酸、维生素 B_{12} 缺乏或某些影响核苷酸代谢药物的作用，导致细胞核脱氧核糖核酸合成障碍所引起的贫血。其中 90% 为叶酸、维生素 B_{12} 缺乏引起的营养性巨幼细胞贫血。在我国巨幼细胞贫血，叶酸缺乏过度为多，山西、陕西、河南等地为高发区。在欧美国家则以维生素 B_{12} 缺乏及体内产生内因子抗体所致的恶性贫血多见。

【一般护理】

1.急性病人绝对卧床休息，慢性不严重者可适当休息。

2.给予中重度贫血病人预防跌倒的健康指导，告知改变体位要缓慢。

3.饮食护理

（1）改变不良的饮食习惯，进食丰富的叶酸、维生素 B_{12} 食品。

（2）减少食物中叶酸的破坏，烹调时不宜温度过高或时间过长，烹煮后不宜放置过久。

（3）改善食欲，对胃肠道症状明显或吸收不良的病人，出现腹胀，食欲减退，可建议少量多餐，细嚼慢咽，进温凉清淡软食。出现口腔炎和舌炎的病人应注意保持口腔清洁，饭前饭后用多贝尔溶液漱口，减少感染机会，促进食欲（尤黎明等，2017）。

4.保持皮肤清洁，定期更换内衣及被服；每晚用 1∶5 000 高锰酸钾溶液坐浴。卧床病人应定时更换体位，预防压疮。

5.注意口腔卫生，三餐后及睡前刷牙或用氯已定漱口液漱口，必要时给予口腔护理。

6.保持病室空气新鲜，每天至少通风 2 次。

【病情观察】

1.胃肠道反应 如食欲不振、恶心、腹胀、腹泻和便秘以及口腔炎、舌炎的发生。指导少食多餐，进清淡温凉软食，保持口腔的清洁。

2.神经系统表现 主要是末梢神经炎。深感觉障碍，共济失调，失眠、记忆力下降。注意保护，局部保暖，避免跌倒等损伤；共济失调者，行走要有人陪伴。

【用药护理】

1.遵医嘱正确用药，应注意药物疗效和不良反应的观察与预防。

2.肌内注射维生素 B_{12} 偶有过敏反应，甚至休克，要密切观察，并及时处理。

3.遵医嘱预防性补钾时应加强观察。

4.注意观察用药后病人的自觉症状。一般 1~2 d 病人食欲开始好转，2~4 d 网织红细胞增加，1 周后血红蛋白上升，4~6 周血红蛋白恢复正常，半年到 1 年后神经系统症状得到改善（尤黎明等，2017）。

【健康教育】

1.指导病人采取科学合理的烹饪方式，改变不良的饮食习惯，预防预防性补充叶酸，维生素 B_{12}。

2.告知病人、家属叶酸、B_{12} 缺乏的病因，介绍临床表现、治疗等方面的知识，使病人配合治疗和护理。

3.加强个人卫生，注意保暖，预防损伤与感染。

4.指导病人正规用药，按医嘱用药，定期复查血象。

【护理质量评价标准】

1.病人了解疾病形成因素，积极地配合治疗。

2.按医嘱正确正规用药，并定期复查。

3.病人的贫血得到纠正，神经系统症状得到改善。

第五节　再生障碍性贫血护理

再生障碍性贫血（aplastic anemia，AA），简称再障，是由多种原因导致造血干细胞的数量减少，功能障碍所引起的一类贫血，又称骨髓造血功能衰竭症。临床主要表现为骨髓造血功能低下，红骨髓总容量减少，代以脂肪髓，进行性贫血、感染、出血和全血细胞减少。再障的年发病率在我国为7.4/100万人口，欧美为（4.7～13.7）/100万人口，日本为（14.7～24）/100万人口，可发生于各年龄段。老人发病率较高，男、女发病率无明显差异。

【一般护理】

1.休息　急性型和病情危重者绝对卧床休息；慢性型无严重贫血者可适当活动，但防止碰撞、跌跤等。

2.饮食　给予高蛋白、多维生素、易消化饮食，避免带刺、骨的食物，必要时遵医嘱静脉补充营养素，以满足机体需要，提高病人的抗病能力。

3.预防感染

（1）呼吸道感染的预防。保持病室内空气清新、物品清洁，定期使用消毒液擦拭室内家具、地面，并用紫外线或臭氧照射消毒，每周2～3次，每次20～30 min。秋冬季节要注意保暖，防止受凉。限制探视人数及次数，避免到人群聚集的地方或与上呼吸道感染的病人接触（尤黎明等，2017）。

（2）口腔感染的预防。督促病人养成进餐前后、睡前、晨起用生理盐水、氯己定、复方茶多酚含漱液或复方朵贝液交替漱口的习惯（尤黎明等，2017）。

（3）皮肤感染的预防。保持皮肤清洁、干燥，勤沐浴、更衣和更换床上用品。勤剪指甲，蚊虫叮咬时应正确处理，避免抓伤皮肤。

（4）肛周感染的预防。睡前、便后用1：5 000高锰酸钾溶液坐浴，每次15～20 min。保持大便通畅，避免用力排便诱发肛裂，增加局部感染的概率（尤黎明等，2017）。

4.给予中重度贫血病人预防跌倒的健康指导，告知改变体位要缓慢。

5.心理护理　给予心理疏导，解除焦虑、恐惧心理，向病人介绍再生障碍性贫血的病因及治疗方法，避免过度紧张影响疾病治疗。

6.重型再障应给予保护性隔离，中性粒细胞$<0.5\times10^9$/L时，应住单间物房，避免交叉感染。

7.保持皮肤清洁，定期更换内衣及被服；每晚用1：5 000高锰酸钾溶液坐浴。卧床病人应定时更换体位，预防压疮（尤黎明等，2017）。

8.注意口腔卫生，三餐后及睡前刷牙或用氯己定漱口液漱口，必要时给予口腔护理。

9.保持病室空气新鲜，每天至少通风2次。

10.输血治疗时，对于重度贫血病人，输血速度应缓慢并严密观察输血反应，严格执行无菌技术操作。若出现发热、皮疹等情况，应立即减慢输血速度并通知医师（尤黎明等，2017）。

11.给予病人心理护理，解除病人心理负担，以配合医护人员的治疗。

【病情观察】

1.注意病人生命体征变化，注意出血程度和部位。

2.注意有无头痛、呕吐、视物模糊等颅内出血症状。

3.注意病人有无感染及出血倾向。监测体温，观察病人有无咳嗽咳痰、咽部疼痛，皮肤有无出血点、瘀斑，鼻腔及口腔黏膜有无出血，注意分泌物、排泄物的颜色、性质。如有异常及时通知医师。

【用药护理】

1.激素应用过程中要进行药物知识指导，告知病人坚持治疗3～6个月才见疗效。不良反应有男性化表现，如毛发、胡须增多，痤疮、声音变粗等，停药后可消失（张之南等，2011）。

2.使用环孢素护理　配合医生监测血药浓度，骨髓象、T细胞免疫学改变及药物的不良反应，如消化道反应、牙龈增生及肝肾功能损害（张之南等，2011）。

3.雄激素　丙酸睾丸酮为油性制剂，不宜吸收，应深部肌内注射。注意注射部位经常轮换，检查局部有无硬结，一旦发现应立即处理，如理疗、热敷（张之南等，2011）。

【健康教育】

1.疾病预防指导　尽可能避免或减少接触与再障发病相关的药物和理化物质，使用农药或杀虫剂时，做好个人防护，加强锻炼，增强体质，预防病毒感染。

2.讲解疾病的可能病因、临床表现及目前的主要诊疗方法，增强病人及其家属的信心，以积极配合治疗和护理。

3.饮食要注意加强营养，增进食欲，避免对消化道黏膜有刺激性食物。

4.休息与活动指导　充足的睡眠与休息可减少机体的耗氧量；适当的活动可调节身心状况，提高病人的活动耐力，但过度运动会增加机体耗氧量，甚至诱发心衰。

5.用药指导　为保证药物疗效正常发挥，减少药物不良反应，需向病人及家属详细介绍药物的名称、用量、用法、疗程及其不良反应。

6.心理护理　指导病人学会自我调整，学会倾诉；家属要善于理解和支持病人，学会倾听。

【护理质量评价标准】

1.病人情绪稳定，有战胜疾病的信心。

2.病人活动耐力提高。

3.病人了解疾病的相关知识及合理用药的重要性。

4.病人营养状况较好。

5.无感染等并发症发生。

第六节　溶血性贫血护理

溶血性贫血（hemolytic anemia，HA）是指红细胞遭到破坏，寿命缩短、超过骨髓造血代偿能力时发生的一组贫血。临床主要表现为贫血、黄疸、脾大、网织红细胞增高及骨髓红系造血细胞代偿性增生。我国溶血性贫血的发病率占贫血的10%～15%，个别类型的溶血性贫血具有较强的民族或区域性分布的特征。溶血性贫血的临床表现与溶血的缓急、程度有关，分为急性溶血性贫血和慢性溶血性贫血。急性溶血性贫血起病急骤，可突发寒战、高热、面色苍白、腰酸背痛、气促乏力烦躁，亦可出现恶心、呕吐、腹痛等胃肠道症状。慢性溶血性贫血起病较缓慢，除乏力、苍白、气促、头晕等症状、体征外，可有不同程度的黄疸、肝脾大，胆结石为较多见的并发症，可发生阻塞性黄疸。

【一般护理】

1.休息　轻度贫血者可适当的活动，不做过多的限制；重度贫血或活动后有心悸、胸闷的病人需卧床休息。

2.饮食　避免进食一切可能加重溶血的食物或药物，鼓励病人多喝水、勤排尿。促进溶血和所产生的毒素排泄，同时也有助于减轻药物引起的不良反应。

3.记录24 h出入量，观察尿量及尿色有无改变。

4.密切观察病人贫血进展程度，有无皮肤黏膜黄疸、血红蛋白尿、肝脾大等表现，及时报告医师（尤黎明等，2017）。

5.倾听病人的主诉，发现病人出现头痛恶心、呕吐、腹痛、腹泻、寒战、高热等表现时，及时汇报医生。

6.输血时，严密观察黄疸、贫血、尿色，观察病人不良反应，测量生命体征，如出现异常应立即向医师报告。

7.在使用皮质激素治疗过程中，观察药物引起的副作用，观察有无上消化道出血征象（张之南等，2011）。

8.注意皮肤清洁及护理，定期用温水擦浴。

9.讲解疾病的相关知识，不可食用蚕豆及氧化性药物如伯氨喹、磺胺类、镇痛药等，以防诱发该病。

10.严重贫血应给予氧气吸入，以改善组织缺氧。

11.预防感染。重症病人，尤其是伴有白细胞减少者，应注意预防感染。

12.给予心理护理，使病人保持精神愉快。

【病情观察】

1.密切观察病人的生命体征、神志、自觉症状的变化，观察病人贫血、黄疸有无加重，以及尿色有无变化。

2.了解实验室检查的结果。

3.一旦出现少尿甚至无尿，要及时通知医生并做好相应的急救准备与配合。

【用药护理】

1.遵医嘱正确用药，注意药物不良反应的观察与预防 用糖皮质激素时，应注意预防感染；使用环孢素应定期检查肝、肾功能；使用环磷酰胺时应注意观察出血性膀胱炎的发生。鼓励病人大量饮水，每日饮水量不得少于 2 000 mL（尤黎明等，2017）。

2.输液输血护理 遵医嘱静脉输液，以稀释血液中因溶血而产生的毒素，增加尿量，使毒素迅速排出体外。血液取回后应立即输入，不宜久置或加温，输血前严格执行"三查八对"。输血时必须严格执行无菌操作规程，严密观察病情。如出现各种不良反应应协助医生及时救治（尤黎明等，2017）。

【健康教育】

1.介绍疾病的病因、表现、治疗以及预防的方法，指导病人适当运动，以不感觉疲劳为宜。保证充足的休息和睡眠。注意保暖，避免受凉，多饮水、勤排尿。进食高蛋白、高维生素食物。

2.预防溶血 化学毒性和药物易引起的溶血应避免再次接触或服用。阵发性睡眠性血红蛋白尿病人，应忌食酸性食物和药物，比如维生素C、阿司匹林、苯巴比妥、磺胺类药物等。

3.病情监测指导 主要是贫血、溶血及相关症状体征；药物不良反应的自我监测，包括头晕、头痛、心悸、气促等症状、生命体征；皮肤黏膜有无苍白、黄染；尿量有无减少，有无浓茶样和酱油样尿。如有上述体征和症状，均提示有溶血的发生，应及时送检尿液标本。

【护理质量评价标准】

1.病人对疾病的病因、临床表现、治疗有正确的认识，并能够有效地避免加重溶血的因素。

2.能够积极地配合治疗，定期复查。

3.能正确掌握自我病情监测及药物不良反应的观察。

第七节 特发性血小板减少性紫癜护理

特发性血小板减少性紫癜（idiopathic thrombocytopenia purpura，ITP）又称自身免疫性血小板减少性紫癜，是最常见的一种血小板减少性疾病，主要由于血小板受到免疫性破坏，导致外周血中血小板数目减少，临床上以自发性的皮肤、黏膜及内脏出血，血小板计数减少、生存时间缩短和抗血小板特异性自身抗体形成，骨髓巨核细胞发育、成熟障碍等为特征。由于机体对某些物质发生变态反应，因而在血管内出现 IgA 的沉积，引起小动脉、小静脉以及毛细血管通透性增加而导致出血。过敏性紫癜是临床常见的出血性疾病，累及皮肤和黏膜最多见，但也可发生于胃肠道、关节和肾脏。该病多为自限性疾病，也可反复发作或累及肾脏而经久不愈。大多数病例找不到明确的病因，明确的过敏原较难确定。可能与感染（病毒、细菌）、食物因素、抗生素、预防接种等因素有关。临床表现以对称性皮肤紫癜、关节痛、腹痛和黑便、血尿为特征。临床可分为急性型和慢性型。急性型多见于儿童；慢性经多见于 40 岁以下女性，男女比例约为 1：4，发病率约为万分之一。65 岁及以上老人发病率有增加趋势。

【一般护理】

1.休息　若出血仅限于皮肤黏膜，无需太多限制；若血小板计数在 50×10^9/L 以下，应减少活动，增加卧床休息时间；严重出血或血小板计数<20×10^9/L 者，必须绝对卧床休息（尤黎明等，2017）。

2.饮食　鼓励病人进高蛋白、高维生素、易消化的软食或半流质。禁食过硬、粗糙的食物。

3.保持大便通畅，排便时不可以用力，便秘者可以使用开塞露或缓泻剂，以免腹压骤增而诱发内脏出血，尤其颅内出血。

【病情观察】

1.出血情况的监测　注意观察病人出血的发生发展和消退情况，特别是出血部位、范围和出血量，注意病人自觉症状、情绪反应、生命体征、神志以及血小板计数的变化，及时发现新发出血或内脏出血，一旦发现血小板计数<10×10^9/L，严重而广泛出血、疑有或已经发生颅内出血者，要及时通知医生配合救治（尤黎明等，2017）。

2.急重症病人加强疾病的观察和护理

（1）血小板计数<20×10^9/L。

（2）出血严重和广泛者。

（3）疑有或已发生颅内出血者。

（4）近期将实施手术或分娩者。

【用药护理】

1.正确执行医嘱，注意药物不良反应的观察和预防。

2.长期使用糖皮质激素，会引起身体外形发生变化，胃肠道反应或出血、诱发感染、骨质疏松，应做好解释。静注免疫抑制剂、大剂量免疫球蛋白时要注意保护血管壁，密切观察，一旦发生静脉炎要及时处理。

3.血小板输注　紧急补充血小板，以暂时控制或预防严重出血。成人用量为每次 10～20 U，可根据病情重复使用。值得注意的是，反复多次血小板输注易产生同种抗体，引起血小板破坏加速，故该项治疗不作为常规项目，仅用于严重出血或脾切除术的病人（张之南等，2011）。

4.成分输血护理　参见第二篇第五章第二节**"血液系统疾病病人常见症状及体征护理"**的出血及出血倾向护理。

【健康教育】

1.指导病人避免人为损伤而诱发或加重出血，不可服用可能引起血小板减少或抑制其功能的药，特别是非甾体类的药物，如阿司匹林。

2.保持充足的睡眠，情绪稳定，大便通畅。

3.使用皮质激素者，指导遵医嘱按时、按剂量、按疗程用药，不可自行减量或停药，以免加重病情。

4.为减轻药物不良反应，可饭后服药。必要时使用胃黏膜保护剂或制酸剂。注意预防各种感染。

5.病情监测指导　皮肤黏膜出血的情况，如瘀点、瘀斑、牙龈出血、鼻出血等；有无内脏出血的表现，如月经量明显增多、呕血或便血、血尿、头痛、视力改变等。一旦发生皮肤黏膜出血加重或内脏出血，及时就医。

【护理质量评价标准】

1.病人情绪稳定，积极配合治疗。

2.病人无感染或颅内出血等并发症。

3.病人预后良好。

第八节　过敏性紫癜护理

过敏性紫癜（allergic purpura）是一种常见的血管变态反应性出血性疾病，累及皮肤和黏膜最多见，但也可发生于胃肠道、关节和肾脏。临床表现以对称性皮肤紫癜、关节痛、腹痛和黑便、血尿或血管神经性水肿和荨麻疹等。由于机体对某些物质发生变态反应，因而在血管内出现 IgA 的沉积，引起小动脉、小静脉以及毛细血管通透性增加而导致出血。该病多为自限性疾病，也可反复发作或累及肾脏而经久不愈。治疗上以病因防治和药物治疗为主，如抗组胺类药物、糖皮质激素、免疫抑制剂的应用以及其他对症治疗。大多数病例找不到明确的病因，明确的过敏原较难确定，可能与感染（病毒、细菌）、食物因素、抗生素、预防接种等因素有关。该病多见于儿童及青少年，男性略多于女性，以春秋季发病居多。

【一般护理】

1.病室环境清洁、温湿度适宜、空气新鲜。

2.避免接触反应原及相关刺激因素。活动时注意安全，避免意外伤害。

3.避免食用可疑的致敏食品。发作期可根据病情选择清淡、刺激少、易消化的饮食。有消化道出血时，遵医嘱给予冷流食或禁食。

4.密切观察有无新鲜出血点、瘀斑、腹部症状，有无消化道出血、血尿、尿量改变等。

5.遵医嘱按时服药，使用肾上腺皮质激素时给予指导。

6.进低盐、低脂饮食。

7.监测血压变化。

8.不可擅自停药及减量，应遵医嘱逐渐减量。

9.应用免疫抑制剂时，要预防感染和出血等并发症，监测血象变化。

10.腹痛时协助病人取舒适体位，可屈膝平卧，减轻腹痛；关节肿痛者注意局部关节的制动和保暖。

11.发作期的病人应卧床休息，以免症状加重或复发。

【病情观察】

1.密切观察病人出血的进展与变化。如皮肤瘀点、瘀斑的分布有无增加或消退，有无新的出血、肾脏损害、关节活动障碍的表现。

2.对于腹痛的病人，注意评估疼痛的部位、性质、严重程度及持续时间，有无伴随症状；对于骨痛的病人，应评估受累关节的部位、数目，局部有无肿胀、压痛和功能障碍。

3.观察病人有无水肿以及尿量、尿色的变化。

【用药护理】

1.遵医嘱正确规律给药，用药前做好病人的解释工作，以取得病人的充分理解和配合。

2.使用糖皮质激素应向病人和家属说明可能出现的不良反应，加强护理，预防感染。用环磷酰胺时嘱病人多饮水，注意观察尿量及尿色改变（张之南等，2011）。

3.出血严重或禁食者应建立静脉通道，遵医嘱静脉补液，做好配血输血的各项护理。

【健康教育】

1.预防过敏性紫癜的重要措施是避免接触与发病有关的药物和食物。养成良好的卫生习惯。避免食用不洁食物，以预防寄生虫感染。

2.注意休息、运动、营养，增强体质，预防上呼吸道感染。

3.教会病人对出血情况及伴随症状的自我监测。发现大量瘀点或紫癜、明显腹痛和血便、关节肿痛、血尿、水肿、泡沫尿甚至少尿时提示病情复发，应及时就医。

【护理质量评价标准】

1.病人了解疾病的诱发因素、预防、治疗等相关知识。

2.病人了解饮食要求。

3.病人能正确进行自我监测。

4.无护理并发症发生。

第九节　血友病护理

血友病（hemophilia）是遗传性凝血因子缺乏而引起的一种出血性疾病。分为血友病 A、血友病 B 及遗传性型 FXI 缺乏症，以血友病 A 最为常见。血友病 A 和血友病 B 均为典型的性染色体（X 染色体）连锁隐性遗传（女性遗传、男性发病），同属性染色体连锁隐性遗传性疾病。临床表现为出血和局部血肿形成所致的压迫症状和体征。治疗上以局部出血的处理、补充凝血因子以及药物治疗为主。

【一般护理】

1.休息　若出血仅限于皮肤黏膜，无需太多限制；严重出血或血小板计数小于 $20 \times 10^9/L$ 者，必须绝对卧床休息。

2.饮食　鼓励病人进高蛋白、高维生素、易消化的软食或半流质。禁食过硬、粗糙的食物。

3.预防出血

（1）告诉病人不要过度负重或进行剧烈的接触性运动。

（2）不要穿硬底鞋或赤脚走路。

（3）尽量避免或减少各种不必要的穿刺或注射。必须时，拔针后局部按压 5 min 以上，直至出血停止。

（4）禁止使用静脉留置套管针，以免针刺点渗血难止。

（5）尽量避免手术治疗。必须手术时，术前应根据手术规模大小常规补充足够的凝血因子。

（6）注意口腔卫生，避免使用阿司匹林等有抑制凝血机制作用的药物。

4.局部出血处理的配合　按医嘱实施或配合止血处理，紧急情况下配合医师救治病人。对于咽喉部出血或血肿形成者，避免血肿压迫呼吸道引起窒息，应协助病人取侧卧位或头偏向一侧，必要时紧急输注凝血因子，配合做好其他抢救工作。

【病情观察】

1.监测病人出血情况的变化，及时发现重症病人，为有效救治挽救病人生命赢得时间。

2.观察病人自觉症状和不同部位出血的表现。

3.喉部出血病人，观察有无血肿形成或压迫呼吸症状。

【用药护理】

1.快速静注 DDAVP（去氨加压素）时，可出现心率加快、颜面潮红、血压升高、少尿、头痛等不良反应，要密切观察，必要是遵医嘱对症处理（张之南等，2011）。

2.正确输注各种凝血因子制品，输全血。避免异型输血，凝血因子取回后应立即输注。输注冷冻血浆或冷沉淀物者应快速输入。

【健康教育】

1.疾病预防　重视遗传咨询、婚前检查、产前诊断，是减少血液病发病率的重要措施。

2.疾病知识指导　充分调动病人及家属的主观能动性，使其积极配合治疗康复。

3.病情监测指导　包括出血症状与体征的自我监测，一旦发生出血常规处理效果不好或出现严重出血，应及时就医。

4.出血的应急处理　包括出血部位的止血方法，有条件下教会病人或家属注射凝血因子的方法，以应急处理严重出血。

5.外出时随身携带写明血友病的病历卡，以备发生意外时可得到及时救助。

【护理质量评价标准】

1.病人能够以积极的心态去配合治疗和康复。

2.能够合理科学地进行康复训练，并理解康复训练的目的和意义。

3.掌握疾病预防的知识以及紧急情况的处理。

第十节　弥漫性血管内凝血护理

弥散性血管内凝血（disseminated intravascular coagulation，DIC）是由多种致病因素激活机体凝血系统，导致机体弥漫性血栓形成、凝血因子大量消耗并继发纤溶亢进，从而引起全身性出血、微循环障碍乃至单个或多个器官功能衰竭的一种临床综合征。该病起病急、进展快、死亡率高，是临床重症之一。DIC 常见的原因为感染性疾病、恶性肿瘤、严重创伤、组织损伤、烧伤、毒蛇咬伤、某些药物中毒、病理产科及全身各系统疾病。DIC 常见的临床表现有出血倾向、休克、血栓引起的器官功能障碍和血管病性溶血等。

【一般护理】

1.病室环境清洁、舒适，温度、湿度适宜。

2.卧床休息，避免身体受伤和外伤，根据病情采取合适体位，如病人休克采取中凹位。

3.加强皮肤护理，预防压疮发生。

4.协助排便，必要时保留导尿管。

5.饮食宜营养均衡、易消化、无刺激性。消化道出血时应禁食。

6.保持口腔清洁，每日口腔护理 2 次，观察口腔黏膜的改变。

7.避免肌内、皮下注射，各种穿刺后穿刺局部加压止血并延长按压时间。

8.注意观察各脏器有无出血征象，监测生命体征，记录出入量。

9.遵医嘱准确给予抗凝剂、止血药、凝血因子、血小板等。

10.严密观察用药后药物作用和副作用。

【病情观察】

1.出血的观察　观察出血的部位、范围及其严重程度，有助于病情及其治疗效果的判断。持续多部位的出血或渗血特别是手术伤口、穿刺点和注射部位的持续渗血是 DIC 的特征。出血加重提示病情进展或恶化。

2.实验室指标监测是救治 DIC 的重要环节，因为实验室检查的结果可为临床诊断、病情分析、指导治疗、判断预后提供积极重要的依据，应正确及时采集和送检各类标本，关注检查结果及时报告医生。迅速建立静脉双通道，并维持静脉通路的畅通。

【用药护理】

1.熟悉救治过程中各种常用药物的名称、给药方法、主要不良反应及其预防和处理。

2.遵医嘱正确配制和应用有关药物，尤其是抗凝药物的应用。

3.肝素　肝素的主要不良反应是出血，在救治过程中注意观察病人的出血情况，监测各项实验室指标。注意凝血时间、凝血酶原时间、部分凝血活酶时间（张之南等，2011）。

4.肝素过量引起出血，可采用鱼精蛋白静注（张之南等，2011）。

【健康教育】

1.向病人解释反复进行实验室检查的重要性和必要性，以及特殊治疗的目的、意义及不良反应。劝导家属多关怀支持病人，以利缓解病人的紧张情绪。

2.提供可口、易消化、易吸收、富含营养的食物，少量多餐。

3.循序渐进地增加运动，促进身体康复。

【护理质量评价标准】

1.病人能够配合治疗。

2.护士观察病情及时到位，能够及时进行抢救。

第十一节　急性白血病护理

白血病（leukemia）是造血干细胞的恶性克隆性疾病。其特点是克隆中的白血病细胞失去进一步分化成熟的能力，而停滞在细胞发育的不同阶段。在骨髓和其他造血组织中，白血病细胞大量增生积聚，并浸润其他器官和组织，而正常造血受抑制。白血病的病因尚不清楚，可能与病毒感染、电离辐射、化学因素、遗传因素有关。急性白血病起病急，临床主要表现为感染、出血、贫血及髓外组织器官的白血病细胞浸润。主要表现为贫血、发热（继发感染和肿瘤性发热）、出血。

【一般护理】

1.患者应卧床休息。给予心理支持，使患者保持心情、精神愉快。

2.给予高蛋白、高热量、高维生素、易消化的清淡饮食。

3.保持口腔清洁，进食后使用氯已定漱口水含漱，清除口腔内食物残渣，预防口腔黏膜溃疡。若化疗后出现口腔炎，每日口腔护理2次，局部外涂口腔溃疡散（尤黎明等，2017）。

4.保持排便通畅，便后使用1∶5 000高锰酸钾溶液坐浴，预防肛裂及肛周感染。

5.监测体温，注意观察有无口腔溃疡咽部及肺部感染的体征。

6.病室保持清洁、空气新鲜，每日通风换气2次，并限制探视人员。

7.探视人员应戴口罩。

8.观察有无出血倾向，如皮肤有无出血点、瘀斑，有无尿血、呕血、便血及颅内出血的表现（尤黎明等，2017）。

9.化疗时观察药物的毒副作用，静脉输注时，观察药物有无外渗，保护外周静脉。

10.感染的预防　采取保护性隔离，条件允许宜住无菌层流病房或消毒隔离病房，尽量减少探视，以避免交叉感染；若病人出现感染征象，应协助医生做血液、咽部、尿液、粪便或伤口分泌物的培养，并遵医嘱应用抗生素。

11.化疗药物不良反应护理

（1）静脉炎及组织坏死的防护。

①静脉炎及组织坏死：一些化疗药物对组织刺激性大，多次注射常会引起周围组织炎症，如注射的血管出现条索状红斑、触之温度较高、有硬结或压痛，炎症消退后，注射的血管因内膜增生而狭窄，严重的可有血管闭锁。

②化疗时应注意：a. 合理使用静脉：首选中心静脉置管，如外周穿刺中心静脉导管、植入式静脉输液港。b. 静脉注射时先用生理盐水冲洗，确定注射针头在静脉内方可注入药物，推注速度要慢，边推边抽回血，确保药物在血管内。药物输注完毕再用10～20 mL生理盐水冲洗后拔针，以减轻药物对局部血管的刺激。c. 联合化疗时，先输注对血管刺激性小的药物，再输注刺激性发疱性药物（尤黎明等，2017）。

③发疱性化疗药物外渗的紧急处理：a. 立即停止药物注入；b. 不要拔针，尽量回抽渗入皮下的药液；c. 评估并记录外渗的穿刺部位、面积，外渗药液的量，皮肤的颜色、温度、疼痛的性质；d. 局部滴入生理盐水以稀释药液或用解毒剂等；e. 利多卡因局部封闭，由疼痛或肿胀区域多点注射，封闭范围要大于渗漏区，环形封闭，48 h内间断局部封闭注射2～3次；f. 涂抹：可用50%硫酸镁、中药"六合丹"、多磺酸黏多糖乳膏、软膏或赛肤润液体敷料等直接涂在患处并用棉签以旋转方式向周围涂抹，范围大于肿胀部位，每2 h涂1次；g. 局部24 h冰袋间断冷敷；h. 抬高：药液外渗48 h内，应抬高受累部位以促进局部外渗药液的吸收（赵群等，2015）。

④静脉炎的处理：发生静脉炎的局部血管禁止静脉注射，患处勿受压，尽量避免患侧卧位。

（2）骨髓抑制的防护。骨髓抑制是多种化疗药物共有的不良反应，对于急性白血病的治疗具有双重效应。化疗期间要遵医嘱定期检查血象，初期为每周 2 次，出现骨髓抑制者根据病情需要随时进行，每次疗程结束后要复查骨髓象，了解化疗效果和骨髓抑制程度。

（3）消化道反应的防护。恶心、呕吐、纳差等消化道反应出现的时间及反应程度，除与化疗药物的种类有关外，常有较大的个体差异。

①良好的休息与进餐环境。为病人提供一个安静、舒适、通风良好的休息与进餐环境，避免不良刺激。

②选择合适的进餐时间，减轻胃肠道反应。建议病人选择胃肠道症状最轻的时间进食，避免在治疗前后 2 h 内进食；当出现恶心、呕吐时应暂缓或停止进食，及时清除呕吐物，保持口腔清洁。

③饮食指导。给予高热量、富含蛋白质与维生素、适量纤维素、清淡、易消化饮食，以半流质为主，少量多餐。避免进食高糖、高脂、产气过多和辛辣的食物，并尽可能满足病人的饮食习惯对食物的要求，以增加食欲。

（4）口腔溃疡护理。目的是减少溃疡面感染的概率，促进溃疡愈合。对已发生口腔溃疡者，应加强口腔护理，每天 2 次，并教会病人漱口液的含漱及局部溃疡用药的方法（尤黎明等，2017）。

（5）心脏毒性预防与护理。

①柔红霉素、多柔比星可引起心肌及心脏传导损害，用药前后应监测病人心率、心律及血压；

②注意观察病人面色和心率，以病人无心悸为宜。一旦出现毒性反应，应立即报告医生并配合处理（尤黎明等，2017）。

（6）肝功能损害预防与护理。用药期间应观察病人有无黄疸，并定期监测肝功能。

（7）鞘内注射化疗药物护理。协助病人采取头低抱膝侧卧位，协助医生做好穿刺点的定位和局部消毒与麻醉；推注药物速度合适，拔针后局部消毒方纱覆盖、固定，嘱病人去枕平卧 4～6 h，注意观察有无头痛、呕吐、发热等化学性脑膜炎及其他神经系统的损害症状（赵群等，2015）。

（8）脱发护理。

①化疗前心理护理。向病人说明化疗的必要性及化疗可能导致脱发现象，告知病人在化疗结束后，头发会再生，使病人有充分的心理准备，坦然面对。

②脱发后心理护理。a. 评估病人对化疗所致落发、秃发的感受和认识，并鼓励其表达内心的感受如失落、挫折、愤怒；b. 指导病人使用假发或戴帽子，以降低病人身体意象障碍；c. 协助病人重视自身的能力和优点，并给予正向回馈；d. 鼓励亲友共同支持病人；e. 介绍有类似经验的病人共同分享经验；f. 鼓励病人参与正常的社交活动。

【病情观察】

1. 观察有无感染发生，监测体温，有无口腔溃疡、咽部及肺部感染的体征。

2. 观察有无出血倾向，皮肤有无出血点，有无呕血、便血及颅内出血表现等。

3. 化疗时观察药物的作用，注意保护静脉。

4. 骨髓抑制的防护　化疗结束后要遵医嘱予以血象监测，避免使用其他抑制骨髓的药物。

【用药护理】

1. 化疗药应用过程中，要进行药物知识指导。

2. 坚持治疗用药，合理使用静脉，防止药物外渗。

3. 柔红霉素、多柔比星、高三尖杉脂碱等可以引起心肌及心脏传导损害，用药前后应注意观察病人心率、心律及血压。药物要缓慢静滴，不超过 40 滴/min。一旦发生心脏毒性反应，立即报告医师，配合处理（尤黎明等，2017）。

【健康教育】

1. 避免接触对造血系统有损害的理化因素如电离辐射，亚硝酸胺类物质，染发剂、油漆等含苯物质，保泰松及其衍生物、氯霉素等药物（尤黎明等，2017）。

2. 指导病人饮食宜进富含高蛋白、高热量、高维生素、清淡、易消化少渣软食，避免辛辣刺激，防止口腔黏膜损伤。

3.保证充足的休息与睡眠，适当加强健身活动，如散步、打太极拳等，以提高机体的抵抗力。

4.向病人说明急性白血病缓解后仍应坚持定期巩固强化治疗，以延长疾病的缓解期和生存期。

5.注意保暖，避免受凉；讲究个人卫生，少去人群拥挤的地方；经常检查口腔、咽部有无感染，学会自测体温。

6.勿用牙签剔牙，刷牙用软毛刷；勿用手挖鼻孔，天气干燥可涂金霉素眼膏或用薄荷油滴鼻；避免创伤，定期门诊复查血象；发现出血、发热及骨、关节疼痛应及时就医（尤黎明等，2017）。

7.遵医嘱按时门诊复诊，按时化疗，监测血象变化。

8.出现发热、出血等症状及时就诊。

【护理质量评价标准】

1.病人情绪稳定，有战胜疾病的信心。

2.病人了解疾病的相关知识及合理用药的重要性。

3.掌握合理饮食及其对该病的重要性并主动坚持。

4.疾病健康指导落实。

第十二节　慢性粒细胞白血病护理

慢性粒细胞白血病（chronic myeloid leukemia，CML），简称慢粒，是一种发生在早期多能造血干细胞上的恶性骨髓增殖性疾病。其特点为：病程发展缓慢，外周血粒细胞显著增多且不成熟，脾脏明显肿大。自然病程可经历慢性期、加速期和急变期，多因急性变而死亡。各年龄组均可发病，以中年多见。治疗上以化学治疗、干扰素治疗、络氨酸激酶抑制剂的治疗以及异基因造血干细胞移植为主。急变期治疗同急性白血病治疗。

【一般护理】

1.病情稳定期，可工作和学习，适当锻炼，但不可过劳。生活有规律，保证充足的休息和睡眠。

2.提供高热量、高蛋白、高维生素、易消化吸收的饮食。

3.脾胀痛病人置于安静舒适的环境，减少活动，尽量卧床休息，可取左侧卧位减轻不适。避免弯腰和碰撞腹部，以免造成脾脏破裂。

4.潜在并发症：尿酸性肾病（闻曲等，2011）

（1）化疗期间定期检查白细胞计数、血尿酸和尿尿酸含量以及尿沉渣检查等。记录24 h出入量，注意观察有无血尿或腰痛发生。一旦发生血尿，应通知医生停止用药，同时检查肾功能。

（2）供给充足的水分：鼓励病人多饮水，化疗期间每天饮水量3 000 mL以上，以利于尿酸和化疗药降解产物的稀释和排泄，减少对泌尿系统的化学刺激（张之南等，2011）。

（3）用药护理：遵医嘱口服别嘌醇，以抑制尿酸的形成。在化疗给药前后的一段时间里遵医嘱给予利尿剂，及时稀释并排泄降解的药物，注射药液后，嘱病人每半小时排尿1次，持续5 h，就寝前排尿1次（闻曲等，2011）。

【病情观察】

1.每天测量病人脾脏的大小质地并做好记录。观察有无脾栓塞或脾破裂的表现：病人突感脾区疼痛、发热、多汗以及休克，脾区拒按，有明显的触痛；脾脏进行性肿大，脾区可闻及摩擦音，甚至出现血性腹水。

2.脾胀痛病人置于安静舒适的环境，减少活动，尽量卧床休息，取左侧卧位减轻不适。避免弯腰和碰撞腹部，以免造成脾脏破裂。

3.化疗期间注意观察有无血尿、腰痛发生。记录24 h出入量。一旦发生血尿，应通知医生停止用药，检查肾功能。

4.化疗期间鼓励病人多饮水，每天饮水量在3 000 mL以上。利于尿酸和化疗药物降解产物的稀释和排泄，减少对泌尿系统的化学刺激（张之南等，2011）。

【用药护理】

1.遵医嘱口服别嘌醇，以抑制尿酸的形成。

2.在化疗给药前后的一段时间遵医嘱给予利尿剂，以排泄降解的药物。注射药液后嘱病人每半小时排尿 1 次，持续 5 h，就寝前排尿 1 次（闻曲等，2011）。

【健康教育】

1.慢性期病人应告知主动配合治疗的必要性，以减少急性变的发生。

2.对长期应用干扰素和伊马替尼治疗的病人应注意其不良反应。

3.出现贫血加重、发热、腹部剧烈疼痛，尤其是腹部受撞击可疑脾破裂时应立即就医。

【护理质量评价标准】

1.病人能够描述引起脾脏破裂的危险因素。采取积极的预防措施，避免脾脏破裂。

2.能说出预防感染的重要性，积极配合治疗，没有发生感染。

3.能列举化疗的不良反应，积极采取应对措施，主动积极配合治疗。

4.正确对待疾病，悲观情绪减轻并消除。

5.能说出活动耐力下降的原因，合理的安排休息和饮食。

第十三节　淋巴瘤护理

淋巴瘤（lymphoma）起源于淋巴结和淋巴组织，其发生大多与免疫应答过程中淋巴细胞增殖分化产生的某种免疫细胞恶变有关，是免疫系统的恶性肿瘤。淋巴瘤可发生于身体的任何部位，通常以实体肿瘤形式生长于淋巴组织丰富的组织器官中，其中以淋巴结、扁桃体、脾以及骨髓最易受累。原发部位可在淋巴结内，也可在淋巴结外的淋巴组织。临床上以无痛性进行性淋巴结肿大和局部肿块为特征，同时可有相应器官受压迫或浸润受损症状。组织病理学上将淋巴瘤分为霍奇金淋巴瘤（Hodgkin lymphoma，HL）和非霍奇金淋巴瘤（non‐Hodgkin lymphoma，NHL）两大类。两者虽均发生于淋巴组织，但它们在流行病学病理特点和临床表现方面有明显不同。淋巴瘤的发病病因和机制尚不清楚，可能与病毒感染、免疫缺陷等有关。治疗上以化疗为主，化疗与放疗相结合，联合应用有关生物制剂的综合治疗。

【一般护理】

1.休息　病人可以活动，适当休息，严重贫血、出血、感染的病人应卧床休息。

2.饮食　给予高蛋白、高热量、高维生素、易消化、无刺激性饮食，并补充足量水分，勿食带刺及坚硬的食物。

3.环境　保持环境清洁、舒适，每日通风 2 次，每次 30 min。

4.保持大便通畅，每日便后用 1∶5 000 高锰酸钾溶液坐浴。

5.心理护理　缓解病人对疾病及化疗的恐惧心理，帮助其以积极的心态配合治疗。

6.局部皮肤护理

（1）照射区的皮肤在辐射作用下一般都有轻度损伤，对刺激的耐受性非常低，易发生二次皮肤损伤。故应避免局部皮肤受到强热或冷的刺激。尽量不用热水袋、冰袋，沐浴水温以 37～40 ℃为宜（张之南等，2011）。

（2）外出时避免阳光直接照射；不要使用有刺激性的化学物品，如肥皂、乙醇、油膏等。放疗期间应穿着宽大、质软的纯棉或丝绸内衣，洗浴毛巾要柔软，擦洗放射区皮肤时动作轻柔，以减少摩擦，并保持局部皮肤的清洁干燥，防止皮肤破损（尤黎明等，2017）。

7.放射损伤皮肤护理　局部皮肤有发红、痒感时，应及早涂油膏以保护皮肤。如皮肤为干反应，表现为局部皮肤灼痛，可给予 0.2%薄荷淀粉或氢化可的松软膏外涂；如为湿反应，表现为局部皮肤刺痒、渗液、水疱，可用 2%甲紫、冰片蛋清、氢化可的松软膏外涂（张之南等，2011）。

8. 化疗药物不良反应护理　参见第二篇第五章第十一节**"急性白血病护理"**。

【病情观察与症状护理】

1. 观察有无出血，若发生剧烈头痛、呕血、便血等应及时报告医生，做好急救准备。

2. 对于纵膈受累或有肿瘤压迫症状的病人，给予半卧位，高流量吸氧，备好气管切开包。

3. 观察有无放射性皮损出现，及时处理。

【用药护理】

1. 化疗药应用过程中，要进行药物知识指导。

2. HL 霍奇金淋巴瘤。ABVD 是经典方案，注意骨髓抑制、脱发、消化道反应。

3. NHL 非霍奇金淋巴瘤。CHOP 是经典方案，主要观察药物不良反应。

【健康教育】

1. 缓解期或全部疗程结束后，病人仍应保证充分休息、睡眠，适当进行室外锻炼，如散步、打太极拳、体操、慢跑等，以提高机体免疫力。外出时不去人多拥挤的公共场所。

2. 注意个人卫生，皮肤瘙痒者避免搔抓，以免皮肤破溃。沐浴时避免水温过高，宜选用适合的沐浴液。

3. 心理护理　耐心与病人交谈，了解病人关于该病的知识和对患病、未来生活的看法，给予适当的解释，鼓励病人积极接受治疗。

4. 告知病人应坚持定期巩固强化治疗，可延长淋巴瘤的缓解期和生存期。

5. 若有身体不适，如疲乏无力、发热、盗汗、消瘦、咳嗽、气促、腹痛、口腔溃疡等，或发现包块，应及早就诊。

【护理质量评价标准】

1. 病人情绪稳定，有战胜疾病的信心。

2. 病人能维持正常的呼吸，无缺氧症状。

3. 病人体重不再下降，营养状况有所改善。

4. 病人住院期间未发生感染，生命体征平稳。

第十四节　多发性骨髓瘤护理

多发性骨髓瘤（multiple myeloma，MM）是恶性浆细胞疾病中最常见的一种类型，是单克隆浆细胞在骨髓内异常增生产生单克隆免疫球蛋白，并导致多发性溶骨性损害的一种最常见的浆细胞病。主要症状有骨痛、骨折、贫血、高血钙、肾脏损害及易感染等。该病多见于老年病人，以 50～60 岁较多，男女比例约为 3∶2。发病机制及病因至今尚未明确，可能与病毒感染、电离辐射、接触工业或农业毒物、慢性抗原刺激、基因遗传因素有关。治疗上以对症治疗和化学治疗为主。可以进行自体造血干细胞移植。

【一般护理】

1. 心理护理　关心、体贴、安慰病人，对病人提出的疑虑给予耐心解答。鼓励病人与家属、同事和病友沟通交流，使病人获得情感支持和配合治疗。护士和家属还可与病人就疼痛时的感受和需求交换意见，使病人得到理解和支持。

2. 缓解疼痛　协助病人采取舒适的体位，可适当按摩病变部位，以降低肌肉张力，增加舒适，但避免用力过度，以防病理性骨折。

3. 活动与生活护理　卧床休息，适当活动，勿用力过猛，避免发生病理性骨折。

（1）睡气垫床，保持床铺干燥、平整；协助病人定时更换体位；保持适度的床上活动，避免长久卧位而致加重骨骼脱钙。

（2）已有胸、腰椎受累者应卧硬板床、戴护腰等，协助患者活动，顺应患者的自主活动意向；卧床患者应轴线翻身。

（3）鼓励病人咳嗽和深呼吸，协助病人洗漱、进食、大小便及个人卫生等，每天用温水擦洗全身皮肤，保持皮肤清洁干燥（张之南等，2011）。

4.饮食护理　规律进食，多进食营养均衡、多纤维及含铁丰富的食物，适当补充 B 族维生素，增强机体的抵抗力。每天应饮水 2 000～3 000 mL，多摄取粗纤维食物，保持排便通畅，预防便秘。

5.给予中重度贫血患者预防跌倒的健康指导，告知改变体位要缓慢。

6.保持病室内空气清新，每日开窗通风 2 次。

7.注意个人卫生，进食后漱口，便后坐浴。保持大便通畅，避免因为便秘导致肛裂诱发感染。减少探视人次，患者应戴口罩。

8.记录 24 h 出入量。

9.潜在并发症　化疗药物不良反应参照第二篇第五章第十一节**"急性白血病护理"**。

【病情观察】

1.观察有无骨痛及病理性骨折，观察疼痛部位、强度、性质及持续时间。翻身时应顺应病人轴线，2～3 人同时进行，避免发生病理性骨折。

2.出血、贫血、感染护理　观察有无出血倾向，皮肤有无出血点，有无呕血、便血及颅内出血表现等。监测体温，观察有无口腔及肺部感染症状（赵群等，2015）。

3.观察有无高钙血症表现，如食欲减退、恶心呕吐、便秘多尿，甚至出现昏迷。指导合理饮食，忌食高磷、高钙食物，如蛋黄、虾皮等。

【用药护理】

1.化疗药应用过程中，要进行药物知识指导，鼓励多饮水，观察并记录尿量、尿液性质。

2.大剂量口服糖皮质激素护理　予以安静舒适环境，睡前温热水泡脚，睡眠时勿惊扰病人。指导适当活动，增加关节协调性。

3.输注硼替佐米护理　正确溶解并准确抽吸剂量，双人核对后在 3 s 内静脉推注后用生理盐水冲洗（张之南等，2011）。

【健康教育】

1.适当活动，动作不宜过猛，防止磕碰滑倒受伤，做好自我保护。若活动后出现剧烈疼痛，可能为病理性骨折，应立即就医。

2.预防感染，避免去公共场所。

3.保持个人卫生和饮食卫生。

4.遵医嘱按时用药，有肾损害者避免应用损伤肾功能的药物，病情缓解后仍需定期复查与治疗。

【护理质量评价标准】

1.病人情绪稳定，有战胜疾病的信心。

2.病人肾功能正常，每日排尿量在 1 000～2 500 mL。

3.病人受伤的危险性降至最低，未发生骨折。

4.病人未发生感染，体温正常，白细胞正常。

第十五节　癌痛病人护理

【一般护理】

1.设置安静舒适的环境，建立良好的互相信任的护患关系。

2.及时评价并记录疼痛缓解程度。

3.动态评价药物不良反应程度及耐受情况。

4.予以心理护理，使病人的注意力从疼痛及伴有的恶劣情绪中转移。

【病情观察】

1.观察病人疼痛程度、缓解疼痛的方法、间隔时间。

2.注意疼痛伴随症状。

【用药护理】

1.遵医嘱正确给药，口服时应看服到口。

2.指导三阶梯给药原则。

3.阿片类药物不良反应护理

（1）胃肠道反应：用药1周左右会逐渐缓解，以增加病人服用镇痛药的依从性。嗜睡：治疗初期及明显增加药物剂量时，会出现镇静及嗜睡，一般数日后会自行消失。对初服者或年龄较大者要密切观察（闻曲等，2011）。

（2）呼吸抑制：是潜在的最严重的不良反应。一般出现在初用药且剂量较大的病人，随着反复用药，这种并发症的风险会逐渐减小。当发生呼吸抑制时，用纳洛酮解救。对昏迷病人可行气管切开（赵群等，2015）。

【健康教育】

1.告知病人及家属疼痛是可控制的。指导正确评估病人的疼痛程度。正确给药，包括给药时间及方法。

2.告知病人及家属疼痛治疗的基本原则，正确对待药物作用及副作用，指导用药副作用的防治。

【护理质量评价标准】

1.病人保持良好的心态，对疼痛的恐惧感消除。

2.病人及家属能正确评估疼痛程度。

3.病人加强了疼痛及用药知识教育，能遵医嘱按时服药。

4.能有效控制疼痛，正确预防药物副作用的发生。

第十六节　血液系统常用诊疗技术及护理

一、外周穿刺中心静脉导管技术

外周穿刺中心静脉导管（peripherally inserted central catheter，PICC）指经外周静脉穿刺置入中心静脉导管，导管尖端最佳位置为上腔静脉的中下1/3，可用于输注各种药物、输液、营养支持治疗以及输血等，也可用于血液样本采集。PICC留置时间可长达1年，能为病人提供中长期的静脉输液治疗，减少频繁静脉穿刺给病人带来的痛苦，且避免了刺激性药物对外周血管的损伤及化疗药物外渗引起的局部组织坏死，解决了外周血管条件差的病人输液的难题。

【适应证】

1.需长期输液治疗或反复输注刺激性药物，如肿瘤化疗。

2.需长期或反复输血或血制品或采血。

3.需长期输注高渗性或高黏稠度液体，如长期胃肠外营养。

4.应用输液泵或压力输液治疗。

5.缺乏外周静脉通路（吴蓓雯，2012）。

【禁忌症】

1.插管途径或穿刺局部近期有感染。

2.已知或怀疑有菌血症或败血症。

3.不能确认穿刺静脉。

4.在预定插管部位或肢体既往有放射治疗史、静脉血栓形成史、外伤史或血管外科手术史、乳癌根治术后。

5.有严重出血倾向。

6.血管顺应性差。

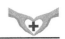

7.已有锁骨下或颈内静脉插管（吴蓓雯，2012）。

【留置 PICC 的维护及护理】

1.定期更换导管接头，一般每周更换 1～2 次，如输注血液或胃肠外营养液需 24 h 更换 1 次。

2.冲管方法及注意事项

（1）冲管注射器的选择：一般选择 20 mL 注射器，禁止使用小于 10 mL 注射器给药及冲、封管。行 CT 或 MRI 检查时，禁止使用高压注射泵推注造影剂，因其可产生较大压力，如遇导管阻塞可致导管破裂。

（2）冲管液及量：采用生理盐水冲管，成人 20 mL、儿童 6 mL。

（3）冲管时机及要求：治疗期间输入化疗药物、氨基酸、脂肪乳等高渗、强刺激性药物或输血前后，应及时冲管。治疗间歇期每 7 d 到医院冲管 1 次。

（4）冲管方法：采用脉冲式方法，即冲—停—冲—停，有节律地推动注射器活塞，使盐水产生喘流以冲净管壁。

3.封管及注意事项 封管液为 10～100 U/mL 肝素盐水，封管液量两倍于导管＋辅助延长管容积，以正压式方法封管。

4.冲管与封管应遵循 SASH 顺序，即生理盐水（S）、药物注射（A）、生理盐水（S）、肝素盐水（H）。

5.穿刺部位敷料的更换 保持穿刺部位的清洁干燥，穿刺后第 1 个 24 h 更换无菌透明敷料，以后每 3～7 d 更换 1 次。当病人出汗多，穿刺处局部皮肤感染时，应缩短敷料更换时间。出现敷料污染、脱落、破损时，随时更换。

6.指导病人保护导管 适度抬高置管侧肢体；穿刺部位保持干燥，尤其是淋浴时，避免盆浴；避免置管侧肢体提重物、过度外展、屈伸、旋转运动，若血管侧肢体出现酸胀、疼痛等不适时，应立即告知医护人员，或到医院就诊（吴蓓雯，2012）。

【常见并发症观察及护理】

1.穿刺部位渗血 多发生在穿刺后 24 h 内。置管后应限制上肢用力和肘关节伸屈活动，嘱病人行前臂内旋和外旋活动。

2.导管堵塞

（1）血栓性堵塞：最常见。主要原因有：封管方法不正确；冲管不及时或不彻底；病人血液黏滞性高，如老年人、糖尿病等；穿刺侧肢体活动过度或冲管压力过大，造成局部血管内膜损伤，以致管腔内形成血凝块或血栓。因此，化疗病人在两疗程之间的停药期间，应定期、规范冲洗导管，以防导管内血栓形成。血栓性堵塞应及时使用尿激酶等溶栓剂。

（2）非血栓性堵塞：主要原因为导管打折、扭曲，药物结晶沉积或异物颗粒堵塞等。

3.静脉炎 包括机械性损伤性静脉炎和感染性静脉炎 2 种。按静脉炎处理后 2～3 d 症状不缓解或加重，尤其疑为感染性静脉炎者，应立即拔管。

4.静脉血栓形成 在静脉炎病理基础上易形成静脉血栓，病人若出现插管侧壁、肩、颈肿胀及疼痛，应警惕，一旦彩超确诊，应在溶栓治疗后拔除导管，以防血栓脱落形成栓塞。

5.异管异位 以导管位于颈内静脉最常见，主要与病人体位不当，经头静脉穿刺、血管变异等有关。应注意当导管到达肩部时，嘱病人头转向穿刺侧手臂，下颌靠近肩部，以便导管顺利进入上腔静脉。

6.导管相关血流感染 出现全身感染症状，而无其他明显感染来源，病人外周血培养及对导管半定量培养分离出相同的病原体，应及时拔除导管，遵医嘱应用抗生素。

7.导管脱出

（1）缺乏自我护理知识。

（2）穿脱衣物时将导管拉出。

（3）输液管道太短，以致病人体位改变时牵拉脱出。

（4）导管固定不良。

（5）更换贴膜敷料时操作失误带出导管（吴蓓雯，2012）。

二、骨髓穿刺护理

骨髓穿刺术是一种常用诊疗技术，检查内容包括：细胞学、原虫和细菌学等几个方面，以协助诊断血液病、传染病和寄生虫病；可了解骨髓造血情况，作为化疗和应用免疫抑制剂的参考。骨髓移植时经骨髓穿刺采集骨髓液。

【适应症】

各种贫血、造血系统肿瘤、血小板或粒细胞减少症、疟疾和黑热病。

【禁忌症】

血友病等出血性疾病。

【术前护理】

1.解释穿刺的目的、意义及过程，取得病人配合。

2.检查出凝血时间，若用普鲁卡因作局部麻醉者，应先行皮内试验。

3.体位准备，根据穿刺部位协助病人采取适宜体位。

【术后护理】

1.向病人解释穿刺后疼痛是暂时的，不会对身体产生影响。

2.观察穿刺部位有无出血，如有渗血及时更换纱布，压迫穿刺点至无渗血。

3.指导病人保持穿刺部位干燥 48～72 h，多卧床休息，避免剧烈活动，防止感染（吴蓓雯，2012）。

第六章　内分泌系统疾病护理

第一节　内分泌与代谢性疾病病人一般护理

内分泌系统由内分泌腺和分布于全身各组织的激素分泌细胞以及它们所分泌的激素组成。内分泌系统辅助神经系统将体液性信息物质传递到全身各细胞组织，包括远处的和相近的靶细胞，发挥其对细胞的生物作用。

内分泌疾病以病理生理分类，可表现为功能亢进、功能减退或功能正常；根据其病变发生部位在下丘脑、垂体或周围靶腺，可分为原发性和继发性；内分泌腺或靶组织对激素的敏感性或答应反应降低也可导致疾病。非内分泌组织恶性肿瘤异常地生产过多激素，或治疗过程应用激素和某些药物，也可导致内分泌疾病。

【身心评估】

1.一般状况　病人的精神、意识状态、生命体征、身高、体重、体型、营养状态等有无异常。

（1）甲状腺功能亢进症病人常有烦躁、易激动、脉搏增快，而甲状腺功能减退的病人常有精神淡漠、脉搏减慢；糖尿病酮症酸中毒、高渗性昏迷时常有意识改变。

（2）血压增高见于 Cushing 综合征、糖尿病，血压低见于肾上腺功能减退症。

（3）巨人症体格可异常高大，侏儒症体格可异常矮小，Cushing 综合征可出现向心性肥胖，呆小症病儿身高不能随着年龄而正常长高，上半身与下半身的比例失调等。

（4）肥胖症病人可出现体内大量脂肪堆积，体重增加；神经性厌食和甲亢病人皮下脂肪减少，表现为消瘦、体重减轻等。

2.**皮肤黏膜检查**　有无皮肤色素沉着、干燥、粗糙、潮热、多汗、水肿、感染、溃疡；有无毛发稀疏、脱落、多毛、痤疮等。

3.**头颈部检查**　有无头颈及面部改变、突眼、眼球运动障碍、视力或视野异常、甲状腺肿大等改变。

4.**胸部检查**　有无乳房溢乳、腹部皮肤紫纹。如垂体瘤病人常有闭经溢乳，Cushing 综合征病人可有腹部皮肤紫纹。

5.**四肢、脊椎、骨关节检查**　有无疼痛、畸形，肌力、腱反射异常。骨质疏松症可导致脊椎、骨关节疼痛、变形甚至驼背；痛风可引起急性关节疼痛；急性关节疼痛；肌无力可见 Cushing 综合征。

6.**心理评估**　评估病人患病后的精神、心理变化，告知患病对日常生活、学习或工作、家庭的影响，询问是否适应病人角色转变；了解病人对疾病的性质、发展过程、预后及防治知识的认知程度，多与病人接触及交流，鼓励病人表达其感受，交谈时语言要温和，耐心倾听。消除病人紧张情绪，帮助其树立自信心。必要时安排心理医生给予心理疏导。

【一般护理】

1.根据不同疾病给予各种治疗饮食并嘱病人遵守膳食原则。

2.向病人做必要的解释，取得合作，以保证试验过程和标本采集准确无误。

3.根据病人所患疾病提供相应的专业指导，让病人对疾病有正确的认识。

4.**功能危象**　病人应绝对卧床休息，必要时安排专人护理，保持环境安静，避免声、光等不良刺激。

5.**体位**　休息与卧位应根据不同疾病进行具体护理，轻者休息或卧床休息，病危或做特殊检查者应绝对卧床休息。如低血糖昏迷病人应绝对卧床休息；突眼的病人采取高枕卧位；危象病人休克时立即采取中凹卧位，以利于增加回血量等。

6.**心理护理**　根据病人所患疾病给予相应的心理护理，消除紧张情绪，树立信心。讲解疾病的有关知识，给病人提供疾病康复资料和患有相同疾病并以治疗成功病人的资料。

【病情观察】

1.观察病人的精神、意识状态、生命体征、身高、体重、体型、营养状态等有无异常。

2.有无皮肤黏膜色素沉着、干燥、粗糙、潮热、多汗、水肿、感染、溃疡；有无毛发稀疏、脱落、多毛、痤疮等；有无突眼；甲状腺是否肿大、大小是否对称、质地及表面有无结节；有无压痛和震颤；听诊有无血管杂音。

【用药护理】

1.遵医嘱用药，观察药物疗效及副作用，嘱病人勿自行停药或随意增减药物剂量。

2.用药期间定时测量血糖、血常规、肝功能、甲状腺激素等试验指标，如有异常及时处理。

【健康教育】

1.**疾病知识指导**　指导病人了解疾病的相关知识，教会自我护理。

2.**饮食指导**　指导病人进食与疾病相关的饮食，如腺垂体功能减退症病人进高热量、高蛋白、高维生素、易消化饮食，少量多餐，以增强机体抵抗力。

3.**用药指导**　教会病人认识所服药物的名称、剂量及不良反应，如肾上腺糖皮质激素过量易致欣快感、失眠；副甲状腺激素应注意心率、体温、脉搏、心率、体重变化等。指导病人认识到随意停药的危险性，必须严格遵医嘱按时服用药物，不得随意增减药物剂量。

4.**指导病人定期门诊随访**　如糖尿病病人一般每 2～3 月复查 1 次糖化血红蛋白，每 1～3 月测 1 次体重，每 3～6 月门诊定期复查，每年全身体检 1 次，以便尽早防治慢性并发症。

5.**自我监测**　给病人讲解相关疾病的原因及表现，使病人学会自我观察。

6.**康复及预后**　告知病人相关疾病预后情况、如何进行治疗及疾病病程等相关情况。

【护理质量评价标准】

1.病人了解饮食要求。

2.护士能够按分级护理要求巡视病人,严密观察病情变化,及时发现异常,及时处理并准确记录。

3.病人能配合正确采集各种化验标本,熟悉各项检查的临床意义。

第二节 糖尿病护理

糖尿病(diabetes mellitus,DM)是由遗传及环境在内的多种因素共同作用而引起的一组以慢性高血糖为特征的代谢性疾病。因胰岛素分泌绝对或相对不足,导致血糖升高,出现糖尿症状而引起糖、脂肪、蛋白质、水及电解质等代谢异常。可能与遗传、自身免疫、病毒、基因突变、组织对胰岛素产生抵抗及其他因素如生活方式改变、高热量饮食、体育锻炼减少等因素有关。

【一般护理】

1.休息与环境 注意休息,酮症酸中毒、高血糖高渗状态绝对卧床休息,注意保暖。

2.饮食护理

(1)制定总热量:首先根据病人理想体重、工作性质、性别、生活习惯计算每天总热量,成年人休息状态下每天每千克理想体重给予热量25～30 kcal,轻体力劳动30～35 kcal,中度体力劳动35～40 kcal,重体力劳动40 kcal以上。

(2)食物组成与成分:总的原则高碳水化合物、低脂肪、适量蛋白质和高纤维素的膳食。糖类占饮食总热量的50%～60%,提倡粗制米、面和一定量杂粮。蛋白质含量一般不超过总热量的15%,脂肪约占总热量的30%,每天胆固醇摄入量宜在300 mg以下。可溶性维生素每天以食40～60 g为宜。

(3)合理分配:按每克糖类、蛋白质产热4 kcal,每克脂肪产热9 kcal,将热量换算为食品后制定食谱,可按每天三餐分配为1/5、2/5、2/5或1/3、1/3、1/3。或按病情和配合药物治疗需要进行安排。对于注射胰岛素或口服降糖药且病情有波动的病人,每天可进食5～6餐,从三餐正餐中匀出25～50 g主食作为加餐用。

(4)饮食注意事项:①当病人因饮食控制而出现的易饥感,可增加蔬菜、豆制品,在总热量不变的原则下,增加一种食物时应同时减去另一种食物;②超重者忌食油炸、油煎食物,少食动物内脏等含胆固醇高的食物。限制饮酒,每天食盐<6 g;③多食含纤维素高的食物,加速食物通过肠道,从而延迟和减少糖类食物在肠道类吸收,使餐后血糖下降,同时增加肠蠕动,促进大便通畅;④忌食葡萄糖、蔗糖、蜜糖及其制品。进食水果可在两餐间;⑤检测体重变化,每周定期测量体重一次,如超过2 kg,应进一步减少热量。

3.运动锻炼

(1)运动方式:应进行有规律的有氧运动,如散步、慢跑、骑自行车、做广播操、打太极等。

(2)运动量的选择:合适的运动强度为活动时病人的心率应达到个体的60%食物最大耗氧量,活动时间为20～30 min,可根据病人情况逐渐延长,肥胖者可增加活动次数,其心率简易计算方法为:心率=170-年龄。

(3)运动注意事项:①运动前评估糖尿病控制情况,根据病人运动情况决定运动方式、时间和运动量;②运动不宜在空腹进行,防止发生低血糖反应,随身携带糖果,当出现饥饿、头晕、心慌、出冷汗及四肢颤抖等低血糖症状时及时食用并停止运动;③运动中若出现胸闷、胸痛、视物模糊等立即停止运动并及时处理;④当血糖>14 mmol/L时,应增加休息,减少运动;⑤运动时随身携带糖尿病卡,以备急需;⑥运动后做好记录,以便观察疗效和不良反应。

4.泌尿道护理 勤用温水清洗外阴部,并擦干,防止和减少瘙痒和湿疹发生。因自主神经功能紊乱造成的尿潴留,可采用膀胱区热敷、按摩和人工诱导排尿等方法排尿。

5.皮肤护理 保持皮肤清洁,勤洗澡、勤换衣,洗澡时水温不可过热,香皂选用中性为宜,内衣以棉质、宽松、透气为好。

【病情观察】

1.注意监测血糖情况，并做好记录。

2.注意观察有无视力下降、乏力、四肢麻木、疼痛、皮肤瘙痒等情况，观察有无口腔、皮肤、足部等感染，如有异常及时处理。

3.观察有无食欲减退、恶心、呕吐、呼吸深大、嗜睡等酮症酸中毒表现。

4.注意有无低血糖症状，如心慌、出冷汗、饥饿感等，立即遵医嘱按低血糖流程处置。

5.注意监测病人体温、脉搏等变化，预防有感染的危险。

【用药护理】

1.口服用药护理

（1）磺酰脲类降糖药治疗应从小剂量开始，早餐前半小时口服，主要不良反应是低血糖，少见有肠道反应、皮肤瘙痒、肝功能损害等。

（2）双胍类药物：不良反应有腹部不适、恶心、畏食、腹泻等，严重时发生乳酸血症，餐中或餐后服药或从小剂量开始可减轻不适症状。

（3）α-葡萄糖甘酶抑制剂：应与第一口饭同时服用，常有腹部胀气、腹部排气多等症状。

（4）瑞格列奈应餐前服用，不进餐不服药。

（5）噻唑烷二酮主要不良反应为水肿，有心力衰竭和肝病者应注意观察。

2.使用胰岛素护理

（1）胰岛素注射途径。①静脉输注：静脉小剂量输注胰岛素，主要用于治疗糖尿病酮症酸中毒；②皮下注射：注射器具有胰岛素注射器、胰岛素笔、胰岛素泵三种。

（2）使用胰岛素注意事项。①准确用药：掌握各类胰岛素名称、剂型、作用特点以及根据各类胰岛素的注射时间要求，准确执行医嘱。②严格无菌操作，防止感染。③注射部位选择与更换：常选择上臂三角肌、臀大肌、腹部、大腿外侧；注射部位经常更换，避免引起脂肪萎缩或增生、局部硬结。④胰岛素的保存：未开封胰岛素应放冰箱 4～8 ℃冷藏保存，不可冷冻保存，使用中的胰岛素常温（<28 ℃）下可使用 28 d，无需放冰箱，但应避免过冷、过热，放置阴凉处，避免日光直晒。⑤注射胰岛素后及时进食，避免低血糖发生。注意监测血糖，发现异常及时通知医生。

（3）胰岛素不良反应的观察及处理。①低血糖反应：一旦发生低血糖反应，根据病人具体情况，给予相应处理；②注射部位脂肪萎缩或增生：经常更换注射部位，可防止其发生；③过敏反应：主要为注射部位瘙痒，继而出现荨麻疹样皮疹，可伴有恶心、呕吐、腹泻等，随着胰岛素制剂的改进，过敏反应已较少。

【健康教育】

1.疾病预防指导，开展糖尿病社区预防知识指导，关键是筛查出 IGT 人群，并进行干预性健康教育。

2.增加对疾病知识的宣教，使病人认识到糖尿病是终身性疾病，治疗需持之以恒。让病人和家属了解糖尿病的病因、临床表现、诊断与治疗方法及控制要求，提高病人依从性，使其积极乐观地配合治疗。

3.掌握自我监测方法，指导病人掌握血糖仪监测血糖、血压的测量、体质指数的计算等，了解糖尿病的控制目标。

4.提高自我护理能力，强调医学营养治疗的具体措施和体育锻炼的要求，生活规律，戒烟、酒，注意饮食卫生。详细讲解口服降糖药及胰岛素的名称、剂量、给药时间和方法，学会胰岛素注射技术。病人及家属了解酮症酸中毒、高血糖高渗状态、低血糖反应的临床表现、观察方法及处理措施。指导病人及家属掌握糖尿病足的预防和护理知识。教会病人外出时携带识别卡，以便紧急时及时处理。

5.要求病人定期门诊随访，每 3～6 个月门诊检查 1 次，每年全身检查 1 次，检查异常者遵医嘱增加检查次数，以便尽早防治慢性并发症。

【护理质量评价标准】

1. 病人掌握糖尿病的基础知识和治疗控制要求。

2. 病人了解饮食、运动、心理、药物、血糖监测重要性。

3. 病人掌握胰岛素注射方法，血糖得到较好控制，糖尿病高血糖症状好转。

4. 认真执行各项诊疗及护理措施，记录及时准确，无护理并发症。

第三节　糖尿病足护理

糖尿病足为下肢远端神经异常和不同程度的周围血管病变相关的足部（踝关节或踝关节以下的部位）感染、溃疡和（或）深层组织破坏。

【一般护理】

1. 评估病人有无足溃疡的危险因素

（1）既往有足溃疡史。

（2）有神经病变的症状或体征（如足部麻木、触觉、痛觉）或缺血样血管病变的体征（如运动引起的腓肠肌疼痛或足发凉、皮肤发亮变薄、足背动脉搏动减弱或消失）。

（3）严重的足畸形。

（4）其他危险因素，如视力下降，膝、髋或鞋袜不合适等。

（5）个人因素，如社会经济条件差、老年人或独居生活、拒绝治疗和护理等。

2. 足背观察与检查

（1）每天检查双足1次，了解足部有无感觉减退、麻木刺痛感。

（2）观察足部皮肤有无颜色、温度改变及足背动脉搏动情况。

（3）注意检查趾甲、足底等有无鸡眼、甲沟炎、甲癣，是否发生红肿、青紫、水疱、坏死等损伤。

（4）定期做足部保护性感觉的测试，常用尼龙单丝测试，及时了解足部感觉功能，主要测试关节位置觉、振动觉、痛觉、温度觉、触觉和压力觉。

3. 保持足部清洁，避免感染

（1）指导病人勤换鞋袜，每天清洗足部1次，时间10 min左右。

（2）水温适宜，使用前应使用水温表测量水温，不应大于37 ℃。洗完后用柔软的浅色毛巾擦干，尤其是脚趾间。

（3）皮肤干燥者必要时可涂羊毛脂，但不可常用，以免过度浸软。

4. 预防外伤

（1）指导病人不要赤脚走路，以防刺伤。

（2）外出时不可穿拖鞋，以免踢伤。

（3）应选择轻巧柔软、透气性好、前端宽大、圆头、有带的鞋子，鞋底要平、厚。

（4）袜子选择以浅色、弹性好、吸汗、透气及散热性好的棉毛质地为佳，大小适中、不粗糙、无破洞。

（5）应帮助视力不好的病人修剪指甲，指甲修剪与脚趾平齐，并挫圆边缘尖锐部分。

（6）冬天不要使用热水袋、电热毯或烤灯保暖，谨防烫伤，同时应注意预防冻伤。

5. 促进肢体血液循环　指导和协助病人采用多种方法促进肢体血液循环，如步行和腿部运动。

6. 积极控制血糖，说服病人戒烟，防止因吸烟导致局部血管收缩而进一步促进足溃疡的发生。

【用药护理】

参照第二篇第六章第二节"**糖尿病护理**"。

【健康教育】

参照第二篇第六章第二节"**糖尿病护理**"。

【护理质量评价标准】

参照第二篇第六章第二节**"糖尿病护理"**。

第四节　低血糖护理

低血糖症是一组多种病因引起的以血浆葡萄糖浓度过低、交感神经兴奋和脑细胞缺糖为主要特点的临床综合征。一般以血糖浓度低于 3.0 mmol/L 作为低血糖的标准，而接受药物治疗的糖尿病病人只要血糖水平≤3.9 mmol/L 就属低血糖范畴。

【一般护理】

1.告知病人和家属不能随意更改降糖药物及其剂量；活动量增加时，要减少胰岛素的用量并及时加餐。

2.容易在后半夜及清晨发生低血糖的病人，晚餐适当增加主食或含蛋白质较高的食物。

3.速效或短效胰岛素注射后应及时进餐；病情较重，可先进餐再注射胰岛素。

4.初用各种降糖药时要从小剂量开始，然后根据血糖水平逐步调整药物剂量。

5.强化治疗应在病人进餐前后测血糖，并做好记录，以便及时调整胰岛素或降糖药用量。

6.做好心理护理，使病人情绪稳定。

7.制定合理饮食方案，观察病人饮食情况，控制饮食。

8.根据病情监测血糖，观察其变化调整用药。

9.一旦确定病人发生低血糖，应尽快给予糖分补充，解除脑细胞缺糖症状。同时了解低血糖发生的诱因，给予健康指导，避免再次发生。

【病情观察】

1.注意观察低血糖症状，如心慌、出冷汗、饥饿感等。

2.监测血糖、血压、呼吸等情况，尤其是服用胰岛素促泌剂和注射胰岛素的病人。

3.给予氧气吸入，注意用氧安全。

4.监测体温，观察神志变化。

5.症状观察和血糖监测　观察病人有无低血糖的临床表现，尤其是服用胰岛素促泌剂和注射胰岛素的病人。老年病人常有自主神经功能紊乱而导致低血糖症状不明显，除应加强血糖监测外，对病人血糖不宜控制过严，一般空腹血糖不超过 7.8 mmol/L（140 mg/dL），餐后血糖不超过 11.1 mmol/L（200 mg/dL）即可。对于强化治疗的病人，空腹血糖控制在 4.4 ～6.7 mmol/L，餐后血糖为 10 mmol/L，其中晚餐后血糖控制在 5.6～7.8 mmol/L，凌晨 3 时血糖以不低于 4 mmol/L 为宜。

【用药护理】

1.遵医嘱立即给予 50% GS 葡萄糖静脉推注，或胰高血糖素 0.5～1.0 mg 肌注。

2.15 min 监测血糖情况

（1）血糖≤3.9 mmol/L，再给予 15 g 葡萄糖口服。

（2）血糖在 3.9 mmol/L 以上，但距离下一次进餐在 1 h 以上，给予含淀粉及蛋白食物。

（3）血糖仍然≤3.0 mmol/L，继续给予 50% GS 葡萄糖 60 mL 静脉推注。

3.低血糖恢复，要了解低血糖发生的原因，调整用药。

4.低血糖未恢复，静脉滴注 5% GS 或者 10% GS 或加用糖皮质激素，意识恢复后至少监测血糖 24～48 h。

【健康教育】

参见第二篇第六章第二节**"糖尿病护理"**。

【护理质量评价标准】

参见第二篇第六章第二节**"糖尿病护理"**。

第五节　糖尿病酮症酸中毒护理

糖尿病酮症酸中毒（DKA）是由于胰岛素不足及升糖激素不适当升高引起的糖和脂肪代谢紊乱，以高血糖、高血酮和代谢性酸中毒为主要表现的临床综合征。DKA 是最常见的一种糖尿病急性并发症。

【一般护理】

1.确诊糖尿病酮症酸中毒后，应绝对卧床休息，立即配合抢救治疗。

2.加强心理护理，以稳定病人情绪，消除顾虑。

3.根据医嘱合理饮食，控制总热量，少食多餐。

4.做好口腔、会阴及皮肤护理，准确记录出入量。

5.定期监测血糖，合理用药，不要随意减量或停用药物。

6.保证充足的水分摄入，特别是发生呕吐、腹泻严重感染时。

7.急救配合与护理

（1）立即开放两条静脉通路，准确执行医嘱，确保液体和胰岛素的输入。

（2）绝对卧床休息，注意保暖，给予持续低流量吸氧。

（3）加强生活护理，特别注意皮肤、口腔护理。

（4）昏迷者按昏迷常规护理。

【病情观察】

1.严密观察和记录病人的生命体征、神志、24 h 出入量等。

2.遵医嘱定时监测血糖、血钠和渗透压的变化。

3.体温　监测体温变化情况，应注意除感染引起的体温上升外，是否伴有高渗性昏迷。

4.呼吸　观察病人呼吸的深度、频次、节律，呼吸伴随的气味等酮症酸中毒表现。

5.严密观察神志、意识等神经功能变化情况。

6.遵医嘱监测血糖、尿酮、电解质等生化指标，应激状况时每天监测血糖，严防低血糖发生。

8.严密监测血钾。

【用药护理】

1.应用小剂量胰岛素持续静脉注射、补液、补钾、给碱性药物等方式进行治疗，积极消除诱发因素。

2.迅速建立两条静脉通道，纠正水、电解质紊乱，维持正常的酸碱平衡，纠正酸中毒。其中一条用于输注胰岛素，按时监测血糖情况，根据血糖情况给予及时调整输注溶液；另一条给予常规补液治疗。

3.加强巡视，注意控制好输液速度，保证液体按时、按量输入。

4.注射胰岛素时应注意注射部位轮换交替进行，剂型、剂量应准确，以免影响药物吸收。

【健康教育】

1.严格控制日常饮食。

2.预防各种感染及外伤。

3.定期复查，切不能自行停药、增减药量或更换药物。

4.按时监测血糖。

5.指导病人自我照顾，包括正确注射胰岛素，掌握药物疗效、副作用，低血糖反应，血糖监测，足部护理等。

6.定期门诊随访，外出时随身携带识别卡及糖果，以便急救。

【护理质量评价标准】

1.掌握病人基本情况、病情及心理状况。

2.糖尿病饮食护理到位。

3.血糖、尿常规、电解质等生化指标检测及时准确，并熟悉其临床意义。

4.认真执行各项诊疗及护理措施，记录及时、准确，无护理并发症。

5.病人正确掌握注射胰岛素方法，并掌握低血糖反应的防治措施。

第六节　糖尿病高血糖高渗性昏迷护理

高血糖高渗状态是糖尿病急性代谢紊乱的另一种临床类型，以严重高血糖、高血浆渗透压、脱水为特征，无明显酮症酸中毒。病人常有不同程度的意识障碍和昏迷。

【一般护理】

1.绝对卧床休息，保持安静舒适的环境。

2.给予心理护理，保持情绪稳定。

3.合理饮食，保证液体摄入量。

4.记录液体出入量。

【病情观察】

1.给予平卧位，头偏向一侧或侧卧位交替，保持呼吸道通畅。

2.每小时监测血压、脉搏、呼吸，并记录。

3.观察病人神经精神症状。

4.观察病人的临床症状，全身脱水症状有无改善。监测血糖、尿糖，注意监测电解质、肾功能情况。

5.注意有无低血糖症状，如心慌、出冷汗、饥饿感等，观察有无口腔、皮肤、足部等感染，如有异常，及时处理。

【用药护理】

1.补液总量一般在 6～10 L/d，遵医嘱快速大量补液（心功能不全者滴速不宜过快）。

2.补液种类　治疗初期，选用生理盐水；血糖降至 13.9 mmol/L 时，可选用 5% 葡萄糖溶液或糖盐水，并按比例加入胰岛素。

3.胰岛素的使用　持续小剂量胰岛素静脉滴注，血糖不宜下降过快，病人可以进食后改为皮下注射，同时严密检查血糖情况，详细记录。

4.纠正电解质，适量补钾，保持水电解质平衡。

【健康教育】

1.向病人及家属讲解疾病诱因，加强自我保健意识。

2.严格控制血糖，注意饮水，保证每日足够的水分摄入。

3.防止各种感染、应急等情况，一旦出现，积极处理。

4.不用或慎用脱水和升高血糖的药物。

【护理质量评价标准】

1.掌握病人血糖、基本情况、病情及心理状况。

2.知晓糖尿病高血糖高渗昏迷诱发因素及防范措施。

3.认真执行各项诊疗及护理措施，记录及时、准确，无护理并发症。

4.提高自我保健意识，严格控制血糖。

第七节　胰岛素泵护理

胰岛素泵治疗是采用人工智能控制的胰岛素输入装置，通过持续皮下输注胰岛素的方式，模拟胰岛素的生理性分泌模式从而控制高血糖的一种胰岛素治疗方法。内装有一个放短效或速效胰岛素的储药器，外有一个显示屏及一些按钮，用于设置泵的程序，灵敏的驱动马达缓慢地推动胰岛素从储药器经输注导管进入皮下。

【一般护理】

1.血糖控制平稳，可进行日常活动和工作，若出现任何不适，应适当休息，避免劳累。

2.糖尿病饮食，控制总热量，少食多餐。

3.加强皮肤护理，注意局部皮肤有无红肿等情况。

4.给予心理护理，以稳定病人情绪，消除顾虑。

【病情观察】

1.按时监测血糖，对初次使用胰岛素泵的病人，每日监测血糖7~8次，并详细记录。

2.注意观察低血糖反应。安装胰岛素泵后，1周后低血糖反应较多，应及时监测血糖，同时向医生汇报，迅速纠正低血糖反应。

【携泵给药护理】

1.定期更换输注装置　连续注射3~5 d，之后需另取部位并更换输注导管，同时观察病人局部反应及机器运行情况。

2.穿刺部位护理　注意观察确保针头完全进入皮下，输注导管固定完好，检查穿刺处皮肤有无红肿、出血、感染及过敏等反应。如有上述反应立即拔出，重新安装。

3.携泵指导　指导病人妥善放置胰岛素泵并保持连接通畅，洗澡时可用快速分离器将泵脱开，分离时间应短于1 h。

4.特殊情况处理　避免将泵摔至地上或沉入水底，也不应将泵置于气温＞45 ℃或＜0.5 ℃的环境中，防止胰岛素泵损坏及胰岛素制剂失效。如要进行X光、CT、核磁共振等其他放射性检查时，应将泵与管道进行分离，取下泵。检查完后再进行连接。

5.故障排除　输注装置阻塞为最常见故障，出现报警时，嘱病人平卧，仔细检查装置是否扭曲或有气泡阻塞，需要时更换装置或输注部位。

【健康教育】

1.保持皮肤清洁，避免感染。

2.置泵前耐心倾听病人提问，并提供相关资料，使病人更好地配合治疗。

3.加强糖尿病教育工作。

【护理质量评价标准】

1.心理护理、皮肤护理及饮食护理认真落实。

2.严密观察病情变化，一旦发现异常及时报告医生，配合处理。

3.正确、及时执行医嘱，完成各项治疗，认真落实各项护理措施并记录。

4.定时监测血糖等指标。

5.做好疾病指导及出院指导。

第八节　动态血糖监测护理

动态血糖监测系统（CGMS）是近年来投入临床使用的一种新型持续动态血糖监测系统，该系统的核心是血糖探头和记录器。血糖记录器是一个传呼机大小、携带方便的电子设备，探头则是一种小巧、可弯曲的铂电极。系统由医疗专业人员为病人佩戴，病人在日常生活状况下检测并记录血糖数据。动态血糖监测系统最大的特点是每5 min自动记录一次血糖值，全天记录288个血糖值，临床上一般监测24~72 h的动态血糖变化。包括最高和最低血糖值、血糖超过或低于设定血糖值的时间和所占比例、三餐前后的血糖变化范围以及任何确定时间的血糖值等，还能绘制出精确的每日血糖变化曲线，通过这张血糖图谱，医生可以发现许多常规血糖监测方法不能发现的问题，从而为临床的及时诊断和合理治疗提供重要的线索。

【一般护理】

1.病人血糖控制平稳，可进行日常活动和工作。若出现任何不适，应适当休息，避免劳累。

2.给予心理护理，以稳定病人情绪，消除顾虑。

3.糖尿病饮食，控制总热量，少食多餐。

4.加强皮肤护理，注意局部皮肤有无红肿等情况。

5.定时监测血糖情况，及时纠正低血糖。

【携带动态血糖仪护理】

1.避免大量出汗、淋雨、浸水、强磁场和强烈撞击。

2.做好皮肤护理。

3.注意观察传感器脱落。

4.数据仪报警

（1）数据记录卡故障，可打开记录仪调整数据卡，必要时更换一个新的数据卡。

（2）传感器电流异常故障，需要取下传感器及记录仪，由医生处理。

5.疼痛护理

（1）刚开始有疼痛会自然消失，不用处理。

（2）携带过程中间有轻度断续刺痛：传感器已经脱出皮肤，需要取下传感器重新安装。

（3）携带过程中出现强烈痛感：视病人感受而定，一般一段时间后自行消失，如不缓解应重新更换部位安装。

【健康教育】

1.保持皮肤清洁，避免感染。

2.操作前耐心倾听病人提问，并提供相关资料，使病人更好地配合治疗。

3.加强糖尿病教育工作。

【护理质量评价标准】

1.心理护理、皮肤护理及饮食护理认真落实。

2.严密观察病情变化，一旦发现异常及时报告医生，配合处理。

3.正确、及时执行医嘱，完成各项治疗，认真落实各项护理措施并记录。

4.定时监测血糖等指标。

5.做好疾病指导及出院指导。

第九节　甲状腺功能亢进症护理

甲状腺功能亢进症（hyperthyroidism），简称甲亢，是指由多种病因导致甲状腺腺体本身产生甲状腺激素（TH）过多而引起的甲状腺毒症。

【一般护理】

1.休息与活动　根据病人目前的活动量及日常生活习惯，与病人及家属共同制定个体化活动计划。活动时以不感疲劳为度，适量增加休息时间，维持充足睡眠，防止病情加重。病情重、有心力衰竭或严重感染者应严格卧床休息。

2.环境　保持环境安静，避免嘈杂，限制探视时间，相对集中时间进行治疗、护理。甲亢病人因怕热多汗，应安排通风良好的环境，夏天使用空调，保持室温恒定、凉爽。

3.饮食护理　应病人机体处于高代谢状况，能量消耗大，饮食以高热量、高蛋白、高维生素、易消化、低碘为宜，以满足患者机体的高代谢状态，忌饮浓茶、咖啡等兴奋性饮料。主食应足量，可以增加奶类、蛋类、瘦肉类等优质蛋白以纠正体内的负氮平衡，多摄取新鲜蔬菜和水果。鼓励病人多饮水，每天饮水 2 000～3 000 mL 以补充出汗、腹泻、呼吸加快等所丢失的水分。但对并发心脏病者应避免大量饮水，以防因血容量增加而加重水肿和心力衰竭。应食用无碘盐，忌食海带、紫菜等海产品，慎食卷心菜、甘蓝等致甲状腺肿食物。

4.每日测量空腹体重及4次脉搏。

5.与患者交谈时态度和蔼、有耐心，注意患者情绪变化，避免各种刺激。

6.做好疾病相关宣教，使患者配合做好各项检查。

7.心理护理 给予病人心理支持，消除其紧张焦虑情绪，避免精神刺激。

【病情观察】

1.观察病人的生命体征，尤其是心律和脉压的变化，测量病人清晨心律和血压，注意基础代谢率的变化，以判断甲亢的严重程度。

2.观察有无甲亢危象的发生，当病人出现原有症状加重、高热（＞39 ℃）、大汗淋漓、心率大于120次/min、恶心、呕吐、腹泻、烦躁或嗜睡等症状，应警惕甲状腺危象发生的可能，及时报告医师并配合抢救。

3.甲状腺危象护理 系该病严重表现，可危及生命。主要诱因有精神刺激、感染、甲状腺手术前准备不充分。

（1）立即吸氧：绝对卧床休息，呼吸困难时取半卧位，立即给予给氧。安排患者住单人间，保持环境的安静、安全、凉爽，嘱患者绝对卧床休息，避免室内光线过强。

（2）及时准确给药：迅速建立静脉通路，按医嘱使用 PTU、复方碘溶液、β-肾上腺素能受体阻滞剂、氢化可的松等药物。使用丙硫氧嘧啶及碘剂时注意观察病情变化，严格掌握碘剂的剂量并观察中毒或过敏反应。准备好抢救药物，如镇定剂、血管活性药物、强心剂等。

（3）密切观察病情变化：定时测量生命体征，准确记录24 h出入量，严密观察患者病情变化，注意血压、脉搏、呼吸心率变化，观察神志、精神状态，观察腹泻、呕吐、脱水的改善情况。

（4）体温过高者，给予冰敷或酒精擦浴降温，头敷冰帽，大血管处放置冰袋，同时避免冻伤。

（5）护理人员应耐心、温柔、体贴患者，建立良好的护患关系，加强心理护理，消除患者及家属的紧张情绪。指导病人自我心理调整，避免感染、严重精神刺激、创伤等诱发因素。

（6）如患者处于兴奋、躁动状态，应适当给予约束，避免碰伤和坠床，必要时遵医嘱给予镇静药。

（7）卧床期间做好患者的基础护理，昏迷者加强皮肤、口腔护理，定时翻身，防止压疮、肺炎的发生。腹泻严重者应注意肛周护理，预防肛周感染。

（8）给予高热量饮食，鼓励患者多饮水，每日饮水量≥2 000 mL，注意水电解质平衡。

【眼部护理】

1.病人外出时戴墨镜，避免强光及灰尘刺激。

2.若患者有突眼征，闭目困难，睡眠时涂抗生素眼膏或滴眼药水，并盖上眼罩或纱布，以防眼球干燥及角膜溃疡，白天可佩戴黑镜，睡觉或休息时，抬高头部予高枕卧位及低盐饮食，以减轻球后软组织水肿。

3.当眼睛有异物感时，勿用手直接揉眼睛。

【用药护理】

1.指导病人正确用药，不可自行减量或停药。遵医嘱给药，做到发药到口。注意药效及药物副作用，如白细胞和血小板减少，皮疹、发热、肝功能损害、关节痛等。

2.抗甲状腺药物起效慢，一般4周左右才开始起效，应告知病人，以免病人在用药后不见即时疗效而心生疑虑，加重心理负担。护士应指导病人正确用药，不可自行减量或停药，并密切观察药物的不良反应，及时处理。

3.抗甲状腺药物的常见不良反应及处理措施

（1）粒细胞减少：多发生在用药后2～3个月，严重者可致粒细胞缺乏症。因此，必须指导病人定期复查血象。如外周白细胞低于3×10^9/L或中性粒细胞低于1.5×10^9/L应停药，病人多有头昏、纳差、乏力，部分伴有感染症状，并遵医嘱给予促进白细胞增生药。

（2）药疹：较常见，可用抗组胺药控制，不必停药。如出现皮肤瘙痒、团块状等严重皮疹则应立即停药，以免发生剥脱性皮炎。

（3）其他：若发生中毒性肝炎、肝坏死、精神病、胆汁淤积综合征、狼疮样综合征、味觉丧失等，应立即停药治疗。

【健康教育】

1.疾病知识指导　指导有关甲亢的知识和保护眼睛的方法和技巧，教会病人自我护理。指导病人注意加强自我保护，上衣领宜宽松以免压迫甲状腺，严禁用手挤压甲状腺以免 TH 分泌过多，加重病情。注意眼部护理。注意劳逸结合，不要过度劳累。根据自身情况进行适当锻炼。

2.给予高蛋白（如牛奶、豆类、肉类等）、高热量（含丰富碳水化合物）、高维生素（蔬菜、水果）和易消化饮食。避免食用过多的粗纤维食物及含碘食品（海产品、碘盐），以免引起消化道不适及病情加重。

3.鼓励病人保持身心愉快，避免精神刺激或过度劳累，建立和谐的人际关系和良好的社会支持系统。

4.用药指导与病情监测　指导病人坚持遵医嘱按剂量、按疗程服药，不可随意减量或停药。服用抗甲状腺药物的开始 3 个月，每周查血象 1 次，每隔 1～2 个月做甲状腺功能测定，每天清晨起床前自测脉搏，定期测量体重，脉搏减慢、体重增加是治疗有效的标志。若出现高热、恶心、呕吐、不明原因腹泻、突眼加重等，警惕甲状腺危象可能，应及时就诊。

5.生育指导　对于有生育需要的女性病人，应告知其妊娠可加重甲亢，宜治愈后再妊娠。对于妊娠期甲亢病人，应指导其避免各种对母亲及胎儿造成影响的因素，宜选用抗甲状腺药物治疗，禁用[131]I治疗，慎用普萘洛尔，加强胎儿监测。产后如需继续服药，则不宜哺乳。

6.社区-家庭支持　指导病人出院后到所属社区卫生服务中心建档，充分利用社区卫生资源，接受社区延续性护理服务。社区护士应对甲亢病人定期家访，给予相应的健康指导。评估内容包括病人的日常生活方式、病情、服药依从性、情绪状态、人际关系等。鼓励家属主动关心病人并理解病人的情绪状态，促进病人与家属之间的良性互动，以促进病人康复。

【护理质量评价标准】

1.病人能知晓无碘饮食和眼部护理要求。

2.认真执行交接班制度，严密观察病情变化，发现异常及时报告医生，配合处理。

3.掌握专科实验室检查临床意义。

4.做好病人健康指导和出院指导工作。

第十节　甲状腺功能减退症护理

甲状腺功能减退症（hypothyroidism）简称甲减，是由各种原因导致的低甲状腺激素血症或甲状腺激素抵抗而引起的全身性低代谢综合症，其病理特征是黏多糖在组织和皮肤堆积，表现为黏液性水肿。

【一般护理】

1.休息与环境　调节室温在 22～23 ℃，加强保暖。避免病床靠窗，以免病人受寒。监测患者体重，详细记录出入量情况。若体重增加明显、皮肤肿，应及时通知医师。

2.饮食护理　给予高蛋白、高维生素、低盐、低脂肪饮食，细嚼慢咽、少量多餐，食物注重色、香、味，以增加病人食欲。

3.保持大便通畅，教会病人每日定时排便，以便养成规律排便的习惯。为卧床病人创造良好的排便环境。指导病人促进便意的技巧，如适当按摩腹部，或以手指按摩肛门四周括约肌，以促进胃肠蠕动而促进排便。指导病人每日进行适度的运动，如散步、慢跑等。多进粗纤维食物，如蔬菜、水果或全麦制品。必要时根据医嘱给予轻泻剂。

4.加强皮肤护理，观察皮肤水肿情况及水肿部位皮肤完整性、弹性和皮肤温湿度。保证皮肤清洁，沐浴后涂抹护肤油保护，防止破溃。皮肤干燥、粗糙时，可局部涂抹乳液或润肤油以保护皮肤。洗澡时避免使用肥皂。协助病人经常翻身或下床活动，避免血液循环不良造成压疮。

5.心理护理　建立良好的护患关系，以真挚、诚恳的态度与病人沟通，关心病人；鼓励病人倾诉自己的思想，说出对自己外观及性格改变的感受，及时给予鼓励，使病人保持乐观的情况和受到重视；鼓励病人家属及亲友与病人沟通，理解病人的行为，提供心理支持，使病人感到温暖和关怀，从而增强自信心。

6.监测并记录晨起体温、心率等基础代谢率指标。体温偏低的患者，用厚衣服、棉被、暖水袋等保暖，防止烫伤。

7.重症者卧床休息，加强生活护理。有精神症状的患者应有专人看护，以免发生危险。

8.指导患者遵医嘱服药，监测用药后效果，有无不良反应。

9.黏液性水肿昏迷护理　建立静脉通道，按医嘱给予急救药物；保持呼吸道通畅，吸氧，必要时配合医生行气管插管或气管切开；监测生命体征和动脉血气分析的变化，记录 24 h 出入量；注意保暖，避免局部热敷，以免烫伤和加重循环不良。

【病情观察】

1.观察神志、体温、脉搏、呼吸、血压的变化，每日记录病人体重。

2.观察病人有无寒战、皮肤苍白等体温过低、心动过缓等现象，并及时处理。

3.病人若出现体温低于 35 ℃、呼吸浅慢、心动过缓、血压下降、嗜睡等表现，或出现口唇发绀、呼吸深长、喉头水肿等黏液性水肿昏迷的症状，应迅速建立静脉通路，立即通知医师配合抢救。

4.注意黏液性水肿变化。每日观察皮肤弹性与水肿情况及服药后改善情况。观察皮肤有无发红、发绀、起水疱或破损等。

5.观察大便的次数、性质、量的改变，观察有无腹胀、腹痛等麻痹性肠梗阻的表现。

【用药护理】

1.指导病人按时服用药物，观察药物疗效及服用过量的症状，如出现多食消瘦、脉搏＞100 次/min、发热、大汗、情绪激动等情况时，提示用药过量，应及时报告医师。

2.替代治疗最佳的效果为血 TSH 恒定在正常范围内。长期替代治疗者每 6～12 个月检测 1 次。对于有心脏病、高血压、肾炎病人，应特别注意剂量的调整，不能随意增减剂量。

3.服用利尿剂时，指导病人需记录液体 24 h 出入量。

【健康教育】

1.告知病人发病原因及注意事项，如药物引起者应调整剂量和停药。

2.注意个人卫生，冬季要保暖。避免出入公共场合，以预防感染和损伤。慎用镇静、催眠、镇痛、麻醉等药物。

3.对需终身替代治疗者，向其解释终身服药的重要性和必要性，不可随意停药或变更剂量，否则可能导致心血管疾病，如心肌缺血、梗死或充血性心力衰竭。告知甲状腺激素服用过量的症状（如出现多食消瘦、脉搏＞100 次/min、发热、大汗、情绪激动等），指导其自我监测。

4.给病人讲解甲减发生的原因及表现，使病人学会自我观察。若出现低血压、心动过缓、体温降低（体温＜35 ℃）等，应立即就医。

5.指导病人定期复查肝肾功能、甲状腺功能、血常规等。

6.指导病人进食高热量、高蛋白质、高维生素、低脂、低盐的易消化食物，鼓励适当活动。

7.皮肤干燥的患者，应加强皮肤护理，沐浴后涂抹护肤油保护，水肿部位需加强护理。

【护理质量评价标准】

1.心理护理及饮食护理认真落实。

2.严密观察病情变化，发现异常及时报告医师，配合处理。

3.正确及时执行医嘱，完成各项治疗，认真落实各项护理措施并记录。

4.定期监测甲功、心功能等指标。

第十一节　单纯性甲状腺肿护理

单纯性甲状腺肿（simple goiter）是指由多种原因引起的非炎症性或非肿瘤性甲状腺肿大，也称非毒性甲状腺肿（nontoxic goiter），一般不伴有甲状腺功能异常的临床表现。当该病患病率超过10％时，称为地方性甲状腺肿。

【一般护理】

1.休息与活动　根据病人目前的活动量及日常生活习惯，与病人及家属共同制定个体化活动计划。活动时以不感疲劳为度，适量增加休息时间，维持充足睡眠，防止病情加重。病情重、有心力衰竭或严重感染者应严格卧床休息。

2.饮食护理　指导病人多进食含碘丰富的食物，如海带、紫菜等海产品，食用碘盐，以预防缺碘所致地方性甲状腺肿。避免摄入大量阻碍 TH 合成的食物，如卷心菜、花生、菠菜、萝卜等。因病人机体处于高代谢状况，能量消耗大，应给予高热量、高蛋白、高维生素及矿物质丰富的饮食。主食应足量，可以增加奶类、蛋类、瘦肉类等优质蛋白以纠正体内的负氮平衡，多摄取新鲜蔬菜和水果。鼓励病人多饮水，每天饮水 2 000～3 000 mL 以补充出汗、腹泻、呼吸加快等所丢失的水分，但对并发心脏病者应避免大量饮水，以防因血容量增加而加重水肿和心力衰竭。禁止摄入刺激性的食物及饮料，如浓茶、咖啡等，以免引起病人精神兴奋。

3.心理护理　给予心理支持，消除其紧张焦虑情绪，避免精神刺激。

【病情观察】

观察病人甲状腺肿大的程度、质地以及颈部增粗的进展情况，有无结节及压痛，如结节在短期内迅速增大，应警惕恶变。

【用药护理】

1.观察甲状腺药物的疗效及不良反应。观察补充碘剂、甲状腺激素后甲状腺肿是否缩小，甲状腺内是否出现结节；是否出现心悸、手震颤、怕热多汗等甲亢症状，一旦出现上述症状，应及时汇报医师调整药物剂量。

2.嘱病人按医嘱长期服药，以免停药后复发。学会观察药物疗效及不良反应，避免服用硫氰酸盐、保泰松、碳酸锂等阻碍 TH 合成的药物。

【健康教育】

1.饮食指导　指导病人多进食含碘丰富的食物，如海带、紫菜等海产品，食用碘盐，以预防缺碘所致地方性甲状腺肿。避免摄入大量阻碍 TH 合成的食物，如卷心菜、花生、菠菜、萝卜等。

2.用药指导与病情监测　嘱病人按医嘱长期服药，以免停药后复发。学会观察药物疗效及不良反应，如出现心动过速、呼吸急促、食欲亢进、怕热多汗、腹泻等甲状腺功能亢进症表现，应及时就诊。避免服用硫氰酸盐、保泰松、碳酸锂等阻碍 TH 合成的药物。

【护理质量评价标准】

1.做好饮食指导。

2.认真执行交接班制度，严密观察病情变化，发现异常及时报告医生，配合处理。

3.掌握专科实验室检查临床意义。

4.做好病人健康指导和出院指导工作。

第十二节　库欣综合征护理

库欣综合征（Cushing syndrome）是由于各种原因引起的肾上腺分泌过多糖皮质激素（主要是皮质醇）所致病症的总称，其中以垂体促肾上腺皮质激素（ACTH）分泌亢进所引起者最为多见。主要临床表现有满月脸、多血质、向心性肥胖、皮肤紫纹、痤疮、高血压、低血钾、继发糖尿病和骨质疏松等。

【一般护理】

1. 体位

（1）急性期：引起心力衰竭时应立即采取半坐卧位，使静脉回心血流量减少，减轻心脏负担。

（2）非急性期：库欣综合征病人体液过多时尽量取平卧位，抬高双下肢，以利于静脉回流，避免水肿。

2. 饮食护理　给予低钠、高钾、高蛋白、低热量饮食，避免刺激性食物，食用柑橘类、枇杷、香蕉及南瓜等含钾高的食物，预防低钾血症和高血糖。适当摄取富含钙及维生素 D 的食物以预防骨质疏松。

3. 心理护理　稳定病人情绪，给予情感支持，以尊重和关心的态度与病人交谈，消除病人因形体改变而引起的失望与挫折感以及焦虑、害怕的情绪，正确认识疾病所导致的形体外观改变，提高对形体改变的认识和适应能力，如可建议穿宽松的衣服。

4. 骨质疏松患者避免剧烈运动，睡硬板床，保持地面无水渍。必要时卧床休息，加强巡视，做好基础护理，避免骨折发生。

5. 患者毛细血管壁变薄脆，易发生出血及瘀斑，穿刺前选好血管减少失误，适当延长按压穿刺处的时间，避免血肿产生。

6. 患者皮肤常有痤疮、紫纹，皮肤变薄，易受损出血，且伤口愈合不良，应加强皮肤口腔护理，预防感染。

7. 因体形、面貌变化，患者尤其是女性会产生较大心理压力，护士应多关心患者，不能歧视患者，多进行交流，做好患者的心理护理，告知手术后体形、面貌可以纠正，帮助其树立战胜疾病的信心。

8. 若患者出现精神症状，应加强巡视，嘱专人陪护，告知家属产生原因，取得家属配合，密切观察其精神变化。保护患者安全，防止坠床、自伤、误服等意外的发生。

9. 进行疾病及相关试验检查的健康宣教，正确留取各种标本，使其配合医师完成疾病的诊治。

10. 发生感染危险护理

（1）保持皮肤、阴部、衣着、用具等清洁卫生，减少感染机会。

（2）观察体温变化。

（3）一旦发生感染按医嘱及早治疗，以免扩散。

（4）皮肤和口腔护理：协助做好全身皮肤清洁，避免皮肤擦伤破损。长期卧床者预防压疮发生，危重者做好口腔护理。

11. 有受伤危险护理

（1）对有广泛骨质疏松和骨痛的病人，应嘱其注意休息，避免过度劳累。

（2）移除环境中不必要的家具或摆设，浴室应铺上防滑脚垫，防止因碰撞或跌倒引起外伤或骨折。

（3）避免剧烈运动，严防摔伤。

【病情观察】

1. 观察生命体征　注意血压、血糖、心率、心律变化，防治心衰。

2. 观察血钾　询问患者有无四肢乏力、软瘫等低血钾症状，遵医嘱给予口服或静脉补钾治疗，嘱患者尽量卧床休息，避免坠床或摔伤。

3. 监测血糖，了解是否存在类固醇糖尿病倾向。

4. 每周测量身高、体重，预防脊柱突发性、压缩性骨折。

5. 定期检查血常规，注意有无感染征象。

6. 监测电解质浓度和心电图变化。

7.观察皮肤情况，评估病人水肿情况，记录出入量，水肿严重时根据医嘱给予利尿剂，观察疗效及副作用。

8.观察有无关节痛、腰背痛等情况，及时报告医生。

9.观察精神症状与防止发生事故　病人烦躁不安、异常兴奋或抑郁状态时，要注意加强看护，防止其坠床，宜用床档或用约束带保护病人，不宜在病人身边放置危险物品，避免刺激性语言，应多加关心和照顾。

【用药护理】

1.遵医嘱应用肾上腺皮质激素合成阻滞药，注意观察疗效和不良反应。该类药物的主要不良反应是食欲不振、恶心、呕吐、嗜睡及乏力等。

2.部分药物对肝脏损害较大，应定期做肝功能检查。

【健康教育】

1.选择优质蛋白、高维生素、高钙、低钠、低脂饮食。血钾偏低者选择富含钾的食物，如菠菜、芹菜、红萝卜、南瓜、橘子、香蕉、柠檬等，限制血糖偏高的患者摄入热量高、含糖量高的食物。

2.劳逸结合，避免过度劳累，根据自身耐受能力，进行适当锻炼。骨质疏松的患者避免过度活动。防止磕碰，睡硬板床，防止出现病理性骨折。

3.穿着宽松、舒适的棉制衣裤，防止外伤。保持口腔卫生、皮肤清洁，勿用刺激性化妆品和肥皂，预防感染。

【护理质量评价标准】

1.掌握病人基本情况、病情及心理状况。

2.做好饮食指导。

3.严密观察病情变化，认真执行各项诊疗及护理措施，记录及时，准确发现异常及时报告医生，配合处理。

第十三节　腺垂体功能减退症护理

腺垂体功能减退症（anterior pituitary hypofunction）系腺垂体激素分泌减少或缺乏所致的复合症群，可以是单种激素减少如生长激素（GH）、催乳素（PRL）缺乏或多种激素如促性腺激素（Gn）、促甲状腺激素（TSH）、促肾上腺皮质激素（ACTH）同时缺乏。腺垂体功能减退症可原发于垂体病变，或继发于下丘脑病变，表现为甲状腺、肾上腺、性腺等功能减退或蝶鞍区占位性病变。临床表现变化较大，容易造成诊断延误，但补充所缺乏的激素治疗后症状可迅速缓解。

【一般护理】

1.嘱病人适当休息，保持生活规律，避免过度劳累，注意保暖，症状明显时应卧床休息。

2.给予心理支持，消除紧张、焦虑情绪，避免精神刺激。

3.给予高热量、高蛋白、高维生素饮食。血压较低者应适当补充钠盐，以利血压稳定。

4.对于便秘者，应增加纤维素和豆制品的摄入，并鼓励其从事适量的体育活动，养成按时排便的习惯。

【病情观察及症状护理】

1.密切观察病人生命体征和意识状态的变化，注意有无低血糖、低血压、低体温等情况，观察瞳孔大小、对光反射等，以尽早发现垂体危象的征象。

2.垂体危象护理

（1）迅速建立静脉通路，准确使用高渗糖和激素类药物。

（2）保持呼吸道通畅，给予氧气吸入，注意用氧安全。

（3）低温者注意保暖，遵医嘱给予小剂量甲状腺激素；循环衰竭者，纠正低血容量状态；有感染、败血症者遵医嘱给予抗感染治疗；高热者降温处理；水中毒病人在加强利尿的同时给予泼尼松或氢化可的松治疗。

（4）做好口腔护理、皮肤护理，通畅排尿，防止尿路感染。慎用麻醉剂、镇静剂、催眠药或降糖药，防止诱发昏迷。

（5）给予心电监护，严密观察神志、瞳孔、生命体征、血糖等病情变化，发现异常及时通知医生协助处理。

【用药护理】

1.告知病人该病为终身疾病，需要终身激素替代治疗。

2.遵医嘱用药，密切观察药物疗效及副作用，并嘱病人切勿自行减药或停药。

【健康教育】

1.生活规律、情绪乐观，避免过劳，注意保暖。预防外伤和呼吸道感染。

2.给予高热量、高蛋白、高维生素及易消化饮食，少量多餐，以增强机体抵抗力。

3.指导病人长期用药，强调其重要性，嘱其不可随意减量或停药。

4.指导病人及家属识别垂体危象的征兆。外出时随身携带个人疾病信息识别卡。

5.定期门诊随访。

【护理质量评价标准】

1.掌握病人基本情况、病情及心理状况。

2.做好饮食指导。

3.严密观察病情变化，认真执行各项诊疗及护理措施，记录及时，准确发现异常及时报告医生，配合处理。

第十四节　痛风护理

痛风（gout）是嘌呤代谢障碍所致的一组异质性慢性代谢性疾病，其临床特点为高尿酸血症、反复发作的通风性急性关节炎、间质性肾炎和痛风石形成，严重者呈关节畸形及功能障碍，常伴有尿酸性尿路结石。

【一般护理】

1.休息　急性关节炎期，除关节红肿热痛和功能障碍外，病人常有发热，应绝对卧床休息，抬高患肢，避免受累关节负重。也可在病床上安放支架支托盖被，减少患部受压。待关节痛缓解72 h后，方可恢复运动。

2.饮食护理　因痛风病人大多肥胖，热量不宜过高，应限制在1 200～1 500 kcal/d，蛋白质控制在1 g/（kg·d）。指导进低脂、低盐、低糖、低嘌呤饮食。避免进高嘌呤饮食，如动物内脏、鱼虾类、蛤蟹、肉类、菠菜、蘑菇、黄豆、扁豆、豌豆、浓茶等。饮食宜清淡、易消化，忌辛辣和刺激性食物，严禁饮酒，并指导病人进食碱性食物，如牛奶、鸡蛋、马铃薯、蔬菜、柑橘类水果，使尿液pH在7.0或以上，减少尿酸盐结晶的沉积。

3.局部护理　手、腕或肘关节受累时，为减轻疼痛，可予以夹板固定制动，也可在受累关节给予冰敷或25％硫酸镁湿敷，消除关节的肿胀和疼痛。痛风石严重时，可能导致局部皮肤溃疡发生，故要注意维持患部清洁，避免发生感染。

4.心理护理　病人由于疼痛影响进食和睡眠，疾病反复发作导致关节畸形和肾功能损害，思想负担重，常表现出情绪低落、忧虑、孤独。护士应向其讲解痛风的有关知识、饮食与疾病的关系，并给予精神上的安慰和鼓励。

【病情观察】

1.观察疼痛的部位、性质、间隔时间，有无夜间因剧痛而惊醒等。

2.受累关节有无红肿热和功能障碍。

3.有无过度疲劳、寒冷、潮湿、紧张、饮酒、饱餐、脚扭伤等诱发因素。

4.有无痛风石体征，了解结石的部位及有无症状。

5.观察病人的体温变化，有无发热等。

6.监测尿酸的变化。

【用药护理】

1.指导病人正确用药，观察药物疗效，及时处理不良反应。

2.秋水仙碱一般口服，但常有胃肠道反应。若病人一开始口服即出现恶心、呕吐、水样腹泻等严重胃肠道反应，可采取静脉用药。但静脉用药可产生严重的不良反应，如肝损害、骨髓抑制、DIC、脱发、肾衰竭、癫痫样发作甚至死亡，应用时需慎重，必须严密观察。一旦出现不良反应，应及时停药。有骨髓抑制、肝肾功能不全、白细胞减少者禁用，孕妇及哺乳期间不可使用；治疗无效者，不可再重复用药。此外，静脉使用秋水仙碱时，切勿外漏，以免造成组织坏死。

3.使用丙磺舒、磺吡酮、苯溴马隆等，可有皮疹、发热、胃肠道反应等不良反应。使用期间，嘱病人多饮水、口服碳酸氢钠等碱性药。

4.应用 NSAID 时，注意观察有无活动性消化性溃疡或消化道出血发生。

5.使用别嘌醇者除有皮疹、发热、胃肠道反应外，还有肝损害、骨髓抑制等不良反应；肾功能不全者，宜减半量应用。

6.使用糖皮质激素时，应观察其疗效，密切注意有无症状的"反跳"现象；若同时口服秋水仙碱，可防止症状"反跳"。

【健康教育】

1.疾病知识指导　给病人和家属讲解疾病的有关知识，说明该病是一种终身性疾病，但经积极有效治疗，病人可正常生活和工作。嘱其保持心情愉快，避免情绪紧张；肥胖者应减轻体重；防止受凉、劳累、感染、外伤等。指导病人严格控制饮食，避免进食高蛋白和高嘌呤的食物；忌饮酒，每天饮水至少 2 000 mL，特别是在用排尿酸药时更应多饮水，有助于尿酸随尿排出。

2.保护关节　指导病人日常生活中应注意：尽量使用大肌群，如能用肩部负重者不用手提，能用手臂者不要用手指；避免长时间持续进行重体力劳动；经常改变姿势，保持关节舒适；若有关节局部温热和肿胀，尽可能避免其活动，如运动后疼痛超过 1~2 h，应暂时停止此项运动。

3.病情监测指导　平时用手触摸耳轮及手足关节处，检查是否产生痛风石。定期复查血尿酸，门诊随访。

【护理质量评价标准】

1.心理护理及饮食护理认真落实。

2.严密观察病情变化，发现异常及时报告医师，配合处理。

3.正确、及时执行医嘱，完成各项治疗，认真落实各项护理措施并记录。

4.定期监测血尿酸、肝功能等指标。

第十五节　尿崩症护理

尿崩症是指精氨酸加压素（AVP，又称 ADH）90 缺乏，或肾脏对 AVP 不敏感，致肾小管吸收水的功能障碍，从而引起以多尿、烦渴、多饮、低比重尿和低渗尿为特征的一组综合症，是颅脑手术后，特别是鞍区肿瘤手术后常见的并发症。

【一般护理】

1.体位

（1）急性期：尿崩症病人产生脑水肿时，立即取头高较低位，减轻颅内压。

（2）非急性期：尿崩症病人产生肢体水肿时，立即抬高患肢，以减轻水肿。

2.饮食护理　给予高热量、高蛋白、高维生素饮食。

3.心理护理　对于清醒病人要注重心理护理，个别病人及家属会对治疗缺乏耐心，护士需多安慰、开导病人，解释疾病的过程及良好情绪对疾病恢复的重要性，使其树立信心，消除顾虑，能更好地配合治疗。

【病情观察】

1.准确记录病人尿量、尿比重、饮水量，观察液体出入量是否平衡，以及体重是否发生变化。

2.观察饮食情况，有无食欲不振以及便秘、发热、皮肤干燥、倦怠、睡眠不佳等症状。

3.观察有无脱水症状，如头痛、恶心、呕吐、胸闷、虚脱、昏迷等。

【症状护理】

1.高钠血症护理　输入不含盐的等渗溶液，每日补液量 3 000～4 000 mL，并以口服白开水为主，有利于钠盐的排出，静脉和口服不宜过快，否则会使细胞外渗透压突然下降，水分进入细胞内而加重脑水肿，且加重心脏的负担。

2.低钠血症护理　限制等渗液体和饮水，同时给予少量脱水药（呋塞米 20 mg/d），静脉输注以减少细胞外液量，减少脑水肿，还可输新鲜血浆和复方氨基酸以支持。补钠时不应使血钠升高太快，避免加重脑水肿。补液过程中，应经常巡视，以防高渗溶液漏出血管外引起组织坏死。

3.预防感染　因失水常使唾液及汗水分泌减少，引起口腔黏膜及皮肤干燥、弹性差，造成损伤致感染，应加强口腔及皮肤的护理，保持床单位清洁干净，皮肤干燥时可涂甘油、凡士林等；留置导尿管病人需保持会阴部清洁，防止泌尿系统感染。

4.基础护理

（1）对于多尿、多饮者应给予扶助与预防脱水，根据病人的需要供应水。

（2）测尿量、饮水量、体重，从而监测体液出入量，正确记录，并观察尿色、尿比重等及血电解质、血渗透压情况。

（3）病人因夜间多尿而产生失眠、疲劳及精神焦虑等应给予护理照料。要注意保持安静舒适的环境，有利于病人休息。

（4）注意病人出现的脱水症状，一旦发现要及早补液。

（5）保持皮肤、黏膜的清洁。

（6）药物治疗及检查时，应注意观察疗效及副作用，嘱病人准确用药。

（7）定时测血压、体温、脉搏、呼吸及体重，以了解病情变化。

【健康教育】

1.病人由于多尿、多饮，要嘱病人在身边备足温开水。

2.注意预防感染，尽量休息，适当活动。

3.指导病人记录尿量及体重的变化。

4.准确遵医嘱给药，不得自行停药。

5.康复及预后。尿崩症病人应该定期门诊随访，避免感染。

【护理质量评价标准】

1.掌握病人基本情况、病情及心理状况。

2.做好饮食指导。

3.严密观察病情变化，认真执行各项诊疗及护理措施，记录及时，准确发现异常及时报告医生，配合处理。

第十六节　骨质疏松护理

骨质疏松症（osteoporosis）是一种系统性骨病，其特征是骨量下降和骨组织微细结构破坏，表现为骨的脆性增加，因而骨折的危险性大为增加，即使是轻微的创伤或无外伤的情况下也容易发生骨折。骨质疏松症是一种多因素所致的慢性疾病。在骨折发生之前，通常无特殊临床表现。该病女性多于男性，常见于绝经后妇女和老年人。原发性骨质疏松是以骨量减少，骨的微细结构退化为特征的，致使骨的脆性增加以及易于发生骨折的一种全身性骨骼疾病。

【一般护理】

1.预防跌倒，保持住院环境安全。

2.体位

（1）急性期：骨质疏松病人发生股骨骨折时，应立即采取平卧位，抬高患肢并置于中立位，脚穿"丁"字鞋，限制外旋，在两大腿之间放一个枕头，防止患肢内收。胫腓骨骨折时应立即采取平卧位，抬高患肢并置于中立位，离于心脏平面10°～20°。

（2）非急性期：骨质疏松病人产生疼痛时，可取仰卧位或侧卧位，卧床休息数天到1周，可缓解疼痛。

3.饮食护理　主要给予高维生素D、高钙、高蛋白饮食。钙有广泛的食物来源，通过膳食来源达到最佳钙摄入是最优先的方法。在饮食上要注意合理配餐，烹调时间不宜过长。

4.运动指导　运动项目的选择应依个体的年龄、性别、健康状况、体能等特点及运动史选择适当的方式、时间、强度等。急性期卧床休息，不要勉强活动。好转时要注意活动的强度，劳逸结合，多晒太阳。如病情允许，由家人陪伴多进行户外运动。

5.心理护理　认真倾听病人感受，了解他们的心理活动和生活情况，鼓励他们参加社交活动，适当娱乐、听音乐，使心情放松以减轻疼痛。这样不仅有利于消除病人的心理压力、减轻症状、提高疗效、促进健康，还有利于改善病人的生命质量。

6.疼痛护理

（1）使用硬板床，取仰卧位或侧卧位，卧床休息数天到1周，可缓解疼痛。

（2）对疼痛部位给予热敷，可促进血液循环，减轻肌肉痉挛，缓解疼痛。

（3）给予局部肌肉按摩，以减少因肌肉僵硬所引发的疼痛。

（4）用药护理：药物使用包括止痛剂、肌肉松弛剂或抗炎药物，要正确评估疼痛程度，按医嘱给药。

【病情观察】

1.注意观察病人疼痛发作的部位、程度及持续时间和疼痛时的行为表现。

2.应用止痛药时注意观察药物的副作用，观察病人是否产生依赖性等。

3.观察是否有病理性骨折的发生。

4.定期进行骨质密度、血清钙、性激素及尿钙检测。

【用药护理】

1.指导病人根据不同的疏松程度，按医嘱及时、正规用药。

2.严密注意药物的疗效及不良反应，掌握合理的用药途径，每种药的用法、注意事项必须详细告诉病人。

3.如使用激素时要注意乳腺癌、中风和血栓形成等并发症的预防。

【健康教育】

1.合理的生活方式和饮食习惯可以在一定程度上降低骨量丢失的速率和程度，延缓和减轻骨质疏松症的发生及其病情，其中运动及保证充足的钙剂摄入较为可行有效。

2.注意增加营养，重视蛋白质、维生素（特别是维生素D）和钙、磷的补充，改善膳食结构，多摄入富含钙质的食物，如可多食牛乳、骨头汤、豆制品、水果、新鲜蔬菜等。

3.改变不良生活、饮食习惯　避免酗酒、嗜烟，以及饮用过量的浓茶、浓咖啡及碳酸饮料；保证充足的睡眠。重视运动，经常进行适当体育锻炼，如散步、走路、太极拳、健身操、小跑步、轻跳步、原地起跳、游泳等，但不宜剧烈运动。多接受日光浴，多到户外活动，进行适量日光浴，以增加维生素D的生成。并注意防寒保暖。

4.不滥用药物　某些药物对骨代谢有不良影响，因此，用药时要权衡利弊，不随意用药，不滥用药物，特别是要慎用激素类药物。

5.安全护理

（1）保证环境安全，加强日常生活护理，预防跌倒。

（2）指导病人用药及使其了解常见不良反应。

（3）避免发生骨折：户外活动、外出、夜间起床应倍加小心，减少和避免受伤，以免引起骨折。一旦发生骨折，即需卧床休息，并用夹板或支架妥善固定，及时送往医院医治。

【护理质量评价标准】

1.心理护理及饮食护理认真落实。

2.严密观察病情变化，发现异常及时报告医师，配合处理。

3.正确及时执行医嘱，完成各项治疗，认真落实各项护理措施并记录。

第十七节　代谢综合征护理

代谢综合征（MS）是指多种代谢异常簇集发生在同一个体的临床状态。这些代谢异常包括糖耐量低减、糖尿病、中心性肥胖（腹型肥胖）、脂代谢紊乱（高甘油酸脂血症及高密度脂蛋白低下、低密度脂蛋白胆固醇升高）、高血压等。代谢综合症中的每一项都会增加心血管疾病的危险性，就糖尿病而言，其10年内新发心血管事件的危险与冠心病相似，同时合并多种异常时发生心血管疾病的危险性更大，诸多代谢异常集聚于一体，其协同作用远远大于各危险因素单独作用之和。这些代谢异常紧密联系，恶性循环，互为因果，严重影响人们的健康和生活质量。

【一般护理】

1.根据病人的喜好以及现有的身体状况进行调整。建议进行有氧运动，也可以考虑中等强度的有阻抗运动，循序渐进，持之以恒。

2.控制总热量，膳食结构合理，糖、脂肪、蛋白质比例平衡，饱和、单不饱和、多不饱和脂肪比例平衡，增加膳食可溶性纤维含量，减少蔗糖和食盐的摄入。

3.给予心理支持，消除其紧张、焦虑情绪，安定病人情绪，树立战胜疾病的信心。

【病情观察】

1.注意监测血压、血糖，复查血脂、尿酸等情况。

2.每周测量体重、腹围1次。

3.每天足部检查。

【用药护理】

遵医嘱用药，密切观察药物疗效以及副作用，并嘱病人勿自行减量或停药。

【健康教育】

1.合理饮食，增加体力活动或体育运动，减轻体重。

2.建立良好的生活习惯，戒烟、酒。

3.遵医嘱用药，勿自行减量或停药。

4.门诊随访。

【护理质量评价标准】

1.心理护理及饮食护理认真落实。

2.严密观察病情变化，发现异常及时报告医师，配合处理。

3.正确及时执行医嘱，完成各项治疗，认真落实各项护理措施并记录。

4.定期监测血糖、血压、血脂、尿酸、体重、腹围等指标。

5.做好疾病指导及出院指导。

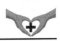

第七章　神经内科系统疾病护理

第一节　神经系统疾病病人常见症状体征护理

一、头痛病人护理

【护理措施】

1.评估病人头痛的部位、性质、程度、规律、起始与持续时间，头痛发生的方式与经过，加重、减轻或激发头痛的因素，以及伴随的症状与体征。

2.避免诱因　告知病人可能诱发或加重头痛的因素，如情绪紧张、用力行动等，保持外界安静、舒适、光线柔和。

3.选择减缓头痛的方法，如指导病人缓慢深呼吸，听轻音乐、生物反馈治疗，引导式想象，冷、热敷以及理疗、按摩、指压止痛法等。

4.心理支持　理解、同情病人的痛苦，耐心解释，适当诱导，解除其思想顾虑，训练身心放松，鼓励病人树立信心，积极配合治疗。

5.用药护理　指导病人按医嘱服药，告知药物作用、不良反应，让病人了解药物依赖性或成瘾性的特点。如大量使用止痛剂、滥用咖啡因可致药物依赖性。

二、意识障碍病人护理

【护理措施】

1.评估有无意识障碍、相关疾病病史或诱发因素，密切观察病人瞳孔大小、对光反射与生命体征变化。

2.体位　病人取侧卧或头侧仰卧位，颅内高压无禁忌病人，给予抬高床头 $15°\sim30°$。

3.加强呼吸道管理　应保持呼吸道通畅，及时给予氧气吸入，及时取下义齿，必要时行机械通气，加强呼吸机相关护理。

4.做好生活护理　口腔护理 $2\sim3$ 次/d，每 2 h 翻身拍背，眼睑不能闭合者，遵医嘱应用眼药水，并用眼垫遮盖患眼。卧气垫床，保持床单位清洁，定时翻身拍背，预防压疮。慎用热水袋，防止烫伤。

5.营养供给　遵医嘱静脉补充营养的同时，给予鼻饲流质，鼻饲时应严格遵守鼻饲的操作规程。

6.监测水、电解质、维持酸碱平衡。意识障碍尤其是昏迷病人遵医嘱输液并及时抽血查电解质，防止因电解质平衡紊乱加重病情。

7.保持大小便通畅　便秘时以开塞露或肥皂水低压灌肠；腹泻时，用烧伤湿润膏或氧化锌软膏保护肛周。

8.安全护理　伴抽搐、躁动、谵妄、精神错乱病人，应加强保护措施，使用床栏、防止坠床；指导病人家属关心体贴病人，预防病人伤人或自伤、外出，及时修剪病人指甲，防止抓伤。

三、言语障碍病人护理

【护理措施】

1.评估病人言语障碍的类型、程度，病人的意识水平、心理状态、精神状态及行为表现，以及以往和目前的语言能力。

2.心理支持　体贴、关心、尊重病人，避免挫伤病人自尊心的言行，鼓励病人克服害羞心理，当病人进行尝试和获得成功后给予表扬；鼓励家属、朋友多与病人交流，营造一种和谐的亲情氛围或语言学习环境。

3.康复训练　由病人、家属及参与语言康复训练的医护人员共同制定语言康复计划，让病人、家属理解康复目标，根据病情选择适当的训练方法。

(1)失语症训练：口形训练、听理解训练、口语表达训练、书写训练等。

(2)构音障碍训练：松弛训练、发音训练、口面与发音器官训练、语言节奏训练等。

(3)非语言交流方式训练：手势语、画图、交流板或交流手册、电脑交流装置等。

四、吞咽障碍病人护理

【护理措施】

1.评估病人吞咽障碍的分级，包括病人主观上的详细描述及蛙田饮水试验的结果。

2.心理支持　在进行饮食训练的同时，针对不同病人的性格特点进行有的放矢的心理疏导，使病人理解吞咽障碍机制，掌握训练方法，恢复自信意识，积极主动配合训练。

3.康复训练　易在餐前 30 min 进行，并进行康复训练教育。

(1)基础训练。①触觉刺激：用手指、棉签、压舌板等刺激面颊部内外、口唇周围、舌部等；②咽部刺激与空吞咽：用棉签蘸冰水刺激软腭、舌根及咽部；让病人做吞咽空气的动作；也可以让病人吞咽冰块；③味觉刺激：用棉签蘸不同味道的液体刺激舌头的味觉；④口、颜面功能训练：屏气—发声运动训练等。

(2)摄食训练。养成良好的进食习惯，一般选择坐位或半坐位，定时、定量，食物密度均匀，有适当的黏性，不易松散且爽滑，咽下后经过食管时容易变形、不易残留在黏膜上。

五、感觉障碍病人护理

【护理措施】

1.评估病人的意识状态与精神状况，了解感觉障碍出现的时间、发展过程、传播的方式、加重或缓解的因素。

2.日常生活护理　保持床单位整洁、干燥，防止感觉障碍的身体部位受压或机械性刺激。避免高温或过冷刺激，慎用热水袋或冰袋，防止烫伤、冻伤，肢体保暖需用热水袋时，应外包毛巾，水温不宜超过 50 ℃，且每 30 min 查看、更换 1 次部位，对感觉过敏的病人尽量避免不必要的刺激。

3.心理护理　关心、体贴病人，主动协助日常生活活动，多与病人沟通，取得病人信任，使其正确面对，积极配合治疗和训练。

4.感觉训练　进行肢体的拍打、按摩、理疗、针灸、被动运动，以及各种冷、热、电刺激。如每天用温水擦洗感觉障碍的身体部位，以促进血液循环；让病人闭目寻找停滞在不同位置的患肢的不同部位，多次重复直至找准，这样可以促进病人本体感觉的恢复；还可以通过患侧上肢的负重训练，改善上肢的感觉和运动功能。

六、运动障碍早期功能康复护理

【早期康复护理内容】

1.保持良好的功能位置　瘫痪肢体的手指关节应伸展，不可让手握持物品，防止手部反射性握持僵硬；肘关节微曲，上肢关节稍外展。为了防止足下垂，可在足底放一硬枕；为防止下肢外旋，在外侧面可放一支撑物。

2.按摩　按摩包括按、摩、揉、捏 4 法。顺序应由远心端到近心端。掌握原则为先轻后重、由浅及深、由慢而快，2 次/d，每次 20 min。对病人的上肢从手指至前臂、肩关节周围，用红花酒精进行轻缓的按摩（王清等，2015）。

3.被动运动 在生命体征平稳后，无进行性脑卒中发生，应早期进行肢体被动运动，包括肩、肘、指、髋、膝、踝关节的屈曲、伸展及抬举运动。

4.主动运动 当病人神志清楚、生命体征平稳后，可开展床上的主动训练，以利于肢体功能恢复，常见的主动训练方法为Bobarth握手、桥式运动、床上移行等。训练由简单到复杂，着重训练瘫痪肢体和软弱肌群。

5.床下训练指导 出血性疾病不能直接由床上卧位到床下站立，而应由一个从床上平卧到半坐位—坐位—双腿放床边坐位—站立的过程。

6.日常生活作训练 可指导病人进行刷牙、进食、穿脱衣服、拨算珠、捡豆子等自理活动。

【早期康复护理措施】

1.心理护理 鼓励病人树立战胜疾病的信心，坚持锻炼，与医护人员和家庭成员配合，尽早进行瘫痪肢体功能锻炼，防止关节畸形和肌肉萎缩。

2.床上锻炼期 休息时注意良好的肢体摆放，对于尚无主动运动的肢体进行屈曲、伸展及抬举等被动活动；对于已经有部分活动的肢体在被动活动的同时鼓励主动运动，练习抬举和屈伸。锻炼1~2周可逐渐下床活动。

3.坐位平衡到站立期 在床上坐位练习后，再扶病人于椅上，练习不用手扶能坐稳，逐渐增加坐的时间，能坐稳后，练习扶床架站立、坐下、再站立，反复练习，因膝关节无力站稳时，可在膝前缚一带软垫的木板。病人在此期上肢出现痉挛和连带运动，进行抗痉挛手法拉开各个关节抑制连带运动，同时加强上肢的主动运动。锻炼1~3周坐稳后可逐渐进行站立训练（王清等，2015）。

4.站位训练期 3~4周后协助病人双足放平置于地面，两腿分开，与肩同宽，重心渐移向双下肢，协助人员手拉病人肩关节协助病人站立；锻炼1~2周坐稳后可逐渐进行行走训练。

5.行走训练期 5~6周进行步行训练，锻炼时注意姿势。步幅均匀，频率适中，伸髋屈膝，先抬一足跟部，重心转移，另一脚跟亦先着地，重心又转移至后足，开始下一个步态。

第二节 神经系统疾病一般护理

【一般护理】

1.一般病人卧床休息，病情危重者绝对卧床休息。慢性退行性疾病病人应鼓励下床做轻便活动。昏迷、呼吸道分泌物增多不宜咳出者取平卧位或半卧位，头偏向一侧。

2.给予营养丰富的饮食，多吃新鲜蔬菜及水果，以利大便通畅。轻度吞咽困难者给流质或半流质，进食宜慢，防止呛入气管。昏迷、吞咽困难者视病情给予鼻饲。高热及泌尿系统感染者鼓励多饮水。昏迷、偏瘫、癫痫发作者应拉起床栏，防止坠床。

3.尿潴留者给予导尿，做好护理，防止泌尿系统感染。

4.保存口腔、皮肤、会阴部的清洁。

5.瘫痪肢体保存功能位置，各个关节防止过伸及过展，可用夹板等扶托。定时进行按摩、被动运动，鼓励主动运动，预防肌肉萎缩、肢体痉挛畸形。

6.病情危重者做好护理记录及记出入量。

7.备好有关的急救器械和药品，并保存其良好的功能。

【病情观察】

密切观察神志、瞳孔、生命体征、肢体活动以及有无抽搐等，如有变化及时通知医生。昏迷、高热及瘫痪的病人，按相应的护理常规处理。

【健康教育】

1.介绍相关疾病的有关知识及注意事项。

2.坚持功能锻炼。

3.基础疾病的治疗。

4.定期复查。

【护理质量评价标准】

1.环境安静整洁。

2.病人情绪良好、心态健康。

3.呼吸道通畅。

4.及时发现病情变化，及时通知医生，做好记录。

5.安全宣教及时。

6.无护理并发症。

第三节　脑梗死（缺血性脑卒中）护理

脑梗死（cerebral infarction，CI）又称缺血性脑卒中，是指各种原因引起脑部血液循环障碍，缺血、缺氧所导致的局限性脑组织的缺血性坏死或软化。临床最常见类型为脑血栓形成和脑栓塞。脑动脉粥样硬化为脑血栓形成最常见的病因。临床表现以猝然昏倒、不省人事、半身不遂、言语障碍、智力障碍为主要特征。治疗原则为尽早改善脑缺血区的血液循环、促进神经功能恢复。

【一般护理】

1.急性期卧床2～3周，头部禁用冰袋，平卧位，意识障碍者应加床栏以防坠床。

2.严密观察意识、瞳孔、生命体征变化。

3.吸氧，保持呼吸道通畅，及时清除呼吸道分泌物。

4.导尿者保持会阴部清洁、干燥。

5.保持大便通畅。

6.饮食护理

（1）体位的选择。选择既安全又有利于进食的体位。能坐起的病人取坐位进食，头稍前屈；不能坐起的病人取仰卧位将床头摇起30°，头下垫枕使头部前屈。

（2）食物的选择。选择病人喜爱的营养丰富、易消化的食物，注意食物的色、香、味及温度。为防止误吸，应选择柔软、便于吞咽的食物。

（3）吞咽方法的选择。空吞咽和吞咽食物交替进行；吞咽时头侧向健侧肩部，防止食物残留在患侧梨状隐窝内。

（4）对于不能吞咽的病人，应予鼻饲饮食，并教会照顾者鼻饲的方法及注意事项，加强留置胃管的护理。并做好口腔护理。

7.防止窒息　因疲劳有增加误吸的危险，所以进食前应注意休息；应保持进餐环境的安静、舒适；告知病人进餐时不要讲话，以避免呛咳和误吸。

8.加强与病人交流，尤其是失语病人，保持情绪稳定，树立恢复生活的能力和信心。

9.运动障碍和语言沟通障碍护理　参见第二篇第七章第一节**"神经系统疾病病人常见症状体征护理"**。

【用药护理】

1.溶栓治疗时应观察有无出血，特别是颅内出血；抗凝药物应用时应观察有无皮肤、牙龈等出血。

2.抗血小板聚集的药物，应监测血常规、肝功能和出凝血时间等。

3.扩管药物使用时，应注意滴速不易过快，以防静脉炎、低血压等。

4.使用低分子肝素钙（钠）时，注意观察下肢有无疼痛、有无呼吸困难及咳血等症状。

5.甘露醇

（1）选择较粗大的静脉给药，以保证药物能快速静滴（250 mL 在 15～30 min 内滴完），注意观察用药后病人的尿量和尿液颜色，准确记录 24 h 出入量。

（2）定时复查尿常规、血生化和肾功能，观察有无药物结晶阻塞肾小管所致少尿、血尿、蛋白尿及血尿素氮升高等急性肾衰竭表现；观察有无脱水速度过快所致头痛、呕吐、意识障碍等低颅压综合征的表现，并注意与高颅压进行鉴别。

【健康教育】

1.对有发病危险因素或病史者，指导进食高蛋白、高维生素、低盐、低脂、低热量清淡饮食，多食新鲜蔬菜、水果、谷类、鱼类和豆类，保持能量供需平衡。戒烟、限酒。

2.遵医嘱规则用药，控制血压、血糖、血脂和抗血小板聚集，定期复查。

3.告知病人改变不良生活方式，坚持每天进行 30 min 以上的慢跑、散步等运动。合理休息和娱乐。

4.对有短暂性脑缺血发作的病人，指导在改变体位时应缓慢，避免突然转动颈部；洗澡时间不宜过长，水温不宜过高；外出时有人陪伴；气候变化注意保暖，防止感冒。

5.告知病人和家属疾病发生的基本病因和主要危险因素、早期症状和及时就诊的指征。

6.告知病人和家属康复治疗的知识和功能锻炼的方法，帮助分析和消除不利于疾病康复因素，落实康复计划，并与康复治疗师保持联系，以便根据康复情况及时调整康复训练方案。

7.鼓励病人从事力所能及的家务劳动，日常生活不过度依赖他人；告知病人和家属功能恢复需经历的过程，使病人和家属克服急于求成的心理，做到坚持锻炼，循序渐进。

8.嘱家属在物质和精神上对病人提供帮助和支持，使病人体会到来自多方面的温暖，树立战胜疾病的信心。同时，也要避免病人产生依赖心理，增强自我照顾能力。

【护理质量评价标准】

1.病人掌握肢体功能锻炼的方法并在医护人员和家属协助下主动活动，肌力增强，生活自理能力提高，无压疮和坠积性肺炎等并发症。

2.能通过非语言沟通表达自己的需求，主动进行语言康复训练，语言表达能力增强。

3.掌握正确的进食或鼻饲方法，吞咽功能逐渐恢复，未发生营养不良、误吸、窒息等并发症。

第四节 脑出血护理

脑出血（intracerebral hemorrhage，ICH）是指原发性非外伤性脑实质内出血，也称自发性脑出血，占急性脑血管病的 20%～30%，年发病率为（60～80）/10 万人，急性期病死率为 30%～40%（尤黎明等，2017），是病死率最高的脑卒中类型。最常见病因为高血压合并小动脉硬化、微动脉瘤或者微血管瘤，其他包括脑血管畸形、脑膜动静脉畸形、淀粉样脑血管病、囊性血管瘤、颅内静脉血栓形成、特异性动脉炎、真菌性动脉炎、烟雾病和动脉解剖变异、血管炎、瘤卒中等。脑出血多见于 50 岁以上有高血压病史者，男性较女性多见，冬季发病率高；体力活动或情绪激动时发病，多无前驱症状；有肢体偏瘫、失语等局灶定位症状和剧烈头痛、喷射性呕吐、意识障碍等全脑症状；发病时血压明显升高。治疗上以脱水降颅压、调节血压、防止继续出血、减轻血肿所致继发性损害、促进神经功能恢复、加强护理防治并发症。

【一般护理】

1.按照第二篇第七章第二节"**神经系统疾病一般护理**"。

2.保持病人情绪稳定，限制探视。尽量减少病员搬动，绝对卧床休息 2～4 周。急性期卧床 3～4 周，蛛网膜下腔出血者卧床 4～6 周，头部抬高 15°～30°（尤黎明等，2017），躁动不安者加置床档以防坠床。

3.急性期脑出血发病 24 h 内禁食，24 h 病情平稳可鼻饲流质。可进食者，给予低盐、低脂，多食富含维生素的蔬菜、水果，适量饮水，禁忌辛辣刺激性食物，保持大便通畅。

4.急性出血期每天床上擦浴 1～2 次，每次 2～3 h 应协助病人变换体位 1 次，变换体位时尽量减少头部摆动幅度，以免加重出血。

5.注意保持床单位整洁、干燥，有条件的应使用气垫床或自动减压床，以预防压疮。

【病情观察及症状护理】

1.严密观察意识、瞳孔、生命体征变化、脑疝的前驱症状。如意识障碍加重、头痛剧烈、瞳孔大小不等、血压升高、呼吸、脉搏减少等及时通知医生，配合抢救，并做好记录。

2.保持呼吸道通畅，及时清除口鼻腔分泌物，定时翻身、拍背、吸痰，必要时气管切开，按气管切开护理。

3.加强对胃部应激性溃疡、出血监护，严密观察呕吐物和大便的颜色、性质。

4.高热者、昏迷者按高热昏迷护理常规。

【潜在并发症】

1.脑疝

（1）密切观察瞳孔、意识、体温、脉搏、呼吸、血压等生命体征，如病人出现剧烈头痛、喷射性呕吐、烦躁不安、血压升高、脉搏减慢、意识障碍进行性加重、双侧瞳孔不等大、呼吸不规则等脑疝的先兆表现，应立即报告医生。

（2）配合抢救。立即为病人吸氧并迅速建立静脉通道，遵医嘱快速静脉滴注甘露醇或静脉注射呋塞米。甘露醇应在15～30 min内滴完，避免药物外渗。注意甘露醇的致肾衰作用，观察尿量和尿液颜色，定期复查电解质。

2.上消化道出血

（1）病情监测。①观察病人有无恶心、上腹部疼痛、饱胀、呕血、黑便、尿量减少等症状和体征；②观察病人大便的量、颜色和性状，进行大便隐血试验及时发现小量出血；③观察病人有无面色苍白、口唇发绀、皮肤湿冷、烦躁不安、尿量减少、血压下降等失血性休克的表现并配合抢救，遵医嘱补充血容量、纠正酸中毒、应用血管活性药物和 H_2 受体拮抗剂或质子泵抑制剂。

（2）心理护理。告知病人和家属上消化道出血的原因，安慰病人，消除其紧张情绪，创造安静舒适的环境，保证病人休息。

（3）饮食护理。遵医嘱禁食，出血停止后给予清淡、易消化、无刺激性、营养丰富的温凉流质饮食，少量多餐，防止胃黏膜损伤及加重出血。

（4）用药护理。遵医嘱应用 H_2 受体拮抗剂如雷尼替丁、质子泵抑制剂减少胃酸分泌，冰盐水＋去甲肾上腺素胃管注入止血，枸橼酸铋钾口服保护胃黏膜等。注意观察药物的疗效和不良反应，如奥美拉唑使转氨酶升高、枸橼酸铋钾使大便发黑。

【健康教育】

1.疾病恢复期加强肢体功能锻炼，避免关节强直，加强语言功能训练。

2.建立健康的生活方式，保证充足睡眠，适当运动，避免体力或脑力过度劳累和突然用力。

3.进低盐、低脂、高蛋白、高维生素饮食；戒烟、酒；养成定时排便的习惯，保持大便通畅。

4.告知病人和家属疾病的基本病因、主要危险因素和防治原则，如遵医嘱正确服用降压药物，维持血压稳定。

5.教会病人和家属测量血压的方法和对疾病早期表现的识别，发现血压异常波动或无诱因的剧烈头痛、头晕、晕厥、肢体麻木、乏力或语音交流困难等症状，应及时就医。

6.教会病人和家属自我护理的方法和康复训练技巧，如向健侧和患侧的翻身训练、桥式运动等肢体功能训练及语言和感觉功能训练的方法。

【护理质量评价标准】

1.病人没有发生因意识障碍而并发的误吸、窒息、压疮和感染。

2.发生脑疝、上消化道出血时得到及时发现与抢救。

3.能适应长期卧床的状态，生活需要得到满足。

第五节　蛛网膜下腔出血护理

蛛网膜下腔出血（subarachnoid hemorrhage，SAH）是多种病因致脑底部或脑表面血管破裂，血液流入蛛网膜下腔引起的一种临床综合征，又称原发性蛛网膜下腔出血。脑实质和脑室出血、硬膜外或硬膜下血管破裂流入蛛网膜下腔者，称为继发性蛛网膜下腔出血。最常见病因为颅内动脉瘤和脑（脊髓）血管畸形。以青壮年多见，女性多于男性，头痛、呕吐、脑膜刺激征阳性为主要临床表现。治疗上脱水降颅压、控制脑水肿、调整血压，预防感染。

【一般护理】

1.按照第二篇第七章第二节**"神经系统疾病一般护理"**。

2.严格绝对卧床 4～6 周，尽量减少搬动，2 周内头部抬高 15°～30°，应尽量减少探望，保持平和、稳定的情绪（尤黎明等，2017）。

3.急性期剧烈呕吐者暂禁食，可以进食后宜缓慢，防止呕吐误吸引起窒息或肺部感染。恢复期病人应给予易消化、低盐、低脂、高蛋白食物，保持大便通畅。

4.告知病人绝对卧床的重要性，保持情绪稳定，配合治疗，树立战胜疾病的信心。

5.意识障碍或出现精神症状的病人，应加床档或约束带制动，以防止病人自行拔除输液管或胃管及坠床等意外发生。

6.心理护理　告知病人和家属疾病的过程与预后，使病人和家属了解检查的目的等相关知识。耐心向病人解释头痛发生的原因及可能持续的时间，使病人了解随着出血停止和血肿吸收，头痛会逐渐缓解。

7.头痛护理　参见第二篇第七章第一节**"神经系统疾病病人常见症状体征护理"**中的头痛病人护理。

【病情观察】

1.观察病人头痛情况，如病人出现头部胀痛、针刺样痛、剧烈疼痛等，及时遵医嘱给予降颅压治疗。

2.观察有无头痛、呕吐、意识障碍等脑水肿、颅内压增高的症状，及时发现脑疝前驱症状，发现后立即通知医生，并协助医师抢救。

3.对于高热病人应给予物理降温和氧气吸入，以减轻脑部耗氧量。中枢性高热者予物理降温，可应用亚低温治疗仪冰毯降温。

4.血管痉挛者遵医嘱使用尼莫地平/尼莫同。

【用药指导】

1.使用防止血管痉挛的药物时（如尼莫同），要注意控制速度并监测血压的变化。

2.甘露醇应快速静滴，注意观察尿的颜色和量，记录 24 h 出入量，定期复查电解质。

【潜在并发症——再出血】

1.活动与休息

（1）强调绝对卧床 4～6 周并抬高床头 15°～20°，告知病人和家属绝对卧床休息的重要性，避免搬动和过早下床活动。

（2）保持病室安静、舒适，避免不良的声、光刺激，严格限制探视，治疗和护理活动集中进行。

2.避免诱因　告知病人和家属应避免导致血压和颅内压升高，进而诱发再出血的各种危险因素，如精神紧张、情绪激动、剧烈咳嗽、用力排便，必要时遵医嘱应用镇静剂、缓泻剂等药物。

3.病情监测　蛛网膜下腔再出血发生率较高。颅内动脉瘤发病后 24 h 内再出血的风险最大，应密切观察病人在症状、体征好转后，有无再次剧烈头痛、恶心、呕吐、意识障碍加重、原有局灶症状和体征重新出血等表现，如发现异常及时报告医生处理。

【健康教育】

1.预防再出血。告知病人情绪稳定对疾病恢复和减少复发的意义，使病人了解遵医嘱绝对卧床并积极配合治疗和护理。指导病人劳逸结合，避免剧烈活动和重体力劳动。

2.保持情绪稳定，给予高蛋白、高含维生素的饮食，多食蔬菜、水果，养成良好的排便习惯。

3.女性病人1～2年内避免妊娠和分娩。

4.向病人和家属介绍疾病的病因、诱因、临床表现、应进行的相关检查、病程和预后、防治原则和自我护理的方法。

【护理质量评价标准】

1.安静舒适的修养环境。

2.床单位的整洁整齐。

3.病情观察细致，及时通知医生急救。

4.未发生脑疝或脑疝得到控制。

5.病人情绪稳定、积极配合休息和治疗。

6.无护理并发症发生。

第六节　癫痫病人护理

癫痫（epilepsy）是由不同病因导致脑部神经元高度同步化异常放电引起的，以短暂性中枢神经系统功能失常为特征的慢性脑部疾病，是发作性意识丧失的常见原因。因异常放电神经元的位置和异常放电波及的范围不同，病人可表现为感觉、运动、意识、精神、行为、自主神经功能障碍。流行病学资料显示，癫痫的患病率为5‰，年发病率为（50～70）/10万，死亡率为（1.3～3.6）/10万。癫痫可见于各年龄组，青少年和老年是发病的两个高峰阶段。发病原因尚不明确；临床表现的共同特征为发作性、短暂性、刻板性、重复性。治疗以药物治疗为主，控制发作或最大限度地减少发作次数。

【一般护理】

1.按照第二篇第七章第二节"神经系统疾病一般护理"。

2.生活要有规律，保持充足睡眠，成人每日7～9 h，儿童8～10 h，避免过度劳累。发作间歇期活动注意安全，有发烧先兆者卧床休息。

3.给予高热量、清淡、易消化饮食，避免过饱，多食鱼、虾、蛋、绿色蔬菜等；忌暴饮、暴食和饥饿。

4.保持心情愉快，情绪平稳。该疾病通过正规治疗是可以控制的。

5.心理护理　抗癫痫药物均有不同程度的不良反应，长期用药加之疾病的反复发作，为病人带来沉重的精神负担，易产生紧张、焦虑、抑郁、淡漠、易怒等不良心理问题。护士应仔细观察病人的心理反应，关心、理解、尊重病人，鼓励病人表达自己的心理感受，指导病人面对现实，采取积极的应对方式，配合长期药物治疗。

6.保持呼吸道通畅　置病人于头低侧卧位或平卧位，头偏向一侧，松开领带和衣扣，解开腰带；取下活动性义齿，及时清除口腔和鼻腔分泌物。

7.癫痫发作期安全护理

（1）告知病人有前驱症状时立即平卧；活动状态时发作，陪伴者应立即将病人缓慢置于平卧位，防止外伤。切忌外伤，切忌用力按压病人抽搐肢体，以防骨折和脱臼。

（2）癫痫持续状态、极度躁动或发作停止后意识恢复过程中有短时躁动的病人，应由专人守护，加保护性床档。必要时用约束带适当约束。

（3）遵医嘱立即缓慢静注地西泮，快速静滴甘露醇，注意观察用药效果和有无出现呼吸抑制、肾脏损害等不良反应。

8. 发作间歇期安全护理

（1）给病人创造安全、安静的修养环境，保持室内光线柔和、无刺激。

（2）床旁桌上不放置热水瓶、玻璃杯等危险物品。

（3）对于有癫痫发作史并有外伤史的病人，在病室内显著位置放置"谨防跌倒，小心舌咬伤"的警示牌，随时提醒病人、家属及医护人员做好防止发生意外的准备。

【病情观察】

1. 密切观察生命体征及意识、瞳孔变化。

2. 注意发作过程中有无心率增快、血压升高、呼吸减慢或暂停、瞳孔散大、牙关紧闭、大小便失禁等。

3. 观察并记录发作的类型、发作频率与发作持续时间。

4. 观察发作停止后病人意识完全恢复的时间，有无头痛、疲乏及行为异常。

【用药护理】

1. 遵医嘱用药，不可随意增减药物剂量及停药或换药，坚持长期服药，餐后服用。

2. 用药前进行血、尿常规和肝、肾功能检查，用药期间监测血药浓度并定期复查相关项目，以及时发现肝损伤、神经系统损害、智能和行为改变等严重不良反应。

3. 向病人和家属介绍用药的原则、所用药物的常见不良反应和应注意的问题，在医护人员指导下增减剂量和停药。

【健康教育】

1. 向病人和家属介绍疾病及其治疗的相关知识和自我护理的方法。

2. 病人应充分休息，环境安静适宜，养成良好的生活习惯，注意劳逸结合。

3. 告知病人避免劳累、睡眠不足、饥饿、饮酒、便秘、情绪激动、妊娠与分娩、强烈的声光刺激。

4. 告知病人遵医嘱坚持长期、规律用药，切忌突然停药、减药、漏服药及自行换药，尤其应防止在服药控制发作后不久自行停药。

5. 告知病人坚持复查，首次服药后 5～7 d 查抗癫痫药物的血药浓度，每 3～6 个月复查 1 次。

6. 每月检查血常规和每季检查肝、肾功能，以动态观察抗癫痫药物的血药浓度和药物不良反应。

7. 告知病人外出时随时携带写有姓名、年龄、所患疾病、住址、家人联系方式的信息卡。在病情未得到良好控制时，室外活动或外出就诊时应有家属陪伴，佩戴安全帽。

8. 特发性癫痫且有家族史的女性病人，婚后不宜生育；双方均有癫痫，或一方有癫痫，另一方有家族史者不宜结婚。

【护理质量评价标准】

1. 病人安全，使用保护措施，家属了解不宜的工作和生活方式。

2. 长期服药者按时服药及复查，不得自行停药或减量。

3. 观察病情细致，病情变化积极配合处理。

第七节　急性炎症性脱髓鞘性多发性神经病护理

急性炎症性脱髓鞘性多发性神经病（acute inflammatory demyelinationg polyradicu‐loneuropathies，AIDP）又称吉兰‐巴雷综合征（Guillain‐Barre syndrome，GBS），为急性或亚急性起病的大多可恢复的多发性脊神经根（可伴脑神经）受累的一组疾病。首发症状为四肢对称性无力、由远端向近端发展弛缓性瘫痪、袜套手套样感觉异常等。各年龄组均可发病，起病多为急性或亚急性，男性多于女性，夏秋之交发病率最高，乡村多于城镇。多数病人发病前有 1～4 周上呼吸道或消化道感染症状。治疗主要有血浆置换疗法，免疫球蛋白应用和糖皮质激素冲击疗法。

【一般护理】

1. 急性期绝对卧床休息，呼吸肌瘫痪者取平卧位时头偏向一侧。避免剧烈活动，保证充足睡眠。

2.给予高热量、高蛋白、易消化的流质或半流质；如出现吞咽障碍，及早给予鼻饲流质，防止反流性窒息和坠积性肺炎。

3.保持情绪稳定，应用激素治疗时可有出汗增多，需要勤更衣擦洗，注意预防感冒。出汗多者需多饮水，补充足够水分。

4.给氧　持续低流量给氧，并保持输氧管道的通畅。

5.保持呼吸道通畅　指导半坐卧位，鼓励病人深呼吸和有效咳嗽，协助翻身、拍背或体位引流，及时清除口、鼻腔和呼吸道分泌物，必要时吸痰。

6.心理护理　该病起病急、进展快，病人常因呼吸费力而紧张、恐惧，害怕呼吸停止，害怕气管切开及恐惧死亡，常表现为躁动不安及依赖心理。护士应及时了解病人的心理状况，主动关心病人，尽可能陪伴在病人身边，耐心倾听病人的感受，告知医护人员认真仔细观察其病情的细微变化，使其情绪稳定、安心和放心休息。

7.预防并发症　重症GBS因为瘫痪、气管切开和机械通气，往往卧床时间较长，机体抵抗力低下，除容易发生肺部感染、压疮、营养失调外，还可导致下肢静脉血栓形成、肢体挛缩和肌肉失用性萎缩、便秘、尿潴留等并发症。

8.运动障碍护理　参见第二篇第七章第一节**"神经系统疾病病人常见症状体征护理"**中的运动障碍早期康复护理。

【病情观察】

1.注意呼吸频率、节律与深浅度，如咳嗽无力、呼吸异常则提示呼吸肌麻痹，立即吸氧吸痰，通知医生，备好简易呼吸气囊或呼吸机行人工辅助呼吸。保持呼吸道的通畅。

2.加强护理，多翻身，以防压疮；早期进行肢体功能锻炼。

3.疼痛　观察疼痛情况，肢体疼痛严重遵医嘱予镇静止痛剂。

4.防止因迷走神经受累而引起心脏骤停，注意心率、心律、血压变化，如有心肌损害，控制输液速度，并记录出入液量。

5.由面神经损伤引起眼睑闭合不全，涂抗菌素眼膏，加眼罩或纱布覆盖，以防眼角膜溃疡或结膜炎。

【用药护理】

1.根据病人需要和理解能力，对病人进行有针对性的合理用药指导。

2.遵医嘱给予镇痛药，禁用哌替啶等麻醉性止痛剂。

3.激素早期短时应用、大剂量丙种球蛋白静脉应用，血浆交换治疗，一般在发病2周内采用，可减轻症状，降低并发症发生。遵医嘱应用神经营养药物如辅酶A、弥可保等。

4.使用糖皮质激素治疗时可能出现应激性溃疡所致消化道出血，应观察有无胃部疼痛不适和柏油样大便等，留置鼻胃管的病人应定时回抽胃液，注意胃液的颜色、性质。

【健康教育】

1.消除病人紧张因素，减少自卑感和焦虑感，配合治疗。

2.指导病人及家属做瘫痪肢体的按摩和被动运动，坚持肢体功能锻炼，提高生活自理能力。

3.劝其戒烟，加强营养，进易消化食物，多食蔬菜、水果。

4.尽量不去公共场所，预防感冒；避免劳累、受凉；生活要有规律。

5.告知病人和家属消化道出血、营养失调、压疮、下肢静脉血栓形成的表现以及预防窒息的方法。当病人出现胃部不适、腹痛、柏油样大便，肢体肿胀疼痛，以及咳嗽、咳痰、发热、外伤等情况时立即就诊。

【护理质量评价标准】

1.病人基本生活需要得到满足。

2.病人呼吸道通畅，呼吸道分泌物能及时排出。

3.病人体重无明显减轻，皮肤弹性良好，各项营养检查达到正常水平。

第八节　重症肌无力护理

重症肌无力（myasthenia gravis，MG）是一种由神经－肌肉接头突触后模上乙酰胆碱受体受损，传递功能障碍所引起的自身免疫性疾病，临床表现为部分或全身骨骼肌无力和易疲劳，活动后症状加重，经休息后症状减轻。患病率为（77～150）/100 万，年发病率为（4～11）/100 万。女性患病率大于男性，约为 3：2。各年龄段均有发病，儿童以 1～5 岁居多。发病原因主要为两大类：一类是先天性遗传性；另一类为自身免疫性（最常见）。主要以药物治疗为主。

【一般护理】

1. 指导病人充分休息，活动宜选择清晨、休息后或肌无力症状较轻时进行，并自我调节活动量，以不感到疲劳为原则。重症病人，呼吸困难可取半卧位，加床档保护；危象者应绝对卧床休息，抬高床头。

2. 加强患者的饮食护理　患者往往有咀嚼、吞咽困难，应遵医嘱按时服用抗胆碱酯酶类药物。安排病人在用药后 15～30 min 药效出现和肌无力改善时，应立即协助患者进食。为保证安全，进食时患者身边应有护理人员或家属，以免发生呛咳、窒息或呼吸骤停等。给予高蛋白、高热量、高维生素、清淡饮食，以半流食或软食为宜，进食要慢，对不能进食者，给予鼻饲混合奶，要保证患者营养，增强机体的免疫力。重症病人可予鼻饲流质饮食（吴欣娟，2016）。

3. 鼓励病人采取有效的方式向医护人员和家属表达自己的需求，树立战胜疾病的信心。

4. 保持呼吸到通畅，鼓励病人咳嗽和深呼吸，抬高床头，及时吸痰，清除口腔和鼻腔分泌物，遵医嘱给予氧气吸入。床边备吸引器、气管切开物品，危象者观察呼吸型态，遵医嘱给予吸氧、呼吸兴奋剂等，配合医生气管切开，呼吸机支持呼吸。

5. 重症肌无力危象护理

（1）重症肌无力危象类型。①肌无力危象：为疾病严重发展的表现，注射新斯的明后显著好转为其特点；②胆碱能危象：系抗胆碱酯酶药物过量引起的呼吸困难，常伴瞳孔缩小、多汗、唾液分泌增多等，注射新斯的明无效，症状反而加重；③反拗危象：系在服用抗胆碱酯酶药物期间，因感染、手术、分娩等致病人对药物治疗无效，而出现呼吸困难，注射新斯的明无效，也不加重症状。

（2）危象处理。①一旦发生呼吸肌麻痹，立即行气管切开，应用人工呼吸器辅助呼吸，并依危象的不同类型采取相应处理方法（吴欣娟，2016）；②肌无力危象：患者突然出现呼吸困难、躁动不安、心率加快、发绀，应立即吸氧，清理呼吸道分泌物。嘱患者保持安静，降低耗氧量，必要时气管插管，使用人工呼吸机。使用人工呼吸机时，要有专人护理，并密切观察患者意识、血压及心率变化，定期做血气分析。加大新斯的明用量；③胆碱能危象和反拗危象者暂停抗胆碱酯酶药物的应用并对症治疗。

（3）危象是 MG 最危急状态，病死率在 15.4%～50%。在上述处理同时，应保持呼吸道通畅、积极控制感染、应用糖皮质激素。做好气管切开的护理（同吉兰-巴雷综合征气管切开护理），每日换药时注意观察伤口，及时清理呼吸道分泌物，保持呼吸道通畅，保证良好的肺内气体交换。

（4）危象解除后护理。危象解除后应遵医嘱继续服用抗乙酰胆碱酯酶类药物，以巩固和增强疗效，防止肌无力危象的再次发生。

6. 加强对患者的巡视　对不能发音或构音障碍及常易在夜晚入睡后发生危象的患者，要加强巡视，认真听取患者的主诉，如有异常，立即报告医师，及时处理。

【病情观察】

1. 密切观察病情，注意呼吸频率、节律与深度的改变，观察有无呼吸困难加重、发绀、咳嗽无力、腹痛、瞳孔变化、出汗、唾液或喉头分泌物增多等现象。

2. 监测生命体征、血氧饱和度，观察有无肌无力危象或胆碱能危象，备好新斯的明等药物，尽快解除危象。

3.密切观察患者肌无力症状的变化，同时密切关注有无呼吸肌受累征象。

【用药护理】

1.糖皮质激素及免疫抑制剂的应用　多从大剂量开始。病人在用药早期（2周内）可能会出现病情加重，甚至发生危象，应严密观察呼吸变化，并作好气管切开和使用人工呼吸机的准备。长期用药者，应密切观察大便颜色，监测肝肾功能、血钾、血象、血糖及生命体征、有无消化道出血、股骨头坏死等并发症。

2.抗胆碱酯酶药物　从小剂量开始，以保证最佳效果和维持进食能力为度。应严格掌握用药剂量和时间，以防用药不足或用药量过量导致的肌无力危象或胆碱能危险。长期服药者，应注意观察抗胆碱酯酶药物副作用，如瞳孔缩小、流口水、出汗、腹泻腹痛及肌肉跳动等作用，前者可用阿托品对抗。严格执行用药时间及剂量，以防危象的发生。

3.免疫抑制剂　定期检查血象，并注意肝、肾功能的变化，若出现血白细胞减少、血小板减少、胃肠道反应、出血性膀胱炎等，病人应停药。加强对病人的保护性隔离，减少医源性感染。

4.避免使用加重神经肌肉接头传递障碍或抑制呼吸肌的药物，如吗啡、利多卡因、链霉素、卡那霉素、庆大霉素、磺胺类、多菌霉素、奎宁、氨基苷类、四环素等以及各种肌肉松弛剂等。

5.遵医嘱用药，并观察用药反应，避免用药不当导致发生危害。

【健康教育】

1.疾病知识指导　该类危象常在疲劳、服药不当、精神创伤、呼吸道感染等情况下发生。帮助病人认识疾病，指导病人建立健康的生活方式，规律生活，劳逸结合，避免劳累熬夜、精神创伤、外伤等。嘱患者适当活动，避免诱发因素，保证充分休息和睡眠，保持情绪稳定，勿受凉感冒。

2.心理护理　告知病人良好的心理状态和情绪对疾病治疗的重要性，保持乐观的生活态度。

3.用药指导　向病人和家属说明该病的临床过程和治疗要求，教会病人和家属观察病情和护理的方法。介绍所有药物的名称、剂量、常见不良反应等，指导病人遵医嘱正确服用抗胆碱药物，避免漏服、自行停服和更改药量，防止因用药不足或过量导致危象发生或加重病情。

4.饮食指导　应给予高蛋白，高热量，高维生素，富含钾、钙的饮食。告知病人和家属避免摄入干硬、粗糙食物；进餐时尽量取坐位。

5.教会病人和家属自我观察营养状况的方法，出现食物摄入明显减少、体重减轻或消瘦、精神不振、皮肤弹性减退等不良表现时，及时就诊。

【护理质量评价标准】

1.病人卧位适宜，有安全保护措施。

2.床旁备吸引器。

3.发现病情变化及时。

4.用药剂量准确，无剂量不足或过量导致危象的发生。

5.危象病人无症状并发症。

第九节　帕金森病护理

帕金森病（Parkinson disease，PD）又称震颤麻痹，是中老年常见的神经系统变性疾病，以镇静性震颤、运动减少、肌强直和体位不稳为临床特征。常在60岁以后发病，男性稍多，起病缓慢，进行性发展。病因尚未明确，主要与遗传因素、环境因素、年龄老化、氧化应激等有关（刘疏影等，2016）。药物治疗是帕金森病最主要治疗手段，主要为左旋多巴制剂。

【一般护理】

1.给予高蛋白、高热量、低胆固醇、高维生素、营养丰富、易消化咀嚼饮食。不吃过冷或过热刺激性食物。禁软食，注意少量多餐。

2.测试体温时，需扶助进行腋下测温，禁止口表测温。

3.鼓励病人表达恐惧、自卑心理，给予关注和倾听，做好疏导工作，鼓励别人自我护理。

4.生活护理　加强巡视，主动了解病人的需要，指导和鼓励病人自我护理，做自己力所能及的事情；协助病人洗漱、进食、沐浴、大小便料理和做好安全防护；增进病人的舒适，预防并发症。

5.采取有效沟通方式　对由言语不清、构音障碍的病人，应耐心倾听病人的主诉、了解病人的生活需要和情感需要，可指导病人采用手势、纸笔等沟通方式与他人交流；在与病人沟通过程中态度要和蔼、诚恳，注意尊重病人，不可随意打断病人说话。

6.保持大小便通畅　对于顽固性便秘者，应指导进食含纤维素多的食物，多吃新鲜蔬菜、水果，多喝水，每天双手顺时针按摩腹部，促进肠蠕动。必要时遵医嘱给予泻剂。

7.告知病人运动锻炼的目的在于：防止和推迟关节强直与肢体挛缩；有助于维持身体的灵活性，增加肺活量，防止便秘，保持并增强自我照顾能力。应与病人和家属共同制定切实可行的具体锻炼计划。

8.运动障碍护理　参见第二篇第七章第一节"神经系统疾病病人常见症状体征护理"中的运动障碍早期功能康复护理。对于上肢震颤未能控制、日常生活动作笨拙的病人，应强调避免拿热水、热汤，谨防烧伤、烫伤等；对有幻觉、错觉、欣快、抑郁、精神错乱、意识模糊或智能障碍的病人应特别强调专人陪护。护士应认真查对病人是否按时服药，有无错服或误服，药物代为保管，每次送服到口。

【用药护理】

1.告知病人该病需要长期或终身服药治疗，让病人了解用药原则，常用药物种类与名称、剂型、用法、服药注意事项、疗效及不良反应的观察与处理。

2.服药过程中要仔细观察震颤、肌强直和其他运动功能、语言功能的改善程度，观察病人起坐的速度、步行的姿态、讲话的音调与流利程度。

3.服左旋多巴期间，忌服维生素 B_6、单胺氧化酶抑制剂。

4.督促病人遵医嘱正确服药，防止错服、漏服。

【健康教育】

1.PD 为慢性进行性加重的疾病，后期常死于压疮、感染、外伤等并发症，应帮病人及家属掌握疾病相关知识和自我护理方法，帮助分析和消除不利于个人及家庭应对的各种因素，制定切实可行的护理计划并督促落实。

2.皮肤护理　病人因震颤和不自主运动，出汗多，易造成皮肤刺激和不舒适感，皮肤抵抗力降低，还可导致皮肤破损和继发皮肤感染，应勤洗勤换，保持皮肤卫生。

3.活动与休息　鼓励病人维持和培养兴趣爱好，坚持适当的运动和体育锻炼，做力所能及的家务劳动等，可以延缓身体功能障碍的发生和发展，从而延长寿命，提高生活质量。

4.安全指导　指导病人避免登高和操作高速运转的机器，不要单独使用煤气、热水器及锐利器械，防止受伤等意外；体位性低血压病人睡眠时应抬高床头，可穿弹力袜，避免快速坐起或下床活动，防止跌倒。

5.照顾者指导

（1）该病为一种无法根治的疾病，病程长达数年或数十年，家庭成员身心疲惫，经济负担加重，容易产生无助感，医护人员应关心照顾者及家属，倾听他们的感受，理解他们的处境，尽量帮助他们解决困难。

（2）照顾者应关心体贴病人，协助进食、服药和日常生活的照顾。

【护理质量评价标准】

1.床单位清洁舒适，生活需要得到满足。

2.护理措施落实到位。

3.安全宣教及时，无外伤、无误吸等护理并发症发生。

4.病人情绪良好、心态健康。

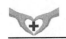

5.疾病健康宣教指导落实到位。

第十节　急性脊髓炎护理

急性脊髓炎（acute myelitis）为脊髓白质脱髓鞘或坏死所致的急性脊髓横贯性损害。主要表现为病变水平以下肢体运动障碍、感觉缺失以及自主神经功能障碍。当病变迅速上升波及高颈段脊髓或延髓时，称为上升性脊髓炎；若脊髓内有两个以上散在病灶，称为播散性脊髓炎。该病确切的病因未明，多数为病毒感染或疫苗接种后引起的机体自身免疫性反应。任何年龄均可发病，以青壮年多见，无男女性别差异，一年四季散在发病。病前1～2周多有上呼吸道感染、腹泻等症状，或有疫苗接种史。受凉、过劳、外伤等常为发病诱因。该病的治疗原则为：减轻症状，防治并发症，加强功能训练，促进康复。

【一般护理】

1.卧床休息，保持床铺清洁、平整、干燥。环境安静，避免不良刺激。

2.给予高蛋白、高热量、高维生素、清淡、易消化饮食，避免辛辣刺激、油性、胀气食物，禁烟、酒。吞咽困难者给予鼻饲。

3.关心照顾病人，帮助树立战胜疾病的信心。

4.做好便秘、尿失禁、尿潴留的护理，防止尿路感染。

5.促进膀胱功能恢复　对于排尿困难或尿潴留的病人可给予膀胱区按摩、热敷或进行针灸、穴位封闭等治疗，促进膀胱肌收缩、排尿；当膀胱残余尿量少于100 mL时一般不再导尿，以防膀胱挛缩。

6.留置尿管护理

（1）严格无菌操作，定期更换尿管和无菌尿袋，每天进行尿道口清洗、消毒，防止逆行感染。

（2）观察尿的颜色、性质与量，注意有无血尿、脓尿或结晶尿。

（3）每4 h开放1次尿管，以训练膀胱充盈与收缩功能。

（4）鼓励病人多饮水，2 500～3 000 mL/d，以稀释尿液、促进代谢产物的排泄（吴欣娟，2016）。

7.运动障碍护理　参见第二篇第七章第一节**"神经系统疾病病人常见症状体征护理"**中的运动障碍早期功能康复护理。

【病情观察】

1.评估病人运动和感觉障碍的平面是否上升；观察病人是否存在呼吸费力、吞咽困难和构音障碍。

2.观察体温、呼吸、肢体运动、感觉障碍程度。

3.观察有无药物不良反应，如消化道出血，及时通知医生。

【用药护理】

1.如使用免疫球蛋白，应单独使用，开始慢滴，15 min后可加快速度。在输注中，若出现发热、身体不适等类似过敏反应，停止输注，通知医生。

2.糖皮质激素应用时，可引起霉菌感染、血糖及血压的升高、心律失常、肝肾功能损坏等。定期监测血常规、肝肾功能、脑脊液淋巴细胞、蛋白。

【健康教育】

1.疾病知识指导　该病恢复时间长，指导病人及家属掌握疾病康复知识和自我护理方法，帮助分析和去除对疾病治疗与康复不利的因素。

2.康复指导　卧床期间应定时翻身，帮助病人掌握大小便的管理方法，养成良好的卫生习惯，保持清洁舒适，预防压疮；肌力开始恢复后应加强肢体的被动与主动运动，鼓励进行日常生活动作训练。

3.预防尿路感染　带管出院者应向病人及其照顾者讲授留置导尿的相关知识和操作注意事项，防止逆行感染。保持外阴部清洁，定时开放尿管，鼓励多饮水，以达到促进代谢产物排泄、自动冲洗膀胱的目的。

【护理质量评价标准】

1.床单位清洁舒适，生活需要得到满足。

2.护理措施落实到位，无坠积性肺炎、废用性肌萎缩、关节强直、压疮等护理并发症发生。

3.疾病健康指导落实。

第十一节　多发性硬化护理

多发性硬化（multiple sclerosis，MS）是一种病因未明的以中枢神经系统脱髓鞘为主要特征的自身免疫性疾病。该病多在成年早期发病，女性多于男性，大多数病人表现为多次缓解与复发的神经功能障碍。该病多于20～40岁起病，男女患病比约1∶2。约半数病人存在发病诱因，以上呼吸道感染最常见；其次为过度劳累和应急，外伤、手术、感染、妊娠、分娩、精神紧张、寒冷等均可诱发。治疗上抑制炎症脱髓鞘病变进展，防止急性期病变恶化及缓解期复发，减轻神经功能障碍所至痛苦。

【神经系统疾病一般护理】

参见第二篇第七章第二节"**神经系统疾病一般护理**"。

【一般护理】

1.提供安全方便的住院环境　将呼叫器置于病人床头伸手可及处，日常用品如餐具、水、便器、纸巾等定位放置于床旁，方便病人随时取用。

2.急性期卧床休息，协助保持舒适体位，变换体位有困难者给予协助翻身，防止局部长时间受压；为病人制定作息时间表，使之合理休息与活动，防止过度疲劳。

3.疾病知识指导　与病人及家属共同讨论病情。用简单、直接的方式告知该病的病因，病程特点，病变常累及的部位，病人常出现的症状体征，治疗的目的、方法以及预后。

4.鼓励病人树立信心，掌握自我护理的方法，坚持配合治疗，坚持功能锻炼和日常生活活动训练，最大限度地维持生活自理能力。增强体质和机体免疫力，减少复发。

5.饮食指导　给予高蛋白、低脂、低糖、富含多种维生素、易消化、易吸收的清淡饮食，并维持足够的液体摄入。

6.自我护理　MS病人免疫调节异常加上反复应用免疫抑制剂治疗，机体抵抗力降低。应注意营养均衡，增强体质；鼓励病人坚持适当的体育锻炼，制定作息时间，根据体力自我调整活动量和活动范围。

【用药护理】

1.糖皮质激素是多发性硬化急性发作和复发的主要治疗药物，有免疫调节和抗炎作用，可减轻水肿，改善轴索传导，缩短急性期和复发期病程，常采用大剂量短程疗法。因易出现钠潴留、低钾、低钙等电解质紊乱，应加强对血钾、血钠、血钙的监测。

2.长期口服激素病人抵抗力低下，告知病人保持个人清洁卫生，避免引起感染的诱发因素。

3.β-干扰素常见不良反应为流感样症状，可持续24～48 h，2～3个月后通常不再发生；部分病人可出现注射部位红肿、疼痛；严重时可致肝损害、过敏反应等，应及时发现和报告医生处理。

【健康教育】

1.告诉病人及家属MS容易在疲劳、感染、感冒、体温升高及手术创伤后复发，应注意避免。

2.急性复发期最常见的症状为疲劳，应保证足够卧床休息，避免各种增加疲劳的因素；缓解期注意生活有规律，坚持适当的运动锻炼，劳逸结合，防止过劳。

3.避免体温升高的因素，如勿使用热敷，沐浴时水温不宜太高。

4.一般认为女性分娩后3个月左右容易复发，故女性病人在首次发作后2年内应避孕。

5.指导遵医嘱正确服药和定期门诊检查。详细告知所用药物的名称、剂量、用法，教会观察药物疗效和不良反应，如口服激素治疗时应遵医嘱用药，不可随意减量或突然停药。

6.照顾者指导　MS为多次缓解－复发病程，且有进行性加重趋势，病人容易丧失治疗信心，产生悲观厌世情绪和焦虑心理，应指导家属和照顾者关心、体贴病人，给予精神支持和生活照顾，细心观察和及时识别病情变化。

【护理质量评价标准】

1.病人卧床期间感到清洁舒适，生活需要得到满足。

2.病人未发生感染。

3.病人了解疾病相关知识并配合治疗。

第十二节　病毒性脑炎护理

病毒性脑膜炎（viral meningitis）是一组有各种病毒感染引起的脑膜急性炎症性疾病，临床以发热、头痛和脑膜刺激征为主要表现。该病大多呈良性过程。85%～95%病毒性脑膜炎由肠道病毒引起，该病以夏秋季为高发季节，在热带和亚热带地区可终年发病。儿童多见，成人也患病。多为急性起病，出现病毒感染的全身中毒症状如发热、头痛、畏光、肌痛、恶心、呕吐、食欲减退、腹泻和全身乏力等，并可有脑膜刺激征。儿童病程常超过1周，成人病程可持续2周或更长时间。该病是一种自限性疾病，主要是对症治疗、支持治疗和防治并发症。

【神经系统疾病一般护理】

参见第二篇第七章第二节**"神经系统疾病一般护理"**

【一般护理】

1.放置床栏，躁动者加用约束带防止坠床。提供保护性护理。

2.给予高热量、高维生素、高蛋白饮食，必要时给予营养支持。

3.关心病人，耐心解释用药目的，使病人能够积极配合治疗。

【病情观察及症状护理】

1.观察病人神志、瞳孔及生命体征变化。

2.高热的病人头部置冰帽，物理降温。体温超过39℃时给予酒精擦浴。

3.对由脑炎致思维过程改变所致的定向障碍，在周围环境摆放病人熟悉的东西，鼓励病人经常看日历和钟表。

【用药护理】

遵医嘱应用抗病毒、抗生素药物，观察血象变化。

【健康教育】

1.指导病人坚持正规用药，适当进行体育锻炼，增强体质。避免受凉感冒、疲劳等诱因，生活要有规律。

2.加强营养，多食高蛋白、高纤维素食物，保持大便通畅。

【护理质量评价标准】

1.病人安全，头痛逐渐减轻，体温正常。

2.病人情绪稳定、积极配合休息和治疗。

第十三节　神经内科特殊检查治疗护理

一、腰椎穿刺术

腰椎穿刺术是通过穿刺第3～4腰椎或4～5腰椎间隙进入蛛网膜下腔放出脑脊液的技术，主要用于中枢神经系统疾病的诊断和鉴别诊断。脑脊液是由侧脑室脉络丛产生的存在于脑室和蛛网膜下腔的无色透明液体，经室间孔进入第三脑室、中脑导水管和第四脑室，最后经第四脑室中间孔和两个侧孔流到脑和脊髓表面的蛛网膜下腔和脑池，通过脑脊液中，这种功能称为血-脑脊液屏障。

腰椎穿刺术为神经系统常用的检查方法之一，用于诊断和治疗两方面。诊断性腰椎穿刺可测定脑脊液压力，进行动力学检查，还可以进行脑脊液常规生化、细胞学、免疫学和细菌学方面的检查。在蛛网膜下腔注入造影剂，如碘油、碘水，观察椎管有无阻塞和占位性病变。

【术前准备】

1.解释腰穿的目的、方法和配合要点。

2.沐浴和清洁皮肤，排空膀胱。

3.神志不清、躁动病人给予镇静剂。

4.物品准备　硬板床、腰穿包、局麻用药、碘伏、棉签。

【术中护理】

1.嘱患者避免咳嗽，为患者保暖。

2.关好门窗。配合医师让患者侧卧、头低、屈膝到胸前双手抱膝、放松，使穿刺部位充分暴露，腰椎间隙增大，可使穿刺顺利，提高穿刺成功率。

3.协助医师进行手术野皮肤消毒，铺无菌巾，进行局部麻醉。如有脚麻、触电感，及时向医师说明。

4.观察患者的呼吸、面色、心率、意识情况，保持正确体位。

5.颅内压高的患者不宜过多放脑脊液，防止脑疝。

【术后护理】

1.去枕平卧6 h，24 h内仍以卧床休息为主。

2.注意倾听病人的主诉，如头痛、头晕，及时报告医师。

3.颅压低时嘱患者多饮水或静脉输入生理盐水。

4.颅压高者腰穿后注意血压、脉搏及呼吸变化，警惕脑疝发生，必要时遵医嘱静脉输注甘露醇后，再进行腰椎穿刺。

5.若脑脊液自硬膜穿刺孔外漏引起低颅压综合症，可表现为坐起或站立时头痛加重；平卧位时头痛减轻，重者有头晕、恶心、呕吐，应遵医嘱静脉输入低渗盐水改善症状。

二、脑室穿刺和持续引流术

脑室穿刺术是对某些颅内压增高病人进行急救和诊断的措施之一。通过穿刺放出脑脊液以抢救脑危象和脑疝；同时有效地减轻肿瘤液、炎性液、血性液对脑室的刺激，缓解症状，为继续抢救和治疗赢得时间。

【术前护理】

1.病人准备　评估病人的文化水平、合作程度以及是否进行过脑室穿刺，指导病人及家属了解脑室穿刺引流的目的、方法和术中、术后可能出现的意外与并发症，消除思想顾虑，征得家属签字同意与病人的积极配合，躁动病人遵医嘱使用镇静剂。

2.用物准备　消毒剂、麻醉剂、颅骨钻、脑室穿刺引流包、无菌引流袋、硅胶导管及抢救药品等，按需要备颅内压监测装置。

【术中及术后护理】

1.术中协助病人保持安静，减少头部活动，维持正确体位；对于烦躁不安、有精神症状及小儿病人应特别注意，防止自行拔除引流管而发生意外，必要时使用约束带加以约束。

2.严密观察神志、瞳孔及生命体征变化，尤其注意呼吸改变。

3.术后接引流袋于床头，引流管应悬挂固定在高于侧脑室10～15 cm的位置，以维持正常颅内压。

4.注意引流速度　一般应缓慢引流脑脊液，使脑内压平缓降低，必要时适当挂高引流袋，以减慢引流速度，避免放液过快所致脑室内出血、硬膜外或硬膜下血肿、瘤卒中（肿瘤内出血）或诱发小脑幕上疝；但在抢救脑疝、脑危象的紧急情况下，可先快速放些脑脊液，再接引流管，缓慢引流脑室液。

5.注意观察引流脑脊液的性质与量　正常脑脊液无色透明，无沉淀，术后1～2 d可稍带血性，以后转为橙色。如术后出现血性脑脊液或原有的血性脑脊液颜色加深，提示有脑室内继续出血，应及时报告医生行止血处理；如果脑脊液浑浊，呈毛玻璃状有絮状物，提示发生感染，应放低引流袋以引流感染脑脊液，并送标本化验。

6.保持穿刺部位敷料干燥　引流处伤口敷料和引流袋应每天更换，污染时随时更换，保持引流系统的密闭性，防止逆行感染。

7.保持引流管通畅，防止引流管受压、扭曲、折叠或阻塞，尤其是在搬运病人或帮病人翻身时，注意防止引流管牵拉、滑脱。

8.及时拔除引流管　脑室引流一般不超过1周，拔管前需夹闭引流管24 h，密切观察病人有无头痛、呕吐等症状，以便了解是否有再次颅内压升高表现。

9.拔管后应加压包扎伤口处，指导病人卧床休息和减少头部活动，注意穿刺伤口有无渗血和脑脊液漏出，严密观察有无意识、瞳孔变化、失语或肢体抽搐、意识障碍加重等，发现异常及时报告医生作相应处理。

三、数字减影脑血管造影（DSA）

数字减影脑血管造影是经肱动脉或股动脉插管，在颈总动脉或椎动脉注入含碘造影剂，分别在动脉期、毛细血管期和静脉期摄片，观察造影剂所显示的颅内血管的形态、分布和位置。其原理是将X线投照人体所得到的光学图像，经影像增强视频扫描及数模转换、数字化处理后，减影除去骨骼、脑组织等影像，保留充盈造影剂的血管图像，从而产生实时动态的血管造影。

【造影前准备】

1.评估病人的文化水平和对造影检查的知晓程度，指导病人及家属了解脑血管造影的目的、注意事项、造影过程中可能发生的危险与并发症，消除紧张、恐惧心理，征得家属的签字同意和病人的合作。

2.完善各项检查，如病人的肝肾功能，出、凝血时间，血小板计数；遵医嘱行碘过敏试验。碘过敏试验：用静脉造影剂1～2滴点眼，15 min后观察，无结膜充血为阴性，再将1 mL静脉造影剂注入静脉，15 min后无呕吐、恶心、血压下降等反应为阴性结果。

3.皮肤准备　按外科术前要求在穿刺侧腹股沟部位备皮。

4.用物准备　备好造影剂、麻醉剂、生理盐水、肝素钠、股动脉穿刺包、无菌手套、沙袋、抢救药物等。

5.术前4～6 h禁食、禁水，术前30 min排空大小便，必要时留置导尿管道等。

6.术前30 min遵医嘱执行术前用药。

【造影中及造影后护理】

1.密切观察意识、瞳孔及生命体征变化，注意病人有无头痛、呕吐、抽搐、失语、打哈欠以及肢体活动障碍，发现异常及时报告医生处理。

2.术后平卧，穿刺部位按压30 min，沙袋（1 kg）压迫6～8 h，穿刺侧肢体继续制动（取伸展位、不可屈曲）2～4 h。一般于穿刺后8 h左右可行侧卧位，24 h内卧床休息、限制活动，24 h后可无异常情况可下床活动。

3.密切观察（术后2 h内每15 min、2 h后每2 h监测1次，连续6次）双侧足背动脉搏动和肢体远端皮肤颜色、温度等，防止动脉栓塞；注意局部有无渗血、血肿，指导病人咳嗽或呕吐时按压穿刺部位，避免应腹压增加而导致伤口出血。

4.卧床期协助生活护理。

5.指导病人多饮水，以促进造影剂排泄。

四、脑血管内介入治疗

脑血管内介入治疗指在 X 线下，经血管途径借助导引器械递送特殊材料进入中枢神经系统的血管病变部位，常用于治疗各种颅内动脉瘤、颅内动－静脉畸形、颈动脉狭窄、颈动脉海绵窦瘘及其他脑血管病。

【术前护理】

1.评估病人的文化水平、心理状态以及对该项治疗技术的认识程度，指导病人及家属了解治疗的目的、过程、可能出现的意外或并发症，征得家属的理解和签字同意，为病人创造安静的休养环境，解除心理压力。

2.遵医嘱做好各项化验检查，如血型、血常规、出凝血时间等。

3.用物准备，如注射泵、监护仪、栓塞物品或药品（甘露醇、天普乐新）等。

4.建立可靠的静脉通路（套管针），尽量减少穿刺，防止出血及淤斑。

5.遵医嘱备皮、沐浴及更衣。

6.遵医嘱禁食、禁水和禁药：局麻者 4～6 h，全麻者 9～12 h。

7.特殊情况遵医嘱术前用药、留置导尿管或心电监护。

【术中护理】

1.遵医嘱给药，并调节和记录给药时间、剂量、速度与浓度，根据病人血管情况及时更换所需器械、导管或导丝。

2.密切观察病人意识状态和瞳孔变化，若术中出现烦躁不安、意识障碍或意识障碍程度加重、一侧瞳孔散大等，常提示病人脑部重要功能区血管栓塞或病变血管破裂，必须立即配合抢救。

3.注意观察病人全身情况，如有无语言沟通障碍、肢体运动及感觉障碍，有无寒战、高热等不良反应，有无皮肤受压等，发现异常及时报告医生处理。

4.遵医嘱输氧和心电监测。

5.保持各种管道通畅。

【术后护理】

1.严密观察意识、瞳孔及生命体征变化，每 2 h 监测 1 次，连续 6 次正常后停测；及早发现颅内高压、脑血栓形成、颅内血管破裂出血、急性血管闭塞等并发症，密切观察病人四肢活动、语言状况及足背动脉搏动情况，并与术前比较，发现异常立即报告医生。

2.术后平卧，穿刺部位按压 30 min，沙袋（1 kg）压迫 6～8 h，穿刺侧肢体继续制动（取伸展位，不可屈曲）2～4 h。一般于穿刺后 8 h 左右可侧卧位，24 h 内卧床休息、限制活动。

3.密切观察（术后 2 h 内每 15 min 1 次）双侧足背动脉搏动和肢体远端皮肤颜色、温度等，防止动脉栓塞；注意局部有无渗血、血肿，指导病人咳嗽或呕吐时按压，穿刺部位，避免应腹压增加而导致伤口出血。

4.使用肝素和华法林时主要检测凝血功能，注意有无皮肤、黏膜、消化道出血，有无发热、皮疹、哮喘、恶心、腹泻等药物不良反应。

5.术后休息 2～3 d，避免情绪激动、精神紧张和剧烈运动，防止球囊或钢圈脱落移位。鼓励病人多饮水，促进造影剂排泄。

五、高压氧舱治疗

高压氧舱治疗是让病人在密闭的加压装置中吸入高压力（2～3 个大气压）、高浓度的氧，使其大量溶解于血液和组织，从而提高血氧张力、增加血氧含量、收缩血管和加速侧支循环形成，以降低颅内压，减轻脑水肿，纠正脑广泛缺血后所致的乳酸中毒或脑代谢积聚，改善脑缺氧，促进觉醒反应和神经功能恢复。

【入舱前护理】

1.详细了解病情及治疗方案，协助医师做好入舱的各项检查和准备工作。

2.评估病人的文化水平、心理状态及对高压氧治疗的了解程度，详细介绍高压氧治疗的目的、过程和治疗环境，以及升压过程的正常反应，消除病人的恐惧心理与紧张情绪。

3.进舱前指导病人了解预防气压伤的基本知识，掌握调节中耳气压的具体方法及要领，如捏鼻鼓气法、咀嚼法、吞咽法等。

4.告诉病人进舱前勿饱食、饥饿和酗酒，不宜进食产气的食物和饮料，一般在餐后 1~2 h 进舱治疗。

5.高压氧治疗是在密闭的舱室内进行，且舱内氧浓度较高，故应高度重视防火、防爆，确保安全。确定病人及陪人未携带易燃易爆物品（如打火机、含酒精和挥发油制品、电动玩具等）进入舱内；不将手表、钢笔、保温杯等带入舱内，以防损坏；进舱人员必须按要求更换治疗室准备的纯棉服装入舱。

6.首次进舱治疗的病人及陪舱人员进舱前用 1%麻黄碱滴鼻，发热、血压过高、严重疲劳及妇女月经期应暂停治疗。

7.进舱前指导病人及陪舱人员排空大小便，特殊情况下将大小便器放入舱内备用。生活不能自理的病人，进舱前应做好皮肤及外阴部的清洁，以避免或减少不良气味带入舱内。

8.向病人介绍舱内供氧装置及通讯系统使用方法，教会病人正确使用吸氧面罩，掌握间歇吸氧方法。

9.治疗前检查有无阀门、仪表、通讯、照明、供气、供氧等设备，确认系统运转正常。

10.严格执行治疗方案，备好抢救物品及药物于舱内。

【加压过程护理】

1.加压开始应通知舱内人员作好相应准备，在高压氧治疗过程中，舱内、外必须随时联系，互通情况，密切配合。

2.控制加压速度，加压初期以稍慢为宜。边加压边询问病人有无耳痛或其他不适，如病人耳痛明显，应减慢加压速度或暂停加压，督促病人做好调压动作，并向鼻内滴 1%麻黄碱，经处理疼痛消除后方可继续加压，若经过各种努力，调压仍不能成功，应减压出舱。

3.加压时将各种引流管关闭，对密封式水封瓶等装置须密切观察、调整，防止液体倒流入体腔。

4.调节好舱内温度。根据病人的实感温度，开放空调系统，调节舱内温度，夏季为 24~28 ℃，冬季为 18~22 ℃，舱内相对湿度不超过 75%。

5.加压过程中应观察血压、脉搏、呼吸变化，危重病人应有医护人员陪护。如出现血压增高、心率呼吸减慢，系正常加压反应，不必作特殊处理，告诉病人不要因此而惊慌；若发现病人烦躁不安、颜面或口周肌肉抽搐、出冷汗或突然干咳、气急，或病人自诉四肢麻木、头晕、眼花、恶心、无力等症状时，可能为氧中毒，应立即报告医生，并摘除面罩，停止吸氧，改吸舱内空气；出现抽搐时，应防止外伤和咬伤。

【稳压过程护理】

1.当舱内升到所需要的治疗压力并保持不变，称为稳压，也称高压下停留。在整个稳压期间，应使舱压保持恒定不变，舱内压力波动范围不应超过 0.005 MPa。

2.稳压时指导病人戴好面罩吸氧，并观察病人佩戴面罩及吸氧的方法是否正确，指导病人在安静和休息状态下吸氧，吸氧时不作深呼吸。

3.吸氧时应随时观察病人有无氧中毒症状，如出现应立即摘除面罩停止吸氧，改为吸舱内空气。必要时，医护人员应入舱处理或终止治疗减压出舱。

4.空气加压舱供氧压力一般为稳压压力＋0.4 MPa，供氧量一般为 10~15 L/min。注意通风换气，使舱内氧浓度控制在 25%以下，二氧化碳浓度低于 1.5%。

【减压过程护理】

1.减压过程中必须严格执行减压方案，不得随意缩短减压时间。

2.减压前告知舱内人员做好准备后才能开始减压。

3.减压时应指导病人自主呼吸，绝对不能屏气。因为屏气时肺内膨胀的气体无法经呼吸道排出，当肺内压力超过外界压力 $10.67 \sim 13.33$ kPa 时，肺组织即可被撕裂造成严重的肺气压伤。

4.输液应采用开放式。因为减压时莫菲氏滴管内的气体发生膨胀，导致瓶内压力升高，气体可进入静脉，有造成空气栓塞的危险。

5.减压时各种引流管都要开放，如胃管、导尿管、胸腔引流管、腹腔引流管、脑室引流管等，气管插管的气囊在减压前应打开，以免在减压时因气囊膨胀压迫气管黏膜而造成损伤。

6.减压过程中因气体膨胀吸热，舱内温度急剧下降，舱内会出现雾气，这是正常物理现象。适当通风，并控制减压速度，可以减少或避免这种现象发生，应提醒病人注意保暖。

7.减压初期，由于中耳室及鼻旁窦中的气体发生膨胀，耳部可有胀感，当压力超过一定程度后，气体即可排出，胀感很快缓解或消失。

8.减压时有些病人出现便意、腹胀等现象，这是由于减压时胃肠道内气体膨胀、胃肠蠕动加快所致。

9.减压出舱后，应询问病人有无皮肤瘙痒、关节疼痛等不适，以便及早发现减压病症状和及时处理。

六、静脉内溶栓

【一般护理】

参见第二篇第七章第二节"**神经系统疾病一般护理**"。

【治疗前护理】

1.病人的准备　多为起病急、病情重的病人，对疾病持恐惧心理，对治疗抱怀疑态度，我们应向病人解释用药的目的和重要性，使病人能密切配合治疗。

2.常规 18 导联心电图并定位。

3.建立两个静脉通道，心电监护，吸氧。

4.迅速做好血标本采集和送检工作，包括急诊血常规、血糖、电解质、肝肾功能、凝血、心肌酶二项。

【治疗过程中病情观察】

1.心电监护，最初 2 h 每 15 min 1 次，随后 6 h 每 30 min 1 次，之后每 1 h 1 次直至 24 h。

2.阿替普酶静脉滴注，其中 10% 在最初 1 min 内静脉推注，其余 90% 药物溶于 100 mL 生理盐水中，持续静脉滴注 1 h，用药期间及用药后 24 h 严密监测病人。

3.溶栓过程中及溶栓后观察瞳孔，最初 2 h 每 15 min 1 次，随后 6 h 每 1 h 1 次，之后每 4 h 1 次直至 24 h。

4.溶栓过程中及溶栓后观察病人有无皮肤发痒、皮疹、水肿等过敏症状和体征。

5.溶栓后最初 24 h 尽量避免中心静脉穿刺和动脉穿刺。

6.溶栓时或结束 30 min 内尽量避免留置导尿管。

【治疗后护理】

1.观察病人有无出血情况。

2.应选用清淡、低脂、低胆固醇和易消化食物。

3.保持大便通畅。

4.注意防止并发症的发生。

【健康教育】

1.保持情绪稳定，适量活动，劳逸结合。

2.低脂、低胆固醇、清淡易消化饮食，多食水果、蔬菜，保持大便通畅。

3.若出现牙龈出血，皮肤出血点应及时就医。

【护理质量评价标准】

1.治疗前、中、后护理措施落实到位，病人知晓治疗前、中、后配合要点。

2.基础护理措施落实到位，无护理并发症。

3.病情观察细致，配合医生做好各项护理。

4.病人情绪稳定，了解溶栓的相关知识。

第八章 肿瘤疾病护理

第一节 肿瘤疾病一般护理

【一般护理】

1.保持室内清洁、空气流通及适宜的温湿度。

2.热情接待病人，妥善安置病人床位，介绍住院须知，及时通知管床医师。

3.运用护理程序，实施整体护理，执行分级护理制度；根据病人情况，执行保护性医疗。

4.根据病情给予适宜的卧位；长期卧床病人做好基础护理，预防压疮发生。

5.饮食指导 遵医嘱执行，宜进高热量、高维生素、高蛋白饮食，凡需治疗饮食者，应及时通知营养科。

6.心理护理 做好心理状态的评估，根据病人不同的心理特点做好针对性的心理疏导工作，将心理护理贯穿于住院的全过程中。

【病情观察】

1.严密观察生命体征及病情变化，注意病人是否存在贫血、感染、出血、发热等症状，一旦出现异常，及时通知医生并做好治疗准备。

2.病人疼痛观察和护理

(1)评估病人疼痛的部位、性质、时间、程度。

(2)安慰、疏导病人，听轻松、愉快的音乐。

(3)遵医嘱按癌痛三阶梯原则镇痛处理。

(4)观察药物的作用及不良反应做好动态评估记录。

3.皮肤护理 做好皮肤清洁，预防皮肤感染。长期卧床病人应定期翻身，建立翻身卡，使用预见性护理措施预防压疮发生。

4.口腔护理 保持口腔清洁；必要时用口腔消毒喷雾剂预防感染；若已发生感染，根据感染的情况选用合适的漱口液。

5.注意观察是否排便及排便的量、颜色、性状，并准确记录，做好肛周及会阴部的护理。

【用药护理】

护理人员掌握常用药物的作用、剂量、给药途径，及时准确地执行医嘱；在治疗过程中密切观察疗效及不良反应，如有异常应立即通知医师处理。

【健康教育】

1.及时为放、化疗病人做好相关的健康教育。

2.关心病人，做好心理护理，鼓励病人树立战胜疾病的信心，配合治疗。

3.做好病人的出院指导，包括遵医嘱服药、PICC导管的维护、饮食、运动、复查时间及下次入院治疗时间、出院随访联系电话等。

第二节　肿瘤疾病化学治疗护理

肿瘤化学治疗简称化疗，是利用化学药物阻止癌细胞的增殖、浸润、转移，直至最终杀灭癌细胞的一种治疗方式。它是一种全身性治疗手段，和手术、放疗一起并称为癌症三大治疗手段。

【一般护理】

1.注射部位的选择　最佳方法是选择深静脉置管（PICC），注射部位是前臂，因为此处静脉表浅，有丰富的软组织，可以防止损伤肌腱和神经；避免在肘窝处注射，此部位如果发生外渗不易被发现；手腕及手背上的神经和肌肉分布多，选择此处注射药物，外渗后易损伤神经、肌肉导致功能障碍。乳腺癌根治术后病人应避免在术侧上肢输液，上腔静脉压迫综合症病人宜选用下肢输液。

2.输液工具的选择　根据药物的性质合理选择输液工具，建议使用 PICC 或输液港；如果拒绝使用中心静脉导管，应签署拒绝置管协议；如果使用静脉留置针，做好静脉炎的预防和防护措施，化疗当天不给予留置，使用水胶体敷料、液体敷料等减轻局部反应。

3.人员资质要求　化疗给药必须由经验丰富的专业护士完成。实习、培训或进修护士不能单独进行化疗给药。

4.药物使用要求　输入化疗药物前后、两种化疗药物之间根据药物性质选用 0.9％氯化钠溶液或 5％葡萄糖液充分冲洗管道，按照化疗方案要求准确安排药物的输注顺序及滴速，必要时使用避光装置、流量调节器。

5.药物外渗预防和处理　输液中注意加强巡视，任何原因引起的输液速度减慢都应引起重视，认真检查以排除药物渗漏。若已发生外渗，立即停止输液，设法回抽渗出液，并给予相应解毒药。根据药物性质给予冷敷或热敷，抬高患肢并制动，给予局部封闭；做好观察和记录。

【病情观察】

1.恶心、呕吐护理　呕吐时给予扶助，递给容器、漱口水等；帮助取舒适体位，保持床单位及衣物整洁；及时、准确给予止吐药物，必要时可使用镇静药物辅助治疗。

2.口腔黏膜炎护理　做好口腔护理，保持口腔清洁；必要时用口腔消毒喷雾剂预防感染；若已发生感染，根据感染的情况选用合适的漱口液，如真菌感染用 5％碳酸氢钠漱口，厌氧菌感染用 3％过氧化氢漱口（尤黎明等，2017）；发生溃疡可用锡类散或溃疡贴贴于患处。

3.骨髓抑制护理　白细胞计数降低时，注意预防感染，减少探视；遵医嘱予粒细胞刺激因子；白细胞计数低于 1.0×10^9/L 时，给予病房空气消毒机消毒，有条件者安排病人住隔离病房。血小板计数降低时应注意预防出血，协助病人做好生活护理，避免磕碰。当血小板计数低于 10×10^9/L 时，密切观察出血症状，如果病人出现头痛、恶心等症状应考虑颅内出血，及时协助医师处理。出现贫血时，协助病人卧床休息，必要时给予吸氧，输红细胞和使用促红细胞生成素。

4.肾毒性预防　化疗期间嘱病人多饮水，使尿量维持在每日 2 000～3 000 mL，尤其是使用顺铂，多饮水同时还需静脉补液进行充分水化，注意保持电解质平衡。

5.变态反应预防　使用紫杉醇等易发生过敏的药物，用药前遵医嘱准确给予地塞米松、异丙嗪等；用药时进行心电监护，备好抢救物品，密切观察病人病情变化。如果出现变态反应立即停止用药进行抢救。

【用药护理】

告知病人所用药物的主要作用、不良反应及应对措施；根据药物性质指导病人选择合适的输液工具，并告诉各种输液工具的使用特点及优缺点；在输液前应注意向病人讲解药物渗出的临床表现，如果出现局部隆起、疼痛或输液不通畅，及时呼叫护士。

1.顺铂对肾功能有影响，使用前要进行充分水化，注意观察尿量及尿的颜色；化疗期间应鼓励病人多饮水，保证每日尿量＞2 000 mL，准确记录 24 h 出入量。如发现少尿（24 h 尿量＜400 mL 或平

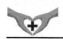

均每小时尿量少于 30 mL)，应立即报告医生配合处理。

2.阿霉素可引起心肌损害，应密切观察心功能变化，必要时做心电监护。

3.长春新碱、草酸铂有神经系统毒性，应注意观察病人有无指（趾）端麻木和针刺样感觉等。可遵医嘱适当补充维生素 B_1 等神经营养药。

4.环磷酰胺可致出血性膀胱炎，主要观察尿色、尿量等。

5.依托泊苷可引起直立性低血压，应嘱病人缓慢变换体位，并注意观察血压等。

6.使用奥沙利铂要注意避凉，使用足叶乙苷要注意预防直立性低血压；使用亿立替康注意预防腹泻。

【健康教育】

1.休息与运动　用药期间嘱病人注意休息，出现头晕、恶心时应卧床休息，避免跌倒、坠床；用药后根据个人情况在床边、病区内进行适当活动。

2.饮食指导　给予高蛋白、高维生素、高热量饮食，如有食欲减退、恶心、呕吐等胃肠道反应，指导病人进清淡饮食，少食多餐。鼓励病人多饮水，24 h 饮水量大于 2 000 mL。若营养严重失调，并不能经口进食者可酌情给予肠内或肠外营养支持治疗。

3.心理指导　耐心做好心理护理，使病人对疾病有正确的认识，树立战胜疾病的信心。

【护理质量评价标准】

1.病人使用 PICC 或留置针进行化疗，合理使用静脉。

2.病人未发生化疗药物外渗，无静脉炎发生。

3.病人对化疗各毒性反应知晓，了解各项预防措施。

第三节　　原发性支气管肺癌护理

原发性支气管肺癌（primary bronchogenci carcinoma）简称肺癌（lung cancer），源于支气管黏膜或腺体，是当前世界各地最常见的肺部原发性恶性肿瘤。常有区域性淋巴结转移和血行播散。早期以刺激性咳嗽、痰中带血等呼吸道症状多见。病情进展速度与细胞的生物特性有关。肺癌的病因复杂，吸烟者约占发病人数的 75%。

【一般护理】

1.给予高蛋白、高热量、高维生素、易消化饮食。注意食物的色、香、味，以增进食欲。化疗期间可给予清淡饮食。不能经口进食者给予鼻饲或静脉营养支持治疗。

2.环境要安静舒适。晚期患者需卧床休息，呼吸困难者取半坐位。

3.护理操作静脉注射化疗药物，注意用药剂量、方法，选择适宜的血管，避免药液外渗，造成组织坏死。

4.咳嗽、胸痛者可适当镇咳、镇痛；喘憋伴胸腔积液者可抽胸腔积液，给氧缓解症状；咯血者保持呼吸道通畅，适当使用止血药；全身乏力、食欲缺乏、消瘦、恶病质病人可给予支持疗法；化疗反应需对症处理。

5.疼痛时，应观察病人的生理、情绪及行为反应，并根据疼痛的部位、程度和性质给予适当护理，按医嘱给予镇痛处理，并注意观察药物的不良反应。

6.鼓励并协助病人做有效咳嗽咳痰，保持呼吸道通畅。干咳明显时可按医嘱给予镇咳药和雾化吸入湿化气道。呼吸困难时，取半坐卧位，给予氧吸入，做好基础护理。

7.做纤维支气管镜窥视和活组织检查、胸腔穿刺、胸腔积液离心沉淀脱落细胞检查时，护士应做好术前准备及术中配合工作。标本及时检查。

8.痰液脱落细胞检查时，痰液标本必须新鲜及时送检，否则细胞溶解影响检出率。

9.心理护理　帮助病人和家属接受病情，使之缓解心理压力，减轻病人身心痛苦，积极配合化疗、放疗或手术治疗。随时了解患者思想情况，严格交接班，以防患者发生意外。

【病情观察】

密切观察患者生命体征，注意观察化疗、放疗的副作用。如出现声音嘶哑、食欲不振、恶心、呕吐、头晕、白细胞减少、血小板减少等，应通知医生及时处理。白细胞减少者，应防止交叉感染。

【用药护理】

1.注意化疗药的副作用，做好对症护理。

2.肺癌咳血使用垂体后叶素护理 用药期间注意观察药物副作用、病人的生命体征，尤其是血压变化，病人出现头痛、心悸、出汗、胸闷、面色苍白、腹痛、腹泻、呕吐时应减慢用药速度或停止用药，报告医生做相应处理。

【健康教育】

1.休养环境要舒适安静，避免空气污染。宣传吸烟对健康的危害，提倡不吸烟或戒烟，并避免被动吸烟。对肺癌高危人群要定期进行体检，早期发现肿瘤，早期治疗。

2.长期接触致癌物质或在肺癌高发区工作者应定期体检。

3.注意休息，加强饮食营养、科学进餐。多食新鲜水果及蔬菜，保证足够的热量、丰富的蛋白质（如瘦肉、豆制品、鸡蛋、鱼虾等）及维生素，保持大便通畅，每日饮水不少于1 500 mL。

4.合理安排休息，适当活动，保持良好的精神状态，以调整机体免疫力，增强抗病能力。根据气候变化及时增减衣服，避免上呼吸道感染。

5.向病人讲解化疗和放疗期间预防感染的自我保护措施。督促患者坚持化疗或放射治疗，讲解化疗药的副作用，嘱患者定期检测血象。若患者出现呼吸困难、疼痛等症状加重或不缓解应及时到医院诊治。

6.给予患者及家属心理上的支持，使之正确认识疾病，保持身心轻松，增强治疗信心，更好的配合治疗，维持生命质量。

【护理质量评价标准】

1.病人能从事日常活动，无疲乏和呼吸困难。

2.病人掌握腹式呼吸、缩唇呼吸、有效咳嗽排痰的方法。保持呼吸道通畅。

3.病人知道化疗期间注意事项。

4.监测生命体征平稳，病人出血症状得到及时发现并有效控制。护士掌握肺癌大出血的抢救。

5.病人及家属知道出院后休养的注意事项。

第四节 胃癌护理

胃癌是来自胃黏膜的恶性肿瘤，多见于40～50岁，男性多于女性。胃癌好发于幽门区，占50%～70%，其次为贲门和胃底部。治疗原则为早期进行根治手术，辅以化疗。

【一般护理】

1.按医嘱给予高热量、高蛋白、易消化饮食，少量多餐。必要时给予静脉营养支持治疗，以维持营养需要。

2.病情较重者，需卧床休息，鼓励并协助更换卧位、做深呼吸、有效咳嗽与咳痰以预防肺部感染，并做好其他基础护理。

3.按医嘱执行治疗，对化疗的不良反应给予对症处理，剧烈疼痛时适当给予止痛剂等。

4.对内镜下治疗者，按胃肠道内镜检查病人护理要点执行。

5.需行手术治疗者，应做好转科的护理工作。

6.给予病人精神上的支持和生活上的帮助，使之克服悲观情绪，正确对待疾病，以良好的心理状态接受治疗。

7.终末期病人做好终末期护理。

【病情观察】

1.观察生命体征、疼痛、血糖情况。

2.营养状况　有无贫血、低蛋白血症及病人的进食情况。

3.病情及主要症状　有无嗳气、反酸、食欲减退；腹痛部位、性质，有无恶心与呕吐；呕血与黑便的量与次数；有无贫血。

【用药护理】

1.按医嘱给予药物治疗，注意关注药物副反应。

2.降低胃酸分泌的药物，如雷尼替丁、洛赛克、潘托拉唑、奥美拉唑等。注意饭前半小时服用，观察有无胃肠道反应。

3.生长抑素及其衍生物，如奥曲肽、善宁针等。注意血压，观察有无胃肠道反应。

4.抗贫血药　铁剂、叶酸、VB_{12} 等，注意观察腹痛、胃肠道刺激等。

5.支持治疗　按医嘱给予白蛋白、输血等治疗，注意关注有无输血反应。

6.使用抗肿瘤药物护理　参见第二篇第八章第二节**"肿瘤疾病化学治疗护理"**。

【健康教育】

1.加强营养，锻炼身体，保持充足的睡眠与良好心境，以增加机体免疫力。

2.注意饮食卫生，忌食辛、辣等刺激性大的食物；戒烟、酒。

3.有胃部疾病和恶性贫血时应及时就医。

4.居住在该病高发区者，有条件时定期行体格检查，以及时发现该病和早期接受治疗。

【护理质量评价标准】

1.病人知道化疗期间护理注意事项。

2.病人营养状况改善，达到机体需要量。体重逐渐增加，体力增强。

3.鼓励病人保持良好精神状态，积极面对疾病。

4.疾病健康指导落实。

第五节　原发性肝癌护理

原发性肝癌（primary carcinoma of the liver）是指肝细胞或肝内胆管细胞发生的癌肿，简称肝癌，为我国常见恶性肿瘤之一，其死亡率在消化系统恶性肿瘤中列第 3 位，仅次于胃癌和食管癌。

【一般护理】

1.鼓励病人进高蛋白、高维生素饮食，必要时给予静脉补液。伴有肝功能衰竭或肝性脑病趋向者，应限制或禁食蛋白质饮食。有腹水者，应进低盐或无盐饮食，限制饮水量。

2.病情较重者应卧床休息，有腹水时取半坐卧位，做好基础护理。神志异常者应加用床档以防坠床。加强口腔护理，恶病质病人应使用气垫床，协助翻身，做好皮肤护理，防止褥疮的发生。

3.疼痛时按医嘱给予注射镇痛剂或使用镇痛泵给药。

4.有腹水者应用利尿剂时要准确记录尿量。

5.给予精神安慰和心理支持，加强与家属的联系和沟通，帮助减轻病人身心痛苦。

【病情观察】

1.观察有无肺、骨、脑等处转移灶所致的症状和肝性脑病、上消化道出血等并发症，若有异常应及时向医生报告并协助处理。

2.对于肝动脉栓塞术后出现的腹痛、发热、恶心、呕吐等症状，应按医嘱给予对症处理。

3.肝动脉栓塞化疗术后护理

（1）禁食 2～3 d 后从流食开始逐渐恢复饮食。

（2）在术后 48 h 内遵医嘱给予止痛药减轻腹痛。

（3）鼓励患者深呼吸、排痰，必要时吸氧，以提高血氧分压，预防肺部感染。

（4）若患者出现腹痛加剧、持续高热、肝性脑病先兆症状如精神错乱、行为异常时，应向医师报告。

（5）注意葡萄糖和蛋白质的补充。栓塞术 1 周后，因肝缺血影响肝糖原储存和蛋白质的合成，如血浆白蛋白少于 25 g/L 应静脉输入白蛋白，适量补充葡萄糖液，并维持水电解质平衡，准确记录出入量如出汗、呕吐物、尿量和尿比重，以作为补液的依据。

【用药护理】

对化疗病人应观察药物毒性反应，如口腔溃疡可用盐水或硼酸水漱口，局部涂龙胆紫；脱发者戴假发；定期复查白细胞，如白细胞低于 $4.0×10^9/L$，则应暂停化疗，因化疗药品容易抑制造血系统并发感染；注意病室空气流通，室内定期消毒，限制探视。

【健康教育】

1.注意饮食卫生，积极防治肝炎和肝硬化。

2.加强营养，多吃含蛋白的食物和新鲜的水果、蔬菜，饮食以清淡、易消化为宜。有腹水，水肿宜低盐饮食。

3.戒除烟、酒，充分休息，适度锻炼身体，提高机体抗病能力。

4.注意预防并发肺炎和肠道感染等疾病。

5.保持大便通畅，为预防血氨升高，可服用适量缓泻剂。

6.嘱病人定期复诊。

【护理质量评价标准】

1.病人意识清醒，定向力准确。

2.病人腹水减少，腹围减小，双下肢浮肿程度减轻。

3.病人主动参与戒酒计划，建立健康的生活行为。

4.病人无出血倾向，生命体征平稳。

5.病人知道化疗期间护理的注意事项。

6.鼓励病人保持良好精神状态，积极面对疾病。

第六节　食管癌护理

食管癌（esophageal carcinoma）长自食管黏膜，多数为鳞状上皮细胞癌。临床表现为咽下哽噎感，咽下食物时有胸骨后或剑突下痛，其性质可呈灼热样、针刺样或牵拉样，以咽下粗糙灼热或有刺激性食物为著，呈进行性吞咽困难，如有反流误吸入气管则并发肺炎，梗阻严重者呼气时有恶臭味，食欲降低、消瘦。

【一般护理】

1.鼓励病人多活动，化疗期间注意卧床休息，劳逸结合。

2.宜进高蛋白、高热量、高维生素、清淡、易消化食物，以流质、半流质为主。食物温度适宜。忌辛辣、过咸、过酸、过硬的粗糙食物。

3.加强个体心理护理，提供愉悦的治疗环境，使病人以最佳的心身状态接受化疗疗程。

4.加强口腔卫生，预防口腔溃疡。

5.使用抗肿瘤药物护理　参见第二篇第八章第二节**"肿瘤疾病化学治疗护理"**。

【病情观察及症状护理】

1.严密观察口腔黏膜，每日可用淡茶叶水、淡盐水、复方硼酸液、复方氯己定液含漱 3～4 次，每次 5～10 min，以保持口腔清洁；严重口腔炎时可用庆大霉素、地塞米松、维生素 B_{12} 雾化吸入；疼痛剧烈可用 2%利多卡因含漱；出现真菌感染时改用 2%～4%碳酸氢钠溶液含漱。

2.消化道出血时，头偏向一侧，保持呼吸道通畅，防止窒息。注意出血的量、性质及颜色，遵医嘱按时按量使用止血药；凝血酶口服止血时要用冰盐水溶解服用，现配现用。

3.有食道气管瘘时，严密观察有无呛咳，根据瘘口的大小，决定是否禁食，准备吸痰装置，以备急需。

4.根据化疗药物的用药要求，注意静脉输注化疗药的速度及先后顺序。观察有无外渗、静脉炎以及药物的不良反应。

5.疼痛护理　观察病人疼痛的性质、部位以及伴随症状，遵医嘱按三阶梯止痛方案正确给药，动态评估观察药物的不良反应及时发现问题。

【健康教育】

1.保持室内的温湿度，增进舒适感，戒烟酒，养成良好的卫生习惯。

2.进软且易消化食物，少量多餐；进食不可过快；避免进刺激性的食物和含有碳酸的饮料；进食后采用半卧位，以防反流或引起吸入性肺炎。

3.保持健康心态，促进康复。

4.血常规、肝肾功能监测的时间及意义。

5.定期门诊复查。

【护理质量评价标准】

1.病人能进行有效咳嗽、咳痰，呼吸平稳，呼吸道通畅。无肺不张发生。

2.病人的营养状况得到改善。

3.病人能表达自己的需要。

4.病人在护士及家属的协助下，达到部分或全部的生活自理。

第七节　直肠癌护理

直肠癌（carcinoma of rectum）是常见的恶性肿瘤，病因尚不明确，可能与肠内息肉、炎症刺激、饮食习惯及遗传因素有关。主要临床表现为便血、排便习惯改变、腹痛、腹胀及粪便变形变细，晚期可出现贫血及消瘦等症状，如侵犯膀胱可有排尿不畅，如肝转移则有肝大、腹水及黄疸等症状。

【一般护理】

1.宜进高蛋白、高热量、高维生素、易消化的营养丰富的少渣饮食，以增加机体的抵抗力；忌辛辣、坚硬食物，以减少对肠道的刺激，每日保证充足的饮水量。

2.保持造瘘口周围皮肤清洁干燥，可用氧化锌软膏。

3.做好人工肛门的护理，为防止人工肛门排出大便有恶臭，病人宜吃酸奶、藕粉等食物，避免蛋、蒜、葱、虾等食物，以防止食物消化吸收后产生臭气。

4.人工肛门开放1周后，应开始扩肛，以松弛肛周肌肉，保持人工肛门通畅，避免因腹肌收缩及肠管回缩引起肛门狭窄，致排便困难。其方法：戴手套用食指伸入肛门内4 cm左右，1～2 min/次，1次/d；插入手指时，切勿粗暴或过深，防止肠穿孔；扩肛时，可张口哈气，防止增加腹压。

5.予以心理护理，使病人早日摆脱心理压力，尽快适应身体的变化，重新树立生活的自信心。

6.按医嘱执行治疗，对化疗的不良反应给予对症处理。

【健康教育】

1.保持心情舒畅，生活有规律。

2.宜食低脂、适当蛋白及纤维素食物，避免大便过干、过稀，保持排便通畅。

3.术后1～3个月勿参加重体力劳动，负重<10 kg，避免增加腹压动作。

4.终身复查，全面治疗，出现不适及时就诊。

5.做好人工肛门的护理。

【护理质量评价标准】

1.给予不同措施后，在相应的时间排出大便。

2.病人可独立更换肛袋。

3.病人能接受和正确面对造瘘口对自我形象的影响，表现出良好的适应能力。造瘘口黏膜组织保持红润，无坏死、充血、回缩现象。

第八节　乳腺癌护理

女性乳腺是由皮肤、纤维组织、乳腺腺体和脂肪组成的。乳腺癌（breast cancer）是发生在乳腺腺上皮组织的恶性肿瘤，是女性常见的恶性肿瘤之一，在我国占全身各种肿瘤的7％～10％。

【一般护理】

1.严格注意休息，劳逸结合，适当少量的运动，保证充足睡眠。

2.少食多餐，多食清淡、易消化的食物，多食新鲜蔬果，禁食辛辣刺激、油炸食品。

3.加强心理护理，缓解病人紧张焦虑的情绪。

4.勿在患侧肢体进行输液、测血压、抽血等护理操作。

【病情观察】

1.按摩病人上肢或进行握拳、屈、伸肘运动，以促进淋巴回流。

2.肿胀严重者，可用弹力绷带包扎或带弹力袖以促进淋巴回流。

3.局部感染者及时应用抗生素治疗。

【用药护理】

1.放疗期间注意有无放射性皮炎发生。

2.化疗期间注意检查肝肾功能及白细胞计数，若白细胞计数$<4.0×10^9/L$，应停止化疗并对症处理。

【健康教育】

1.经常复查，包括病人的自我检查和医院定期检查。

2.保护患侧上肢，告知病人各种体位时患肢的摆放角度及保护措施。

3.下床活动时用吊带托或用健侧手将患侧肢体抬高于胸前，避免肢体下垂过久。

4.避免上肢提拉过重物品，继续进行功能锻炼。

5.术后5年内避免妊娠，防止乳腺癌复发。

【护理质量评价标准】

1.病人熟练掌握功能锻炼的时间及方法。

2.病人定时复查，知晓自我检查的方法及目的。

3.病人情绪稳定，积极面对疾病。

4.病人在护士及家属的协助下，达到部分或全部的生活自理。

第九节　子宫颈癌护理

子宫颈癌（cervical cancer）是女性生殖系统中最常见的恶性肿瘤。原位癌高发年龄为30～35岁，浸润癌为50～55岁，严重威胁女性生命。多数病人为鳞状上皮癌，肿瘤早期以局部生长为主，多向宫旁组织、盆腔脏器浸润及盆腔淋巴结转移。常见的症状为阴道流血和阴道排液。

【一般护理】

1.严格注意休息，劳逸结合，适当少量的运动，保证充足睡眠。

2.少食多餐，多食清淡、易消化的食物，多食新鲜蔬果，禁食辛辣刺激、油炸食品。

3.加强心理护理，缓解病人紧张焦虑的情绪。

4.保持大便通畅，多饮水，适当运动，多食蔬菜、水果。

5.保持外阴清洁。晚期病人由于癌组织坏死感染，可能出现大量脓性恶臭白带，应每天给予阴道冲洗1～2次。

【病情观察】

1.菜花型子宫颈癌，应注意发生阴道大出血，出血时应立即用纱布条堵塞止血，并注意观察生命体征、尿量等变化，立即建立静脉通道，交叉配血、查血常规等，补充血容量，按大出血进行抢救护理。

2.晚期病人可出现下腹、腹股沟、大腿及骶尾部疼痛，注意做好疼痛护理。

【用药护理】

参见第二篇第八章第二节**"肿瘤疾病化学治疗护理"**。

【健康教育】

1.嘱病人合理安排休息、活动时间，保证日常活动和娱乐活动。

2.鼓励病人多饮水，如有尿意及时排尿。

3.注意外阴清洁，保持良好的卫生习惯。

4.鼓励病人建立正常的生活，联系社区支持系统，进行性知识咨询；寻找家庭支持系统的帮助，给病人情感、经济、生活上的支持。

5.告知出院后定期复查的时间及内容。

【护理质量评价标准】

1.病人知晓各项并发症的预防。

2.病人定时复查，知晓防癌知识和定期妇科普查的意义。

3.病人情绪稳定，积极面对疾病。

4.病人在护士及家属的协助下，达到部分或全部的生活自理。

第十节　肿瘤生物靶向治疗护理

肿瘤生物治疗是指通过调动机体的天然防御机制或人为地给予机体某些生物物质来调节、提高机体的免疫力，取得抗肿瘤的效果，以达到控制和杀灭肿瘤细胞的目的，是继手术、化疗、放疗三大常规治疗后的第四种重要的治疗模式。肿瘤的生物治疗种类繁多，目前主要的治疗方法有肿瘤免疫治疗、过继性免疫细胞治疗、单克隆抗体与靶向治疗、肿瘤基因治疗、肿瘤抗新生血管生成疗法等。

【一般护理】

1.按照医嘱，根据不同用药向病人进行宣教，介绍药物的作用、不良反应及注意事项。

2.静脉输注的药物选择 PICC 或留置针。

3.静脉输注的药物遵医嘱严格按照药物先后顺序、间隔时间给药。

4.口服用药，严格按照说明书要求的给药时间服用。

5.用药过程中严密观察不良反应，如有变化，应立即报告医生，及时处理，并记录。

6.心理护理　详细向病人介绍肿瘤分子靶向治疗的进展、优势和采用的方法，解除病人的顾虑，以取得病人的充分理解和全力配合。

【病情观察】

1.皮肤护理　靶向药物多有光敏反应，使用后病人避免阳光照射，出门注意遮阳；每天保持皮肤湿润，勿接触碱性和刺激性强的洗漱用品，沐浴后涂润肤露。

2.腹泻护理　密切观察排便的次数、性质、量，必要时做常规检查。持续性腹泻需进行对症治疗，及时止泻、补液治疗，防止脱水、营养失调等并发症的发生。便后可温水坐浴并涂以油脂，保护肛周皮肤。

3.输液反应　选择精密过滤输液器，严密观察输液过程及病人反应，倾听病人主诉，尽早发现不良反应。

4.口腔护理　注意口腔卫生，养成良好的卫生习惯，保持口腔清洁湿润。如有口腔溃疡，可用锡类散涂于患处或 2% 利多卡因溶液喷雾。

5.针对可能出现的重度痤疮样皮疹，建议女性病人剪短发，男性病人可剃头，特别是剪短指甲，保持双手清洁，预防继发感染的发生。

【用药护理】

1.用药时监测生命体征，备好抢救药品、设备。

2.用药前30 min遵医嘱予解热镇痛药、抗组胺药、糖皮质激素。

3.严格按照药品的使用方法，严格执行无菌操作，准确配制药物，勿剧烈振荡，现配现用。

4.使用单独的输液管，滴注前后必须使用生理盐水冲洗输液管。

5.严格控制药物输注速度，必要时使用输液泵。

6.用药后15 min内严密观察病情，倾听病人主诉，如无异常，可每30 min巡视观察1次，直至药物输注结束后2 h，观察生命体征是否平稳，心律、血压有无异常，有无发热寒战、皮肤瘙痒、皮疹、喉部痉挛、呼吸困难等。

7.在治疗过程中发现异常应暂停用药，及时汇报医生，积极配合处理。

【健康教育】

1.向病人及家属讲解疾病有关情况、分子靶向治疗优点及适应症等。

2.给予温凉、清淡、富含维生素、高蛋白质、高热量、无刺激性饮食。

3.指导应用软毛牙刷刷牙。

4.用药及用药后2 h应卧床休息，起床时不可过急，下床活动应有人陪伴，以免发生意外。

【护理质量评价标准】

1.病人对靶向药物治疗优点及副作用知晓，并配合治疗。

2.用药期间输液速度适宜，护士按时巡视。

参考文献

ESH/ESC高血压指南2018.

蔡文智，姜泊. 内镜下消化病微创治疗护理学［M］. 1版. 北京：人民军医出版社，2008.

蔡文智，李亚洁. 内科新技术护理必读［M］. 北京：人民军医出版社，2008.

陈灏珠，林果为. 实用内科学［M］. 13版. 北京：人民卫生出版社，2009.

郭晓蕙. 中国糖尿病患者胰岛素使用教育管理规范［M］. 1版. 天津：天津科学技术出版社，2016.

侯桂华，辜小芳. 心血管介入治疗围手术期安全护理［M］. 2版. 北京：北京人民军医出版社，2011.

侯桂华，霍勇. 心血管介入治疗护理实用技术［M］. 2版. 北京：北京大学医学出版社，2017.

黄惠萍. 消化系统疾病用药指南［M］. 7版. 香港：美迪医讯亚太有限公司，2013.

黄人健，李秀华. 内科护理学高级教程黄惠萍［M］. 3版. 北京：人民军医出版社，2011.

贾建平，陈生弟. 神经病学［M］. 7版. 北京：人民卫生出版社，2013.

刘疏影，陈彪. 帕金森病流行现状［J］. 中国现代神经疾病杂志，2016，16（2）：98-101.

陆再英，钟南山. 内科学［M］. 7版. 北京：人民卫生出版社，2008.

毛红云，李红波. 临床常见疾病的护理常规与健康教育［M］. 1版. 武汉：华中科技大学出版社，2017.

王清，陈湘玉. 超早期活动在急性脑梗死病人早期康复中的应用及效果评价［J］. 护士进修杂志，2015，30（19）：1743-1745.

王增武，王文. 中国高血压防治指南（2018年修订版）解读［J］. 中国心血管病研究，2019，17（3）：193-197.

闻曲，刘义兰，喻姣花. 肿瘤护理学［M］. 北京：人民卫生出版社，2011.

吴蓓雯. 肿瘤专科护理［M］. 北京：人民卫生出版社，2012.

吴欣娟，张晓静. 临床护理常规 [M]. 1 (3) 版. 北京：人民卫生出版社，2018.

吴欣娟. 神经内科护理工作指南 [M]. 北京：人民卫生出版社，2016.

向晶，马志芳，肖光辉. 血液透析用血管通路护理操作指南 [M]. 1 版. 北京：人民卫生出版社，2015.

修麓璐，王慧，李旸. 呼吸内科临床护理实践指导手册 [M]. 北京：军事医学科学出版社，2015.

尤黎明，吴瑛. 内科护理学 [M]. 6 版. 北京：人民卫生出版社，2017.

张建，陈兰英. 阜外心血管病医院系列丛书（心力衰竭）[M]. 1 版. 北京：北京人民卫生出版社，2012.

张之南，郝玉书，赵永强，等. 血液病学 [M]. 2 版. 北京：人民卫生出版社，2011.

赵芳，周莹霞. 糖尿病临床护理实用手册 [M]. 1 版. 天津：天津科学技术出版社，2015.

赵群，陈金宝. 肿瘤护理学 [M]. 上海：上海科学技术出版社，2015.

中华医学会呼吸病学分会. 中国成人社区获得性肺炎诊断和治疗指南（2016 版）[J]. 中华结核和呼吸杂志，2016：39.

中华医学会呼吸病学分会哮喘学组. 支气管哮喘防治指南（2016 版）[J]. 中华结核和呼吸杂志，2016，39 (9)：686.

中华医学会糖尿病学分会. 中国 2 型糖尿病防治指南（2017 年版）[J]. 中华糖尿病杂志，2018，10 (1)：4 - 67.

第三篇

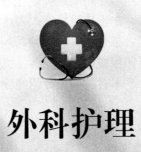

外科护理

第一章　外科疾病手术前后护理

围手术期是指确定手术治疗时起，至与这次手术有关的治疗基本结束为止的一段时间，包括手术前、手术中、手术后 3 个阶段。手术前期：从病人决定接受手术到将病人送至手术台。手术期：从病人被送上手术台到病人手术后被送入复苏室或病房。手术后期：从病人被送到复苏室或病房至病人出院。手术前期要充分评估病人的情况，不仅要注意外科疾病本身，而且要对病人的全身情况有足够的了解，评估是否存在增加手术危险性或不利于恢复的异常因素，包括可能影响整个病程的潜在因素，如心、肺、肝、肾、内分泌、血液、免疫系统的功能及营养、心理状态等。手术损伤可导致病人防御能力下降，术后切口疼痛、禁食及应激反应等均可加重病人的生理、心理负担，可能导致多种并发症的发生。手术后病人的护理重点是预防并发症，减少痛苦与不适，尽快恢复生理功能，促进康复。

【手术前护理】

1.配合医生为病人做全面检查，手术前常需做血、尿、便常规，出凝血时间、血型及肝、肾、心、肺功能等检查，以了解病情及身体器官的功能状态。

2.评估病人的身心情况，找出护理问题，制定护理计划。大多数病人对即将手术表现出害怕、紧张和不安，呈现焦虑状态和恐惧心理。护士应鼓励病人表达他害怕及担心的事项，耐心、细致地解释病人提出的问题，以通俗易懂的语言，结合病人的病种深入浅出地讲解治疗疾病的有关知识、麻醉方式以及手术后的注意事项。对手术可能留置的氧气导管、引流管、胃肠减压管、胸腔引流管等的重要性均要作详细介绍，同时还可邀请已手术过的病人介绍经验，从而帮助病人正确认识疾病，增强对手术的信心。

3.手术前 1 d 准备

（1）皮肤准备。目的是彻底清洁皮肤，避免手术后伤口感染而影响愈合。协助病人剪指（趾）甲，手术当日手术区域根据需要剪除毛发、清洁皮肤。指导病人全身沐浴、洗头。

（2）药物过敏试验。手术前根据医嘱做好药物过敏试验并记录。过敏试验阳性应在病例上做醒目标记，并通知主管医生。

（3）胃肠道准备。按手术部位、范围及麻醉方式给予不同的肠道准备。①成人择期手术术前禁食 6～8 h，禁饮 4 h（中华医学会麻醉学分会，2014），防止麻醉或术中呕吐引起窒息或吸入性肺炎；②术前一般不限制饮食种类，消化道手术者，术前 1～2 d 进食流质饮食；③术前一般无需放置胃管，但消化道手术或某些特殊疾病（急性弥漫性腹膜炎、急性胰腺炎），应放置胃管；④非肠道手术者，嘱其手术前 1 d 晚排便，必要时使用开塞露或用肥皂水灌肠等方法促使残留粪便排出，以防麻醉后肛门括约肌松弛，粪便排出，增加污染机会；⑤肠道手术前 3 d 开始做肠道准备；⑥幽门梗阻者，术前洗胃。

（4）饮食。术前 1 d 晚餐嘱病人进清淡饮食，晚 12 h 禁食，手术前 2～4 h 禁水（胃肠道手术准备参考第三篇第六章第八节**"大肠癌手术护理"**）。

（5）病情观察。测体温、脉搏、呼吸，每日 4 次，注意观察病情变化。如有发热、上呼吸道感染症状、手术区域皮肤化脓感染、女病人月经来潮等应及时与主管医生联系。

（6）配血。根据不同手术情况，备好足够量的血液制品。

（7）保证休息。护士要保持病室安静、各项治疗操作动作轻柔，为病人创造良好的休息睡眠环境。睡眠欠佳者可遵医嘱应用镇静药。

（8）适应性训练。指导床上使用便盆的方法；指导练习术中体位；指导病人术前有效咳嗽、咳痰等。

4.皮肤准备

（1）洗浴。术前 1 d 下午或晚上，清洗皮肤。腹腔镜手术的病人应注意脐部清洁，沐浴前将肥皂水棉球置于脐窝，待污垢软化后用碘伏棉签清除，用肥皂水反复冲洗，切忌使皮肤破损。

（2）备皮。手术区域若毛发细小，可不必剪毛；若毛发影响手术操作，手术前剪除，手术区皮肤准备范围包括切口周围至少 15 cm 的区域。备皮范围：①颈部手术，由下唇至乳头水平线，两侧至斜方肌前缘；②胸部手术，由锁骨上及肩上至脐水平，包括患侧上臂和腋下；③上腹部手术，上起乳头平线，下至耻骨联合，两侧至腋中线；④下腹部手术，上起剑突，下至大腿上三分之一前内侧，两侧至腋中线，包括会阴部，并注意脐部清洁；⑤腹股沟手术，上起脐平线，下至大腿上三分之一内侧，两侧至腋中线，包括会阴部；⑥会阴部及肛门手术，上起髂前上棘，下至大腿上三分之一，包括会阴部及臀部，剪去全部阴毛；⑦四肢手术，以切口为中心包括上、下各 20 cm 以上，一般超过远、近端关节或整个肢体。

5.手术当日晨常规准备

（1）测量体温、脉搏、呼吸、血压，询问女病人有无月经来潮，有异常及时通知医生。

（2）更换清洁病员服，排空膀胱。

（3）根据手术需要安置胃管、导尿管等。

（4）病人需取下义齿、眼镜、手表、发卡、耳环、项链等饰物，交病人家属妥善保管。

（5）术前半小时给予抗生素、血凝酶等药物。

（6）备齐病历、胸腹带、影像检查、术中用药，带至手术室。

（7）与手术室接诊人员做好交接工作。

（8）按手术要求准备床单位和床旁用物。

6.手术后用物准备　根据不同部位手术要求，铺好麻醉床，准备术后用物，如全麻护理盘、氧气、吸引器、胃肠减压器、引流袋及监护仪等。

【手术后护理】

1.妥善安置病人　病人返回病室后，一般需要由 3 人以上合作将其搬运至病床上。1 个人托住病人头部，另 2 个人分别站于病人两侧，用布兜托起病人至病床，撤走平车。搬运病人时应保护引流管及输液管，动作轻稳，协调一致，避免因体位改变引起呼吸及血压的改变。随后立即测量血压、脉搏、呼吸并记录，根据医嘱连接氧气、胃肠减压、尿管、引流袋等。询问了解手术中有无发生可能影响手术恢复的情况及合并症、术后需要观察的特殊症状、需要立即执行的医嘱等，注意保暖。

2.保持正确体位　根据不同的麻醉方式及手术部位应采用相应体位。全麻未完全清醒者应平卧头偏向一侧，使口腔中分泌物或呕吐物易于流出；硬膜外麻醉术后应平卧 6 h，以防脑脊液自穿刺点渗出引起头痛；病人麻醉清醒后或腹部手术后 6 h 一般采取半卧位，易于使膈肌下降，同时降低腹壁张力，减轻疼痛。其他根据手术部位和各专科特点决定卧位。协助病人定时翻身变换体位，鼓励早期活动。麻醉清醒前的病人可能出现躁动不安，有拔管、坠床等危险。为保障病人安全，护士应给病床加床档，必要时使用约束带或根据医嘱给予适量镇静剂。

3.心理护理　如果手术使病人丧失身体的某些部分，如乳房切除、截肢等；或造成外观改变，如结肠造瘘，开颅手术后偏瘫、失语，病人会表现出各种不同的情绪反应。护士应鼓励病人树立信心，战胜疾病。

4.病情观察

（1）严密监测生命体征变化，给予心电监护、氧气吸入。对于大手术、全麻及危重病人，必须密切观察：每 15～30 min 测量一次脉搏、呼吸、血压及瞳孔、神志，直至病情稳定，改为每小时测量或遵医嘱定时测量，并做好记录。

（2）如果手术中有大量血液、体液丢失，在术后早期应监测中心静脉压。对于中等及较大手术，术后遵医嘱记录 24 h 出入量；对于病情复杂的危重病人，应留置尿管，观察并记录每小时尿量。

（3）呼吸系统。由于麻醉药物的作用，病人下颌关节部位的肌肉松弛，易发生舌后坠而阻塞气道或是因痰液及口腔分泌物聚集在喉头、气管而阻塞气道。病人未完全清醒前，一般在病人口腔内放置导气管以免舌后坠阻塞气道，并有利于气道内分泌物的吸出。护士应严密观察呼吸情况，评估病人的呼吸速率、深度及性质。浅慢的呼吸可能是呼吸困难的早期征象。待病人完全清醒并恢复吞咽反射后可拔除导气管。指导有效咳嗽、咳痰、缩唇呼吸等，必要时予以雾化吸入、振动排痰等措施，防止坠积性肺炎、肺不张等并发症发生。

（4）心血管系统。注意评估病人血压的变化，脉搏的次数、强弱、规律以及呼吸次数和性质。病人血压、脉搏、呼吸的变化能够提示有无出血及休克征象。血管疾病手术后应观察远端动脉搏动情况，及早发现有无血栓形成，

（5）泌尿系统。留置尿管，注意尿袋内有无尿液。严格按照无菌操作原则倾倒尿液，必要时记录尿量。尿管位置不当、尿液浑浊有絮状物及引流管打折均可导致尿液排出不畅，发现问题后及时查找原因，作出相应处理。长期留置尿管在拔出前应先夹闭，定时开放，以训练膀胱括约肌的功能，待恢复后方可拔管。拔管后如果病人每次排尿量少且每隔 15～30 min 解出 30～60 mL 尿液，表明有尿潴留，应再予保留导尿。如果病人主诉有尿频、尿急、尿痛及排尿时灼烧感，可能有泌尿系统感染，应急查尿常规，根据医嘱处理；未留置导尿，手术后 6～8 h 如果病人不能自解小便，应检查病人耻骨联合上缘膀胱是否胀满，有无不适感。评估病人是否有尿潴留，如果为尿潴留，应先采取诱导方式，如听流水声、温水冲洗会阴等。确实不能自解小便的病人，予以保留导尿，待膀胱括约肌功能恢复后方可拔除尿管。

（6）消化系统。如术后 6 h 无麻醉反应即可少量进水及流食。另外，由于腹部或盆腔手术病人肠蠕动恢复需要 24 h 左右；消化道手术病人肠蠕动恢复需要数天时间，护士可询问病人有无排气及排便，并可用听诊器听诊肠鸣音来评估肠蠕动恢复情况。非消化道手术病人，可先进半流食，再进普食。消化道手术病人要根据医嘱严格掌握进食时间。指导病人进食高热量、低脂肪、富含维生素、易消化的食物。在禁食输液期间，应根据病人输液的量、成分，合理配制液体，严格按配伍禁忌原则及无菌操作要求，以保证准确及时的治疗。对已进食而又缺少活动、每日液体摄入量低于 1 200 mL、以前有便秘的病人应注意评估有无便秘发生。给予适当饮食指导，必要时给予缓泻剂。如果出现大便不能自解，应根据情况给予缓泻剂或甘油灌肠剂，以使干硬大便排出。

（7）神经系统。应注意观察病人瞳孔大小、对光反射的强弱及意识变化。及早发现病情变化。下丘脑的损伤可使病人的体温、心率、血压及水电解质情况发生变化，应及时通知医生做必要的处理。脊髓手术病人应注意评估下肢感觉、运动的恢复情况。制定肢体功能锻炼计划，使病人及早康复。

（8）引流管护理。外科手术病人经常放有引流管，护士要明确各种引流管放置的位置及作用，并做好标示，妥善固定。每日更换引流袋/瓶，保持引流通畅，若引流液黏稠，可通过负压吸引防止管道堵塞；检查引流管有无扭曲、压迫或堵塞；观察并记录引流液的量、性状和颜色，如有异常及时通知医师。尽早拔除引流管：①置于皮下等浅表部位的乳胶半管一般术后 1～2 d 拔除；②烟卷引流一般术后 3 d 拔除；③作为预防渗血的腹腔引流管，若引流液较少，可于术后 1～2 d 拔除；若作为预防性引流使用，则需保留至所预防的并发症可能发生的时间后再拔除，一般术后 5～7 d 拔除；④胸腔闭式引流管，经体格检查及胸部 X 线证实肺膨胀良好方可拔除；⑤胃肠减压在肠功能恢复、肛门排气后拔除。

（9）伤口护理。观察伤口有无渗血、渗液，伤口及周围皮肤有无发红及伤口愈合情况，及时发现伤口感染、伤口裂开等异常。保持伤口敷料清洁干燥，并注意观察术后伤口包扎是否限制胸、腹部呼吸运动或指（趾）端血液循环。定时查看辅料，观察是否有出血及不正常的分泌物，敷料被浸湿时要注意其颜色、性质及引流液的量，及时更换并做好记录。

（10）伤口缝线拆除时间。根据切口部位、局部血液供应情况和病人年龄、营养状况决定。一般头、面、颈部于术后 4～5 d 拆除；下腹部、会阴部于术后 6～7 d 拆除；胸部、上腹部、背部和臀部于术后 7～9 d 拆除；四肢于术后 10～12 d 拆除；减张缝线于术后 14 d 拆除。青少年病人拆线时间可以适当缩短，年老、营养不良者拆线时间适当延迟，切口较长者先间隔拆线，1～2 d 后再将剩余缝线拆除。

（11）饮食护理。①非腹部手术：根据手术大小、麻醉方式及病人的具体情况而定。局部麻醉者，若无任何不适，术后即可进食。椎管内麻醉者，若无恶心、呕吐，术后 3～6 h 可进食；全身麻醉者，应待麻醉清醒后，无恶心、呕吐后方可进食。一般先给予流质，以后逐步过渡到半流质或普食。②腹部手术：尤其消化道手术后，一般需禁食 24～48 h，待肠道蠕动恢复、肛门排气后开始进食少量流质，逐步递增至全量流质，至第 5～6 d 进食半流质，第 7～9 d 可过渡到软食，第 10～12 d 开始进食普食。术后留置空肠营养管者，可在术后第 2 日自营养管输注肠内营养液。

（12）活动指导。术后早期活动，有利于增加肺活量、减少肺部并发症、改善血液循环、促进伤口愈合、预防深静脉血栓形成、促进肠蠕动恢复及减少尿潴留的发生。病人麻醉清醒后即可鼓励病人在床上做深呼吸、间歇翻身、四肢主动与被动活动等。活动时，妥善固定好各导管，防跌倒，有特殊制动要求如脊柱手术后、休克、心力衰竭、严重干扰、出血及极度衰弱的手术病人则不宜早期活动。

4.手术后不适护理

（1）疼痛。麻醉作用消失后，病人开始感觉切口疼痛，在术后 24 h 内最剧烈，术后 2～3 d 逐渐减轻。另外，病人术后咳嗽、深呼吸、下床行走和关节功能锻炼时可引起术后活动性疼痛，剧烈疼痛可影响各器官的正常生理功能和病人休息。①观察病人疼痛的时间、部位、性质和规律；②鼓励病人表达疼痛的感受，简单解释切口疼痛的规律；③尽可能满足病人对舒适的需要，如协助变换体位、减少压迫等；④指导病人正确使用非药物镇痛的方法，减轻机体对疼痛的敏感性，如分散注意力等；⑤大手术后 1～2 d，可持续使用病人自控镇痛泵进行止痛；⑥遵医嘱给予镇静、镇痛药。

（2）发热。是术后病人最常见的症状，由于手术创伤的反应，术后病人的体温可略升高 0.1～1 ℃，一般不超过 38 ℃，称之为外科手术热或吸收热，术后 1～2 d 逐渐恢复正常。①监测体温及伴随症状；②及时检查切口部位有无红、肿、热、痛或波动感；③遵医嘱应用退热药或（和）物理降温；④结合病史进行胸部 X 线、超声、CT、切口分泌物涂片和培养、血培养、尿液检查等，寻找病因并针对性治疗。

（3）恶心、呕吐。①呕吐时头偏向一侧，及时清除呕吐物；②使用镇痛泵者，暂停使用；③行针灸治疗或遵医嘱给予止吐药物、镇静药物及解痉药物；④持续性呕吐者，应查明原因并处理。

（4）腹胀。①胃肠减压、肛管排气或高渗溶液低压灌肠等；②协助病人多翻身、下床活动；③遵医嘱使用促进肠蠕动的药物，如新斯的明肌内注射；④若是因腹腔内感染或机械性肠梗阻导致的腹胀，非手术治疗不能改善者，做好再次手术的准备。

（5）尿潴留。①稳定病人情绪，采用诱导排尿法，如变换体位、下腹部热敷、听流水声等；②遵医嘱给予药物、针灸治疗；③上述措施无效时遵医嘱导尿，一次放尿不超过 1 000 mL，尿潴留时间过长或导尿时尿量超过 500 mL 者，留置导尿管 1～2 d。

（6）呃逆。①术后早期发生者，压迫眶上缘，抽吸胃内积气、积液；②遵医嘱给予镇静或解痉药物；③上腹部手术后出现顽固性呃逆者，要警惕吻合口漏或十二指肠残端漏、膈下感染的可能；④一般治疗无效时，协助医师行颈部膈神经封闭治疗。

【并发症观察和护理】

1.出血 可发生于手术切口、空腔脏器及体腔内。应严密观察生命体征、切口、引流液等情况。少量出血时，予更换敷料、加压包扎、使用止血剂，大量出血时，予补液、输血，做好手术止血准备。

2.切口裂开 术后 1 周左右或拆除皮肤缝线后 24 h 内，病人在突然用力时可能会发生切口裂开，应做好预防。若发生切口裂开，协助医师缝合。

3.切口感染 保持切口清洁、敷料干燥，加强营养支持，遵医嘱使用抗生素。

4.深静脉血栓 多见于下肢，起初病人常感腓肠肌疼痛和紧束，或腹股沟区出现疼痛和压痛，继而出现下肢凹陷性水肿，沿静脉走形有触痛，可扪及条索变硬的静脉。术后应早期功能锻炼和下床活动。

5.与腹腔镜手术有关的并发症

（1）皮下气肿：这是由于术中气腹压力过高或穿刺针未进入腹腔，二氧化碳气体向皮下组织扩散所致。严重者会出现面、颈、胸、腹等处明显肿胀伴呼吸困难、血压升高、心率加快。如有上述情况，应给予低流量吸氧，半卧位，备好吸引器。

（2）肩部酸痛：肩部酸痛是腹腔镜术后轻微的并发症，可能是残留于腹腔的二氧化碳气体刺激双侧隔神经终末细支所致。一般3 d可自动缓解。应给病人做好解释工作，也可做适当的按摩和理疗。

（3）高碳酸血症、呼吸性酸中毒：密切监测 SpO_2，观察 pH 的变化，低流量给氧6～12 h，如发现呼吸频率改变，pCO_2（正常值35～45 mmHg）升高，及时通知医生，对症处理，给予吸氧，增加吸氧量，使用呼吸机病人增加呼吸的频率和肺通气量，从而纠正呼吸性酸中毒。

【健康教育】

1.用药指导　告知病人及家属继续用药的作用、方法和注意事项。

2.饮食指导　告知饮食与营养的相关知识，健康饮食，改变不良饮食习惯。

3.活动指导　注意休息和适当活动，保持良好的心态，改变不良生活习惯。

4.复诊指导　定期复查，如有不适，及时就诊。

【护理质量评价标准】

1.情绪稳定，能配合各项检查、治疗和护理。

2.营养状态改善，体重得以维持或增加。

3.睡眠充足，得到充分的休息。

4.对疾病及治疗等方面认识提高。

5.体液维持平衡，未发生水、电解质及酸碱平衡失调。

6.疼痛减轻或缓解。

7.术后活动耐力增加。

8.未发生并发症，或并发症被及时发现与处理。

第二章　神经外科护理

第一节　颅内压增高护理

颅内压（intracranial pressure，ICP）是指颅腔内容物对颅腔壁所产生的压力。颅腔是由颅骨形成的半封闭腔，成人的颅腔容积固定不变，在1 400～1 500 mL。颅腔内容物（脑组织、脑脊液、血液）的体积与颅腔容积相适应，使颅内保持稳定的压力。一般以脑脊液静水压代表颅内压，可通过腰椎穿刺或直接穿刺脑室测定。成人正常颅内压为70～200 mmH_2O（0.7～2.0 kPa）（李乐之等，2018），儿童正常颅内压为50～100 mmH_2O（0.5～1.0 kPa）。颅内压增高（intracranial hypertension）是由颅内疾病导致颅腔内容物体积增加或颅腔容积缩小，超过颅腔可代偿的容量，导致颅内压持续高于200 mmH_2O（2.0 kPa），出现头痛、呕吐和视乳头水肿3个主要表现的综合征。

【一般护理】

1.休息　保持病室安静、舒适；抬高床头15°～30°，以利于颅内静脉回流，减轻脑水肿，注意头颈不要过伸或过屈，以免影响颈静脉回流；昏迷病人取侧卧位，便于呼吸道分泌物排出。

2.给氧　保持呼吸道通畅，持续或间断吸氧，根据情况使用辅助过度换气，维持病人 PaO_2 于90～100 mmHg（12～13.33 kPa）、$PaCO_2$ 于25～30 mmHg 水平为宜。当 $PaCO_2$ 每下降1 mmHg时，可使脑血流量递减2%，从而使颅内压相应下降（李乐之等，2017）。过度换气持续时间不宜超过24 h，以免引起脑缺血。

3.饮食与补液　对于不能经口进食者可鼻饲。成人每日静脉输液量在 1 500～2 000 mL，其中等渗盐水不超过 500 mL，保持每日尿量不少于 600 mL，应控制输液速度，防止短时间内输入大量液体，加重脑水肿。

4.避免意外损伤　加强生活护理，适当保护病人，昏迷躁动病人应暂时禁食，根据医嘱给予镇静和约束，防止压疮、坠床等发生。

5.维持正常体温和防治感染　高热可使机体代谢率升高，加重脑缺氧，应及时给予有效降温措施，遵医嘱应用抗生素预防和控制感染。

6.评估病人意识障碍的程度、持续时间和演变过程，交接病情进展，及时报告医生。

7.心理护理　鼓励病人和家属说出其心理感受，帮助病人接受疾病带来的改变，介绍疾病有关的知识和治疗方法，消除疑虑和误解，指导病人及家属学习和掌握康复知识和技能。

8.预防颅内压增高

（1）卧床休息。保持病室安静，清醒病人不要用力坐起或提重物。

（2）稳定情绪。避免病人情绪剧烈波动，以免血压骤升而加重颅内压增高。

（3）保持呼吸道通畅。当呼吸道梗阻时，病人用力呼吸，致胸腔内压力增高，由于颅内静脉无静脉瓣，胸腔内压力能直接逆行传导到颅内静脉，加重颅内压增高。应预防呕吐物吸入气道，及时清除呼吸道分泌物。

（4）避免剧烈咳嗽和用力排便。应及时和治疗呼吸道感染，避免咳嗽；能进食者鼓励其多吃蔬菜和水果等粗纤维素类食物，预防因限制水分摄入及脱水治疗而出现大便干结、便秘。已发生便秘者，嘱其勿用力屏气排便，可用开塞露、缓泻剂或低压小量灌肠通便，避免高压大量灌肠，必要时用手指掏出粪块。

9.亚低温冬眠疗法护理　亚低温冬眠疗法是应用药物和物理方法降低体温，使病人处于亚低温状态，目的是降低脑耗氧量和脑代谢率，增加脑对缺血缺氧的耐受力，减少脑血流量，减轻脑水肿。

（1）环境和物品准备。室内光线宜暗，室温 18～20 ℃，备冰袋或冰毯、冬眠药物、水温计、吸氧装置、吸痰装置、急救药物及器械和护理记录单等。

（2）实施降温。先进行药物降温。按医嘱静脉滴注冬眠药物（如冬眠Ⅰ号合剂：氯丙嗪、异丙嗪、哌替啶；或冬眠Ⅱ号合剂：哌替啶、异丙嗪、氢化麦角碱），待自主神经被充分阻滞，病人御寒反应消失，进入昏睡状态后，方可加用物理降温措施。若未进入冬眠状态即开始降温，病人会出现寒战，使机体代谢率增高、耗氧量增加，反而增高颅内压。物理降温可使用冰帽或在体表大动脉处（如颈动脉、股动脉、腋动脉等）放置冰袋。降温速度以每小时下降 1 ℃为宜，体温降至肛温 32～34 ℃，腋温 31～33 ℃较为理想，体温过低易诱发心律不齐。降温过程中应使病人体温稳定在治疗要求的范围内，避免大起大落。亚低温冬眠疗法时间一般为 2～3 d，停止治疗时，先停物理降温，再逐渐停用冬眠药物，同时为病人加盖被毯，使其自然复温。

（3）病情观察。实施亚低温冬眠疗法前，应观察并记录病人生命体征、意识及瞳孔，作为治疗后观察对比的基础。在冬眠降温期间要预防肺炎、冻伤及压疮等并发症，并严密观察生命体征变化。若脉搏超过 100 次/min、收缩压低于 100 mmHg、呼吸慢而不规则，应及时通知医师停药。

（4）饮食护理。冬眠期间机体代谢率降低，对能量及水分的需求减少，胃肠蠕动减弱，因此每日液体入量不宜超过 1 500 mL；鼻饲液或肠内营养液温度应与当时体温相同；观察胃排空情况，防止反流和误吸。

（5）并发症护理。因冬眠药物作用，病人肌肉松弛，吞咽、咳嗽反射减弱，护理中应注意加强呼吸道管理，防止发生肺部并发症；物理降温时，加强局部皮肤的观察与护理，防止压疮和冻伤发生。

10.脑室引流护理

（1）引流管安置。无菌操作下接引流袋，妥善固定，使引流管开口高于侧脑室平面 10～15 cm，以维持正常颅内压。搬动病人时，应夹闭引流管，防止脑脊液反流引起颅内感染。

（2）控制引流速度和量。术后早期应抬高引流袋（瓶）的位置，缓慢引流，每日引流量以不超过

500 mL 为宜，使颅内压平稳降低，避免放液过快导致脑室内出血、硬膜外血肿或硬膜下血肿。诱发小脑幕上疝等。但在抢救脑疝等危急情况下，可先快速引流脑脊液，再抬高引流袋缓慢引流。颅内感染病人脑脊液分泌增多，引流量可适当增加，但同时应注意补液，以免水电解质紊乱。

（3）观察记录引流液情况。正常脑脊液无色透明、无沉淀。术后 1～2 d 为血性后逐渐转清。若脑脊液中有大量血液或颜色逐渐加深，提示脑室持续出血，应及时报告医师进行处理，若脑脊液混浊，呈毛玻璃状或有絮状物，提示有颅内感染，应及时引流脑脊液并送检。

（4）严格无菌，防止感染。保持穿刺部位敷料干燥，穿刺点敷料和引流袋每日更换，如有污染则随时更换；更换引流袋时应夹闭引流管，防止逆行感染。

（5）保持引流通畅。防止引流管受压、扭曲、折叠或阻塞，尤其在搬运病人或翻身时，防止引流管牵拉、滑脱（李乐之等，2018）。若引流管内不断有脑脊液流出、管内的液面随病人呼吸、脉搏等上下波动表明引流管通畅；若引流管无脑脊液流出，可能的原因有：①颅内压低于 120 mmH$_2$O，可降低引流袋高度，观察是否有脑脊液流出；②引流管在脑室内盘曲成角，可请医师对照 X 线片，将过长的引流管缓慢向外抽出至有脑脊液流出，再重新固定；③管口吸附于脑室壁，可将引流管轻轻旋转，使管口离开脑室壁；④引流管被小凝血块或破碎的脑组织阻塞，可在严格消毒管口后，用无菌注射器轻轻向外抽吸，切不可注入生理盐水冲洗，以免将管内阻塞物冲至脑室系统，引起脑脊液循环受阻。经上述处理后若仍无脑脊液流出，按需更换引流管。

（6）及时拔管。持续引流时间通常不超过 1 周，时间过长易发生颅内感染。拔管前行头颅 CT 检查，并先试行夹闭引流管 24 h，观察病人有无头痛、呕吐等颅内压升高的症状。如出现上述症状，立即开放引流，如未出现上述症状，病人脑脊液循环通畅，即可拔管。拔管时先夹闭引流管，防止逆流感染。拔管后加压包扎，嘱病人卧床休息和减少头部活动，观察穿刺点有无渗血、渗液，严密观察病人意识、瞳孔、肢体活动变化，发现异常及时通知医师给予处理。

【病情观察】

1.密切观察病人意识、瞳孔及生命体征变化，急性颅内压增高早期病人的生活体征常有"二慢一高"现象，即呼吸、脉搏减慢、血压升高。

2.瞳孔的观察对判断病变部位具有重要的意义，注意观察双侧瞳孔的直径是否等大、等圆及对光反射是否正常。颅内压增高病人出现病侧瞳孔先小后大，对光反射迟钝或消失，应警惕小脑幕切迹疝的发生。

3.颅内压监护　将导管或微型压力传感器探头置于颅内，导管或传感器另一端与颅内压监护仪连接，动态监测并记录颅内压变化，监护过程中，病人平卧或头抬高 10°～15°，保持呼吸道通畅；躁动病人应适当使用镇静药，避免外来因素感染监护；注意防止管道阻塞、扭曲、打折及传感器脱出，严格无菌操作，预防感染，监护时间不宜超过 1 周。

【用药护理】

1.脱水剂　最常用高渗性脱水剂是 20% 甘露醇，成人每次 250 mL，15～30 min 内快速静脉滴注完，每日 2～4 次，用药后 10～20 min 颅内压开始下降，维持 4～6 h，若同时使用利尿药，降颅压效果更好。脱水治疗期间，应准确记录出入水量，并注意纠正利尿药引起的电解质紊乱。停止使用脱水剂时，应逐渐减量或延长给药间隔时间，以防止颅内压反跳现象。

2.糖皮质激素　常用地塞米松 5～10 mg 静脉注射，每日 1～2 次，在治疗中应注意防止并发高血糖、感染和应激性溃疡。

3.巴比妥类　常用苯巴比妥，但该类药物应用剂量过大时可引起严重的呼吸抑制和呼吸道引流不畅，使用中应严密监测病人的意识、脑电图、血药浓度及呼吸情况。

【健康教育】

1.生活指导　指导颅内压增高的病人要避免剧烈咳嗽、用力排便、提重物等，防止颅内压骤然升高而诱发脑疝。

2.康复训练　对有神经系统后遗症者，要调动他们心理和躯体的潜在代偿能力，鼓励其积极参与各项治疗和功能训练，如肌力训练、步态平衡训练、膀胱功能训练等，最大限度地恢复其生活自理能力。

3.复诊指导　头痛进行性加重，经一般治疗无效，并伴呕吐，应及时到医院做检查以明确诊断。

【护理质量评价标准】

1.头痛减轻，舒适感增强。

2.颅内压增高症状得以缓解，意识状态改善。

3.体液平衡，生命体征平稳。

4.脑疝得以预防，或得到及时发现和处理。

第二节　脑疝护理

当颅内压增高到一定程度时，尤其是局部占位性病变使颅内各分腔之间的压力不平衡，脑组织从高压区向低压区移位，导致脑组织、血管及脑神经等重要结构受压和移位，被挤入小脑幕裂孔、枕骨大孔、大脑镰下间隙等生理性或病理性间隙或孔道中，从而出现一系列严重的临床症状，称为脑疝。脑疝是颅内压增高的严重后果，移位的脑组织压迫脑的重要结构或生命中枢，如不及时救治常危及病人生命。

【护理措施】

1.脑疝是由于颅内压急剧增高造成的，一旦出现典型症状，应按颅内压增高处理原则，快速静脉输注高渗性降颅内压药物，以缓解病情，争取时间。

2.一旦确诊，立即紧急降低颅内压。遵医嘱立即使用 20％甘露醇 200～500 mL，并快速静脉滴注地塞米松 10 mg，静脉推注呋塞米 40 mg，以暂时降低颅内压，同时做好手术准备。

3.保持呼吸道通畅，给予氧气吸入，枕骨大孔疝发生呼吸骤停者，立即进行气管插管和辅助呼吸。

4.密切观察意识、生命体征、瞳孔变化和肢体活动。

5.其他措施参见第三篇第二章第一节"**颅内压增高护理**"。

【用药护理】

参见第三篇第二章第一节"**颅内压增高护理**"。

【健康教育】

参见第三篇第二章第一节"**颅内压增高护理**"。

【护理质量评价标准】

参见第三篇第二章第一节"**颅内压增高护理**"。

第三节　颅底骨折护理

颅底骨折大多由颅盖骨折延伸而来，少数可因头部挤压伤或着力部位于颅底水平的外伤所造成。颅底骨折绝大多数为线形骨折。颅底部的硬脑膜与颅骨贴附紧密，故颅底骨折时易撕裂硬脑膜，产生脑脊液外漏而成为开放性骨折。

【护理措施】

1.病情观察　存在脑脊液漏者，应注意有无颅内感染迹象。

2.脑脊液漏护理　重点是预防逆行性颅内感染。

（1）鉴别脑脊液。病人鼻腔、耳道流出淡红色液体，可怀疑为脑脊液漏。但需要鉴别血性脑脊液与血性渗液。可将红色液体滴在白色滤纸上，在血迹外有较宽的月晕样淡红色浸渍圈，则为脑脊液。或根据脑脊液中含糖而鼻腔分泌物中不含糖的原理，用尿糖试纸或葡萄糖定量检测以鉴别血性脑脊液与鼻腔分泌物。有时颅底骨折伤及颞骨岩部，且骨膜及脑膜均已破裂但鼓膜尚完整时，脑脊液可经耳咽管流至咽部进而被病人咽下，故应观察并询问病人是否经常有腥味液体流至咽部，以便发现脑脊液漏。

（2）体位。脑脊液漏的患者应绝对卧床休息，取头高位，床头抬高30°，枕上垫无菌巾，保持清洁干燥，耳漏患者头偏向患侧，目的是借助重力作用使脑组织移向颅底，使脑膜逐渐形成黏连而封闭脑膜破口，待脑脊液漏停止3～5 d可改平卧位。如果脑脊液外漏多，取平卧位，头稍抬高，以防颅内压过低。

（3）局部清洁消毒、计量。清洁、消毒鼻前庭或外耳道，每日2次，避免棉球过湿导致液体逆流至颅内；在外耳道口或鼻前庭疏松放置干棉球，棉球渗湿及时更换，并记录24 h浸湿的棉球数，以此估计漏出液量。

（4）预防脑脊液逆流。禁忌堵塞、冲洗、滴药入鼻腔和耳道，脑脊液鼻漏者，严禁经鼻腔置管（胃管、吸痰管、鼻导管），禁忌行腰椎穿刺。避免用力咳嗽、打喷嚏和擤鼻涕；避免挖耳、抠鼻；避免屏气排便，以免鼻窦或乳突气房内的空气被压入颅内，引起气颅或颅内感染。

（5）用药护理。遵医嘱应用抗生素及TAT或破伤风类毒素。

3.颅内低压综合征护理　若脑脊液外漏多，是颅内压过低而导致颅内血管扩张，病人出现剧烈头痛、眩晕、呕吐、厌食、反应迟钝、脉搏细弱、血压偏低，一旦发生，应嘱其卧床休息，头低足高位，遵医嘱多饮水或静脉滴注生理盐水以大量补充水分。

4.心理护理　向病人介绍病情、治疗方法及注意事项，取得配合，满足其心理、身体上的安全需要，消除紧张情绪。

【用药护理】
参见第三篇第二章第一节"**颅内压增高护理**"。

【健康教育】
1.指导门诊病人和家属若出现剧烈头痛、频繁呕吐、发热、意识模糊等，应及时就诊。
2.对于脑脊液漏者，应向其讲解预防脑脊液逆流颅内的注意事项。

【护理质量评价标准】
参见第三篇第二章第一节"**颅内压增高护理**"。

第四节　颅骨缺损修补手术护理

颅骨缺损是由于开放性颅脑损伤或火器性穿通伤所致，部分是由于手术减压、颅骨病变所致的穿凿性破坏或切除颅骨病损所致。手术适应征：颅骨缺损直径大于3 cm；颅骨缺损直径小于3 cm但位于影响美观的部位；按压缺损处可诱发癫痫者，因颅骨缺损产生颅骨缺损综合症，造成精神负担，影响工作和生活、有修补要求者。

【术前护理】
1.心理护理　向病人讲解颅骨修补的原因，消除不良心理，配合治疗。
2.给予高蛋白、高热量、多维生素、易消化饮食。
3.注意安全，避免缺损处碰撞及强烈阳光照射。
4.遵医嘱服用抗癫痫药物，并观察药物作用及副作用。
5.手术当日备头皮，保持头皮清洁，检查头皮有无炎症性病变

【术后护理】
1.麻醉未清醒前取平卧位，头偏向健侧，清醒后取头高位15°～30°。
2.饮食　麻醉清醒后给予高蛋白、高热量、多维生素、易消化饮食，吃东西用健侧咀嚼。
3.病情观察
（1）严密观察意识、瞳孔及生命体征变化。
（2）注意切口渗血情况，观察局部有无肿胀、积液、感染、脑脊液漏，注意有无排异反应发生。

（3）严密观察有无癫痫发作症状。

4.用药指导　按时服用抗癫痫药，不能随意加量、减量、停药。

5.并发症观察与护理　癫痫发作多发生在术后2～4 d脑水肿高峰期，因术后脑组织缺氧及皮层运动区受激惹所致，术后常规给予抗癫痫药物预防，癫痫发作时应及时给予抗癫痫药物控制、卧床休息、吸氧，避免情绪激动，注意保护病人防止意外发生。

【健康教育】

1.加强营养，增强体质，促进头皮伤口生长。

2.保持头皮清洁，如皮下有积液、感染应及时就诊。

3.按时服用抗癫痫药，症状控制1～2年后，逐步减量后才能停药，癫痫病人不能单独外出，登高、游泳等，以防意外。

4.定期复查肝肾功能。

【护理质量评价标准】

1.病人心态良好，配合手术。

2.按时服药，及时发现癫痫前兆。

3.术后切口恢复良好。

4.各种护理措施落实，无护理并发症及不良事件发生。

第五节　脑挫裂伤护理

脑挫裂伤是常见的原发性脑损伤，既可发生于着力部位，也可在对冲部位。脑挫裂伤包括脑挫伤和脑裂伤，前者指脑组织遭受破坏较轻，软脑膜完整；后者指软脑膜、血管和脑组织同时破裂，伴有外伤性蛛网膜下隙出血。两者常同时存在，合称脑挫裂伤。

【一般护理】

1.体位　意识清醒者采取床头抬高15°～30°，以利于颅内静脉回流。昏迷病人或吞咽功能障碍者取侧卧位或侧俯卧位，以免呕吐物、分泌物误吸。

2.营养支持　创伤后的应激反应使分解代谢增强，血糖升高、乳酸堆积，后者可加重脑水肿。因此，必须及时、有效补充能量和蛋白质以减轻机体损耗。

（1）早期可采用肠外营养，经静脉输入5％或10％葡萄糖液、10％或20％脂肪乳、复方氨基酸液、维生素等。

（2）一般经3～4 d，肠蠕动恢复后，即可经鼻胃管补充营养。

（3）少数病人由于呕吐、腹泻或消化道出血，长时间处于营养不良状态，可经深静脉输入高浓度高营养液体。

（4）昏迷病人禁食，每日静脉输液量1 500～2 000 mL，其中含钠电解质500 mL，输液速度不可过快。

（5）成人每日供给总热能为8 400 kJ，应控制盐和水的摄入量。

（6）病人意识好转出现吞咽反射时，可耐心地经口试喂食，开始时以喂蒸鸡蛋、藕粉等流食物为宜。

（7）当病人肌张力增强或癫痫发作时，应预防肠内营养液反流导致误吸。

3.降低体温　呼吸道、泌尿系统及颅内感染均可导致体温升高，脑干或下丘脑损伤常引起中枢性高热。高热使机体代谢升高，加重脑组织缺氧，应及时处理。可采取降低室温、头部戴冰帽、使用冰毯等物理降温，物理降温无效或有寒颤时，遵医嘱给予药物降温或亚低温冬眠疗法。

4.躁动护理　引起躁动的原因很多，如头痛、呼吸道通畅、尿潴留、便秘、大小便浸湿、肢体受压等，须查明原因及时排除，慎用镇静剂，以免影响病情观察。应特别警惕躁动可能为脑疝发生前的表现。对躁动病人不可强加约束，避免因过分挣扎使颅内压进一步增高，加床栏保护并让其戴手套，以防坠床和抓伤，必要时由专人护理。

5. 心理护理　向病人或家属说明病情及治疗方法、护理措施，以稳定其情绪，配合治疗和护理。医护人员要帮助病人树立康复的信心，鼓励坚持功能锻炼；指导家属关怀、理解和支持病人，增强病人的自信心。

6. 手术前后护理

(1) 除做好上述护理外，应做好紧急手术前常规准备。

(2) 手术前 2 h 内剃净头发、洗净头皮，待术中再次消毒。

(3) 手术后护理。①体位：小脑幕上开颅术后，取健侧或仰卧位，避免切口受压；小脑幕下开颅术后，应取侧卧或侧俯卧位。②病情观察：严密观察意识、生命体征、瞳孔、肢体活动等情况，及时发现术后颅内出血、感染、癫痫以及应激性溃疡等并发症。③引流管护理：手术中常放置引流管，如脑室引流、创腔引流、硬脑膜下引流等，护理时严格注意无菌操作，预防颅内逆行感染，妥善固定，保持引流通畅，观察并记录引流液的颜色、性质和量。④搬运病人时动作轻稳，防止头部转动或受震荡，搬动病人前后应观察呼吸、脉搏和血压的变化。

7. 并发症护理

(1) 压力性损伤。加强皮肤护理，保持皮肤清洁干燥，定时翻身预防压疮，尤其注意骶尾部、足跟、耳廓等骨隆突部位；消瘦者伤后初期及高热者常需每小时翻身 1 次，长期昏迷、一般情况较好者可 3～4 h 翻身 1 次。

(2) 呼吸道感染。保持室内适宜的温度和湿度，注意消毒隔离，保持口腔清洁，定时翻身、叩背和吸痰，保持呼吸道通畅，呕吐时防治误吸，预防呼吸道感染。

(3) 废用综合征。四肢关节保持功能位，每日作四肢被动活动和肌肉按摩 3 次，以防关节僵硬和肌肉挛缩。

(4) 泌尿系统感染。昏迷病人常有排尿功能紊乱需要留置导尿，注意预防发生泌尿系统感染。导尿过程中严格遵守无菌操作，每日定时消毒尿道口；需长期导尿者，宜行耻骨上膀胱造瘘术。

(5) 便秘。若病人发生便秘，可用缓泻剂，必要时戴手套抠出干硬粪便，勿用大量高压灌肠，以免加重颅内压增高而诱发脑疝。

(6) 暴露性角膜炎。眼睑闭合不全者，角膜涂眼药膏保护；无需随时观察瞳孔时，可用纱布遮盖上眼睑，甚至行眼睑缝合术。

(7) 外伤性癫痫。任何部位脑损伤都可能引起癫痫，早期癫痫发作的原因是颅内血肿、脑挫伤、蛛网膜下隙出血等；晚期癫痫发作主要是脑的瘢痕、脑萎缩、感染、异物等引起。预防癫痫发作可用苯妥英钠 100 mg，每日 3 次。癫痫发作者给予地西泮 10～20 mg，静脉缓慢注射，直至抽搐停止，并坚持服用抗癫痫药物控制发作。

(8) 蛛网膜下隙出血。因脑裂伤所致，病人可有头痛、发热、颈项强直等"脑膜刺激"的表现。可遵医嘱给予解痉镇痛药物对症处理。病情稳定，排除颅内血肿及颅内压增高、脑疝后，为解除头痛可行腰椎穿刺，放出血性脑脊液。

(9) 消化道出血。多因下丘脑或脑干损伤引起的应激性溃疡所致，大量使用糖皮质激素也可诱发。除遵医嘱补充血容量、停药激素外，还应使用止血药和抑制胃酸分泌的药物，如奥美拉唑、雷尼替丁等。

(10) 颅内压增高和脑疝。参见第三篇第二章第一节**"颅内压增高护理"**和第二节**"脑疝护理"**。

8. 康复护理　脑外伤后早期进行康复训练有助于改善脑功能，促进运动反射的重新建立及意识恢复，其中包括被动运动和音乐疗法等。被动运动主要是保持肢体处于功能位，在各关节活动的范围内进行屈曲、伸展、外展等关节活动。

【病情观察】

根据病情，观察生命体征、意识状态、瞳孔、神经系统体征等情况，观察有无剧烈头痛、频繁呕吐等颅内压增高的症状。

1.生命体征 为避免躁动对测量结果的影响，在测量时应先测呼吸，再测脉搏，最后测血压。

（1）脉搏、呼吸、血压：颅内压增高时常出现"两慢一高"，以及进行性意识障碍，属于代偿性生命体征改变，注意加强观察，警惕颅内血肿或脑疝发生；枕骨大孔疝病人可突然发生呼吸心跳停止；闭合性脑损伤呈现休克征象时，应检查有无内脏出血，如迟发性脾破裂、应激性溃疡出血等。

（2）体温：伤后早期，由于组织创伤反应，可出现中等程度发热；若损伤累及间脑或脑干，可导致体温调节紊乱，出现体温不升或中枢性高热；伤后即发生高热，多系视丘下部或脑干损伤；伤后数日体温升高，常提示有感染性并发症。

2.意识状态 反映大脑皮质和脑干的功能状态，评估时，采用相同的语言和痛刺激，对病人的反应进行动态分析以判断有无意识障碍及其程度。一般伤后立即昏迷是原发性脑损伤；伤后清醒后转为昏迷或意识障碍不断加深，是颅内压增高形成脑疝的表现；躁动病人突然昏睡应怀疑病情恶化。使用格拉斯哥昏迷评分法对病人进行评分，用量化方法来反映意识障碍的程度。

3.瞳孔变化 对比两侧瞳孔的大小、形状和对光反射，同时注意观察两侧睑裂大小、有无上睑下垂、眼球的位置和运动情况。伤后立即出现一侧瞳孔散大，是原发性动眼神经损伤所致，伤后瞳孔正常，以后一侧瞳孔先缩小继之进行性散大，并且对光反射减弱或消失，是小脑幕切迹疝的眼征；双侧瞳孔散大、对光反射消失、眼球固定伴深昏迷或去皮质强直，多为原发性脑干损伤或临终表现；双侧瞳孔大小形状多变、对光反射消失，伴眼球分离或异位，常是中脑损伤的表现；眼球不能外展且有复视者，多为展神经受损；眼球震颤常见于小脑或脑干损伤。此外，要注意伤后使用某些药物会影响瞳孔的观察，如使用阿托品、麻黄碱可使瞳孔散大，吗啡、氯丙嗪可使瞳孔缩小。

4.神经系统体征 原发性脑损伤引起的偏瘫等局灶症状，在受伤当时已出现，且不再继续加重；伤后一段时间才出现或进行性加重的肢体运动障碍，同时伴有意识障碍和瞳孔变化，多为小脑幕切迹疝压迫中脑的大脑脚，损害其中的锥体束纤维所致。

5.颅内压增高时，表现为剧烈头痛、频繁呕吐。脑疝形成时，常在躁动时无脉搏增快。注意 CT 和 MRI 检查结果以及颅内压监测情况。

【用药护理】

1.降低颅内压药物 如使用脱水剂、利尿药、肾上腺素皮质激素等减轻脑水肿、降低颅内压力。观察用药后的病情变化。

2.保护脑组织促进脑苏醒药物 巴比妥类有清除自由基、降低脑代谢率的作用，可改善脑缺血缺氧，有益于重型脑损伤的治疗。该类药物大剂量应用时，可引起严重的呼吸抑制和呼吸道引流不畅，使用中应严密监测病人的意识、脑电图、血药浓度及呼吸情况。

3.镇静镇痛药物 疼痛时给予镇静镇痛药，但禁用吗啡等麻醉镇痛剂，以免抑制呼吸中枢。

【健康教育】

1.康复训练 对存在失语、肢体功能障碍或生活不能自理者，当病情稳定后即开始康复锻炼。对病人和家属耐心指导，制定合适目标，帮助病人努力完成。一旦康复有进步，病人会产生成功感，树立起坚持锻炼和重新生活的信心。

2.控制癫痫 有外伤性癫痫者，应按时服药控制症状发作，在医师指导下逐渐减量直至停药，不可突然中断服药。

3.生活指导 重度残障者的各种后遗症应采取适当的治疗，鼓励病人树立正确的人生观，指导其部分生活自理，并指导家属生活护理方法及注意事项。

4.出院指导 出院后继续鼻饲者，要教会家属鼻饲饮食的方法和注意事项。

【护理质量评价标准】

1.呼吸道通畅，呼吸平稳，无误吸发生。

2.意识障碍程度减轻或意识清醒。

3.营养状况良好。

4.能配合功能锻炼，未发生肢体挛缩畸形。

5.并发症得以预防，或得到及时发现和处理。

第六节 颅内血肿护理

颅内血肿（intracranial hematoma）是颅脑损伤中最常见、最严重、可逆性的继发病变，由于血肿直接压迫脑组织，引起局部脑功能障碍及颅内压增高。临床分类：硬脑膜外血肿、硬脑膜下血肿、脑内血肿。临床表现：意识障碍、颅内高压、脑内血肿，可出现偏瘫、失语、加重癫痫等症状。分手术和非手术治疗。

【非手术治疗/术前护理】

1.凡伤后无明显意识障碍，病情稳定，CT所示幕上血肿量＜40 mL，幕下血肿量＜10 mL，中线结构移动＜1.0 cm者，可在密切观察病情的前提下，采用脱水降颅内压等非手术治疗。治疗期间一旦出现颅内压进行性升高、局灶性脑损害、脑疝早期症状，应紧急手术。

2.病情观察 应严密观察病人意识状态、生命体征、瞳孔变化、神经系统体征等，一旦发现颅内压增高迹象，立即采取降颅内压措施，同时做好术前准备。

3.心理护理 向病人讲解手术的目的和意义，使其消除紧张、恐惧心理，增强信心，主动配合治疗。

4.饮食 给予高蛋白、高热量、多维生素、易消化饮食，不能进食者静脉补充营养。

5.完成术前各项检查 手术当日备皮、备血，术前6～8 h禁食、禁水。

6.颅内压增高病人护理参见第三篇第二章第一节**"颅内压增高护理"**。

【术后护理】

1.休息 麻醉未清醒前平卧，头偏向健侧。麻醉清醒取头高位15°～30°，以利于静脉回流，躁动不安者行保护性约束。保持肢体功能位。

2.饮食 术后1～2 d给予高蛋白、高热量、多维生素、易消化流质饮食，对于昏迷及吞咽困难者，术后第2 d给予高蛋白、高热量、多维生素、易消化鼻饲饮食。

3.病情观察 严密观察意识、瞳孔、生命体征的变化及注意肢体活动情况，及时发现颅内压增高迹象，观察血肿清除效果。

4.引流管护理

（1）病人取平卧位或头低足高患侧卧位，以利引流。

（2）保持引流通畅，引流袋应低于创腔30 cm。

（3）保持无菌，预防逆行感染。

（4）观察引流液的颜色、性状和量。

（5）尽早拔管，术后3 d左右行CT检查，血肿消失后可拔管。

5.用药护理 控制补液速度，按时、按量应用脱水剂及利尿剂，并注意水、电解质平衡。按时服用抗癫痫药，不能随意加量、减量、停药，防止癫痫发生。尼莫通注射时要严密观察病人血压，防止血压下降。

6.并发症护理

（1）呼吸道感染。加强呼吸道护理和口腔护理，使用呼吸机病人每天口腔护理至少6次，定期翻身叩背，保持呼吸道通畅，防止呕吐物误吸引起窒息和呼吸道感染。

（2）失用综合症。脑损伤病人因意识或肢体功能障碍，可发生关节挛缩和肌萎缩。保持病人肢体于功能位，防止足下垂。每日四肢关节被动活动及肌按摩2～3次，防止肢体挛缩。

（3）泌尿系统感染。必须导尿时，严格执行无菌操作；留置导尿过程中，加强会阴部护理，夹闭导尿管并定时放尿以训练膀胱贮尿功能，尿管留置时间3～5 d。

（4）暴露性角膜炎。眼睑闭合不全者，角膜涂眼药膏保护，或帮助病人闭上眼睑后使用纱布遮盖。

【健康教育】

1.心理指导 对有头痛、耳鸣、记忆力减退的病人，给予解释和宽慰，使其树立信心，帮助病人尽早自理生活。

2.加强营养，保持大便通畅。

3.预防外伤性癫痫 按时服用抗癫痫药，症状控制1～2年后，逐步减量后才能停药；癫痫病人不能单独外出，登高、游泳等，以防意外。

4.康复训练 协助病人制定语言、运动、记忆力等方面的训练。

5.颅骨缺损者外出时戴安全帽，术后6个月进行颅骨修补术。

6.如有头痛不适及时就诊，定期复查。

【护理质量评价标准】

1.病人心理积极乐观。

2.病人饮食知识掌握。

3.引流通畅，标识明确。

4.及时准确用药。

5.各种护理措施落实，无护理并发症及不良事件发生。

第七节 脑卒中外科护理

脑卒中（stoke）是各种原因引起的脑血管疾病急性发作，造成脑的供应动脉狭窄或闭塞及非外伤性的脑实质性出血，并出现相应临床症状及体征。包括缺血性脑卒中及出血性脑卒中，前者发病率高于后者，部分脑卒中病人需要外科治疗。

缺血性脑卒中：脑动脉闭塞后，该动脉供血区的脑组织可发生缺血性坏死，同时出现相应的神经功能障碍及意识改变。脑梗死的范围和程度与血管闭塞的部位、快慢及侧支循环能提供代偿的程度有关。

出血性脑卒中：出血多位于基底核壳部，可向内扩展至内囊部。大出血可形成血肿，压迫脑组织，造成颅内压增高甚至脑疝；血肿也可沿其周围神经纤维束扩散，导致神经功能障碍，早期清除血肿后可恢复。脑干内出血或血肿可破入相邻脑室，预后较差。

【术前护理】

1.评估病人的年龄、性别和职业。了解发病的特点和经过。

2.评估病人有无高血压、颅内动静畸形、颅内动脉瘤、动脉粥样硬化、创伤等病史。

3.评估病人的生命体征、意识状态、瞳孔、肌力及肌张力、感觉功能、深浅反射及病理反射等。

4.完善相关检查、了解脑血管造影、CT、MRI等检查的结果。

5.心理护理 了解病人及家属有无焦虑、恐惧不安等情绪，评估病人及家属对手术治疗有无思想准备，对手术治疗方法、目的和预后有无充分了解。

6.遵医嘱采取控制血压、减轻脑水肿、降低颅内压、促进脑功能恢复的措施。注意保持血压平稳，勿忽高忽低。

7.在溶栓、抗凝治疗期间，注意观察病人皮肤、黏膜、牙龈有无出血点及瘀斑，穿刺部位有无出血，观察尿、便颜色并经常留取标本送检，定期查PT＋A。

【术后护理】

1.加强生活护理

（1）饮食。鼓励病人进食，有吞咽障碍者应鼻饲流质；防止进食时误吸，导致窒息或肺部感染。面瘫病人进食时食物残留于麻痹侧口颊部，需要注意清洁。

（2）防止意外损伤。肢体无力或偏瘫者，防止坠床、跌倒或碰伤。

（3）促进沟通。对语言、视力、听力障碍者，采取不同的沟通方法，及时了解病人需求，给予满足。

（4）促进肢体功能恢复。病人卧床休息期间，定时翻身，保持肢体处于功能位，并在病情稳定后及早进行肢体被动或主动功能锻炼。

2.缓解疼痛

（1）止痛。切口疼痛多发生在术后 24 h，给予一般镇痛药物可缓解，但不可使用吗啡或哌替啶，以免抑制呼吸，影响气体交换，还有使瞳孔缩小等不良反应，影响病情观察。

（2）降低颅内压。颅内压增高所引起的头痛，多发生在术后 2～4 d 脑水肿高峰期，常为搏动性疼痛，严重时有烦躁不安、呕吐，伴意识、生命体征改变、进行性瘫痪等。

（3）腰椎穿刺。术后血性脑脊液刺激脑膜引起的头痛，应早期行腰椎穿刺引流出血性脑脊液，既可以减轻脑膜刺激症状，还可降低颅内压。

3.并发症观察和护理

（1）脑脊液漏。注意观察切口敷料及引流情况。一旦发现有脑脊液漏，及时通知医师妥善处理。病人取半卧位，抬高头部以减少漏液；为防止颅内感染，使用无菌绷带包扎头部，枕上垫无菌治疗巾并经常更换，定时观察有无浸湿，并在敷料上标记浸湿范围，以估计脑脊液漏出量。

（2）颅内压增高、脑疝。术后均有脑水肿反应，应适当控制输液量和输液速度；遵医嘱按时使用脱水剂和激素；维持水、电解质的平衡；观察生命体征、意识状态、瞳孔、肢体活动状况；监测颅内压变化，及时处理咳嗽、便秘、躁动等使颅内压升高的因素，避免诱发脑疝。

（3）颅内出血。是术后最危险的并发症，多发生在术后 24～48 h。术后应严密观察，避免病人呼吸不畅、躁动等引起颅内压增高的因素，一旦发现病人有颅内出血征象，应及时报告医师，并做好再次手术止血的准备。

（4）感染。按医嘱给予抗生素，严格无菌操作、加强营养和基础护理。

（5）中枢性高热。下丘脑、脑干及上颈髓病变和损害可使体温调节中枢功能紊乱，以高热多见，偶有体温过低。中枢性高热多出现于术后 12～48 h，体温达 40 ℃以上，常伴有意识障碍、瞳孔缩小、脉搏快速、呼吸急促等自主神经功能紊乱症状。一般物理降温效果差，需及时采用冬眠低温治疗。

（6）癫痫发作。多发生在术后 2～4 d 脑水肿高峰期，系因术后脑组织缺氧及皮层运动区受激惹所致。癫痫发作时，应及时给予抗癫痫药物控制；病人卧床休息、给氧，保证睡眠，避免情绪激动；注意保护病人，避免意外受伤，观察癫痫发作时的表现并详细记录。

【健康教育】

1.加强功能锻炼　康复锻炼应在病情稳定后早期开始，包括肢体的被动及主动运动、语言能力及记忆力。

2.教会病人自我护理方法，如翻身、起坐、穿衣、行走及上下轮椅等，尽早、最大限度恢复其生活自理及工作能力，早日回归社会。

3.避免再出血　出血性脑卒中病人避免导致再出血的诱发因素。高血压病人应特别注意气候变化，规律服药，保持情绪稳定，将血压控制在适当水平，切忌血压忽高忽低。一旦发现异常，应及时就诊。

【护理质量评价标准】

1.肢体活动能力逐渐恢复。

2.自述疼痛减轻，舒适感增强。

3.并发症得到有效预防，病情变化能被及时发现及处理。

第八节　颅内动脉瘤护理

颅内动脉瘤（intracranial aneurysm）是颅内动脉的囊性膨出，多因动脉壁局部薄弱和血流冲击而形成，极易破裂出血，是蛛网膜下隙出血最常见的原因。以 40～60 岁人群多见，在脑血管意外的发病率中，仅次于脑血栓和高血压脑出血。

【术前护理】

1.卧床休息 抬高床头 15°～30°以利于静脉回流，减少不必要的活动。保持病房安静，尽量减少外界不良因素的刺激，稳定病人情绪，保证充足睡眠，预防再次出血。

2.控制颅内压 颅内压波动可诱发再出血。

(1) 预防颅内压骤降：颅内压骤降会加大颅内血管壁内外压力差，诱发动脉瘤破裂，应维持颅内压在 100 cmH$_2$O 左右；应用脱水剂，控制输注速度，不能加压输入；行脑脊液引流者，引流速度要慢，脑室引流者，引流瓶（袋）位置不能过低。

(2) 避免颅内压增高的诱因，如便秘、咳嗽、癫痫发作等。

3.控制血压 动脉瘤破裂可因血压波动引起，应避免引发血压骤升骤降的因素。由于动脉瘤出血后多伴有动脉痉挛，如血压下降过多可能引起脑供血不足，通常使血压下降 10％即可。密切观察病情，注意血压变化，避免血压偏低造成脑缺血。

4.术前准备 除按常规准备外，介入栓塞治疗者还应双侧腹股沟区备皮。动脉瘤位于 Willis 环前部的病人，应在术前进行颈动脉压迫试验及练习，以建立侧支循环。

【术后护理】

1.体位 待病人意识清醒后抬高床头 15°～30°，以利于颅内静脉回流。避免压迫手术伤口。介入栓塞治疗术后穿刺点加压包扎，病人卧床休息 24 h，术侧髋关节制动 8～12 h。搬动病人或为其翻身时，应扶助头部，使头颈部成一直线，防止头颈部过度扭曲或震动。

2.病情观察 密切监测生命体征，其中血压的监测尤为重要。注意观察病人的意识、神经功能状态、肢体活动、伤口及引流液等变化，观察有无颅内压增高或再出血迹象。

3.一般护理

(1) 保持呼吸道通畅，给氧。

(2) 术后当日禁食，次日给予流质或半流质饮食，昏迷病人经鼻饲提供营养。

(3) 遵医嘱使用抗癫痫药物，根据术中情况适当脱水，可给予激素、扩血管药物等。

(4) 保持大便通畅，必要时给予缓泻剂。

(5) 加强皮肤护理，定时翻身，避免发生压疮。

4.并发症观察和护理

(1) 脑血管痉挛。表现为一过性神经功能障碍，如头痛、短暂的意识障碍、肢体瘫痪麻木、失语症等。早期发现及时处理，可避免脑缺血缺氧造成不可逆的神经功能障碍；使用尼莫地平可以改善微循环；给药期间观察有无胸闷、面色潮红、血压下降、心率减慢等不良反应。

(2) 脑梗死。表现为病人出现一侧肢体无力、偏瘫、失语甚至意识障碍。嘱病人绝对卧床休息，保持平卧姿势，遵医嘱给予扩血管、扩容、溶栓治疗。若术后病人处于高凝状态，常应用肝素预防脑梗死。

(3) 穿刺点局部血肿。常发生在介入手术后 6 h 内。介入栓塞治疗术后穿刺点加压包扎，病人绝对卧床休息 24 h，术侧髋关节制动 8～12 h。

【健康教育】

1.指导病人注意休息，避免情绪激动和剧烈运动。

2.合理饮食，多食蔬菜、水果，保持大便通畅。

3.遵医嘱按时、按量服用降压药物、抗癫痫药物，不可随意减药或停药。

4.注意安全，不要单独外出或锁门洗澡，以免发生意外时影响抢救。

5.动脉瘤栓塞术后，定期复查脑血管造影。

6.出现动脉瘤破裂出血表现，如头痛、呕吐、意识障碍和偏瘫时，及时诊治。

【护理质量评价标准】

1.未发生颅内高压。

2.病人能遵医嘱按时服药。

3.并发症得到有效预防，能及时发现病情变化并给予处理。

第九节　颅内肿瘤护理

颅内肿瘤（intracranial tumors）又称脑瘤，原发性颅内肿瘤发生于脑组织、脑膜、脑神经、垂体、血管及残余胚胎组织等；继发性肿瘤是身体其他部位恶性肿瘤转移到颅内的肿瘤。可发生在任何年龄，以 20～50 岁多见。

【术前护理】

1.卧床休息，抬高床头 15°～30°，以利颅内静脉回流，降低颅内压。

2.改善全身营养状况，给予营养丰富、易消化食物，对于不能进食或有呛咳者，应鼻饲流质，必要时输液补充营养。

3.避免剧烈咳嗽、用力排便，防止颅内压增高。

4.严密观察有无生命体征改变、意识状态改变、有无颅内压增高及神经功能障碍等症状。注意有无脑疝的前驱症状和癫痫发作。颅内压增高病人护理参见第三篇第二章第一节"**颅内压增高护理**"。

5.安全护理　肢体无力或偏瘫者防止跌倒或坠床；对于存在意识障碍、躁动、癫痫发作等症状者，应采取相应措施，预防意外损伤；对于语言、视觉、听觉障碍、面瘫者，采取不同的沟通方法，及时了解和满足病人需求。

6.经口鼻蝶窦入路手术的病人，术前需剃胡须、剪鼻毛。

【术后护理】

1.保持口腔清洁　经口鼻蝶窦入路手术者，术后应加强口腔护理。

2.体位　幕上开颅术后病人应卧向健侧，幕下开颅术后早期宜取去枕侧卧或侧俯卧位，避免切口受压。经口鼻蝶窦入路术后取半卧位，以利伤口引流。搬动病人时应扶持头颈部成一直线，防止过度扭曲或震动。

3.饮食　术后第 2 d 起可酌情给予流食，以后逐渐过渡到半流食、普食。颅后窝手术或听神经瘤手术后，因舌咽、迷走神经功能障碍而发生吞咽困难，饮水呛咳者，严禁经口进食，采用鼻饲供给营养，待吞咽功能恢复后逐渐练习进食。

4.并发症护理

（1）颅内出血。颅内出血是颅脑手术后最危险的并发症，多发生于术后 24～48 h，病人表现为意识清醒后又逐渐嗜睡、反应迟钝甚至昏迷。术后应密切观察，一旦发现有颅内出血征象，应及时报告医师，并做好再次手术止血的准备。

（2）颅内压增高。主要原因是周围脑组织损伤、肿瘤切除后局部血流改变、术中牵拉所致脑水肿。术后密切观察生命体征、意识、瞳孔、肢体功能和颅内的变化，遵医嘱给予甘露醇和地塞米松等，以降低颅内压。

（3）颅内积液或假性囊肿。颅内肿瘤术后，在残留的创腔内放置引流物，以引流手术残腔内的血性液体和气体，使残腔逐步闭合，减少局部积液或形成假性囊肿。护理时注意：①妥善放置引流瓶。术后早期，创腔引流瓶（袋）置于头旁枕上或枕边，高度与头部创腔保持一致，以保证创腔内一定的液体压力，避免脑组织移位。术后 48 h 内不可随意放低引流袋。②拔管。引流管放置 3～4 d，一旦血性脑脊液转清，即可拔出引流管，以免形成脑脊液漏。

（4）脑脊液漏。注意伤口、鼻、耳等处有无脑脊液漏。经鼻蝶窦入路术后多见脑脊液鼻漏，应保持鼻腔清洁，严禁堵塞鼻腔，禁止冲洗，避免剧烈咳嗽，禁止从鼻腔吸痰或插胃管。

（5）尿崩症。主要发生于鞍上手术后，如垂体腺瘤、颅咽管瘤等手术涉及下丘脑影响血管升压素分泌所致。病人出现多尿、多饮、口渴，每日尿量大于 4 000 mL，尿比重低于 1.005。遵医嘱给予神经垂体素治疗时，准确记录出入水量，根据尿量的增减和血清电解质的水平调节用药剂量。

5.康复训练 术后早期开展康复训练，可减轻病人功能障碍的程度，提高生活质量。在生命体征稳定 48 h 后，在专科医师、护士或康复师的指导下病人可逐步进行防止关节挛缩的训练、足下垂的预防、吞咽功能训练、膀胱功能训练等。

【健康教育】

1.休息与活动 适当休息，坚持锻炼（如散步、太极拳等），劳逸结合。

2.心理指导 鼓励病人保持积极、乐观的心态，积极自理个人生活。

3.合理饮食 多食高热量、高蛋白、富含纤维素、低脂肪、低胆固醇饮食，少食动物脂肪、腌制品，限制烟酒、浓茶、咖啡、辛辣刺激性食物。

4.疾病康复 加强肢体功能锻炼与看护，避免意外伤害。

（1）肢体瘫痪：保持功能位，防止足下垂，瘫痪肢体各关节被动屈伸运动，练习行走，防止肌萎缩。

（2）感觉障碍：禁用热水袋以防烫伤。

（3）癫痫：不宜单独外出、登高、游泳、驾驶车辆及高空作业，随身携带纸笔。

（4）视力障碍：注意防止烫伤、摔伤等。

（5）步态不稳：继续进行平衡功能训练，外出需有人陪同，以防摔伤。

（6）面瘫：注意口腔卫生，不要用吸管进食和饮水，以免引起呛咳、窒息。

（7）眼睑闭合不全：遵医嘱滴眼药水，外出带墨镜，夜间睡觉可用干净湿手帕覆盖或涂眼膏。

5.用药指导 遵医嘱按时、按量服药，不可突然停药、改药及增减药量，尤其是抗癫痫、抗感染、脱水剂、激素治疗，以免加重病情。

6.及时就诊 原有症状如头痛、头晕、恶心、呕吐、抽搐、不明原因持续高热、肢体乏力、麻木、视力下降等加重时应及时就医。

7.按时复诊 术后 3～6 个月门诊复查 CT 或 MRI。

【护理质量评价标准】

1.未发生颅内高压。

2.病人能遵医嘱按时服药。

3.并发症得到有效预防，能及时发现病情变化并给予处理。

第十节 烟雾病护理

烟雾病（Moyamoya）是一原发性颈内动脉末端狭窄、闭塞及脑底出现异常的小血管扩张网，所致的脑出血性或缺血性疾病。因脑底的异常血管网在脑血管造影影像上似"烟雾状"故称烟雾病。

【术前护理】

1.心理护理 护士向病人及家属讲解手术的目的、意义、操作过程、以往成功病例，使之消除顾虑，使其平静的接受治疗。

2.术前准备 术日晨备头皮、备血。

3.病情观察 观察和记录每次眩晕发作的持续时间、间隔时间和伴随症状；有无头晕、头痛或其他脑功能障碍的表现，警惕完全性缺血性脑卒中的发生。

4.执行术前医嘱 遵医嘱应用药物。

5.饮食指导 进清淡、易消化饮食，术前 6 h 禁食、禁水。

6.行 DSA 检查的病人按 DSA 护理常规进行护理。

7.安全护理 指导病人发作时卧床休息，拉起床栏，沐浴和外出应有家人陪伴，以防发生跌倒和外伤。

8.术前 2 d 训练病人在床上大小便。

【术后护理】

1.病情观察　密切监测意识瞳孔、生命体征变化等，警惕有无颅内压增高征象。

2.卧位　麻醉未清醒前平卧，头偏向一侧；麻醉清醒后，抬高床头 15°～30°，有利于颅内静脉回流，减轻脑水肿。

3.用药护理　遵医嘱静脉泵入尼莫地平，根据血压情况调节泵入速度。

4.管路护理

（1）术后妥善固定头部负压吸引管，严格无菌操作，头下垫无菌巾。

（2）保持引流通畅，避免受压扭曲脱落。

（3）适当制动头部，翻身及护理操作时避免牵拉引流管。

（4）观察引流液的量、颜色、性质。

5.饮食指导　全麻 6 h 后可进食清淡、易消化食物。

【健康教育】

1.休息活动　劳逸结合，充分休息，适量运动，不能过度劳累。

2.情绪　保持情绪稳定，避免情绪波动过大。

3.饮食　给予清淡、易消化、高纤维素、高热量、高蛋白饮食。

4.保持大便通畅，注意保暖，避免感冒。

5.出院复查　出院后 3～4 个月来医院复查头颅 CT，观察重建后的新血管网。

【护理质量评价标准】

1.术前准备充分。

2.术后体位舒适。

3.观察病情及时。

4.健康指导有效。

5.护理措施落实到位，无护理并发症及不良事件发生。

第十一节　脑室引流护理

脑室引流是抢救因脑脊液循环通路受阻所致的颅内高压危急状态，目的是引流血性脑脊液，减轻脑膜刺激症状，术后早期控制颅内压作用。适应证：急性脑积水、脑出血病人。

【术前护理】

1.给予心理护理，使之消除不良心理，配合治疗。

2.手术当日备头皮，保持头皮清洁。

3.完善相关检查，做好术前准备。

【术后护理】

1.卧位　取平卧位，脑室引流的出口应高于头部 10～15 cm，以维持正常的颅内压。适当限制病人头部活动范围，活动及翻身时避免牵拉引流管。

2.饮食　术后 1～2 d 给予高蛋白、高热量、多维生素、易消化流质饮食；昏迷及吞咽困难者，术后第 2 d 经胃管给予高蛋白、高热量、高维生素、易消化食物。

3.病情观察

（1）严密观察意识、瞳孔、生命体征的变化及注意肢体活动情况。

（2）密切观察并记录引流液的量、颜色及性质，每日引流量以不超过 500 mL 为宜，颅内感染病人引流量可适当增加，但注意补液，防止水电解质失衡。保持引流管通畅，防止引流管受压、扭曲、脱落。

4.引流管护理

（1）严格遵守无菌操作原则，及时更换敷料及引流袋（瓶）。

（2）引流时间一般为 3～4 d，不宜超过 7 d，拔管前应试夹管 24 h。观察是否无有头痛、呕吐等颅高压升高的表现；若有，立即开放引流管。

（3）拔管时应先夹闭引流管，以免管内液体逆流入脑室引起颅内感染。拔管后切口处若有脑脊液漏出，应及时告诉医生处理，保持局部敷料清洁干燥。

5.用药护理 癫痫发作可加重脑缺氧及脑水肿。遵医嘱按时、按量应用脱水剂，血压过低时禁止使用。按时服用抗癫痫药，防止癫痫发生。

6.躁动处理 颅内压增高、呼吸道不通畅、尿潴留、便秘、冷、热、饥饿等不舒适均可引起病人躁动。积极寻找并解除引起躁动的原因，避免盲目使用镇静剂或强制性约束，以免病人挣扎而使颅内压进一步增高，适当加以保护，以防意外伤害。使用防抓脱手套过程中要严密观察约束部位皮肤情况，每 2 h 松解 1 次，每次 15～30 min，严格交接班。

【健康教育】

1.加强心理支持，注意休息，保持大便通畅，避免剧烈运动。

2.给予高蛋白、高热量、多维生素、易消化饮食。

3.遵医嘱合理服用降压药，控制血压，防止再出血。

【护理质量评价标准】

1.病人家属了解手术的目的，积极配合治疗。

2.引流管固定妥当，引流通畅，无感染。

3.观察及时细致，引流量记录准确。

4.各种护理措施落实，无护理并发症及不良事件发生。

第十二节 颅内压监护护理

颅内压监护是将导管或微型压力传感器探头安置于颅腔内，导管与传感器的另一端与 ICP 监护仪连接，将 ICP 压力动态变化转为电信号，显示于示波屏或数字仪上，并用记录器连续描记出压力曲线，以便随时了解 ICP 的一种技术。

【术前护理】

1.心理护理 护士向病人及家属解释颅内压监测的目的、意义、要点、操作过程，消除病人及家属的紧张心理。

2.病情观察 密切观察病人意识、瞳孔及生命体征变化，发现异常，及时告知医生。

3.术前准备 术日晨予备头皮、备血。

4.执行术前医嘱 遵医嘱应用药物。

5.饮食指导 进食清淡、易消化饮食，术前 6 h 禁食、禁水。

【术后护理】

1.卧位 麻醉未清醒前平卧，头偏向健侧；麻醉清醒后，抬高床头 15°～30°，有利于颅内静脉回流，减轻脑水肿，保持颅内压监测的准确性。

2.病情观察 严密观察神志、瞳孔及生命体征变化，并结合 ICP 数据，进行综合、准确的判断，及时准确记录 ICP 数值，警惕脑疝的发生。

3.避免 ICP 影响因素，确保 ICP 监测的准确性。

（1）翻身、吸痰、躁动、尿潴留等均可影响 ICP 值，操作时动作必须轻柔，尽量减少刺激。

（2）躁动病人应及时查找原因，对症处理，必要时使用镇静剂，让病人平静后测量，确保 ICP 监测的准确性。

4.妥善保护监测装置的接头导线，防止扭曲、折叠或脱出。

5.呼吸道管理 保持呼吸道通畅，加强呼吸道的湿化并注意翻身拍背，注意听诊双肺呼吸音，防止肺部感染。

6. 用药护理　遵医嘱按时使用脱水剂，根据病人 ICP 适时调整脱水剂的用量及时间。

7. 饮食护理　尽早安置胃管，保证营养的供应，有利于病人肠道功能的恢复。

8. 皮肤护理　加强皮肤的护理，防止压疮的发生。

9. 心理护理　保持安静的环境，避免外界的不良刺激，保持病人情绪的稳定。

【健康教育】

1. 注意休息，避免剧烈运动。

2. 加强营养，保持大便通畅。

3. 按时服药，观察药物副作用。

4. 如有头痛不适及时就诊，定期复查。

【护理质量评价标准】

1. 病人家属了解仪器使用的目的，积极配合治疗。

2. 监测管道固定妥当、无折叠。

3. 观察及时细致，ICP 记录正确。

4. 健康指导有效。

5. 各种护理措施落实，无护理并发症及不良事件发生。

第十三节　腰大池引流管护理

【术前护理】

1. 心理护理　护士向病人及家属讲解手术的目的、意义、操作过程、以往成功病例，使之消除顾虑，使其平静的接受治疗。

2. 执行术前医嘱　遵医嘱应用药物，术前 30 min 快速静滴 20％甘露醇 125 mL 降低颅内压，以避免因脑脊液压力梯度差过大诱发脑疝形成。

3. 术前准备　病人躁动者应给予约束带保护，遵医嘱使用镇静剂，同时常规准备安定及脱水药物以便术中急用。

【术中护理】

1. 认真观察和详细记录体温、脉搏、呼吸、血压、神志及瞳孔变化。如病人出现双侧瞳孔不等大或同时缩小、对光反射迟钝或消失、意识不清、呼吸不规则等症状时，提示脑疝形成，应立即报告医生，停止操作，配合医生采取相应抢救措施。

2. 严格无菌操作　嘱病人勿乱动，对于意识障碍的患者，应固定其体位。引流时动作轻柔，放脑脊液速度要慢，防止脑内压骤降。

【术后护理】

1. 卧位　术后去枕平卧 6 h，6 h 后应平卧或侧卧位，抬高床头 15°～30°，便于脑脊液引流。

2. 饮食　给予高蛋白、高热量、多维生素、易消化流质饮食；昏迷及吞咽困难者，给予高蛋白、高热量、多维生素、易消化鼻饲饮食。

3. 病情观察　密切观察病人神志、瞳孔及生命体征的变化，注意观察引流液的量、颜色、性质，严格控制引流速度 6～8 mL/h，避免引流过快，诱发脑疝。

4. 引流管护理　引流管口必须高于腰椎管水平 3～4 cm，引流袋则低于椎管水平。观察引流管有无弯曲、受压、折叠等现象。在搬动病人或转运的途中应先关闭引流管，以免引起脑脊液逆流。对烦躁不安的病人，应给予适当的镇静或约束，以免引流管被牵拉及拔除。

【健康教育】

1. 保持床单位清洁干燥，定时翻身拍背，按摩受压部位皮肤。

2. 保持呼吸道通畅，鼓励病人咳嗽、排痰。

3. 鼓励病人多饮水，以防尿路感染。

4.指导病人合理饮食，应少量多餐，进富含维生素、纤维素、低脂、易消化软食，保持大便通畅。

5.按时服药，定期复查。

【护理质量评价标准】

1.病人家属了解手术的目的，积极配合治疗。

2.引流管固定妥当，引流通畅，无感染。

3.观察及时细致，引流液记录正确。

4.健康指导到位。

5.护理措施落实到位，无护理并发症发生。

第三章　颈部疾病病人护理

第一节　甲状腺癌手术护理

甲状腺癌（thyroid carcinoma）是最常见的甲状腺恶性肿瘤，约占全身恶性肿瘤的1%。甲状腺癌分为乳头状癌、滤泡状癌、未分化癌、髓样癌，其中乳头状癌约占成人甲状腺癌的70%和儿童甲状腺癌的全部，多见于21～40岁女性，低度恶性，预后较好。甲状腺癌初期多无明显表现，随着病程进展，肿块逐渐增大、质硬、表面高低不平、吞咽时肿块移动度减小。晚期癌肿常因压迫喉返神经、气管或食管而出现声音嘶哑、呼吸困难或吞咽困难等；若压迫颈交感神经节，可产生Horner综合征；若颈丛浅支受侵，可有耳、枕、肩等部位疼痛。手术切除是各型甲状腺癌（除未分化癌）的基本治疗方法，根据病人情况再辅以内分泌及放射外照射等疗法。

【术前护理】

1.心理护理　加强沟通，告知病人甲状腺癌的有关知识，说明手术的必要性、手术的方法、术后恢复过程及预后情况，消除其顾虑和恐惧。

2.术前适应性训练

（1）术前教病人练习头颈过伸位，每日数次，以适应术中体位变化。

（2）指导病人学会深呼吸、有效咳嗽的方法，以保持呼吸道通畅。

3.皮肤准备　必要时，剪除其耳后毛发，以便行颈淋巴结清扫术。

4.术前晚遵医嘱予以镇静安眠类药物，使其身心处于接受手术的最佳状态。

【术后护理】

1.术后取平卧位，待血压平稳或全麻清醒后取半卧位，以利于呼吸和引流。指导病人在床上变换体位、咳嗽时可用手固定颈部以减少震动。

2.切口常规放置橡皮片或橡胶管引流24～48 h，注意观察引流液的量和颜色，保持引流通畅，及时更换切口处敷料，评估并记录出血情况。

3.饮食与营养　对于术后清醒病人，可给予少量温水或凉水，若无呛咳、误咽等不适，可逐步给予便于吞咽的温凉流质饮食，以免食物过热引起手术部位血管扩张，加重切口渗血。

4.保持呼吸道通畅，注意避免引流管阻塞，导致颈部出血引流不畅形成血肿压迫气管而引起呼吸困难。鼓励和协助病人进行深呼吸和有效咳嗽，必要时进行超声雾化吸入，使痰液稀释易于排出。

5.并发症护理

（1）呼吸困难和窒息：是最危急的并发症，多发生在术后48 h内。①对于血肿压迫所致呼吸困难和窒息，需立即进行床边抢救，剪开缝线，敞开伤口，迅速除去血肿，结扎出血血管；若呼吸无改善应切开气管、给氧；②轻度喉头水肿者无需治疗；中度者应嘱其不说话，可采用皮质激素作雾化吸入，静脉滴注地塞米松 30 mg；严重者应行环甲膜穿刺或气管切开。

（2）喉返神经损伤：多数为手术直接损伤，如喉返神经被切断、扎住、挤压或牵拉等，少数为术后血肿压迫或瘢痕组织牵拉所致。①钳夹、牵拉或血肿压迫所致损伤多为暂时性，经理疗等及时处理后，一般在 3～6 个月内可逐渐恢复；②双侧喉返神经损伤科导致失声或严重呼吸困难，需立即气管切开。

（3）喉上神经损伤：多在处理甲状腺上极时损伤喉上神经内支（感觉）或外支（运动）所致。若损伤外支，可使环甲肌瘫痪，引起声带松弛、声调降低；损伤内支，则使喉部黏膜感觉丧失，病人进食特别是饮水时，丧失喉部的反射性咳嗽，易发生误咽或呛咳，一般经理疗后可自行恢复。

6.甲状旁腺功能减退　多系手术时甲状旁腺被误切、挫伤或其血液供应受累，导致甲状旁腺功能低下、血钙浓度下降、神经肌肉应激性显著提高，引起手足抽搐。

（1）预防的关键在于切除甲状腺时注意保留腺体背面的甲状旁腺。

（2）一旦发生，应适当限制肉类、乳品和蛋类等食品，因其含磷较高，影响钙的吸收。

（3）严重低血钙、手足抽搐时，立即遵医嘱予以 10％葡萄糖酸钙或氯化钙 10 mL 缓慢静脉推注，可重复使用。

【健康教育】

1.功能锻炼　卧床期间鼓励病人床上活动，促进血液循环和切口愈合。头颈部在制动一段时间后，可开始逐步练习活动，促进颈部功能恢复。颈肩部功能锻炼应至少持续至出院后 3 个月。

2.心理调适　不同病理类型的甲状腺癌预后有明显差异，指导病人调整心态，积极配合后续治疗。

3.后续治疗　指导甲状腺全切除者遵医嘱坚持服用甲状腺素制剂，预防肿瘤复发。术后遵医嘱按时行放疗等。

4.定期复诊　教会病人自行检查颈部。出院后定期复诊，检查颈部、肺部及甲状腺功能等。若发现结节、肿块及时就诊。

【护理质量评价标准】

1.焦虑、恐惧情绪缓解，情绪稳定。

2.术后能有效咳嗽，及时清除呼吸道分泌物，保持呼吸道通畅。

3.未发生并发症，防治措施恰当及时，术后恢复顺利。

4.能正确认识疾病和手术，恐惧减轻。

第二节　甲状腺功能亢进护理

甲状腺功能亢进（hyperthyroidism），简称甲亢，是由各种原因引起循环中甲状腺素异常过多而出现以全身代谢亢进为主要特征的疾病。按引起甲亢的原因，甲亢可分为三类：原发性甲亢、继发性甲亢和高功能腺瘤。甲亢的临床表现轻重不一，典型表现有甲状腺激素分泌过多综合症、甲状腺肿及突眼征三大主要症状。目前普遍采用 3 种疗法：抗甲状腺药物治疗、放射性碘治疗和手术治疗，对中度以上甲亢最常用而有效的方法是甲状腺大部切除术。

【术前护理】

1.休息　保持病房安静，指导病人减少活动，适当卧床以减少体力消耗。

2.饮食护理　给予高热量、高蛋白质和富含维生素食物，加强营养支持，保证术前营养。

3.心理护理．评估病人心理状态，给予合理解释与心理安慰，消除病人紧张、焦虑情绪，积极配合手术。

4.术前用药护理

（1）口服复方碘化钾溶液，每日 3 次，第 1 d 每次 3 滴，第 2 d 每次 4 滴，依此逐日每次增加 1

滴至每次 16 滴止，然后维持此剂量。服药 2～3 周后甲亢症状得到基本控制，表现为病人情绪稳定、睡眠好转，体重增加，脉率稳定在每分钟 90 次以下，脉压恢复正常，基础代谢率＋20％以下，便可进行手术。

（2）心率大于 90 次/min 者，口服普萘洛尔（心得安）10～20 mg，每日 3 次，心率小于 60 次/min 者，停服 1 次。

（3）测定基础代谢率，控制在正常范围。

（4）给予高热量、高维生素饮食。

（5）术前禁用阿托品，以免引起心动过速。

5.突眼护理　突眼者注意保护眼睛，常滴眼药水。外出戴墨镜或眼罩以免强光、风沙及灰尘刺激；睡前用抗生素眼膏敷眼，戴黑眼罩或以油纱布遮盖，以免角膜过度暴露后干燥受损，发生溃疡。

6.术前常规准备

（1）体位训练。让病人了解术中体位，指导病人做颈伸仰卧位的练习，以适应术中体位要求。

（2）呼吸道准备。术前 2 周戒烟，避免感冒、咳嗽，指导有效咳嗽、咳痰。

（3）物品准备。准备气管切开包、氧气、吸引器等物品。

【术后护理】

1.体位　术后取平卧位，待颈丛麻醉或全麻清醒后，生命体征平稳者取半卧位，以利呼吸和引流。

2.严密观察生命体征的变化。观察有无声音嘶哑、呛咳、呼吸困难等症状。

3.切口及引流管　术后切口接负压引流器，观察并记录切口有无肿胀、渗血和引流液的性质、量、颜色。

4.呼吸道管理　保持呼吸道通畅，注意避免引流管阻塞导致颈部积血、形成血肿压迫气管而引起呼吸不畅。遵医嘱给予雾化吸入，鼓励病人进行有效咳嗽、咳痰。

5.疼痛护理　加强疼痛评定，合理应用镇痛药，观察药物不良反应，根据疼痛护理规范对病人进行护理。

6.饮食护理　术后 6 h 如喉痛不敢吞咽时，可进冷开水或糖水，以利于颈部血管收缩，减少出血机会。术后 1 d 进温凉半流质，避免过热或刺激性食物，防止呛咳。

7.特殊用药　甲亢病人术后继续服用复方碘化钾溶液，每日 3 次，以每次 16 滴开始，逐日每次减少 1 滴，直至病情平稳。年轻病人术后常口服甲状腺素，每日 30～60 mg，连服 6～12 个月，以抑制促甲状腺激素的分泌和预防复发。

8.并发症护理　除与甲状腺癌相似并发症外，还可能出现甲状腺危象。甲状腺危象是甲亢术后严重并发症之一，与术前准备不足、甲亢症状未能很好控制及手术应激有关。表现为术后 12～36 h 出现高热（＞39 ℃）、脉快而弱（120～140 次/min）、大汗、烦躁不安、谵妄甚至昏迷，常伴有呕吐、水泻。若不及时处理，可迅速发展至虚脱、休克、昏迷甚至死亡。预防甲状腺危象的关键在于做好充分的术前准备，使病人基础代谢率降至正常范围后再手术。术后早期加强巡视和病情观察，一旦发生危象，立即通知医师予以处理。

（1）碘剂。口服复方碘化钾溶液 3～5 mL，紧急时将 10％碘化钠 5～10 mL 加入 10％葡萄糖 500 mL 中静脉滴注，以降低循环血液中甲状腺素水平。

（2）氢化可的松。每日 200～400 mg，分次静脉滴注，以拮抗应激反应。

（3）肾上腺素能阻滞剂。普萘洛尔 5 mg，加入葡萄糖溶液 100 mL 中静脉滴注，以降低周围组织对甲状腺素的反应。

（4）镇静剂。常用苯巴比妥钠 100 mg，或冬眠合剂 II 号半量肌内注射，每 6～8 h 一次。

（5）降温。用退热、冬眠药物、物理降温等综合措施，保持病人体温在 37 ℃左右。

（6）静脉输入大量葡萄糖溶液。

（7）给氧。减轻组织缺氧。

（8）心力衰竭者，加用洋地黄制剂。

【健康教育】

1.活动和休息指导　出院后避免疲劳，保证足够的休息和营养，促进机体康复。

2.用药指导　说明甲亢术后继续服药的重要性并督促执行。教会病人正确服用碘剂的方法，如将碘剂滴在饼干、面包等食物上，一并服下，以保证剂量准确，减轻胃肠道不良反应。

3.并发症治疗指导　如有声音嘶哑、音调变低者，出院后应继续行理疗、针灸，以促进恢复。

4.复诊指导　嘱咐出院病人定期至门诊复查，以了解甲状腺的功能，出现心悸、手足震颤、抽搐等情况及时就诊。

【护理质量评价标准】

1.营养需求得到满足，体重维持标准体重的（100±10）％。

2.术后能有效咳嗽，及时清除呼吸道分泌物，保持呼吸道通畅。

3.突眼得到很好防治，未出现角膜损伤或感染。

4.未发生并发症，防治措施恰当及时，术后恢复顺利。

第三节　甲状腺腺瘤手术护理

甲状腺腺瘤（thyroid adenoma）是最常见的甲状腺良性肿瘤，多见于 20～30 岁年轻人，女性较多，病理上可分为滤泡状和乳头状囊性肿瘤两种。前者多见，周围有完整的包膜；后者少见，且不易与乳头状腺癌区分。甲状腺腺瘤有诱发甲亢（约 20％）和恶变（约 10％）的可能，原则上应早期行包括腺瘤的患侧甲状腺大部分或部分（腺瘤小）切除。切除标本必须立即行冷冻切片检查，以判定有无恶变。

【护理措施】

参考第二篇第三章第二节**"甲状腺功能亢进护理"**。

【健康教育】

1.用药指导。根据医嘱按时按量服用甲状腺素片。

2.功能锻炼。练习颈部运动，防止瘢痕挛缩。

3.活动和休息指导。出院后避免疲劳，保证足够的休息和营养，促进机体康复。

4.并发症治疗指导。如有声音嘶哑、音调变低者，出院后应继续行理疗、针灸，以促进恢复。

5.复诊指导。指导病人了解甲状腺功能减退的临床表现，定期门诊随访。

【护理质量评价标准】

1.术后能有效咳嗽，及时清除呼吸道分泌物，保持呼吸道通畅。

2.未发生并发症，防治措施恰当及时，术后恢复顺利。

3.病人能了解术后口服甲状腺素片的意义。

第四章　胸心外科护理

第一节　胸外科手术一般护理

【术前护理】

1.评估　术前充分评估病人，了解病人病情及全身营养状况、自理能力等。

2.休息与心理护理

（1）保证病室安静，给病人创造良好的休息环境，手术前一晚，为保证病人睡眠，按医嘱给予用药。

（2）与病人及家属充分沟通，向病人讲解疾病相关知识及治疗方式方法，利用成功病例现身说法，消除紧张恐惧心理，告知病人术后早期活动的方法及必要性，增加其主动性。

3.检查指导　手术前，协助医生完成标本采集、相关检查及备血工作，向病人说明注意事项及配合方法。

4.饮食护理　根据病人营养状况及病情，指导合理饮食。手术病人可给予高蛋白、高维生素、清淡、易消化的均衡饮食，保持大便通畅，提高机体免疫力。必要时根据医嘱进行静脉营养支持治疗。

5.手术体位训练　告知半卧位、侧卧位、翻身的目的及方法，帮助病人进行体位练习，使病人掌握体位摆放方法和要求，术后按要求变换体位，无异常情况取半卧位。

6.用药护理　遵医嘱用药，告知相关药物的主要治疗作用、副作用及用药注意事项，如使用头孢类药物告知病人不能饮酒等。

7.呼吸道准备

（1）吸烟者立即戒烟，至少2周，减少气管分泌物，预防肺部并发症。

（2）保持呼吸道通畅，痰量超过50 mL/d的病人进行体位引流，痰多不易咳出者，可行雾化吸入、胸部体疗、振动排痰等，改善呼吸状况。必要时经鼻导管或支气管镜吸出分泌物，注意观察痰液的量、颜色、黏稠度及气味。

（3）呼吸功能训练，指导肺功能训练（走路、爬楼梯、吹气球等），提高肺活量。教会病人练习有效咳嗽、腹式呼吸、缩唇呼吸。肺功能低下者，给予氧气吸入2～3 L/min。

（4）预防及控制感染，注意口腔卫生，积极治疗口腔疾患。避免受凉感冒诱发呼吸道感染，有肺部感染者，术前按医嘱使用抗生素。

8.胃肠道准备　病人术前1 d正常饮食，避免油腻。术前禁食固体食物6～8 h，禁水2 h（中华医学会麻醉学分会，2014）。便秘病人可予灌肠协助排便，预防术后腹胀。

9.皮肤准备。术前1 d下午或晚上，清洁皮肤。若皮肤上有油脂或胶布粘贴的残迹，用松节油或75％乙醇擦净。手术区域若毛发细小，可不必去毛；若毛发影响手术操作，根据不同的手术方式，完成皮肤准备，不可剃毛，应使用脱毛膏或剪毛。手术区皮肤准备范围包括切口周围至少15 cm的区域。胸部手术备皮范围：上自锁骨上及肩上，下至脐水平，包括患侧上臂和腋下，胸背均超过中线5 cm。

10.其他　手术当日进手术室前测量体温、脉搏、呼吸、血压、体重、观察有无病情变化、更换手术衣及去除义齿、排空膀胱、女病人询问月经来潮情况等。按医嘱用药、备药。

11.备好床单位、心电监护仪、吸痰用物、呼吸囊等，等待接术后病人。

【术后护理】

1.手术交接　妥善安置病人，与手术室护士、麻醉师进行交接，了解术中情况。对病人进行坠床跌倒、压疮、管道、自理能力、疼痛等护理评估，落实护理措施，加强安全管理，防止意外发生。

2.密切观察生命体征、SpO_2、心律、神志、肺呼吸音及各引流等情况，如有异常及时通知医生，并协助处理。

3.体位与引流

（1）根据疾病的性质、全身状况和麻醉方式，选择有利于恢复及舒适的体位。全麻未醒者取去枕平卧位，头偏向一侧，以避免呕吐物、分泌物导致误吸或窒息。使用镇静药者，做好相应评估，病人神志清醒血压平稳后给予枕头并抬高床头≥30°的半卧位，以利呼吸及胸腔闭式引流。术后避免病人头低仰卧位，防膈肌上升妨碍通气。若出现休克症状，采取休克体位促进血液回流。

（2）妥善固定各种引流管，定时挤压，保持各管道引流有效、标识清晰、完好，认真观察记录引流量、颜色、性质，发现异常，及时通知医生，协助处理。胸腔闭式引流管护理参见第三篇第四章第二节**"胸腔闭式引流术护理"**。

4.**呼吸道管理** 术后持续吸氧，根据 SpO_2 调整氧流量，通常为 $2\sim4\ L/min$，必要时给予面罩吸氧 $4\sim6\ L/min$，维持 $SpO_2\geqslant95\%$。麻醉清醒后即鼓励协助病人有效咳嗽、咳痰，及时清除呼吸道分泌物，痰液黏稠者给予雾化吸入、胸部体疗、振动排痰等措施促进痰液排出。带气管插管/切开、予呼吸机辅助呼吸者，按需吸痰，做好相应的护理，保持呼吸道通畅。

5.**疼痛护理** 准确评估病人的疼痛情况，给予心理疏导，分散病人注意力，安置舒适体位，指导正确的咳嗽方式（两手按压手术侧胸壁，以减轻疼痛），有镇痛泵者做好护理，遵医嘱使用镇痛药并评价疗效。

6.**并发症观察及护理**

（1）缺氧最常见的原因为舌后坠、喉头水肿造成的机械性通气困难。注意观察病人的 SpO_2、呼吸频率、幅度及节律以判断有无气促、发绀等缺氧征象。若有异常，及时告知医生处理。对于打鼾者应额外关注，必要时遵医嘱安放口咽通气道以保证正常通气。还应注意胸带是否捆绑过紧，影响病人的正常呼吸。

（2）给予持续心电、血压、SpO_2 等监测，密切观察生命体征、心率、心律、神志、各引流等变化，及时记录，观察有无大出血、心律失常发生。

（3）清醒患者询问病人主观感受（胸闷、疼痛等），鼓励有效咳痰、床上活动，预防肺不张、肺部感染、下肢静脉血栓等并发症。

（4）术后根据病情安排输液顺序，调整输液速度，必要时使用输液泵控制速度，避免急性心力衰竭及肺水肿的发生。

7.**饮食营养** 术后需关注病人的出入量，维持液体平衡。非食管手术病人意识恢复且无恶心、呕吐现象，即可少量饮水。肠蠕动恢复后可开始进食清淡流食、半流食。若病人进食后无任何不适，可改为普食。术后宜为高蛋白、高热量、富含维生素、易消化饮食，以保证营养，提高机体的抵抗力，促进伤口愈合。术后鼓励病人多饮水，防止气道干燥，利于痰液稀释，便于咳出，每日饮水量在 $2\,500\sim3\,000\ mL$（水肿、心力衰竭者除外）。

【健康教育】

1.**康复与自我护理指导** 术后清醒病人可协助进行肩部、躯干及四肢的轻度活动，每 4 h 1 次。术后第 1 日即可进行主动活动，应注意劳逸结合、量力而行，不活动或活动过量均对康复不利。

（1）肩关节锻炼方法包括手术侧手臂上举、外展、爬墙及肩关节向前、向后旋转，拉绳运动等，预防肩下垂。

（2）床上下肢活动可根据自身情况在咳痰间歇期进行，包括双下肢轮流屈伸、抬高，脚部做踝泵运动，模拟空中蹬自行车，膝盖弯曲，双足蹬床使臀部提高，保持几秒钟。

（3）病情平稳能耐受情况者鼓励病人早期离床活动，按"下床三部曲"进行：①摇高床头至 $60°$，协助病人坐起，床体高度以双腿下垂、足部接触地面为宜；②协助病人双腿下垂，坐于有胸管一侧的床边，直至适应此状态，无头晕症状；③护士及家属分立于病人左右，协助病人床边站立，无头晕症状时可行原地踏步。术后第 1 日协助病人按"下床三部曲"完成下床或在床旁站立移步。妥善处理管道，观察病情变化，如有头晕、气促、心悸、大汗等不适，立即停止活动。术后第 2 日起，可扶持病人围绕病床走行 $3\sim5\ min$，活动范围应以床旁 $1\sim2$ 步为宜，以后可根据病人的情况逐渐增加活动量。术后 3 d 内，胸引管未拔除期间，病人不宜去卫生间大小便。

2.**用药指导** 遵医嘱准确用药并合理安排输液顺序。根据病情控制滴速，告知相关药物的主要治疗作用、副作用及用药注意事项，如使用喹诺酮类药物观察有无恶心、呕吐等不适。

3.**出院指导**

（1）保持休养环境的安静、舒适，每日 2 次开窗通风至少半小时，以保持空气清新。

（2）根据天气变化增减衣服，不要在空气污浊的场所停留，避免吸入二手烟，尽量避免感冒。

（3）饮食方面，非食管手术的病人，正常饮食即可，饮食宜清淡、新鲜、富营养、易消化，不吃或少吃辛辣刺激食物，禁烟、酒。

（4）保持适当活动，每日坚持进行低强度的有氧锻炼，如散步、打太极等，多做深呼吸运动，锻炼心肺功能，半年内不得从事重体力活动。

（5）术后伤口周围可能出现的疼痛或麻木属于正常反应，随时间推移，症状会逐渐减轻或消失，不影响活动。

（6）注意保持乐观开朗的心态，充分调动身体内部的抗病机制。

4.复诊指导　对需进行放疗、化疗的病人，指导其坚持完成疗程，如果无需进一步放化疗，出院后 3 个月或按医嘱门诊复查。如有不适，应随时就诊。

【护理质量评价标准】

1.病人了解肺功能训练、有效咳嗽、腹式呼吸的方法。

2.保持口腔清洁，吸烟者戒烟，术后咳痰有效，各引流通畅。

3.护士掌握围手术期的健康教育及相关并发症的处理方法。

4.及时发现异常情况，积极处理，无护理并发症发生。

5.病人知晓避免呼吸道感染的重要性。

第二节　胸腔闭式引流护理

【目的】

排出胸腔内积气、积血和积液，重建和保持胸腔内负压，预防纵隔移位，促进患侧肺复张，消除死腔，预防肺部感染。

【胸腔引流管插管部位取决于引流目的】

1.引流气体　常放置在患侧锁骨中线第 2 肋间。

2.引流液体　常放置在患侧腋中线或腋后线第 6～8 肋间。

3.引流脓液　应放在脓腔最低处。

【护理措施】

1.引流管的固定　胸腔闭式引流管通常连接单胸瓶装置，应保证引流装置的密封性，引流管接水封瓶长管没入水中 2～3 cm，并始终保持直立位，水封瓶液面应低于引流管胸腔出口平面 60～100 cm，放在床下固定位置，防止碰倒、踢翻或打碎。病人带管下床时引流瓶位置低于膝关节。外露引流管妥善固定，留出翻身的长度，注意勿过长下垂成角影响液体排出。保持标识清晰、完好。

2.保持引流通畅　术后初期每 30～60 min 向水封瓶方向挤压引流管 1 次，促进引流，防止凝结的血块堵塞管道。常用挤压方法有 3 种。

（1）一只手在引流管近胸腔端阻断引流，同时另一只手握紧引流管向胸瓶方向缓慢运动并挤压。

（2）双手握住引流管，挤压距胸腔出口插管处 10～15 cm，挤压时双手前后相接，后面的手捏闭引流管，前面的手快速挤压引流管，使管路内气体反复冲击引流管口。

（3）近年推荐的做法是只在管道内出现血块阻塞时才挤压，并且只在阻塞部位局部挤压，保证产生最小的负压。这样可避免挤压引流管时，管内产生强大的负压，有可能引起胸膜组织损伤，增加病人的痛苦。

3.引流液的观察　观察水封瓶长管内的水柱是否随呼吸波动，正常水柱上下波动 4～6 cm。若引流管水柱停止波动，有以下 2 种情况：引流管阻塞，失去引流作用；引流侧肺复张良好，无残腔。正常情况下，术后第 1 个 2 h 内胸腔引流量为 100～300 mL，第 1 个 8 h 内引流量多为血性液体，第 1 个 24 h 内引流量约 500 mL，色淡红，质稀薄。若引流液达到 200 mL/h 且呈血性，连续 3 h，应高度警惕胸腔内活动性出血，需立即通知医生，密切观察病情变化。若胸腔引流量达到 500 mL/h，或行胸腔积液常规检查示血红蛋白＞50 g/L 为需行紧急开胸止血术的指征。若 24 h 胸腔引流量超过 1 000 mL，血色不深或呈乳白色，常为术中损伤胸导管所致乳糜胸。若术后引流液 24 h 总量小于 100 mL 且颜色逐渐变淡，无气体逸出，检查示肺复张良好即可拔管。如有较多气体逸出考虑有新的损失，应及时协助医生处理。拔管时协助病人取平卧位或半坐卧位，嘱其深吸气，然后屏气拔管。拔管后观察病人有无胸闷、呼吸困难、切口漏气、渗液、出血、皮下气肿等症状。

4.引流管夹闭护理　密切观察呼吸、气管位置，如发现气管明显向健侧偏移，应立即报告医生，听诊肺呼吸音，在排除肺不张后，开放引流管，缓慢放液，嘱病人勿剧烈咳嗽，一般放 500 mL 气体或液体后夹管 5～10 min，如此反复，如一次过快、过量地放出胸腔内气体和液体，病人可出现胸痛、胸闷、呼吸困难、心动过速甚至低血压、休克。如引流管水柱波动过大、漏气严重时，应将引流管半夹闭。

5.并发症观察及预防　密切观察有无皮下气肿、张力性气胸、胸腔内感染、纵隔摆动发生，一旦发生，协助医生处理。

6.体位、疼痛、呼吸道护理　同第三篇第四章第一节**"胸外科手术一般护理"**。

【健康教育】

1.康复与自我护理指导

（1）置管后如病情允许，即可下床活动，循序渐进，以不感劳累为宜，手提水封瓶置于膝盖以下部位，注意保持密封性，外出检查或入厕、更换引流瓶时，需用两把无齿血管钳夹闭引流管，防止液体回流入胸腔、气体进入。但需注意，如气胸病人检查时不能夹管，否则影响检查结果。

（2）术侧上肢活动同手术病人。

（3）告知病人及家属引流管脱落的应急处理：如管道从引流口脱落，立即用手捏紧引流口处皮肤；如从管道连接处脱落，立即用手反折胸引管，防止气体进入，同时呼叫医务人员给予处理。

（4）如有漏气严重、胸闷等不适，应卧床休息，吸氧。

2.用药、出院指导　同第三篇第四章第一节**"胸外科手术一般护理"**。

【护理质量评价标准】

1.引流装置呈封闭状态、引流通畅。

2.病人知晓引流的目的、管路放置位置、带管活动的方法。

3.病人及家属知晓胸引管脱落的应急处理。

4.及时发现异常情况，积极处理，无护理并发症发生。

5.病人知晓液气胸的症状。

第三节　胸腔镜手术护理

1990 年，Lewis 开创了电视辅助胸腔镜外科；1992 年，我国引入该技术，发展出全胸腔镜下胸外科技术；2011 年，Gonzalez 成功实施单孔胸腔镜肺叶切除术。与传统开胸手术相比，胸腔镜手术能维持胸廓的稳定性，对循环系统影响较小，高血压和心律失常的发生率低，更有利于早期心肺功能的恢复。肿瘤学临床实践指南（中国版）2007 年第 1 版将胸腔镜下肺叶切除术列为早期非小细胞肺癌根治术手术方式之一。目前，我国胸腔镜手术技术逐渐成熟，已成功应用达·芬奇机器人手术系统实施肺叶切除手术。胸腔镜手术将成为 21 世纪心胸微创外科发展的主要方向。

【适应症与禁忌症】

1.适应症　适用于胸腔内胸膜、肺、纵隔等器官和组织的诊断与治疗。

（1）胸膜病变：胸膜活检、胸膜黏连的分离。

（2）肺大疱切除或套扎。

（3）胸交感神经切断术、迷走神经干切断术。

（4）外周肺结节的楔形切除。

（5）纵隔疾病：纵隔肿瘤或囊肿的切除与引流、纵隔淋巴结活检。

（6）肺气肿减容手术。

（7）自发性或外伤性血气胸。

（8）肺的良性恶性肿瘤：肺段叶切除、全肺切除、肺癌根治术。

2.禁忌症

（1）患侧胸部手术史，或者胸膜感染史，胸膜肥厚黏连严重，胸腔镜不能进入者。

（2）严重的心肺功能不全，全心衰竭、心功能Ⅲ级以上，休克经输血未能缓解者，不能耐受单肺通气者。

（3）严重急性心肌梗死、室性心律失常、缩窄性心包炎。

（4）凝血功能障碍者。

（5）年龄＜6个月，体重＜8 kg。

（6）气管、支气管严重畸形，无法行双腔气管插管或单侧支气管插管者。

（7）弥漫性胸膜间皮瘤，手术无法彻底切除者。

（8）肿瘤侵及胸壁。

（9）肿瘤巨大、广泛性转移。

（10）中心型肺癌。

（11）直径大于5 cm的T2期肺癌。

【术前护理】

1.心理护理　向病人解释胸腔镜手术的特点、手术室环境、麻醉方式、手术体位、术后治疗与护理等，解除病人顾虑，降低其术前焦虑情绪。

2.术前准备　指导病人进行呼吸功能锻炼和术后上肢功能锻炼，同时练习适应术中体位（患侧上肢上抬侧卧位）及床上大小便。

【术后护理】

1.一般护理

（1）体位与活动：麻醉清醒前去枕平卧；麻醉清醒后如生命体征平稳可取半卧位，根据情况早期下床活动。

（2）饮食：非胃肠道手术术后麻醉清醒4～6 h，如果病人肛门排气，无恶心、呕吐等胃肠道症状，可逐渐恢复饮食。

（3）吸氧：氧气吸入2～4 L/min。

2.病情观察　监测生命体征，观察伤口、引流管情况，注意是否有并发症发生。

3.疼痛护理　评估病人的疼痛程度，遵医嘱给予镇痛药物，并指导其采取非药物镇痛的方法，如深呼吸、放松训练和音乐疗法。

4.呼吸道护理　加强呼吸功能锻炼，可采取雾化吸入、叩背、振动排痰、保护伤口法、手食指按压胸骨上窝处气管，刺激咳痰（张海英等，2009）。

5.伤口护理　根据渗液、渗血等异常情况，按无菌原则更换伤口敷料。

6.胸腔闭式引流管护理　严格无菌，妥善固定，保持通畅，注意观察，及时处理意外事件，加强拔管后护理。

7.并发症护理　观察是否出现出血、肺部感染、肺不张、心律失常等并发症，一旦发生，及时协助医生处理。

【健康教育】

参见第三篇第四章第一节"**胸外科手术一般护理**"。

【护理质量评价标准】

参见第三篇第四章第一节"**胸外科手术一般护理**"。

第四节　胸部损伤护理

胸部损伤平时或战时均可发生。因胸部暴露面积较大，常因来自外界的打击如车祸、挤压伤、摔伤、锐器伤等导致损伤，如肋骨骨折、肺挫伤、血气胸等，大约占全身创伤的1/4，危害程度大，一且造成胸腔内重要脏器损伤将危及生命。其中气胸是指任何原因使胸膜破损，空气进入胸膜腔，称为气胸。此时胸腔内压力升高，甚至负压变成正压，使肺脏压缩，静脉回心血流受阻，产生不同程度的肺、心功能障碍。气胸分闭合性、开放性、张力性气胸3类。临床表现为胸闷、呼吸困难、发绀、气管及心脏向健侧移位、伤侧呼吸音弱等，张力性气胸常有休克、重度呼吸困难、发绀、颈部皮下及纵隔气肿明显。

【一般护理】

1.监测生命体征，血压平稳后取半卧位，注意是否合并其他脏器损伤，如有损伤应立即抢救。

2.给予氧气吸入 3～5 L/min。

3.保持呼吸道通畅

(1) 协助病人有效咳嗽、咳痰，痰液黏稠不易咳出行雾化吸入，必要时吸痰。

(2) 严重呼吸道分泌物阻塞或呼吸功能衰竭者行气管插管或气管切开，呼吸机辅助呼吸。

(3) 疼痛剧烈者，遵医嘱给予镇痛药，评估效果。

4.心理护理　与病人及家属充分沟通、向病人讲解疾病相关知识及治疗方式方法，利用成功病例现身说法，消除紧张恐惧心理。

5.有血气胸者，嘱患者禁食、禁水，做好胸外科手术术前准备。

【病情观察】

1.注意损伤情况，首先了解是单根肋骨骨折、多根多处肋骨骨折（连枷胸）还是开放性骨折，有无肺及胸膜损伤、休克等症状。

(1) 单根肋骨骨折可用宽胶布、胸带或肋骨板固定。

(2) 多根多处肋骨骨折伴反常呼吸（多根多处肋骨骨折将使局部胸壁失去完整肋骨支撑而软化，可出现反常呼吸运动，即吸气时软化区胸壁内陷，呼气时外突，称连枷胸。若软化区范围较大，可引起呼吸时双侧胸腔内压力不均衡，使纵隔摆动，影响换气和静脉回流，导致缺氧和二氧化碳潴留，严重者可发生呼吸和循环衰竭)，应协助医生采取紧急措施给予急救，如用厚棉垫加压包扎患侧，以减轻或消除胸壁的反常呼吸运动，促进患侧肺复张。

(3) 闭合性气胸，少量可自行吸收，较多者可行胸腔闭式引流术或胸腔穿刺。

(4) 开发性气胸立即封闭伤口，使之成为闭合性气胸，然后行胸腔闭式引流。

(5) 张力性气胸立即在第二肋间锁骨中线处抽气或放置胸引管，术后 24～48 h 仍有大量气体可考虑开胸探查。

(6) 血胸立即吸氧，行胸腔闭式引流，如进行性血胸需剖胸探查。护理参见第三篇第四章第二节**"胸腔闭式引流护理"**。

(7) 需行肋骨内固定手术者，护理参见第三篇第四章第五节**"肋骨内固定手术护理"**。

2.观察病人生命体征变化，注意神志、胸部、腹部体征及肢体活动情况，警惕有无复合伤。

3.体位　清醒后半卧位，鼓励患者咳嗽，促使肺复张。

4.观察出血倾向，保持胸腔引流管通畅（参见第三篇第四章第二节**"胸腔闭式引流护理"**）。

5.饮食　清醒后进流食，翌日普食，应食用易消化、高蛋白质、高营养、富含维生素及纤维素的食物。

6.给予适量镇痛剂，保证患者休息。

7.并发症观察与护理

(1) ARDS。①密切监测病人的呼吸频率、幅度、SpO_2、胸部起伏对称情况；②发现呼吸浅快，SpO_2 持续下降立即报告医生，配合抢救；③给予双通道氧气吸入，保持呼吸道通畅；必要时给予气管切开，呼吸机辅助呼吸，遵医嘱监测血气分析。

(2) 肺不张。①确定引起肺不张的原因，给予针对性处理；②观察病人呼吸的频率、节律、深浅度、性质、听诊肺呼吸音是否减弱、及时协助行胸部 X 线检查；③术前戒烟，预防感冒，行走路、爬楼梯等肺功能锻炼，教会有效咳嗽及腹式呼吸；④术后给予病人翻身拍背，清醒后即鼓励有效咳痰、床上活动，按需吸痰，保持呼吸道通畅；⑤保持胸腔引流管引流通畅；⑥呼吸治疗，术后第 1 d 晨始给予雾化吸入、拍背咳痰，指导患者练习深呼吸，鼓励病人吹气球，每日 3～4 次，每次以能耐受为宜。

（3）循环功能障碍。①监测病人生命体征、尿量、神志、末梢循环等变化；②迅速建立静脉通路，维持水、电解质及酸碱平衡；③记录每小时及 24 h 胸腔引流量，如引流液≥200 mL/h，并持续 3 h 以上，说明有活动性出血，应通知医生及时处理，做好紧急开胸探查手术准备；④遵医嘱给予止血药物。

【用药护理】

按照医嘱用药并合理安排输液顺序，给予病人用药解释说明，如复方骨肽注射液应介绍用于治疗骨质增生、骨折，不良反应为偶有发热、皮疹等过敏反应。

【健康教育】

1.康复指导 术后清醒病人即指导床上活动（伸腿屈膝、上肢的上举动作），能耐受情况下可逐渐练习床边站立、床边活动，勿扭动上半身，待骨折完全愈合后，可视情况逐步增加活动量，3 个月内勿从事重体力劳动。

2.用药指导 遵医嘱按时服药，服药时徐徐咽下，防止剧烈呛咳呕吐，影响伤口愈合。

3.合理饮食 食用清淡且富含营养的食物，多食水果、蔬菜，保持大便通畅；忌食辛辣、生冷、甜黏油腻食物，以防助湿生痰，适当饮水。

4.避免感冒，定期复查，如有胸闷、憋气等不适，随时就诊。

【护理质量评价标准】

1.病人能维持正常的呼吸功能，呼吸平稳。

2.病人疼痛得到缓解或控制，自述疼痛减轻。

3.病人病情变化能够被及时发现和处理。

第五节 肋骨骨折护理

肋骨骨折（rib fracture）是指暴力直接或间接作用于肋骨，使肋骨的完整性和连续性中断。第 4～7 肋骨长而薄，最易折断。若发生骨折，应警惕腹内脏器和膈肌损伤。

【非手术治疗/术前护理】

1.参见第三篇第四章第一节"**胸心外科手术一般护理**"术前护理。

2.维持有效气体交换

（1）现场急救：对于严重肋骨骨折，尤其是胸壁软化范围大、出现反常呼吸且危及生命的连枷胸病人，应协助医师采取紧急措施给予急救。

（2）保持呼吸道通畅：及时清理呼吸道分泌物，鼓励病人咳出分泌物和血性痰；对气管插管或切开、应用呼吸机辅助呼吸者，应加强呼吸道护理，主要包括湿化气道、吸痰及保持管道通畅等。

3.减轻疼痛

（1）妥善固定胸部。

（2）遵医嘱镇痛。

（3）病人咳嗽、咳痰时，协助或指导其用双手按压患侧胸壁，以减轻疼痛。

4.病情观察

（1）密切观察生命体征、神志、胸腹部活动及呼吸等情况，若有异常，及时报告医师并协助处理。

（2）观察病人有无皮下气肿，记录气肿范围，若气肿迅速蔓延，应立即告知医师。

5.术前护理 做好血型及交叉配血试验、术区备皮等术前准备。

6.嘱病人卧床休息，减少翻身、转身动作。

【术后护理】

1.密切观察生命体征、胸部活动及神志等情况，及时发现有无呼吸困难或反常呼吸，发现异常应及时通知医生并协助处理。

2.防治感染 监测体温变化，若体温超过38.5 ℃且持续不退，应通知医生及时处理。协助并鼓励病人有效咳痰，以减少呼吸系统并发症。及时更换创面敷料，保持敷料清洁、干燥和引流管通畅。

3.饮食护理 术后6 h病人无恶心、呕吐等不适，给予半流饮食，次日给予高蛋白、高维生素、清淡、易消化饮食。禁烟、酒、辛辣刺激性食物。

【健康教育】

1.康复指导 术后清醒病人即指导床上活动（伸腿屈膝、上肢的上举动作），能耐受情况下可逐渐练习床边站立、床边活动，勿扭动上半身，待骨折完全愈合后，可视情况逐步增加活动量，3个月内勿从事重体力劳动。

2.用药指导 遵医嘱按时服药，服药时徐徐咽下，防止剧烈呛咳呕吐，影响伤口愈合。

3.合理饮食 食用清淡且富含营养的食物，多食水果、蔬菜，保持大便通畅；忌食辛辣、生冷、甜黏油腻食物，适当饮水。

4.避免感冒，定期复查，如有胸闷、憋气等不适，随时就诊。

【护理质量评价标准】

1.病人能维持正常的呼吸功能，呼吸平稳。

2.病人疼痛得到缓解或控制，自述疼痛减轻。

3.病人病情变化能够被及时发现和处理。

第六节 肺癌手术护理

肺癌（lung cancer）又称支气管肺癌（bron‐chopulmonary carcinoma），起源于支气管黏膜上皮，病因尚未明确，但认为与以下因素有关：大气污染、吸烟、职业性因素、肺部慢性疾病。肺癌分为非小细胞肺癌（鳞癌、腺癌、大细胞癌等）和小细胞肺癌。发病年龄大多在40岁以上，以男性多见，发病率和死亡率居男性恶性肿瘤第1位。

【术前护理】

1.参见第三篇第四章第一节**"胸外科手术一般护理"**术前护理。

2.减轻焦虑 避免情绪激动，影响呼吸循环功能。主动关心、体贴病人，减轻病人焦虑恐惧心理，帮助病人增强信心，动员家属给予病人心理及经济支持。

【术后护理】

1.参见第三篇第四章第一节**"胸外科手术一般护理"**术后护理。

2.体位 术后第1日起，肺叶切除术或肺楔形切除术者，避免手术侧卧位，采用坐位、半坐卧位或不完全健侧卧位，以促进患侧肺组织扩张。一侧肺叶切除术者，取健侧卧位。全肺切除术者，取1/4侧卧位，预防纵隔移位导致呼吸循环功能障碍。血胸或支气管胸膜瘘者，取患侧卧位。

3.全肺切除术后胸腔引流管护理 全肺切除者的胸引管一般呈夹闭状态，以保证术后患侧胸壁有一定的渗液，减轻或纠正纵隔移位。随时观察病人气管是否正中，有无呼吸或循环功能障碍。若气管明显向健侧移位，应立即听诊呼吸音，在排除肺不张后可酌情放出适量的气体或液体，但每次放液量不超过100 mL，速度宜慢，避免快速放液引起纵隔突然移位，导致心脏骤停。

4.输液管理 严格掌握输液的速度和量，避免发生急性心力衰竭及肺水肿。全肺切除术后病人应控制钠盐摄入量，输液滴速控制在20~30滴/min为宜，24 h补液量控制在2 000 mL，输血量不宜超过丢失的血量。必要时使用输液泵控制输液速度。

5.并发症观察与护理

（1）支气管胸膜瘘。①多发生在术后1~2周，术后控制胸腔液体位于支气管残端以下，并加强并存疾病的治疗；②术后注意观察病人的咳嗽咳痰情况、引流液的性质和量，以及是否有气体溢出。观察病人的体温变化，如出现剧烈咳嗽，咳大量脓痰，引流管内大量气泡和脓液流出，应警惕支气管胸膜瘘的发生；③X线摄片检查见患侧液气胸，经胸内残腔注入美蓝后病人咳出蓝色痰液，即确诊为支气管胸膜瘘；予患侧卧位，积极抗感染治疗；经再次开胸行瘘修补，术后取半卧位休息，尽量避免用力咳嗽，以腹式呼吸为主，鼓励进食高营养食物等。

（2）肺部感染、呼吸衰竭。①术前严格戒烟、控制感染、解除支气管痉挛、加强呼吸功能锻炼包括深呼吸及腹式呼吸锻炼，并行肺功能及血气检查。②监测动脉血气、心电图、SpO$_2$等，必要时延迟拔管，预防性施行机械通气以减少呼吸肌做功，对于短期内不能脱离呼吸机者或出现呼吸衰竭者，应及早气管切开，正确使用机械通气。③全肺切除术后鼓励病人早期床上活动，麻醉清醒即采用1/4侧卧位，鼓励病人拔除引流管24 h后离床活动。④对于术后呼吸道分泌物滞留、咳痰无力、鼻导管吸痰、呼吸次数＞30次/min的病人要尽早气管切开和辅助呼吸，切忌在通气代偿失调时才行气管切开而延误抢救时机；全肺切除后，因其支气管残端缝合处在隆突下方，吸痰管插入长度不宜超过气管的1/2；支气管袖式切除术后，支气管上皮纤毛功能暂时丧失以及气管或支气管吻合口反应性充血、水肿易造成呼吸道分泌物潴留，如病人不能自行咳痰，尽早行纤支镜下吸痰。⑤鼓励病人多做深呼吸运动和吹气球，以使膈肌力量逐渐加强，改善死腔通气，防止肺泡萎陷，有效清除气道分泌物，保障有效通气及预防肺部感染。⑥对发生呼吸衰竭者立即吸氧，急性呼吸衰竭给予纯氧，但时间不宜过长。同时行机械通气；对上机者观察生命体征，每日1～2次行血气分析，以便及时调整各参数；防止和控制感染，维持水、电解质平衡。

【健康教育】

1. 早诊断，40岁以上人群应定期进行胸部X线普查，尤其是反复呼吸道感染、久咳不愈或咳血痰者，应提高警惕，作进一步的检查。

2. 使病人了解吸烟的危害，戒烟。

3. 指导病人出院回家数周内，坚持进行腹式深呼吸和有效咳嗽，以促进肺膨胀。

4. 保持良好的口腔卫生，如有口腔疾病应及时治疗。

5. 对需进行放射治疗和化学治疗的病人，指导其坚持完成放射治疗和化学治疗的疗程。

6. 若出现伤口疼痛、剧烈咳嗽及咯血等症状或有进行性倦怠情形，应立即就诊。

7. 保持良好的营养状况，注意每日保持充分休息与活动。

【护理质量评价标准】

1. 呼吸功能改善，无气促、发绀等缺氧征象。

2. 营养状况改善。

3. 焦虑减轻。

4. 未发生并发症，或并发症得到及时发现和处理。

第七节 食管癌手术护理

食管癌（esophageal carcinoma）是常见的消化道肿瘤，是指从下咽到食管胃接合部间所发生的肿瘤，其发病主要原因是：长期进食亚硝胺含量较高的食物，生物因素（如真菌），缺乏微量元素，嗜好烟酒、过烫、过硬饮食等慢性刺激，遗传易感因素。临床上以胸中段食管癌较多见，次为下段，上段最少。大多为鳞癌，以淋巴转移为主。男性发病率多于女性。我国以河南省林县的发病率最高。

【术前护理】

1. 参见第三篇第四章第一节"胸外科手术一般护理"术前护理。

2. 饮食护理 根据病人营养状况、病情及进食情况，指导合理饮食。能进食病人给予高蛋白、高维生素、少纤维的流质或半流质饮食；不能进食者可行肠内肠外营养支持，补充营养，纠正水、电解质失衡。

3.术前检查指导　消化道造影、胃镜等检查的意义及配合要求。

4.胃肠道准备

（1）术前 3 d 改流质饮食，术前禁食 12 h、禁饮 8 h。

（2）对于有食管炎症和梗阻者，术前 1 周遵医嘱口服抗生素。

（3）对于进食后有滞留或反流者，术前 1 日晚遵医嘱予以生理盐水 100 mL 加抗生素经鼻胃管冲洗食管及胃，减轻局部感染和水肿，利于术后吻合口的愈合。

（4）特殊肠道准备。结肠代食管手术者术前 3～5 d 遵医嘱口服抗生素；术前 2 d 进食无渣流质，术前晚行清洁灌肠或给予聚乙二醇电解质等溶液口服灌洗后禁饮禁食。

5.加强心理护理，减轻焦虑。主动关心、体贴病人，减轻病人焦虑恐惧心理，帮助病人增强信心，动员家属给予病人心理及经济支持。

【术后护理】

1.参见第三篇第四章第一节"**胸外科手术一般护理**"的术后护理。

2.对于痰液不能咳出者，可采用食指按压胸骨上窝处气管刺激咳嗽，但对于颈胸腹三切口者禁用此法（张海英等，2009），以免吻合口压力增大，造成吻合口瘘。

3.胃肠道护理

（1）胃肠减压护理。①术后妥善固定胃管，防止脱出，确保负压吸引状态。严密观察引流液的量、性状及颜色并准确记录，术后初期，胃液呈暗红或咖啡色，以后逐渐转为正常，如有鲜红色胃液，应立即停止吸引，警惕吻合口出血。②定时挤压冲洗胃管，手术当日及次日每 2～4 h 可用生理盐水冲洗胃管 1 次，每次注入量不超过 20 mL，并吸出；术后第 2 d，每日冲洗 2～4 次，避免管腔堵塞。若冲洗液注入胃管顺利，回抽不畅，疑为胃管前端侧孔紧贴胃壁所致，需告知医生调整胃管。若冲洗液注入困难，疑为血凝块堵塞胃管或胃管打折，需及时告知医生处理。③胃管脱出后严密观察病情，不可盲目再插入。

（2）结肠代食管术后护理。①保持置于结肠袢内的减压管通畅；②注意观察腹部体征，了解有无发生吻合口瘘、腹腔内出血或感染等，发现异常及时通知医生；③若从胃肠减压管内吸出大量血性液或呕出大量咖啡样液伴全身中毒症状，应考虑代食管的结肠袢坏死，需立即通知医生并配合抢救；④结肠代食管后，因结肠逆蠕动，病人常嗅到粪便气味，需向病人解释原因，并指导其注意口腔卫生。一般此情况于半年后可逐步缓解。

（3）胃造瘘术后护理。①观察造瘘管周围有无渗液或胃液漏出。由于胃液对皮肤刺激性较大，应及时更换渗湿的敷料，并在瘘口周围涂氧化锌软膏或置凡士林纱布保护皮肤，防止发生皮炎；②妥善固定用于鼻饲的暂时性或永久性胃造瘘管，防止脱出或阻塞。

4.饮食护理

（1）术后禁食期间不可下咽唾液，持续胃肠减压期间给予静脉营养支持。

（2）停止胃肠减压 24 h 后，若无呼吸困难、胸内剧痛、患侧呼吸音减弱及高热等吻合口瘘的症状时，可开始进食。先试饮少量水，术后 5～6 d 进全清流质，每 2 h 给 100 mL，每日 6 次。术后 3 周病人若无特殊不适，可进高蛋白、低脂、多维生素的稀、软普食，但仍应注意少食多餐、细嚼慢咽，防止进食量过多、速度过快，避免进食生冷硬食物（包括质硬的药片和带骨刺的肉类、花生、豆类等），以防后期吻合口瘘。进食后 2 h 内取半卧位，避免平卧，以防返流，睡眠时将床头抬高。如进食后有梗阻、胸闷、呕吐、呼吸困难等情况立即暂停进食。

（3）肠内营养护理。病人取半卧位，以防反流、误吸。在每次输注肠内营养液前及期间，每隔 4 h 抽吸并评估胃内残留量，若残留量大于 100～150 mL，应暂停输注，必要时加用胃动力药，以防胃潴留引起反流而致误吸。若病人突然出现呛咳、呼吸急促或咳出类似营养液的痰，应疑有胃管移位并致误吸的可能，应鼓励和刺激病人咳嗽，利于排出吸入物和分泌物，必要时经气管镜清除误吸物。

5.并发症观察与护理

（1）吻合口瘘。①密切监测病人有无全身中毒症状、白细胞计数是否升高，应积极抗休克治疗；

②胸腔引流液性状是否改变：呈浑浊样、量多，同时予甲基蓝试验呈阳性；③加强饮食护理，指导病人及家属正确的进食顺序和方法，给予合适的进食体位，嘱病人在禁食期间不可下咽唾液；④术后3～4 d持续胃肠减压，保持胃管通畅，妥善固定，按需抽吸，胃液较多时可接引流袋开放引流，及时抽出胃液及胃内积气；⑤讲解留置胃管、营养管的重要性，不可自行拔出胃管营养管，如胃管营养管不慎脱出，不可盲目重插；⑥加强抗感染治疗及肠外营养支持，补充足够的营养和热量；⑦必要时完善术前准备再次手术。

（2）乳糜胸。①术后密切观察胸腔闭式引流液的性状，严格记录出入量，如引流量多，由清亮转浑浊，则提示有乳糜胸，应及时报告医生，明确诊断，及时处理。②确保引流管的通畅及有效引流，避免引流管扭曲、打折、受压及脱落，尤其是药物灌注后初期；絮状物多可引起堵塞管腔，需半小时挤捏引流管1次。③密切观察引流情况，记录引流液的颜色、性质和量，每日更换引流瓶，更换引流瓶和倾倒引流液时，注意无菌操作，防止胸腔感染。④必要时开胸行胸导管结扎术。

【健康教育】

1.改变不良的生活习惯，避免接触引起癌变的因素，加大防癌宣传教育。

2.饮食方面　根据不同术式，向病人讲解术后进食时间，指导选择合理的饮食及注意事项，预防并发症的发生。

3.疾病预防　避免接触引起癌变的因素，饮食避免过烫、过硬等。

4.活动与休息　保证充足睡眠，劳逸结合，逐渐增加活动量。术后早期不宜下蹲大小便，以免引起体位性低血压或发生意外。

5.加强自我观察　若术后3～4周再次出现吞咽困难，可能为吻合口狭窄，应及时就诊。

6.定期复查，坚持后续治疗。

【护理质量评价标准】

1.病人营养状况改善，体重增加、水电解质维持平衡。

2.焦虑减轻或缓解，睡眠充足，能配合治疗和护理。

3.无并发症发生或发生后得到及时处理。

第八节　纵隔肿瘤手术护理

纵隔位于两肺之间，以胸骨和胸椎为其前后界。纵隔可分为前、中、后纵隔。内有许多重要器官，如大血管、气管、主支气管、心包、食管、胸腺及大量脂肪、神经和淋巴管等组织，因先天发育过程异常或后天性囊肿或肿瘤形成，就成为纵隔肿瘤。纵隔肿瘤来源繁多，有原发的、有转移的。原发肿瘤中以良性多见，但也有一部分为恶性纵隔肿瘤，发病率以神经源性肿瘤占第1位，其次为畸胎瘤、胸腺肿瘤和甲状原肿瘤，各种囊性肿瘤最少见。良性肿瘤早期无明显症状，恶性肿瘤可表现为消瘦、贫血、胸闷、疼痛、恶液质等。胸腺瘤常并发重症肌无力。

【术前护理】

1.参见第三篇第四章第一节"**胸外科手术一般护理**"的术前护理。

2.观察肿瘤有无对周围器官组织产生压迫症状，如压迫上腔静脉出现上腔静脉综合征，压迫喉返神经出现声音嘶哑，压迫气管、支气管造成干咳、气短，甚至肺不张、肺部感染等。

3.对于胸腺瘤合并肌无力症状的病人，应注意评估其肌无力症状的程度和表现形式，对于有呼吸困难者，除给予吸氧外，床旁应备好气管切开包及抢救物品。

【术后护理】

1.保持呼吸道通畅，及时清除呼吸道分泌物，充分给氧，预防肺部感染。重症肌无力病人行胸腺切除术后，应给予呼吸机辅助呼吸或备气管切开包及呼吸机。

2.纵隔引流管护理　参见第三篇第四章第二节"**胸腔闭式引流护理**"。

3.肌无力危象观察与护理　对于合并肌无力者，应了解其肌无力的程度，严格记录其抗胆碱酯酶药物的剂量和用法，严密观察其有无呼吸或吞咽功能衰竭等药物不足引发的肌无力危象症状，或有无药物过量而造成胆碱能危象的表现，如腹泻、多汗、瞳孔缩小、手握力、吞咽情况等。必要时床旁备好气管切开包和呼吸机。尽量避免应用一切加重神经－肌肉传导障碍的药物，如地西泮、吗啡、利多卡因及某些抗生素等。

【健康教育】

参见第三篇第四章第一节**"胸外科手术一般护理"**。

【护理质量评价标准】

1.参见第三篇第四章第一节**"胸外科手术一般护理"**。

2.病人知晓肌无力的症状。

第九节 胸腔镜下肺大泡手术护理

胸腔镜手术是 20 世纪 90 年代兴起的现代微创胸心外科手术。它主要运用现代的影像技术，机械性的手术器械、电子和超声技术以及生物工程技术，使手术创伤大大减少，只需要在胸壁上做 3～4 个 1～2 cm 的微小切口，就能完成一些以往需要传统开胸（切口 25～30 cm）才能完成的诊断或治疗性手术。胸腔镜辅助胸部小切口（伤口 10～15 cm）手术，使胸部外科手术更规范和完善。

肺大泡指大泡性肺气肿，是一种局限性肺气肿，是因肺泡高度膨胀，泡内压力增高，肺泡间隔因泡内压力增加而破裂，形成巨大的含气囊腔，临床上称之为肺大泡。有单发的也有多发的。肺大泡可多年无症状，巨大肺大泡可使病人感到胸闷、气短。肺大泡突然增大破裂，可产生自发性气胸，而引起严重呼吸困难，也可出现类似心绞痛的胸痛。肺大泡病人常合并有慢性支气管炎、支气管哮喘、肺气肿，临床症状也主要由这些疾病引起。自发性气胸是肺大疱最常见的并发症，其次是感染和自发性血气胸。

【术前护理】

1.参见第三篇第四章第一节**"胸外科手术一般护理"**的术前护理。

2.加强心理护理，向病人解释肺大泡发病的原因及疾病相关知识，减轻病人紧张焦虑心理。

3.绝对卧床休息，解释床上进食、大小便的重要性，避免受凉、感冒及增加腹压的活动如咳嗽、打喷嚏、大声谈笑、用力排便等。

4.观察病人生命体征及呼吸变化，如发现病人出现突发胸痛、喘憋、咳嗽、呼吸困难，体格检查发现有胸部叩诊呈鼓音、听诊呼吸音减弱或消失，应警惕肺大泡破裂导致自发性气胸的发生，应及时汇报医生，积极协助处理。少数病人可突然出现自发性血胸，表现为头晕、心悸、面色惨白等失血症状，胸片检查可见胸腔积液，应及时协助医生给予紧急手术。

【术后护理】

1.做好胸腔引流护理 参见第三篇第四章第二节**"胸腔闭式引流护理"**。

2.并发症观察与护理

（1）切口感染。保持切口敷料完整、清洁、干燥并及时搞好，同时观察切口有无红、肿、热、痛等炎症保护。

（2）肺部感染和胸腔内感染。监测体温变化，注意痰液性状、气味，引流液的颜色、性状、气味，如病人出现畏寒、高热或咳脓痰等感染征象，及时通知医生协助处理。

【健康教育】

1.参见第三篇第四章第一节**"胸外科手术一般护理"**健康教育。

2.向病人及家属讲解疾病相关知识，了解肺大泡的相关知识、并发症以及紧急处理的方法。

3.肺大泡手术后 2～3 个月避免剧烈运动，如打球、跑步、抬举重物等。

4.积极治疗原发病，预防自发性气胸及血气胸的发生。

5.指导病人如若出现胸闷、突发气急、胸痛可能为气胸复发，及时就诊。

【护理质量评价标准】

1.呼吸功能恢复正常，无气促、呼吸困难或发绀等。

2.疼痛减轻或消失。

3.并发症得到有效预防或控制。

第十节　CT引导下肺穿刺术护理

CT引导下肺穿刺活检是一项安全的诊断手段，弥补了纤支镜活检和B超引导下肺穿刺活检的不足，提高了肺占位的诊断率。

【穿刺前护理】

参见第三篇第四章第一节"**胸外科手术一般护理**"的术前护理，不需禁食、水。

【穿刺后护理】

1.体位　生命体征平稳后取半卧位，改善病人胸闷、呼吸困难的症状，同时促进肺复张。

2.密切观察生命体征变化、痰液颜色，注意敷料的情况。病人出现胸闷、气短、呼吸困难等气胸表现或血压下降、脉搏细弱、面色苍白等出血征象时，应立即向医生报告及时处理。

3.呼吸道、疼痛护理　参见第三篇第四章第一节"**胸外科手术一般护理**"。

4.饮食营养　穿刺后即可进食高蛋白、高维生素、清淡、易消化饮食，禁烟、酒、辛辣刺激性食物。

5.并发症观察与护理　气胸是该操作最常见的并发症，注意观察病人有无胸闷、气促、呼吸困难、皮下气肿等情况，给予氧气吸入。

6.穿刺后嘱卧床休息24 h，可适当床上活动，如翻身、坐起。次日如无特殊，即可下床活动。

【健康教育】

1.避免受凉，预防感冒，鼓励病人戒烟，预防肺部感染。

2.加强锻炼，逐步增加活动量。

3.给予高蛋白、高纤维、易消化食物。

4.定期复查。

【护理质量评价标准】

1.呼吸功能改善，无气促、发绀等缺氧征象。

2.未发生并发症，或并发症得到及时发现和处理。

第十一节　肺癌射频消融术护理

射频消融（RFA）是利用无线电波产生的热量直接破坏癌组织蛋白，杀死癌细胞。治疗对周围正常组织损伤较小，不良反应少，见效快，疗效肯定，操作简单。将射频治疗用于肺癌尤其是周围型肺癌，既能原位灭活癌瘤，又能保护正常肺组织，提高免疫功能，具有特殊的治疗优势，为心肺功能差、不能耐受手术的周围型肺癌者提供了一种新的治疗方法。

【术前护理】

参见第三篇第四章第一节"**胸外科手术一般护理**"的术前护理，不需禁食、水。

【术后护理】

1.体位　术后平卧6 h，适当床上活动，病情稳定后鼓励下床活动，促进血液循环，防止静脉血栓。

2.给予心电监护及吸氧，观察生命体征及血氧情况。术后2～5 d多数出现发热（一般在38～39 ℃），告知病人是术后肿瘤病灶炎症、坏死吸收有关，鼓励病人多饮水，体温低于38 ℃可不做处理。如果持续体温不退超过38 ℃，给予物理降温或药物降温。

3.观察病人呼吸频率有无明显增快、胸闷气促等异常，及时发现局限性气胸的发生。

4.观察咳嗽、咳痰情况，有无痰中带血，避免剧烈咳嗽，以减少气胸的发生。观察穿刺部位有无渗血、血肿。

5.呼吸道、疼痛护理　参见第三篇第四章第一节"**胸外科手术一般护理**"。

6.合理均衡饮食，给予高蛋白、高热量、高维生素、易消化食物。

7.并发症观察与护理　主要包括发热、咳嗽、咳血痰、气胸、血胸、胸痛等。

【健康教育】

参见第三篇第四章第六节"**肺癌手术护理**"。

【护理质量评价标准】

参见第三篇第四章第六节"**肺癌手术护理**"。

第十二节　体外循环心内直视手术护理

体外循环（extracorporeal circulation or cardiopulmonary，CPB）是指将回心的上、下腔静脉血和右心房静脉血引出体外，经人工心肺机进行氧合并排出二氧化碳，经过调节温度和过滤后，再由人工心泵输回体内动脉继续血液循环的生命支持技术。

【术前护理】

1.了解患者健康情况，如生命体征、心肺功能，协助做好术前检查。

2.宣教

（1）鼓励患者，做好心理准备，消除恐惧、忧虑。

（2）说明手术的必要性、拟行手术、麻醉方法、手术过程、手术切口；讲述各种管道的作用，如中心静脉插管、动脉插管、气管插管、呼吸机、监测仪器、胸管、心包纵隔引流管、尿管、输液管道，讲述术后并发症及预防方法，以取得患者的合作。

（3）讲解呼吸治疗对肺部复张的重要性与方法（深呼吸、有效咳痰）。

（4）指导患者保持口腔卫生，戒烟、酒。

（5）讲述术后早期活动的必要性，指导患者进行床上活动。

3.饮食　进低盐、低脂、高蛋白、丰富维生素饮食，增强机体对手术的耐受力。进食较少者，必要时进行静脉高营养治疗。低蛋白血症和贫血者，遵医嘱给予白蛋白、新鲜血输入。

4.避免剧烈活动，预防血栓脱落或缺氧导致心梗发生。

5.改善心功能　紫绀型心脏病病人，术前 3 d 给予氧气吸入 2～3 L/min，每日 2 次，每次 30 min，以改善缺氧状态。

6.根据病情、血钾指标给予静脉输注极化液（心肌保养液）：10％ GS 500 mL＋15％ KCl 10 mL＋RI 1∶4（或 1∶5）静脉滴注 qd，5～7 d，以利于细胞内补钾、细胞内糖原合成，为心肌提供能量。

7.术前 5 d 停用肠溶阿司匹林或华法林类药物；术前 3 d 停用洋地黄类药物，因该药减慢心率、抑制房室传导系统，影响术后心脏复跳，易发生房室传导阻滞。

8.术前 1 d 准备　皮肤准备、肠道准备（酚酞 2 片口服）、配血、药物过敏试验、测量身高、体重。手术前晚根据患者需要，服用镇静药。

9.术日晨准备　遵医嘱决定术日晨是否服用口服药；注射术前用药；将患者病历、X 线胸片、手术带药交手术室工作人员。

10.术日病室监护物品药品准备

（1）呼吸机常用指标。辅助方式：同步间歇指令通气（SIMV）＋压力支持（PS）；潮气量（VT）：10～15 mL/kg；吸入氧气浓度（FiO_2）：35％～55％；呼吸频率（R）：10 次/min；PS 0.977～14.7 kPa；呼气末正压通气（PEEP）0.196～0.391 kPa。

（2）监护仪准备。心电监护（ECG）、二氧化碳监测（CO_2）、动脉测压（A－line）、中心静脉压监测（CVP）、心搏出量监测（CO）、主动脉球囊反搏（IABP）。

（3）药品准备。10% GS 500 mL＋15% KCl 10 mL＋VitC 2 g，0.9% NS 500 mL＋肝素钠6 250 U冲洗动脉。利多卡因、多巴胺、多巴酚丁胺、硝普钠、合心爽、硝酸甘油、速尿、微量泵（充电）。

11.教会患者进行简单手语沟通。

【术后护理】

1.**体位**　行气管插管病人及辅助通气者，头颈保持直位，防止气管插管扭曲影响通气，床头抬高30°。病人清醒拔出气管插管者，给予半卧位。病情平稳后鼓励病人早期离床活动，及时记录病人神志清醒的时间及活动时间。

2.**桡动脉血压、CVP监测**　应注意严格执行无菌操作，防止感染。测压前调整零点。测压、调零点、取血等操作过程中应防止空气进入导致气栓。定时观察动脉穿刺部位有无出血、肿胀，导管有无脱落，以及远端皮肤颜色和温度。每30 min记录1次动脉压。

3.**病情观察**

（1）循环系统观察。维持血压120/80 mmHg、心率80～100次/min。术后48～72 h连续监测患者的心率、心律、动脉压和心房压。末梢毛细血管充盈时间长、局部发绀、皮温低于正常提示组织灌注不良。术后注意保暖，出现寒颤、四肢末梢循环差者，可给予使用升温毯主动加温复温，使用热水袋复温时水温不超过37 ℃，防止烫伤。当体温升高超过38 ℃时给予物理降温，可使用冰袋或酒精擦拭，注意末梢循环及局部皮肤保护。

（2）呼吸系统观察。体外循环心内直视术后，一般需用呼吸机辅助呼吸24～48 h。①气管插管监护。注意插管的深度、听诊双肺呼吸音，避免因插管过深导致单侧肺通气；协助拍床旁胸片，判断气管插管的位置；观察胸廓运动，及时发现因肺不张、气胸、大量胸腔积液及因左心衰竭引起的肺淤血、肺水肿等造成的呼吸功能减退；存在自主呼吸患者，观察自主呼吸情况，包括呼吸频率、呼吸幅度，防止发生呼吸窘迫；生命体征平稳可每小时左右翻身、叩背，深部气管吸痰；拔除气管插管后，帮助咳嗽、排痰，每2 h一次。雾化吸入，3次/d，每次20 min，以促使肺复张。②吸痰。两人操作，一人管理呼吸机、观察患者，一人吸痰。吸痰前纯氧吸入2 min至SO_2＞98%。脱机后用酒精消毒管道接头。吸痰时严格无菌操作，带一次性手套，关闭负压进气道，将吸痰管插入一定深度后放开负压，旋转上提，吸痰时间15～20 s，每次更换吸痰管。吸痰后纯氧吸入至SO_2＞98%，将氧浓度调回原位。

（3）消化系统观察。遵医嘱留置胃管，定时抽吸，防止腹胀影响呼吸。观察胃液颜色、量以及肠蠕动情况，发现异常及时通知医生。保持大便通畅，必要时给予缓泻剂，防止发生心律紊乱。

（4）神经系统观察。术后患者可并发脑血栓、气栓及脑血肿，也可因脑缺氧引起意识障碍，观察意识状态、有无嗜睡、意识模糊、表情淡漠、兴奋躁动、多语、错觉等症状。瞳孔大小及是否对称、对光反射是否灵敏，球结膜有无水肿、充血、肌张力是否减退或增强。

（5）泌尿系统观察。术后1～2 d，测量每小时尿量、观察尿的颜色，心血管功能和肾功能稳定后方可拔除尿管。每小时尿量可直接反映肾功能和间接反映心脏功能，通常每小时40 mL以上，尿色清、尿比重正常提示心肾功能正常。

（6）体温检测。体温对心血管功能影响最大，应持续监测。因术中降温，术后第1～2 h患者体温较低，应注意保暖，以减少热能继续丢失，避免术后出现寒颤而增加患者的氧耗。体外循环复温过程，患者体温会逐渐上升，体温高可使心率加快，增加心肌耗氧量。体温＞38 ℃时，给予物理降温，如冰袋、酒精擦浴。

（7）术后出血检测。术后出血是心脏手术后常见的并发症，术后密切观察每小时出血量、出血总量、出血形式、血流动力学情况。每隔15～30 min挤压心包、纵隔、胸腔引流管，保持通畅。每小时引流量＜100 mL为正常。出血的性状也非常重要，如出血颜色鲜红、温度高，常提示有活动性脉出血。

（8）维持水、电解质平衡。心脏手术后应补足失血量，维持正常的渗透压。先胶体后晶体，以维持血容量。术后几日内，严格控制液体入量，避免增加前负荷，并发肺水肿。输液速度要根据中心静脉压或肺毛细血管嵌压（8～15 mmHg）、尿量的多少而增减。术后 24 h 内每 4 h 查肾功能，以后每日 1～2 次。要特别重视血钾的含量，维持血钾在 3.5～5.5 mmol/L。低血钾可引起心律失常，当血钾＜3.5 mmol/L 时，快速补钾，见尿补钾（室性心律失常，每分钟连续出现 3 个以上室性期前收缩，利多卡因 50 mg 静脉注射，可连续 2 次，1∶1 利多卡因静脉滴注或利多卡因 2 支微量泵泵入）。血钾＞7 mmol/L 可使心脏骤停，血钾＞5 mmol/L 时应停止补钾，血钾＞6 mmol/L 时给予高渗葡萄糖＋胰岛素（5∶1）、利尿。当尿量正常时，每 500 mL 液体＋15％ KCl 10 mL 静脉滴注，以维持正常的血钾含量。升压药物使用注射泵泵入，药物配制采用标准化输液：公斤体重×3 加 NS 至 50 mL＝μg/公斤体重（kg）/min＝微泵 mL/h，例如，患者 50 kg，多巴胺 50×3＝150 mg 加 NS 至 50 mL。

4. 心包纵隔引流管护理 观察伤口有无渗血，心包、纵隔引流液的量及性质，是否在单位时间内突然增多或减少。如连续 2 h 多于 4 mL/kg，要及时报告医生，考虑二次开胸。

5. 并发症观察与护理

(1) 急性心脏压塞。表现为静脉压升高，心音遥远、心搏微弱，脉压小、动脉压降低的 Beck 三联症。主要护理措施包括：①做好引流管护理；②监测 CVP，使其维持在 5～12 cmH$_2$O；③严密观察病情，若病人出现颈静脉怒张、Beck 三联症、CVP≥25 cmH$_2$O、引流量由多突然减少、挤压引流管有血凝块流出等症状时，应警惕心脏压塞的发生，及时通知医生处理。

(2) 肾功能不全。观察有无少尿、无尿、高血钾、尿素氮和血清肌酐升高等，密切监测肾功能。主要护理措施包括：①术后留置导尿管，每小时测尿量，每 4 h 测尿 pH 和比重；②保持尿量在 1 mL/（kg·h），观察尿色变化，有无血红蛋白尿。若发生血红蛋白尿，应给予高渗利尿或 5％碳酸氢钠碱化尿液；③若确诊为急性肾衰竭，应协助做透析治疗。

(3) 感染。若体温上升至 38 ℃以上，且持续不退，伤口局部隆起、触痛明显并溢出白色分泌物即为感染发生。应观察体温变化，严格遵守无菌原则，保持病人口腔及皮肤卫生。病人病情平稳后，及时撤除各种管道，合理使用抗生素，加强营养支持。鼓励协助有效排痰，予雾化吸入、叩背排痰等，保持呼吸道通畅，预防肺部并发症。注意无菌操作，严格限制探视。

(4) 脑功能障碍。常见有清醒延迟、昏迷、躁动、癫痫发作、偏瘫、失语等症状。应严密观察病人的意识、瞳孔、肢体活动情况。病人若出现头痛、呕吐、躁动、嗜睡等异常表现及神经系统的阳性体征时，应及时通知医生并协助处理。

6. 严格掌握经静脉输入的液体量，并准确记录每小时出入量。密切观察水、电解质及酸碱代谢情况。

7. 饮食护理 鼓励病人早期进食，术后拔出气管插管后 4～6 h 病人无呕吐，给予清淡、易消化的流质或半流质饮食，逐渐给予普食，对危重不能进食者，应给予鼻饲。

8. 基础护理

(1) 加强病人皮肤护理，特别是幼儿或是体温体外循环术后病人，防止皮肤破损及压疮。

(2) 口腔护理，保持口腔清洁，儿童防止发生鹅口疮。

【健康教育】

1. 根据心功能恢复情况指导病人逐步增加活动量，术后 3 个月内避免劳累，以防心力衰竭发生。

2. 合理饮食，食用高蛋白、高维生素、低脂肪的均衡饮食，少食多餐，避免过量增加心脏负担。

3. 注意保暖，避免到公共场所，预防上呼吸道感染。

4. 用药指导 严格遵医嘱服用强心、利尿、补钾药物，不可以随意增减药物剂量。教会病人或病人家属观察用药后反应及疾病康复情况，如尿量、脉搏、体温、血压、皮肤颜色、术后切口等情况。

5. 定期复查，不适随诊。如病人有烦躁、心率过快、呼吸困难等症状，可能发生心力衰竭，及时就诊。

6. 出院指导

（1）保证舒适安静的修养环境，保持适当的温度、湿度，室内经常通风换气，并根据气候及时增减衣服，预防感冒。

（2）保持心情愉快，避免情绪过于激动。

（3）注意饮食搭配，肥胖患者应控制体重，减少总热量摄入；高血脂患者应以低脂饮食为主；高血压患者应坚持低盐饮食。

（4）根据医嘱正确服药，定时、定量，并注意自我观察是否有药物副作用；服用抗凝剂注意有无皮下出血或便血并定期复查凝血酶原时间及活动度；服用控制心率药物应自测心率，如有减慢应减量或停药，随身携带急救药物如硝酸甘油类药物。

（5）术后需要较长一段恢复时间，应注意劳逸结合，逐渐恢复工作不宜像正常人一样从事体力劳动或剧烈的体育锻炼。

（6）出院后每半月复查 1 次，以后根据病情减为 1～2 个月复查 1 次，如有不适及时就近就诊，以免耽误治疗抢救。

【护理质量评价标准】

1. 焦虑、恐惧减轻或消失。

2. 营养状况得到改善。

3. 心功能改善，维持有效循环。

4. 恢复正常的气体交换功能。

5. 并发症得到有效预防或发生后得到及时处理。

第十三节　房、室间隔缺损修补手术护理

房间隔缺损（atrial septal defect，ASD）是在胚胎期左、右心房之间的间隔先天性发育不全导致的左右心房之间形成异常通路，是常见的小儿先天性心脏病，占我国先天性心脏病发病率的 5％～10％，分为中央、上腔、下腔、混合型。室间隔缺损（ventricular septal defect，VSD）是胚胎期室间隔发育不全导致的左右心室之间形成异常交通，在心室水平产生左向右的血液分流。室间隔缺损可单独存在，也可与复杂先天性心脏病合并发生，在所有先天性心脏病中发病率最高，占我国先天性心脏病发病率的 20％～30％，分为膜周部、动脉干下-漏斗部型及肌部型。这两种都是最常见的先天性心脏病。

【术前护理】

1. 参见第三篇第四章第十二节**"体外循环心内直视手术护理"**的术前护理。

2. 术前充分给氧，予间断或持续吸氧，提高肺内氧分压，增加肺的弥散功能，纠正缺氧。

3. 肺动脉收缩压≥8 kPa 的病人，术前遵医嘱应用扩血管药物泵入，以降低肺动脉压力。

4. 维护心功能

（1）减少病人活动量，保证充分休息，避免幼儿哭闹。密切观察有无心力衰竭、感冒或肺部感染等症状。

（2）心功能不全者，按医嘱给予强心、利尿用药调整心功能，必要时给予心电监护。

【术后护理】

1. 参见第三篇第四章第十二节**"体外循环心内直视手术护理"**的术后护理。

2. 并发症观察与护理

（1）急性左心衰。观察有无呼吸困难、咳嗽、咳痰、咯血等急性肺水肿症状。应持续监测心功能，术后早期控制静脉输入晶体液量，以 1 mL/（kg·h）为宜；监测 CVP，保持左房压不高于CVP；记录 24 h 出入量；若病人出现左心衰要绝对卧床休息、给氧、限制钠盐摄入；遵医嘱给予强心、利尿，观察药物的疗效和副作用，特别是洋地黄毒性反应。

（2）心律失常。持续心电监护，密切观察病人心律、心率的变化；如出现心律失常，及时通知医

生，遵医嘱使用抗心律失常药物；在用药期间严密观察心律、心率、血压、意识变化，观察药物的疗效和副作用；安置心脏起搏器者按护理常规维护好起搏器的功能。

3.用药护理　严格无菌操作，应用血管活性药物时，严格遵医嘱配制药物，剂量精准，用微量注射泵控制输注速度，根据相关指标随机调整输注速度。

【健康教育】

参见第三篇第四章第十二节**"体外循环心内直视手术护理"**。

【护理质量评价标准】

参见第三篇第四章第十二节**"体外循环心内直视手术护理"**。

第十四节　法洛四联症手术护理

法洛四联症（tetralogy of Fallot，TOF）是右室漏斗部或圆锥动脉干发育不全引起的一种心脏畸形，主要包括 4 种畸形，即肺动脉狭窄、室间隔缺损、主动脉骑跨和右心室肥厚，是一种最常见的发绀型心脏病，占所有先天性心脏病的 12%～14%。它的严重程度主要取决于肺动脉狭窄的程度。

【术前护理】

1.参见第三篇第四章第十二节**"体外循环心内直视手术护理"**的术前护理。

2.充分休息，减少急性缺氧性昏厥的发作。

3.纠正缺氧　吸氧，氧流量 4～6 L/min，每日 2～3 次，每次 20～30 min。改善微循环，纠正组织严重缺氧，必要时遵医嘱输注改善微循环的药物。嘱病人多饮水，以防止脱水导致血液黏稠度增加，诱发缺氧发作。

【术后护理】

1.参见第三篇第四章第十二节**"体外循环心内直视手术护理"**的术后护理。

2.并发症观察与护理

（1）灌注肺。是四联症矫治术后的一种严重并发症，表现为急性进行性呼吸困难、发绀、血痰和难以纠正的低氧血症。主要护理措施包括：①用呼吸末正压通气方式辅助通气。②密切监测呼吸机各参数，特别注意气道压变化。③促进有效气体交换：及时清理呼吸道分泌物，注意观察痰液的颜色、性质、量以及唇色、甲床颜色、SpO_2、心率、血压等，拔除气管插管后，延长吸氧时间 3～5 d，并结合肺部体疗协助病人拍背排痰。④严格限制入量。

（2）低心排血量综合征。表现为低血压、心率快、少尿、多汗、末梢循环差、四肢湿冷等。主要护理措施包括：①密切观察病人生命体征、外周循环及尿量等情况；②遵医嘱应用强心、利尿药物，并注意保暖。

3.用药护理　严格无菌操作，应用血管活性药物时，遵医嘱配制药物，剂量精准，用注射泵控制输液速度。注意药物不良反应，如常用药物多巴胺，应注意其不良反应为胸痛、呼吸困难、心悸、心律失常、全身软弱无力感等。

【健康教育】

参见第三篇第四章第十二节**"体外循环心内直视手术护理"**。

【护理质量评价标准】

参见第三篇第四章第十二节**"体外循环心内直视手术护理"**。

第十五节　心脏瓣膜置换手术护理

心脏瓣膜病是指心脏瓣膜存在着结构上或功能上的异常或者二者兼而有之，致病因素分为先天性和后天性两种。最常见的原因是风湿热所致的风湿性瓣膜病。风湿性瓣膜病最常累及二尖瓣，其次为主动脉瓣，三尖瓣、肺动脉瓣则较少累。风湿性病变可单独累及 1 个瓣膜区，也可同时累及几个瓣膜区，以二尖瓣合并主动脉瓣病变较多见。

【术前护理】

1.参见第三篇第四章第十二节"**体外循环心内直视手术护理**"的术前护理。

2.改善循环功能，纠正心衰。注意观察心率和血压变化。吸氧，改善缺氧状况；限制病人活动量，注意休息，避免情绪激动。观察有无左心衰的症状。限制液体入量，遵医嘱给予强心、利尿、补钾药物治疗。

3.积极治疗感染灶，防止术后感染心内膜炎的发生。

【术后护理】

1.参见第三篇第四章第十二节"**体外循环心内直视手术护理**"的术后护理。

2.并发症观察与护理

（1）心功能不全。严重时会发生低心排综合征。严密观察心率、血压的变化，以及各项血流动力学监测的指标，遵医嘱给予正性肌力药及血管扩张剂，维护心功能，准确记录出入量。术后 24 h 出入量基本应是呈负平衡。

（2）心律失常。常见的心律失常有室性早搏、室性心动过速、心房颤动、室上性心动过速及窦性心动过缓等。密切注意心率的变化。

（3）电解质紊乱。为了预防术后低钾造成的室性心律失常，换瓣病人的血清钾应维持在 4.5～5.0 mmol/L。临床上常采用 15‰～30‰ 的钾或钾镁泵（10% KCl 40 mL＋MgSO$_4$ 10 mL 配制液）输入，一定要选择中心静脉使用输液泵匀速补钾（1 h 补钾不超过 20 mmol），要及时复查血钾结果，同时也要关注钙、镁水平。

（4）出血。①密切观察引流液的量及性质，必要时进行 ACT 监测，如果 ACT 值大于生理值，遵医嘱给予鱼精蛋白中和肝素。如果 ACT 值接近生理值，胸腔引流液连续 3 h＞200 mL/h，心包纵隔引流连续 2 h＞4 mL/kg，要及时报告医生，考虑二次开胸。②在服用华法林期间，密切观察病人有无牙龈出血、鼻出血、血尿等出血征象，重者可出现脑出血，出现异常及时通知医生处理。

（5）瓣周漏。当所替换的瓣膜又出现新的收缩期或舒张期杂音，血流动力学不稳定或病人突发急性肺水肿、心衰进行性加重等，应该警惕瓣周漏，可做床旁超声心动图进一步确诊，以便尽快进行二次手术治疗。

（6）瓣膜失灵。主要表现为一过性或持续性的意识突然丧失或晕厥、发绀、呼吸困难等，同时听诊无心脏开瓣声，应立即叩击心前区并监听瓣音，尽快床旁超声确诊。如心脏骤停，应立即实施心肺复苏，同时准备紧急再次手术。

（7）动脉栓塞。是抗凝不足的表现。根据瓣膜替换的种类进行抗凝治疗，定时监测凝血酶原时间及活动度，国际标准比值（INR）。警惕病人有无突发晕厥、偏瘫或下肢厥冷、疼痛、皮肤苍白等血栓形成肢体栓塞的现象。

3.用药护理（抗凝治疗护理）　机械瓣置换术后病人，必须终生不间断抗凝治疗，置换生物瓣的病人需抗凝 3～6 个月。行瓣膜置换术者，术后 24～48 h 即给予华法林抗凝治疗。

（1）术后应用抗凝治疗，次日晨测凝血酶原时间及活动度。

（2）口服华法林应定时、定量、剂量准确。

（3）观察抗凝药物有无过量及不足的征象。

（4）抗凝治疗效果以凝血酶原时间活动度国际标准比值（INR）保持在 2.0～2.5 为宜。

【健康教育】

1.康复自我护理

（1）逐步适应更换机械瓣后心跳时发出的异响声。

（2）注意预防，避免劳累、着凉、发烧、感冒。及时发现牙龈口腔黏膜、皮肤的出血或血尿。警惕术后心内膜炎的发生。

（3）休息与活动。一般术后休息 3～6 个月。避免劳累，根据心功能恢复情况进行适当的户内外活动，逐渐增加活动量，以不引起胸闷、气急为宜，避免重体力劳动和剧烈运动。如术前伴有房颤的病人，部分有脑栓塞及部分肢体栓塞史者，术后应注意患侧肢体活动并注意功能锻炼。

（4）加强营养，少量多餐，进高蛋白、高热量、多维生素、易消化饮食，禁烟、酒。少食维生素、K含量高的食物，如菠菜、白菜、菜花、胡萝卜、番茄、蛋、猪肝等，以免降低抗凝药物作用。

（5）服用抗凝药物的自我监测。如出现牙龈出血，口腔黏膜、鼻腔出血，皮肤青紫，瘀斑，出血和血尿等抗凝过量，或出现下肢厥冷、疼痛、皮肤苍白等抗凝不足情况，应及时就诊。

（6）术后不妨碍结婚与性生活，但一般以在术后1～2年心功能完全恢复为宜。女性婚后一般应避孕，如坚持生育，应详细咨询医师。

2.用药护理

（1）指导遵医嘱合理使用抗凝药、利尿剂、强心剂及注意事项，定期检查凝血酶原时间及活动度。不得随意加减抗凝药。加药会引起身体各部位出血的危险，减药会造成瓣膜无法正常工作。

（2）苯巴比妥、阿司匹林、潘生丁、吲哚美辛栓等药物能增强抗凝作用，维生素K等止血药物能降低抗凝作用，使用上述药物时应询问医生。

3.复诊指导

（1）术后半年内，每个月复查和检查INR，根据结果遵医嘱调整用药。半年后，置入机械瓣病人每6个月定期复查。

（2）出现心悸、胸闷、呼吸困难、皮下出血等不适应及时就诊。

（3）若需要做其他手术，应咨询医生。

【护理质量评价标准】

1.同第三篇第四章第十二节**"体外循环心内直视手术护理"**。

2.病人及家属知晓抗凝药物的服用时间、剂量、注意事项。

3.病人及家属知晓定时监测凝血酶原时间及活动度等。

第十六节　冠状动脉旁路移植手术护理

冠状动脉粥样硬化性心脏病（atherosclerotic coronary artery disease）是由于冠状动脉粥样硬化使管腔狭窄或阻塞，引起冠状动脉供血不足，导致心肌缺血、缺氧或坏死的一种心脏病。主要侵及冠状动脉主干及其近段分支，左冠状动脉的前降支和回旋支的发病率高于右冠状动脉。多见于中年以上人群，男性多于女性。

【术前护理】

1.参见第三篇第四章第十二节**"体外循环心内直视手术护理"**的术前护理。

2.遵医嘱给予强心、利尿、降压、降糖、抗凝等药物治疗。如需注射用药，应选用上肢静脉作注射，大隐静脉将用作旁路，以避免损失和炎症反应发生。

3.饮食指导　病人宜进食多维生素、粗纤维、低脂食物，保持大便通畅。

4.术前检查指导　协助医生完成超声心动图、冠状动脉造影及其他常规术前检查。

5.手术体位及训练　教会病人手术肢体活动，进行下肢、脚掌和趾的被动锻炼。注意术后患肢应抬高，避免足下垂。

【术后护理】

1.参见第三篇第四章第十二节**"体外循环心内直视手术护理"**的术后护理。

2.循环系统监护

（1）严密监测病人意识、血压、中心静脉压、心律、心率、尿量、外周静脉充盈情况。监测心电图波形变化，警惕心律失常及低氧血症出现。

（2）监测心输出量、心排指数、体循环阻力、肺循环阻力等数值变化；保持病人体内酸碱平衡及电解质平衡；及时有效地应用正性肌力药物和血管扩张剂；药物治疗效果不佳或反复出现室性心律失常者，应该及时使用主动脉球囊反搏。

（3）观察病人末梢皮肤色泽、温度、水肿情况。术后用弹力绷带适当扎紧术侧肢体，观察下肢水肿及足背动脉搏动情况，抬高肢体 $15°\sim30°$。

3.并发症护理

（1）出血。密切观察病人全身及皮肤情况及凝血酶原时间。观察手术切口及下肢取血管处伤口有无渗血。观察并记录引流液的量、颜色及性质，判断有无胸内出血或心包堵塞的预兆。

（2）肾衰竭。术后监测肾功能，密切观察尿量、尿比重、肾功能、血钾情况。疑肾功能衰竭者，应限制水和钠的摄入，控制高钾食物的摄入，停用肾毒性药物。若证实存在肾衰竭，应及早进行透析治疗。

4.用药护理 术后需抗凝治疗 $3\sim6$ 个月，观察效果及不良反应。

【健康教育】

1.指导并倡导健康的生活方式

（1）合理饮食，指导病人进食低盐、低胆固醇、高蛋白、丰富维生素食物，少食多餐，切忌暴饮暴食。

（2）控制体重，定期锻炼，术后根据个体耐受和心功能的恢复情况，逐步增加活动量，一年内避免进行体力劳动，预防呼吸道感染。

（3）指导用积极应对来缓解压力，学会放松的技巧。

（4）养成良好的生活习惯，戒烟、少量饮酒、不熬夜、规律生活。

2.保持正确姿势

（1）术后胸骨需要大概 3 个月时间恢复，在恢复期间，避免胸骨受到较大的牵张，如举重物、抱小孩等。

（2）当身体直立或坐位时，尽量保持上半身挺直，两肩向后展，每天做上肢上抬水平运动，避免腰部僵硬。

（3）促进腿部血液循环。取下肢静脉搭桥的患肢手术后 $4\sim6$ 周内，离开床时，应穿弹力袜，有利于侧支循环形成，减少肿胀。床上休息时，应脱去护袜，抬高下肢。

3.用药指导 详细告知用药的目的，药物的名称、剂量、用法、常见副作用，用药禁忌，出现异常及时就诊。严格遵医嘱服用强心、利尿等药物，不可以随意增减药物剂量。

4.复诊指导 心绞痛发作或心功能不全时应及时就诊。

【护理质量评价标准】

1.参见第三篇第四章第十二节"**体外循环心内直视手术护理**"。

2.手术侧肢体活动锻炼落实有效。

第五章 乳房疾病病人护理

第一节 急性乳腺炎护理

急性乳腺炎（acute mastitis）是乳腺的急性化脓性感染，多见于产后哺乳期妇女，尤以初产妇多见，往往发生在产后 $3\sim4$ 周。病因与病人产后抵抗力下降、乳汁淤积和细菌入侵等因素有关。临床表现为患侧乳房胀痛，局部红肿、发热，有压痛性肿块；常伴有患侧腋窝淋巴结肿大和触痛。随着炎症发展，病人可有寒战、高热、脉搏加快、食欲缺乏等。治疗原则包括控制感染，排空乳汁。脓肿形成前主要以抗生素等治疗为主；脓肿形成后，及时行脓肿切开引流。

【非手术治疗/术前护理】

1.注意休息、避免过度紧张和劳累，对发热者给予物理或药物降温。

2.排空乳汁　鼓励哺乳者继续用双侧乳房哺乳，若婴儿无法顺利吸出乳汁或医嘱建议暂停哺乳，用手挤出或用吸奶器吸出乳汁。

3.使用热敷、药物外敷或理疗，以促进炎症消散。外敷药可用金黄散或鱼石脂软膏。

4.局部皮肤肿胀明显者可用25％硫酸镁溶液湿热敷。

5.控制感染　遵医嘱局部用药，口服抗生素或中药以控制感染，必要时服用药物终止乳汁分泌。

6.病情观察　定时测量体温、脉搏和呼吸，监测血白细胞计数及分类变化，必要时做血培养及药物敏感试验。

7.缓解疼痛

（1）局部托起：用宽松胸罩托起患乳，以减轻疼痛和肿胀。

（2）热敷、药物外敷或理疗，以促进局部血液循环和炎症消散。

（3）遵医嘱服用对乙酰基酚或布洛芬镇痛。

8.需手术者，完善术前各项准备。

【术后护理】

脓肿切开引流后，保持引流通畅，注意观察引流脓液量、颜色及气味的变化，及时更换切口敷料。

【健康教育】

1.保持乳头清洁　产后哺乳前后均用温开水清洗乳头，保持局部清洁干燥。

2.纠正乳头内陷　乳头内陷者在妊娠期和哺乳期每日挤捏、提拉乳头，矫正内陷。

3.养成良好哺乳习惯　每次哺乳时将乳汁吸净，如有淤积应通过按摩或用吸乳器排空乳汁。不让婴儿含乳头睡觉。

4.保持婴儿口腔卫生，及时治疗婴儿口腔炎症。

5.及时处理乳头破损　乳头、乳晕破损或皲裂者，暂停哺乳，改用吸乳器吸出乳汁哺育婴儿；局部用温水清洗后涂抗生素软膏，待愈合后再哺乳；症状严重时应及时诊治。

【护理质量评价标准】

1.病人焦虑情绪减轻，情绪稳定。

2.疼痛得到减轻或缓解。

3.体温恢复正常。

4.病人掌握哺乳期卫生及乳腺炎的预防知识。

第二节　乳腺癌手术护理

乳腺癌（breast cancer）是女性发病率很高的恶性肿瘤之一，也是女性最常见的癌症死亡原因。在我国，乳腺癌的发病率呈逐年上升趋势，部分大城市报告乳腺癌占女性恶性肿瘤首位。常见乳腺癌表现为乳房肿块（无痛、单发、质硬、表面不光滑、与周围组织分界不清，不易推动，晚期可出现卫星结节、铠甲胸、皮肤破溃）、乳房外形改变（酒窝征、乳头内陷、橘皮征）和转移征象。乳腺癌的治疗以手术治疗为主，辅以化学治疗、内分泌治疗、放射治疗、生物治疗等措施。

【术前护理】

1.心理护理　病人面对恶性肿瘤对生命的威胁及手术切除乳房可出现自我形象紊乱，应做好病人以及家属的心理疏导工作，使其配合手术。

2.终止妊娠或哺乳，以减轻激素的作用。

3.术前准备　做好术前常规检查和准备。对手术范围大、需要植皮的病人，除常规备皮外，同时做好供皮区的皮肤准备。乳房皮肤溃疡者，术前每日换药至创面好转。乳头凹陷者应清洁局部。

【术后护理】

1.体位 全麻清醒后，生命体征平稳者取半卧位，患侧上肢应制动，避免上臂外展，用软枕或小垫抬高患肢，防止肢体肿胀。

2.病情观察

（1）观察病人生命体征变化，观察切口敷料、渗血情况，并记录。

（2）乳腺癌扩大根治术有损伤胸膜可能，病人若感到胸闷、呼吸困难，应及时报告医生，以便早期发现和协助处理肺部并发症。

3.疼痛护理 加强疼痛评定，合理应用镇痛药，观察药物不良反应，根据疼痛护理规范对病人进行护理。

4.伤口护理

（1）手术部位弹力绷带加压包扎，松紧度适宜，使皮瓣紧贴胸壁，防止积液积气。

（2）注意观察皮瓣血液循环，注意皮瓣颜色及创面愈合情况。

（3）观察上肢远端血液循环，有无手指发麻、皮肤发绀、皮温下降。

5.引流管护理

（1）胸壁及腋窝乳胶管接负压吸引器，保持其引流通畅。

（2）妥善固定引流管，观察并记录引流液量、颜色及性质。

（3）拔管：术后4～5 d，若引流液转为淡黄色、每日量少于10 mL，创面与皮肤紧贴，手指按压伤口周围皮肤无空虚感，即可考虑拔管。若拔管后仍有皮下积液，可在严格消毒后抽液并局部加压包扎。

6.患侧上肢肿胀护理

（1）避免损伤。勿在患侧上肢测血压、抽血、做静脉或皮下注射等。

（2）保护患侧上肢。①平卧时患肢下方抬高10°～15°，肘关节轻度屈曲；②半卧位时屈肘90°放于胸腹部；③下床活动时用吊带托或用健侧手将患肢抬高于胸前。

（3）促进肿胀消退。按摩患侧上肢或进行握拳，屈、伸肘运动，以促进淋巴回流。

7.饮食护理 术后6 h无不适可进普食，因手术创伤较大，术后应进高营养、高蛋白饮食，以促进伤口愈合。

8.功能锻炼

（1）术后早期锻炼可减少瘢痕挛缩，改善患肢功能。

（2）指导病人术后24 h内即可开始手及腕部的活动，如伸指、握拳、屈腕等动作。

（3）术后第1～3 d开始进行上肢肌肉等长收缩，如屈肘、伸臂运动，先由肘部开始逐渐过渡到肩关节的小范围活动。

（4）术后第4～7 d鼓励病人用患侧手洗脸、刷牙、进食等，患侧手触摸对侧肩及同侧耳朵。

（5）术后1～2周做肩关节活动。指导病人功能锻炼时应根据病人实际情况而定，一般以每日3～4次、每次以20～30 min为宜。

【健康教育】

1.饮食 加强营养，多食高蛋白、高维生素、高热量、低脂肪食物，以增强机体抵抗力。

2.活动 近期避免患侧上肢搬动或提拉过重物品，继续进行功能锻炼，防止瘢痕黏连、畸形，影响生活质量。

3.避孕 5年内避免妊娠。

4.后续治疗 配合放化疗或激素治疗。帮助病人了解和适应放化疗或激素治疗后出现的各种不良反应。

5.自我检查 教会病人健侧乳房的自我检查方法，定期自检。

【护理质量评价标准】

1.焦虑、恐惧缓解，情绪稳定，病人及家属能够接受手术所致的乳房外形改变。

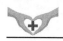

2.创面愈合良好,术后疼痛得到减轻或缓解。

3.各引流管通畅,固定妥善,未出现感染征象。

4.患侧肢体未出现肿胀,未出现功能障碍。

5.病人掌握健侧乳房自我检查方法。

6.病人掌握功能锻炼方法。

第三节 乳房再造手术护理

乳房再造就是对人体乳房的重新建造,通过手术方式,帮助失去乳房的人们再造一个新的乳房。乳房再造手术从时间阶段上分即时再造和延时再造,也叫一期再造和二期再造。一期再造是在乳腺癌根治术后立刻重建乳房,和手术治疗同时进行;延时再造则是在乳腺癌根治术后一段时间再进行的。根据"乳房再造"使用的材料的不同,乳房再造的方法分为自体皮瓣再造和假体再造。皮瓣再造是乳房再造手术的最新技术,能够造出看上去最自然的乳房。在这种方法中,医生从受术者的身体组织部位如背部或腹部取出组织做成皮瓣、皮肤、脂肪和肌肉造成新的乳房。

【术前护理】

1.心理护理 评估心理状态,做好病人以及家属的心理疏导工作,帮助病人正确认识乳房再造术的效果及预后,降低盲目预期,鼓励其正确对待,以良好的心态接受治疗,配合手术。

2.饮食护理 多给予高蛋白、高维生素及高热量的饮食,提高病人机体的免疫力,为病人手术、术后创面愈合及术后身体恢复打下坚实的身体基础。

3.皮肤准备 术前应对病人术区皮肤进行细致的准备。

4.终止妊娠及哺乳。

【术后护理】

1.体位 背阔肌皮瓣移植乳房再造术病人麻醉清醒后鼓励健侧卧位,防止背部供区皮瓣受压坏死;横形腹直肌皮瓣移植乳房再造术病人麻醉清醒后安置病人半卧位,双膝关节下垫软枕,取屈髋屈膝位,减轻腹部张力,有利于静脉回流,在医生允许的情况下定时健侧卧位。

2.病情观察

(1)观察病人生命体征变化并记录。

(2)观察患肢血运,注意皮肤的颜色及温度变化。

3.加压包扎 术后应环形包扎再造乳房,尤其注意乳房上部包扎。包扎时应避免过紧压迫供应肌皮瓣的血管,避免植入体上移、外滑影响再造乳房形态。若皮肤呈紫绀色、伴皮温低,脉搏摸不清,提示腋部血管受压,应及时调整绷带松紧度,以患侧上肢血运恢复正常为宜。如绷带或胸带松脱滑动应重新包扎,减少创腔积液,使皮瓣或植皮片与胸壁紧贴以利愈合。

4.引流管护理 保持引流管通畅,防止受压、扭曲;保持有效的负压,预防皮下积液;严格无菌操作,预防感染;观察并记录引流液性质及量。

5.疼痛护理 提供病人以安静、舒适的休息环境,术后可应用镇痛泵,加强疼痛评定,根据需要调节速度。鼓励家属陪伴,通过听轻音乐、多跟病人交流等方式,分散注意力,以减轻疼痛和不适。

6.饮食护理 术后6 h病人无不适可进普食。因手术创伤较大,术后应进高营养、高蛋白饮食,以促进伤口愈合。

7.功能锻炼 术后应适当限制活动以减少出血,病人肩部制动,上肢保持内收1周;术后2～4 h开始活动腕关节,练习做伸指、握拳、曲腕;3～5 d患肢屈肘,5～7 d练习屈肘摸同侧耳、对侧肩,7 d后可练习肩关节抬高运动,引流管拔除后可做肩关节的爬墙运动。循序渐进指导功能锻炼,功能锻炼与医生沟通后个体化实施,达到锻炼的有效性,避免并发症的产生。锻炼过程中要注意双肩尽量保持一致,以免影响体形。

【健康教育】

1.参见第三篇第五章第二节**"乳腺癌手术护理"**。

2.塑形　佩戴罩杯较大、无钢托胸罩，防止乳房移位，便于塑形。

【护理质量评价标准】

1.病人心态良好，无盲目的心理预期。

2.术后疼痛得到减轻或缓解。

3.置引流管期间未出现感染征象，创面愈合良好。

4.病人掌握功能锻炼方法。

第六章　腹部外科护理

第一节　腹腔镜手术一般护理

腹腔镜检查及手术是向腹腔内注入 CO_2 气体，形成人工气腹后，将腹腔镜自腹部插入腹腔内观察病变的形态、部位及与周围脏器的关系，必要时取组织做病理检查或进行手术。腔镜外科起步于胆囊切除术，腹腔镜胆囊切除术作为经典手术已基本取代了开腹手术。肝、胰部分切除、胃切除、肠切除等都可用腹腔镜完成。

【术前护理】

1.心理护理　大多数病人不了解麻醉和腹腔镜手术过程，担忧手术效果和医疗费用，术前会出现情绪紧张、焦虑甚至恐惧心理。可根据术前评估的结果，选择图文并茂的腹腔镜手术宣传册、短视频等方法，向病人介绍腹腔镜手术的优点。

2.协助做好术前检查、准备术前用药。

3.皮肤准备　术前1d清洁皮肤、备皮。脐部是腹腔镜手术的重要入路，术前可采用棉签、棉球清洁脐部。

4.胃肠道准备。禁食、清洁灌肠，时间和方法同第三篇第一章**"外科疾病手术前后护理"**。

5.呼吸道准备　LC术中需将 CO_2 气体注入腹腔形成气腹，达到术野清晰并保证腹腔手术操作所需空间的目的。 CO_2 气体弥散入血可致高碳酸血症及呼吸抑制，故病人术前应进行呼吸功能锻炼，指导病人戒烟、呼吸训练、有效咳嗽。

6.术前排空膀胱，必要时导尿并留置尿管。

【术后护理】

1.术后病人完全清醒后可取半卧位，生命体征平稳者可下床活动。

2.饮食　非胃肠道手术术后6h，如果病人肛门排气、无恶心、呕吐等胃肠道症状，可进食流质饮食。进食后观察有无恶心、呕吐等胃肠道症状。

3.吸氧　监测呼吸和血氧饱和度，必要时低流量吸氧，以提高血氧浓度，促进 CO_2 气体排泄，预防高碳酸血症或酸中毒。

4.指导病人做深呼吸、有效咳嗽训练。

5.严密监测生命体征、意识，观察伤口、引流管情况，注意是否有并发症的发生。

6.腹腔镜术后腹部切口会有轻微的疼痛，若病人疼痛剧烈，遵医嘱予以镇痛药。少数病人术后出现肩背部酸痛，是因为建立气腹残留在腹腔内 CO_2 排出不完全， CO_2 聚集在膈肌下产生碳酸并刺激膈肌和胆囊创面，导致术后肩背部疼痛。术后延长吸氧时间、按摩肩背部疼痛部位可缓解症状。

7.伤口护理　根据渗液、渗血等异常情况，按无菌原则更换伤口敷料。

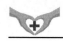
8.腹腔引流管护理　妥善固定引流管，评估引流液的颜色、性状和量。如果术后出现引流液增多、血性、墨绿色或者结石样沉淀物等异常情况，应及时报告医师。

9.并发症护理

（1）CO_2 气腹相关并发症。常见并发症包括高碳酸血症与酸中毒、皮下气肿、气胸、心包积气、气体栓塞、心律不齐、下肢静脉淤血、静脉血栓等。预防：术中发生高碳酸血症及酸中毒时，立即通知医师将气腹压力降至 12 mmHg；病人头胸部抬高 20°，减轻 CO_2 挤压膈肌对心肺的压迫；术后取半卧位，保持呼吸道通畅、低流量给氧，深呼吸，促进体内 CO_2 排出。

（2）出血。监测生命体征，观察伤口敷料渗湿情况以及引流液的颜色、性状和量，警惕术后出血；遵医嘱使用止血药、输血，或准备再次手术止血。

（3）监测体温，保持引流管通畅，观察引流液性状；遵医嘱应用抗生素；观察伤口并按照无菌原则换药。

【健康教育】

参见第三篇第一章**"外科疾病手术前后护理"**。

【护理质量评价标准】

1.病人疼痛程度减轻。

2.呼吸功能改善、气促、发绀等缺氧征象减轻或消失。

3.并发症得以预防，或得到及时发现和处理。

4.能复述腹腔镜手术的要点与术后康复注意事项的要点。

第二节　腹部损伤病人护理

腹部损伤在外科急症中常见。因伤情不同，腹部损伤后的临床表现有很大差异。轻微的腹部损伤可无明显症状和体征，而严重者则可出现休克甚至处于濒死状态。实质性脏器损伤的临床表现以内出血为主，而空腔脏器以腹膜炎为其损伤后的主要表现。如果两类脏器同时破裂，则出血性表现和腹膜炎可同时存在。降低腹部损伤病人死亡率的关键是早期、正确的诊断和及时、有效的处理。

【非手术治疗/术前护理】

1.休息和体位　绝对卧床休息，若病情稳定，可取半卧位。观察期间不随意搬动病人，以免加重伤情。

2.病情观察　严密监测生命体征、腹部体征；动态了解相关生化指标，记录 24 h 出入水量；观察和记录呕吐量、胃肠减压引流液的颜色、性状和量等；观察每小时尿量。协助医师行诊断性腹腔穿刺术或腹腔灌洗术，并及时获取穿刺液或灌洗液的检验结果。

3.禁食、胃肠减压　做好引流期间的护理，注意观察和记录引流液的色、质和量。禁食、禁饮、禁灌肠。

4.用药护理　维持体液平衡，遵医嘱合理使用抗生素；诊断明确者，遵医嘱合理使用镇静解痉药或镇痛药。

5.心理护理　关心病人，加强交流，使病人正确认识疾病的发展过程，给予心理疏导，使其积极配合治疗。腹腔镜手术向病人说明手术的优点，缓解病人的焦虑与恐惧，帮助病人消除不良情绪。

6.完善术前准备　完善各项术前准备，腹腔镜手术病人注意清洁脐部。

【术后护理】

1.参考第三篇第一章**"外科疾病手术前后护理"**的术后护理。

2.体位和活动　麻醉清醒者及早予半卧位；鼓励病人早期活动，卧床期间，每 2 h 翻身 1 次。术后 6 h 若病人病情及体力允许，协助早期下床活动，预防深静脉血栓、压疮、坠积性肺炎、肠黏连等发生。

3.疼痛护理　根据疼痛护理规范，定期、全面、动态评估疼痛程度，遵医嘱术后常规应用镇痛泵或止痛药物，落实各项止痛措施，观察镇痛药物的效果及不良反应。

4.促进肠蠕动　术后 6 h 指导咀嚼口香糖，促进肠蠕动，并观察肠功能恢复情况。胰腺损伤病人除外。

5.营养支持和饮食护理　禁食期间，静脉补充营养；胃管拔除后，当日予饮水或流质，少量多次。如一切正常，第 2 d 予半流质，逐渐过渡至软食。

6.并发症观察和护理

（1）受损器官再出血。若病人出现腹痛突然加剧，同时出现烦躁、面色苍白、呼吸及脉搏加快、血压不稳或下降，腹腔间断或持续引流出鲜红色血液，血红蛋白降低，立即通知医师，予以补液、输血、止血等对症治疗，必要时紧急手术止血。

（2）腹腔脓肿。若病人出现体温升高，伴有腹胀、腹痛、呃逆、直肠或膀胱刺激征，白细胞计数和中性粒细胞比例明显升高，或伴有腹腔引流出浑浊液体，提示腹腔脓肿形成。遵医嘱合理使用抗生素，必要时穿刺引流或手术切开引流。

【健康教育】

1.疾病知识　宣教该病相关的知识，使病人及其家属认识该病性质，积极配合治疗。出院后要适当休息，加强锻炼，增加营养，促进康复。

2.急救知识　普及各种急救知识，在发生意外事故时，能进行简单的急救或自救。

3.安全知识　加强宣传安全生产、户外活动安全、安全行车的知识，避免意外损伤的发生。

4.复诊指导　指导病人遵医嘱定期复查。若出现腹痛，腹胀，停止排气、排便等不适，应及时到医院就医。

【护理质量评价标准】

1.体液平衡得以维持，生命体征稳定，无脱水征象。

2.腹痛缓解或减轻。

3.病人焦虑与恐惧情绪减轻，情绪稳定。

4.未发生出血、腹腔脓肿或休克等并发症，或得到及时发现和处理。

第三节　腹外疝病人护理

腹外疝（abdo minal external hernia）是有腹腔内的脏器或组织连同腹膜壁层，经腹壁薄弱点或孔隙，向体表突出而形成。腹内疝（abdo minal internal hernia）是由脏器或组织进入腹腔内的间隙囊内而形成，如网膜孔疝。腹股沟疝（inguinal hernia）是指发生在腹股沟区域的腹外疝，男性多见，男女发病率之比约为 15∶1，右侧较左侧多见。通常将腹股沟疝分为斜疝和直疝两种。腹股沟斜疝（indirect inguinal hernia）是最常见的腹外疝，发病率占全部腹外疝的 75%～90%，占腹股沟疝的 85%～95%，多见于儿童及成年人；腹股沟直疝（direct inguinal hernia）多见于老年人。腹股沟疝早期手术效果好、复发率低，所以应尽早施行手术治疗。

【非手术治疗护理】

1.卧床休息　疝块较大、年老体弱或伴有其他严重疾病暂时不能手术者，减少活动，多卧床休息。建议病人离床活动佩戴医用疝带，避免腹腔内容物脱出而造成疝嵌顿。

2.消除引起腹内压增高的因素　有慢性咳嗽、腹水、便秘、排尿困难、妊娠等可引起腹腔内压增高的因素而暂不行手术者，应积极治疗原发病，控制症状。

3.指导病人注意保暖，预防呼吸道感染。

4.指导病人戒烟，养成良好的排便习惯，多饮水，多吃蔬菜等粗纤维食物，保持排便通畅。

5.棉线束带或绷带深环法护理　1 岁以内婴儿若疝较小或未发生嵌顿或绞窄，一般暂不手术。在使用棉线束带法或绷带压深环法时，应注意局部皮肤的血运情况，睡觉时可不用，避免长时间的哭闹，防止嵌顿疝的形成。

6.嵌顿性/绞窄性疝护理

（1）观察病人疼痛程度及病情变化，若出现明显腹痛，伴疝块突然增大，发硬且触痛明显、不能回纳腹腔，应高度警惕嵌顿疝发生的可能，立即报告医师，并配合处理。

（2）若发生疝的嵌顿、绞窄，引起肠梗阻等情况，应予禁食、胃肠减压，纠正水、电解质及酸碱平衡失调、抗感染，必要时备血，做好急诊手术准备。

【术前护理】

1.参见第三篇第一章**"外科疾病手术前后护理"**的术前护理。

2.心理护理　向病人解释腹股沟疝的病因和手术治疗的必要性，以解除病人顾虑。

3.术前检查　常规检查心电图、胸片以及生化等，了解重要脏器功能情况，了解影响手术的潜在因素，保证病人手术安全。

4.饮食护理和胃肠道准备　指导多饮水、多食水果蔬菜，保持大便通畅，避免便秘，增加腹内压，如有便秘，及时通知医生，予以对症处理。术前禁食6～8 h，禁饮2～4 h。

5.术前常规准备　术前预防感冒，吸烟病人戒烟2周，防止术后咳嗽，增加腹内压，指导深呼吸、有效咳嗽、咳痰。

6.病人进手术室前，嘱其排尿，以防术中误伤膀胱。

【术后护理】

1.参见第三篇第一章**"外科疾病手术前后护理"**的术后护理。

2.体位　予以麻醉后护理常规，术后平卧位，膝下垫枕，使关节屈曲，减轻伤口张力。

3.疼痛护理　指导病人表达疼痛程度，加强疼痛评定，合理应用镇痛药，消除病人对应用镇痛药物产生的恐惧心理。

4.饮食护理　术后6 h如无恶心、呕吐，可进流食。次日可过渡到普食。行肠切除吻合术者术后应禁食，待肠功能恢复后方可进食。

5.防止腹内压升高　注意保暖，防止受凉咳嗽，指导病人在咳嗽时用手掌按压、保护切口。保持排便通畅，避免用力排便。

6.预防阴囊水肿　术后抬高阴囊，或用丁字带托起阴囊，防止阴囊血肿的发生。

7.预防切口感染　保持敷料清洁和干燥，注意观察切口情况，必要时遵医嘱用抗生素。

【健康教育】

1.活动指导　出院后逐渐增加活动量，3个月内应避免重体力劳动或提举重物等。

2.饮食指导　调整饮食习惯，保持排便通畅。

3.防止复发　减少和消除腹外疝复发的因素，并注意避免增加腹内压的动作如剧烈咳嗽、用力排便等。

4.复诊指导　若疝复发，应及早诊治。

【护理质量评价标准】

1.疼痛得到减轻或缓解。

2.病人能正确说出形成腹外疝的原因，能描述预防腹内压升高及促进术后康复的有关知识。

3.未发生阴囊水肿、切口感染；若发生，得到及时发现和处理。

第四节　胃、十二指肠溃疡手术护理

胃十二指肠溃疡（gastroduodenal ulcer）是指发生于胃十二指肠的局限性圆形或椭圆形的全层黏膜缺损。因溃疡的形成与胃酸—蛋白酶的消化作用有关，故又称为消化性溃疡（peptic ulcer）。新型制酸剂和抗幽门螺杆菌药物的应用使得大部分溃疡病病人经内科治疗可以愈全。外科治疗主要用于急性穿孔，是胃十二指肠溃疡的严重并发症，起病急、变化快，病情严重，需紧急处理，若诊治不当可危及生命。胃十二指肠溃疡大出血是上消化道大出血最常见的原因，占50%以上，其中5%～10%需要外科手术治疗。胃十二指肠病人可因幽门管、幽门或十二指肠球部溃疡反复发作形成瘢痕狭窄，合并幽门痉挛水肿而造成幽门梗阻。

【非手术治疗/术前护理】

1.体位 取平卧位或半卧位。有呕血者，头偏向一侧。伴有休克者取休克体位，生命体征平稳后改为半卧位，以利于漏出的消化液聚于盆腔最低位，减少毒素的吸收；同时也可减轻腹壁张力和疼痛。

2.饮食护理 出现并发症暂禁食，出血停止或非完全性幽门梗阻者，可进流质或无渣半流质饮食。术前 1 d 进流质饮食，术前 6～8 h 禁食、2～4 h 禁饮。

3.胃肠减压 保持引流通畅和有效负压，减少胃内容物继续外漏、清除血凝块或减轻胃组织水肿，注意观察和记录引流液的颜色、性状和量。

4.静脉补液 建立多条静脉通路，必要时行深静脉置管输液。根据医嘱和血清电解质检测结果，合理安排输液种类和速度，维持水、电解质和酸碱平衡。

5.病情观察 严密观察病人的血压、脉搏、尿量、中心静脉压、周围循环情况及腹部情况如腹膜刺激征、肠鸣音等的变化；观察有无新鲜血液持续从胃管引出，以判断有无活动性出血和止血效果。若病情不见好转反而加重者，应及时报告医师，并配合做好急诊手术的术前准备。

6.术前准备 遵医嘱静脉补充肠外营养液、输血或其他血制品，以纠正营养不良、贫血和低蛋白血症。遵医嘱合理使用抗生素以预防和控制感染；大出血者遵医嘱应用止血药物或给予冰生理盐水洗胃；完全梗阻者持续胃肠减压排空胃内潴留物，并于术前 3 d，每晚用 300～500 mL 温生理盐水洗胃，以减轻胃壁水肿和炎症、利于术后吻合口愈合。手术前留置胃管，以防止麻醉和手术过程中呕吐、误吸，便于术中操作，减少手术时腹腔感染。

7.心理护理 了解病人认知水平和心理状态，理解和关心病人，告知病人疾病和治疗的有关知识及手术治疗的必要性，解答病人的各种疑问，使病人能积极配合疾病的治疗和护理。

【术后护理】

1.病情观察 术后每 30 min 测量 1 次血压、脉搏、呼吸，直至血压平稳，如病情较重或有休克者，仍需每 1～2 h 测量 1 次，病情平稳后可延长测量间隔时间。同时观察病人神志，体温，尿量，切口渗血、渗液和引流情况等。

2.体位 术后取平卧位，待病人血压平稳后给予低半卧位，以保持腹肌松弛，减轻腹部切口张力，减轻疼痛，也有利于呼吸和引流。

3.饮食护理 拔除胃管前禁食，拔管后当日可饮少量水或米汤；如无不适，第 2 d 进流质饮食，每次 50～80 mL；第 3 d 进流质，每次 100～150 mL；进食后无不适，第 4 d 可进半流质饮食。食物宜温、软、易于消化，忌生、冷、硬和刺激性食物，少量多餐。开始时每日 5～6 餐，逐渐减少进餐次数并增加每次进餐量，逐步恢复正常饮食（谢浩芬等，2014）。

4.鼓励早期活动 除年老体弱或病情较重者，鼓励并协助病人术后第 1 d 坐起轻微活动，第 2 d 协助病人于床边活动，第 3 d 可在病室内活动。病人活动量根据个体差异而定，早期活动可促进肠蠕动恢复，预防术后肠黏连和下肢深静脉血栓等并发症的发生。

5.引流管护理 胃十二指肠溃疡术后病人常留置有胃管、腹腔引流管、导尿管等。护理时需注意如下事项。

（1）妥善固定并准确标记各引流管，避免脱出，一旦脱出后不可自行插回。

（2）保持引流通畅，防止受压、扭曲、折叠等，经常挤压各引流管以防堵塞；若堵塞，可在医师指导下用注射器抽取生理盐水试冲洗引流管。

（3）观察并记录引流液的颜色、性状和量等。留置胃管可起到胃肠减压的作用，以减轻胃肠道张力，促进吻合口愈合。护理时还应注意：部分病人胃管需接负压吸引装置，维持适当的负压，避免负压过大损伤胃黏膜；术后 24 h 内可由胃管引流出少量血性液体或咖啡样液体，若有较多鲜红色血性液体，应及时报告医师并配合处理；术后胃肠减压量减少，肠蠕动恢复，肛门排气后，可拔除胃管。

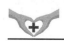

6.输液护理　保持静脉输液管路通畅，记录 24 h 出入水量，及时了解病人各项检查结果，为合理输液提供依据，避免水、电解质平衡失调。

7.营养支持

(1) 肠外营养支持。术后胃肠减压期间及时输液补充病人所需的水、电解质和营养素，必要时输入白蛋白或全血，以改善病人的营养状况，促进切口愈合。

(2) 肠内营养支持。对术中放置空肠喂养管的胃癌根治术病人，术后早期经喂养管输注肠内营养液，对改善病人的全身营养状况、维护肠道屏障结构和功能、促进肠功能早期恢复、增加机体的免疫功能、促进伤口和肠吻合口的愈合等都有益处。根据病人的个体状况，合理制定营养支持方案。护理时注意：①妥善固定喂养管；②保持喂养管的通畅；③控制营养液的温度、浓度和速度；④观察有无恶心、呕吐、腹痛、腹泻和水电解质紊乱等并发症的发生。

8.并发症护理

(1) 胃出血护理。①术后严密观察病人的生命体征和神志的变化。②加强对胃肠减压引流液的颜色、性状和量的观察，若术后短期内从胃管引流出大量鲜红色血性液体，持续不止，需及时报告医师处理。③遵医嘱应用止血药物、用冰生理盐水洗胃或输新鲜血等。④若经非手术治疗不能有效止血或出血量＞500 mL/h，及时完善术前准备。

(2) 十二指肠残端破裂护理。如发生十二指肠残端破裂，立刻进行手术治疗的术前准备；术后持续负压吸引，积极纠正水、电解质和酸碱平衡失调，经静脉或空肠造瘘管提供营养支持，遵医嘱使用广谱抗生素抗感染，用氧化锌软膏保护引流管周围皮肤。

(3) 吻合口破裂或吻合口瘘：是胃大部切除术后的早期严重并发症之一。主要护理措施包括：①出现弥漫性腹膜炎的吻合口破裂病人须立即手术，做好急诊手术准备；②形成局部脓肿、外瘘或弥漫性腹膜炎的病人，进行局部引流，注意及时清洁瘘口周围皮肤并保持干燥，局部涂以氧化锌软膏、皮肤保护粉或皮肤保护膜加以保护，以免皮肤破损继发感染；③禁食、胃肠减压；④合理应用抗生素和予肠外营养支持，纠正水、电解质和维持酸碱平衡。经上述处理后多数病人吻合口瘘可在 4～6 周自愈；若经久不愈，须再次手术。

(4) 胃排空障碍：也称胃瘫，一旦发生，应给予禁食、胃肠减压，进行肠外营养支持，纠正低蛋白血症，维持水、电解质和酸碱平衡，应用胃动力促进剂，也可用 3% 温盐水洗胃。一般均能经非手术治疗痊愈。

(5) 术后梗阻：根据梗阻部位可分为输入袢梗阻、输出袢梗阻和吻合口梗阻，前两者见于毕 II 式胃大部切除术后。处理包括禁食、胃肠减压、营养支持等。如症状在数周或数月内不能缓解，亦需手术治疗。

(6) 倾倒综合征：由于胃大部切除术后，失去幽门对胃排空的控制，导致胃排空过快所产生的一系列综合征。①早期倾倒综合征护理：指导病人调整饮食，即少食多餐，避免过甜、过咸、过浓的流质饮食；宜进低碳水化合物、高蛋白饮食；用餐时限制饮水喝汤；进餐后平卧 20 min。多数病人经调整饮食后，症状可减轻或消失，术后半年到 1 年内能逐渐自愈。极少数症状严重而持久的病人需手术治疗。②晚期倾倒综合征护理：饮食中减少碳水化合物含量，增加蛋白质比例，少量多餐可防止其发生；出现症状时稍进软食，尤其是糖类，即可缓解。

【健康教育】

1.生活方式　告知病人戒烟、戒酒。饮食宜少量多餐，进高蛋白、低脂饮食，补充铁剂与足量维生素，少食盐腌和烟熏食品，避免过冷、过烫、过辣及煎、炸食物。注意劳逸结合，避免过劳。

2.心理调节　强调保持乐观的重要性，指导病人自我调节情绪。

3.用药指导　教导药物的服用时间、方式、剂量，说明药物副作用。避免服用对胃黏膜有损害性的药物，如阿司匹林、吲哚美辛。

4.定期门诊复查，若有不适及时就诊。

【护理质量评价标准】

1.通过治疗与护理，病人疼痛减轻或缓解。

2.水、电解质、酸碱平衡得以维持。

3.营养状况改善。

4.焦虑、恐惧减轻。

5.并发症得以预防，或得到及时发现和处理。

第五节 胃癌手术护理

胃癌（gastric carcinoma）是我国常见恶性肿瘤之一。好发年龄在 50 岁以上，男性发病率明显高于女性，男女比例约为 2：1。胃癌的病因目前认为与下列因素有关：地域环境及饮食生活因素、幽门螺杆菌感染、癌前疾病和癌前病变、遗传因素。早期发现、早期诊断和早期治疗是提高胃癌疗效的关键。外科手术是治疗胃癌的主要手段，也是目前能治愈胃癌的唯一方法。对中晚期胃癌，积极辅以化疗、放疗及免疫治疗等综合治疗以提高疗效。

【术前护理】

1.参见第三篇第一章**"外科疾病手术前后护理"**的术前护理。

2.术前常规准备 完善心、肝、肾等器官及生化等各项检查；做好呼吸道管理，指导病人戒烟酒，告知有效咳嗽、咳痰的方法及意义。

3.营养支持与肠道准备 纠正贫血及营养不良，给予高蛋白、高热量、高维生素、低脂肪、易消化饮食；禁食者予以静脉高营养治疗。术前晚进少量流质或半流质，术前晚 8 时口服 10% GS 500 mL，术前 4 h 可进食少于 200 mL 的清流质（幽门梗阻者除外）（中国加速康复外科专家组，2016），如 10% GS 200 mL；幽门梗阻者，术前应置胃肠减压，术前 3 d 每晚用温生理盐水洗胃，以减轻胃壁水肿。

4.做好术晨常规准备，加强与手术室的交接。

【术后护理】

参见第三篇第六章第四节**"胃、十二指肠溃疡手术护理"**。

【健康教育】

1.生活指导 保持心情舒畅，适当活动，劳逸结合，避免劳累。戒烟、酒。参加一定的活动或锻炼，注意劳逸结合，避免过度劳累。

2.胃癌的预防 积极治疗 HP 感染和胃癌的癌前疾病，如慢性萎缩性胃炎、胃息肉及胃溃疡；少食腌制、熏、烤食品；戒烟、酒。

3.复诊指导 注意有无腹痛、反酸、嗳气、恶心、呕吐、黑便、便血等症状，发现异常及时就诊。需化疗的病人，告知病人下次入院化疗的时间。定期复查。

【护理质量评价标准】

1.病人的焦虑、恐惧得到缓解，情绪稳定，积极配合治疗。

2.疼痛得到减轻或缓解。

3.水、电解质平衡，营养状态改善。

4.病人对术后及出院后饮食计划了解。

5.未发生并发症，或并发症得到及时发现和处理。

第六节 肠梗阻护理

肠内容物由于各种原因不能正常运行、顺利通过肠道，称肠梗阻（intestinal obstuction），是最常见的外科急腹症之一。肠梗阻不但可引起肠管本身形态和功能的改变，还可导致全身性生理紊乱。

按发生基本原因分为机械性肠梗阻、动力性肠梗阻、血运性肠梗阻。按肠壁有无血运障碍分为单纯性肠梗阻、绞窄性肠梗阻。临床表现复杂多变，但存在腹痛、呕吐、腹胀及停止排便排气等共同表现。处理原则是纠正肠梗阻引起的全身性生理紊乱和解除梗阻。

【非手术治疗/术前护理】

1.体位　取低半卧位，减轻腹肌紧张，有利于病人呼吸。

2.禁食、胃肠减压　做好引流期间的护理，保持引流通畅和有效负压，注意观察和记录引流液的色、质和量。

3.用药护理　静脉补液，维持体液平衡；合理应用抗生素；确定无肠绞窄后，可用阿托品、654-2等抗胆碱类药物，缓解疼痛。保守治疗病人予以生长抑素静脉泵入，观察药效及副作用。

4.呕吐护理　呕吐时坐起或头偏向一侧，及时清除口腔内呕吐物，以免误吸引起吸入性肺炎或窒息。呕吐后给予漱口，保持口腔清洁。观察和记录呕吐物颜色、性状和量。

5.病情观察　观察病人体温、脉搏、呼吸、血压的变化，注意有无休克先兆症状；观察腹痛的性质、程度及范围，有无腹胀和腹膜刺激症状。

6.心理护理　了解病人对疾病拟采取的治疗方法、对手术及可能导致并发症的认知程度、家庭经济承受能力，以提供相应的心理支持。

7.术前准备　急诊手术者，紧急做好备皮、配血、输液等术前准备，做好与手术室交接工作。

【术后护理】

1.参见第三篇第一章**"外科病人手术前后护理"** 的术后护理。

2.体位和活动　麻醉清醒者及早予半卧位；协助病人床上翻身和早期下床活动，预防深静脉血栓、压疮、坠积性肺炎、肠黏连等发生。

3.病情观察

(1) 监测生命体征变化，给予心电监护、氧气吸入。

(2) 观察腹部体和胃肠功能恢复情况，倾听病人主诉，如有不适，协助医生予以对症处理。

(3) 观察切口情况，保持切口敷料清洁、干燥，预防切口感染。

4.咀嚼口香糖　术后6h指导病人咀嚼口香糖，促进肠蠕动，观察病人肠功能恢复情况。

5.饮食指导　病人肠蠕动恢复后，予少量饮水或流质，如无不适，逐渐过渡至半流质。

6.并发症观察和护理

(1) 肠梗阻。术后指导病人早期活动，咀嚼口香糖，促进肠蠕动；一旦出现阵发性腹痛、腹胀、呕吐等，应积极采取非手术治疗措施，一般多可缓解。

(2) 腹腔感染及肠瘘。若病人术后3～5d体温升高、出现局部或弥漫性腹膜炎，腹腔引流可见浑浊脓性液体或粪渣样液体时，应警惕腹腔感染及肠瘘可能。遵医嘱予以全身营养支持和抗感染治疗，局部予以双套管负压冲洗引流。必要时再次手术处理。

(3) 与腹腔镜手术有关的并发症。参见第三篇第六章第一节**"腹腔镜手术一般护理"**。

【健康教育】

1.饮食指导　避免辛辣刺激性食物，宜进高蛋白、高维生素、易消化饮食。避免暴饮、暴食，避免饭后剧烈运动。

2.保持排便通畅　便秘者应注意通过调整饮食和腹部按摩等方法保持大便通畅，无效者可适当给予缓泻剂，避免用力排便。

3.自我监测　指导病人自我监测病情，若出现腹痛、腹胀、停止排便等不适，及时就诊。

【护理质量评价标准】

1.腹痛程度减轻。

2.水、电解质、酸碱平衡得以维持。

3.未发生肠黏连、腹腔内感染、肠瘘等并发症，若发生，得到及时发现和处理。

第七节　急性阑尾炎护理

急性阑尾炎（acute appendicitis）是最常见的外科急腹症之一，可在各个年龄层发病，多发生于20～30岁的青年人，男性发病率高于女性。病因为阑尾管腔阻塞、细菌入侵。按病理类型可分为4类：急性单纯性阑尾炎、急性化脓性阑尾炎、坏疽性及穿孔性阑尾炎、阑尾周围脓肿。典型表现为转移性右下腹痛。一旦确诊，绝大多数急性阑尾炎应早期手术治疗。非手术治疗适用于不同意手术的单纯性阑尾炎或急性阑尾炎诊断尚未确定、病程已超过72 h、炎性肿块和（或）阑尾周围脓肿已形成等有手术禁忌者。治疗措施主要有选择有效的抗生素和补液治疗。

【非手术治疗/术前护理】

1.体位　协助病人取半卧位，可放松腹肌，减轻腹部张力，缓解腹痛，局限炎症。

2.病情观察　观察生命体征、腹部症状和体征以及实验室检查结果。

3.饮食及胃肠道准备　非手术治疗的病人，急性期禁食，恢复饮食后进清淡、易消化饮食；手术治疗的病人术前禁食4～8 h，禁水2～4 h；禁服泻药及灌肠。

4.用药护理　明确诊断后合理应用镇痛药，缓解病人疼痛；遵医嘱及时应用有效的抗生素。

5.心理护理　给予合理解释与心理安慰，消除病人紧张、焦虑情绪，积极配合治疗。腹腔镜手术者详细介绍腹腔镜手术的适应证、手术方式和术式优点，消除病人对新术式的疑虑。

6.术前常规准备　拟急诊手术者紧急做好手术准备，加强与手术室交接。

7.并发症护理

（1）腹腔脓肿。阑尾炎未经有效治疗，可在盆腔、膈下及肠间隙等处形成脓肿，其中以阑尾周围脓肿最常见，典型表现为压痛性肿块，麻痹性肠梗阻所致腹胀，也可出现直肠、膀胱刺激症状和全身中毒症状等。可采取超声引导下穿刺抽脓、冲洗或置管引流，必要时做好急诊手术的准备。

（2）门静脉炎。急性阑尾炎时，细菌栓子脱落进入阑尾静脉中，沿肠系膜上静脉至门静脉，可导致门静脉炎。主要表现为寒战、高热、剑突下压痛、肝肿大、轻度黄疸等。一经发现，应立即做好急诊手术的准备，并遵医嘱大剂量应用抗生素治疗。

【术后护理】

1.参见第三篇第一章**"外科病人手术前后护理"**的术后护理。

2.咀嚼口香糖　术后6 h，根据病人情况，指导咀嚼口香糖，促进肠蠕动。

3.饮食护理　术后常规禁食，肠蠕动恢复后逐渐由流食、半流食过渡至普食。

4.并发症观察和护理

（1）出血。多因阑尾系膜的结扎线松脱而引起系膜血管出血。表现为腹痛、腹胀和失血性休克等。一旦发生出血，应立即输血、补液，紧急手术止血。

（2）切口感染。为阑尾切除术后最常见的并发症，多见于化脓性或穿孔性阑尾炎。表现为术后3 d左右体温升高，切口局部胀痛或跳痛、红肿、压痛，甚至出现波动等。感染伤口先行试穿抽出脓液，或在波动处拆除缝线敞开引流，排出脓液，定期换药。

（3）黏连性肠梗阻。与局部炎性渗出、手术损伤和术后卧床等因素有关；不完全梗阻者行胃肠减压，完全性肠梗阻者则应手术治疗。

（4）阑尾残株炎。阑尾切除时若残端保留过长，超过1 cm，术后残株易复发炎症，表现为阑尾炎的症状，X线钡剂检查可明确诊断。症状较重者，应手术切除阑尾残株。

（5）粪瘘。少见，发生的原因有残端结扎线脱落，盲肠原有结核或癌肿等病变，手术时因盲肠组织水肿脆弱而损伤等。可于术后数日内见切口处排出粪臭分泌物，其余表现类似阑尾周围脓肿。经换药等非手术治疗后，粪瘘多可自行闭合，少数需手术治疗。

【健康教育】

1.预防指导　保持良好的饮食及卫生习惯；及时治疗胃肠道炎症或其他疾病，预防慢性阑尾炎急性发作。

2.疾病知识指导　向病人提供阑尾炎护理、治疗知识，告知手术准备及术后康复方面的相关知识及配合要点。

3.复诊指导　出院后，若出现腹痛、腹胀等不适，应及时就诊。阑尾周围脓肿者，待病情稳定后3个月，再次住院行阑尾炎切除术。

【护理质量评价标准】

1.腹痛得到减轻或缓解。

2.体温恢复正常，舒适感增加。

3.焦虑减轻或消失，能积极配合治疗。

4.并发症得以预防，或得到及时发现和处理。

第八节　大肠癌手术护理

大肠癌是结肠癌（carcinoma of colon）及直肠癌（carcinoma of rectum）的总称，为常见的消化道恶性肿瘤之一。大肠癌的发生病因目前认为可能与以下因素有关：饮食习惯、遗传因素、癌前病变。结肠癌表现为排便习惯和粪便性状改变、腹痛、腹部肿块、肠梗阻及全身症状。直肠癌早期表现为少量便血或排便习惯改变，当病程发展或伴感染时，会出现直肠刺激症状、黏液血便、肠腔狭窄症状。手术切除是大肠癌的主要治疗方法，同时配合化疗、放疗等综合治疗可在一定程度上提高疗效。

【术前护理】

1.参考第三篇第一章"外科病人手术前后护理"的术前护理。

2.肠道准备　术前1 d进流质，术前12 h禁食、2～4 h禁饮；术前下午15:00指导病人口服聚乙二醇电解质散清洁肠道，告知病人肠道准备的方法、意义及注意事项，使其配合，观察病人的肠道清洁效果，必要时给予清洁灌肠。术前晚20:00口服10% GS 500 mL；术前4 h可进食少于200 mL的清流质，如10% GS 200 mL（中国加速康复外科专家组，2016）。

3.造口定位　根据病情及术式，对需要做造口的病人，由床位医生、造口护士、责任护士及病人共同做好造口定位。

4.术日晨留置胃管及导尿管　有肠梗阻者应尽早留置胃管以减轻腹胀。留置导尿管，可维持膀胱排空，预防手术时损伤输尿管或膀胱，减少因直肠切除后膀胱后倾或骶尾部神经损伤所致的尿潴留。

【术后护理】

1.参考第三篇第一章"外科病人手术前后护理"的术后护理。

2.体位和活动　麻醉清醒后，生命体征平稳者，给予以低半卧位休息；协助病人床上翻身活动及早期下床活动，预防深静脉血栓、压疮、坠积性肺炎、肠黏连等发生。

3.病情观察

（1）严密监测生命体征变化，给予心电监护、氧气吸入。

（2）观察腹部体征，观察胃肠功能恢复情况，倾听病人主诉，如有不适，协助医生予以对症处理。

（3）观察切口情况，保持切口敷料清洁、干燥，预防切口感染。

4.引流管护理　观察记录腹腔引流液的量、颜色及性质，5～7 d后待引流液量少、色清即可拔除。胃肠减压者，做好胃肠减压的护理和口腔护理；留置尿管者，给予会阴护理（周飞燕等，2012）。

5.促进胃肠功能恢复　术后6 h指导咀嚼无糖口香糖，促进胃肠道蠕动，促进胃肠功能的恢复。

6.饮食护理　术后48～72 h肛门排气或肠造口开放后，若无腹胀、恶心、呕吐等不良反应，即可拔除胃管，饮水无不适后可进流质饮食，但忌易引起胀气的食物。术后1周进少渣半流质饮食，2周左右可进普食，注意补充高热量、高蛋白、低脂、维生素丰富的食品。

7.肠造口护理　观察并记录造口排气排便、造口黏膜血运及周围皮肤情况，注意预防造口并发症的发生。指导病人及家属进行造口自我护理。

8.并发症观察和护理

（1）出血。严密观察病人的生命体征，观察和记录腹腔引流液的量、颜色和性质。若术后短期内从引流管或肛门排出大量鲜红色血液，持续不止，需及时报告医师处理。若病人术后发生出血，应遵医嘱应用止血药物和输血等，必要时积极完善术前准备，并做好相应的术后护理。

（2）吻合口瘘。观察病人有无突起腹痛或腹痛加重、部分病人可有明显腹膜炎体征，吻合口处引流管可见浑浊粪渣样液体。一旦发生，应禁食、胃肠减压，行盆腔持续滴注、负压吸引，同时予肠外营养支持。必要时做好急诊手术准备。

（3）肠梗阻。观察病人术后短期内有无出现恶心、呕吐、腹胀，甚至腹痛和停止肛门排便排气，应警惕肠梗阻。如发生肠梗阻，应禁食、胃肠减压，记录出入水量。维持水、电解质和酸碱平衡，给予肠外营养支持。若经非手术处理，梗阻症状仍不能缓解，应做好手术处理的各项准备。

（4）造口并发症。如造口出血、造口坏死、造口回缩、造口狭窄、皮肤黏膜分离等，应在床位医生及专科护士的指导下，做好造口的观察与护理，预防并发症，积极处理并发症。

（5）肠黏连。肠黏连为远期并发症，以预防为主，如术后早期活动、咀嚼口香糖等。

【健康教育】

1.心理及活动指导　保持心情舒畅，避免自我封闭；生活规律、劳逸结合，造口病人终身勿进行重体力劳动，避免腹内压增加。

2.饮食指导　少食多餐，饮食规律，富含营养素，造口病人避免刺激性、粗纤维食物，忌食胀气、油腻食物，多食水果、蔬菜，保持大便通畅。

3.造口自我护理　指导病人学会自我护理，防止造口并发症发生。

4.复诊指导　注意有无腹痛、腹胀、恶心、呕吐等不适症状，及时就诊，定期复查。行放疗、化疗的病人，按时入院治疗，定期检查血常规。

【护理质量评价标准】

1.病人情绪稳定，食欲、睡眠未受影响。

2.营养状况得以维持或改善。

3.正视造口，与他人正常交往，能有效自我调节不良情绪反应。

4.积极主动配合治疗护理工作。

5.未发生术后并发症，或并发症得到及时发现和处理。

第九节　肛门手术护理

肛门疾病主要包括痔（haemorrhiod）、肛周脓肿（anorectal abscess）、肛瘘（anal fistula）和肛裂（anal fissure）。痔的治疗遵循3个原则：无症状痔无需治疗；有症状的痔旨在减轻及消除症状，而非根治；首选保守治疗，失败或不宜保守治疗时才考虑手术治疗。肛周脓肿在脓肿未形成时可保守治疗，脓肿形成后及早行手术切开引流。肛瘘的治疗方法具体有堵塞法和手术治疗两种。经久不愈、非手术治疗无效且症状较重的陈旧性肛裂需手术治疗。

【非手术治疗/术前护理】

1.参考第三篇第一章**"外科病人手术前后护理"**的术前护理。

2.心理护理　因疾病知识缺乏，病人长期疼痛难以启齿，又担心手术效果不佳，易产生焦虑、恐惧心理。针对所患疾病特点，介绍手术相关知识，消除紧张、焦虑情绪。

3.饮食与活动　嘱病人多饮水，多吃新鲜水果蔬菜、粗粮，忌饮酒，少吃辛辣刺激食物。养成良好生活习惯，养成定时排便的习惯。适当增加运动量，促进肠蠕动。

4.温水坐浴　便后及时清洗，保持局部清洁、舒适，可采用1：5 000高锰酸钾溶液3 000 mL温水坐浴，温度控制在43～46 ℃，每日2～3次，每次20～30 min，以改善局部血液循环，预防病情进展及并发症。

5.痔块回纳　痔块脱出时应及时用手轻轻将脱出的痔块推回肛内，防止其脱出。嵌顿性痔应尽早行手法回纳，注意动作轻柔，避免损伤。

6.疼痛护理　肛管内注入抗生素油膏或栓剂，以润滑肛管、促进炎症吸收、减轻疼痛。血栓性外痔者局部热敷、外敷消炎镇痛药物后，疼痛可缓解而不需手术治疗。

7.肠道准备　术前1 d控制进食，中午进软食，多饮水，每日摄水1 500～2 000 mL，以软化大便，晚上进流质。术前下午15:00指导病人口服聚乙二醇电解质散清洁肠道，告知病人肠道准备的方法、意义及注意事项，使其配合，观察病人的肠道清洁效果。

【术后护理】

1.参考第三篇第一章"**外科病人手术前后护理**"的术后护理。

2.饮食护理　为了延缓术后首次排便时间，避免大便刺激新鲜伤口，术后1～2 d应以无渣或少渣流质、半流质为主，逐步改为清淡饮食。多食水果、蔬菜，不可酗酒或过食辛辣刺激的食物。

3.活动　24 h后可适当下床活动，逐渐延长活动时间，并指导病人进行轻体力活动，伤口愈合后可以恢复正常工作、学习和劳动，但避免久站、久坐、久蹲。

4.排泄护理　术后早期病人会存在肛门下坠感或便意，告知其是敷料刺激所致；术后2 d不易排便，促进切口愈合，第3日早晨排便，以后养成每日早晨排便习惯，便后坐浴、换药。如大便干燥，可睡前口服液状石蜡20 mL及术后每日口服润肠通便药物，便软后即应停药。肛管手术术后7～10 d不宜灌肠。

5.疼痛护理　大多数肛肠术后病人创面疼痛剧烈，根据疼痛护理规范，定时、全面、动态评估疼痛程度，遵医嘱应用镇痛药，落实各项止痛措施，观察镇痛药物的效果及不良反应。

6.并发症观察和护理

(1)尿潴留。鼓励病人术后尽早自行排尿，若有困难，可采用温水冲洗会阴、听流水声等诱导排尿的方法，必要时行导尿术。

(2)切口出血。由于肛管直肠的静脉丛丰富，术后容易因为止血不彻底、用力排便等导致创面出血。通常术后7 d内粪便表面会有少量出血，如病人出现恶心、呕吐、心慌、出冷汗、面色苍白等并伴肛门坠胀感和急迫排便感进行性加重，敷料渗血较多，应及时通知医师处理。

(3)切口感染。直肠肛管部位由于易受粪便、尿液等的污染，术后易发生切口感染。应注意术前改善全身营养状况，术后2 d内控制好排便，保持肛门周围皮肤清洁，便后用1∶5 000高锰酸钾溶液坐浴；切口定时换药，充分引流。

(4)肛门狭窄。术后观察病人有无排便困难及大便变细，以排除肛门狭窄。如发生狭窄，及早行扩肛治疗。

【健康教育】

1.预防知识指导　告知出院后可适当活动，饮食要有规律，养成定时排便的习惯，保持大便通畅，预防复发。

2.局部护理指导　嘱咐出院后坚持便后用1∶5 000高锰酸钾液坐浴，注意观察伤口愈合情况。

3.扩肛或提肛运动　为防止肛门狭窄，术后5～10 d每日用示指扩肛1次；肛门括约肌松弛者，术后3 d起指导进行提肛运动，每日1～2次，每次30次。

4.复诊指导　如发现局部有出血、便血、红肿、疼痛等及时复诊。挂线治疗者嘱病人每5～7 d至门诊收紧药线，直到药线脱落。

【护理质量评价标准】

1.排便通畅，养成按时排便习惯。

2.疼痛得到减轻和缓解。

3.知晓疾病相关防治知识。

4.未发生并发症，或并发症得到及时发现和处理。

第十节 胆石症手术护理

胆石症（cholelithiasis）包括发生在胆囊和胆管内的结石，是胆道系统常见病和多发病。在我国，胆石症的发病率为 0.9%～10.1%，平均为 5.6%。胆囊结石指发生在胆囊内的结石，主要为胆固醇结石、混合性结石或黑色素结石，常与急性胆囊炎并存。胆管结石为发生在肝内、外胆管的结石。随着腹腔镜技术的日益成熟，腹腔镜手术已成为胆石症主要的手术方式，腹腔镜胆囊切除术是指在电视腹腔镜窥视下，通过腹壁的 3～4 个小孔，将腹腔镜手术器械插入腹腔行胆囊切除。

【术前护理】

1.参考第三篇第一章"**外科病人手术前后护理**"和第三篇第六章第一节"**腹腔镜手术一般护理**"。

2.控制疼痛　评估疼痛的程度，观察疼痛的部位、性质、程度、发作时间、诱因及缓解的相关因素，对诊断明确且剧烈疼痛者给予镇痛药物，胆总管结石病人禁用吗啡，以免引起 Oddi 括约肌痉挛。

3.病情观察

（1）急性发作期密切观察腹痛的性质、范围、部位及程度。

（2）急性梗阻性化脓性胆管炎应观察神志、生命体征、皮肤颜色和温度，注意有无高热、休克的发生。

4.降低体温　根据病人的体温情况，采取物理降温和（或）药物降温；遵医嘱应用抗生素控制感染。

5.保持皮肤完整性　应指导病人修剪指甲、勿搔抓皮肤，防止破损；用温水擦浴，勿使用碱性清洁剂，以免加重皮肤瘙痒。瘙痒剧烈者，遵医嘱使用炉甘石洗剂。

【术后护理】

1.参考第三篇第一章"**外科病人手术前后护理**"和第三篇第六章第一节"**腹腔镜手术一般护理**"。

2.T 管护理　做好胆总管切开探查行"T"型管体外引流护理。

（1）妥善固定，牢固固定引流管。

（2）避免打折、弯曲、活动时长度适宜，避免脱出。

（3）保持引流管通畅，避免 T 管扭曲、折叠及受压。引流液中有血凝块、絮状物、泥沙样结石时要经常从引流管的近端向远端挤捏，以保持引流通畅。

（4）观察引流情况。定时观察并记录 T 管引流出的胆汁的量、颜色及性质。正常人每日分泌的胆汁的量为 800～1 200 mL，呈黄绿色，清亮，无沉渣，有一定的黏性。术后 24 h 内引流量为 300～500 mL，恢复进食后，每日可有 600～700 mL，以后逐渐减少至每日 200 mL 左右。术后 1～2 d 胆汁的颜色可呈淡黄色浑浊状，以后颜色逐渐加深、清亮。

（5）预防感染。长期带管者，无菌袋应每周更换 1 次，并严格执行无菌操作。

（6）保持有效引流。平卧时引流管的远端不可高于腋中线，活动时 T 管应低于造口平面。

（7）保护 T 管周围皮肤，如皮肤破溃应涂抹氧化锌软膏。

（8）拔管。若 T 管引流出的胆汁色泽正常，且引流量逐渐减少，可在术后 10～14 d 试行夹管 1～2 d；夹管期间若无发热、腹痛、黄疸等症状，可经 T 管作胆道造影，造影后持续引流 24 h 以上。如胆道通畅无结石或其他病变，再次夹闭 T 管 24～48 h，病人无不适可予拔管。拔管后，残留窦道用凡士林纱布填塞，1～2 d 可自行闭合。若胆道造影发现有结石残留，则需保留 T 管 6 周以上，再作取石或其他处理。

3.饮食护理　腹腔镜胆囊切除术后的病人，术后 6 h 可进流质饮食，胆总管手术病人肠蠕动恢复、无腹胀时，可进流质饮食。恢复进食的病人，进高蛋白、低脂肪、易消化饮食。

4.用药护理　遵医嘱给予补液、抗感染及保肝治疗。

5.并发症观察和护理

（1）腹腔内出血。术后应观察生命体征情况、敷料颜色以及引流液的颜色与量。对于腹腔引流出大量血性液体超过 100 mL/h、持续 3 h 以上同时伴有心率增快、血压波动或敷料渗液较多，提示腹腔内出血；胆管内出血表现为 T 管引流出血性胆汁或鲜血，粪便呈柏油样，可伴有心率增快、血压下降等休克表现。及时通知医生处理，必要时再次手术。

（2）胆瘘。主要表现为胆汁性腹膜炎或腹腔引流液呈黄绿色胆汁样。术后应严密观察有无腹痛、腹胀、腹膜刺激征以及皮肤、巩膜的颜色和引流液的性质。护理措施：引流胆汁；维持水、电解质平衡；及时更换引流管周围被胆汁浸湿的敷料，给予氧化锌保护局部皮肤。

（3）急性水肿性胰腺炎。一般发生在术后 5～7 d，有急性胰腺炎的临床表现，故术后应严密观察腹痛的性质、部位以及辅助检查的结果。可给禁食、胃肠减压、抑酸等内科保守治疗。

（4）腔镜手术并发症护理。参见第三篇第六章第一节**"腹腔镜手术一般护理"**。

【健康教育】

1.饮食指导　给予高蛋白、低脂肪、多维生素、易消化饮食。

2.疾病指导　告知病人胆囊切除后出现消化不良、脂肪性腹泻等情况的原因，出院后如出现腹痛、黄疸、陶土样大便等情况应及时就诊。

3.自我护理　如带"T"型管出院者，教会"T"型管的护理。

4.活动指导　注意休息，适当活动，劳逸结合，保持良好的心态。

5.复诊指导　定期复查，如有不适，及时就诊；留置"T"管者，按医生规定的时间，再次入院拔管。

【护理质量评价标准】

1.疼痛缓解或得到控制。

2.感染得到有效控制，体温恢复正常。

3.知晓胆囊结石、腹腔手术及术后康复的相关知识。

4.皮肤黏膜无破损和感染。

5.并发症得到预防或被及时发现和处理。

第十一节　胆道感染护理

胆道感染包括胆囊炎和不同部位的胆管炎，分为急性、亚急性和慢性炎症。胆道感染主要因胆道梗阻、胆汁淤滞造成，胆道结石是导致胆道梗阻最主要的原因，胆道反复感染又促进胆石形成并进一步加重胆道梗阻。急性胆囊炎（acute cholecystitis）是胆囊管梗阻和细菌感染引起的炎症，为一种常见急腹症。慢性胆囊炎（chronic cholecystitis）是胆囊持续、反复发作的炎症过程，超过 90% 的病人有胆囊结石。急性梗阻性化脓性胆管炎（acute obstructive suppurative cholangitis，AOSC）是急性胆管炎的严重阶段，又称急性重症胆管炎。

一、急、慢性胆囊炎

原则上争取择期手术治疗，手术时机和方式取决于病人的病情。急性非结石性胆囊炎因易发生坏疽、穿孔，一经诊断，应及早行手术治疗。

【非手术治疗护理】

可作为手术前的准备，方法包括禁食、抗感染、解痉、补液、营养支持、纠正水电解质及酸碱平衡失调等。大多数病人经非手术治疗后病情缓解，再行择期手术；如病情无缓解或恶化，或出现胆囊穿孔、弥漫性腹膜炎，应行急诊手术。

【手术治疗护理】

1.参考第三篇第六章第十节**"胆石症手术护理"**。

2.胆囊切除术　首选腹腔镜胆囊切除术。

3.胆囊造口术　对高危病人或局部黏连解剖不清者，可先行胆囊造口术减压引流，3 个月后再行胆囊切除。

4.超声引导下经皮经肝胆囊穿刺引流术，可降低胆囊内压，待急性期后再行择期手术。

二、急性梗阻性化脓性胆管炎

【非手术治疗护理】

1.抗休克治疗　补液扩容，恢复有效循环血量。

2.纠正水、电解质及酸碱平衡失调。

3.抗感染治疗　选用针对革兰氏阴性杆菌及厌氧菌的抗生素，联合、足量用药。

4.其他治疗　包括吸氧、禁食和胃肠减压、降温、解痉镇痛、营养支持等。

【手术治疗护理】

1.参考第三篇第六章第十节"**胆石症手术护理**"。

2.病情观察　观察神志、生命体征、腹部体征及皮肤黏膜情况，监测血常规、电解质、血气分析等结果的变化。

3.维持体液平衡

（1）观察指标：严密监测生命体征，特别是体温和血压的变化；准确记录 24 h 出入水量，必要时监测中心静脉压及每小时尿量，为补液提供可靠依据。

（2）补液扩容，尽快恢复循环血量。

（3）纠正水、电解质及酸碱失调。

4.维持有效气体交换

（1）呼吸功能监测：密切观察呼吸频率、节律和幅度；动态监测 PaO_2 和血氧饱和度，了解病人的呼吸功能状态。

（2）改善缺氧状况：非休克病人采取半卧位，休克病人采取中凹卧位，根据病人呼吸型态及血气分析结果选择给氧方式和确定氧气流量或浓度，可经鼻导管、面罩、呼吸机等辅助方法给氧，改善缺氧症状。

5.维持正常体温

（1）降温：根据体温升高的程度，采用温水擦浴、冰袋冷疗等物理降温方法，必要时使用药物降温。

（2）控制感染：联合应用足量有效的抗生素，控制感染，使体温恢复正常。

6.营养支持　禁食和胃肠减压期间，通过肠外营养途径补充能量、氨基酸、维生素、水及电解质，维持和改善营养状况。

7.完善术前检查及准备。

【健康教育】

1.遵医嘱服药、定期复查，以确定是否手术治疗和手术时机。

2.严格限制油腻饮食。

3.注意饮食卫生，定期驱除肠道蛔虫。

4.若出现腹痛、发热和黄疸等情况，及时就诊。

【护理质量评价标准】

1.疼痛缓解或得到控制。

2.维持和改善营养状况，无水、电解质紊乱的发生。

3.能够控制感染、使体温恢复正常。

第十二节　ERCP 下支架置入术护理

ERCP 是在纤维十二指肠镜直视下，通过十二指肠乳头将导管插入胆管和（或）胰管内进行造

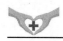

影。目的是：直接观察十二指肠及乳头的病变，并可行活检；收集十二指肠液、胆汁及胰液进行理化及细胞学检查；通过造影显示胆道系统和胰管梗阻的部位和病因；可行鼻胆管引流或行内镜括约肌切开术（EST），作为术前减轻黄疸或恶性肿瘤致梗阻性黄疸的非手术治疗手段。ERCP 下支架置入是指在 ERCP 的支持下，将支架置入狭窄的胆管或胰管，目的是建立一个胆汁或胰液引流的通道。适应症：胆道疾病伴黄疸，疑为胆源性胰腺炎、胆胰或壶腹部肿瘤，先天性胆胰异常。ERCP 有诱发急性胰腺炎和胆管炎的可能。

【术前护理】

1.心理护理　术前向病人讲解 ERCP 的目的、注意事项及术中配合要点，以消除紧张、焦虑等不良情绪。

2.术前检查　检查病人有无严重的心、肺、脑、肾疾病，检查血压及凝血功能。

3.胃肠道准备　术前禁食 4～8 h，下午术者禁午餐。

4.体位训练　指导病人进行体位（俯卧位）训练，嘱病人俯卧，两臂屈曲放于头的两侧，两腿伸直；髋部及踝部各放一软枕，头偏向一侧。

5.病人准备　病人穿着应适于摄片要求，去除活动性假牙，不要穿得太厚，去除有金属的物品及不穿带有纽扣的衣服。

6.术前用药　做碘过敏试验及抗生素过敏试验，备好造影剂。术前 20～30 min 遵医嘱给予安定 10 mg、杜冷丁 25～100 mg、654-2 20 mg 肌内注射，消泡剂 10～15 mL 口服，反应敏感者给予咽部麻醉。

【术后护理】

1.体位　术后自主体位，适当卧床休息。

2.病情观察

（1）严密监测病人生命体征变化。

（2）观察病人腹部体征，注意腹痛的部位、程度及性质，及时报告医生，并协助做好处理。

（3）观察皮肤黄染情况，观察大小便颜色，注意病人黄疸消退程度。

3.鼻胆引流管护理　妥善固定引流管，保持引流通畅；观察并记录胆汁颜色、性质及量；引流袋的位置必须低于肝管水平，防止逆行感染，如有异常，及时协助医生处理。

4.饮食指导　嘱病人禁食，术后根据病人淀粉酶及有无腹痛、发热、黄疸等情况进行饮食调整，无并发症可逐步进流质、低脂少渣半流质至正常饮食。

5.用药护理　遵医嘱使用止血、消炎、抑酶及保护胃黏膜等药物，观察药物作用及副作用。

6.并发症观察和护理

（1）出血。术后严密观察病人生命体征变化，观察病人有无头晕、呕血、便血，必要时查大便隐血试验和血常规、凝血功能。如病人面色苍白，大便频繁，黑便甚至血便，应立即报告医师，快速补液，应用止血药，并做好术前准备。

（2）穿孔。表现为早期出现上腹痛，持续性加重，X 线表现膈下游离气体。观察生命体征的变化、腹部情况及有无腹膜刺激征等。一旦发生，大多数病人经禁食、胃肠减压、补液、抗炎等保守治疗而痊愈，若保守治疗失败，及时手术治疗。

（3）急性胰腺炎。术后严密观察腹痛情况，有无腹膜刺激征，血尿淀粉酶是否升高，依据病情遵医嘱给予禁食、持续胃肠减压、生长抑素及广谱抗生素应用等，定期复查血、尿淀粉酶，观察用药的不良反应，给予静脉高营养等支持治疗。

（4）急性胆管炎。术后密切观察体温、腹痛、黄疸和血常规变化，及时准确使用抗生素，高热者给予物理或药物降温。必要时，在积极抗感染同时采取有效引流或手术治疗。

【健康教育】

1.用药指导　向病人及家属交代服药的重要性以及药物的作用、副作用及服用注意事项。

2.饮食指导　保持良好的饮食习惯，少量多餐，避免暴饮暴食，告知病人应低脂、低胆固醇、高维生素饮食，多饮水。

3.休息和活动　注意休息，适当活动，劳逸结合。

4.自我护理　如带鼻胆管出院者，教会病人进行引流管的自我护理。

5.复诊指导　必要时复查血淀粉酶及B超。如有发热、呕吐、腹痛、腹胀及黄疸等情况应及时复诊。

【护理质量评价标准】

1.感染得到有效控制。

2.营养状况得到改善。

3.皮肤黏膜无破损和感染。

4.并发症得到预防或被及时发现和处理。

第十三节　急性胰腺炎护理

急性胰腺炎（acute pancreatitis）是指胰腺分泌的胰酶在胰腺内被异常激活，对胰腺自身及其周围脏器产生消化作用而引起的炎症性疾病，是一种常见的急腹症。

【非手术治疗/术前护理】

1.控制疼痛　诊断明确后予解痉、镇痛药物，吗啡可引起Oddi括约肌张力增高，需谨慎使用。禁食、持续胃肠减压、使用抑制胰腺分泌的药物可减少胰液分泌及其对胰腺及周围组织的刺激。

2.禁食、胃肠减压，以防止呕吐、减轻腹胀、降低腹内压。

3.营养支持　禁食期间给予肠外营养支持。重症急性胰腺炎待病情稳定、淀粉酶恢复正常、肠麻痹消失后，可通过空肠造瘘管行肠内营养支持。

4.严格监测生命体征，观察神志、皮肤黏膜温度和色泽，监测水电解质、酸碱平衡情况；准确记录24 h出入水量，必要时监测中心静脉压及每小时尿量。

5.降低低温　发热病人给予物理降温，如冷敷、温水或酒精擦浴，必要时予药物，遵医嘱使用敏感、能通过血胰屏障的抗生素（如喹诺酮类、头孢他啶或亚胺培南等）控制感染。

6.用药护理　遵医嘱使用质子泵抑制剂、H_2受体阻滞药、生长抑素或胰蛋白酶抑制剂，抑制胰腺分泌，严格按医嘱用药，注意观察用药反应。

7.心理护理　由于急性胰腺炎发病突然、发展迅速、病情凶险，病人常会产生恐惧心理；由于病程长、病情反复及治疗费用等问题，病人易产生悲观消极情绪。了解其感受、安慰、鼓励并讲解治疗和康复知识，可使病人以良好的心态接受治疗。

【术后护理】

1.观察并记录生命体征，监护24～48 h，病情需要时延长监护时间。维持水、电解质及酸碱平衡，准确记录24 h出入水量。

2.病人麻醉未清醒前取平卧位，头偏向一侧，以免呕吐、分泌物吸入导致窒息或并发吸入性肺炎。

3.引流管护理　术后引流管包括胃管、腹腔双套管、胰周引流管、空肠造瘘管、胃造瘘管及导尿管等。引流上需标注管道名称及安置时间，明确引流管安置部位及作用。紧密连接引流管、妥善固定，定期更换引流装置。观察并记录引流液的颜色、性状和量，定时挤压，防止堵塞，保持引流通畅。

4.伤口护理　观察伤口敷料是否干燥，有无渗血、渗液，如有渗液及时更换敷料，有渗血时根据出血量做相应处理。

5.并发症护理

（1）出血。①密切观察生命体征，特别是血压和脉搏的变化；②保持引流通畅，准确记录引流液的颜色、性状和量；③监测凝血功能，纠正凝血功能紊乱；④遵医嘱使用止血和抑酸药物；⑤应激性溃疡出血可采用冰盐水加去甲肾上腺素胃内灌洗；⑥胰腺及周围坏死腔大出血时急症行介入或手术治疗。

（2）胰瘘。①取半卧位，保持引流通畅；②根据胰瘘程度，采取禁食、持续胃肠减压、静脉泵入生长抑素等措施；③严密观察引流液量、色和性状，准确记录；④必要时作腹腔灌洗引流，防止胰液积聚侵蚀内脏；⑤保护腹壁瘘口周围皮肤，可用凡士林纱布覆盖、皮肤保护膜或氧化锌软膏涂抹。

（3）胃肠造瘘。①持续腹腔灌洗，低负压吸引，保持引流通畅，防止消化液积聚引起感染和腹膜炎；②纠正水、电解质紊乱，加强营养支持，合理使用生长抑素；③指导病人正确使用造口袋，保护瘘口周围皮肤；④对不易愈合的瘘，应当采用手术治疗。

【健康教育】

1.减少诱因　积极治疗胆道疾病，戒烟、酒，预防感染，正确服药等，预防复发。

2.休息与活动　劳逸结合，保持良好心情，避免疲劳和情绪激动。

3.合理饮食　养成良好的饮食习惯，规律饮食，少量多餐，进低脂饮食，少食油腻食物，忌食辛辣刺激食物。

4.控制血糖和血脂，密切监测血糖及血脂，必要时使用药物控制。

5.复诊指导　定期到医院复查，出现胰腺假性囊肿、胰腺脓肿、胃肠道瘘等并发症时，及时就诊。

【护理质量评价标准】

1.疼痛缓解或消失。

2.维持水、电解质及酸碱平衡。

3.营养状况改善，体重得以维持或增加。

4.感染得到有效控制，体温恢复正常。

5.并发症得以预防，或得到及时发现和处理。

第十四节　胰腺癌手术护理

胰腺癌（cancer of the pancreas）是一种发病隐匿、进展迅速、治疗效果及预后极差的消化道恶性肿瘤，发病率有明显增加趋势。该病多发生于40～70岁中老年人，多发于胰头部，占70%～80%，其次为胰体尾部，全胰癌少见。

【术前护理】

1.参考第三篇第一章"**外科病人手术前后护理**"术前护理。

2.用药护理　改善肝功能，遵医嘱予保肝药等；增加糖原储备；有黄疸者，静脉输注维生素 K_1，改善凝血功能；有胆道梗阻并继发感染者，遵医嘱予抗生素控制感染。

3.皮肤护理　黄疸病人做好皮肤清洁及护理，做好皮肤准备。

4.血糖管理　监测血糖，血糖异常者，通过调节饮食和注射胰岛素控制血糖。

5.术日晨准备　完善各项术晨准备，留置胃管、尿管，确保管道通畅在位。

【术后护理】

1.参考第三篇第一章"**外科病人手术前后护理**"术后护理。

2.体位和活动　全麻清醒、生命体征平稳者取半卧位，可减轻腹部切口张力，减轻腹痛，利于呼吸和循环。指导术后早期活动，有利于促进肠蠕动恢复，预防并发症的发生。

3.营养支持　第一阶段，完全胃肠外营养（TPN），以减少胰液的分泌；第二阶段，肠内营养（TEN），采用经鼻肠营养管或空肠造瘘管灌注要素饮食；第三阶段，逐步恢复经口进食。做好 TPN 和 TEN 护理，防止并发症发生。

4.用药护理 禁食期间遵医嘱静脉补充液体，合理应用抗生素预防感染。胰腺切除后，胰腺外分泌功能严重减退，应根据胰腺功能给予消化酶制剂或止泻剂。

5.并发症观察和护理

（1）胰瘘。胰瘘是胰十二指肠切除术后最常见的并发症和死亡的主要原因，表现为腹痛、腹胀、发热、腹腔引流液内淀粉酶升高。典型者可自伤口流出清亮液体，腐蚀周围皮肤，引起糜烂疼痛。护理措施：术后引流管妥善固定，防脱出和堵塞。早期持续冲洗引流，周围皮肤涂以氧化锌软膏保护，遵医嘱予以抑酸、抑酶等对症治疗。

（2）胆瘘。主要表现为胆汁性腹膜炎或腹腔引流液呈黄绿色胆汁样。术后应严密观察有无腹痛、腹胀、腹膜刺激征以及皮肤、巩膜的颜色和引流液的性质。护理措施：引流胆汁；维持水、电解质平衡；及时更换引流管周围被胆汁浸湿的敷料，给予氧化锌保护局部皮肤。

（3）出血。表现为呕血、便血、腹痛，以及出汗、脉速、血压下降等。护理措施：正确评估病人机体情况，凝血机制，严密监测生命体征。出血量少可给予止血药、输血等治疗，出血量大者再次手术止血。

（4）血糖紊乱。动态监测血糖，血糖异常者，通过注射胰岛素或补充葡萄糖来控制血糖。

【健康教育】

1.活动指导 适当活动，劳逸结合，注意休息，保持良好心态。

2.饮食和用药指导 戒烟、酒，少量多餐、均衡饮食；服用脂溶性维生素和胰酶制剂。

3.血糖监测指导 学会自我监测血糖，高血糖时给予饮食控制和药物治疗。

4.复诊指导 定期复查，若发现贫血、发热、黄疸等症状，应及时就诊。放、化疗期间复查血常规，尤其是 WBC、PLT。

【护理质量评价标准】

1.焦虑减轻，情绪稳定。

2.疼痛缓解或得到控制。

3.营养状况改善，体重得以维持或增加。

4.并发症得到预防或被及时发现和处理。

第七章 周围血管、淋巴疾病病人护理

第一节 原发性下肢静脉曲张手术护理

原发性下肢静脉曲张（primary lower extremity varicose veins）是指下肢浅静脉瓣膜关闭不全使静脉内血流倒流，远端静脉瘀滞，继而病变静脉壁扩张、变性、出现不规则膨出和扭曲。多发生于体力劳动强度大、从事持久站立工作，或久坐少动的人群。非手术治疗适用于病变局限、症状较轻者，或妊娠期间发病及症状虽然明显但不能耐受手术者，主要措施有弹力袜治疗、药物治疗、注射硬化剂等方法。手术治疗适用于深静脉通畅、无手术禁忌症者。

【非手术治疗/术前护理】

1.病情观察 注意肢体活动状况，局部皮肤有无色素沉着、溃疡、湿疹样改变等及局部血管隆起情况。

2.促进下肢静脉回流，穿弹力袜或弹力绷带的压力梯度循序降低，足踝部高，向近侧逐渐减低，通过压力变化以减少浅静脉内血液淤积，改善活动时腓肠肌血液回流。

3.体位 采取良好坐姿，坐时双膝勿交叉过久，以免压迫腘窝，影响静脉回流；休息或卧床时抬高患肢 30°~40°，以利于静脉回流。

4.避免腹内压及静脉压增高因素　保持大便通畅，避免长时间站立，肥胖者有计划地减肥。

5.预防或处理创面感染　做好皮肤湿疹和溃疡的护理，促进创面愈合，预防创面继发感染。

6.术前准备　术前做多普勒彩超或深静脉造影，了解深静脉有无闭塞或返流。完善各项术晨准备，与手术室做好交接工作。手术病人术前护理同第三篇第一章"**外科病人手术前后护理**"。

7.保护患肢　告知病人勤剪指甲，勿搔抓皮肤，避免肢体外伤，以免造成曲张静脉出血。

【术后护理】

1.参见第三篇第一章"**外科病人手术前后护理**"术后护理。

2.体位和活动　术后卧床期间予软枕抬高下肢 30°~40°，指导足背屈伸和旋转运动，术后早期鼓励病人下地行走，促进静脉血液回流。

3.病情观察　观察病人体温、脉搏、呼吸、血压的变化；观察下肢血运及皮温、色泽、足背动脉搏动情况并记录。

4.保护患肢　活动时，避免外伤引起曲张静脉破裂出血。

5.用药护理　术后给予抗生素、抗凝治疗，注意药物不良反应。

【健康教育】

1.用药指导　遵医嘱正确服用阿司匹林、地奥司明等药物。

2.去除影响下肢静脉回流的因素　避免使用过紧的腰带和紧身衣物；避免肥胖；保持良好坐姿，避免久站久坐，坐时避免双膝交叉过久。

3.促进静脉回流　休息时适当抬高患肢；指导病人进行适当体育锻炼，增强血管壁弹性。

4.弹力治疗　非手术治疗病人坚持长期使用弹力袜或弹力绷带，手术治疗病人术后继续使用弹力袜或弹力绷带 1~3 个月。

【护理质量评价标准】

1.活动耐力得到了提高。

2.病人掌握了下肢静脉曲张的防治知识。

3.未发生并发症，或并发症得到及时发现和处理。

第二节　动脉硬化闭塞症护理

动脉硬化闭塞症（arteriosclerosis obliterans，ASO）是一种全身性疾病，表现为动脉内膜增厚、钙化、继发血栓形成等，是导致动脉狭窄甚至闭塞的一组慢性缺血性疾病。多见于 50 岁以上的中老年男性，以腹主动脉远端及髂-股-腘等大动脉、中动脉最易受累。处理原则为控制易患因素、合理用药，症状严重影响生活和工作时，考虑手术治疗。常见手术方法有经皮腔内血管成形术合并支架术、动脉旁路手术、血栓内膜切除术、静脉动脉化、截肢术。

【非手术治疗/术前护理】

1.体位　告知病人睡觉或休息时取头高脚低位，避免长时间维持站位或坐位不变；坐位时避免双膝交叉，以防动、静脉受压，影响下肢血液循环。

2.疼痛护理　早期轻症病人可遵医嘱应用血管扩张剂，解除血管痉挛，促进侧支循环建立，改善肢体血供，缓解疼痛；加强疼痛评定，合理应用镇痛药。

3.患肢护理　注意保暖，以免寒冷使血管收缩，但应避免热疗，加重病变程度；保持足部清洁，避免用手抓痒，以免造成开放性伤口或继发感染；如有皮肤溃疡或坏死，保持溃疡部位清洁，加强创面换药，并遵医嘱应用抗生素。

4.功能锻炼　鼓励病人步行活动，患肢进行功能锻炼，促进侧支循环的建立。

5.饮食护理　以低热量、低糖及低脂食物为主，多进食蔬菜、水果等食物，戒烟。

6.心理护理　关心体贴病人，引导其说出自身感受，给予情感支持，以减轻病人的焦虑不安，帮助其树立战胜疾病的信心。

7.手术病人护理 参见第三篇第一章**"外科病人手术前后护理"**术前护理。

【术后护理】

1.参见第三篇第一章**"外科病人手术前后护理"**术后护理。

2.体位 四肢动脉重建术后，取平卧位，患侧肢体安置于水平位置，避免关节过屈挤压、扭曲血管。卧床制动2周，自体血管移植者若愈合较好，卧床制动时间可适当缩短。

3.病情观察

（1）生命体征。密切观察病人生命体征变化，记录24 h尿量，维持体液平衡。

（2）患肢远端血运。①观察皮肤温度、色泽、感觉及脉搏强度，以判断血管通畅度；②患肢保暖，避免肢体暴露于寒冷环境中，以免血管收缩；③若动脉重建术后肢体出现肿胀、剧烈疼痛、麻木、皮肤发紫、皮温降低，及时报告医师，协助处理或做好再次手术的准备；④观察术后肢体肿胀情况，主要由组织间液增多及淋巴回流受阻所致，一般可在数周内消失。

4.引流管护理 引流管通常放置在血管鞘膜外，注意观察引流的量、颜色及性状，保持引流管通畅，维持有效引流并准确记录。

5.功能锻炼 鼓励病人早期在床上进行肌肉收缩和舒张交替运动，促进血液回流和组织间液重吸收，亦有利于减轻患肢肿胀，防止下肢深静脉血栓形成。

6.并发症观察和护理

（1）出血。严密观察敷料有无渗血，如有渗出及时更换；若术后血压急剧下降，警惕吻合口大出血，立即报告医师并做好再次手术准备。

（2）远端血管栓塞、移植血管闭塞。观察肢体远端血供情况，如皮肤温度、颜色，出现皮肤温度降低或发绀等情况，及时通知医师给予相应处理。

（3）感染。观察切口有无渗液，有无红、肿、热、痛等局部感染征象，有无畏寒、发热等全身感染征象，发现异常及时通知医师。遵医嘱合理应用抗生素。

（4）吻合口假性动脉瘤。表现为局部疼痛，位置表浅者可触及动脉性搏动，造影显示动脉侧壁局限性突出于血管腔外的囊状瘤腔，一经确诊，及时手术治疗。

【健康教育】

1.保护患肢 切勿赤足行走，避免外伤；选择宽松的棉制鞋袜并勤更换；旁路术后病人6个月内避免吻合口附近关节的过屈、过伸和扭伤，以防止移植物再闭塞或吻合口撕裂。

2.饮食指导 进食低热量、低糖、低胆固醇及低脂食物，预防动脉粥样硬化；多摄取维生素，以维持血管平滑肌的弹性；戒烟。

3.药物指导 旁路术后病人遵医嘱服用抗血小板聚集或抗凝、降血脂及降血压等药物，每1～2周复查凝血功能。

4.复诊指导 出院3～6个月后到门诊复查，以了解血管通畅情况。

【护理质量评价标准】

1.患肢疼痛程度减轻或得到有效控制。

2.病人焦虑情绪减轻。

3.皮肤无破损、无溃疡和感染发生。

4.病人活动耐力增加。

5.并发症得到预防或被及时发现和处理。

第三节 血栓闭塞性脉管炎护理

血栓闭塞性脉管炎（thromboangitio obliterans，TAO）是一种主要累及四肢远端中动脉、小动脉、静脉的慢性、节段性、周期性发作的血管炎性病变，好发于男性青壮年。病程分为3期：局部缺

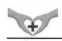
血期、营养障碍期、组织坏死期。处理上着重于防止病变进展，改善和促进下肢血液循环。手术治疗目的是重建动脉血流通道，增加肢体血供，改善肢体缺血情况。常用的手术方法包括腰交感神经节切除术、自体大隐静脉或人工血管旁路术、动静脉转流术、截肢术。

【非手术治疗/术前护理】

参见第三篇第七章第二节**"动脉硬化闭塞症护理"**。

【术后护理】

1. 参见第三篇第一章**"外科病人手术前后护理"**。

2. 体位　静脉手术后抬高患肢30°，制动1周；动脉手术后患肢平放，制动2周。自体血管移植术后愈合较好者，卧床制动时间可适当缩短。病情观察：密切观察生命体征的变化和切口渗血情况；观察患肢远端的皮肤温度、色泽、感觉和脉搏强度以判断血管重建后的通畅度。

3. 功能锻炼　鼓励病人早期在床上进行肌肉收缩和舒张交替运动，促进血液回流和组织间液重吸收，亦有利于减轻患肢肿胀，防止下肢深静脉血栓形成。

4. 并发症观察和护理　若切口处、穿刺点出现渗血或血肿，提示切口处出血；若动脉搏动消失、皮肤温度降低、颜色苍白、感觉麻木，提示动脉栓塞；若动脉重建术后出现肿胀，皮肤颜色发紫、温度降低，可能为重建部位的血管发生痉挛或继发性血栓形成。一旦出现，立即通知医师并协助处理。

【健康教育】

1. 保护患肢　切勿赤足行走，避免外伤；选择宽松的棉制鞋袜并勤更换；注意患肢保暖，避免受寒。

2. 饮食指导　规律饮食；多食蔬菜、水果，保持大便通畅；戒烟、酒。

3. 功能锻炼　鼓励作适当活动，促进侧支循环建立，有利于控制病情发展。

4. 自我保健　遵医嘱服药，定期门诊复查。

【护理质量评价标准】

参见第三篇第七章第二节**"动脉硬化闭塞症护理"**。

第四节　急性网状淋巴管炎护理

急性淋巴管炎（acute lymphangitis）是指病菌经破损的皮肤、黏膜，或其他感染灶侵入淋巴管，引起淋巴管及其周围组织的急性炎症。急性淋巴管炎分为网状淋巴管炎和管状淋巴管炎。网状淋巴管炎又称丹毒，起病急，病人有畏寒、发热、头痛、全身不适等症状。皮肤出现片状红疹，略隆起，中间颜色稍淡，周围较深，边界清楚。局部有烧灼样疼痛，红肿区可有水疱，附近淋巴结常肿大、有触痛，感染加重可导致全身性脓毒症。处理原则主要是对原发病灶的处理。应用抗菌药物、休息和抬高患肢，均有利于早期愈合。

【一般护理】

1. 休息和卧位　保证病人充分的休息和睡眠；抬高患肢20°～30°并制动，以免加重疼痛。

2. 饮食护理　清淡饮食，避免辛辣刺激性食物，多饮水，每日2 000～3 000 mL，加快毒性代谢产物排泄。补充足够的热量、维生素和蛋白质。

3. 患肢护理　保持患肢清洁，做好接触隔离。用50%硫酸镁湿热敷或金黄散外敷，症状消失后继续用药3～5 d。使用红蓝光照射，改善局部血液循环，促进炎症吸收或局限。该病易接触性传染，应注意隔离。

4. 心理护理　建立良好的护患关系，介绍疾病及康复相关知识，消除病人的不良情绪。

【病情观察】

1. 对轻度感染者，观察患肢有无肿胀、疼痛，皮肤红肿部位大小、有无水泡，附近淋巴结有无肿大，观察并记录体温升高情况。

2. 对严重感染者，严密观察病情，定时测量生命体征；对高热病人予以物理降温或药物降温。

3.定期检查血常规，同时警惕脓毒症或感染性休克的发生。

【用药护理】

1.按医嘱及时、合理应用抗生素，控制感染。

2.予以疼痛评定，合理应用镇痛药。

【健康教育】

1.生活指导　养成良好的卫生习惯，为防治接触传染，不与家人共用洁具。

2.饮食指导　清淡饮食，避免辛辣刺激性食物，戒烟、酒。

3.自我保健　积极治疗手、足、甲癣。保护原发部位，防止蚊虫叮咬、意外皮肤损伤引起丹毒复发。

4.复诊指导　一旦复发，及时就诊。

【护理质量评价标准】

1.疼痛得到缓解。

2.体温恢复正常。

3.病人情绪稳定，焦虑感消失。

4.未发生接触性传染。

第八章　泌尿外科护理

第一节　泌尿外科疾病一般护理

泌尿外科患者常伴有疼痛、下尿路症状、尿液改变、性功能障碍等症状，除外科一般护理外，还应注意以下几点。

【一般护理】

1.肾功能良好者，鼓励患者多饮水或适当补液，每天饮水 2 000～3 000 mL；肾衰竭、尿少、尿闭、全身水肿者，应严格限制患者补液量及饮水量，并准确记录 24 h 出入液量（黄菊艳等，2016）。

2.观察病人排尿情况，有无尿液颜色改变、尿潴留等异常现象。尿失禁病人注意保护局部皮肤的清洁、干燥，指导病人进行盆底肌训练（指导全身放松 10 s，提肛运动 10 s，每日做 30～45 次，练习过程中呼吸均匀，腰、腹、大腿肌肉放松）及电刺、生物反馈治疗等措施进行改善。

3.准确记录出入量，记录日/夜尿量，保持出入量平衡。

4.协助做好各项诊疗和检查，检查前向病人及家属做好解释工作，减轻紧张感，取得配合。

5.正确采集血尿标本，了解采集标本的注意事项，确保数据准确，为诊断提供可靠依据。

6.卫生宣教

（1）向病人讲解预防感冒及泌尿系统感染的卫生知识及意义，为手术的顺利实施做好准备。

（2）了解病人所患疾病种类及饮食要求，指导病人合理进食。如慢性肾衰病人应采用低蛋白的饮食，尽量少进食植物蛋白质，同时保证供给充分的热量，以减少体内蛋白质的消耗；当病人行血透治疗后，应增加蛋白质的摄入量，以补充因透析丢失的部分，维持相对的正氮平衡。

（3）泌尿外科老年病人居多，随生理变化、胃肠蠕动功能逐渐减慢，有发生便秘的可能。对习惯性便秘病人，饮食上指导多食用粗纤维易消化食物，培养定时排便的习惯，适当腹部按摩，刺激肠蠕动，遵医嘱指导使用缓泻剂（黄菊艳等，2016），并辅以果导 2 片晚间口服。该方法也适用于预防治疗，保持大便通畅，排便时不费力，从而减轻腹压。

7.掌握病人病情，及时了解其心理及个人要求，提出主要护理问题，制定相应的护理措施，实施整体护理。

【术前护理】

1.向病人讲解手术方法及注意事项，以消除顾虑，使其配合。

2.根据病情鼓励病人多饮水，肾功能不全、高血压、水肿者应控制水、钠盐的摄入。

3.留取尿常规，正确做好中段尿培养。如有尿路感染者，应暂缓手术。

4.凡泌尿系统器械检查或治疗后，应注意观察可能发生的反应，如无尿、尿潴留、尿痛、血尿、寒颤、发热等。

5.漏尿病人应保持床单干燥，以免引起压疮。

6.协助病人做好术前常规检查和术前肠道准备。

7.告知戒烟、酒。

8.注意观察病人排尿情况

（1）每次尿量及 24 h 尿量。

（2）排尿困难、尿潴留、排尿延迟、尿线变细或排尿无力、尿流中断等症状的程度及其动态变化。

（3）排尿疼痛时，应了解疼痛发生部位及其与排尿的关系和持续时间。

（4）了解有无尿失禁及其与咳嗽、喷嚏、情绪的关系。

9.备皮范围

（1）下腹部手术。上起肋缘，下至大腿上 1/3，两侧至腋中线，包括会阴部，并注意脐部清洁。

（2）腹股沟及会阴部手术。上起肋缘，下至大腿上 1/3，剃去阴毛，并注意脐部清洁。

（3）肾脏手术。上起乳头，下至耻骨联合，前后均过正中线，包括剃去阴毛。

【术后护理】

1.观察生命体征变化，如有异常及时通知医生。

2.观察切口渗出及引流情况，注意有无漏尿及尿瘘的发生。

3.血压平稳后取半卧位，肾实质术者需绝对卧床休息 2 周。会阴部手术如隐睾、精索静脉曲张、鞘膜积液等疾病术后常取平卧位，以免引起阴囊肿胀现象。

4.饮食　局部或小手术术后即可进食，肠蠕动恢复后予流质、半流过渡到普食，即营养丰富、易消化的食物。

5.引流管护理　妥善固定管道，保持通畅及有效引流，观察引流情况及引流液的色、质、量，留置尿管的病人，会阴擦洗每天 2 次，引流袋每日更换，使用抗反流引流袋每周更换 1 次。

6.观察病人疼痛发生的时间、部位、性质及规律，为病人做好解释并安慰，必要时遵医嘱予镇痛药。

7.鼓励病人有效咳嗽，协助双下肢被动运动，防止下肢静脉血栓形成。

8.根据医嘱准确记录尿量或出入量。

【用药护理】

1.术前遵医嘱合理用药，不可自行停药或间断服药，坚持服药。

2.用药期间严密观察血压及心率变化，以免发生体位性低血压。

3.注意观察药物的不良反应，如有异常及时通知医生。

4.做好用药指导。

【健康教育】

1.注意休息，保持乐观情绪。

2.改变不良饮食习惯。

3.保持会阴部清洁。

4.教会病人尿液及排尿情况的自我观察，及时发现有无血尿、尿频、尿急、尿痛及排尿困难等症状。

5. 带内、外引流管出院病人嘱多饮水，防止尿路感染及管道脱落，定期来院取管。

6. 定期复查。

【护理质量评价标准】

1. 术前准备及宣教认真执行与落实。

2. 管道正确连接及固定，有效引流。

3. 基础护理认真落实到位，无护理并发症。

4. 疾病健康指导落实。

第二节　尿道损伤护理

尿道损伤（urethral injury）多见于男性，男性尿道以尿生殖膈为界，分为前、后两段。前尿道包括球部和阴茎体部，后尿道包括前列腺部和膜部。男性尿道损伤是泌尿外科常见的急症，早期处理不当，易产生尿道狭窄、尿瘘等并发症。

【非手术治疗/术前护理】

1. 心理护理　主动关心、安慰病人及家属，稳定情绪，减轻焦虑与恐惧，告诉病人及家属尿道损伤的病情发展、主要的治疗护理措施，鼓励病人及家属积极配合。

2. 维持体液平衡、保证组织有效灌流量，及时进行骨折复位固定，减少骨折断端的活动，防止进一步损伤血管。

3. 感染的预防与护理

（1）嘱病人勿用力排尿，避免引起尿外渗而致周围组织继发感染。

（2）保持伤口的清洁、干燥，敷料渗湿时应及时更换。

（3）遵医嘱应用抗生素，鼓励病人多饮水，以起到稀释尿液、冲洗尿路的作用。

（4）早期发现感染征象，若病人体温升高，尿常规提示有白细胞，多提示感染，应及时通知医师并协助处理。

4. 密切观察病情　监测病人的神志、脉搏、呼吸、血压、体温、尿量、腹肌紧张度、腹痛、腹胀等的变化，并详细记录。

5. 骨盆骨折者需卧硬板床，勿随意搬动，以免加重损伤。

6. 术前准备　完善常规检查，应注意病人的凝血功能是否正常。备皮、配血，条件允许时，术前行肠道清洁。

【术后护理】

1. 妥善固定尿管、减缓翻身动作，防止尿管脱落。尿管一旦滑脱均无法直接插入，须再行手术放置，直接影响损伤尿道的愈合。

2. 保持有效牵引，有利于促进分离的尿道断面愈合。牵引角度以尿管与体轴呈 45°为宜，尿管固定于大腿内侧；牵引力度以 0.5 kg 为宜，维持 1～2 周。

3. 保持引流通畅，血块堵塞是导致尿管堵塞的常见原因，需及时清除。可在无菌操作下，用注射器吸取无菌生理盐水冲洗、抽吸血块。

4. 预防感染　严格无菌操作，定期更换引流袋。留置尿管期间，每日清洁尿道口。

5. 尿道会师术后尿管留置时间，一般为 4～6 周，创伤严重者可酌情延长留置时间。

6. 膀胱造瘘管留置 10 d 左右拔除。

7. 尿外渗区切开引流护理　保持引流通畅，定时更换切口浸湿敷料；抬高阴囊，以利外渗尿液吸收，促进肿胀消退。

【健康教育】

1. 定期行尿道扩张术　经手术修复后，尿道损伤病人尿道狭窄的发生率较高，需要定期进行尿道扩张以避免尿道狭窄。

2.尿道扩张术较为痛苦，应向病人说明该治疗的意义，鼓励病人定期返院行尿道扩张术。

3.若发现有排尿不畅、尿线变细、滴沥、尿液混浊等现象，可能为尿道狭窄，应及时来医院诊治。

【护理质量评价标准】

1.病人恐惧与焦虑减轻。

2.组织灌流量改善，没有发生休克症状。

3.术后未发生排尿困难。

4.无感染等并发症发生。

第三节　肾脏损伤护理

肾深埋于肾窝，受到肋骨、腰肌、脊椎和腹壁、腹腔内脏器、膈肌的保护，故不易受损。但肾质地脆、包膜薄，受暴力打击易引起损伤。肾损伤（injury of kidney）常是严重多发性损伤的一部分。

【非手术治疗/术前护理】

1.绝对卧床休息2～4周，减少搬动，待病情稳定，血尿消失后可离床活动，肾损伤后需经4～6周才趋于愈合，过早过多离床活动有可能致再度出血（李乐之等，2018）。

2.心理护理　主动关心、安慰病人及家属，稳定情绪，减轻焦虑与恐惧，配合治疗和护理。

3.注意保暖，防止呼吸道感染。

4.给予高蛋白、高维生素、易消化饮食，有利于组织修复。保持大便通畅预防便秘，常规使用缓泻剂，防止腹压增加引起继发性大出血。

5.观察病人生命体征变化，注意有无出血性休克发生。

6.注意尿液的量、颜色及性质，如尿色加深且腹部包块增大伴血压下降，应积极做好术前准备。

7.观察肾区及腹部体征变化，注意有无腹痛、腹胀等腹膜刺激征。

8.观察疼痛的部位及程度。

9.动态监测血红蛋白和血细胞比容变化，以判断出血情况。

10.感染的预防与护理

（1）保持伤口清洁、干燥，敷料渗湿及时更换。

（2）遵医嘱予抗生素治疗，鼓励病人多饮水。

（3）定时测量体温，如体温持续不退，警惕肺部及肾周感染，应及时通知医生并协助处理。

11.维持体液平衡、保证组织有效灌流量。

12.术前准备　有手术指征者，在抗休克治疗的同时，紧急做好各项术前准备。完善术前检查，除常规检查外，应注意病人的凝血功能是否正常。备皮、配血，条件允许时，术前行肠道清洁。

【术后护理】

1.密切观察生命体征变化，如有异常及时通知医生予以处理。

2.饮食指导　术后禁食水1d，待肛门排气后，若病人无腹胀、恶心、呕吐等不适情况，试饮水，遵医嘱予流质再到半流质最后过渡到普食。

3.肾部分切除术后病人绝对卧床1～2周，以防继发性出血。指导踝泵运动，预防下肢血栓形成。

4.保持大便通畅，必要时遵医嘱予缓泻剂。

5.准确记录出入量并做好记录。

6.疼痛护理　根据病人的疼痛评分遵医嘱予止痛药。

7.管道护理　妥善固定各管道，保持引流通畅，勿打折、扭曲或牵拉，观察引流液的颜色性质及量并记录。

8.留置尿管护理　会阴擦洗每天2次，使用抗反流引流袋，每周更换1次。

9.严密观察病情，及早发现出血感染等并发症。

【用药护理】

1.注意观察药物的不良反应，如有异常及时通知医生。

2.定时检查评估了解病情进展及治疗是否有效，调整用药方案，坚持服药。

3.做好用药指导。

【健康教育】

1.非手术病人，出院后3个月内勿参加重体力劳动或剧烈活动。

2.行肾切除的病人注意保护健肾，防止外伤，不使用对肾脏有损伤的药物，如氨基糖苷类抗生素等。

【护理质量评价标准】

1.病人恐惧与焦虑减轻，情绪稳定。

2.组织灌流量正常，生命体征平稳，皮肤温暖，毛细血管充盈正常。

3.发生感染或感染被及时发现和处理。

第四节　肾、输尿管结石护理

尿路结石（urolithiasis）又称尿结石，是泌尿外科常见疾病之一，包括肾结石、输尿管结石、膀胱结石及尿道结石。按尿路结石所在的部位分为上尿路结石和下尿路结石。上尿路结石是指肾和输尿管结石；下尿路结石包括膀胱结石和尿道结石。临床以上尿道结石多见。尿路结石的形成机制尚未完全清楚，有多种学说。肾钙化斑、过饱和结晶、结石基质、晶体抑制物质、异质促进成核学说是结石形成的基本学说。

【非手术治疗护理】

1.缓解疼痛　嘱病人卧床休息，局部热敷，指导病人做深呼吸、放松以减轻疼痛；遵医嘱应用止痛药物，并观察疼痛的缓解情况。

2.鼓励病人大量饮水2 000～3 000 mL（李乐之等，2018），多活动，在病情允许的情况下，适当做一些跳跃运动或经常改变体位，有助于结石排出。

3.观察尿液颜色与性状、体温及尿液检查结果，及早发现感染征象。

【体外冲击波碎石术护理】

1.术前护理

（1）心理护理。向病人及家属解释体外冲击波碎石的方法、碎石效果及配合要求，解除病人的顾虑。

（2）术前3 d忌食产气食物，术前1 d口服缓泻药，术日晨禁食。

（3）教会病人练习手术配合体位、固定体位，以确保碎石定位的准确性。

（4）术晨行泌尿系统X线平片复查，了解结石是否移位或排出，复查后用平车接送病人，以免结石因活动再次移位。

2.术后护理

（1）术后卧床休息6 h，鼓励病人多饮水，增加尿量。

（2）采取有效运动和体位。鼓励病人多进行跳跃运动，叩击腰背，促进排石。

（3）观察碎石排出情况。用纱布或滤网过滤尿液，收集结石碎渣。

（4）并发症观察与护理。①血尿。碎石术后多数病人出现暂时性肉眼血尿，一般无需处理。②发热。感染性结石病人，由于结石内细菌播散而引起尿路感染，往往引起发热，遵医嘱应用抗生素，高热者采用降温措施。

【内镜碎石术护理】

1.术前护理

（1）心理护理。向病人及家属解释内镜碎石术的方法与优点，术中的配合要求及注意事项，解除病人的顾虑，使其更好地配合手术与护理。

（2）协助做好术前检查，应注意病人的凝血功能是否正常，若病人近期服用阿司匹林、华法林等抗凝药物，应嘱病人停药，待凝血功能正常后再行碎石术。

（3）术前指导病人做俯卧位练习，从俯卧 30 min 开始，逐渐延长至 2 h，以提高病人术中去截石体位或俯卧位的耐受性。

（4）术前 1 d 备皮、配血，术前晚行肠道清洁。

2.术后护理

（1）观察病人生命体征、尿液颜色和性状。

（2）引流管护理。①妥善固定。向病人及家属解释置管的目的及妥善保护好各引流管的重要性，告知病人翻身、活动时勿牵拉造瘘管，以防造瘘管脱出。②引流管的位置不得高于肾造瘘口，以防引流液逆流引起感染。③保持引流管的通畅，勿压迫、折叠管道。④观察引流液的量、颜色和性状，并做好记录。⑤术后 3～5 d，引流尿液转清、体温正常，可考虑拔管。拔管前先夹闭 24～48 h，观察有无排尿困难、腰腹痛、发热等反应。拔管后 3～4 d，应督促病人每 2～4 h 排尿 1 次，以免膀胱过度充盈。⑥双"J"管一般留置 4～6 周，经 B 超或腹部摄片复查确定无结石残留后，膀胱镜下取出双"J"管。

（3）并发症观察与护理。

①出血。术后早期，肾造瘘管引流液为血性，一般 1～3 d 颜色转清，不需处理。若术后短时间内造瘘管引出大量鲜红色血性液体，须警惕大出血。除应用止血药、抗生素等处理外，可夹闭造瘘管 1～3 h，使肾盂内压力升高，达到压迫止血的目的。

②感染。a. 术后密切观察病人体温变化；b. 遵医嘱应用抗生素，嘱病人多饮水；c. 保持各引流管通畅，留置尿管者应清洁尿道口与会阴部；d. 肾造瘘口应定时更换敷料，保持皮肤清洁、干燥。

【健康教育】

1.多喝水，不喝生水、浓茶，不憋尿，保持尿量每日 2 000 mL 以上，多运动。

2.饮食指导 限制含钙、草酸、嘌呤成分多的食物，如牛奶、豆制品、菠菜、动物内脏、浓茶、啤酒等，预防结石复发。

3.腰部勿做剧烈运动（提重物、跑步、打球、下蹲等），防止双"J"管移位或者脱落。

4.遵医嘱按时拔出双"J"管。

5.定期复查 术后病人至少每 3 个月到医院复查 1 次。

【护理质量评价标准】

1.疼痛程度减轻。

2.能够复述尿石症的预防知识，并采取有利于结石预防的生活方式。

3.引流管引流有效，护理到位。

4.病情观察及时，记录准确。

5.基础护理落实到位，无护理并发症。

6.健康宣教认真落实。

第五节　肾癌护理

肾癌（renal carcinoma）是起源于肾实质泌尿小管上皮系统的恶性肿瘤，也称为肾细胞癌（renal cell carcinoma，RCC），是最常见的肾实质恶性肿瘤，高发年龄为 50～70 岁，男女之比约为 2∶1。临床以血尿、腰痛、肿块为肾癌三联症。

【术前护理】

1.改善营养，进食高蛋白、高热量食物；对胃肠功能障碍者，通过静脉途径给予营养；贫血者给予输血提高病人血红蛋白水平及抵抗力。

2.心理护理　主动关心病人，解释病情，告知手术治疗的必要性和可行性，解除思想顾虑，取得合作。

3.参见第三篇第一章"**外科病人手术前后护理**"。

【术后护理】

1.参见第三篇第一章"**外科病人手术前后护理**"。

2.术后血压平稳以后给予健侧卧位，避免早期下床，肾部分切除病人需绝对卧床1～2周，肾全切术后一般卧床3～5 d，避免加重出血或肾下垂。

3.肾功能的观察，准确记录出入量，防止水电解质失衡。

4.合理使用抗生素，保护肾功能。

5.并发症观察和护理

（1）出血。术后密切观察生命体征变化，若病人出现引流量较多、颜色鲜红且很快凝固，同时伴血压下降、脉搏增快、提示有出血，应立即通知医生予以处理：①遵医嘱予止血药；②对于出血量大、血容量不足的予输血治疗；③若经处理仍未能止血者，做好二次手术止血的准备。

（2）感染。保持切口辅料清洁、干燥，遵医嘱予抗生素，嘱病人饮水。

【健康教育】

1.保证充分的休息，适当锻炼及娱乐活动，避免重体力劳动。

2.加强营养，增加抵抗力，嘱戒烟。

3.术后3个月复查B超、CT。

【护理质量评价标准】

1.健康宣教及时，落实到位。

2.病情观察认真，记录及时。

3.病人情绪稳定，认真配合治疗。

第六节　膀胱癌护理

膀胱癌（carcinoma of bladder）发病率在我国泌尿生殖系统肿瘤中占第1位，高发病年龄为50～70岁，男女之比为4∶1。大多数病人的肿瘤仅局限于膀胱，只有15%～20%有区域淋巴结转移或远处转移。

【术前护理】

1.心理护理　告知病人术后尿流改道可自行护理且不影响日常生活，同时鼓励家属多关心支持病人，增强病人应对疾病的信心。

2.全身准备　常规术前检查评估病人全身各主要脏器的情况，积极纠正电解质、酸碱失衡以及贫血及低蛋白血症，改善病人全身营养状况。指导进高热量、高蛋白、高维生素及易于消化的饮食，必要时通过静脉补充，纠正营养失调的状态。

3.协助做好腹部平片和静脉肾盂造影，了解双侧输尿管有无疾患。

4.肠道准备　术前3 d进食无渣半流食，术前2 d改全流食，术前1 d禁食并进行全肠道外营养。术前连续3 d口服甲硝唑3次/d，抑制肠道细菌，预防术后感染及相关并发症。术前晚遵医嘱口服泻药，术晨清洁灌肠、留置胃管。

5.术前2周戒烟，积极处理呼吸道感染。

6.功能锻炼指导　术前指导病人练习床上大、小便，向病人解释清楚咳嗽及咳痰的重要性，指导病人练习有效咳嗽、深呼吸，以及胸式呼吸，告知翻身方法及活动注意事项。

7.其他护理　参见第三篇第一章"**外科病人手术前后护理**"。

【术后护理】

1.观察生命体征、意识与尿量的变化，血压平稳后给予半卧位，以利伤口引流及尿液引流。密切

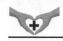

观察伤口有无出血、漏尿，保持床单位清洁、干燥。

2.基础护理　对老年病人特别要加强生活护理。鼓励病人在床上经常做伸屈腿运动并协助病人床上活动，每日热水泡脚1次，以促进血液循环，防止静脉血栓形成。鼓励病人咳嗽及深呼吸。

3.心理护理　鼓励病人正确面对疾病，接受自我形态的改变。

4.引流管护理　病人术后置胃管、左右侧输尿管支架引流管、盆腔引流管、膀胱造瘘管及导尿管，各管路标记清楚，经常挤压引流管，防止血块和肠道分泌物阻塞，保持各管引流通畅。注意观察引流液的颜色、量，记录各引流量及尿量。嘱病人在床上及床下活动时注意固定，防止引流管脱落。

（1）定时挤捏引流管以保持引流管通畅，膀胱引流管引流袋位置低于膀胱以防止尿液反流，密切观察引流液颜色、性质及量并记录。

（2）输尿管支架管一般于术后10～14 d拔除；代膀胱造瘘管，术后2～3周，经造影新膀胱无尿瘘及吻合口无狭窄后可拔除；导尿管，待新膀胱容量达150 mL以上可拔除；盆腔引流管是观察有无活动性出血与尿瘘的重要途径，一般术后3～5 d拔除。

5.代膀胱冲洗　为预防代膀胱的肠黏液过多引起管道堵塞，一般术后第3 d开始行代膀胱冲洗，每日1～2次，肠黏液多者可适当增加次数。方法：病人取平卧位，用生理盐水或5％碳酸氢钠溶液作冲洗液，温度控制在36 ℃左右，每次用注射器抽取30～50 mL溶液，连接待膀胱造瘘管注入冲洗液，低压缓慢冲洗，并开放导尿管引出冲洗液。

6.饮食指导　膀胱肿瘤电切的病人，术后6 h予流质；回肠代膀胱或乙状结肠代膀胱者，术后禁食8～10 d，禁食期间静脉营养，8 d后可少量饮水，第9 d进流质，若进食后无腹痛、腹胀等不适，可进食半流，以后逐步过渡到软食、普食。

7.活动　无恶心、呕吐不适者，应早期下床活动，促进胃肠功能恢复，预防黏连、腹胀，促进血液循环。

8.排尿训练　术后2周，指导病人行定时排尿训练，夹闭导尿管，定时开放，锻炼膀胱的反射功能，夹闭时刻从开始30 min增加到2～3 h；病人收缩腹肌，憋气用力，靠腹压排尿，用双手保护腹股沟区，避免斜疝发生。排尿时用掌心向下左右环形按摩，按摩5 min左右，用四指向下轻压膀胱，可起到刺激和压迫膀胱、促进排尿的作用。

9.造口护理

（1）密切观察造口周围皮肤颜色是否是粉红的、光滑湿润，保持造口处清洁、干燥。

（2）观察造口肠管突出腹壁的长度，一般理想高度1～1.5 cm。

（3）观察造口排泄物的颜色、性质及量。指导病人正确使用尿路造口袋，教会更换造口袋的方法。

10.并发症观察与护理

（1）出血。密切观察病情，若病人出现血压下降、脉搏加快，引流管内引出鲜血，每小时超过100 mL以上且易凝固，提示有活动性出血，应及时报告医师处理。

（2）预防感染。监测体温变化，保持伤口的清洁、干燥，敷料渗湿及时更换，保持引流管固定良好，引流通畅，更换引流袋严格无菌技术，鼓励病人床上活动、多咳嗽，同时应用抗生素。

（3）尿瘘。术后代膀胱若分泌黏液过多易堵塞导尿管，导致贮尿囊压力增大，易发生尿瘘。术后嘱病人取半坐卧位，保持各引流管通畅，盆腔引流管可作低负压吸引，同时遵医嘱使用抗生素。发生尿瘘者，密切观察导尿管引出尿量和创口漏尿量，以判断漏口大小和漏尿量，充分引流漏尿，保持尿管和各引流管通畅，及时引出尿液，加强抗感染治疗、营养支持。保守治疗后多能愈合，保持造瘘口皮肤清洁，防止皮肤破溃。

11.膀胱灌注化疗护理　膀胱灌注化疗主要用于保留膀胱的病人，术后早期，每周1次。嘱病人灌注前4 h禁饮水，排空膀胱。常规消毒外阴及尿道口，置入导尿管，将化疗药物或BCG溶于30～50 mL生理盐水经导尿管注入膀胱，再用10 mL空气冲注管内残留的药液，然后钳夹尿管或拔出。药物需保留在膀胱内1～2 h，协助病人每15～30 min变换一次体位，分别取俯、仰、左、右侧卧位。

灌注后嘱病人多饮水，每日饮水 2 500～3 000 mL，起到生理性膀胱冲洗的作用，减少化疗药物对尿道黏膜的刺激。

【健康教育】

1.嘱病人注意休息，短期内避免重体力劳动和剧烈运动，防止造瘘口疝形成。

2.加强营养，多食新鲜蔬菜、水果，忌食辛、辣、刺激性食物，戒烟、酒，保持大便通畅。

3.养成定时排尿的习惯，勿憋尿。嘱多饮水，每天 2 000～3 000 mL，定时排尿。

4.自我护理

（1）非可控术后病人更换尿袋的动作要快，避免尿液外流，并准备足够纸巾吸收尿液；睡觉时可调整尿袋方向与身体纵轴垂直，并接引流袋将尿液引流至床旁的容器中。避免尿液压迫腹部影响睡眠。

（2）可控膀胱术后病人自我导尿应注意清洁双手及导尿管，间隔 3～4 h 导尿 1 次，外出或夜间睡觉可佩带尿袋避免尿失禁。

5.直肠代膀胱病人，应养成定时排尿的习惯，选择特定的时间排尿，如餐前 30 min、晨起或睡觉，一般白天每 2～3 h 排尿 1 次，夜间 2 次，减少尿失禁。

6.回肠代膀胱术行皮肤造口者，应保持局部皮肤清洁、干燥。

7.教会如何使用尿袋。

8.定期复查 嘱病人出院后定期门诊随访，术后 1、3、6 个月及 1、2、4 年门诊随访，行尿动力学检测，以评估病人术后控尿能力的恢复情况。若出现血尿、排尿困难、发热、腰痛、腹痛等不适，及时就诊。

9.告知病人远期可能发生的并发症，如肾积水、肾盂肾炎、尿路结石等。嘱病人定期复查与随诊，坚持每日有规律地锻炼肛提肌。

【护理质量评价标准】

1.病人能适应排尿方式的改变。

2.引流管固定在位，引流通畅。

3.未发生出血、感染、尿瘘等术后并发症，若发生被及时发现和处理。

4.病人及家属掌握更换造口袋的方法。

5.心理护理到位，恐惧或焦虑减轻，病人情绪稳定，乐观面对生活。

第七节 良性前列腺增生护理

良性前列腺增生简称前列腺增生，俗称前列腺肥大，是引起老年男性排尿障碍原因中最为常见的一种良性疾病。前列腺增生梗阻严重、残余尿量较多、症状明显而药物治疗效果不好，身体状况能耐受手术者，应考虑手术治疗。手术方式主要有经尿道前列腺切除术和经尿道前列腺汽化切除、耻骨上经膀胱前列腺切除术和耻骨后前列腺切除术。

【非手术治疗/术前护理】

1.心理护理 护士应理解病人，帮助其更好地适应前列腺增生给生活带来的不便，给病人解释前列腺增生的主要治疗方法，使病人增加对疾病的了解、鼓励病人树立战胜疾病的信心。

2.急性尿潴留预防与护理

（1）预防。避免因受凉、过度劳累、饮酒、便秘引起的急性尿潴留。鼓励病人多饮水、勤排尿，不憋尿；冬天注意保暖，防止受凉；多摄入粗纤维食物，忌辛辣食物，以防便秘。

（2）护理。急性尿潴留者应及时留置导尿管引流尿液，恢复膀胱功能，预防肾功能损害。同时做好留置尿管或膀胱造瘘管的护理。

（3）术前准备前列腺增生并发尿潴留，出现血尿素氮、肌酐升高者，协助医生留置导尿管或耻骨上膀胱造瘘引流尿液。

3.术前准备

（1）指导病人术前有效咳嗽、咳痰、戒烟，训练床上排便习惯。

（2）前列腺增生病人大多为老年人，常合并慢性病，术前应协助做好心、脑、肝、肺、肾等重要器官功能的检查，评估其对手术的耐受性。

（3）慢性尿潴留者，应先留置尿管引流尿液，改善肾功能，尿路感染者应用抗生素控制炎症。

（4）指导病人盆底肌训练。吸气时缩肛 10 s，呼气时放松肛门 10 s，每天至少 30～45 次。

【术后护理】

1.观察生命体征变化；注意有无胸闷、气急、头痛、视力模糊等电切综合征表现。

2.术后 6 h 无恶心、呕吐，肠蠕动恢复后，嘱病人进优质蛋白、多维生素、粗纤维饮食。

3.膀胱持续冲洗护理

（1）严格执行无菌操作，防止医源性感染。

（2）膀胱冲洗的过程中，严密观察病人生命体征变化，如有异常及时通知医生。

（3）引流管保持通畅，避免折叠、扭曲、受压。

（4）冲洗的速度根据冲洗液的颜色而定：色深则快，色浅则慢。

（5）冲洗液温度控制在 25～30 ℃，可有效预防膀胱痉挛。

（6）冲洗的过程中若出现引流不畅，表示尿管有血块堵塞，需立即通知医生挤捏尿管加快冲洗速度、施行高压冲洗、调整尿管位置等（李乐之等，2017），或用注射器反复冲洗抽吸，予引流通畅。

（7）观察、记录引流液的颜色与量。术后均有肉眼血尿，随冲洗持续时间的延长，血尿颜色逐渐变浅，若尿液颜色加深，警惕活动性出血，准确记录尿量、冲洗量和排出量。

4.膀胱痉挛护理

（1）膀胱痉挛病人表现为强烈的尿意、肛门坠胀、下腹部疼挛、膀胱冲洗速度减慢甚至逆流、冲洗液血色加深、尿道及膀胱区疼痛难忍等症状。及时安慰病人，缓解其紧张焦虑情绪。

（2）术后留置硬脊膜外，自控镇痛泵可明显控制膀胱逼尿肌的收缩，减轻患者的疼痛。

（3）保持膀胱冲洗液温度适宜（30～35 ℃），以减少对膀胱的刺激，可用温热毛巾湿热敷会阴部（李乐之等，2018）。

（4）保持尿管引流通畅。

（5）遵医嘱给予解经止痛治疗，必要时给予镇静药。

5.引流管护理

（1）妥善固定导尿管，保持引流通畅，防止尿管受压、扭曲、折叠。

（2）保持会阴部清洁，用碘伏擦洗尿道外口，每日 2 次。

（3）拔管时间。①术后 5～7 d 尿液引流色清，即可拔除尿管；②耻骨后引流管术后 3～4 d，待引流量很少时可拔除；③耻骨上前列腺切除术后 7～10 d 拔除导尿管；④膀胱造瘘管通常留置 10～14 d 拔除。

6.并发症观察与护理

（1）术后加强病情观察，注意监测电解质变化，以防出现稀释性低钠血症。一旦出现，应立即氧气吸入，遵医嘱给予利尿剂、脱水剂、减慢输液速度，静脉滴注 3％氯化钠纠正低血钠等。

（2）术后拔尿管后出现尿失禁病人，可进行膀胱区及会阴部热敷、针灸等，大多数尿失禁症状可逐渐缓解。指导病人进行盆底肌肉锻炼，即平卧床上降低腹压，增加尿道闭合压，同时收缩肛门。

（3）指导病人逐渐离床活动，保持排便通畅，预防大便干结及用力排便时腹内压升高引起出血。

（4）术后早期禁止灌肠或肛管排气，以免造成前列腺窝出血。

（5）勃起功能障碍。对性功能表现烦恼和自卑的病人给予心理疏导。

（6）尿道吻合口狭窄。行尿道扩张得以缓解，扩张前向病人解释尿道扩张的方法和必要性，同时保持尿道口清洁，避免并发症。

【健康教育】

1.前列腺切除术后1～2个月避免久坐、提重物，避免剧烈活动，如跑步、骑自行车、性生活等，防止继发性出血。

2.进清淡、粗纤维、富有营养、无刺激性、易消化食物，忌烟、酒。

3.若有溢尿现象，指导病人作提肛训练，以尽快恢复尿道括约肌功能。

4.自我观察　经前列腺尿道病人术后可能发生尿道狭窄，术后若尿线逐渐变细，甚至出现排尿困难，应及时到医院检查和处理。

5.出院后若出现阴囊肿大、疼痛、发热等症状应及时去医院就诊，警惕附睾炎发生。

6.性生活指导　前列腺经尿道切除术后1个月、经膀胱切除术后2个月，原则上可恢复性生活。

7.定期复查　定期作尿流动力学、前列腺B超检查，复查尿流率及残余尿量。

【护理质量评价标准】

1.膀胱持续冲洗有效进行，导尿管护理到位。

2.恢复正常排尿，排尿通畅。

3.疼痛减轻。

4.基础护理落实到位，无护理并发症。

5.病情观察认真，记录及时、准确。

第八节　前列腺癌护理

前列腺癌（carcinoma of prostate）多发生于50岁以上的男性，发病率随年龄增加而升高，以81～90岁最高。欧美国家发病率极高，我国发病率近年来呈不断升高的趋势。

一、去势治疗

【护理措施】

1.心理护理　去势术后病人可能情绪低落；用药后将逐渐出现性欲下降、勃起功能障碍、乳房增大等难堪情况，容易造成自卑，甚至是丧失生存意志，特别是年轻病人。

2.不良反应观察与护理　用药后定时检查肝功能、血常规等，做好病人活动安全的护理，避免跌倒；并遵医嘱使用药物对症处理。

二、手术治疗

【术前护理】

1.营养支持　保证丰富的膳食营养，尤其多食富含多种维生素的食物，必要时给予肠内外营养支持。

2.心理护理　多与病人沟通，解释病情，从而减轻病人的思想压力，缓解病人的焦虑与恐惧情绪。

3.肠道准备　术前3 d进少渣半流质饮食，术前1～2 d进无渣流质饮食，口服肠道不吸收抗生素，术前晚及术晨进行肠道清洁。

【术后护理】

1.休息与饮食　病人术后卧床3～4 d可下床活动。待肛门排气后可进食流质，逐渐过渡到普食。

2.并发症观察与护理

（1）尿失禁。为术后常见的并发症，大部分病人在1年内可改善，部分病人1年后仍会存在不同程度的尿失禁。指导病人积极处理尿失禁，坚持盆底肌肉训练及电刺、生物反馈治疗等措施进行改善。

（2）预防感染。密切监测体温变化，保持切口清洁、敷料渗湿及时更换，保持引流通畅。

（3）勃起功能障碍。也是术后常见的并发症，遵医嘱使用西地那非（万艾可）治疗，期间注意观察有无心血管并发症。

【健康教育】

1.康复指导　适当锻炼，加强营养，增强体质。避免进高脂肪饮食。

2.定期随诊复查　根治术后定期检测 PSA、直肠指诊以判断预后、复发情况。

【护理质量评价标准】

1.术后病人营养状况较好。

2.对癌症的恐惧与焦虑情绪好转。

3.无术后出血、感染、尿失禁、勃起功能障碍等并发症发生，或并发症发生能及时处理并好转。

第九节　　经尿道棒状水囊前列腺扩开术护理

【术前护理】

参见第三篇第八章第一节**"泌尿外科疾病一般护理"**。

【术后护理】

1.病情观察　做好全麻或硬膜外麻醉后护理，术后持续心电监护及吸氧，密切监测生命体征变化，注意观察病人神志、面色等情况，经常询问病人有无不适，以便及时发现病情变化及时处理。遵医嘱用药对症治疗，根据病人病情合理补液，合理控制输液速度及输液量。

2.管道护理　术后保持冲洗与引流通畅，妥善固定，注意观察引流管有无折叠和脱落，根据冲洗液颜色的变化来调节冲洗速度，定时挤压管道，防止血块堵塞，术后 6 h 将内外囊水全部放完后向外囊注入 10～15 mL 生理盐水，防止滑脱，如病人疼痛反应强烈可更换普通的三腔气囊导尿管，术后 5～7 d 可将外囊水放完后拔除导管；一般可正常排尿，如不能可临时插入普通的气囊导尿管待5～10 d 拔除；术后保持会阴部清洁，每日擦洗尿道口 2 次，每周更换抗反流尿袋。

3.饮食指导　肠蠕动未恢复前嘱禁食，恢复后嘱由流质到半流逐渐过渡到普食，宜进营养丰富、高纤维素、易消化饮食。

4.膀胱痉挛护理　术后可留置镇痛泵防止膀胱痉挛，必要时遵医嘱使用止痛药物以免加重出血。

5.术后尽量不使用止血药物，以防老年血栓形成，嘱病人适当活动四肢，协助双下肢被动运动，改善下肢血液循环，预防深静脉血栓。

6.避免增加腹压动作，保持大便通畅，必要时遵医嘱使用缓泻剂。

7.指导有效咳嗽咳痰，预防坠积性肺炎发生。

8.并发症的预防

（1）出血：密切观察病人神志及生命体征变化，注意冲洗液颜色、性质及量的变化。

（2）感染：合理使用抗生素，严格无菌操作，鼓励病人有效咳嗽咳痰。

（3）尿失禁：拔除尿管后会出现暂时性尿失禁，应告知病人让其有充分心理准备，指导病人进行盆底肌肉锻炼。

【健康教育】

1.注意合理饮食，多饮水，忌辛、辣、刺激性食物，戒烟、酒。

2.保持大便通畅。

3.术后 3～6 个月避免重体力活，不提重物，不做骑跨运动，勿憋尿，避免长期坐硬椅子，防止盆腔充血前列腺窝创面的再出血。

4. 观察排尿情况，尿线变细及时入院行扩张。

5. 2个月内避免性生活，保持乐观情绪。

【护理质量评价标准】

1. 术前检查相关检查认真落实，异常情况及时评估处理。

2. 膀胱持续冲洗有效进行，管道护理到位。

3. 基础护理落实到位，无护理并发症。

4. 病情观察认真，记录及时、准确。

5. 健康宣教认真落实。

第十节　皮质醇症护理

皮质醇症（hypercortisolism）又称库欣综合征（Cushing syndrome，CS），为机体长期处于过高糖皮质激素作用下出现的一系列典型综合病征。发病年龄多在20~40岁，男女比例为1：2~1：8。

【术前护理】

1. 心理护理　告知病人疾病相关知识，耐心解释疾病治疗与护理方案，帮助病人接受自我形象的改变，增加信心，配合治疗和护理。

2. 遵医嘱予降压药，控制血糖，提高抗感染能力。

3. 该病常引起骨质疏松、低钾血症、高血压等，病人有跌倒、骨折等受伤的危险，给予安全宣教防止坠床跌倒、外伤、骨折等意外伤害。

4. 预防术后发生肾上腺危象，术前12 h和2 h需补充皮质激素，并携带激素到手术室术中使用。

5. 饮食　给予低钠、高钾、高蛋白及低热量食物，避免刺激性食物。

【术后护理】

1. 管道护理　妥善固定各管道，保持引流通畅，勿打折、扭曲或牵拉，观察引流液的颜色性质及量并记录。

2. 留置尿管护理　会阴擦洗每天2次，抗反流引流袋每周更换1次。

3. 加强营养，维持水电解质平衡。

4. 并发症观察与护理

（1）肾上腺危象。术后至出院这段时间均可发生肾上腺皮质功能不全，严重者出现肾上腺危象，观察病人是否有血压下降、心率加快、呼吸急促、恶心、呕吐、腹痛、腹泻、高热，甚至昏迷、休克等情况。护理措施：避免使用吗啡、巴比妥类药物，遵医嘱使用肾上腺皮质激素继续补充治疗。若发生肾上腺危象，遵医嘱立即静脉补充肾上腺皮质激素，并纠正水、电解质失衡及低血糖等情况。

（2）气胸。经腰部肋间切口手术的病人术后可能发生气胸，术后密切观察病人是否有气胸的表现；若发生，协助医师进行抽气。

（3）出血。术后定时测量血压、脉搏、呼吸及体温的变化，观察意识。若病人术后引流量较多、色鲜红且很快凝固，同时伴血压下降、脉搏增快，常提示有出血，立即通知医师处理。

（4）感染。若病人体温升高、伤口处疼痛并伴有血白细胞计数和中性粒细胞比例升高时，多提示有感染，及时通知医师并协助处理。

【健康教育】

1. 术后仍需服用皮质激素一段时间，双侧肾上腺大部分切除或全部切除的病人，需长期或终身激素替代治疗。

2. 指导病人出院后遵医嘱按时服药，不可自行增减药物剂量。

3. 向病人及家属讲明肾上腺皮质功能低下的表现，若出现症状随时到医院就诊。

4. 避免情绪激动，注意活动安全，防止外伤。

5. 宜进高蛋白、高钾、高钙、低脂肪饮食，避免刺激性食物，戒烟、酒。

6.注意个人卫生,预防感冒。

7.术后定期复查B超,监测血皮质醇水平,判断有无复发。

【护理质量评价标准】

1.能正确认识形象改变。

2.未发生跌倒、坠床等意外伤害。

3.术前相关检查认真落实。

4.术后病情观察认真仔细。

5.基础护理认真落实到位,无护理并发症。

6.心理护理到位,病人情绪稳定。

第九章　骨科护理

第一节　骨科常用技术护理

一、牵引术

牵引术(traction)是骨科常用的治疗方法,是利用牵引力和反牵引力作用于骨折部,达到复位或维持复位固定的治疗方法(李乐之等,2015)。牵引法包括皮牵引、骨牵引和兜带牵引。

【护理措施】

1.生活护理　持续牵引术由于制动造成不便,病人生活不能完全自理。应协助病人满足正常生理需要,如洗头、擦浴,教会病人床上使用拉手、便盆等。

2.保持有效的牵引

(1)保持反牵引力:颅骨牵引时,应抬高床头;下肢牵引时,抬高床尾15～30 cm。若身体移位,抵住床头或床尾,及时调整。

(2)牵引重锤保持悬空,牵引期间,牵引方向与被牵引肢体长轴应成直线,不可随意放松牵引绳,牵引重量不可随意增减或移位。

(3)皮牵引时,检查胶布、绷带、海绵牵引带有无松脱,扩张板位置是否正确。

(4)颅骨牵引时,每班检查牵引弓,并拧紧螺母,防止牵引弓脱落。

(5)避免过度牵引,下肢牵引每日测量被牵引的肢体长度,并与对侧进行对比。

3.维持良好的血液循环,皮牵引时密切观察病人患肢末梢血液循环情况。

4.皮肤护理　胶布牵引部位及长期卧床病人骨突部皮肤可出现水疱、溃疡及压疮,注意观察胶布边缘皮肤有无水疱或皮炎,做好压疮预防护理。

5.并发症护理

(1)血管和神经损伤。密切观察创口敷料的渗血情况、患肢末梢血运、病人生命体征及肢体运动情况,颅骨牵引者应关注病人的意识、神经系统检查结果等。根据情况及时调整。

(2)牵引针、弓脱落。班班检查、及时拧紧。

(3)牵引针眼感染。①骨牵引针两端套上软木塞或胶盖小瓶;针眼处每日滴75%乙醇2次;及时擦去针眼处分泌物或痂皮;牵引针若向一侧偏移,消毒后调整。②发生感染者充分引流,严重时须拔去钢针,改变牵引位置。

(4)关节僵硬。下肢水平牵引时,在膝外侧垫棉垫,防止压迫腓总神经,可用垂足板预防足下垂,病情许可时,定时做距小腿关节活动,预防足下垂。

（5）其他。由于长期卧床病人还可能出现坠积性肺炎、便秘、下肢深静脉血栓、泌尿系统感染，须注意预防并加强病情观察并及时处理。枕颌带牵引时应注意避免牵引带压迫气管导致呼吸困难、窒息。

二、石膏绷带固定术

石膏绷带（plaster bandage）是常用的外用固定材料之一，适用于骨关节损伤及术后的固定。石膏绷带卷是将熟石膏粉撒在特制的稀孔纱布绷带上用木板刮匀，卷制而成。常用的石膏类型可分为石膏托、石膏夹板、石膏管型、躯干石膏及特殊类型石膏等（李乐之等，2015）。

【石膏干固前护理】

1.加快干固　石膏一般自然风干，从硬固定到完全干固需 24～72 h；若要加快干固可创造条件，天气冷时可通过适当提高室温、灯泡烤箱、红外线照射等烘干及热风机吹干等方法，但需注意石膏传热，温度不宜过高，且应经常移动仪器位置，避免灼伤。

2.搬运　搬运及翻身时，用手掌平托石膏固定的肢体，切忌抓捏，以免留下指凹点，干固后形成局部压迫。

3.体位　潮湿的石膏容易变形，故须维持石膏固定的位置直至石膏完全干固，病人需卧硬板床，用软枕妥善垫好石膏。病人在石膏固定后 8 h 内勿翻身，8～10 h 后协助翻身。

4.保暖　寒冷季节注意保温。未干固的石膏需要覆盖毛毯时应用支架托起。

【石膏干固后护理】

1.保持清洁、干燥　髋人字形石膏及石膏背心固定者，尤其是婴幼儿，大小便后及时清洁臀部及会阴，并注意勿污染及弄湿石膏。石膏污染后用布蘸少量洗涤剂擦拭，清洁后立即擦干。断裂、变形及污染严重的石膏要及时更换。

2.保持有效固定　行石膏管型固定者，因肢体肿胀消退或肌萎缩可导致原石膏失去固定作用，必要时应重新更换。

3.并发症护理

（1）骨筋膜室综合征。病人一旦出现肢体血液循环受阻或神经受压的征象，立即放平肢体，并通知医师全层剪开固定的石膏，严重者须拆除，甚至行肢体切开减压术。

（2）压力性损伤。应保持床单位清洁、干燥，定时翻身，避免剪切力、摩擦力等损伤。

（3）化脓性皮炎。多因石膏塑性不好，石膏未干固时搬运或放置不当等致石膏凹凸不平引起，一旦发生应及时开窗检查及处理。

（4）石膏综合征。部分行躯干石膏固定者可能出现反复呕吐、腹痛甚至呼吸窘迫、面色苍白、发绀、血压下降等表现，称为石膏综合征。发生轻度石膏综合征可通过调整饮食、充分开窗等处理；严重者应立即拆除石膏，予禁食、胃肠减压及静脉补液等处理。

（5）废用综合征。由于肢体长期固定、缺乏功能锻炼导致肌萎缩。因此，应加强未固定肢体的功能锻炼。

（6）出血。手术切口或创面出血时，血液或渗出液可能渗出石膏外，用记号笔标记处范围、日期，并详细记录。

（7）其他。由于行石膏固定术后长期卧床，病人还可出现坠积性肺炎、便秘、泌尿道感染等并发症，应加强观察并及时处理。

4.石膏拆除　拆除石膏前需向病人介绍，使用石膏锯时可有振动、压迫及热感，但无痛感，不会切到皮肤。石膏拆除后，病人可能有肢体减负的感觉，石膏下的皮肤一般有一层黄褐色的痂皮或死皮、油脂等；其下的新生皮肤较为敏感，应避免搔抓，可用温水清洗后，涂一些润肤霜保护皮肤；关节僵硬或肢体肿胀时，应指导病人加强患肢功能锻炼，必要时用弹力绷带包扎患肢，并逐步放松，以缓解不适症状。

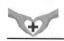

三、功能锻炼

功能锻炼是骨科治疗的重要组成部分，是促进肢体功能恢复、预防并发症的重要保证。康复训练应遵循循序渐进、动静结合、主动与被动相结合的原则。可用图、表的方式，与病人共同讨论并制定个性化的功能锻炼方案，从而充分调动病人的主观能动性，争取早期、科学、合理地进行康复训练。

【护理措施】

1.初期　术后1~2周，该期功能锻炼的主要目的是促进肢体血液循环，消除肿胀，防止废用综合征。该期可能由于病变部位疼痛、肿胀导致肢体活动受限。因此，功能锻炼应以肌肉等长舒缩运动为主。

2.中期　术后2周以后，即手术切口愈合、拆线到解除牵引或外固定支具之间的时间，此时病变部位肿胀已消退，局部疼痛减轻，应根据病情需要，在医护人员指导和健肢帮助下，配合简单的器械或支架辅助锻炼，逐渐增加病变肢体的运动范围和运动强度。

3.后期　此时病变部位已基本愈合，外固定支具已拆除，是功能锻炼的关键时期，特别是早、中期训练不足者，要尽早消除肢体部分肿胀和关节僵硬的现象，加强关节活动范围和肌力的锻炼，并配合理疗、按摩、针灸等物理治疗和外用药物熏洗，促进恢复。

第二节　骨折病人一般护理

骨折（fracture）是指骨的完整性和连续性中断。根据骨折处皮肤、筋膜或骨膜的完整性，分类为开放性骨折和闭合性骨折。开放性骨折是骨折处皮肤、筋膜或骨膜破裂，骨折端直接或间接与外界相通，如刀枪打击造成骨折处有开放性创口，直肠破裂伴尾骨骨折。闭合性骨折是骨折处皮肤或黏膜完整，骨折端不与外界相通。根据骨折的程度和形态分为2类：一是不完全性骨折。骨的完整性和连续性部分中断（裂缝骨折、青枝骨折）。二是完全性骨折。骨的完整性和连续性全部中断（横形骨折、斜形骨折、螺旋形骨折、粉碎性骨折、嵌插骨折、压缩骨折、骨骺骨折）（李乐之等，2015）。

【非手术治疗/术前护理】

1.休息与心理护理　充分休息，保证睡眠，向病人讲解手术方法、治疗效果及预后，以取得配合。

2.病情观察　观察病人意识和生命体征，患肢固定和愈合情况，患肢远端感觉、运动和末梢血液循环等。

3.疼痛护理　根据疼痛原因，对因、对症处理。若因伤口感染引起疼痛，应及时清创并应用抗生素等进行治疗。疼痛较轻时可局部冷敷或抬高患肢来减轻水肿以缓解疼痛，疼痛严重时可遵医嘱给予镇痛药。

4.患肢缺血护理　应严密观察肢端有无剧痛、麻木、皮温降低、皮肤苍白或青紫、脉搏减弱或消失等血液灌注不足表现。

5.外固定护理　行石膏或牵引外固定病人的护理参见第三篇第九章第一节"**骨科常用技术护理**"。

6.体位与功能锻炼　骨折复位后，遵医嘱将患肢维持于固定体位。在保证牢固固定的前提下，应循序渐进地进行患肢功能锻炼，以促进骨折愈合，预防并发症。

7.生活护理　指导病人在患肢固定制动期间进行力所能及的活动，为其提供必要的帮助，如协助进食、进水、排便和翻身等。

8.加强营养　指导病人进食高蛋白、高钙和高铁的食物，多饮水。增加晒太阳时间以促进骨中钙和磷的吸收，促进骨折修复。同时要多注意补充鱼肝油滴剂、维生素D片、强化维生素D牛奶和酸奶等。胸腰椎骨折卧床病人指导少食甜食及豆奶类食物以防腹胀，不能进食者静脉补充液体，纠正水、电解质平衡。

9.备皮范围

（1）颈部手术。由下唇至胸骨角，两侧至斜方肌前缘。

（2）肩、上臂部手术。上界过颈部，下界前臂下 1/3（前后周围）前后过胸、背中线，包括腋毛。

（3）肘部手术。下界腕关节，上界齐腋窝（前后周围）。

（4）前臂手术。全手，上界上臂上 1/3（前后周围）。

（5）手部手术。全手，上界肘关节（前后周围，臂丛麻醉剪去腋毛）。

（6）腰骶部手术。上界肩胛下缘，两侧腋中线，下界大腿上 1/3（包括剪去肛门周围毛发）。侧前方入路，按腹部手术。

（7）大腿及髋部手术。上界肋缘，下界小腿下 1/3（前后周围），躯干前后过中线，并剪除阴毛。

（8）膝部手术。上界髋关节，下界踝关节（前后周围）。

（9）小腿手术。全脚，上界膝关节（前后周围）。

（10）足部手术。全腿，上界膝关节（前后周围）。

10.完善各项检查，做好术前准备，如药物过敏试验，备好术中所需药品，按要求禁食、水。

【术后护理】

1.术后早期维持肢体固定体位（如抬高患肢），鼓励病人积极进行功能锻炼，指导病人早期下床活动，及时拆除外固定，促进肿胀消退，预防压力性损伤、下肢深静脉血栓、关节僵硬和急性骨萎缩等。

2.病情观察　观察病人生命体征变化；注意伤口有无渗血及渗液；观察患肢皮肤颜色、温度、感觉及末梢血运。

3.引流管护理　连接各种引流管（主要为伤口引流管以及尿管），妥善固定，保持通畅，并观察其引流液量、颜色及性质。

4.饮食护理　术后 3～4 h 在患者无恶心、呕吐等情况下协助患者饮温水 50～100 mL，逐步过渡到流质、半流质、软食、普食。对于胸腰椎骨折术后的病人，早期指导病人少食甜食及豆奶类等产气食物。

5.在病情许可的情况下尽早鼓励病人进行患肢的功能锻炼，锻炼应循序渐进，活动范围由小到大，次数由少到多，时间由短至长，强度由弱到强，以防止关节僵直，肌肉废用性萎缩。

6.牵引、石膏固定护理　参考第三篇第九章第一节**"骨科常用技术护理"** 中牵引、石膏固定护理。

【健康教育】

1.安全指导　指导病人安全使用拐杖、助行器、轮椅，行走练习需有人陪伴，以防摔倒。

2.指导病人及时进行功能锻炼，鼓励病人早期床上活动，预防各种并发症。

3.复诊指导　告知病人若骨折远端肢体肿胀或疼痛明显加重，肢体感觉麻木、肢端发凉，夹板、石膏或外固定器械松动等，应立即到医院复查并评估功能恢复情况。

【护理质量评价标准】

1.主诉骨折部位疼痛减轻或消失，感觉舒适。

2.肢端维持正常的组织灌注，皮肤温度和颜色正常，末梢动脉搏动有力。

3.能够在不影响牵引或固定的情况下有效移动。

4.并发症得以预防，或得到发现和处理。

第三节　手外伤护理

手外伤多由外力所致，主要包括皮肤、肌腱、血管神经的损伤及手部的骨折、脱位、离断等，病人往往有不同程度的疼痛症状。可分为开放性损伤和闭合性损伤。开放性损伤常合并出血、疼痛、肿胀、畸形和功能障碍等。闭合性损伤由于皮肤完整，而皮下组织在损伤后严重肿胀，容易导致皮肤将肿胀的软组织紧紧地勒住，使得局部的血液循环障碍，部分病人甚至会因此导致远端肢体或软组织的坏死。治疗原则上给予彻底清创缝合、复位、手部功能位，避免并发症等。

【术前护理】

1.心理护理　手外伤病人起病急骤，病人情绪紧张，应安抚病人，并向病人介绍手术过程、麻醉情况，做好心理护理，积极配合治疗。

2.评估手部损伤程度，正确评估病人疼痛部位、性质、持续时间等，及时采取适当的镇痛措施，并注意用药后不良反应的观察与处理。根据出血情况，建立静脉通道及时补液，积极备血。

3.术前检查指导　了解病人的个人史、家庭史、过敏史等，做好药物过敏试验，并协助医生做好术前检查。做好术区皮肤清洁等术前相关准备工作。

4.体位指导　平卧位患手高于心脏，以利于血液回流，减轻水肿和疼痛，同时注意局部保暖。

5.预防感染　病人入院后，注意保护患手，防止污染程度增加，妥善固定患肢，防止加重损伤。

6.纠正休克　急诊手外伤，如出血较多，有失血性休克症状，应立即建立静脉通道，纠正休克，通知医师进行简单包扎止血，并紧急进行术前准备。

【术后护理】

1.体位　术后病人以平卧位为主，禁止患侧卧位，抬高患肢10°～20°。及早下床活动，起立时，患肢前臂用吊带或三角巾悬于胸前，减轻患肢肿胀。

2.引流管护理　评估管道脱落风险。防止引流管脱出、折叠，保持引流的通畅；观察并记录引流液颜色、性状和量。

3.用药护理　遵医嘱抗感染、抗痉挛、抗血栓、补液治疗，以促进再植指（肢）及皮瓣尽快成活。

4.病情观察

（1）行断指（肢）再植及皮瓣移植病人，患肢制动应减少不必要的刺激，注意再植指（肢）末端及皮瓣血运情况，如皮肤温度、感觉、运动、肿胀及毛细血管充盈时间等，如有异常及时通知医生。

（2）观察切口渗出情况，判断有无活动性出血。保持敷料清洁、干燥，如有活动性出血、污染等异常及时处理。

5.饮食指导　给予高蛋白、高热量、低脂肪、高维生素饮食，多吃新鲜水果、蔬菜，忌辛、辣、刺激食物。

6.保暖　保持室温22～25℃，使局部血管扩张、改善末梢循环，局部保暖，可用烤灯距离30～40 cm局部照射，注意防止烫伤。

7.做好疼痛护理　正确评估疼痛因素及程度，给予镇痛护理。

8.石膏固定病人按石膏固定护理，保持关节功能位。

9.伤指（肢）护理

（1）包扎伤口时用柔软敷料垫于指间，以免汗液浸泡皮肤而发生糜烂，游离植皮处应适当加压。

（2）固定。用石膏托将患肢固定，以利修复组织的愈合。固定时间以修复组织的性质而定，如血管吻合后固定2周，肌腱缝合后固定3～4周，神经修复后根据有无张力固定4～6周，关节脱位为3周，骨折4～6周。

（3）拆线。术后10～14 d拆除伤口缝线，组织愈合后尽早拆除外固定，需二期修复的深部组织，根据创口愈合和局部情况，在1～3个月内进行修复。

10.功能锻炼　指导病人抬高患肢，早期活动，术后第3 d开始进行手指功能锻炼，指掌关节伸屈与肩关节的上举外展及内收屈曲活动，肘关节屈伸活动，功能锻炼时注意活动度，避免血管、神经、肌腱吻合口断裂。

【健康教育】

1.及时修剪指甲，保持伤口周围皮肤清洁。

2.注意营养，以利神经、血管的修复。

3.康复训练,改善手部功能。

4.避免再次损伤,如烫伤、碰伤、冻伤等。

5.复诊指导 定期门诊复查:神经损伤病人,3周时复查1次,此后每隔3个月复查1次;肌腱损伤病人,出院后3周复查,以后可1个半月、3个月、6个月复查。

【护理质量评价标准】

1.焦虑、恐惧减轻或消失。

2.主诉疼痛缓解。

3.并发症得以预防,或得到及时发现和处理。

4.病人能主动进行功能锻炼,废用综合征得以预防。

第四节 断肢(指)再植手术护理

肢(指)体离断多由外伤所致,包括完全或不完全性离断的肢(指)体。断肢(指)再植手术是将不完全或完全离断的指(肢)在光学放大镜的辅助直视下,把血管、肌腱、神经、骨骼等重新缝合复位,术后进行各方面的综合处理,使之最大限度恢复原有肢体功能。临床表现与肢体受伤程度有关,严重者可伴有休克等全身表现。不完全离断:肢体软组织绝大部分离断,断面有骨折或脱位,残留有活力的相连的软组织少于该断面软组织的1/4,主要血管断裂或栓塞,远侧肢体严重缺血或无血液循环。完全离断:离断肢体的远端部分与近端部分完全分离,无任何组织相连。治疗:现场急救,主要包括断肢保存、止血、包扎、固定。手术治疗,主要包括彻底清创缝合、血管肌腱神经吻合、骨骼固定等。

【术前护理】

1.心理护理 意外伤残会给病人带来严重心理创伤。再植手术仅能恢复一定功能,病人也可因手术失败而再次面临截肢及残障的打击。因此,术前给予关心、安慰,加强心理支持,且向病人说明通过治疗和长期功能锻炼有助于恢复患肢功能,增强病人治疗的信心。

2.术前检查指导 如配血、出凝血时间检查、皮肤清洁等。

3.饮食护理 指导病人进高蛋白、高热量、高维生素、粗纤维饮食,以保证营养的需求。忌辛、辣、刺激食物。

4.断肢保存 采用干燥冷藏方法保存,将离断的肢体用无菌或清洁敷料包裹,放入干净塑料袋,切勿将肢体直接与冰块接触,防止冻伤;也勿将肢体直接浸泡于任何液体中,以免增加组织损伤。多指离断应编号保存。

5.环境准备 病房应保持安静、舒适、空气新鲜,室温保持在20~25 ℃,防止寒冷刺激。病房内严禁吸烟,以免发生血管痉挛。

6.病情观察 监测生命体征,严密观察有无合并其他器官损伤以及离断肢体的局部情况。

【术后护理】

1.体位 断肢病人绝对卧床休息1~2周,患肢略高于心脏水平,指端向上,上臂离断病人肘关节屈曲适度、制动。避免患肢受压,切忌大幅度翻身、下地或坐起。躁动不安者可应用镇静剂镇静。

2.环境管理 术后将病人置于整洁、舒适、安静的病房内,予以保护性隔离,室温保持在20~25 ℃。湿度保持在50%~60%,预防感染。病房内严禁吸烟。

3.用药指导 遵医嘱抗感染、抗痉挛、抗血栓、补液治疗,以促进再植指(肢)及皮瓣尽快成活。

4.饮食指导 给予高蛋白、高热量、低脂肪、高维生素饮食,多吃新鲜水果、蔬菜,忌辛、辣、刺激食物。

5.保暖、促进血液循环 注意患肢保暖,术后可用60 W烤灯局部照射,距离30~50 cm,持续照射3~4 d,以改善末梢血液循环。

6. 做好疼痛护理　正确评估疼痛因素及程度，给予镇痛护理。

7. 并发症观察与护理

（1）休克。积极采取抗休克措施，如输血、输液维持收缩压在 100 mmHg 以上；若发生中毒性休克而危及病人生命时，应及时截除再植的肢体。

（2）急性肾衰竭。严密观察病人尿量，测定尿比重，详细记录出入水量；同时密切观察病人神志，有无水肿、心律失常、恶心呕吐、皮肤瘙痒等尿毒症症状。

（3）血管危象。①抬高患肢，使之处于稍高于心脏水平，以利于静脉回流，减轻肢体肿胀。②肢体加温：再植肢体局部用落地灯照射，既利于血液循环，也利于局部保温，一般用 60～100 W 侧照灯，照射距离 30～40 cm。但在患肢血液循环较差的情况下则不宜照射，以免增加局部组织代谢。③止痛：应用麻醉性镇痛药，既可止痛，又可保持血管扩张，防止血管痉挛。④抗凝解痉：适当应用抗凝解痉药物如低分子右旋糖酐、复方丹参注射液、山莨菪碱等。⑤禁烟：严禁病人及其他人员在室内吸烟，以防刺激患肢（指）血管发生痉挛。⑥动脉危象：一旦发现，立即解开敷料，解除压迫因素，应用解痉药物、高压氧治疗，经短时间观察仍未见好转应立即手术探查，取出血栓，切除吻合口重新吻合，以确保再植肢（指）体存活。⑦静脉危象：首先解除血管外的压迫因素，完全松解包扎，如血液循环无好转，再拆除部分缝线，清除积血降低局部张力，指腹侧方切开放血，必要时手术探查。

（4）伤口感染。伤口感染可直接威胁再植肢（指）体的成活，严重时还可危及病人生命。术中应严格无菌操作，彻底清创伤口，放置引流管，并应用抗生素预防感染。

8. 功能锻炼　术后在肢（指）体成活、骨折愈合拆除外固定后，进行主动或被动功能锻炼，应遵循循序渐进、主动的原则，按计划进行，不可操之过急。

（1）术后 3 周左右。再植肢（指）血液供应基本平稳，软组织已愈合，该期康复护理的重点是预防和控制感染。可用红外线理疗等方法促进淋巴回流，减轻肿胀，促进伤口一期愈合。未制动的关节可做轻微的屈伸活动，以免因长期制动影响关节活动。

（2）术后 4～6 周。骨折端愈合尚不牢固，重点是预防关节僵直、肌肉和肌腱黏连及肌肉萎缩。应以主动活动为主，练习患肢（指）伸屈、握拳等动作；被动活动时动作轻柔并对再植部位进行妥善保护。

（3）术后 6～8 周。骨折已愈合，功能锻炼的重点是促进神经功能的恢复、软化瘢痕、减少黏连。应加强受累关节的主动活动，患手做提、挂、抓的使用练习，并配合理疗、中药熏洗等，促进肢体运动和感觉功能的恢复。

【健康教育】

1. 自我防护　注意安全，加强劳动保护；告知病人术后恢复的注意事项，如出院后坚持戒烟，不到有吸烟人群的场所，寒冷季节注意保暖。

2. 功能锻炼　讲解术后功能锻炼的意义和方法，协助病人制定功能锻炼计划，坚持再植肢（指）体的分期功能锻炼。

3. 复诊指导　遵医嘱定期复查，发现异常及时就诊。

【护理质量评价标准】

1. 再植肢（指）体组织灌流正常。

2. 主动进行功能锻炼，废用综合征得以预防。

3. 并发症得以预防，或得到及时发现和处理。

第五节　常见四肢骨折护理

四肢骨折是指可发生桡骨远端、肱骨干、肱骨髁上、胫腓骨干或锁骨等部位的骨折。其病因有直接暴力和间接暴力 2 种。直接暴力：骨折发生在暴力直接的部位，如打伤、撞伤及火器伤等，多为开放性骨折，软组织损伤常较重。间接暴力：骨折距暴力接触点较远，大多为闭合骨折，软组织损伤较轻。临床表现有疼痛、肿胀、功能障碍、骨擦音、反常活动并出现特有畸形。

一、肱骨干骨折

肱骨干骨折（fracture of the shaft of the humerus）是指发在肱骨外科颈下 1～2 cm 至肱骨髁上 2 cm 段内的骨折。在肱骨干中下 1/3 段后外侧有桡神经沟，此处骨折容易发生桡神经损伤。

【护理措施】

1.减轻疼痛　遵医嘱给予止痛药物，做好用药观察。

2.局部制动　用吊带或三角巾将患肢托起，以促进静脉回流，减轻肢体肿胀疼痛。

3.功能锻炼　复位固定后尽早开始手指屈伸活动，并进行上臂肌肉的主动舒缩运动，但禁止做上臂旋转运动。2～3 周后，开始腕、肘关节屈伸主动活动和肩关节外展、内收活动，逐渐增加活动量和活动频率。6～8 周后加大活动量，并作肩关节旋转活动，以防肩关节僵硬或萎缩。

二、肱骨髁上骨折

肱骨髁上骨折（supracondylar fracture of humerus）是指肱骨干与肱骨髁交界处发生的骨折。肱骨髁上骨折多发生于 10 岁以下儿童，占小儿肘部骨折的 30%～40%。在肱骨髁内、前方有肱动脉和正中神经、肱骨髁的内侧和外侧分别有尺神经和桡神经、骨折断端向前移位或侧方移位时可损伤相应神经血管。

【护理措施】

1.观察石膏绷带或夹板固定的松紧度，必要时及时调整，以免神经、血管受压，影响有效组织灌注和损伤神经。

2.密切观察前臂血液循环、肿胀程度以及手的感觉、运动功能。如果出现高张力肿胀，手指主动活动障碍，被动伸指剧痛，桡动脉搏动减弱或消失，手指发凉，感觉异常，即确定骨筋膜室高压的存在，必须立即通知医师，并做好手术准备。

3.局部制动　抬高患肢，用吊带或三角巾将患肢托起。

4.功能锻炼　复位固定后尽早开始手指及腕关节屈伸活动，并进行上臂肌肉的主动舒缩运动，有利于减轻水肿。

三、前臂骨折

尺桡骨干双骨折（fracture of the ulna and radius）较多见，以青少年多见。因骨折后常导致复杂的移位，复位十分困难，易发生骨筋膜室综合征。尺骨上 1/3 骨干骨折可合并桡骨小头脱位，称为孟氏（Montegia）骨折；桡骨干下 1/3 骨折合并尺骨小头脱位，称为盖氏（Galeazzi）骨折。桡骨远端骨折（fracture of the distal radius）是指距桡骨远端关节面 3 cm 以内的骨折，常见于有骨折疏松的中老年女性。

【护理措施】

1.病情观察　参见本节"肱骨髁上骨折"。

2.局部制动　支持并保持患肢在复位后体位，防止腕关节旋前或旋后。

3.功能锻炼　复位固定后尽早开始手指伸屈和用力握拳活动，并进行前臂肌肉舒缩运动。2 周后局部肿胀消退，开始练习腕关节活动。4～6 周后可去除外固定，逐渐开始练习肘关节和肩关节活动。

【健康教育】

参见第三篇第九章第二节**"骨折病人一般护理"**相关内容。

【护理质量评价标准】

参见第三篇第九章第二节**"骨折病人一般护理"**相关内容。

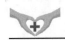

第六节　股骨颈骨折护理

股骨颈骨折（fracture of the femoral neck）多发生在中老年人，以女性多见。常出现骨折不愈合（约15%）和股骨头缺血性坏死（20%～30%）。股骨颈骨折的发生常与骨质疏松导致骨质量下降有关，病人多在走路时滑倒，身体发生扭转倒地，间接暴力传导导致股骨颈发生骨折。按骨折线部位分为股骨头下骨折、经股骨颈骨折和股骨颈基底骨折。临床表现病人有摔倒受伤史，伤后感髋部疼痛，下肢活动受限，不能站立和行走；体征是患肢缩短，出现外旋畸形，一般在45°～60°。无明显移位的骨折，外展型和嵌插型等稳定性骨折者、年龄过大、全身情况差或合并有严重心肺肾肝等功能障碍者可以选择非手术治疗。对内收型骨折和有移位的骨折等应采用手术治疗。

【非手术治疗/术前护理】

1.搬运　尽量避免搬运或移动病人。搬运时将髋关节与患肢整个平托起，防止关节脱位或骨折断端移位造成新的损伤。

2.体位　卧床期间保持病人外展中立位，即平卧时两腿分开，腿间放枕头，脚尖向上或穿丁字鞋。不可侧卧，不可使患肢内收，坐起时不能交叉盘腿，以免发生骨折移位。

3.功能锻炼　指导病人股四头肌等长收缩、踝关节屈伸、旋转运动，每小时练习1次，每次5～20 min，以防下肢深静脉血栓形成、肌肉萎缩和关节僵硬。

4.牵引护理　具体参见第三篇第九章第一节**"骨科常用技术护理"**。一般牵引6～8周后复查X线，若无异常可去除牵引后在床上坐起。

5.术前准备　完善术前相关检查，拟行人工关节置换术者，若有肥胖或超重，应减轻体重以减少新关节负荷；对受累关节附近肌肉进行力量性训练。

【术后护理】

1.饮食指导　加强营养，建议高蛋白、高热量、高纤维及富含钙质的食物，以利于骨折愈合。

2.伤口和引流护理　观察切口渗血情况、评估管道脱落风险，防止引流管脱出、折叠，保持引流的通畅；观察并记录引流液颜色、性状和量。

3.体位和活动

（1）内固定术后。卧床期间患肢不可内收，坐起时不交叉盘腿。若骨折复位良好，术后早期即可遵医嘱床上坐起和扶双拐下床活动，逐渐增加负重量。X线检查证实骨折完全愈合后可弃拐负重行走。

（2）人工髋关节置换术后。术后一般采用外展中立位。在病人麻醉清醒后即可开展肌力训练，包括踝关节屈伸，以及股四头肌和髋部肌肉的收缩舒张运动，之后逐渐开始髋关节外展、行走练习。

4.人工关节置换术后并发症护理

（1）预防术后髋关节脱位。术后搬运病人时应派专人保护髋关节，不得牵拉肢体；术后平卧时，要维持患肢于外展位；侧卧时注意保持屈膝和屈髋，避免内旋和盘腿；病人平时应坐高椅，排便时使用坐便器，上楼时健肢先上，下楼时患肢先下。

（2）预防血栓。术后根据医嘱给予抗凝药物，注意抗凝药物应按时服用。指导病人床上早期运动，观察下肢的皮温、小腿的周径。如果病人出现疼痛加重，局部红肿，皮肤发热，且与对侧肢体周径不同，应考虑为静脉血栓的可能，及时通知医生，及时处理。

（3）预防感染。术后病人抵抗力下降，很容易出现切口感染、肺部感染和泌尿系统感染。应严密监测体温变化，换药时严格无菌操作，保持引流管通畅，注意观察引流量和颜色；鼓励深呼吸和扩胸等床上运动，训练有效咳嗽；保持会阴清洁干燥，多饮水，术后做好留置导尿管护理。

（4）术后功能锻炼。参考第三篇第九章第一节**"骨科常用技术护理"**。

【健康教育】

1.告知病人股骨颈骨折愈合时间较长，无论是否接受手术治疗，都需要长期循序渐进地进行患肢功能锻炼。

2.不屈曲超过90°，如不坐矮凳、不坐沙发、不翘二郎腿、不弯腰拾物等。

3.不内收，如不盘腿坐、不跪姿、不交叉腿站立；侧卧时应健肢在下、患肢在上、两腿间夹枕头。

4.不负重，不要提拉重物，过早弃拐行走。肥胖病人应控制体重，预防骨质疏松，避免过多负重。

5.若人工髋关节术后多年关节松动或磨损，可在活动时出现关节疼痛、跛行、髋关节功能减退等表现，嘱病人尽快就诊。

【护理质量评价标准】

1.病人体位及翻身方法正确。

2.病情观察细致认真，及时发现病情变化并积极配合处理。

3.引流管通畅，固定妥善，标示清楚。

4.病人掌握功能锻炼的重要性及方法。

5.无护理并发症发生。

第七节　全膝关节置换护理

人工膝关节置换术是指采用金属、高分子聚乙烯、陶瓷等材料，根据膝关节的形态、构造及功能制成人工膝关节假体，通过外科技术植入人体内，代替患病的膝关节功能，达到缓解膝关节疼痛，恢复膝关节功能，纠正膝关节畸形，提高患者生活质量的目的。

【术前护理】

1.休息与心理护理　与病人沟通，了解病人的心理问题，向其介绍成功的病例，讲解术前的注意事项，消除其思想顾虑，减轻病人心理负担，使其树立信心，配合治疗。

2.皮肤护理　观察膝关节周围皮肤状况，若皮肤有破溃，皮肤病等应治愈后再手术。

3.术前评估病人有无脊柱、髋或踝关节疾病，有无下肢静脉曲张。教会病人使用拐杖和助行器，教会病人股四头肌静力性收缩和踝关节的主动活动。讲解术后早期功能锻炼的重要性。

4.完善术前各项检查，术前2周戒烟。

5.术前常规备皮及通知禁食、水。遵医嘱使用抗生素。

6.其他内容参见第三篇第九章第二节**"骨科病人一般护理"**相关内容。

【术后护理】

1.体位护理　小腿或踝部垫软枕，腘窝悬空，膝关节保持过伸位，避免患肢外旋压迫腓总神经。给予心电监护，密切观察生命体征，持续低流量吸氧。

2.饮食指导　麻醉完全清醒后进食，鼓励病人进高蛋白、高维生素食物，多食新鲜蔬菜及水果。

3.伤口与引流护理　严密观察局部伤口渗血情况。保持负压引流通畅，观察引流液性质、颜色和量，并准确记录。保持尿管通畅，避免管道打折受压，3～4 h定时夹放，训练膀胱收缩功能。

4.疼痛护理　动态评估病人疼痛，术后24 h给予冰敷以消肿止痛，可采取多种方法镇痛。

5.并发症护理

（1）观察患肢感觉运动、皮肤温度、末梢血运情况。如有肿胀、疼痛、麻木及足背动脉搏动减弱或消失应及时通知医生。

（2）观察伤口有无渗血、包扎松紧度，过松可引起关节腔内积血，过紧可引起血液循环障碍。

（3）密切观察体温变化，术后第5 d如体温持续高于37.5 ℃，局部肿胀、切口红肿等，应考虑是否关节腔感染。

6.功能锻炼　参考第三篇第九章第一节**"骨科常用技术护理"**。

【健康教育】

1.功能锻炼　术后2～6周继续进行功能锻炼，并逐步增加练习的时间和频率。加强踝关节、膝关节、髋关节的功能锻炼及股四头肌、腘绳肌的功能锻炼，恢复术前水平或生活自理。

2.预防感染指导　身体有其他部位感染或需要做任何大、小手术，应告诉医生曾接受膝关节置换术，以便预防性应用抗生素，避免血行感染假体。

3.尽量避免蹲马步、爬山、跑步、提重物等活动。

4.合理饮食，确保体重处于正常水平，避免加重膝关节的负担。

5.告知术后3个月、半年、1年定期到医院复查。

【护理质量评价标准】

1.病人疼痛减轻，舒适感增加。

2.病人了解手术目的、方法和治疗效果。

3.病情观察仔细认真，发现异常及时处理。

4.各管道妥善固定，引流通畅，标示清楚。

5.病人掌握功能锻炼的方法。

6.无护理并发症发生。

第八节　截肢手术护理

截肢术是指筋骨或关节将已丧失生存能力、危害病人生命和没有生理功能的肢体截除的外科治疗方法，是一项破坏性的手术，其中包括截骨（肢体截除）和关节离断（从关节分离）两种。截肢常见原因包括创伤（车祸、电伤、咬伤、工伤）、肿瘤，周围血管疾病感染、发育异常等。

【术前护理】

1.休息与心理护理　稳定病人情绪，向病人解释与手术相关的知识，减轻病人对手术的恐惧和焦虑。嘱病人卧床休息。

2.协助完善各项常规检查，做好原发性疾病的护理，如贫血、严重感染、糖尿病、水电解质紊乱等。

3.完善术前各项准备，如备皮、备血、药物敏感试验，备好术中所需药品。术前禁食6～8 h，禁水2～4 h。

4.适应性训练　训练床上大小便，指导病人正确使用尿壶和便盆的方法，以适应术后体位和排便方式的改变。

5.饮食护理　指导病人进高蛋白、高热量、高维生素、粗纤维饮食，以保证营养的需求。

6.疼痛护理　评估患肢损伤程度，正确评估病人疼痛部位、性质、持续时间等，及时采取适当的镇痛措施，并注意用药后不良反应的观察与处理。

【术后护理】

1.心理护理　鼓励病人正视现实，应用心理疏导、精神安慰及适当使用止痛药预防或减轻患肢术后的疼痛。

2.体位　绝对卧床休息，抬高患肢约20 cm。术后3 d保持残肢关节于伸直位或功能位。

3.引流管护理　保持有效负压吸引管道的通畅，妥善固定，观察引流液的色、质、量，并做好记录。

4.呼吸道管理　保持病室安静舒适，温、湿度适宜，室温在22～25 ℃，禁止吸烟。协助病人翻身、拍背，促进有效咳嗽、咳痰，保持呼吸道通畅。

5.并发症观察与护理　观察切口渗血、渗液等。床旁备止血带，关节解脱术病人备敷料垫或沙垫，以备大出血时压迫止血。如出血量多，及时向医师汇报。

6.评估疼痛程度　给予心理护理和放松疗法，根据医嘱给予止痛药。

7.功能锻炼

（1）术后麻醉清醒后，指导病人进行肌肉的舒缩锻炼。

（2）锻炼残肢附近肌肉运动，如上肢截肢应加强肩背部及胸部肌肉锻炼。下肢截肢应加强腰部、髋部及残肢肌肉锻炼。

（3）上肢截肢术后1～2 d可离床活动。下肢截肢术后2～3 d练习床上活动，2周后可扶拐离床活动。

【健康教育】

1.康复与自我护理指导　大腿截肢者要防止髋关节屈曲外展挛缩，小腿截肢者要避免膝关节屈曲挛缩。残肢要积极锻炼，保持关节正常活动范围，早期可拄拐行走。伤口愈合后开始进行患肢的肌肉锻炼、按摩、拍打以增强皮肤耐受性、关节主动性运动，使患肢残端能负重、关节灵活，为安装假肢做准备。

2.用药指导　介绍药物的名称、剂量、用法、作用和副作用。

3.复诊指导　定时门诊复查，如出现病情变化，及时到医院就诊。

4.心理支持　鼓励病人保持良好精神状态，有条件者看假肢的宣传片，减轻病人心理负担。

【护理质量评价标准】

1.病情观察细致认真，发现异常及时配合处理。

2.无残端并发症的发生。

3.患肢残端愈合好，能顺利安装假肢。

第九节　骨盆骨折护理

骨盆骨折（fracture of the pelvic）多由直接暴力挤压盆骨所致，常合并静脉丛和动脉大量出血，以及盆腔内脏器的损伤。常见交通事故和高处坠落引起，按骨折位置与数量分为骨盆边缘撕脱性骨折、骶尾骨骨折、骨盆环单处骨折和骨盆环双处骨折伴骨盆变形；按暴力的方向分为暴力来自侧方（LC骨折）、暴力来自前方（APC骨折）、暴力来自垂直方向的剪力（VS骨折）和暴力来自混合方向（CM骨折）。有大出血或严重内脏损伤者可有面色苍白、出冷汗、脉搏细数、烦躁不安等低血压和休克早期表现。骨盆骨折常伴有严重并发症，如腹膜后血肿、腹腔内脏损伤、膀胱或尿道损伤、直肠损伤和神经损伤。首先处理休克和危及生命的并发症，然后处理骨折。不稳定性骨折可用骨盆兜悬吊牵引、骨牵引。对骨盆环双处骨折伴骨盆变形者，多主张手术复位，外固定支架固定。

【非手术治疗/术前护理】

1.卧床休息　骨盆边缘性骨折、骶尾骨骨折和骨盆环单处骨折时无移位，以卧床休息为主，卧床3～4周。骨盆环单处骨折者用多头带作骨盆环形固定，可以减轻疼痛。

2.骨盆兜带悬吊牵引护理　骨盆兜带用厚帆布制成，其宽度上抵髂骨翼，下达股骨大转子，依靠骨盆挤压合拢的力量，使耻骨联合分离复位。选择宽度适宜的骨盆兜带，悬吊重量以将臀部抬离床面为宜，不要随意移动，保持兜带平整，排便时尽量避免污染兜带。该法不适用于侧方挤压损伤导致的耻骨支横形骨折。

3.观察生命体征　受伤24～28 h内，严密观察生命体征、神志、尿量等。若病人出现休克表现，应立即报告医师。及时给予抗休克护理。

4.密切观察病人有无腹痛、腹痛加剧及急性腹膜炎症状，发现异常应及时报告医师。

5.注意观察骨折处有无出血及出血进展。

6.观察下肢末梢血运，注意有无血栓形成的早期征象，及时报告医生处理，准确记录。

7.用药护理　正确评估病人疼痛部位、性质、持续时间等，及时采取适当的镇痛措施，并注意用药后不良反应的观察与处理。

8.导尿护理　遵医嘱留置导尿管，保持其通畅；观察并记录尿液性质、量及颜色。

9.体位　防止再骨折或再移位。切勿随意搬动病人及更换体位以防骨折移位，视病情至少卧位休息2～6周，同时注意预防压疮发生。

10.饮食指导　鼓励病人多饮水，多食水果、蔬菜，保持大便通畅，预防便秘，必要时给予缓泻剂。

11.积极完善各项术前检查、备血、备皮、导尿、清洁灌肠等。

12.心理护理　给予病人心理安抚，稳定情绪，减轻紧张、害怕、焦虑等不良情绪。

13.适应性训练　训练床上大、小便，以适应术后体位和排便方式的改变。

【术后护理】

1.体位　取平卧位，避免髋关节前屈、外展、外旋过度活动引起疼痛。卧床期间，协助病人更换体位，骨折愈合后才可患侧卧位。

2.呼吸道管理　保持呼吸道通畅，协助病人翻身、叩背，病人进食时注意呛咳和误吸。

3.病情观察　给予心电监护、吸氧，严密观察生命体征变化、神志、尿量等，预防大出血。

4.饮食指导　麻醉清醒无恶心、呕吐后，逐渐恢复高蛋白、富含粗纤维、果胶的食物，鼓励多饮水。

5.伤口和引流护理　观察切口渗血情况、评估管道脱落风险。防止引流管脱出、折叠，保持引流的通畅；观察并记录引流液颜色、性状、量，保持引流畅通，防止伤口感染。

6.并发症护理

（1）腹膜后血肿。护士应严密观察生命体征和意识变化，立即建立静脉输液通路，遵医嘱输血、输液，纠正血容量不足；若经抗休克治疗仍不能维持血压，应配合医生及时做好手术准备。

（2）盆腔内脏器损伤。①膀胱或后尿道损伤：注意观察有无血尿、无尿或急性腹膜炎等表现。②直肠损伤：直肠破裂如发生在腹膜后返折以上可引起弥漫性腹膜炎，应要求病人禁食，遵医嘱静脉补液，合理应用抗生素。

（3）神经损伤。观察病人是否有括约肌功能障碍、下肢某些部位感觉减退或消失、肌肉萎缩无力或瘫痪等表现，发现异常及时报告。

（4）脂肪栓塞与静脉栓塞。鼓励病人勤翻身、抬高患肢，按摩下肢；早期功能锻炼，下床活动；适度补液、多饮水以避免脱水，改善生活方式，如戒烟、戒酒、控制血糖和血脂等，避免下肢静脉穿刺，必要时遵医嘱使用抗凝药物。

【健康教育】

1.指导病人进行功能锻炼。

2.协助病人更换体位，骨折愈合后可患侧卧位。

3.鼓励病人早期床上活动，防止肺部感染等并发症。

4.注重饮食护理，加强高蛋白、高热量、丰富维生素食物摄入，同时鼓励病人多饮水。

5.如有不适，门诊随访。

【护理质量评价标准】

1.疼痛减轻，舒适感增加。

2.病情观察细致认真，发现异常及时配合处理。

3.牵引持续有效。

4.病人掌握床上功能锻炼的方法。

5.无护理并发症的发生。

第十节　腰椎间盘突出症护理

腰椎间盘突出症（lumbar intervertebral disc herniation）是指由于椎间盘变性、纤维环破裂、髓核组织突出刺激和压迫马尾神经或神经根所引起的一种综合征，是腰腿痛最常见的原因之一。腰椎间盘突出症可发生于任何年龄，最多见于中年人，20～50岁为多发年龄，男性多于女性。内因主要是腰椎退行性变，外因则有外伤、劳损、受寒受湿等。椎间盘退行性变是腰椎间盘突出的基本病因，好发部位是$L_{4\sim5}$与$L_5\sim S_1$，超过90%的病人有腰痛表现，也是最早出现的症状，其他表现有下肢放射痛、间歇性跛行、马尾综合症。依据临床症状的严重程度，采用非手术或手术方法治疗。

【非手术治疗/术前护理】

1.卧硬板床。

2.协助完成术前各项检查。

3.术前教会病人腰背部活动方法。

4.佩戴腰围，加强腰椎的稳定性，对腰椎起到保护和制动作用。

5.保持有效牵引　牵引期间观察病人体位、牵引线及重量是否正确；检查牵引压迫部位皮肤有无疼痛、红肿、破损、压疮等。

6.有效镇痛　因疼痛影响入睡时，遵医嘱给予镇痛等药物，缓解疼痛，保证充足睡眠。

7.完善术前准备　术前常规戒烟，训练床上排便。根据对手术的了解程度，向病人解释手术方式及术后可能出现的问题，如疼痛、麻木等。

8.心理护理　观察病人的情绪变化，了解其对疾病的认知程度及对手术的了解程度，有无紧张、恐惧心理；评估病人的家庭及支持系统对病人的支持帮助能力等。

【术后护理】

1.病情观察　严密观察病人体温、脉搏、呼吸、血压变化；观察切口敷料有无渗血、渗液及渗出液的颜色、性状、量等；观察下肢皮肤温度、感觉恢复情况；观察病人术后有无疼痛，疼痛严重者应予以镇痛处理。

2.体位护理　术后平卧，2 h后轴线翻身（李乐之等，2015）。

3.引流管护理　防止引流管脱出、折叠，观察并记录引流液颜色、性状、量，有无脑脊液流出，是否有活动性出血。

4.功能锻炼　早期行床上肢体功能锻炼，防止肌肉萎缩和增强脊柱稳定性。

（1）定时进行四肢肌肉关节的功能锻炼，防止关节僵硬。

（2）直腿抬高锻炼。术后第1 d开始进行股四头肌舒缩和直腿抬高锻炼，每分钟2次，每次15～30 min，每日2～3次。

（3）术后7 d开始腰背肌锻炼，采用五点支撑法，每日3～4次，每次50下，循序渐进，逐渐增加次数。

（4）行走训练。一般卧床2周后借助腰围或支架下床活动，正确指导病人起床，防止跌倒。

5.并发症观察与护理

（1）严密监测生命体征，观察下肢感觉、运动情况，并与健侧比较，评估疼痛情况，防止神经根黏连。

（2）加强引流液的颜色、量等观察，若引流液呈淡黄色，病人主诉头痛、呕吐，应考虑脑脊液漏，需抬高床位，去枕平卧7～10 d，同时积极预防颅内感染。

【健康教育】

1.保持走、站、坐、运动的正确姿势

（1）变换体位。避免长时间保持同一姿势，适当进行原地活动或腰背部活动。

（2）指导病人合理应用人体力学原理。

（3）采用保护措施：①对腰背部强度大的工作可配有保护作用的胸腰支具；②3个月内避免弯腰拾物动作；③康复后外出戴胸腰支具，卧床时床头抬高30°。

2.加强营养，给予高热量、富含维生素、高蛋白饮食。

3.适当体育锻炼，增强腰背肌肉肌力，以增加脊柱稳定性。参加剧烈运动时，运动前应有预备活动，运动后有恢复活动，切忌活动突起突止，应循序渐进。

【护理质量评价标准】

1.疼痛减轻，舒适感增加。

2.肢体感觉、运动等功能恢复。

3.神经根黏连和脑脊液等并发症得以预防，或得到及时发现和处理。

第十一节　腰椎管狭窄护理

腰椎管狭窄（lumbar spinal stenosis syndrome，LSSS）指腰椎管因某种因素产生骨性或纤维性结构异常，发生一处或多处管腔狭窄，致马尾神经或神经根受压所引起的一组综合征。LSSS 的病因分为先天性和后天性，先天性椎管狭窄可由骨发育不良所致，后天性常见于椎管的退行性变。它使椎管容积减少，压力增加，导致其内的神经血管组织受压或缺血，出现马尾神经或神经根受压症状。该病好发于 40 岁以上中年男性，起病缓慢，主要表现为腰腿痛及间歇性跛行，可在外伤后出现症状或加重症状。症状轻者可行非手术治疗，症状严重、神经功能障碍明显、影像学检查示椎管狭窄严重者可行手术治疗。

【术前护理】

1.休息与心理护理　充分休息，保证睡眠；鼓励病人多与家属交流，同时多与病友交流，以增加病人治疗信心。

2.协助完善相关检查，给予饮食指导。指导病人多食高蛋白、高维生素、清淡、易消化食物，同时多饮水。

3.呼吸道训练　吸烟病人术前 2 周戒烟，进行深呼吸、吹气球以及扩胸运动练习，鼓励有效咳嗽咳痰，以减少术后肺部感染的发生。

4.适应性训练　训练床上大、小便，以适应术后体位和排便方式的改变。

5.手术体位训练　后路手术术前指导病人练习俯卧位，指导病人趴在床上，胸前垫一软枕，双臂自然屈曲放于两侧，2～3 次/d，10～20 min/次，逐渐增加到 30～40 min/次。

6.功能训练　指导病人腰背肌功能锻炼以及直腿抬高训练

【术后护理】

1.体位　术后平卧硬板床，2 h 后轴线翻身，侧卧时腰背部垫翻身垫，两腿间垫一软枕；仰卧时，膝下垫一软枕使膝盖微屈。

2.病情观察　严密监测生命体征，同时观察下肢感觉及运动功能，如有单侧或双侧下肢麻木、疼痛较前加重或感觉活动减弱或消失，及时通知医生处理。

3.切口及引流管护理

（1）观察切口有无渗血渗液。

（2）妥善固定引流管，保持引流管通畅，观察引流液的颜色、量、性质的变化；严格无菌操作。

（3）脑脊液漏观察：引流液量增多，颜色变淡呈粉红色时，考虑为脑脊液漏，立即停止负压引流，帮助病人头低足高位，立即汇报医生。

4.并发症　参见第三篇第九章第十节**"腰椎间盘突出症护理"**。

5.饮食护理　指导病人进食高蛋白、高维生素、富含纤维食物，少食甜食及豆奶类食物；腹胀者给予腹部按摩，使用缓泻剂促进排便。

【健康教育】

1.功能锻炼

（1）术后当日：麻醉清醒即可做股四头肌等长收缩和踝泵运动以防止下肢深静脉血栓。

（2）术后 1 d：行主动、被动直腿抬高练习以防止神经根黏连，以后逐渐增加膝关节伸屈、髋关节屈曲等运动。

（3）术后 1 周：腰背肌功能锻炼以增强脊柱稳定性，但腰椎有破坏性改变、感染性疾患、内固定物植入、年老体弱及心肺功能障碍的病人不宜进行腰背肌功能锻炼。

（4）具体下床活动时间根据手术类型决定：微创手术平卧 24 h 后即可下床，椎间植骨融合的病人则需卧床 4～6 周。

2.病人出院后继续平卧硬板床，以避免脊柱弯曲，术后早期以卧床为主，6 周内下地活动时间易短，避免长时间同一姿势站立或坐立。

3.术后 3 个月内均需腰围保护，避免腰部负重、扭转、弯腰用力等活动。

4.建立良好生活方式，均衡饮食，防止肥胖。

5.定期复查，及时了解病人康复情况。

【护理质量评价标准】

1.疼痛减轻，舒适感增加。

2.肢体感觉、运动等功能恢复。

3.未发生并发症，或发生并发症被及时发现和处理。

第十二节　腰椎滑脱护理

腰椎滑脱症约占腰腿痛病人总数的 5%，是因各种原因造成骨性连接异常而发生的上位椎体与下位椎体部分或全部滑移。常见的有峡部裂型及退变型，多发于中年以上女性，男女比例为 1：5，以 L_4～L_5 滑脱最为多见。发病因素包括遗传性发育不良、生物力学应力改变、退行性病变、病理性改变、创伤等。主要表现：对于儿童和青少年病人而言，慢性腰腿疼痛往往是首发症状；对成人而言，常无任何症状，其峡部缺损常在摄片后发现。治疗原则：非手术疗法包括卧床休息、腰背肌锻炼、腰围保护、口服药物治疗；手术疗法目前主要采用后路椎弓根螺钉内固定加植骨融合术。

【术前护理】

1.参见第三篇第九章第十一节**"腰椎管狭窄护理"**。

2.起床训练　从侧卧位开始，用一侧手臂的力量将身体撑起至坐稳，整个过程中脊柱必须保持呈一条直线，不得弯曲和旋转。

3.疼痛管理　根据疼痛评估结果正确给予镇痛处理。

【术后护理】

1.体位　术后平卧硬板床，侧卧时腰背部垫翻身垫，两腿间垫一软枕；仰卧时，膝下垫一软枕使膝盖微屈；没有支具保护下禁止端坐或下床行走。

2.病情观察　心电监护监测生命体征，同时观察下肢感觉及运动功能、括约肌功能，如下肢麻木、疼痛要引起注意。

3.切口及引流管护理

（1）观察切口有无渗血渗液。

（2）评估管道脱落风险。防止引流管脱出、折叠，保持引流的通畅；观察并记录引流液颜色、性状、量的变化；负压引流管引流量每日少于 50 mL 即可拔管，一般在 48 h 内拔除，严格无菌操作。

（3）脑脊液漏观察。引流液量增多，颜色变淡呈粉红色时，考虑为脑脊液漏，立即停止负压引流，帮助病人头低足高位，立即汇报医生。

4.神经根刺激牵拉症状护理　取舒适体位，下肢予轻轻拍打、按摩、热敷等，同时遵医嘱给予激素、脱水剂及营养神经药。

5.术后腹胀便秘　鼓励早期进行床上活动，行腹部按摩，少食多餐、多饮水，多食蔬菜、水果等粗纤维食物，少食甜食及豆奶类食物。

6.预防下肢深静脉血栓　密切观察患肢皮肤颜色、温度、肿胀和疼痛情况，指导协助早期进行四肢肌肉和各关节的运动。

【健康教育】

1.功能锻炼 术后当日：麻醉清醒即可做股四头肌等长收缩和踝泵运动；术后 1 d：行主动、被动直腿抬高练习；术后 2 d：继续以上练习，增加小腿肌、股四头肌及髋内收外展肌的抗阻训练；术后 1～2 周：腰背肌功能锻炼，开始时间因人而异；术后 3 d 至 1 月：根据病情及手术方式，在腰围或支具保护下协助病人坐起、站立及行走练习，训练时要保持上身直立，不要扭曲。

2.术后 3 个月内均需腰围保护，避免腰部负重、扭转、弯腰用力等活动。

3.遵医嘱定时摄片复查，如有不适随时复诊。

【护理质量评价标准】

1.疼痛减轻，舒适感增加。

2.肢体感觉、运动等功能恢复。

3.未发生并发症，或发生并发症被及时发现和处理。

第十三节 骨质疏松性胸腰段骨折护理

骨质疏松性椎体压缩性骨折是老年人常见的疾病，是导致腰痛的主要原因之一，多由非暴力因素或轻微外伤引起。多发生于日常活动中，如身体扭转、乘车颠簸、持物不当等，跌倒可能是其主要诱因。临床表现主要为疼痛、驼背及身高缩短。严重的胸腰椎压缩性骨折病人因脊柱后凸，胸廓畸形，可使肺活量和最大换气量显著减少，病人往往可出现胸闷、气短、呼吸困难等症状。非手术治疗包括卧床休息、饮食调整及药物治疗等；手术治疗包括开放手术及微创手术。

【术前护理】

1.休息与心理护理 病人多为老年人，容易产生恐惧紧张心理，要加强沟通，耐心解释，增强他们战胜疾病的信心。

2.术前检查及饮食指导 病人高龄，多伴有高血压、冠心病、糖尿病等慢性疾病，要完善各项术前检查，指导病人对原有疾病进行治疗，同时饮食要注意在原有慢性疾病饮食注意基础上多食富含钙、维生素、蛋白质丰富的食物。

3.体位训练 术前练习俯卧位耐受适应性锻炼，指导病人趴在床上，胸前垫一软枕，双臂自然屈曲放于两侧，2～3 次/d，10～20 min/次，逐渐增加到 30～40 min/次，严重心肺疾病病人除外。

4.功能训练 教会腰背肌功能锻炼以及四肢功能锻炼。

5.适应性训练 训练床上大、小便，以适应术后体位和排便方式的改变。

6.疼痛管理 根据疼痛评估结果正确给予镇痛处理。

【术后护理】

1.体位与活动 术后平卧 6 h 可轴线翻身，24 h 后根据病情可佩带腰围下床活动。

2.病情观察 包括生命体征、伤口渗血情况、四肢运动感觉。

3.并发症护理

（1）骨水泥局部渗漏致脊髓神经功能损伤。密切观察病人双下肢血液循环、感觉、活动情况，如出现双下肢感觉麻木、肌力下降等脊髓压迫症状时，可疑骨水泥向椎管内及神经根孔渗漏，应及时报告医生。

（2）肺栓塞。注意观察病人有无胸闷、呼吸困难、发绀等肺栓塞症状，如有异常及时通知医生，给予吸氧、心电监护、建立静脉通道等急救护理。

（3）骨水泥过敏反应。术中及术后病人血压下降（排除其他原因）或呼吸心跳停止应考虑与骨水泥的过敏反应有关，立即通知医生处理，遵医嘱给予抗过敏药物、吸氧等对症处理。

4.饮食护理 病人多为老年人，胃肠功能减退，给予富含钙及清淡饮食，如有高血压、糖尿病者，宜进低盐、低脂、少糖饮食。

【健康教育】

1.指导病人及家属了解有关骨质疏松的知识。

2.改变不良生活习惯,吸烟、酗酒、饮浓茶、饮咖啡等是骨质疏松症发病的危险因素,指导病人多吃含钙、蛋白质丰富的食物,如牛奶、虾皮、芝麻等。

3.禁止脊柱前屈提物向上、携带重物行走等动作,指导病人坐下时动作缓慢,防止跌倒损伤,预防再度骨折。

4.遵医嘱规范使用钙剂,定期复查,观察疗效。

【护理质量评价标准】

1.疼痛减轻,舒适感增加。

2.肢体感觉、运动等功能恢复。

3.未发生并发症,或发生并发症被及时发现和处理。

第十四节　颈椎间盘突出症护理

颈椎间盘突出症指由于退行性变、颈部创伤等因素引起纤维破裂,髓核从破裂处脱出,刺激或压迫颈神经根或脊髓等组织而引起相应的症状和体征。颈椎间盘突出症发病率仅次于腰椎间盘突出症,多见于40～50岁,男性多于女性,突出部位以 C_{5-6}、C_{4-5} 多见。

【非手术治疗/术前护理】

1.**休息与心理护理**　充分休息,保证睡眠;向病人解释病情,告知治疗周期较长,术后恢复时间可能需要数月或更长,对病人焦虑的心情表示理解,让病人做好充分的思想准备。重视社会支持系统,特别是亲人的关怀及鼓励。

2.**术前训练**　包括呼吸功能训练、气管食管推移训练、俯卧位训练。

(1)呼吸功能训练。指导病人练习深呼吸、吹气球以增加肺通气,术前1周戒烟。

(2)气管食管推移训练。适用于颈椎前路手术,以适应术中反复牵拉气管、食管操作,避免术后出现呼吸困难、咳嗽、吞咽困难等并发症。指导病人用自己的食指、中指、无名指插入切口侧的内脏鞘与血管神经鞘间隙处,持续将气管、食管向非手术侧推移,开始用力尽量缓和,如有不适可休息10～15 min 再继续,直至病人能适应。术前3～5 d 开始,每次 10～20 min,每日 3 次。以后逐渐增至每次 30～60 min,每日 4 次,使气管推移超过中线。

(3)俯卧位训练。适用于后路手术。每次 30～40 min,每日 3 次;以后逐渐增至每次 3～4 h,每日 1 次。

3.**安全护理**　病人存在肌力下降致四肢无力时应防烫伤和跌倒,椎动脉型颈椎病病人避免头部过快转动或屈曲以防猝倒。

【术后护理】

1.**体位**　行内固定植骨融合的病人,加强颈部制动。病人取平卧位,颈部稍前屈,两侧颈肩部置砂袋以固定头部,侧卧位时枕与肩宽同高,在搬动或翻身时,保持头、颈、躯干在同一平面,维持颈部相对稳定。下床活动,需行头颈胸支具固定颈部。

2.**病情观察**　观察生命体征、呼吸道、引流管和四肢神经功能:观察血压、脉搏、心率、血氧饱和度等重要生命体征;观察手术切口敷料有无渗液及渗出液的颜色、性状、量等;观察伤口引流管是否通畅及引流液的颜色、性状、量等;观察病人四肢运动、感觉状况及大小便状况。

3.并发症观察与护理

(1)呼吸困难。是颈椎前路手术最危急的并发症,多发生于术后1～3 d。①颈椎前路手术病人床旁应常规准备气管切开包;②术后加强病人呼吸频率、节律的观察;③一旦发生,立即通知医师,并做好气管切开及再次手术的准备。

(2)伤口出血。颈深部血肿多见于术后当日,尤其 12 h 内。因此,术后应注意观察生命体征、

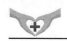

伤口敷料及引流液。若病人颈部明显肿胀，并出现呼吸困难、烦躁、发绀，立即告知并协助医生剪开缝线、清除血肿。清除血肿呼吸仍不能改善，应实行气管切开术。

（3）脊髓神经损伤。手术牵拉和周围血肿压迫均可致脊髓神经损伤，病人可出现声音嘶哑、四肢感觉运动障碍以及大小便功能障碍，手术牵拉所致的神经损伤一般术后 1～2 d 可明显好转或消失；血肿压迫为渐进性，术后应注意观察，及时发现并处理。

（4）植骨块脱落移位。多发生于术后 5～7 d，系颈椎活动不当引起，颈椎术后应重视病人的活动指导。

4.功能锻炼　指导肢体能活动者做主动运动，以增强肢体肌肉力量；肢体不能活动者，病情许可时，协助并指导做各关节的被动运动，以防肌肉萎缩和关节僵硬。一般术后第 1 d 开始进行各关节的主、被动功能锻炼；术后 3～5 d 引流管拔除后，可戴支具下床活动，做坐位和站立位平稳训练及日常生活活动能力的训练。

【健康教育】

1.纠正不良姿势，选择合适枕头，保持良好睡眠。日常工作中保持颈部平直，选择中间低两端高、透气好、以头颈部压下后一拳头高的枕芯，睡觉时尽量不要俯卧位，使头颈部保持自然仰伸位。

2.避免外伤，加强功能锻炼。术后 1 d 可行各关节的主被动功能锻炼；术后 3～5 d 拔除引流管后可佩带支具下地活动，行日常生活活动能力的训练。长期伏案者，宜定时远视。

3.颈部保暖　在秋冬季节最好穿高领衣服；天气稍热，夜间睡眠时应注意防止颈部受凉，炎热季节，空调温度不宜太低。

4.卧硬板床且低枕　枕头选择以中间低两端高、透气性好、长度超过肩宽 10～16 cm、高度以头颈部压下后一拳头高为宜。

【护理质量评价标准】

1.维持正常有效的呼吸。

2.未发生意外伤害，能陈述预防受伤的方法。

3.未发生并发症，若发生得到及时处理和护理。

4.肢体感觉和活动能力逐渐恢复正常。

第十五节　寰枢关节脱位护理

寰枢关节半脱位是指创伤、先天性畸形、退变、肿瘤、炎症或手术等因素造成的寰枢椎 C_1～C_2 骨关节面失去正常对合关系而发生关节功能和（或）神经功能障碍。头、颈的创伤是 C_1～C_2 脱位的常见原因之一。颅、颈椎连接区域骨与关节结构发育异常，包括某些先天性畸形也是 C_1～C_2 脱位的常见原因之一。主要临床表现为颈部疼痛、斜颈及颈部运动受限，脊髓神经功能障碍，交感神经症状。主要治疗原则为治疗原发疾病与损伤，解除脊髓压迫，矫正脱位，重建枕颈部稳定性和生理曲度，尽可能保留 C_1、C_2 及其相邻椎节的活动功能。

【护理措施（主要为枕颌吊带牵引护理）】

1.休息与心理护理。充分休息，保证睡眠；告知病人枕颌吊带牵引时间较长，体位单一，鼓励病人多与家属交流，同时多与病友交流，以减轻焦虑、增加治疗信心。

2.协助完善相关检查，给予饮食指导，指导病人多食高蛋白、高维生素、清淡、易消化食物，同时多饮水；教会床上大小便。

3.枕颌吊带牵引护理

（1）枕颌吊带不能做大重量、长时间牵引。牵引重量通常为 2～3 kg。牵引持续的时间应遵医嘱。

（2）定期检查牵引装置是否稳固、安全、有效。①牵引绳、头、颈和躯干成一直线；②保证牵引锤距地面 30～35 cm；③牵引装置完好，牵引绳无断裂，牵引绳在滑槽内，滑轮灵活，牵引绳未放置任何物品；④枕颌吊带位置居中，牵引绳在滑轮沟槽内。

（3）牵引过程中抬高床头 30°，保持头高脚底位，颈椎无过屈过伸、侧屈。

（4）枕颌吊带与皮肤之间垫纱布，注意观察枕颌部、耳郭后缘皮肤状况。

（5）牵引过程中动作要轻柔、缓慢，嘱病人不要做扭头动作或随意变换体位，以免引起症状加重；同时密切注意病人四肢的感觉、运动情况，及早发现有无神经损伤，及时通知医生。

【健康教育】

1. 对于行牵引的病人，应告知病人及家属牵引绳上不可放置任何物品，告知同病室病人及家属经过牵引病人床前时注意勿碰触牵引装置。

2. 避免强行扭转颈部，避免摔倒。合理用枕，枕高与一侧肩宽相等，防止病情发展及复发。

3. 术后 3 个月复查，如出现不适，及时就诊。

【护理质量评价标准】

1. 舒适的休息环境及体位。

2. 心理支持，病人配合治疗。

3. 观察四肢运动感觉情况，如有异常处理及时。

第十六节　脊髓损伤护理

脊髓损伤（spinal cord injury）是脊柱骨折的严重并发症，由于椎体的移位或碎骨片突出于椎管内，使脊髓或马尾神经产生不同程度的损伤，多发生于颈椎下段和胸腰段。临床分为脊髓震荡、不完全性脊髓损伤、完全性脊髓损伤、脊髓圆锥损伤、马尾神经损伤。

【非手术治疗/术前护理】

1. 心理护理　帮助病人掌握正确的应对技巧，提高其自我护理能力，发挥其最大潜能。让病人和家属参与制定护理计划，帮助病人建立有效的社会支持系统，包括家庭成员、亲属、朋友、医务人员和同事等。

2. 病情观察　脊柱损伤后或受手术刺激后易出现脊柱水肿反应，应密切观察躯体及肢体感觉和运动情况。当出现瘫痪平面上升、肢体麻木、肌力减弱或不能活动时，应立即通知医师进行处理。

3. 体位与活动　瘫痪肢体保持关节处于功能位，防止关节屈曲、过伸或过展。协助患者调整体位，保持头部、躯干成轴线，避免脊髓损伤加重。每日对瘫痪肢体做被动的全范围关节活动和肌肉按摩，以防止肌肉萎缩和关节僵硬，减少截瘫后并发症。上肢功能良好者可以通过举哑铃和拉拉力器等方法增强上肢力量，为今后生活自理做准备，并增强病人的信心和对生活的热爱。

4. 并发症护理　脊髓损伤一般不直接危及生命，其并发症是导致病人死亡的主要原因。

（1）呼吸衰竭和呼吸道感染。颈脊髓损伤时，由于肋间神经支配的肋间肌完全麻痹，胸式呼吸消失，病人能否生存，很大程度上取决于腹式呼吸是否存在。护理中应注意维持有效呼吸，防止呼吸道感染：①观察病人呼吸功能，如呼吸频率、节律、深浅，有无异常呼吸音，有无呼吸困难表现等；监测血氧饱和度。②若病人呼吸＞22 次/min、鼻翼扇动、摇头挣扎、嘴唇发绀等，则应立即吸氧，寻找和解除原因，必要时协助医师行气管插管、气管切开或呼吸机辅助呼吸等。③减轻脊髓水肿。遵医嘱给予地塞米松、甘露醇、甲强龙等治疗，以避免因进一步脊髓损伤而抑制呼吸功能。④保持呼吸道通畅。预防因气道分泌物阻塞而并发坠积性肺炎和肺不张。指导病人深呼吸和咳嗽咳痰，每小时协助翻身拍背 1 次，遵医嘱给予雾化吸入；指导病人经常做深呼吸和上肢外展动作，以促进肺膨胀和有效排痰。⑤控制感染。已经发生肺部感染者应遵医嘱选用合适的抗生素，注意保暖。

（2）体温失调。颈脊髓损伤后，自主神经系统功能紊乱，受伤平面以下毛细血管网舒张而无法收缩，皮肤不能出汗，对气温的变化丧失了调节和适应能力。病人体温升高时，应以物理降温为主，如冰敷、温水擦浴、冰盐水灌肠等。

（3）泌尿系感染和结石。圆锥以上脊髓损伤者由于尿道外括约肌失去高级神经支配，不能自主放

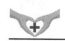

松，因而可出现尿潴留；由于病人需长期留置导尿管，容易发生泌尿系感染与结石。主要护理措施包括：①留置导尿或间歇导尿。在脊髓休克期应留置导尿，持续引流尿液并记录尿量，以防膀胱过度膨胀。②排尿训练。根据脊髓损伤部位和程度不同，3周后部分病人排尿功能可逐渐恢复，但脊髓完全性损伤者需要进行排尿功能训练。③预防感染，鼓励病人每日饮水 3 000 mL 以上，以稀释尿液，每日清洁会阴部 2 次，根据需要更换尿袋及导尿管。④便秘。脊髓损伤后，指导病人多食富含膳食纤维的食物、新鲜水果和蔬菜，多饮水，餐后 30 min 做腹部按摩，从右到左，沿大肠走行的方向，以刺激肠蠕动。⑤压疮。截瘫病人长期卧床，皮肤知觉丧失，骨隆突部位的皮肤长时间受压于床褥与骨隆突之间而发生神经营养性改变，从而出现压疮，应经常加强皮肤护理，预防压疮。

【术后护理】

1.引流管护理　观察引流量与引流液颜色，保持引流通畅，以防积血压迫脊髓。

2.病情观察、体位与活动、并发症的护理同术前护理。

【健康教育】

1.功能锻炼　指导病人坚持康复锻炼和理疗，以促进身体功能恢复和预防并发症。病情允许时，指导病人练习床上坐起，学习使用轮椅、拐杖或助行器等移动工具，练习上下床和行走。病人下地时应有专人保护，以防跌倒。

2.间歇导尿　鼓励上肢功能良好的病人尽早开始自我间歇导尿。若病人无法实施，则指导病人家属进行间歇导尿，防止因长期留置导尿管引起泌尿系统感染。

3.复诊指导　告知病人定期返院复诊，随时监测病情变化，及时发现并发症并处理。

【护理质量评价标准】

1.呼吸道通畅，能够维持正常呼吸功能。

2.体温保持在正常范围。

3.能有效排尿或建立膀胱的反射性排尿功能。

4.能有效排便。

5.皮肤清洁、完整，压疮得以预防，或得到及时发现和处理。

6.能接受身体意象及生活改变的现实。

第十七节　脊柱矫形术护理

脊柱侧凸是指脊柱的 1 个或数个节段在冠状面上偏离中线向侧方弯曲，形成带有弧度的脊柱畸形，通常伴有脊柱的旋转和矢状面上生理性前凸和后凸的增加或减少。站立位 X 线片上，脊柱偏离中线且 Cobb 角＞10°时，称为侧弯。脊柱侧凸的治疗目的是控制、矫正畸形，恢复脊柱平衡，尽可能减少融合范围，防止神经损害。

【术前护理】

1.心理护理　主动与病人及家属交流，消除不良心理，积极配合手术治疗。

2.饮食　根据病人的营养评估情况，与家属制定可行的营养计划，选择适合病人口味、易消化、高质量的食物，以补充相对足够的营养，增强机体抵抗力，增加对手术的耐受性。

3.术前训练

(1) 适应性训练。训练病人床上大小便，指导正确使用尿壶和便盆的方法，以适应术后排便方式的改变。

(2) 体位训练。嘱病人术前练习俯卧位，保证手术顺利进行。

(3) 功能锻炼及翻身方法训练。教会病人下肢及腰背肌功能锻炼、床上翻身的技巧。

(4) 唤醒试验训练。唤醒试验是在麻醉下避免发生截瘫最重要的试验方法。先让病人握拳，然后活动其双脚及双脚趾，确认双下肢均能活动，表明脊髓未受损伤。术前查看病人双脚及脚趾活动情况，评估肌力以便与术中情况做对比，告知病人活动方法及活动的重要性，以取得病人主动配合。

（5）呼吸训练。①吹气球训练，3 次/d，每次 5～10 min；②练习有效咳嗽，深吸气后将声门紧闭，在腹肌、膈肌同时收缩后将气咳出，一吸一呼为 1 次，3 次/d，每次 5～10 min；③指导扩胸运动；④术前 1 周爬楼梯 2 次/d，每次 20 min。

4.术前常规准备 备皮、备血、做抗生素皮试，以及供氧、监护、吸引及气切包准备。

【术后护理】

1.体位及皮肤护理

（1）搬运病人时，要始终保持脊柱呈水平位置，严禁脊柱屈曲、扭转。

（2）术后 6 h 尽量平卧位，以达到压迫止血的目的，以后每 2 h 翻身 1 次，注意轴线翻身。

（3）1 周内严禁坐起，7 d 后开始 45°～75°靠坐，禁忌腰部折屈，四肢可做相应的活动。

（4）加强皮肤护理，预防压疮发生。保持床单位及皮肤的清洁、干燥。

2.密切观察生命体征及尿量

（1）心电监护，观察记录 BP/P/R 及血氧饱和度。

（2）吸氧，保持呼吸道通畅。

（3）观察尿量变化，及时调整输液速度及补液的种类和量。

3.切口及引流管察及护理

（1）观察切口有无渗血、渗液，保持切口清洁、干燥。

（2）评估管道脱落风险，妥善固定防止引流管脱出、折叠，保持引流的通畅；观察并记录引流液颜色、性状、量，注意有无脑脊液漏症状，并及时记录。

4.脊髓神经功能观察 严密观察双下肢感觉、运动情况及括约肌功能。

5.饮食 麻醉清醒后 4 h 可试饮水，如无不良反应，6 h 后进食流质，逐步过渡到半流－软食－普食，使胃肠功能恢复至稳定状态。嘱多食富含蛋白质、维生素食物，同时进食粗纤维食物，防止便秘。

6.呼吸系统护理 指导深呼吸、有效咳嗽，协助翻身、拍背，必要时雾化吸入治疗，保持呼吸道通畅。

7.应激性溃疡观察与护理 注意有无上腹部疼痛、腹胀、突发呕血、便血等，立即建立静脉通路，补充血容量，留置胃管，观察胃液及大便量、性状，遵医嘱止血、抗酸治疗等。

8.肠系膜动脉综合征观察与护理 如病人腹胀较重伴频繁呕吐，要警惕该并发症的发生。遵医嘱给予禁食、胃肠减压、补液，注意肛门排气等。

9.疼痛护理 及时正确评估疼痛，采取有效镇痛，用药期间注意观察药物疗效及不良反应。

【健康教育】

1.麻醉清醒后可在床上行股四头肌锻炼、踝泵运动，次日行直腿抬高训练。1 周后行腰背肌锻炼，同时继续行呼吸功能训练。

2.术后 1 个月以卧床休息为主，指导正确佩戴支具（3～6 个月）。

3.嘱病人勿弯腰，保持正确的坐、立、躺姿势。

4.定期门诊复查。

【护理质量评价标准】

1.正确轴线翻身、搬运。

2.病情观察细致、认真，发现异常积极配合处理。

3.病人适应床上大小便。

4.病人掌握腰背肌功能锻炼方法。

5.无护理并发症发生。

第十章　介入科疾病护理

第一节　介入治疗手术前后护理

介入治疗是指医学影像技术（如 X 线透视、CT、超声波、磁共振）引导下，用穿刺针、导丝、导管等精密器械进行治疗和获取病理材料的过程，是以微小的创伤获得与外科手术相似或更好的治疗效果。

【术前护理】

1.心理护理　向病人介绍病区环境，耐心的向病人介绍手术的目的、意义、方法、术中配合，消除思想顾虑。

2.饮食指导　进行营养评估，按医嘱纠正营养失调。术前应增加病人营养，以增强病人的手术耐受性，对进食困难的病人给予静脉营养。

3.协助病人完善术前检查，讲解病人术前各项检查的目的、意义及配合方法。

4.向病人介绍手术室的环境、介绍手术及麻醉方法。

5.术前准备好必要的药品、心电监护、氧气、一次性动脉压迫止血器或敷料和 1 kg 重的沙袋。

6.药物过敏试验　术前做抗生素试验，椎间孔镜手术术前 30 min 遵医嘱使用。

7.进 DSA 室前排空大小便，术后需绝对卧床的病人，应向其说明术后卧床的意义，术前 2 d 训练病人床上大小便。

8.肠道准备

（1）血管手术及椎间盘手术前可进食适量清淡、易消化食物。

（2）肿瘤栓塞手术、食管手术、肝囊肿硬化手术、粒子手术、气管手术术前应 4～6 h 禁食、禁饮。

（3）全麻手术术前禁食至少 6 h、禁饮 4 h。

（4）子宫肌瘤及全麻手术前应根据病情导尿或灌肠。

9.术前测量病人的生命体征，体温超过 37.5 ℃及时汇报值班医生。

【术后护理】

1.血管手术护理

（1）穿刺肢体观察与护理。①经动脉穿刺。患肢制动 12 h，沙袋压迫穿刺点 6 h，观察病人足背动脉搏动情况，穿刺区有无出血、红肿、皮下血肿，沙袋加压是否在位等情况。24 h 后可解除绷带、下床活动（黄人健等，2011）。②经静脉穿刺。患肢制动 6～8 h，沙袋压迫穿刺点 2～4 h；观察病人足背动脉搏动情况，穿刺区有无出血、红肿、皮下血肿，沙袋加压是否在位等情况；12 h 后可解除绷带、下床活动。

（2）给予心电监护，术后 24 h 密切观察生命体征、SpO_2。制动时应注意受压部位皮肤受压情况检查，防止发生急性压疮。

（3）病人出现胃肠道反应时应给予对症处理。

（4）密切观察下肢末梢血液循环，15～30 min 巡视 1 次，观察足背动脉搏动、颜色、皮温及穿刺侧下肢有无疼痛或感觉障碍。若趾端苍白、小腿疼痛剧烈、感觉迟钝，则提示有动脉栓塞或穿刺部位血肿形成的可能。

（5）发热者按发热护理常规护理。

（6）术后观察病人尿量，若术后 4 h 仍未排尿应及时报告值班医师，无恶性呕吐，鼓励病人多饮水，尿量保持在每日 3 000 mL 以上，以利于造影剂排出。

（7）饮食护理。术后无恶心呕吐者遵医嘱予高热量、高蛋白、高维生素、清淡、易消化饮食。

（8）监测肝肾功能、血常规。指导活动。

（9）对于抗凝治疗的病人，应观察皮肤、黏膜有无出血的情况，并警惕内出血的发生。

2.非血管手术护理

（1）术后根据病情卧床休息 2～24 h，椎间孔镜术后的病人术后平卧 2 h 后可翻身。

（2）监测生命体征的变化，注意穿刺部位有无渗血、渗液、肿胀等情况。

（3）保持各种引流通畅，做好引流护理，及时记录引流情况，防止继发感染。

（4）饮食指导。术后 2 h 如病人无恶心、呕吐等不适，可试饮水、进食半流食逐渐过渡到正常饮食；如有恶心、呕吐，应暂禁食，必要时给予静脉营养。

（5）指导椎间盘突出病人使用腰围的时间、方法及意义。

（6）给予病人和家人心理支持，对于术后的不良反应多讲解原因，让病人有心理准备，增强病人战胜疾病的信心。

（7）因病人术后需卧床休息，生活上有许多不便，护士须主动关心协助病人，做好生活护理。

（8）疼痛和发热护理。由于术后组织炎性反应所致，体温一般在 38.5 ℃以下。术后可能会有轻度或中度疼痛，护士应给予安慰，做好疼痛评估，必要时遵医嘱给予相应的药物。

【健康教育】

1.告知病人及家属疾病发生的原因及预防方法。

2.加强护患沟通，鼓励病人说出自身的想法，消除顾虑。

3.指导病人早期活动的方法并告知其意义。

4.用药指导　向病人及家属交代服药的重要性以及药物的作用、副作用及注意事项。

5.遵医嘱定期复查。

【护理质量评价标准】

1.术前准备准确、完善。

2.饮食、体位指导正确。

3.术后护理措施落实到位，无出血、压疮等护理并发症的发生。

4.病人掌握药物使用方法和注意事项。

第二节　大咯血栓塞治疗护理

大咯血是一种症状，常见于支气管扩张、肺结核、肺癌等疾病，每日出血量在 500～2 000 mL（李乐之等，2015）。大咯血栓塞治疗是指采用 Seldinger 技术行股动脉穿刺，将导管口送至胸 4～6 椎体水平后，缓慢上下移动，注入造影剂，明确出血部位后在电视屏幕监护下注入栓塞剂（栓塞物质可选用明胶海绵颗粒、弹簧圈、无水酒精等），达到止血目的。

【术前护理】

1.心理疏导　动员亲属给病人以心理和经济方面的全力支持，使病人消除顾虑、情绪稳定、积极主动配合治疗。

2.保持呼吸道通畅　指导病人严格卧床休息、给予氧气吸入，进行有效咳嗽，以利排痰。

3.正确评估出血量，预防再次出血，遵医嘱补充血容量，及时纠正出血。

4.饮食指导　病情许可应给予高蛋白、高热量、高维生素、易消化的清淡饮食，必要时静脉输液补充营养药物。

5.严密观察病人生命体征的变化，持续给予心电监护。保持大便通畅，避免用力排便加重咯血。

6.其他护理　参见第三篇第十章第一节"**介入治疗手术前后护理**"。

【术后护理】

1. 心理护理　护士应理解病人的心情，热情解答病人提出的问题，关心体贴病人，让其树立战胜疾病的信心。

2. 病情观察　观察体温、脉搏、呼吸、血压及意识状态，特别是血压的变化，并给予心电监护。心电监护 24 h，密切观察生命体征变化，给予氧气。

3. 为防止穿刺动脉出血，病人需要卧床休息 24 h，穿刺点加压包扎，穿刺侧肢体平伸制动 12 h，12 h 后可在床上轻微活动，但应避免增加腹压的动作（如下蹲、剧烈咳嗽、用力排便等）。肢体指导期间指导病人在床上翻身，以减轻病人的不适（吴欣娟等，2018）。

4. 穿刺部位观察与护理。穿刺处用绷带加压包扎，6h 后去除，观察穿刺部位有无渗血、出血，有无血肿形成。

5. 下肢血液循环观察。严密观察双下肢皮肤颜色、温度、感觉、肌力、足背动脉搏动情况。若出现皮肤颜色苍白、皮温下降、感觉异常、肌力减退等现象，应及时报告医师，遵医嘱使用血管扩张剂及神经营养药物，并配合物理治疗（储秀美等，2015）。

【健康教育】

1. 积极治疗原发病，如支气管扩张、肺脓肿、肺结核等，以及某些寄生虫病和急性传染病等。

2. 饮食指导　加强营养，给予高热量、易消化食物，禁油炸、生冷、辛辣刺激性食物。

3. 尽量避免出入公共场所或与上呼吸道感染者接近。注意居住或工作环境，不接触布满灰尘、烟雾及化学刺激的场所。

4. 早发现，早诊断，早治疗。40 岁以上者应定期进行胸部 X 线普查，对年龄大而久咳不愈，并出现阵发性、刺激性干咳或痰中带血者，应警惕肿瘤的发生，做专科检查，以争取治疗时机和治疗效果（赫捷，2013）。

【护理质量评价标准】

1. 术前准备准确、完善。

2. 饮食、体位指导正确。

3. 术后护理措施落实到位，无出血、压疮等护理并发症的发生。

4. 护理记录及时、准确。

第三节　胸主动脉夹层动脉瘤介入治疗护理

胸主动脉夹层动脉瘤是指动脉腔内血液从主动脉内膜撕裂处进入主动脉壁内，使中膜与外膜分离，外膜继而扩张膨出形成夹层动脉瘤。胸主动脉夹层的介入治疗即腔内隔绝术是指在 X 线透视监视下，经股动脉导入人工血管，当人工血管到达病变胸主动脉部位后，将人工血管从导管内释放，记忆合金支架在血液 37 ℃温度下恢复至原来口径，将人工血管撑开固定于病变胸主动脉两端的正常主动脉上，血流即从人工血管内流过，胸主动脉夹层的内膜口及瘤样扩张即被隔绝。

【术前护理】

1. 防止动脉瘤破裂　需绝对卧床休息，避免增加腹压的一切活动，保持大便通畅，密切监测生命体征尤其是血压，应避免血压发生波动（石丽，2008）。

2. 心理护理　向病人及家属介绍疾病相关知识及手术的优越性及成功病例，解除其思想负担，使之保持良好的心理状态，积极配合手术。

3. 观察双下肢血运，避免对下肢动静脉进行有创操作。

4. 戒烟　吸烟可加重下肢缺血症状，因此，术前告知病人戒烟。

【术后护理】

1. 严密检测生命体征变化，卧床休息。全麻清醒后 6 h 可进食，鼓励病人多饮水，加速对比剂的排泄，减少对肾功能的影响。

2.手术切口缝合，因此病人不需要绝对卧床、肢体制动，术后第 2 d 即可下床。

3.观察下肢血运，包括皮肤温度、颜色、下肢的感觉运动及足背动脉搏动情况。若有异常及时报告医生进行诊治，防止下肢缺血及深静脉血栓的发生。

4.严密监测肾功能及肠管血运情况，有腹膜刺激征或大便性状改变等应及时报告医生处理。

5.加强与病人及家属的沟通，缓解紧张心理。

6.严密观察有无内漏发生。重视病人主诉，监测血压情况。若病人有胸痛发生，血压升高，应怀疑是否有内漏导致术后胸主动脉瘤增大，从而出现动脉瘤破裂先兆（郭书芹等，2016）。

7.桡动脉术后病人应严密观察桡动脉搏动情况，如皮肤发冷、苍白，脉搏较弱，甚至病人主诉疼痛，应立即报告医生处理。

【健康教育】

1.保证充足的睡眠，避免剧烈运动，保持心情舒畅。

2.保持大便通畅，避免引起腹内压增高的因素。

3.出院后 3、6、12 个月各复查 CT 一次，以后每年检查 1 次，观察动脉瘤是否完全隔绝、有无内漏的发生。

4.如出现呼吸困难、吞咽困难和胸背部疼痛，应及时就诊。

【护理质量评价标准】

1.术前准备准确、完善，术后护理措施到位。

2.无护理并发症发生，各项记录及时、准确。

3.疼痛控制满意。

4.护患沟通有效，医患关系融洽。

第四节 肝癌介入治疗护理

原发性肝癌是指肝细胞或肝内胆管细胞发生的癌变，是我国常见的恶性肿瘤之一（黄菊艳等，2016）。肝癌的介入治疗（肝 TACE）是指采用 Seldinger 技术经皮穿刺股动脉，导管插至腹腔动脉造影确定肿瘤类型、大小、病变供血情况及门静脉有无瘤栓，使导管深入至肿瘤的供血动脉，先后注入抗癌药物及碘化油抗癌乳剂栓塞剂，使栓塞阻断肿瘤的营养供给血管而对正常肝组织供血影响不大（郭书芹等，2016）。

【术前护理】

1.参见第三篇第十章第一节**"介入治疗手术前后护理"**。

2.术前 1 d 训练病人床上排大小便，防止术后因不习惯床上排便而引起尿潴留。

3.指导病人进行屏气练习，即深呼吸一口气，停止呼吸 10～15 s，然后缓慢呼出，以备术中数字剪影造影时，使血管的图像更清晰、准确。

【术后护理】

1.一般护理

（1）术后 4～6 h 密切观察病人生命体征变化，病人平卧 24 h。

（2）手术部位加压包扎，用沙袋压迫 6 h；术侧下肢制动保持伸直位 12 h。

（3）严密观察穿刺部位有无血肿、足背动脉搏动是否良好。

2.胃肠道反应护理 常为恶心、呕吐、食欲缺乏。指导病人多进高热量、高蛋白、高维生素、易消化食物。

3.发热护理 嘱病人多饮水，一般体温在 38 ℃左右，无不适者，不需要用药处理，发热时宜多饮水；若高热体温在 39 ℃以上，可用冰敷、酒精擦浴或使用退热药物降温，记录体温，及时更换汗湿衣物。

4.腹部疼痛护理 护士多与病人交流或采取其他方式分散其注意力，对于疼痛耐受性差的病人，可采取癌症病人三阶梯止痛治疗。

【健康教育】

1. 定期复查　嘱病人出院后定期复查肝功能、血象、甲胎蛋白、CT 检查等，如有不适，随时回院就诊。

2. 指导病人遵医嘱按时、按量服药。

3. 指导多进高热量、高蛋白、高维生素、易消化食物，鼓励病人多饮水，排解毒素，不吃霉变食物，忌烟、酒、辛辣刺激性食物。

4. 注意休息，保证睡眠，避免腹部碰撞和剧烈运动，避免重体力劳动，预防感冒，注意休息，恢复期少到公共场所，保持心情愉快，利于康复。

【护理质量评价标准】

1. 健康宣教措施落实到位。

2. 无护理并发症发生，护理记录及时、准确。

3. 饮食指导正确。

4. 护患沟通有效，病人积极配合治疗。

第五节　梗阻性黄疸的介入治疗护理

梗阻性黄疸是指胆道系统阻塞时，胆汁的排泄受到阻碍而使胆红素返流到血液引起的黄疸。梗阻性黄疸的介入治疗是指在 X 线或 B 超引导下，将穿刺针经皮肤穿至肝内扩张的胆管内，再引入导丝将球囊或支架沿导丝送至胆道狭窄部位，即可解除胆道狭窄，放置的胆道支架可恢复胆道通畅（李乐之等，2015）。

【术前护理】

1. 参见第三篇第十章第一节"介入治疗手术前后护理"。

2. 术前进行血常规、血生化与凝血酶原时间、超声、增强 CT 检查。

3. 术前 1 d 洗澡或清洁穿刺区域皮肤，更换病员衣裤。

4. 术前 4 h 禁饮、禁食，术前 15 min 肌注地西泮（安定）10 mg、山莨菪碱 10 mg。

【术后护理】

1. 心理护理　放置引流管给病人日常生活带来不便，护理人员应积极疏导，加强沟通，使病人树立战胜疾病的信心。

2. 术后平卧 6～8 h，监测血压、脉搏、体温等变化，观察腹部体征及全身情况。

3. 外引流者保持引流管通畅，避免扭曲、打折；观察胆汁的引流量、性状，并做好记录，定期更换引流袋。

4. 保持穿刺点局部清洁干燥，及时更换敷料。

5. 加强皮肤护理　黄疸病人出现皮肤瘙痒，应给病人修剪指甲，防止抓破皮肤而使症状加重；每天用温水擦浴更衣，禁用肥皂、碱性溶液，防止碱性物质刺激皮肤而使症状加重。

6. 饮食护理　病人宜食高蛋白、高维生素、宜消化食物，加强营养。忌食肥肉、油煎、油炸的高脂类食物以及浓茶、咖啡、辛辣刺激性食物，避免食用高维生素食物，以防支架管腔堵塞。

【健康教育】

1. 注意休息，适当活动，保持心情舒畅，劳逸结合，宜进清淡、低脂肪饮食。

2. 外引流者应注意固定，防止脱落，保持外引流管口敷料干燥，定期复查，若为永久性外引流者应每 3～6 个月更换引流管。

3. 定期复查血生化，如出现腹痛、寒战、高热、黄疸，应及时就诊（宋瑰琦，2010）。

【护理质量评价标准】

1. 术前准备准确、完善。

2.护患沟通有效，病人积极配合治疗。

3.饮食指导正确。

4.外引流管引流通畅，固定良好，无护理并发症。

第六节 胰腺癌介入治疗护理

胰腺癌主要是指胰外分泌腺腺癌，是一种最常见的胰腺肿瘤。胰腺癌供血动脉灌注化疗采用Seldinger技术选择性胰腺癌区域供血动脉插管灌注化疗药物，以增加肿瘤区化疗药物的浓度分布，提高抗癌效果，减轻全身毒副作用。

【术前护理】

1.参见第三篇第十章第一节**"介入治疗手术前后护理"**。

2.皮肤护理 若皮肤瘙痒者，嘱其尽量避免抓痒，以免抓破皮肤引起感染，并常用温水沐浴，穿柔软棉、丝质内衣。

3.疼痛护理 认真做好疼痛评估，按医嘱给予三阶梯止痛药物。

【术后护理】

1.密切观察病人生命体征和穿刺点情况，病人回病房后嘱其平卧24 h，穿刺点压迫6～8 h，注意局部有无出血、血肿和远端血运情况。

2.保肝治疗护理 常规护肝治疗，卧床休息，保持充足睡眠，合理饮食，禁用对肝脏有害的药物。

3.骨髓抑制护理 化疗药物均可导致不同程度的骨髓抑制，一般在治疗后7～14 d白细胞降至最低，要密切观察血象变化，严重者进行保护性隔离。

4.胃肠道反应及腹痛护理 化疗药均会引起恶心、呕吐。呕吐时头偏向一侧，及时清理呕吐物，同时给予镇吐药。避免高脂肪、刺激性食物。

【健康教育】

1.注意保暖和保持皮肤卫生，防止感冒。

2.保证充足的睡眠，避免剧烈运动。

3.定期门诊随访。

4.饮食指导

(1) 规律饮食，每日4或5餐，餐间尽量不吃零食，防止加重胰腺负担。

(2) 食物应清淡，以糖类为主，适量使用脂肪和蛋白质，可选择瘦肉、鱼和鸡蛋等。

(3) 采用合理的烹饪方法，不用油煎、炸、爆炒等方法。

(4) 少食或不食腌制食品、油炸食品，不吃霉变的食物。

(5) 戒烟，不酗酒，适当喝茶。

(6) 血糖异常的病人，应进糖尿病饮食。

【护理质量评价标准】

1.健康宣教落实。

2.术前准备准确、完善。

3.无护理并发症发生，各项记录及时准确。

4.疼痛护理措施落实到位。

5.护患沟通有效，病人积极配合治疗。

第七节 门静脉高压症介入治疗护理

门静脉高压是指门静脉系统血流受阻和（或）血流增加，导致门静脉及其属支血管内静力压升高。经颈静脉肝内门体静脉支撑架分流术（TIPSS）是一种介入治疗静脉高压症的新技术。采用经皮穿刺右侧颈静脉的方法建立肝内位于肝静脉及门静脉主要分支之间的分流通道，并以金属内支架维持其永久性通畅，达到治疗门静脉高压，同时治疗继发的静脉曲张性消化道出血。

【术前护理】

1.门脉高压的病人由于长期患病，对治疗失去信心，护理人员应做好病人的心理护理，耐心讲解介入治疗方法解除病人担忧，使其积极配合治疗。

2.预防上消化道出血　指导进易消化软食，避免辛、辣、刺激及粗糙干硬的食物，禁烟、酒、咖啡等，合理休息，避免过度活动及腹压升高的因素。

3.减少腹水的形成　尽量卧床休息，抬高双下肢以减轻水肿，每天测量腹围体重并做好记录，动态观察腹水量的变化，遵医嘱使用利尿剂，限制水和钠的摄入。

4.加强营养，纠正贫血，遵医嘱进行保肝治疗。

5.完善术前检查，遵医嘱使用抗生素，术前 6 h 禁食、水，布加综合征病人应术前 1～2 d 遵医嘱使用抗凝药物预防血栓形成，有上消化道出血者术前 2～3 d 可口服抗生素减少肠道细菌量。

6.急性出血期护理

(1) 绝对卧床休息，保持病室安静。

(2) 保持口腔清洁，及时清理血迹及呕吐物，做好口腔护理。

(3) 止血，遵医嘱应用止血药物，严密观察病情，动态监测呼吸、血压、脉搏的变化，观察有无水电解质及酸碱平衡失调。

(4) 补充血容量，迅速建立静脉通道。

【术后护理】

1.密切观察生命体征、神志及腹水量的变化，卧床 24 h，穿刺侧肢体伸直并制动 12 h，穿刺部位加压包扎 6 h，观察足背动脉搏动情况。

2.抗凝期间应密切观察病人皮肤、黏膜有无出血点，牙龈是否有出血，大小便颜色等，定期复查凝血功能。

3.了解病人心理状态，有针对性地做好病人心理护理。

4.指导病人从流质逐渐过渡到正常饮食，保证热量供给，肝功能异常者应限制蛋白质及肉类的摄入。

5.并发症观察

(1) 腹腔内出血，术后严密观察病人有无腹痛、生命体征下降等情况。

(2) 肝性脑病，术后常规应用乳果糖预防肝性脑病的发生。

(3) 急性心功能衰竭，观察病人有无呼吸困难、心慌、胸闷等症状，一旦发现立即通知医生对症处理。

(4) 内支架再狭窄，视病人情况复查 CT。

【健康教育】

1.避免劳累和较重的体力劳动，注意休息。

2.指导进软质饮食，避免损伤食管和胃黏膜引起出血，保持大便通畅，避免引起腹内压增高的因素。

3.出院后 1、3、6、12 个月各复查 CT 一次，以后每年检查 1 次，了解食管胃底静脉曲张的改善程度及通道压力情况。

4.遵医嘱应用保肝药物，定期复查肝功能。

5.保持心情舒畅，避免情绪波动，用软毛牙刷刷牙，防止牙龈出血，避免外伤而诱发出血。

【护理质量评价标准】

1.术前准备准确完善，术后护理措施到位。

2.无术后并发症及护理并发症发生，各项记录及时准确。

3.腹水下降满意。

4.护患沟通有效，病人情绪稳定。

第八节　食管狭窄介入治疗护理

食管狭窄一般是指食管良性疾病（不含肿瘤）或并发症引起食管腔狭窄。食管狭窄的介入治疗主要是在 X 光透视下插入导丝使导丝通过狭窄部，经导管交换导丝并将导丝盘于尾部后撤出导管，沿导丝插入植入器，确定位置后放入支架。

【术前护理】

1.解除病人的顾虑，增强治疗的信心，取得病人的配合，使病人做好思想准备。

2.改善营养状况，纠正水、电解质紊乱，遵医嘱静脉补充营养液体。

3.疼痛剧烈者遵医嘱给予止痛药。

4.控制感染　因食管气管瘘所致的发热，遵医嘱应用抗生素。

5.术前准备　术前 4 h 禁食、水，肌注地西泮 10 mg 及阿托品 0.5 mg。

【术后护理】

1.饮食护理　嘱病人术后 3 d 内饮流质，禁食冷饮、黏性食物及硬质食物。3 d 后病人无疼痛症状可吃半流质，逐渐恢复正常饮食。进食时应采取半坐位，食物宜嚼碎，餐后饮水，以清洁残留在支架上的食物。

2.观察术后有无出血。若出血多，应立即报告医生，同时密切观察血压、脉搏的变化，遵医嘱给予止血药或输血治疗。

3.疼痛护理　疼痛较显著且不缓解时，应注意观察疼痛的性质、持续时间、部位，嘱病人立即禁食，并报告医生处理。

4.术后一段时间后再度出现进食困难，应警惕支架滑脱，应及时报告医生处理。

5.观察有无支架移位及脱落、食管嵌顿、再狭窄等并发症变化。

【健康教育】

1.饮食指导，加强健康宣教工作，戒烟，少饮烈性酒，不吃生冷、过热的食物。

2.指导病人若出现进食困难、梗阻、呕吐、黑便、胸骨后疼痛，应及时就医，查明原因。

3.因食管癌置入支架病人，要告知在支架置入的同时，还要进行病因治疗，如介入化疗或放疗。

4.进行易感人群监测，普及防癌知识，提高公众防癌意识，改变不良饮食习惯，不吃霉变食物，少吃或不吃酸菜。

5.积极治疗反流性食管炎，食管－贲门失弛缓症及其他与食管癌有关的疾病，同时应用维生素 C 等治疗食管上皮增生以阻断癌变过程。

【护理质量评价标准】

1.术前准备完善。

2.饮食指导及进食体位正确。

3.无护理并发症发生，各项记录正确。

4.术前、术后疼痛护理治疗措施到位。

第九节　子宫肌瘤介入治疗护理

子宫肌瘤主要是由子宫平滑肌细胞增生而形成，是女性生殖器肿瘤中最常见的一种良性肿瘤。子宫肌瘤供血动脉栓塞术是通过盆腔动脉造影，观察子宫动脉走行及肿瘤染色情况后，先行一侧子宫动脉选择性插管，经导管缓慢推注栓塞剂行双重栓塞治疗，使子宫肌瘤缺血、萎缩、吸收或脱落，可避免剖腹手术，保留子宫和卵巢的正常生理功能。

【术前护理】

1.参见第三篇第十章第一节**"介入治疗手术前后护理"**。

2.病人准备　术前禁食 4 h，术前 30 min 导尿。

3.饮食指导　加强营养，纠正贫血，可给予高热量、高蛋白、含铁高的食物，必要时可补充铁剂（秦薇，2014）。

4.术前遵医嘱使用镇痛药物。

【术后护理】

1.术后病人绝对卧床 12～24 h，穿刺侧肢体伸直制动 12 h，穿刺点压迫 6～8 h；密切观察病人生命体征和穿刺点情况，观察穿刺侧肢体远端皮温及足背动脉搏动情况。

2.遵医嘱应用抗生素，预防感染；观察导尿管通畅情况，注意个人卫生，多饮水，保持会阴部清洁；无异常术后 24 h 可拔管。

3.加强术后并发症的观察，如发热、疼痛、阴道出血、胃肠道反应等，一旦出现及时报告医生做对应处理。

4.生命体征监测　术后密切观察病人生命体征变化，给予心电监护监测生命体征，发现异常及时通知医生。

5.缺血性疼痛　病人在治疗后会出现不同程度的下腹坠痛、胀痛，持续时间不等，可为病人热敷或按摩下腹部以减轻疼痛。必要时遵医嘱给予镇痛剂。

【健康教育】

1.注意保暖和个人卫生，术后 3 个月禁止性生活及盆浴，预防泌尿生殖器感染，1 年内避孕。

2.术后 3、6、12 个月做影像学检查，观察瘤体变化。

3.保证充足的睡眠，避免剧烈运动。

4.加强营养，纠正贫血，多食含铁食物及优质蛋白、水果、蔬菜等。

5.栓塞治疗后，一般 1～3 个月月经量、月经周期恢复正常，3 个月后仍不正常者应返院就诊。

6.定期门诊随访。

【护理质量评价标准】

1.健康宣教落实。

2.术前准备准确完善。

3.无护理并发症发生，各项记录及时准确。

4.疼痛护理措施落实到位。

5.护患沟通有效，病人积极配合治疗。

第十节　下肢深静脉血栓介入治疗护理

下肢深静脉血栓是指静脉血液在下肢深静脉血管内的凝结。下肢深静脉血栓的介入治疗是指通过股静脉行下腔静脉造影检查，根据需要将滤器置入下腔静脉，置入溶栓导管，注入溶栓药物（李乐之等，2015）。

【术前护理】

1.卧床休息

（1）急性期病人应绝对卧床休息 10～14 d，避免床上过度活动，禁止按摩患肢，以防止血栓脱落。

（2）抬高患肢高于心脏平面 20°～30°，以促进血液回流，防止静脉淤血，减轻水肿与疼痛。

2.饮食指导　指导病人进低脂、含纤维素丰富、易消化的食物，以保持大便通畅，避免用力大便致负压增高，影响下肢血液回流。

3.戒烟　劝病人禁烟，以防尼古丁引起血管收缩，影像血液循环。

4.病情观察 观察病人皮肤颜色、温度、肿胀程度，积极完善血栓病人评估单。

【术后护理】

1.病情观察

（1）密切观察穿刺部位有无局部渗血或皮下血肿形成。

（2）监测穿刺侧肢体足背动脉搏动情况、皮肤颜色、温度，询问有无疼痛及感觉障碍。

（3）加强生命体征的监护，如有异常现象，应协助医师及时处理。

（4）观察出凝血时间。

2.心理护理 给病人解释留置导管的作用及注意事项，关心体贴病人，消除其紧张情绪，使病人情绪稳定配合治疗和护理。

3.溶栓导管护理 妥善固定，防止脱出、受折、折曲和阻塞。

4.预防感染 遵医嘱使用抗生素治疗。

5.抗凝护理 观察出凝血时间及有无牙龈和皮肤黏膜出血情况。

6.足背静脉溶栓护理 当采取足背留置针静脉推注尿激酶时，根据栓塞部位扎止血带，目的是阻断浅表静脉，让药物通过深静脉注入，以达到更好的溶栓效果。

7.卧床护理 由于保留导管溶栓的病人需要卧床休息，应定时给予翻身以防压疮形成。

【健康教育】

1.对既往有周围血管疾病史的高危病人，应采取积极的预防措施，避免血栓形成。

（1）指导病人避免久站、坐时双膝交叉过久，休息时抬高患肢。

（2）术后病人早期下床活动，经常按摩肢体肌肉，以促进血液循环。

（3）告知病人腰带不要过紧，勿穿紧身衣物，以免影响血液循环。

（4）指导病人进行适当的体育锻炼，增加血管壁的弹性，如进行散步、抬腿、打拳等活动。

2.控制饮食，减少动物脂肪的摄入，饮食宜清淡、易消化，戒烟、酒。

3.要有自我保健意识，保持心情愉快。

4.根据医嘱服用抗凝药，预防血栓形成。

5.定期复查，术后前4周，每周复查凝血酶原时间1次。

【护理质量评价标准】

1.饮食指导正确。

2.健康宣教落实。

3.护患沟通有效，病人积极配合治疗。

4.无护理并发症发生，护理记录及时准确。

第十一节 静脉曲张硬化泡沫剂病人介入治疗护理

静脉曲张是指由于血液淤滞、静脉管壁薄弱等因素导致的静脉迂曲、扩张。静脉曲张泡沫剂硬化治疗是指向曲张的静脉内注入硬化剂后加压包扎，使静脉壁发生炎性反应相互黏连而闭塞。

【术前护理】

1.饮食护理 予低盐、低脂、高蛋白、富含纤维素饮食，少食多餐。

2.活动与休息 患肢平放，注意肢体保暖。如有溃疡，应按需进行换药处理。

3.协助病人患肢抬高 20°～30°，卧床期间鼓励病人行缓解背屈活动，妥善固定患肢，避免肢体远端移动、牵拉所引起的疼痛。

【术后护理】

1.体位 患肢抬高 30°，以利静脉回流。卧床期间指导病人做足背伸屈运动，鼓励病人术后12～24 h下床行走，避免静坐或静立不动。

2.病情观察 弹力绷带自上而下加压包扎，以能扪及足背动脉搏动和保持足部正常皮肤温度为宜，观察病人有无疼痛及感觉异常。注意观察弹力绷带加压情况，若患肢疼痛是因为绷带过紧，应及时松开弹力绷带，重新包扎，不宜过紧。

3.患肢护理　有小腿慢性溃疡者，应继续换药，并使用弹力绷带护腿（胡志红，2011）。

4.饮食护理　进清淡、高纤维饮食，多吃水果、蔬菜，禁忌高脂肪、高糖、辛辣刺激性食物，绝对禁烟。

【健康教育】

1.行为指导　避免久坐或久站，休息时抬高患肢，继续使用弹力袜或弹力绷带1～3个月，避免过紧的腰带及紧身物，保持大便通畅，避免腹内压增高，防止感冒，积极治疗慢性咳嗽。

2.指导病人进行适当的体育锻炼，增强血管壁弹性。

3.定期门诊随访。

【护理质量评价标准】

1.健康宣教措施落实到位。

2.术前准备完善，无护理并发症发生。

3.饮食指导正确。

4.护患沟通有效，病人积极配合治疗。

第十二节　腰椎间盘突出症胶原酶介入治疗护理

腰椎间盘突出症是指因椎间盘变性、纤维环破裂后致使髓核突出压迫及刺激神经根或马尾神经，表现为反复发作腰背部痛及下肢放射痛的一种综合征。腰椎间盘突出症介入治疗是在大型介入X线机的监视下，通过专用导针穿刺的方法，将一种能溶解椎间盘而对神经、硬膜囊、骨骼等其他组织无溶解作用的特异物质注入突出的椎间盘周围，使椎间盘溶解、吸收，从而解除对神经根压迫，使其症状消失，达到治疗腰椎间盘突出症的目的。

【术前护理】

1.卧床休息，以减轻负重对椎间盘的压力，急性期疼痛剧烈者应局部制动，必要时用药物缓解疼痛。

2.术前对侧卧位疼痛较剧烈者有必要进行体位练习，帮助病人提高耐受能力。

3.完善术前检查，术前3d训练病人床上排便，防止术后尿潴留，减轻术后疼痛。

4.根据病人体形选择合适的腰围，以备术后使用。

5.教会病人术后功能锻炼的方法，指导病人翻身时动作应缓慢，使身体呈直线，保持轴式翻身，避免脊柱弯曲、扭转。

【术后护理】

1.生命体征监测　术后6h内1h测1次血压、脉搏、呼吸、血氧饱和度至平稳期，每4h测1次体温，发现异常及时通知医生进行处理。

2.体位　遵循平轴翻身原则，翻身时两手用力要均匀，卧硬板床休息2～3周，减轻腰椎负担，避免久坐。

3.饮食宜清淡，禁食辛辣食物，进优质蛋白、富含纤维素和维生素食物，多食水果和蔬菜，保持大便通畅。

4.疼痛护理　注意观察疼痛性质与体位的关系，如疼痛进行性加重，应怀疑有椎间盘感染可能，应及时通知医生。

5.术后应避免咳嗽、打喷嚏，防止便秘。

6.穿刺部位护理　术后6h内观察切口敷料有无渗湿，术后3d内应每日换药并观察穿刺点有无红肿、渗出及压痛。

7.腰围的佩戴　腰围的主要作用是制动和保护。佩戴腰围一般为4～6周，最长不应超过3个月。

选择腰围的规格应与病人体型相适应。

8.功能锻炼 根据术前指导和已掌握的腰背肌锻炼方法，指导病人进行康复训练，充分发挥病人的主观能动性，积极主动配合训练，遵循尽早锻炼、循序渐进、持之以恒的原则，每日3～5次，每次10～15 min，逐日增加活动量，通过锻炼增加腰背肌的力量。

【健康教育】

1.不要长时间从事某项活动，以免腰痛更加严重。腰痛剧烈时，应及时就医。

2.注意保暖，防止受凉，受凉是腰椎间盘突出症的重要诱因。

3.建立良好的生活方式，加强腰背肌功能锻炼，生活要有规律，多卧床休息，保持心情愉快。

4.禁烟、酒，忌食肥甘厚味、苦寒生冷食品，多食滋补肝肾的食物，如动物肝、肾、羊肉、大枣等。

5.术后3个月复查，对照之前的影像学资料，了解症状、体征、感觉及运动功能等康复情况。

【护理质量评价标准】

1.术前准备完善。

2.病人舒适无痛。

3.饮食、体位指导正确。

4.护患沟通有效，关系融洽。

第十三节 经皮椎间孔下髓核摘除术介入治疗护理

腰椎间盘突出症是指因椎间盘变性，纤维环破裂后致使髓核突出压迫及刺激神经根或马尾神经，表现为反复发作腰背部痛及下肢放射痛的一种综合征。经皮椎间孔镜下髓核摘除术是指经皮穿刺经椎间孔"安全三角区"进入椎间盘。内镜直视下"由内向外"摘除髓核组织，间接解除神经根压迫，缓解腰腿痛，达到治疗椎间盘突出症的目的（中国加速康复外科专家组，2016）。

【术前护理】

1.活动与休息 卧硬板床休息，急性期应局部制动，术前3 d训练床上大小便。

2.指导病人进行侧卧位的耐受训练。

3.其他护理 参见第三篇第十章第一节**"介入治疗手术前后护理"**。

【术后护理】

1.体位护理 术后平卧24 h，24 h后可佩戴腰围下床活动，活动时间以10 min之内为宜，3 d内以卧床休息为主。遵循轴线翻身的原则。

2.病情观察 术后密切观察病人生命体征、穿刺点渗血情况（穿刺点常规冰敷30 min～1 h）及双下肢感觉、运动、疼痛、麻木、肌力情况。

3.疼痛护理 采用NRS（疼痛数字分级法）评定法对病人进行评估，根据疼痛的分级遵医嘱使用止疼药。

4.指导病人保持正确的坐、卧、行、走姿势，减轻腰部负荷，避免过度劳累，尽量不要弯腰提重物。

5.禁烟、酒，忌食肥甘厚味、苦寒生冷食品，多食滋补肝肾的食物，如动物肝、肾、羊肉、大枣等。

【健康教育】

1.腰背肌功能锻炼指导。术后1周，指导病人掌握腰背肌功能锻炼的方法，如三、四、五点支撑法，以促进病人腰背肌功能的恢复。

2.建立良好的生活方式，生活要有规律，多卧床休息，保持心情愉快。

3.定期门诊随访。

4.指导病人正确使用腰围，佩戴腰围一般为4～6个月，最长不要超过3个月。

【护理质量评价标准】

1. 术前准备完善。

2. 疼痛护理到位。

3. 饮食、体位指导正确。

4. 护患沟通有效，关系融洽。

第十四节　碘粒子治疗恶性肿瘤病人的介入治疗护理

恶性肿瘤是当今致死的主要疾病之一，单一的治疗疗效不满意，多种治疗手段的综合应用能取得较好的疗效，提高生活质量，延长病人的生存时间。碘粒子治疗是指在影像引导下将放射粒子植入肿瘤组织内或浸犯组织，包括肿瘤沿淋巴途径扩散的组织，通过卫星放射源发出持续低能量的射线使肿瘤组织遭到最大程度的杀伤。

【术前护理】

1. 术前健康宣教　发放宣传手册，向病人及家属讲解碘粒子植入的有关事项，如适应症、禁忌症、并发症。

2. 术前准备　预约手术时间，做好各检查、影像等准备，填写手术安全核查与风险评估表及手术病人交接记录单，准备用物，建立静脉通路。

3. 心理护理　关心病人，耐心讲解疾病相关知识、介入治疗的方法和注意点，介绍成功病例，解除心理负担。

4. 饮食护理　预计可能术中穿刺经过肠道的病人应术前 3 d 预防性应用抗生素并应用抑酸及肠液分泌药物。

【术后护理】

1. 病情观察　监测病人生命体征，做好术后护理记录。观察伤口敷料是否干燥，有无渗血、渗液，有无红肿热痛等感染症状。注意观察病人呼吸频率及幅度，及时发现有无呼吸困难、胸痛、胸闷、气促、咳嗽、咯血、心率加快、发绀等危及病人生命的并发症。

2. 设立单间病房或集中在同一病房管理，病床之间相隔 1 m 以上，避免病人间相互辐射，造成二次辐射损伤。缩小病人的活动范围，定期测定病人体表及周围射线剂量率。

3. 放射性粒子植入术后，家属与病人的距离应大于 1 m，孕妇、儿童与病人应保持 2 m 以上的距离。

4. 心理护理　详细了解病人的心理状况，进行有效的心理指导和行为干预，帮助病人树立战胜疾病的信心。

5. 饮食护理　对于实体性肿瘤术后 6 h 无呕吐者遵医嘱给予高热量、高蛋白、高维生素、清淡、易消化饮食。对于穿刺过程中经过肠道的肿瘤病人术后禁食、水 72 h，然后进食，饮食可由清淡逐渐过渡到普食（周飞燕等，2012）。

【健康教育】

1. 病人出院后遵循放射性防护的三原则，即尽量缩短他人与之接触时间；保持 1 m 以外的距离；必须近距离接触时，可采取屏蔽防护。

2. 因粒子持续作用最长 18 个月，植入后第 1 d、第 4～6 周随访，其后每 3 个月 1 次，随访 2 年。

3. 饮食指导　给予高蛋白、高维生素、宜消化的清淡饮食，鼓励病人尽量进食，少量多餐。

4. 术后因电离辐射会使病人白细胞减少，应定期复查血常规，注意保暖和个人卫生，预防感染。

5. 介绍防护知识　发现有粒子排除体外，应用镊子或其他工具将粒子放入带盖含铅容器内，不可随意丢弃，送医院核医学科处理；病人术后 2 个月可以性生活，但应使用安全套，避免给对方造成不必要的损害；避免到人员密集的公共场所（储秀美等，2015）。

【护理质量评价标准】

1. 健康宣教落实。

2. 术前准备准确完善。

3. 无护理并发症发生,各项记录及时准确。

4. 护患沟通有效,病人积极配合治疗。

5. 术后防护措施落实到位。

第十一章 整形外科护理

第一节 下睑皮肤松弛症(眼袋)护理

下睑皮肤松弛症(眼袋)表现为下睑部组织臃肿膨隆,呈袋状垂挂。一旦发生眼袋畸形,影响美观,严重者出现下睑缘与眼球脱离致睑外翻,下泪点外移溢泪。眼袋形成原因主要有眶内脂肪过多及下睑支持结构薄弱两方面。前者常见于原发性眼袋,多见于年轻人,常有家族史;后者常见于继发性眼袋患者,多见于中老年人。

【术前护理】

1. 心理护理

(1) 主动接近患者,了解并理解他们的心态及想法,解除患者的思想顾虑。

(2) 解释眼袋的手术方式、注意事项,术后水肿消退时间、手术效果和可能出现的并发症等,使患者对手术效果有一个恰当的期望值。

(3) 给患者参观同类手术前后效果对比相片或录像带,使患者有足够的思想准备。

(4) 教会患者自我放松的方法。

2. 患有眼部疾病、局部有感染病灶者,必须治愈后再进行手术。

3. 询问是否为瘢痕体质,女性月经期及怀孕时不宜进行手术。

4. 通过仰卧位、坐位检查和睁闭眼、张口试验等来判断眼袋的形态特征和临床类型,以便对患者进行术前宣教和指导。

5. 协助完善相关术前检查,如血常规、出凝血试验等。

6. 术前 1 d 洗头、洗澡,术前眼部不要化妆。

7. 告知患者手术的基本程序及术中如何按医生指令做睁眼、闭眼的配合动作。

8. 进行术前医学签字,如手术同意书。协助术前医学照相,并妥善保存,以便与术后效果进行比较。

【术后护理】

1. 伤口观察及护理 嘱患者回家后注意观察伤口有无渗血,电话随访保持伤口清洁、干燥;如有不适及时就诊。

2. 局部护理 术后 24 h 内可局部冷敷,加压包扎 24～48 h 告知患者来医院,协助医生拆除包扎敷料、换药,清洗眼部,保持眼部清洁、干燥;1 周内遵医嘱使用抗生素眼药水及眼膏。

3. 疼痛护理 评估患者疼痛情况,遵医嘱给予口服镇痛药物,遵医嘱口服抗生素 2～3 d,预防感染。

【并发症预防及护理】

1. 球后出血

(1) 倾听患者主诉,询问眼部有无胀痛。

（2）密切观察眼球有无外突变硬。

（3）检测眼压有无增高。

（4）发生球后出血时，应立即拆除缝线，清除积血，寻找出血点止血。

（5）遵医嘱静脉滴注 20％甘露醇及 10％葡萄糖加地塞米松 10 mg 降低眶内压力。

2.血肿

（1）密切观察伤口敷料有无新鲜血液渗出。

（2）观察有无进行性肿胀及淤血等。

（3）患者主诉眼球剧烈胀痛时，应及时检查处理。

（4）血肿发生时，轻者可在 48 h 后行理疗及局部热敷，重者及时拆除部分缝线，彻底清除积血，结扎出血点。

3.下睑外翻、睑球分离

（1）掌握好皮肤肌肉的切除量，原则是"宁少勿多，力求适中"。

（2）密切观察伤口有无红、肿、热、痛等感染征象。

（3）观察伤口有无进行性肿胀。

（4）一旦发生，早期一般不宜急于处理。

（5）轻者给予局部按摩、热敷等，待肿胀消退后，多能逐渐自行恢复。

（6）对不可逆者，保守治疗 3～6 个月再根据情况采取适当手术矫正。

【健康教育】

1.饮食　进营养丰富、清淡、易消化饮食，1 周内禁食辛、辣、刺激食物。

2.生活指导　安排好生活与工作，避免出汗、外力碰撞。

3.拆线　术后 5～7 d 拆线。

4.保护线头　内路法受术者监督其注意保护好双眼内外眦角处的线头，防止滑脱。

5.防瘢治疗　外路法手术者拆线后切开口可适当使用预防瘢痕增生的药物。

【护理质量评价标准】

1.能及时完善术前准备。

2.做好伤口的护理及并发症的预防。

3.病人情绪稳定，积极接受治疗、护理。

4.患者知道出院后的相关注意事项。

第二节　上睑下垂矫正手术护理

上睑下垂是指当目光平视前方时，上睑不能充分提起，以致上睑缘位置低于正常，部分或全部遮盖瞳孔，影响视野的情况。上睑下垂是一种常见病，发病率为 0.56％，居先天性眼病发病率的第 2 位。不仅影响外观，更会造成遮盖性弱视。由于视线受阻，逐渐因代偿而养成视物时仰头、皱眉、耸肩等习惯，并可影响颈椎的发育，还可以引起失用性弱视、近视、散光等。4 岁以下患儿视力障碍率高达 78.2％，故应尽早进行手术治疗。上睑下垂分先天性和后天性 2 类。先天性：单纯性上睑下垂，合并上直肌功能消失或减弱，合并脸部畸形、小睑裂、内眦赘皮。后天性：神经源性、动眼神经性、交感性、肌源性（重症肌无力）、机械性、腱膜性（外伤性及老年性）、假性。

【术前护理】

1.协助医师完善各项常规术前检查。

2.心理护理　术前详细介绍手术方法以及预后，指导患者配合手术以及治疗，减轻患者的焦虑。

3.若有结膜炎、睑缘炎、泪囊炎、严重沙眼者，必须治愈后才能手术。眼周皮肤有炎症者暂缓手术。

4.眼部的准备　术前 1 d 用氯霉素眼药水或环丙沙星眼药水滴眼，每日 4 次，并保持咽部的清洁。

5.协助医师做好视力测量并记录。

【术后护理】

1.一般护理 按整形外科护理常规。

2.术后眼部需包扎 3～5 d，之后换小纱布覆盖 7 d。

3.局部观察有无角膜刺激症状，如发现或有患者主诉，及时通知医师处理。

4.注意敷料包扎是否完整。保持术区敷料干燥、整洁，注意有无血肿，压迫神经，出现恶心、头晕等症状。

5.敷料打开后，遵医嘱使用氯霉素眼药水或环丙沙星眼药水滴眼 3～4 h 一次。每晚睡前用红霉素眼膏涂眼，防止干燥伤及角膜。

6.如出现结膜充血，可用 0.9％氯化钠注射液加庆大霉素湿敷。

7.注意用眼卫生，禁看电视、电脑及书籍，尽量闭眼休息。

【健康教育】

1.拆线后 48 h 内防水，不可用手触碰伤口。

2.如伤口有存留线头不可私自牵拉，及时找医师处理。

3.3 个月内尽量减少看电视、电脑，防止光源刺激。

4.眼睑闭合不全持续 1 个月。眼睑完全闭合前，睡前用抗生素眼膏封闭结膜，防止干燥。

5.眼睑完全闭合前，注意外出防风沙。

6.嘱患者定时来医院复诊。

【护理质量评价标准】

1.能及时完善术前准备。

2.病人情绪稳定，积极接受治疗、护理。

3.患者了解出院后的相关注意事项。

第三节 皮肤囊肿护理

皮肤囊肿包括皮脂腺囊肿、皮样囊肿、表皮样囊肿。皮脂腺囊肿多见于皮脂腺分泌旺盛的青年，是最常见的皮肤囊肿。

【术前护理】

1.心理护理

(1) 解释手术的必要性、手术方式及注意事项。

(2) 教会患者自我放松的方法。

(3) 针对个人情况进行针对性心理护理。

(4) 观察病变的大小、质地、颜色，周围有无炎症和破溃，必要时通知医生暂缓手术。

2.协助完善相关术前检查，如血常规、出凝血试验等。

3.术晨更换清洁病员服。

4.术晨与手术室人员进行患者、药物核对后，送入手术室。

【术后护理】

1.术后 24 h 更换敷料、观察切口情况。

2.术后 7～10 d 拆线伤口缝针。

3.术后遵医嘱口服抗生素 2～3 d。

【健康教育】

1.拆线后 48 h 内防水，不可用手触碰伤口。

2.如伤口有存留线头不可私自牵拉，及时找医师处理。

3.多吃易消化、营养丰富的食物，忌辛、辣、刺激食物。

4.嘱患者定时来医院复诊。

【护理质量评价标准】

1.能及时完善术前准备。

2.病人情绪稳定，积极接受治疗、护理。

3.患者了解出院后的相关注意事项。

第四节　腋臭症护理

腋臭，俗称"狐臭"，是分布在体表皮肤如腋下、会阴、背上部位的大汗腺分泌物中产生散发出的一种特殊难闻气味，夏季更甚。多在青春期时发生。因其刺鼻气味使人感到特别的厌烦，闻道这种气味的人大多掩鼻远离，从而给狐臭的人造成很大的心理负担并有自卑感，从而影响工作和学习，以及交际。

【术前护理】

1.心理护理　术前向患者解释手术方法、效果、注意事项及可能发生的并发症，使其对手术有正确的认识，有足够的思想准备，愉快地接受手术。

2.清洁　术前沐浴，更换清洁衣物。

3.完善检查　血常规、血生化等。

4.禁忌症　月经期、孕期和哺乳期不宜手术。

【术后护理】

1.局部加压包扎，防伤口出血。

2.术后避免污染敷料，防止伤口感染。

3.术后 24～48 h 拔出引流条，3～5 d 换药。

4.严格执行无菌原则。

5.术后 7～10 d 拆线。

【用药护理】

1.遵医嘱预防使用抗生素 2～3 d。

2.严密观察药效及药物不良反应。

【并发症处理及护理】

1.严格遵守无菌操作原则。

2.术中严密止血。

3.术后注意观察局部血循环情况。

4.遵医嘱使用抗生素等。

5.加强局部换药治疗，必要时行切开引流术。

【健康教育】

1.拆线前避免剧烈运动，防止出汗，保持口清洁干燥，1～3 个月内双臂避免做过度扩张、上举动作。

2.禁食辛辣刺激性食物 1 周。

3.采取积极措施预防瘢痕增生。

4.发现异常，门诊随访。

【护理质量评价标准】

1.能及时完善术前准备。

2.病人情绪稳定，积极接受治疗、护理。

3.做好伤口的护理及并发症的预防。

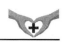

参考文献

NCCN 肿瘤学临床实践指南（中国版）2007 年第一版.

Robert M. Bojar. 成人心脏外科围手术期处理手册 [M]. 1 版. 高长青主译. 北京：科学出版社，2007.

储秀美，祝凯，魏丽丽. 胸外科临床护理手册 [M]. 北京：人民卫生出版社，2015.

郭书芹，王叙德. 外科护理 [M]. 第 1 版. 北京：人民卫生出版社，2016.

赫捷. 胸部肿瘤学 [M]. 1 版. 北京：人民卫生出版社，2013.

胡志红. 整形美容外科护理学 [M]. 北京：中国协和医科大学出版社，2011.

黄建琼，于蓉. 烧伤整形美容外科护理手册 [M]. 北京：科学出版社，2011.

黄菊艳，齐晓霞. 临床护理常规 [M]. 1 版. 北京：中国医药科技出版社，2016.

黄人健，李秀华. 外科护理学高级教程 [M]. 3 版. 北京：人民军医出版社，2011.

李乐之，路潜. 外科护理学 [M]. 5 版. 北京：人民卫生出版社，2015.

李乐之，路潜. 外科护理学 [M]. 6 版. 北京：人民卫生出版社，2018.

李友西，刘卫国，张建立. 腔镜甲状腺手术术后并发症的临床分析 [J]. 腹腔镜外科杂志，2014，4 (19)：275-277.

秦薇. 择期手术病人术前禁食禁饮时间的研究进展 [J]. 中华护理杂志，2014，1 (49)：76-79.

石丽. 实用心胸血管外科护理及技术 [M]. 1 版. 北京：科学出版社，2008.

宋瑰琦. 临床专科护理实践指导 [M]. 1 版. 合肥：中国科学技术大学出版社，2010.

王存川，李诚. 腔镜甲状腺手术入路与适应证的进展 [J]. 腹腔镜外科杂志，2016，4 (21)：241-245.

吴欣娟，张晓静. 临床护理常规 [M]. 1 (3) 版. 北京：人民卫生出版社，2018.

谢浩芬，邱江峰. 快速康复外科在腹腔镜胃癌根治术围手术期中的应用 [J]. 护士进修杂志，2014，6 (29)：528-530.

杨雪梅，张正馨，谭小义，等. 术后早期咀嚼口香糖对结直肠癌术后胃肠道功能恢复效果的 Meta 分析 [J]. 中国循证医学杂志，2015，15 (5)：542-549.

余媛. 整形美容外科及烧伤科护理常规 [M]. 北京：中国协和医科大学出版社，2005.

张海英，李艳红，孙仲文. 三切口手术治疗中上段食管癌患者术后有效咳嗽困难的护理对策 [J]. 护士进修杂志，2009，15 (24)：1385-1386.

中国加速康复外科专家组. 中国加速康复外科围手术期管理专家共识（2016）[J]. 中华外科杂志，2016，54 (6)：413-416.

中华医学会麻醉学分会编. 2014 版中国麻醉学指南与专家共识 [M]. 1 版. 北京：人民卫生出版社，2014.

周飞燕，许勤，陈丽，等. 胃肠术后早期咀嚼口香糖促进胃肠道功能恢复效果的系统评价 [J]. 中华护理杂志，2012，47 (9)：843-846.

第四篇

妇产科护理

第一章　妇科手术护理

第一节　妇科腹部手术前后护理

【术前护理】

1. 心理护理　针对病人不同心理反应，介绍有关医学知识，给予安慰、解释，以稳定情绪，取得配合。

2. 协助病人做好个人卫生，如沐浴、剪指甲、更换病员服等。

3. 完善相关检查，交叉配血试验、配血备用。

4. 药物试验　术前 1 d 遵医嘱做药物过敏试验，将试验结果告知病人并做好相关记录。

5. 皮肤准备　手术当日准备腹部皮肤，皮肤准备范围上自剑突下，下至两大腿上 1/3 处及外阴部，两侧至腋中线。注意清洁脐部，脐部污垢用液体石蜡油棉签擦洗干净（腹腔镜手术脐部清洁后用碘伏消毒）。

6. 肠道准备　术前 1 d 灌肠 1～2 次，或术前 1 d 下午口服肠道清洁药物即导泻药物。术前 2 h 开始禁食清淡流质，6 h 开始禁清淡饮食，8 h 开始禁肉类、油炸高脂饮食。预计手术可能涉及肠道时，病人于手术前 3 d 进无渣半流饮食，并按医嘱给肠道抑菌药物。

7. 阴道准备　准备全子宫切除病人，术前用 0.5%碘伏棉球擦洗阴道，每天 1～2 次，共 3 d，并于手术日晨进行阴道擦洗。

8. 留置尿管　术前留置尿管，并连接引流袋，更换清洁病员服。

9. 观察生命体征变化，术前 1 d 及次日晨各测体温、脉搏 1 次，了解病人有无异常变化，如发现发热、月经来潮等，应报告医生，更改手术日期。

10. 与手术室工作人员做好交接，护送病人进入手术室，并做详细交班，贵重物品由家属保管。

11. 术前指导　术前需对病人进行全面评估，认真进行预防术后并发症的宣教指导工作，包括床上使用便器，术后的深呼吸、咳嗽、翻身、收缩和放松四肢肌肉的运动等。要求病人在指导、练习后独立重复完成，直至病人完全掌握为止。术前营养状况直接影响术后康复过程，护士应根据病人具体营养状况和膳食习惯指导病人饮食（郑修霞，2015）。

【术后护理】

1. 做好交接　病人回病房时，病房护士与手术室护士一起进入病房，核对病人腕带，向麻醉师和手术室护士了解术中情况，交接及观察病人意识恢复和麻醉苏醒情况，监测病人生命体征，查看静脉输液是否通畅，各引流装置是否完好、通畅，并妥善固定，查看皮肤是否完好，注意保暖。

2. 体位护理　根据手术及麻醉方式采取不同的卧位，全身麻醉病人在尚未清醒前应去枕平卧，头偏向一侧，以免呕吐物、分泌物误入气管引起窒息。卧床期间，鼓励病人活动肢体，防止深静脉血栓形成。全麻清醒后可采取半卧位，有利于腹腔引流，减少渗出液对膈肌和脏器的刺激。

3. 妇科手术容易损伤输尿管，术后应保留导尿管，并注意观察尿量及性质。留置尿管期间应擦洗外阴，保持局部清洁，防止尿路感染。

4. 饮食护理　未涉及肠管手术，根据病情禁食 6 h 后可进食不易产气的流质饮食，忌食甜食、豆浆和牛奶，鼓励患者进高蛋白、高维生素、富含纤维素、清淡、易消化食物。

5. 疼痛护理　术后一般使用镇痛泵，做好疼痛的评估及记录。

6. 心理护理　关爱病人，详细了解病人的疑虑和需求，提供心理支持。

7. 病情观察

（1）严密观察病人生命体征变化，每 30 min 测血压 1 次，至平稳后改 4 h 测量 1 次。术后每天测体温、脉搏、呼吸 3 次直至体温正常后 3 d，并做好记录。病人术后体温稍有升高，但一般不超过 38 ℃，称之为外科手术热或吸收热，术后 1～2 d 可逐渐恢复正常。若术后持续升高，或体温正常后又升高提示可能有感染存在。

（2）观察切口有无渗血、渗液情况，保持伤口敷料清洁、干燥，如敷料浸湿，应及时更换，必要时汇报医生。采用腹带包扎腹部，必要时可用 1～2 kg 沙袋压迫腹部伤口 6～8 d，以减轻切口疼痛，防止出血。

（3）注意观察阴道分泌物的性质、量、颜色，以便判断阴道残端伤口愈合情况。

（4）观察和预防术后并发症：腹胀，尿潴留，尿路感染，切口血肿、感染、裂开、下肢静脉血栓。下肢静脉血栓是妇科术后较为严重的并发症之一，静脉血流缓慢、血液呈高凝状态、血管内膜损伤是下肢深静脉血栓形成的三大重要因素。病人感觉未恢复前，以被动运动为主，护士或家属帮助病人做屈趾和背屈运动、足内外翻运动、足踝的"环转"运动。病人感觉恢复，督促其进行膝关节屈伸运动和踝关节自主运动，并鼓励早期下床活动。对于高危病人，卧床期间可穿着压力梯度弹力袜或使用充气压力泵促进静脉回流，同时严密观察双下肢有无色泽改变、水肿。询问病人有无酸胀感，检查小腿排肠肌有无压痛。遵医嘱使用抗凝药物，临床上常用低分子肝素皮下注射预防下肢深静脉血栓（郑修霞，2015）。

8.引流管护理　妇科术后引流管可经腹部或经阴道放置，术后应注意合理固定，保持引流管通畅，观察引流液的量、颜色及性质。班班交接，测量引流管外露长度并在引流管上标识及记录，每日更换引流袋 1 次。留置尿管期间，每日 2 次进行会阴擦洗，保持局部清洁，预防泌尿系统感染。一般术后留置尿管 24～48 h，宫颈癌、卵巢癌手术病人术后留置尿管 7～14 d，期间应指导病人做盆底肌肉锻炼。拔管前 3 d 夹闭尿管，每 3～4 h 放尿 1 次，锻炼膀胱功能，尿管拔除后 4～6 h 应督促病人自行排尿，以免发生尿潴留，注意记录尿量和排尿时间（郑修霞，2015）。

【健康教育】

1.用药知识指导，讲解各项辅助检查的目的及意义，必要时监测患者残余尿情况。

2.饮食指导及活动指导。

3.有关技能的掌握（有效咳嗽、排尿、排便、翻身、下床活动、下肢静脉血栓的预防）。

4.做好出院指导。出院后注意事项、出院带药、复查时间等。

【护理质量评价标准】

1.病人能接受各项检查和手术治疗。

2.术前各项准备充分、准确无误。

3.术后护理措施恰当，无护理并发症。

第二节　妇科会阴部手术前后护理

【术前护理】

1.心理护理　为病人提供心理和生活方面的支持，使病人能很好地配合治疗及护理。进行术前准备时，注意保护病人隐私，尽量减少暴露部位。

2.全身情况准备

（1）正确评估病人对手术的耐受力。

（2）如合并有内科疾病、高血压、糖尿病等应给予纠正。

（3）观察病人的生命体征，注意有无月经来潮，如有异常，及时通知医生。

（4）术前做药物过敏试验，配血备用。

3.皮肤准备

（1）会阴部手术前要特别注意个人卫生。每日清洗外阴。阴道手术病人术前 3 d 用络合碘（1：40）溶液阴道冲洗，1次/d。

（2）外阴有炎症、溃疡，需治愈后手术。发生溃疡、炎症的子宫脱垂病人先予以治疗后方可手术；将脱垂的子宫还纳至阴道以内，并以丁字带兜住。嘱病人减少下地活动，以减少摩擦防止破损。

（3）手术当日行皮肤准备，使用脱毛或剪毛方式备皮，备皮后清洗皮肤。

（4）备皮范围。上至耻骨联合上10 cm，两侧至腋中线，下至外阴部、肛门周围、臀部及大腿内侧上1/3。

4.肠道准备　由于阴道与肛门较接近，所以术前应做好肠道准备。（1）手术涉及直肠及肛门者，术前3 d半流食，术前2 d流食，术前1 d禁食，术前1 d晚、次日晨各清洁灌肠1次；（2）阴道手术不涉及肠道者，术前1 d口服50％ MgSO₄ 40 mL或甘油灌肠剂110 mL肛用；术前1 d清洁灌肠1次；术前6～8 h禁食、水。接台手术可给予适当的静脉补液。

5.阴道准备

（1）术前3 d行阴道冲洗，每日2次，常用0.02％碘伏液。

（2）术日晨用0.05％碘伏消毒液消毒阴道，消毒时应特别注意阴道穹窿，消毒后用大棉签蘸干，必要时涂美兰做标识。

6.膀胱准备　嘱病人去手术室前排空膀胱，根据手术需要留置尿管。

7.特殊用物准备

（1）根据手术需要准备软垫、支托、丁字带等。

（2）子宫脱垂病人术前如有咳嗽，应及时报告医师，待治愈后方可手术，以免术后咳嗽增加腹压，影响伤口愈合。

【术后准备】

1.准备麻醉床及各种物品，如血压计、听诊器、弯盘、引流瓶等。监测生命体征，每日测体温3次，遵医嘱给予抗生素治疗。

2.体位　根据不同的手术采取相应的体位。处女膜闭锁术后应采取半卧位，利于经血流出；外阴癌术后采取平卧位，双腿外展、屈膝，膝下垫软枕，以减少腹股沟及外阴部张力，利于伤口愈合；阴道前后壁修补或盆底修补术后病人禁止半卧位，减少外阴和阴道张力，促进伤口愈合。

3.阴道手术病人术后应重点观察会阴切口情况，查看手术护理记录单并询问医生有无放置阴道纱条及放置时间，并提醒医生按时取出。外阴包扎或阴道内纱条一般在术后12～24 h取出，取出时注意核对数目（郑修霞，2015）。

4.保持外阴清洁、干燥，每日用0.02％碘伏溶液冲洗阴道2次，外阴手术病人每次大便后应及时清洁；外阴癌术后病人会阴部、腹股沟部可用红外线照射，每日2次，每次20 min，并用支架将被褥支起，有利于通风，使外阴及腹股沟伤口保持干燥，利于愈合。外阴、阴道手术后病人应密切观察排便情况，必要时可用缓泻剂，以免粪便干燥，排便用力，影响伤口愈合。

5.外阴、阴道手术，根据手术范围及病情分别放置尿管2～10 d，保留尿管期间，应鼓励并帮助病人多饮水，以稀释尿液起到自行冲洗膀胱的作用，注意保持尿管通畅，观察尿量、尿色（郑修霞，2015）。

6.拔除尿管后，嘱病人适量饮水，观察小便次数、尿量、有无尿潴留发生；测残余尿超过100 mL应保留尿管，使用间歇性夹闭尿管的方法使膀胱定时充盈排空，以锻炼膀胱功能。

7.会阴部手术的病人为防止污染和排便时对伤口的牵拉，应控制首次排便时间，按医嘱给予药物抑制肠蠕动（鸦片酊5 mL，加水至100 mL，每日3次，每次10 mL），于术后5 d给予缓泻剂，避免排便困难。

8.饮食　术后4～6 h待麻醉恢复后即可进流质饮食，如手术涉及肠道、肛门及糖尿病患者应遵医嘱给予饮食指导。

9.避免增加腹压　向病人说明腹部压力增加会影响伤口愈合，应避免增加腹压的动作，如长期下蹲、用力大便、咳嗽等。

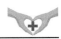

10.减轻疼痛　会阴部神经末梢丰富，对疼痛特别敏感，应针对病人的个体差异，采取不同的方法缓解疼痛。遵医嘱及时给予足量止痛药物，注意观察用药效果。

【健康教育】

1.向病人讲解保持外阴阴道清洁的重要性。

2.一般应术后休息 3 个月，禁止性生活及盆浴。

3.避免重体力劳动及增加腹压，逐渐增加活动量。

4.出院 1 个月门诊随访术后恢复情况，术后 3 个月再次到门诊复查，经医师检查确定伤口完全愈合后方可恢复性生活。

5.子宫脱垂病人术后半年内应避免提取超过 5 kg 重物等增加腹压的活动，保持排便通畅，进行缩肛运动，锻炼盆底肌肉功能。

【护理质量评价标准】

参见第四篇第一章第一节**"妇科腹部手术前后护理"**。

第三节　妇科腹腔镜手术护理

腹腔镜检查及手术是向腹腔内注入二氧化碳气体，形成人工气膜后，将腹腔镜自腹部插入腹腔内观察病变的形态、部位及周围脏器的关系，必要时取组织做病理检查或进行手术。适用于内生殖器器官发育异常、肿瘤、炎症、异位妊娠、子宫内膜异位症、子宫穿孔、下腹疼痛不明等的诊断及治疗。

【术前护理】

1.术前沐浴，腹部及外阴部常规皮肤准备。脐孔清洁、消毒。

2.术前 1 d 擦洗阴道 1 次。

3.术前 1 d 下午口服 20% 甘露醇 250 mL，或术前 1 d 晚、次日晨用生理盐水各清洗灌肠 1 次。

4.术前晚进无渣半流质饮食，术前 2 h 开始禁食清淡流质，6 h 开始禁食消淡饮食，8 h 开始禁食肉类、油炸和高脂饮食。

5.了解手术日晨有无月经来潮、体温升高、咳嗽、感冒等情况。

6.入手术室前排空膀胱。必要时行留置导尿

7.术前核对　病人进手术室前，护士应核对病人腕带的信息。

【术后护理】

1.床旁交接　病人回病房时，病房护士与手术室护士一起进入病房，将病人轻稳移至床上，注意保暖。核对病人腕带，并向麻醉师了解术中情况，交接及观察病人意识恢复和麻醉苏醒情况、病人的生命体征、静脉输液是否通畅、各引流装置是否完好、皮肤是否完好，并做好记录。

2.卧床休息 4～6 h，应尽早下床活动，以促进肠蠕动，防止肠黏连。

3.严密观察血压、脉搏、呼吸变化、血氧饱和度并记录。给予 2～4 L/min 氧气吸入，利于二氧化碳排出减轻腹胀。

4.因手术和麻醉药的原因，病人出现恶心、呕吐，一般无需处理，让病人头偏向一侧，防止误吸；如严重者可遵医嘱给予适当的止吐药，保持口腔及床单位清洁。

5.观察创口有无渗血、渗液，保持敷料清洁、干燥。

6.保持引流管通畅，观察引流液颜色、性质和量，如引流出新鲜血液超过 100 mL/h，持续 3 h，提示病人有腹腔内出血，应及时汇报医生，协助医生做好急救处理。

7.术后观察尿量及尿液的性质，遵医嘱拔出尿管，督查病人排尿情况。如尿液为血色，应考虑存在输尿管或膀胱的损伤，子宫切除术可适当延长拔尿管时间。

8.术后 1 d 可进流质、术后 2 d 肠蠕动恢复后可由流质、半流质逐渐过渡到普食，加强营养，增加蛋白质、维生素的摄入。术后鼓励病人尽早活动，防止肠黏连。

9.疼痛者，遵医嘱给予镇痛处理。止痛剂的使用应在术后 48 h 后逐渐减少（郑修霞，2015）。

10. 术后并发症观察与护理

（1）肩痛。术中二氧化碳气体残余在腹腔中刺激膈下所致，可出现右侧肩痛，有的合并肋下痛，可采取给病人吸氧，抬高臀部让二氧化碳向盆腔聚集，减少对膈肌的刺激。

（2）腹痛、腹胀。术后肠管暂时性麻痹造成腹胀，应告诉病人减少呻吟，避免过多气体吸入消化道，腹部伤口疼痛使腹肌力量减弱也影响直肠排气，必要时可使用止痛药。

（3）神经损伤。由于术中不适当的体位压迫神经或肢体过度伸展至神经损伤，最常见膀胱截石位压迫下肢导致腓神经损伤，病人可在手术后几天内出现足下垂和下肢感觉异常；上肢过度外展可导致臂丛神经损伤。

（4）注意观察有无泌尿系统并发症。

（5）其他，如穿刺口疝、穿刺口出血、血肿、喉头水肿疼痛等。

11. 下肢静脉血栓　是妇科术后较为严重的并发症之一，静脉血流缓慢、血液呈高凝状态、血管内膜损伤是下肢深静脉血栓形成的三大重要因素。病人感觉未恢复前，以被动运动为主，护士或家属帮助病人做屈趾和背屈运动、足内外翻运动、足踝的"环转"运动。病人感觉恢复，督促其进行膝关节屈伸运动和踝关节自主运动，并鼓励早期下床活动。对于高危病人，卧床期间可穿着压力梯度弹力袜或使用充气压力泵促进静脉回流，同时严密观察双下肢有无色泽改变、水肿。询问病人有无酸胀感，检查小腿排肠肌有无压痛。遵医嘱使用抗凝药物，临床上常用低分子肝素皮下注射预防下肢深静脉血栓（郑修霞，2015）。

【健康教育】

1. 注意休息，加强营养。

2. 保持外阴清洁。

3. 行单纯卵巢或附件切除者，术后1个月内禁止性生活，术后4周复查。次全子宫切除术禁止性生活2个月，全子宫切除术禁止性生活3个月，术后6周复查。

4. 术后1个月门诊随访。出现阴道流血及异常分泌物及时就诊。

【护理质量评价标准】

参见第四篇第一章第一节"**妇科腹部手术前后护理**"。

第四节　宫腔镜手术护理

宫腔镜手术作为微创手术，应用日益广泛，除恶性肿瘤外，几乎所有的宫腔内异常病变，均可在宫腔镜下进行治疗。

【术前护理】

1. 检查时间

（1）除特殊情况外，一般以月经干净后5 d为宜。

（2）对不规则出血的病人在止血后任何时间均可进行检查。

（3）在出血期间必须进行检查的病人，应酌情给予抗生素后进行。

2. 完善术前各项实验室检查，排除心、肝、肾等重要脏器的疾患以及生殖器系统炎症。

3. 心理护理　与病人交流，使之尽快熟悉病室环境及医护人员，以缓解病人的紧张、焦虑情绪。

4. 皮肤准备　术日晨剪除阴毛、清洁沐浴，修剪指甲。

5. 阴道准备　术前1 d上午及晚上用络合碘各行阴道冲洗1次。

6. 肠道准备　必要时遵医嘱使用口服导泻药或灌肠，并观察病人的排便情况。

7. 禁食、水　术前2 h开始禁食清淡流质，6 h开始禁食清淡饮食，8 h开始禁食肉类、油炸和高脂饮食。

8. 保证睡眠　根据情况必要时术前1 d晚20:00遵医嘱口服地西泮5 mg。

9. 扩张宫颈管　术前30 min置米索前列醇0.2 mg于阴道后穹隆，以软化宫颈，扩张宫颈管，减少术中并发症。

10.物品保管　术日告知病人取下所有身外之物，并交予家属妥善保存。

11.术前与手术人员核对病人信息，并协助病人上手术车。

【术后护理】

1.用物准备，如麻醉床、血压计、听诊器、弯盘、吸氧用物。

2.病人返回病室后向手术医师了解术中情况及有无异常。

3.密切监测病人生命体征的变化，注意阴道出血情况，必要时保留会阴垫。

4.协助病人床上活动，麻醉清醒后，6 h可进流质饮食，逐渐过渡到半流、普食。

5.阴道不规则出血或检查时间较长的病人，遵医嘱给予预防性抗生素治疗，并针对原发病进行处理。

6.保持外阴清洁，每日用1：40的络合碘溶液冲洗会阴2次。

【健康教育】

1.术后数日可有少量阴道出血，一般无需处理，可酌情休息1周。

2.术后禁性生活2周。

【护理质量评价标准】

参见第四篇第一章第一节"**妇科腹部手术前后护理**"。

第二章　妇科主要疾病护理

第一节　女性生殖系统炎症护理

女性生殖系统炎症是妇科常见疾病，可发生于生殖系统的任何部位。主要是局部症状，严重者可出现全身症状，甚至可引起败血症或感染性休克，严重影响妇女健康。女性生殖系统炎症主要有外阴炎、前庭大腺炎、阴道炎、子宫颈炎、盆腔炎。

【护理措施】

1.适当休息　嘱病人多休息，避免劳累，急性炎症期如急性盆腔炎应卧床休息。给予半卧位。

2.缓解症状

（1）指导病人正确使用药物。外阴瘙痒时不可用力去搔抓，或用热水烫洗及涂刺激性药物，以免加重感染，使皮损范围增大。

（2）对于自然绝经及卵巢去势后的病人，体内雌激素水平降低，阴道壁萎缩，黏膜变薄，阴道呈碱性（pH多为5.0～7.0），易发生炎症及外阴瘙痒，要指导病人合理使用含激素类药物，以减轻症状。

3.加强心理护理　生殖系统炎症的病人一般心理负担较重，常出现不安、烦躁、焦虑、紧张等情绪，应尊重病人，耐心倾听其主诉，向病人解释各种治疗的目的、作用、不良反应和注意事项，帮助病人树立治疗信心，减轻心理负担，坚持治疗。

4.加强卫生宣教　向病人介绍女性自然防御系统的相关知识，讲解生殖系统的炎症原因及传播途径，指导病人便后冲洗及会阴擦洗时应遵循由前向后、从尿道到阴道，最后达肛门的原则，保持会阴部清洁。

5.性生活指导　治疗期间禁止性生活，以防相互感染造成久治不愈。

6.防止交叉感染及重复感染　感染期间保持会阴清洁干燥，内裤及清洗外阴用物要用开水烫洗或煮沸消毒以杀死物品上的细菌及寄生虫，防止再次引起感染。霉菌等生殖系统炎症应遵医嘱夫妇双方同时治疗，以免双方交叉感染。

7.养成良好的卫生习惯　妇女平时每日用温开水清洗会阴即可，一般不必要阴道灌洗。月经期及阴道分泌物多时要及时更换会阴垫保持局部清洁干燥，内裤应通风透气、不宜过紧，每日更换。

8.防止院内感染。医院内要严格执行消毒隔离制度，妇科检查用物每人 1 套，并认真做好消毒处理。医护人员为病人检查、治疗前后应认真洗手，防止医源性感染。

9.饮食指导　指导病人增加营养，进高热量、高蛋白、高维生素饮食。炎症期间禁止辛、辣、刺激性食品，高热时要注意补充液体食物及蛋白质，多饮水。

【病情观察】

1.外阴皮肤瘙痒、疼痛、烧灼等主观感觉，及其与活动、性交、排尿、排便的关系。

2.阴道分泌物性状、量、气味。

3.阴道出血部位、出血量、出血时间及伴随症状。

4.腹痛及消化道和全身症状。

5.认真对待病人主诉，注意观察生命体征、用药反应等（郑修霞，2015）。

【健康教育】

1.卫生宣教　指导妇女穿用棉织品内裤，以减少局部刺激。告知治疗期间勿去公共浴池、游泳池，浴盆、浴巾等用具应消毒，并禁止性生活。注意经期、孕期分娩期和产褥期的卫生。

2.普查普治　积极开展普查普治，指导护理对象定期进行妇科检查，及早发现异常，并积极治疗。

3.讲解疾病知识　向病人及家属讲解常见妇科炎症的病因、诱发因素、预防措施，并与病人及家人共同讨论适用于个人、家庭的防治措施，并鼓励其使用。向病人及家属告知相关诊断检查可能出现的不适。如腹腔镜检查术后出现上腹部不适及肩痛，是二氧化碳对膈肌刺激所致，术后数日内可自然消失。

4.用药指导　患生殖器炎症者常需局部用药，要耐心教会病人自己用药的方法及注意点。在为病人示教会阴区的清洁、用药方法后，请病人反示教至确定其能正确操作为止。此外，向病人讲解有关药物的作用、不良反应，使病人明确各种不同剂型药物的用药途径，以保证疗程和疗效。

【护理质量评价标准】

1.病人诉说外阴瘙痒症状减轻，不再搔抓外阴。

2.病人描述自己的焦虑和焦虑的表现，接受医务人员指导，焦虑缓解或消失。

3.病人主动实施促进健康的行为，保持外阴清洁、干燥，养成良好卫生习惯。

第二节　女性生殖器损伤性疾病护理

当女性生殖器官包括盆底肌肉、筋膜及子宫韧带因损伤而发生撕裂或因其他原因导致其张力减低时，子宫及其相邻的膀胱、直肠均可发生移位，临床称之为子宫脱垂或阴道前后壁膨出。如因损伤而与相邻的泌尿道或直肠相通时，则可形成尿瘘或粪瘘。

一、子宫脱垂

子宫从正常位置沿阴道下降，子宫颈外口达坐骨棘水平以下，甚至子宫全部脱出阴道口外，称为子宫脱垂（uterine prolapse），常伴有阴道前后壁膨出。主要是由于分娩损伤、长期的腹压增加、盆底组织发育不良或退行性变引起。子宫脱垂的治疗原则：Ⅰ度子宫脱垂无需治疗；Ⅱ度或Ⅲ度子宫脱垂病人因身体虚弱或其他原因不能耐受手术者可用子宫托治疗；保守治疗无效或Ⅱ度、Ⅲ度子宫脱垂可用手术治疗，手术方式根据病人年龄、生育要求及全身情况选择。

【一般护理】

1.心理护理　理解病人，向病人讲解子宫脱垂的疾病知识和预后，做好家属的工作，让家属理解病人，协助病人早日康复。

2.改善病人一般情况　加强病人营养，卧床休息，保持外阴清洁，勤更换内裤，用清洁的卫生带支托下移的子宫，避免垂脱的子宫与内裤摩擦形成溃疡或改善溃疡现状，减少异常分泌物。

3.有效地控制慢性咳嗽、便秘等增加腹压的因素，同时避免长时间站立和抬举重物。

【术前准备】

1.术前5 d开始进行阴道准备，Ⅰ度子宫脱垂病人应每天坐浴2次，一般采取1∶5 000高锰酸钾或0.2‰聚维酮碘（碘伏）液。

2.对Ⅱ、Ⅲ度子宫脱垂的病人特别是有溃疡者，行阴道冲洗后涂40%紫草油或含抗生素的软膏，并勤换内裤。

3.因子宫颈无感觉，易导致病人局部烫伤，所以应特别注意冲洗液的温度，一般以41～43 ℃为宜，冲洗后戴上无菌手套将脱垂的子宫还纳于阴道内，让病人平卧于床上半小时。

4.用清洁的卫生带或丁字带支托下移的子宫，避免子宫与内裤摩擦，减少异常分泌物。

5.积极治疗局部炎症，按医嘱使用抗生素及局部涂含雌激素的软膏。

【术后护理】

1.参见第四篇第一章第二节"**妇科会阴部手术前后护理**"。

2.术后应卧床休息7～10 d；留置尿管10～14 d。

3.避免增加腹压的动作，如蹲、咳嗽等；术后用缓泻剂预防便秘。

4.每日行外阴擦洗，注意观察阴道分泌物的特点。

5.应用抗生素预防感染。

【健康教育】

1.指导盆底肌肉锻炼　增加盆底肌肉群的张力可减轻压力性尿失禁症状，但对Ⅲ度脱垂者无效。指导病人行收缩肛门运动，用力使盆底肌肉收缩后放松，每天2～3次，每次10～15 min。

2.教会病人子宫托的取放方法　选择大小合适的子宫托，放之前排尽大小便，洗净双手，蹲下并两腿分开，一手持托柄，使托盘呈倾斜位进入阴道口，将托柄边向内推边向阴道顶端旋转，直至托盘达子宫颈，然后屏气使子宫下降，同时用手指将托柄向上推，使托盘牢牢地吸附在宫颈上，放妥后将托柄弯度朝前对正耻骨弓后面便可。取子宫托时，手指捏住子宫托柄，上、下、左、右轻轻摇动，等负压消失后向后外方牵拉即可自阴道滑出。在使用子宫托时应注意：放置前阴道应有一定水平的雌激素作用，绝经后妇女可选用阴道刺激素霜剂，一般在用子宫托前4～6周开始应用，并在放托的过程中长期使用；子宫托应每日早上放入阴道，睡前取出消毒后备用，避免放置过久压迫生殖道而致糜烂、溃疡甚至坏死，造成生殖道瘘；保持阴道清洁，月经期和妊娠期停止使用；上托以后，分别于第1、3、6个月时到医院检查1次，以后每3～6个月到医院检查1次。

3.压力性尿失禁检查　让病人先憋尿，在膀胱截石位下咳嗽，如有尿液溢出，检查者用示、中两指分别置于尿道口两侧，稍加压再嘱病人咳嗽，如能控制尿液外溢，证明有压力性尿失禁。

4.出院指导　术后一般休息3个月，半年内避免重体力劳动，禁止盆浴及性生活。术后2个月到医院复查伤口愈合情况；3个月后再到门诊复查，医师确认完全恢复以后方可有性生活。

【护理质量评价标准】

1.病人能说出减轻焦虑的措施，并能积极应用。

2.病人自述疼痛减轻或消失。

3.病人掌握盆底肌肉锻炼方法。

4.保守治疗病人会使用子宫托。

二、尿瘘

尿瘘（urinary fistula）是生殖器官与泌尿系统之间形成的异常通道，根据泌尿生殖瘘发生的部位分为膀胱阴道瘘、膀胱宫颈瘘、尿道阴道瘘、膀胱尿道阴道瘘、膀胱宫颈阴道瘘及输尿管阴道瘘等，以膀胱阴道瘘较为常见。主要是由于产伤、手术损伤、生殖器官晚期癌浸润膀胱，或尿道生殖癌的腔内放射治疗、阴道内放置腐蚀性药物，以及子宫托长期不取引起组织坏死而形成尿瘘。主要临床表现为漏尿，即尿液经瘘孔从阴道流出，长期尿液刺激外阴部及臀部发生皮炎或湿疹，引起刺痒和灼痛。有时可并发泌尿系感染，引起膀胱炎或肾盂肾炎。以手术修补为主要治疗方法。对分娩或手术后短期内出现尿瘘，可保留尿管，使膀胱处于排空状态，促其自然愈合。导尿管一般放置 2 周，拔管后仍漏尿，则还需手术治疗。手术时间最好在尿瘘发生后 3～6 个月，局部组织炎症反应消退后进行。如前次手术治疗失败再次手术时，亦需等待相同的时间。

【一般护理】

1.心理护理　护士应常与病人接触，了解病人的心理感受，告诉病人通过手术可以治愈，帮助病人树立信心，不能因异常的气味而疏远病人。

2.适当体位　保持正确的体位，一般采用使漏孔高于尿液面的卧位。

3.鼓励病人饮水　多饮水可达到稀释尿液、自身冲洗膀胱的目的，从而减少酸性尿液对皮肤的刺激。一般每天饮水不少于 3 000 mL，必要时按医嘱静脉液以保证液体入量（郑修霞，2015）。

【术前护理】

1.积极控制外阴炎症。术前 3～5 d，每日用 1∶5 000 高锰酸钾或 0.2‰聚维酮碘（碘伏）液等坐浴。

2.外阴有湿疹者，可在坐浴后用红外线照射，然后涂氧化锌软膏，待痊愈后再行手术。

3.老年妇女或闭经者按医嘱术前半月给予雌激素药物，促进阴道上皮增生，有利于手术后伤口的愈合。

4.有尿路感染者应先控制感染，然后再手术。

5.创伤型尿瘘手术应在发现漏尿后及时修补或术后 3～6 月进行。

【术后护理】

1.术后必须留置导尿管或膀胱造瘘 7～14 d，注意避免尿管脱落，保持尿管通畅，防止尿管脱落。

2.拔出尿管前注意训练膀胱肌张力，拔管后协助病人每 1～2 h 排尿 1 次，然后逐步延长排尿时间。

3.根据病人漏孔的位置决定体位，膀胱阴道瘘的漏孔在膀胱后底部者应取俯卧位，漏孔在侧面者应健侧卧位。

4.保持外阴清洁。术后每日补液不少于 3 000 mL，达到膀胱冲洗的目的。

5.由于腹压增加可导致尿管脱落影响伤口的愈合，应积极预防咳嗽、便秘，并尽量避免下蹲等增加腹压的动作。

【健康教育】

1.按医嘱继续服用抗生素或雌性激素药物。

2.3 个月内禁止性生活及重体力劳动。

3.尿瘘修补手术成功者妊娠后应加强孕期保健并提前住院分娩。

4.如手术失败，应教会病人保持外阴清洁的方法，尽量避免外阴皮肤的刺激，告知下次手术的时间，让病人有信心再次手术。

【护理质量评价标准】

1.出院时，病人外阴、臀部的皮疹消失。

2.病人能与其他人进行正常的沟通与交流。

3.病人自我肯定，在治疗全过程能积极配合。

第三节　异常子宫出血护理

异常子宫出血是妇科常见的症状和体征，是一种总的术语，指与正常月经的周期频率、规律性、经期长度、经期出血量中的任何 1 项不符、源自子宫腔的异常出血。正常子宫出血即月经。月经的临床评价指标至少包括周期频率、规律性、经期长度、经期出血量 4 个要素，其他还应有经期有无不适，如痛经、腰酸、下坠等。既往所称的"功能失调性子宫出血（功血）"包括"无排卵功血"和"排卵性月经失调"两类，根据中华医学会妇产科学分会内分泌学组 2014 年建议，不再使用功能失调性子宫出血（功血）。

【护理措施】

1.做好心理护理及健康宣教，消除病人紧张焦虑情绪，以更有效地配合治疗。

2.经常巡视病人，满足其生活需求。嘱病人卧床休息，减少活动量，以防因大出血、贫血而引起昏厥。

3.保持外阴清洁干燥，注意出血情况，如有异常及时通知医生。

4.遵医嘱给予抗生素，预防感染，严密观察与感染有关的征象，如体温、脉搏、子宫体压痛等，监测白细胞计数及分类。

5.维持正常血容量　观察病人生命体征、出入量、出血量。出血量多者卧床休息，避免过度疲劳和剧烈活动，贫血者遵医嘱做好配血输血。

6.遵医嘱使用性激素

（1）按时、按量正确服用性激素，不得随意停服和漏服。

（2）药物减量必须按医嘱规定在血止后才能开始，每 3 d 减量 1 次，每次减量不得超过原剂量 1/3，直至维持量。

（3）维持量服药时间根据医嘱要求，通常按停药后发生撤退性出血时间与病人上一次行经时间相应。

（4）指导病人在治疗期间如出现不规则阴道流血应及时就诊。药物保妥善保管，凡潮解、粉碎的药片，一律不要服用。

7.补充营养　指导病人进高营养饮食，改善全身情况，可补充铁剂、维生素 C 和蛋白质。含铁较多的食物有猪肝、豆角、蛋黄、胡萝卜、葡萄干等。

8.需要接受手术治疗的病人，为其提供手术常规护理。

【病情观察】

1.观察病人的精神和营养状态，有无肥胖、贫血貌、出血点、紫癜、黄疸和其他病态。

2.观察子宫出血时间、出血量。

3.体格检查淋巴结、甲状腺、乳房发育情况，进行腹部触诊。

【健康教育】

1.加强疾病知识宣教，减轻病人焦虑不安、恐惧心理。

2.指导病人进行基础体温测量。

3.指导病人正确服用激素类药物。

4.指导病人做好会阴部清洁。

5.锻炼身体，增强体质，自我保养。

6.当不规则阴道出血、月经周期紊乱时，立刻医院就诊。

【护理质量评价标准】

1.病人按规定正确服用性激素，服药期间药物不良反应程度轻。

2.病人未发生感染，表现为体温正常、血白细胞正常、血红蛋白得到纠正。

第四节　子宫肌瘤护理

子宫肌瘤（myoma of uterus）为子宫良性肿瘤的一种，由平滑肌和结缔组织组成，多数发生在年龄 30～50 岁的妇女，尤其多见于不孕的妇女。主要表现和肌瘤的生长部位有关，而与肌瘤大小和个数关系较小。主要症状为子宫出血、腹部肿块、压迫症状如发生尿频、排尿困难或尿潴留、疼痛、白带增多、不孕或流产。可选用非手术或手术治疗两种方式。手术治疗有经腹、经阴道、宫腔镜、腹腔镜肌瘤摘除术（适用于年轻而希望生育病人，争取生育机会）、子宫切除术。如无特殊需要，凡40岁以下的妇女，应保留双侧卵巢，40～45岁以上的妇女可以切除一侧或双侧卵巢。

【护理措施】

1.心理护理　评估病人疾病知识，通过连续性护理活动与病人建立良好的护患关系，讲解有关疾病知识，纠正其错误认知，为病人提供表达内心顾虑、恐惊、感受和期望的机会与环境，增强康复信心。

2.积极处理，缓解不适

（1）出血多需住院治疗者，应严密观察阴道出血情况并记录其生命体征变化情况。

（2）协助医师完成血常规及凝血功能检查，测血型、交叉配血以备急用。

（3）注意收集会阴垫，评估出血量。

（4）按医嘱给予止血药和子宫收缩剂；必要时输血、补液、抗感染或刮宫术止血；维持正常血压并纠正贫血状态。

（5）巨大肌瘤病人出现局部压迫致尿、便不畅时应予导尿，或使用缓泻剂软化粪便，缓解尿潴留、便秘症状。

（6）需接受手术治疗者，参见第三篇第一章第一节**"妇科腹部手术前后护理"**或第三节**"妇科腹腔镜手术护理"**。

3.鼓励病人参与决策过程

（1）根据病人能力提供疾病的治疗信息，允许病人参与决定自己的护理和治疗方案。

（2）帮助病人接受目前的健康状况，充分利用既往解决困难的有效方法，由病人评价自己的行为，认识自己的能力。

4.肌瘤切除术后的病人常需要滴注缩宫素帮助子宫收缩。需保证正确滴速，并告知病人及其家属腹痛的原因是缩宫素所致，消除疑虑和紧张情绪（郑修霞，2015）。

【用药指导】

向接受药物治疗的病人讲明药物名称、用药目的、剂量、方法、可能出现的不良反应及应对措施。例如：使用雄激素丙酸睾酮注射液治疗者，每5 d注射25 mg 1次，每月总量不宜超过300 mg，以免男性化。使用雌激素制剂治疗月经明显增多者可出现潮热、急躁、出汗、阴道干燥等围绝经期症状。长期使用者有使子宫内膜增生过长可能，需要定期检查随访。促性腺激素释放激素类似物，一般应用长效制剂，每月皮下注射1次，常用药物有亮丙瑞林每次3.75 mg或戈舍瑞林每次3.6 mg，用药6个月以上可产生绝经综合征、骨质疏松等副作用，故长期用药受到限制（郑修霞，2015）。

【健康教育】

1.指导接受保守治疗的病人注意随访观察，每3～6个月复查1次，任何时候出现不适或异常症状需及时随诊。

2.药物治疗者，遵医嘱服药，并告知病人用药后可能出现的不良反应。应该使受术者了解术后1个月返院检查的内容、具体时间、地点及联系人等，病人的性生活、日常活动回顾均需通过术后复查、评估后确定（郑修霞，2015）。

【护理质量评价标准】

1.病人在诊疗全过程表现出积极行为。

2.病人出院时生活完全自理。

3.接受药物治疗的病人能掌握物名称、用药目的、剂量、方法、可能出现的不良反应及应对措施。

第五节　子宫内膜异位症护理

正常情况下子宫内膜位于子宫腔内，当具有生长功能的子宫内膜异位到子宫以外的地方，称为子宫内膜异位症（endometriosis，EMT），简称内异症。异位的内膜可以出现在子宫的很多部位，但大多数位于盆腔内的卵巢、子宫骶骨韧带、子宫浆膜、子宫直肠窝、子宫后壁下段等处，在卵巢内的异位内膜可反复出血而形成单个或者多个囊肿，囊肿内含暗红色糊状陈旧性血液，状似巧克力，称为卵巢巧克力囊肿，简称巧囊。临床表现主要为月经过多、进行性加重的痛经、不育。治疗包括激素治疗和手术治疗。手术治疗通常有保留生育功能的手术、保留卵巢功能的手术和切除卵巢的手术 3 种方式。保留生育功能的手术适用于要求生育的年轻妇女，但复发率较高；保留卵巢功能的手术，适用于不需要或不可能保留生育功能的年轻病人，目的是避免过早出现更年期症状；切除卵巢的手术一般多在年近绝经及病变严重必须彻底切除时采用。手术范围包括全子宫、双附件切除。腹腔镜手术治疗是首选治疗方法。

【一般护理】

1.全面评估　重点了解病人的月经史、孕育史、家族史及手术史，特别注意疼痛或痛经的发生发展与月经和剖宫产、人流术、输卵管通液术等的关系。了解病人病因、病情程度、治疗经过及效果，同时注意评估病人对疾病的认知程度。

2.心理护理　理解并尊重病人，耐心解答病人提出的问题，缓解其压力。告知病人该病是良性病变，手术或药物治疗对缓解疼痛、治疗不孕等有明显作用，让病人消除顾虑，积极配合治疗。

3.保守治疗病人做好随访，指导病人用药及药物不良反应应对方法。

【术前护理】

参见第三篇第一章第一节**"妇科腹部手术前后护理"**或第三节**"妇科腹腔镜手术护理"**。

【术后护理】

1.参见第三篇第一章第一节**"妇科腹部手术前后护理"**或第三节**"妇科腹腔镜手术护理"**。

2.一般术后 24 h 内可以按医嘱给予各种止痛药物以缓解病人的不适，并向其说明术后出现肩痛及上肢体不适等症状是因腹腔残留气体所致，术后会逐渐消失。

3.注意观察伤口情况，鼓励病人及时下床活动，以尽快排出腹腔气体。

4.行全子宫切除术者，术后 3 个月内禁止性生活、盆浴。

5.术后 6 周返院复查。

6.行单纯卵巢或附件切除术者，术后 1 个月内禁止性生活。术后 4 周返院复查，复查时应避开月经期。

7.按医嘱给予抗生素。

8.对于希望妊娠的病人，在其手术治疗后，应向其宣教尽早妊娠的好处，并鼓励尽快妊娠。手术后两年内不能妊娠者，以后妊娠机会非常小。可告知适合的辅助生育技术供其考虑（郑修霞，2015）。

【健康教育】

1.经期一般不做盆腔检查，如有必要，操作时应轻柔，避免重力挤压子宫。

2.宫颈部手术应在月经干净后 3～7 d 进行，负压吸引术最好不做或少做。

3.由于妊娠可以延缓该病的发生和发展，因此，鼓励已属婚龄或婚后痛经的妇女及时婚育。

4.门诊定期随访，监测病人月经的改变、有无因雌激素低落而引起的身体改变等情况。

5.给予妊娠指导、自我保健和健康指导，出现不适或异常症状需及时随诊。

【护理质量评价标准】

1.病人在住院期间能与同室病友交流。

2.病人自我肯定，在治疗全过程能积极配合。

3.病人掌握用药目的、剂量、具体方法及所用药物不良反应与应对方法。

4. 手术病人掌握术后注意事项。

第六节　盆腔炎护理

盆腔炎（pelvic inflammatory disease，PID）是指女性生殖道的一组感染性疾病，包括子宫内膜炎、输卵管卵巢脓肿、盆腔腹膜炎，炎症可局限于 1 个部位，也可同时累及几个部位，以输卵管炎、输卵管卵巢炎最常见。

【护理措施】

1. 心理护理　关心病人的疾苦，耐心倾听病人的诉说，提供病人表达不适的机会。

2. 卧床休息　急性期应严格卧床休息，取半卧位，以利分泌物排出及感染病灶的局限。

3. 注意腹痛、腹胀情况，观察其疼痛部位、时间、转移方式、排便次数，观察体温变化。

4. 注意个人卫生，保持外阴清洁，勤换衣裤，保持床单位清洁、干燥，以预防感染。

5. 注意观察病人体温的变化，高热时采用物理降温，若有腹胀应行胃肠减压。

6. 减少不必要的盆腔检查以避免炎症扩散。

7. 遵医嘱予抗炎治疗，以促进康复。

8. 防止后遗症　为预防盆腔炎后遗症的发生，应注意以下几点。

（1）严格掌握手术指征，严格遵守无菌操作规程。

（2）及时诊断并积极正确治疗盆腔炎。

（3）注意性生活卫生，减少性传播疾病。

【健康教育】

1. 做好经期、孕期及产褥期的卫生宣教。

2. 指导性生活卫生，减少性传播疾病，经期禁止性交。

3. 对沙眼衣原体感染的高危妇女进行筛查和治疗，可减少盆腔炎性疾病发生率。

4. 若有下生殖道感染需及时接受正规治疗，防止发生盆腔炎性疾病后遗症。

5. 指导个人卫生，劳逸结合，积极锻炼身体，增强体质。

6. 随访指导。对于接受抗生素治疗的病人，应在 72 h 内随诊以确定疗效，包括评估有无临床情况的改善，如体温下降，腹部压痛、反跳痛减轻，宫颈举痛、子宫压痛、附件区压痛减轻。对沙眼衣原体及淋病奈瑟菌感染者，可在治疗后 4～6 周复查病原体（郑修霞，2015）。

【护理质量评价标准】

1. 病人体温正常，白细胞计数及分类在正常范围内。

2. 病人无腹痛症状。

3. 个人卫生保持良好。

4. 病人及家属了解疾病知识及药物知识。

第七节　葡萄胎护理

妊娠后胎盘绒毛滋养细胞增生、间质水肿变性，形成大小不一的水泡，水泡间结蒂相连成串形如葡萄，称为葡萄胎。葡萄胎属于良性滋养细胞疾病，其病变的特点是局限于子宫腔内，不侵入肌层，也不发生转移。主要临床表现是闭经 1～2 个月后出现阴道出血，同时伴有妊娠呕吐及妊娠高血压综合征，检查发现子宫增长速度大于停经月份，部分病人合并黄素化囊肿。

【护理措施】

1. 心理护理　评估病人心理承受力，向病人讲解疾病知识，说明手术的必要性，告诉病人治愈两年后可正常生育，让病人以较平静的心理接受手术。

2. 护士要了解病人病情，观察和评估腹痛及阴道出血情况。流血多时，密切观察血压、脉搏、呼吸等生命体征（郑修霞，2015）。阴道排出物有水泡状组织应送检，配合医生做好术前必要的化验检查，如血尿常规、肝肾功能、乙型肝炎表面抗原等。术前备常规血。

3.术前遵医嘱建立有效的静脉通路，准备好缩宫素和抢救药品物品。

4.病人排空膀胱后进入手术室，常规消毒外阴及阴道。

5.手术中要注意观察病人的脉搏、面色及神志的变化，防止发生出血性休克，及时测量血压。为防止宫缩时将水泡挤入血管造成肺栓塞或转移，缩宫素应在充分扩张宫口、开始吸宫后使用。

6.术后注意观察阴道流血及腹痛情况，必要时遵医嘱给予缩宫剂及止血药物。

7.保持会阴清洁，每日测体温 3 次，随时观察体温变化，及早发现感染征兆。必要时遵医嘱给予抗生素治疗。

【健康教育】

1.让病人和家属了解坚持规范治疗和随访对根治葡萄胎的意义，懂得监测 HCG 的重要性。

2.指导摄取高蛋白、富含维生素 A、易消化饮食。

3.适当活动，保证充足的睡眠时间和质量，以改善机体的免疫功能。

4.保持外阴清洁和室内空气清新。

5.每次刮宫手术后禁止性生活及盆浴 1 个月，以防感染。

6.随访指导 告诉病人重视刮宫后的定期随访。

（1）HCG 定量测定，葡萄胎清空后每周 1 次，直至连续 3 次正常，然后每月 1 次持续至少半年，之后每半年 1 次，共随访 2 年。

（2）在随访血、尿、HCG 的同时应注意月经是否规律，有无阴道异常流血，定时做妇科检查、盆腔 B 超及 X 线胸片检查。

7.避孕 葡萄胎随访期间必须严格避孕，首选避孕套，一般不放置宫内节育器，避免穿孔或混淆子宫出血原因。

【护理质量评价标准】

1.病人和家属能理解清宫手术的重要性，配合医护人员顺利完成清宫术。

2.病人情绪稳定，焦虑减轻，治愈疾病的信心增加。

3.病人和家属了解随访的重要性，并能正确地参与随访全过程。

第八节　腹腔镜宫外孕、附件手术护理

【一般护理】

1.心理护理 向病人介绍腹腔镜的优点、目的、麻醉方式、术中配合及注意事项，解除其思想顾虑，使其积极配合治疗。

2.营养与饮食 进高蛋白、高热量、高维生素、营养丰富饮食。

3.指导病人戒烟酒、练习深呼吸、有效咳嗽、床上排便等。

4.常规检查 协助医师完善病人必要的化验和检查，并告知阳性检查结果。

5.安全管理 评估跌倒、坠床、压疮、导管脱落等高危因素。

6.遵医嘱给术前用药。

【术前护理】

1.参见第四篇第一章第三节"**妇科腹腔镜手术护理**"术前护理。

2.宫外孕病人须严密观察病人血压和腹痛情况，按医嘱备血，防止腹腔内大出血。

3.保证病人充足的睡眠，必要时术前晚给予镇静剂，如安定 5 mg 口服。

【术后护理】

参见第四篇第一章第三节"**妇科腹腔镜手术护理**"术后护理。

【健康教育】

1.注意休息，加强营养。

2.保持外阴清洁。

3.1个月内禁止性生活、盆浴，次全子宫切除术禁止性生活2个月，全子宫切除术禁止性生活3个月。

4.术后1个月门诊随访。出现阴道流血及异常分泌物及时就诊。

【护理质量评价标准】

1.病人能接受各项检查和手术治疗。

2.术前各项准备充分、准确无误。

3.术后护理措施恰当，无护理并发症。

4.出院时，病人恢复正常排便、排尿功能。

5.健康指导落实。

第三章　妇科恶性肿瘤护理

第一节　外阴癌手术护理

外阴癌（carcinoma of vulva）是女性外阴中最常见的一种，占妇科恶性肿瘤的3%～5%，最常见的是外阴鳞状细胞癌，约占外阴恶性肿瘤的95%，多见于60岁以上的妇女。病人主要表现为不易治愈的外阴瘙痒、外阴白色病变、外阴结节或肿块，较晚期的病人可出现阴道或外阴部出血。若继发感染，可有脓性排液。癌灶可生长在外阴的任何部位，最多见于大阴唇，早期局部可见丘疹、结节或小溃疡；晚期则见不规则肿块，伴或不伴破溃或呈乳头状肿瘤。若癌灶已转移至腹股沟淋巴结，则可扪及一侧或双侧腹股沟淋巴结增大、质硬、固定。

【一般护理】

1.心理护理　给病人讲解疾病的相关知识，鼓励病人表达自己的不适，针对具体问题给予耐心解释、帮助和支持；指导病人采取积极的应对方式；同时做好家属相关知识宣教，向病人和家属讲解手术的方式、手术将重建切除的会阴等，使病人对手术树立信心，积极配合治疗。

2.放疗病人皮肤护理　放射线治疗后常在第8～10 d出现皮肤反应。注意观察皮肤颜色、结构及完整性，根据损伤程度做好护理。轻度损伤表现为红斑，可继续照射；中度损伤表现为水泡、溃烂，应停止放疗，注意皮肤清洁、干燥，勿刺破水泡，防止感染，可用无菌凡士林换药；重度损伤表现为局部皮肤溃疡，停止照射，避免局部刺激，可用生肌散或抗生素软膏换药。

【术前护理】

1.参见第四篇第一章第二节"**妇科会阴部手术前后护理**"术前护理。

2.外阴癌多为老年病人，术前要积极纠正内科合并症。

3.指导病人练习深呼吸、咳嗽、床上翻身等。

4.给病人讲解预防术后便秘的方法。

5.外阴需要植皮的病人，做好植皮部位备皮、清洁消毒，并使用无菌治疗巾包裹。

6.将病人术后用的棉垫、绷带、各种引流管进行消毒备用。

【术后护理】

1.参见第四篇第一章第二节"**妇科会阴部手术前后护理**"术后护理。

2.术后取平卧、外展、屈膝体位，并在腘窝垫一软垫。积极给予止痛对症处理。

3.严密观察切口有无渗血，皮肤有无红、肿、热、痛等感染征象，观察移植皮瓣皮肤湿度、温度、颜色等情况。

4.保持引流通畅，注意观察引流物的量、色、性状等。

5.按医嘱给予抗生素治疗。外阴切口术后5 d开始间断拆线，腹股沟切口术后7 d拆线。

6.每日行会阴擦洗，保持局部清洁、干燥。术后2 d起，会阴部、腹股沟部可用红外线照射，每天2次，每次20 min，促进切口愈合。

7.指导病人合理进食，鼓励病人上半身及上肢活动，预防压疮。术后第5 d，根据医嘱给予缓泻剂口服使粪便软化。

【健康教育】

1.告知病人应于外阴根治术后3个月返回医院复诊以全面评估其术后恢复情况。

2.加强心理支持护理。

3.保持外阴的清洁干燥，养成良好的卫生习惯。

4.平时不要擅自使用药物，勤换内裤，还要注意外阴的颜色变化。

5.如有外阴部的各种不适感，应立即就诊。

【护理质量评价标准】

1.住院期间，病人诉说疼痛可以忍受。

2.病人用语言或行为表达接受外表的改变。

3.治疗期间，病人无感染发生。

第二节　子宫颈癌手术护理

子宫颈癌（cervical cancer）是最常见的妇科恶性肿瘤之一，原位癌的高发年龄为30~35岁，浸润癌为50~55岁，严重威胁妇女的生命。子宫颈细胞学筛查（新柏氏液基细胞学技术，TCT）有效控制了子宫颈癌的发生和发展，做到了早发现、早诊断、早治疗。

【术前护理】

1.参见第四篇第一章第二节**"妇科会阴部手术前后护理"**术前护理。

2.心理护理　评估病人目前身心状况及接受诊治方案的反应，利用挂图、实物、宣传资料等向病人介绍有关宫颈癌的知识，缓解其焦虑、紧张情绪。

3.鼓励病人摄入足够的营养，多样化食物满足病人需要。

4.指导病人维持个人卫生，协助病人勤擦身、更衣，保持床单位清洁，注意室内空气流通，促进舒适。

5.术前做好清洁灌肠，保证肠道呈清洁、空虚状态。

【术后护理】

1.参见第四篇第一章第二节**"妇科会阴部手术前后护理"**术后护理。

2.严密观察病人生命体征及出入量。

3.注意保持导尿管、腹腔、盆腔各种引流管及阴道引流通畅，认真观察引流液性状及量。

4.遵医嘱于术后48~72 h取出引流管，术后7~14 d拔除尿管，拔尿管前进行训练膀胱功能。拔管后监测病人残余尿情况。

5.指导卧床病人进行床上肢体活动，以预防长期卧床并发症的发生。

【健康教育】

1.提供预防保健知识，大力宣传并积极治疗与宫颈癌发病有关的高危因素。

2.鼓励病人及家属积极参与出院计划的制定过程，以保证计划的可行性。

3.术后第1年内，出院后1个月行首次随访，以后每2~3个月复查1次；出院后第2年每3~6个月复查1次；出院后第3~5年，每半年复查1次；第6年开始，每年复查1次。病人出现任何问题应及时随访。

4.帮助病人调整自我，协助其重新评价自我能力，根据病人自身情况提供有关术后生活方式的指导。

5.性生活的恢复需依术后复查结果而定，护士应认真听取病人对性问题的看法和疑虑，提供针对性帮助。

【护理质量评价标准】

1.病人住院期间能以积极态度配合诊治全过程。

2.病人出院时已恢复正常排尿功能。

3.病人能介绍出院后个人康复计划内容。

第三节 卵巢肿瘤护理

卵巢肿瘤（ovarian tumor）是妇科常见肿瘤，特点是扩散早且广泛，主要通过直接蔓延和腹腔种植转移。一般早期无症状，多数病人在发现时已属晚期。主要症状有腹胀、腹围增大、食欲减退、消瘦、压迫膀胱和直肠时可出现尿频、尿急、大小便困难，晚期出现多器官衰竭和恶液质。治疗方法为手术辅助化疗和放疗，预后差。

【护理措施】

1.卵巢肿瘤病人入院后，常思想负担重，情绪低落。要亲切、细致地向病人介绍病史环境、各种规章制度、主管医生和护士，增加病人的安全感和信任感，积极配合治疗。

2.病人做各种检查和治疗时，要向病人解释目的和注意事项，对病人提出的问题要耐心解答。

3.卵巢肿瘤晚期病人病程长，费用高，生存机会少，护士要利用各种机会关心、体贴病人，倾听病人主诉，让病人在生命的最后阶段感到人间温暖。

4.病人卧床时间长，抵抗力差，易造成皮肤压伤。交班时要查看病人全身皮肤，每2h翻身1次，按摩骨隆突出，保持床单位整洁，预防压力伤的发生。

5.卵巢肿瘤病人饮食宜清淡、易消化，少食多餐，根据病情和需要选择不同的饮食。

6.腹水多的患者一次放腹水3 000 mL左右，不宜过多，以免腹压骤降，发生虚脱。放腹水速度宜慢，后用腹带包扎腹部。

7.肠梗阻病人护理　肠梗阻是卵巢肿瘤晚期病人常见并发症，主要症状是恶心呕吐，腹胀，无排气、排便。治疗方法有保守治疗和手术治疗。

（1）肠梗阻病人精神紧张、焦虑，护士要耐心照顾、关心体贴、态度亲切。

（2）保守治疗时给予胃肠减压，要保持胃管通畅。保留胃管仍有呕吐者，说明胃管不通，要及时冲洗胃管。

（3）肠梗阻早期每日胃液引流量不能少于500 mL，正常情况下为1 000 mL，颜色为绿色或褐色，如果出现红色胃液要考虑有出血，怀疑出血时要查看负压吸引压力表，压力应保持0.02 MPa；压力正常时仍出血，及时报告医生，给予处理。

（4）胃管灌食物油或者灌中药后，需夹闭2h，打开胃管后需观察引流液或排便时是否含油，含油量也能说明肠道的通畅程度。

（5）通过腹平片及胃液量判断肠道的通畅程度，拔除胃管后，根据医嘱安排病人的饮食，主要为高热量、易消化的软食或流食。

8.卵巢肿瘤术后应加强引流管护理，保持尿管、伤口引流管、胃管通畅，观察引流液颜色、量、性质，出现异常及时报告医生，给予处理。

9.卵巢肿瘤病人化疗时，严格遵医嘱给药，准确记录出入量，控制输液速度。注意观察药物副反应，及时发现问题，积极处理。

10.做好出院指导，按时随诊，做好下次化疗前的准备。

11.加强预防保健。提倡高蛋白、富含维生素 A 的饮食，避免高胆固醇饮食，积极开展普查。

12.手术是卵巢肿瘤最主要的治疗方式，手术病人护理参见第四篇第一章第一节**"妇科腹部手术前后护理"**。

【健康教育】

1.大力宣传卵巢癌的高危因素，提供高蛋白、富含维生素 A 的饮食，避免高胆固醇饮食，高危妇女宜预防性口服避孕药。

2.积极开展普查普治工作。30 岁以上妇女应每年进行一次妇科检查，高危人群不论年龄大小最好每半年接受一次检查，必要时进行 B 超检查和检测血清 CA125 等肿瘤标志物。

3.卵巢实性肿瘤或囊性肿瘤直径＞5 cm 者应及时手术切除。盆腔肿块诊断不清或治疗无效者宜及早行腹腔镜检查或剖腹探查术。

4.凡患乳腺癌、子宫内膜癌、胃肠癌等病人，术后随访中应定期接受妇科检查，以确定有无卵巢转移癌。

【护理质量评价标准】

1.病人在住院期间，能与同室病友交流并积极配合各种诊治过程。

2.病人在治疗期间，能够克服化疗药物的治疗反应。

3.病人能够描述造成压力、引起焦虑的原因，并表示用积极方式面对现实健康问题。

第四节　妊娠滋养细胞肿瘤护理

妊娠滋养细胞肿瘤是指由胚胎滋养细胞发生变化而来的恶性肿瘤，包括侵蚀性葡萄胎、绒毛膜癌和胎盘部位滋养细胞肿瘤。妊娠滋养细胞肿瘤 60％继发于葡萄胎，30％继发于流产，10％继发于足月妊娠或异位妊娠。侵蚀性葡萄胎恶性程度不高，绒毛膜癌恶性程度极高，早期就通过血行转移至全身，死亡率达 90％以上。治疗以化疗为主，手术和放疗为辅。

【护理措施】

1.心理护理

（1）评估病人及家属对病人的心理反应，让病人宣泄痛苦心理及失落感。

（2）对住院病人做好环境、病友及医护人员的介绍，减轻病人的陌生感。

（3）详细讲解病人所担心的各种疑虑，减轻病人的心理压力，帮助病人和家属树立战胜疾病的信心。

2.减轻不适　对疼痛、化疗不良反应等问题积极采取措施减轻症状，尽可能满足病人的合理要求。

3.病情观察

（1）严密观察病人腹痛及阴道流血情况，记录出血量，出血多时除密切观察病人血压、脉搏、呼吸外，及时做好手术准备。

（2）动态观察并记录血 β - HCG 的变化情况，识别转移灶症状。

4.阴道转移病人护理　滋养细胞肿瘤阴道转移较常见，多发生在阴道前壁尿道口下，结节呈蓝紫色，可以单发也可以多发。转移瘤破溃后引起大出血，易造成病人休克，也可致感染。

（1）尽量卧床休息，禁止做不必要的检查和窥阴器检查，密切观察阴道转移灶有无破溃出血。

（2）配血备用，准备好各种抢救器械和物品（长纱条、止血药、氧气、照明灯、输血输液物品等）。

（3）若发生溃破大出血时应立即通知医师并配合抢救，用长纱条填塞阴道压迫止血。保持会阴清洁，24～48 h 如数取出，若出血未止重新填塞，记录取出和再次填入纱条数量。

（4）预防出血。①阴道转移病人应及时应用氟尿嘧啶化疗，以便转移结节尽快消失。②平时要做好大出血的抢救准备工作，包括准备好填塞包（内有弯盘、可拆成上下两叶的阴道窥器、阴道钳、阴道拉钩、宫纱、大纱布及棉球若干）、止血药物（云南白药）等，同时要将云南白药装入喷雾器内备用。③阴道转移病人需卧床休息，护士要做好生活护理，满足病人的基本生理需要。④避免增加腹压的原因，如便秘、尿潴留、剧烈的咳嗽和呕吐等，病人出现上述情况时要及时有效地治疗，防止转移瘤因腹压增加而破溃出血。⑤尽量避免阴道检查及盆腔检查。如必须进行检查时要先做指检，动作轻柔，防止操作过程中碰破结节造成出血。阴道转移病人严禁行阴道冲洗。⑥加强巡视及交接班，注意观察转移结节情况。

（5）大出血抢救。①阴道转移病人大出血时，立即将病人抬上平车推入治疗室，并用双拳用力压迫腹主动脉以达到止血的目的（出血多、病情紧急时可在床边抢救）。通知医生，建立有效的静脉通路，准备填塞用物。②填塞过程中要严密观察病人的一般情况，特别是血压、脉搏、呼吸及面色的状况，及时发现休克早期症状，为抢救赢得时间。③立即取静脉血，并通知血库配血。④填塞完成后，病人应在治疗室内观察 30 min 左右，确定出血停止后将病人送回病室。

（6）填塞后护理。①做好病人的心理护理，病人在发生阴道出血后多表现为紧张、焦虑并担心再次出血。护理人员要多与病人进行交流，关心病人，随时了解病人的需要，及时解除其心理障碍，使病人能够积极配合治疗。②填塞后病人需绝对卧床休息，阴道填塞后阴道内张力增加压迫直肠使有便意，此时要向病人解释清楚，避免病人反复坐起排便，致使填塞纱条脱落。③阴道填塞后病人应给少渣饮食并保持大便通畅，防止便秘。便秘病人可遵医嘱给缓泻剂，亦可用开塞露或 1％肥皂水低压洗肠。病人有呕吐、咳嗽时要给予有效的治疗。④加强巡视，严密观察阴道填塞纱条有无渗血，如渗血多，及时通知医生，必要时要重新填塞。⑤为防止病人排尿时阴道填塞纱条脱落和尿液污染纱条，有填塞的病人均保留尿管。护理人员要做好尿管的护理，严格无菌操作防止发生逆行性感染。⑥保持会阴部清洁，每日用 1∶40 络合碘液擦洗外阴，切记冲洗，擦洗时动作要轻，同时观察阴道填塞纱条有无渗血及渗液，有无特殊气味，以及早发现感染征兆。⑦每日给病人测 3 次体温，观察体温变化。⑧阴道填塞纱条每 24 h 更换 1 次，更换纱条时要做好抢救准备。阴道填塞纱条长时间不换可导致感染。

5.脑转移病人护理　脑转移是滋养细胞肿瘤常见的死亡原因之一，均继发于肺转移。一般分为 3 期：即瘤栓期、脑瘤期、脑疝期。瘤栓期和脑栓期早期病人仍有获救机会，一旦形成脑疝则挽救希望渺小。

（1）嘱病人卧床休息，观察颅内压增高的症状，记录出入量。

（2）按医嘱给予补液、止血剂、脱水剂、吸氧、化疗等，严格控制补液总量和补液速度，防止颅内压升高。

（3）采取必要的措施预防跌倒、咬伤、吸入性肺炎、角膜炎、压疮等。

（4）瘤栓期护理。①脑转移的病人应安置于单人病房，室内温、湿度适宜并有专人负责，暗化病室并保持安静，减少外界因素对病人的刺激。②病室内要准备好各种抢救药品及物品，如开口器、简易呼吸器、喉镜、甘露醇、安定、地塞米松等。③加强生活护理，15～30 min 巡视病人 1 次，注意病人生命体征的变化及主诉。

（5）脑瘤期护理。①病人进入脑瘤期时，由于肿瘤压迫可造成病人突然抽搐。抽搐时立即用开口器，取下义齿，遵医嘱给予地西泮 10 mg 静脉静推。②抽搐后病人常出现恶心、呕吐，为防止病人吸入呕吐物，应平卧头偏向一侧，定时吸痰，保持呼吸道通畅。③严格记录出入量，观察有无大小便失禁。为避免尿潴留，可保留尿管。④昏迷病人按昏迷护理常规，注意生命体征的变化，做好生活、皮肤、口腔护理。

（6）腰穿治疗的配合及护理。腰穿是滋养细胞肿瘤脑转移诊断和治疗的重要手段之一，通过腰穿可测定颅内压和脑脊液 HCG 水平，并且可注入抗癌药物（目前常用甲氨蝶呤）达到治疗转移病灶的目的。①协助医生将病人体位摆好，腰穿时病人取侧卧位，去掉枕头，低头双手抱膝使腰椎间隙增宽，利于穿刺。穿刺点一般选择在第 3～4 腰椎间隙。②腰穿时要严格执行无菌技术操作规程，防止发生感染。③严密观察病人的病情变化包括瞳孔、呼吸、脉搏及神志的改变等，发现异常及时报告。必要时停止操作进行抢救。④可疑有颅内压增高和/或体温升高的病人不宜马上进行腰穿。颅内压增高者要先用降颅压药物治疗（常用 20％甘露醇 250 mL 静脉快速点滴），体温升高者要先分析原因，进行处理后再做腰穿。⑤腰穿过程中留取脑脊液一次不宜超过 6 mL，同时放脑脊液的速度不宜过快，防止形成脑疝，一般将留取的脑脊液分置于两个小瓶中，分别做脑脊液蛋白定量及 HCG 测定，腰穿同时要留取静脉血测定 HCG。⑥腰穿后病人取头低脚高位 6 h，平卧至 24 h，方可下地活动，以利于药液经脊髓腔流入颅内，达到良好的治疗效果，亦可防止低颅压性头痛。

6.肺转移病人护理

（1）卧床休息，有呼吸困难者给予半卧位并吸氧。

（2）按医嘱给予镇静剂及化疗药物。

（3）大量咯血时有窒息、休克甚至死亡的危险，若发现应立即让病人取头低患侧卧位并保持呼吸道的通畅，轻击背部，排出积血。同时迅速通知医师，配合医师进行止血抗休克治疗。

【健康教育】

1.鼓励病人进食高蛋白、高维生素、易消化食物，以增强机体的抵抗力。

2.注意休息，不过分劳累，有转移灶症状时应卧床休息。

3.注意外阴清洁，防止感染，节制性生活，做好避孕指导。

4.出院后严密随访，两年内随访同葡萄胎病人，随访期间需严格避孕。第 1 次在出院后 3 个月，然后每 6 个月 1 次至 3 年，此后每年 1 次至 5 年，以后可以每 2 年 1 次，随访内容同葡萄胎。应于化疗停止≥12 个月方可妊娠（郑修霞，2017）。

【护理质量评价标准】

1.病人能理解并信任所采取的治疗方案和护理措施，配合治疗，树立战胜疾病的信心。

2.病人掌握一定的化疗自我护理知识和技能。

3.能较好处理与家人的关系，诊治过程中表现出积极的行为。

第四章　妇科恶性肿瘤化疗护理

第一节　妇科化疗病人护理

化学治疗是妇科恶性肿瘤的主要治疗手段，随着科学技术的进步及发展，越来越多的恶性肿瘤可以通过化疗而起到很好的治疗效果。

【护理措施】

1.热情接待病人，鼓励病人树立战胜疾病的信心。正视现实，忍受暂时的痛苦，只有及时、足量、规范的化疗才能缩短病程，尽快治愈。

2.做好健康教育工作。护士要向病人讲解化疗会出现哪些副反应，化疗期间饮食、休息、睡眠、活动、排泄注意事项，如何准确记录出入量。

3.化疗前和疗程过半时，准确测量体重。

4.严格"三查七对"，遵医嘱严格用药，保证剂量准确，避免药物的浪费。

5.保护血管，选择较粗直、易固定的血管；有条件者选用 PICC 置管，避免使用有炎症、硬结、关节处、前臂内测的血管；用药前先注射少量生理盐水，确认针头在静脉中再注入化疗药物，一旦发生渗漏，及时处理。

6.加强巡视，随时调整输液速度。

7.注意病人主诉，观察用药后的副反应，观察病人体温、有无出血倾向、肝脏损害症状、膀胱炎症状、皮疹、神经系统症状，如有异常，及时报告医生。

8.准确记录出入量，观察出入量是否平衡，及时补充液体。

9. 监测电解质水平，遵医嘱及时补充电解质。

10. 监测血象，若出现骨髓Ⅳ度抑制，则实施保护性隔离。

11. 出现口腔溃疡或恶心、呕吐等消化道不适时仍需坚持进食（郑修霞，2017）。

【用药护理】

1. 准确测量并记录体重，应根据体重来正确计算和调整药量（郑修霞，2017）。化疗前和疗程过半时，应在早上、空腹、排空大小便后进行测量，防止体重不准确，用药剂量过大，发生中毒反应。

2. 正确使用药物　根据医嘱严格"三查七对"，药物现配现用，注意用药的顺序，更生霉素、顺铂需要避光；环磷酰胺需要快速进入，应选择静脉推注；氟尿嘧啶、阿霉素等需要缓慢进入，最好使用静脉注射泵给药，依托泊苷类药物肾脏损害大，需在给药前水化，鼓励病人多饮水并监测尿量，保持尿量每天大于 2 500 mL；腹腔化疗时注意变换体位以增强效果。

3. 密切观察血常规变化，每天或隔天检查，为用药提供依据。如白细胞低于 4.0×10^9/L、血小板低于 5.0×10^9/L 者不能用药。

4. 合理使用静脉血管并注意保护　遵循长期补液保护血管的原则，有计划地穿刺，用药前先注入少量生理盐水，确认针头在静脉中后再注入药物。一旦怀疑或发现药物外渗应重新穿刺，遇到局部刺激较强的药物外渗，需立即停止滴入并局部冷敷（郑修霞，2017）。

【药物毒副反应护理】

1. 口腔护理　应保持口腔清洁，预防口腔炎症。给予温凉的流食或软食，避免刺激性食物。鼓励病人进食促进咽部活动，减少咽部溃疡引起的充血、水肿、结痂（郑修霞，2017）。

2. 止吐护理　采取有效措施，减轻恶心、呕吐症状，降低因化疗所引起的条件反射发生的可能性。

3. 骨髓抑制护理　按医嘱定期测定白细胞计数，白细胞低于 3.0×10^9/L 时应与医生联系考虑停药；白细胞低于 1.0×10^9/L 时，要采取保护性隔离，尽量谢绝探视，净化空气。血小板计数 $<2.0 \times 10^9$/L 有自发性出血可能，必须绝对卧床休息，遵医嘱输入血小板浓缩液（郑修霞，2017）。

4. 动脉化疗并发症护理　动脉灌注化疗后有些病人可出现穿刺局部血肿，甚至大出血，主要是穿刺损伤动脉壁或病人凝血机制异常所致，要密切观察穿刺点出血情况，用沙袋压迫穿刺点 6 h，穿刺肢体制动 8 h，卧床休息 24 h。

【健康教育】

1. 讲解化疗护理的常识，包括化疗药物的类别、不同药物对给药时间、剂量浓度、滴速、用法的不同要求。

2. 教会病人化疗时的自我护理，进食前后用生理盐水漱口，用软毛刷刷牙。

3. 鼓励病人少食多餐，避免吃油腻、甜的食品。

4. 指导病人经常擦身更衣，保持皮肤干燥和清洁。

5. 告诉病人尽量避免去公共场所，外出戴口罩，加强保暖。

【护理质量评价标准】

1. 病人能坚持进食，保证摄入量，未发生水电解质紊乱。

2. 病人血管未发生意外损伤。

3. 病人能以平和的心态接受自己形象的改变。

4. 病人住院期间未出现严重干扰，病情好转或治愈。

第二节　常见化疗并发症护理

一、假膜性肠炎

假膜性肠炎是化疗引起的一种严重并发症，是难辨梭状芽孢杆菌、金黄色葡萄球菌所致的肠道急性炎症。病变可发生在整个肠道或在肠道的某一部分，并可呈节段性分布。主要表现为应用化疗药物后（特别是应用氟尿嘧啶）出现腹痛和腹泻，而且症状逐渐加重，腹泻次数增多，粪便由黄色稀便逐渐转变为米汤样或泔水样，上浮有灰白色或黄绿色假膜，病人因大量体液丢失，引起严重的脱水及水电解质紊乱，以致循环衰竭而死亡。

【护理措施】

1.病人化疗期间（特别是应用氟尿嘧啶的病人）认真记录每日大便的次数，大便次数增多时及时通知医生，给予相应处理。

2.及时、准确留取大便标本，可疑假膜性肠炎的病人要留取大便做厌氧菌培养，并及时送检（要在 30 min 内）。

3.大便次数多且病情严重的病人要密切观察病情变化，准确记录出入量（包括大便量及性质），密切注意水电解质平衡，防止脱水，遵医嘱静脉输入液体，并给予对症的抗生素。

4.由于病人大量腹泻，体力消耗，生活不能自理，因此，要做好生活护理，满足病人的基本生理需要，同时注意保护病人防止发生意外，有条件时应专人护理。

5.病情较轻时可进流质饮食，多喝酸奶，以增加肠道内革兰阴性杆菌。病情严重者要禁食，静脉补充液体，维持水电解质平衡及热量，同时要遵医嘱口服助消化药物。

6.假膜性肠炎病人要实施消化道隔离，防止交叉感染。便盆要每日消毒，床边备有快速手消毒液，护理人员及家属接触病人后要做好手卫生。

二、口腔溃疡

口腔溃疡是化疗常见的副反应之一，一般发生在化疗的 5～6 d 后。病人先感唇舌麻木，唇及颊黏膜发红，舌苔减少，2～3 d 后出现溃疡，通常在停药 1 周内可逐渐愈合。严重的口腔溃疡可持续 1 个月左右。由于口腔溃疡引起疼痛，病人进食困难，此时又正是白细胞下降期，细菌易由溃疡面侵入机体，引起全身的感染。

【护理措施】

1.护理人员要了解各类化疗药物引起口腔溃疡的好发部位，以利于病人化疗期间的观察和护理。如抗代谢药引起的口腔溃疡多发生在颊黏膜，常较表浅；更生霉素引起的口腔溃疡主要在舌边及舌根，且溃疡较深。

2.注意观察化疗病人口腔黏膜的变化，倾听病人的主诉，黏膜发红及病人主诉唇舌麻木时，及时给予生理盐水漱口，保持口腔清洁。

3.病人出现口腔溃疡后，根据口腔溃疡的部位及程度，每日为病人进行口腔治疗 1～4 次，以清除溃疡表面腐败组织，保持口腔清洁，预防感染发生并促进黏膜再生。

4.了解病人病情，特别是病人血小板计数。对于骨髓抑制血小板低的病人，口腔治疗动作要轻柔，防止溃疡面出血不止。

5.严重的口腔溃疡病人要遵医嘱给予静脉输入维生素 C，以促进黏膜再生，加速溃疡愈合。

6.病人多进流质饮食，避免过热和刺激性食物，防止加重溃疡及疼痛。平时鼓励病人尽量多说话，多用生理盐水漱口，保持口腔清洁，减少细菌在口腔生长繁殖的机会，防止感染发生。

7.密切注意病人白细胞及体温的变化。每日测 3 次体温，以便及时发现感染征兆。

8.严重口腔溃疡病人疼痛剧烈时，可遵医嘱在餐前给予 0.03％丁卡因合剂喷洒口腔，减轻疼痛，促进食欲。

三、骨髓抑制

由于化疗药对造血细胞的损伤，引起骨髓抑制，可分为四度（表 4-4-1）。若发生严重的骨髓Ⅳ度抑制，则实行保护性隔离。

表 4 - 4 - 1　骨髓抑制分度

分度	白细胞（×10⁹/L）	粒细胞（×10⁹/L）	血小板（×10⁹/L）	血红蛋白（g/L）
0 度	≥4.0	≥2.0	≥100	≥110
Ⅰ度	3.0～3.9	1.5～1.9	75～99	95～109
Ⅱ度	2.0～2.9	1.0～1.4	50～74	80～94
Ⅲ度	1.0～1.9	0.5～0.9	25～49	65～79
Ⅳ度	<1.0	<0.5	<25	<65

数据来源：付艳枝等主编的《肿瘤化学治疗护理》（第 2 版）

【护理措施】

1. 病人需住单人房间，房间内每日开窗通风 2 次，每次 30 min。保持室内适当的湿度；房间内墙面、桌面、地面每日用含氯的消毒液擦拭。

2. 保持床单位的清洁、整齐，污染后及时更换。

3. 限制家属探视，做好家属的解释工作。

4. 严格无菌技术操作，工作人员本身不能患有感冒或其他传染病。

5. 每日测 4 次体温，监测体温变化。若体温升高超过 38.5 ℃，则需做各种培养，寻找感染病灶。给予抗生素，观察用药效果。

6. 监测白细胞和血小板情况。

7. 遵医嘱给予升血小板的药物，注射时避免药物的浪费。

8. 随时观察有无出血的倾向，包括牙龈、鼻腔、皮下淤斑、血尿或便血，以及颅内出血、腹腔内出血等。

9. 嘱病人减少活动，防止意外的伤害，必要时绝对卧床休息。

10. 避免肌内注射及静脉注射，慎用止血带，注射完毕需压迫针眼 5 min。

11. 嘱病人保持良好的生活习惯，用软毛牙刷刷牙，积极治疗口腔溃疡，嘱病人饭后睡前漱口，不用手挖鼻孔。

12. 指导患者保暖，注意卫生，保持口腔、肛周及尿道口清洁。

第三节　常用化疗药物护理

一、紫杉醇化疗

【护理措施】

1. 紫杉醇是紫杉醇类化疗药，内含酒精，其主要副作用有过敏反应及对心脏传导功能的损害。

2. 用紫杉醇前 12 h 和 6 h 口服地塞米松 20 mg。用紫杉醇前 30 min 肌注苯海拉明 50 mg，静脉给西米替丁 300 mg，预防过敏反应。

3. 当紫杉醇与其他化疗药联合应用时，一般先输入紫杉醇。

4. 先将紫杉醇 30 mg 加入 0.9% NaCl 100 mL 中，静滴 30 min，若无不良反应再将余量加入 0.9% NaCl 500 mL 中，切不可把药一次全部化完，以免发生过敏反应造成药物浪费。紫杉醇应输注 3～5 h。

5. 应用紫杉醇时给予心电监护，第 1 h 内每 15 min 测 1 次心率、血压，以后每 30 min 测量 1 次至用药结束。

6. 用药过程中若出现心慌、胸闷等症状，应立即停药，通知医生并给予吸氧。

7. 输完紫杉醇后应用生理盐水将输液管中的紫素冲洗干净以确保剂量准确。

8. 用药期间密切观察，出现毒副作用后及时告知医生并处理。

二、表阿霉素化疗

【护理措施】

1.表阿霉素是抗生素类化疗药，对血管刺激性非常强。它主要副作用是对心肌细胞的损害，症状有心律改变、心电图异常，严重时发生心衰、心梗。因此，化疗前要检查心功能，有异常者慎用。

2.上药前需用生理盐水建立静脉通路，因表阿霉素易溶于生理盐水，如溶于 5% GS 则发生絮状沉淀。

3.建立静脉通路时应选择较粗直、易固定、组织保护丰厚、远离关节处的血管，条件允许尽量选用 PICC，药物输注时一定要避免药物外渗，一旦外渗，会引起皮肤组织坏死、溃烂，给病人造成不必要的痛苦。

4.给药前应由 2 名护士同时查看血管情况，见回血后方可给药。一人给药，一人随时观察血管。表阿霉素由静脉快速给药，避免在血管中停留时间过长，对血管过度刺激。

5.用药后用生理盐水冲洗输液管道，等药物全部输入完后，护士方可离开。发现渗出，立即停止输液，利用原针头接注射器进行多方向强力抽吸，尽可能将针头、皮管内及皮下水疱吸出。

6.给药后护士应加强巡视，观察用药后的反应。用药后病人尿液会出现红色，嘱病人不要紧张，这是药物的正常反应。

三、顺铂化疗

【护理措施】

1.顺铂属重金属铂类化疗药，由肾脏排出，在肾小管聚积。药物潴留对肾脏造成不可逆的损害，肾功能不好者应避免使用。

2.建立静脉通路时应选择有弹性、较粗直的血管。开始补液时速度可稍快。

3.粉剂顺铂需溶于 3% NaCl 中，水剂顺铂需溶于 0.9% NaCl 中。因顺铂溶化后不稳定，不能提早溶药。

4.用顺铂前尿量应>100 mL/h，用镇吐药后才能溶药，经过 20~30 min 即可上顺铂，顺铂应快速滴入。

5.用药期间应准确记录出入量，若呕吐量超过 300 mL，应监测电解质水平，及时补充液体。每日总结出入量时，若尿量少于 1 000 mL，应及时通知医生，给予处理。

6.用药期间嘱病人少量多次饮水，多排尿，保证 24 h 尿量大于 3 000 mL，用药的前 4 h 之内尿量不能少于 100 mL/h，若 4 h 每小时尿量不足应随时调整滴速，以免毒素蓄积。水化液应维持 15~16 h，匀速滴入，保证肾脏的持续灌入。

7.健康指导　嘱病人 1 周内均要多饮水；选择清淡、易消化饮食，少食多餐，即使恶心、呕吐也要坚持进食。

8.选择适当的输液工具和输液途径，有条件者首选中心静脉给药，若使用静脉留置针，应在输液结束后即拔除。

第五章　正常分娩护理

第一节　产科一般护理

【护理措施】

1.热情接待　产妇入院后热情接待，安排床位，带产妇至床旁，说明呼叫器的使用方法。

2.介绍环境，包括浴室及卫生间的使用，医院的规章制度、消防通道，取得产妇和家属的合作，通知医生。

3.填写住院病历及护理病历，测体温、脉搏、呼吸、血压，详细阅读门诊、急诊病历记录，询问病史，进行一般产科检查，制定护理计划。密切观察产程进展，正确记录产程图，发现异常及时汇报。

4.了解产程进展情况，及时听胎心，每半小时 1 次，宫口开全后 15 min 1 次，发现异常随时监测，并汇报医生。嘱产妇若有破膜、见红、宫缩情况应通知医护人员以便及时处理。护士应说明破膜后的注意事项。胎膜破裂后，立即听取胎心，观察羊水性状、量，并记录。如有宫内窘迫者，做好新生儿抢救准备，必要时请儿科医生协助抢救。

5.向家属说明产妇情况，取得家属合作。做好心理护理，帮助产妇树立分娩信心。

6.每周测体重 2 次（晨起，勿食，相同的衣服），每周体重增加不超过 0.5 kg。每日测体温、脉搏、呼吸各 2 次，体温超过 37.5 ℃者增加测量次数。必要时测量口腔温度。

7.初产妇常规外阴备皮，观察子宫收缩情况，监测胎心变化。

8.第二产程产妇进产房后，必须有医护人员陪护。

9.分娩时正确保护会阴，掌握会阴切开指征，严格执行操作规程。

10.胎儿娩出后及时处理新生儿，做好皮肤早接触、早吸吮，如发现畸形等异常，需向家属交代清楚。

11.胎儿娩出后，遵医嘱用药；胎盘娩出后，检查胎盘是否完整，软产道是否有裂伤。正确评估出血量，并做好各项记录。

12.传染病产妇分娩，按传染病要求做好消毒隔离工作。

13.产后 2 h 内按要求观察宫缩、阴道出血及宫底高度等。产妇入母婴同室病房时，病房护士与产房护士做好交接，并核对新生儿信息。

14.产妇回休养室时，详细交代分娩情况及特殊治疗，了解新生儿一般情况。向产妇交待分娩后注意事项，如注意阴道出血情况、多饮水、早下床活动等。

15.严密观察产妇的生命体征，按时测量血压，并检查宫底、宫缩及阴道出血情况，了解产妇乳汁分泌情况，按规定做好皮肤接触及早吸吮工作。

16.产后 24 h 内的最初几个小时，护士应加强床旁巡视，检查子宫收缩情况、宫底高度，更换会阴垫。若出血多，应立即报告医生及早处理。

17.提供一个安静、温暖、舒适的环境，使产妇得到充分注意，给予营养丰富、易消化的食物补充能量。一般产后 12 h 内卧床休息，第 1 次下床活动床旁应有人帮助，逐步增加活动量。

18.预防尿潴留　协助产妇产后 4 h 内排尿，如有尿意不能自排者，适时采取措施帮助排尿，如热敷下腹部、温开水冲洗会阴、按摩膀胱等；产后 6 h 有尿仍不能自排者告知医生，遵医嘱给予相应处理，必要时行导尿术，24 h 后拔出。如导尿时尿量＞1 000 mL，应用止血钳夹闭尿管 20 min 后再开放，以后定期开放，可帮助膀胱恢复功能。

19.预防产后便秘　12 h 后应下床活动，多吃蔬菜、水果；若产后 2 d 仍未排便，遵医嘱给予缓泻剂。

20. 做好心理护理　帮助产妇保持心情愉快，顺利渡过产后适应期。注意卫生，勤换内衣，保持皮肤干燥。注意保暖，保持室内空气新鲜，预防感冒。

21.每日测体温、脉搏 2 次，血压 1 次。若体温超过 37.5 ℃，应增加测量次数，并及时报告医生。

22.生殖器官护理

（1）观察子宫复旧及恶露排出情况，排空膀胱了解宫底高度。观察恶露排出量、颜色、气味、性状等。必要时保留会阴垫，排出物有可疑情况时通知医生，必要时送病理检查。

（2）会阴护理。由于分娩扩张会阴造成水肿、撕裂及侧切伤口，又因紧靠肛门易被污染，应保持外阴清洁，勤换内裤，及时更换会阴垫，会阴擦洗每日2次。会阴侧切者，尽可能健侧卧位。会阴水肿者可用50％硫酸镁湿敷，2次/d；肛门痔疮肿物可给予20％鞣酸软膏涂患处或加50％硫酸镁冷敷。做好会阴护理。

（3）恢复盆底肌肉及其筋膜弹性，指导产妇坚持做产后保健操，避免产褥期过早劳动，预防阴道壁膨出，预防子宫脱垂。

23.母乳喂养指导

（1）按需喂养。

（2）正确含接姿势及体位。

（3）预防乳胀、乳头皲裂。

（4）母婴分离时如何保持泌乳。

24.产后检查　产后42 d带婴儿到门诊复查，了解生殖器官恢复情况、婴儿生长发育及母乳喂养情况。

【病情观察】

1.注意阴道出血、宫底高度及宫缩情况。

2.观察会阴伤口情况、排尿情况及恶露的量、性状。

3.乳汁分泌情况。

【健康教育】

1.母乳喂养知识　包括母乳喂养的好处，早接触、早吸吮的目的，正确的喂哺姿势，挤奶手法，保持泌乳的方法等。

2.饮食指导　产妇应摄入高热量、高蛋白、高维生素和富含矿物质的饮食，避免生、冷、刺激性食物。

3.活动指导　产后可适当活动，有利于恶露的排出。

4.卫生指导　勤换衣服及会阴垫，排便后及时清洗会阴。

5.出院指导　指导产妇出院后保持外阴部清洁，产后42 d去保健站做产后健康检查。

6.定时随访。

【护理质量评价标准】

1.正确处理产程。

2.产妇住院期间不发生感染，表现为切口愈合良好、体温正常、白细胞计数正常。产妇醒后精神好、无困倦感。

3.产妇能复述产后保健及母乳喂养的相关知识。

4.会阴保护良好，未发生撕裂伤。

5.母儿平安，未出现并发症。

第二节　正常分娩护理

妊娠达到及超过28周，胎儿及其附属物从临产开始至全部从母体娩出的过程，称为分娩。分娩全过程即总产程，是指从开始出现规律宫缩至胎儿胎盘完全娩出为止，临床上分为3个产程。

【第一产程护理】

第一产程（first stage of labor）又称宫颈扩张期。从出现间歇5～6 min的规律宫缩开始至宫口开全。初产妇宫颈口扩张较慢，需要11～12 h；经产妇宫颈口扩张较快，需要6～8 h。

1.入院护理　协助办理住院手续，介绍待产室及产房的环境。

2.心理护理　安慰产妇，加强与产妇沟通，增强产妇对自然分娩的信心，建立一个良好的护患关系，促使产妇能顺利分娩。

3.观察生命体征　每隔4～6 h测量1次血压。若发现血压升高或妊娠期高血压疾病及子痫病人，应酌情增加测量次数，并给予处理。

4. 观察产程进展

（1）胎心监测。潜伏期于宫缩间歇时每隔1～2 h听1次胎心。进入活跃期后，宫缩频繁时应每15～30 min听1次胎心，每次听诊1 min。如胎心率超过160次/min或低于110次/min或不规律，提示胎儿窘迫，立即给产妇吸氧并告知医生。

（2）子宫收缩。潜伏期应每1～2 h观察1次，活跃期应每15～30 min观察1次，至少连续观察3次收缩。如子宫收缩不规律、间歇时间、持续时间和强度异常立即通知医师，并给予处理。

（3）宫颈扩张和胎头下降程度。宫口扩张及胎头下降是产程的重要标志。根据宫缩情况和产妇的临床表现，适当地增减阴道检查次数。临产初期每隔4 h查1次，经产妇或宫缩频繁者间隔时间应缩短，及时记录检查结果，并绘制产程图。

（4）胎膜破裂及羊水观察。胎膜多在宫口近开全时自然破裂，前羊水流出。一旦胎膜破裂，应立即听胎心，观察羊水颜色、性状和流出量，并记录破膜时间。如羊水呈黄绿色，混有胎粪，应立即行阴道检查，注意有无脐带脱垂。测量体温，破膜后应每2 h测量产妇体温，注意排查绒毛膜羊膜炎，根据临床指标决定是否启用抗生素预防或治疗感染。若无感染征象，破膜超过12 h尚未分娩者应遵医嘱给予抗生素预防感染。

5. 促进舒适

（1）提供良好的环境。产房保持安静无噪音。

（2）补充液体和热量。鼓励产妇在宫缩间隙期少量多次进高热量、易消化、清淡食物，注意摄入足够的水分。

（3）活动与休息。临产后，若宫缩不强且未破膜，鼓励产妇于宫缩间歇期在室内走动，有助于加速产程进展。若初产妇宫口近开全或经产妇宫口已扩张4 cm时，应卧床取左侧卧位。

（4）清洁卫生。因频繁宫缩使产妇出汗较多，加之阴道分泌物、羊水外溢等，应保持会阴部清洁卫生，增进舒适感。

（5）排尿及排便。临产后，鼓励产妇每2～4 h排1次尿，以免膀胱充盈影响宫缩及胎先露下降。排尿困难者，必要时予导尿。过去认为在临产初期为孕妇进行温肥皂水灌肠可促进产程进展，现已被证实是无效的操作（郑修霞，2017）。

（6）减轻疼痛。鼓励产妇描述对疼痛的感受，指导产妇深呼吸。

【第二产程护理】

第二产程（second stage of labor）又称胎儿娩出期，从宫口开全至胎儿娩出。未实施硬膜外麻醉者，初产妇最长不应超过3 h，经产妇不应超过2 h；实施硬膜外麻醉者，可在此基础上延长1 h，即初产妇最长不应超过4 h，经产妇不应超过3 h。值得注意的是，第二产程不应盲目等待至产程超过上述标准方才进行评估；初产妇第二产程超过1 h即应关注产程进展，超过2 h必须由有经验的医师进行母胎情况全面评估，决定下一步的处理方案。

1. 心理支持　第二产程期间，助产护士应陪伴在旁，及时提供产程进展信息，给予安慰、支持、鼓励，缓解产妇紧张和恐惧，协助其饮水、擦汗。

2. 观察产程进展　该期宫缩频而强，需密切监测胎心，通常每5～10 min听1次，若发现胎心减慢，需尽快结束分娩。若发现第二产程延长，应及时采取措施结束分娩，避免胎头长时间受压。

3. 指导产妇屏气　宫口开全后，指导产妇正确运用腹压（产妇双足蹬在产床上，两手握住产床把手，如解大便样向下用力）。

4. 接产准备　初产妇宫口开全、经产妇宫口扩张4 cm且宫缩规律有力时，应做好接产准备工作。

5. 接产

（1）评估会阴部发育情况。识别会阴撕裂的诱因，例如会阴水肿、会阴过紧缺乏弹力、耻骨弓过低、胎儿过大、胎儿娩出过快等，接产者应作出正确判断，必要时行会阴侧切。

（2）接产要领。保护会阴的同时协助抬头俯屈，让胎头以最小经线在宫缩间歇时缓慢通过阴道口，胎肩娩出时要注意保护会阴，预防会阴撕裂。

（3）接产步骤。①接产者站在产妇右侧，当胎头拔露使阴唇联合紧张时开始保护会阴。②当胎头娩出见有脐带绕颈1周且较松时，可用手将脐带顺胎肩推下或从胎头滑下。若脐带绕颈过紧或绕颈2周或以上，可用两把血管钳将其一段夹住从中剪断脐带，注意勿伤及胎儿颈部。③胎头娩出后，右手仍应注意保护会阴，不要急于娩出胎肩，而应先左手自鼻根向下挤压，挤出口鼻内的黏液和羊水。然后协助胎头复位及外旋转，使胎儿双肩径与骨盆出口前后径相一致。双肩娩出后，双手协助胎体及下肢相继以侧位娩出，记录胎儿娩出时间。胎儿娩出后，在产妇臀下放置一弯盘接血，以测量出血量。

【第三产程护理】

第三产程（third stage of labor）又称胎盘娩出期。从胎儿娩出后至胎盘胎膜娩出，需5～15 min，不应超过30 min。

1. 新生儿护理

（1）清理呼吸道。用新生儿吸痰管或吸球轻轻吸出新生儿咽部及鼻腔黏液和羊水，确认黏液和羊水吸净后，可用手轻拍新生儿足底，新生儿大声啼哭表示呼吸道已通畅，即可处理脐带。

（2）Apgar评分。新生儿Apgar评分4～7分，需清理呼吸道、人工呼吸、吸氧、用药等措施；0～3分缺氧严重，需紧急抢救，行喉镜在直视下气管内插管并给氧。缺氧较严重的新生儿，应在出生后5 min、10 min时分别评分，直至连续2次均≥8分为止。

（3）处理脐带。用两把血管钳钳夹脐带，两钳相隔2～3 cm，在其中间剪断。用碘伏消毒脐带根部及其周围，使用消毒带丝线的气门芯在距脐带根0.5 cm处结扎第一道，再在结扎线外0.5 cm处结扎第二道，结扎时要注意扎紧，同时避免用力过猛造成脐带断裂。脐带断面用无菌纱布覆盖，再用脐带布包扎。

（4）一般护理。擦净新生儿足底胎脂，打足印及拇指印于新生儿病历上。经仔细体格检查后，给新生儿系上表明身份的腕带和足圈，将新生儿抱给母亲进行早接触。

2. 协助胎盘娩出，胎盘娩出后，按摩子宫以刺激子宫收缩、减少出血，同时注意观察并测量出血量。

3. 检查胎盘、胎膜，确认胎盘和胎膜完整情况，若有残留，要及时处理。

4. 检查软产道　应仔细检查会阴、小阴唇内侧、尿道口周围、阴道及宫颈有无裂伤，若有裂伤，应立即缝合。

5. 预防产后出血　正常出血量不超过300 mL，出血多应及时报告医生处理。

6. 产后观察　产后应在产房观察2 h，重点观察血压、脉搏、子宫收缩情况、宫底高度、阴道出血量、是否膀胱充盈、会阴及阴道有无血肿等，如有异常，应及时处理。

7. 提供舒适　为产妇擦汗更衣，及时更换床单及会阴垫；提供清淡、易消化流质食物，帮助产妇恢复体力。

8. 情感支持　帮助产妇接受新生儿、协助产妇和新生儿进行皮肤接触和早吸吮，建立母子情感。

【护理质量评价标准】

1. 产妇在分娩过程中能积极配合，适当休息、活动。

2. 产妇能正确使用腹压，积极参与、配合分娩过程。

3. 新生儿没有发生头颅血肿、锁骨骨折等产伤。

4. 产妇出血量小于300 mL。

5. 产妇接受新生儿并开始与新生儿进行目光交流、皮肤接触和早吸吮。

第三节　产褥期护理

从胎盘娩出至产妇全身各器官除乳腺外恢复至正常未孕状态所需的一段时期，称为产褥期，一般为6周。

【一般护理】

1.生命体征　每日测体温、脉搏、呼吸及血压，如体温超过 38.5 ℃，应加强观察乳腺，查找原因。妊娠合并高血压产妇应严密观察血压变化。

2.饮食　产后 1 h 时可让产妇进流食或清淡半流饮食，以后可进普通饮食。饮食应富含营养、足够热量和水分。忌食辛、辣、刺激食物。

3.排尿与排便　产后 4 h 内应鼓励产妇自行排尿，多饮水，多食蔬菜和含纤维素食物，保持大小便通畅。

4.活动　产后应尽早适当活动，自然分娩产后 6～12 h 即可起床轻微活动，行会阴侧切和剖宫产产妇可适当推迟活动时间。鼓励产妇在床上适当活动，促进血液循环和肠管排气，预防下肢静脉血栓形成。

【症状护理】

1.产后 2 h 护理　产后 2 h 内极易发生严重并发症，如出现产后出血、产后心衰、产后子痫和羊水栓塞等。故应密切观察生命体征、子宫收缩情况。每小时按摩子宫，观察阴道出血，注意宫底高度及膀胱是否充盈。

2.观察子宫复旧及恶露　每日在同一时间评估子宫复旧情况及恶露，如有异常，及时汇报医生，遵医嘱做好各项治疗护理。

3.会阴及会阴伤口护理

（1）用 0.05％聚维酮碘液擦洗外阴，每日 2～3 次。

（2）会阴部有缝线者，应每日观察伤口周围有无渗血、血肿、红肿，并嘱产妇向无侧切伤口侧卧位。

（3）会阴伤口有水肿的病人，可以用 50％硫酸镁湿热敷，产后 24 h 可用红外线照射外阴。会阴切口疼痛剧烈或产妇有肛门坠胀感，应及时报告医生，以排除会阴部血肿。

（4）会阴伤口感染者，应提前拆线引流，并定时换药。

4.乳房护理及母乳喂养　产后需预防乳房肿胀和乳头皲裂。乳房应保持清洁、干燥、经常擦洗。每次哺乳前柔和地按摩乳房，刺激泌乳反射。哺乳时应让新生儿吸空乳房，吃不完需用吸奶器吸出，防止乳汁淤积影响乳汁分泌。哺乳期建议产妇使用棉质乳罩，大小适中，避免过松、过紧。有些产妇乳头凹陷，一旦受到刺激乳头呈扁平或向内回缩，婴儿很难吸吮到奶头，应指导产妇做乳头伸展、牵拉练习。哺乳前按摩乳房、热敷乳房，尽早哺乳、佩戴乳罩以免乳房胀痛。轻度乳腺炎时，在哺乳前湿热敷乳房 3～5 min。提倡母乳喂养，指导母乳喂养的方法。

【健康教育】

1.产妇居室应清洁、通风，合理饮食保证充足的营养。适当活动。

2.指导新生儿护理知识和操作、母乳喂养的知识及技巧。

3.给予出院后喂养指导。

4.产褥期卫生及产后健身操指导。

5.计划生育指导。

6.产后随访及健康检查。

【护理质量评价标准】

1.产妇血压、脉搏保持正常。

2.产妇产后及时排尿、排便，没有发生尿潴留。

3.产妇在喂养孩子后感到舒适，新生儿体重增长正常。

4.产妇掌握正确的母乳喂养方法，没有发生乳房肿胀和乳头皲裂。

5.产妇在护士指导下积极参与新生儿护理及自我护理，表现出自信和满足。

第四节　新生儿护理

正常足月新生儿是指胎龄≥37周并<42周，出生体重≥2 500 g并<4 000 g，无畸形或疾病的活产婴儿。新生儿期系指胎儿出生后断脐到满28 d的一段时间。

【一般护理】

1.环境　新生儿居室的温度与湿度应随气候温度变化调节，房间宜向阳、光线充足、空气流通，室温保持在24~26 ℃（郑修霞，2017），相对湿度在50%~60%。

2.定时测新生儿体温，体温过低者加强保暖，过高者采取降温措施。

3.新生儿出生后，将其右脚印及其母亲右拇指印印在病历上；新生儿手腕上和脚踝上系上写有母亲姓名、新生儿性别、住院号的手圈、脚圈。

4.房间内配有消毒液，以备医护人员或探视者接触新生儿前消毒双手用。

5.每4 h检查一次新生儿并评估保暖情况，新生儿沐浴室温度控制在26~28 ℃，沐浴水温控制在38~42 ℃（郑修霞，2017）。

【喂养护理】

1.鼓励母乳喂养

（1）优点：对婴儿能够提供营养、促进发育，提高免疫力、预防疾病，保护牙齿；对产妇能够预防产后出血，避孕，降低女性患癌的危险性。

（2）母乳喂养措施：母婴同室；按需哺乳；早吸吮。

2.不宜母乳喂养的可选人工喂养，出生当日给予80 mL/kg，以后每日增加10~20 mL/kg，每日分8次哺乳，3 h喂养1次。

3.日常护理

（1）沐浴。可以清洁皮肤、评估身体状况、促进舒适。

（2）脐部护理。保持脐部清洁、干燥。

（3）皮肤护理。新生儿娩出后用温软毛巾擦净皮肤羊水、血迹；每日沐浴，清洁皮肤，避免感染，促进舒适。

（4）臀部护理。尿布松紧适中，每次喂奶前排便后及时更换尿布；保持臀部干燥清洁。

（5）免疫接种。生后24 h内注射乙肝疫苗，足月正常新生儿出生后12~24 h，难产或异常儿出生后3 d，无异常时可接种卡介苗（郑修霞，2017）。

（6）婴儿抚触。出生后24 h的新生儿可开始皮肤抚触，一般在沐浴后，两次哺乳间。

4.乙肝疫苗接种　乙肝疫苗是为预防乙型肝炎病毒感染的一种自动免疫生物制品。接种方法及部位：肌内注射，上臂外侧三角肌。

（1）准确填写接种卡片内容及接种登记本。

（2）核对床号、姓名。

（3）为与卡介苗部位分开，选择右侧上臂三角肌。

（4）用一次性空针抽取药液，安瓿内不要残留药液以免剂量不准。

（5）用75%乙醇消毒，注射完毕用干燥棉签按压注射部位5 s。

（5）将接种卡片放置婴儿床内，通知母亲。

（6）将针头及注射器分别放入有消毒液的桶内泡30 min。

（7）注意事项：①HBsAg阳性和HBeAg阳性产妇的新生儿应在出生12 h内接种第1针，越早越好；②HBsAg阴性产妇的新生儿于出生后24 h内接种第1针；③按防疫站要求使用剂量（目前第1针剂量是10 μg）；④用药前检查批号、有效期、有无破损、标记是否清楚等；⑤乙肝疫苗应放置2~8 ℃冰箱内保存；⑥拿取疫苗要清点数量并记录；⑦注射完毕，需向母亲详细讲解接种须知。

5.卡介苗接种 卡介苗接种是结核病防治措施之一，世界卫生组织已确定为4种计划免疫的第1针。预防接种的方法有皮内注射法、皮上划痕法。皮内注射法操作的具体要求如下：

（1）足月正常新生儿出生后12~24 h，难产或异常儿出生后3 d，无异常时可接种卡介苗（郑修霞，2017）。早产婴、难产婴、有发热（37 ℃）（郑修霞，2017）、皮肤感染的婴儿应暂缓接种。

（2）使用时需将卡介苗专用稀释液加入冻干卡介苗安瓿中，反复用注射器来回抽数次，使之融化并充分混匀，抽0.1 mL注射。

（3）卡介苗注射于左臂三角肌下缘，注射前用75％乙醇消毒皮肤，绷紧皮肤，平行刺入皮内，注射剂量要准确，注射后可见到局部隆起6~8 mm的小皮丘。

（4）接种后反应。正常反应为接种后2~3周局部形成脓肿，可自行穿透形成溃疡，约经2个月多数可愈合结痂，脱痂后形成凹陷的瘢痕。

（5）注意事项：①卡介苗应置于2~8 ℃冰箱内保存。使用时严格检查菌液的有效期、品名、剂量和批号，如无瓶签或模糊不清、安瓿有破损一律不用。接种时应在卡片上记录批号。②严格无菌操作，准剂量，准注射部位。注射完毕取出针头不宜用酒精棉球擦拭针孔，以免影响菌苗效力。接种时针头要拧紧，以免漏液影响剂量不足。③注射后的余液、安瓿、注射器、棉签等用75％乙醇泡30 min，可灭活菌苗，防止污染。④开启冻干卡介苗安瓿前，需将安瓿内粉末弹至瓶底部，然后在锯痕处掰开安瓿颈部以防粉末飞出。稀释后的药液超过1 h不能使用。⑤详细登记并填写接种记录本及卡片，出院时交给产妇并嘱1个月后去结核病防治所复查效果。如新生儿转儿科，需填写转科卡注明是否接种卡介苗。

【护理质量评价标准】

1.新生儿哭声洪亮、无发绀，呼吸平稳。

2.新生儿体温维持正常。

3.新生儿脐部、皮肤无红肿。

4.产妇掌握婴儿接种和复查要求。

第五节　剖宫产护理

剖宫产术是经腹壁切开子宫取出胎儿及胎盘的手术。适应证包括头盆不称、相对性头盆不称、胎位异常、臀位、妊娠合并症及并发症、过期妊娠、早产儿、临产后出现胎儿窘迫等。

【术前护理】

1.心理护理 告知产妇剖宫产术的目的，耐心解答有关疑问，缓解其焦虑。

2.术前禁用呼吸抑制剂，以防发生新生儿窒息。

3.观察并记录胎心变化，做好新生儿保暖和抢救准备工作。

4.产妇可取侧斜仰卧位，防止仰卧位低血压综合征的发生。

5.其他术前护理同第四篇第一章第一节**"妇科腹部手术前后护理"** 相关内容。

【术后护理】

1.参见第四篇第一章第一节**"妇科腹部手术前后护理"** 相关内容。

2.观察产妇子宫收缩及阴道流血状况。

3.留置导尿管6~24 h，拔管后指导产妇自行排尿。

4.鼓励产妇勤翻身并尽早下床活动。

5.根据肠功能恢复情况，指导产妇进食。

6.按医嘱补液及应用抗生素2~3 d。

7.腹部切口缝线一般术后5~7 d拆除。

8.指导产妇出院后保持外阴部清洁，落实避孕措施，至少应避孕2年。

9.新生儿护理参见第四篇第五章第四节"**新生儿护理**"相关内容。

【健康教育】

参见第四篇第五章第三节"**产褥期护理**"相关内容。

【护理质量评价标准】

1.病人能接受各项检查和手术治疗。

2.术前各项准备充分、准确无误。

3.术后护理措施恰当，无护理并发症。

4.产妇知晓术后注意事项及母乳喂养相关知识。

第六节　母乳喂养护理

纯母乳喂养是指出生6个月内的婴儿除母乳外，不添加任何母乳代用品，包括水。母乳喂养对母婴均有益。

【一般护理】

1.创造良好休养环境　为产妇提供一个舒适、温暖的母婴同室环境进行休息。多关心、帮助产妇，使其精神愉快，并树立信心。产后3日内，应主动为产妇及孩子提供日常生活护理，以避免产妇劳累。同时指导和鼓励丈夫及家人参与新生儿的护理活动，培养新家庭的观念。

2.休息　充足的休息对保证乳汁分泌十分重要，嘱产妇学会与婴儿同步休息，生活有规律。

3.营养　泌乳所需的大量能量及新生儿生长发育需要的营养物质是通过产妇的饮食摄入来保证的。因此，产妇在产褥期及哺乳期所需要的能量和营养成分较未孕时高。产妇营养供给原则如下。

（1）每日应多摄取2 100 kJ，但总量最多在8 370～9 620 kJ/d。

（2）每日增加蛋白质20 g。

（3）控制食物中总的脂肪摄入量，保持脂肪提供的热量不超过总热量的25%，每日胆固醇的摄入量应低于300 mg。

（4）补充足够的钙、铁、硒等必需的无机盐。

（5）饮食中应有足够的蔬菜、水果及谷类。

（6）产妇营养过剩可造成产后肥胖，配合适当的锻炼以维持合理的体重（郑修霞，2017）。

【喂养方法指导】

1.新生儿出生后立即放在母亲胸前进行皮肤与皮肤的接触，并进行早吸吮，接触时间不少于30 min。剖宫产的婴儿一回到母婴同室病房立即进行皮肤接触，早吸吮。

2.母婴24 h在一起，每天分开时间不超过1 h。

3.乳房应保持清洁、干燥，经常擦洗。每次哺乳前柔和地按摩乳房，刺激泌乳反射。

4.每次喂奶前产妇应洗净双手，不必每次哺乳前用清水擦洗乳房和乳头。

5.指导产妇掌握正确的喂养姿势，采取坐位或卧位，婴儿身体紧贴母亲，头与身体呈一直线，脸对乳房。婴儿含接姿势正确，即婴儿张口足够大，将乳头及部分乳晕含至口内，以达到有效吸吮且不损伤乳头的目的。

6.哺乳时间

（1）原则是按需哺乳。一般产后半小时内开始哺乳，此时乳房内乳量虽少，但通过新生儿吸吮动作可刺激乳汁分泌。

（2）产后1周内，是母体泌乳的过程，哺乳次数应频繁些，每1～3 h哺乳1次，开始每次吸吮时间3～5 min，以后逐渐延长，但最长在15～20 min，以免使乳头浸渍、皲裂而导致乳腺炎。

7.哺乳方法

（1）哺乳时先挤压乳晕周围组织，挤出少量乳汁以刺激婴儿吸吮，然后把乳头和大部分乳晕放在婴儿口中，用一只手托扶乳房，防止乳房堵住婴儿鼻孔。

（2）哺乳结束时，用示指轻轻向下按压婴儿下颏，避免在口腔负压情况下拉出乳头而引起局部疼痛或皮肤损伤。

（3）哺乳后，挤出少许乳汁涂在乳头和乳晕上。

8.哺乳注意事项

（1）每次哺乳时都应该吸空一侧乳房后，再吸吮另一侧乳房。

（2）每次哺乳后，应将婴儿抱起轻拍背部1～2 min，排出胃内空气，以防吐奶。

（3）哺乳后产妇佩戴合适棉质乳罩。

（4）乳汁确实不足时，应及时给婴儿补充按比例稀释的牛奶。

9.乳头皲裂护理

（1）产妇可用新鲜乳汁涂抹数次，以促进创面愈合。

（2）教会产妇手工挤奶的方法，拇指及示指放在乳晕上，两指相对，其他手指托着乳房。用拇指及示指向胸壁方向轻轻挤压，反复一压一放，一侧乳房至少挤压3～5 min。

【健康教育】

1.指导产妇最初6个月纯母乳喂养，并建议产妇坚持哺乳24个月以上，以此作为人类哺育婴儿的最理想方式，同时可以预防各种妇科慢性疾病甚至乳腺癌。

2.母乳喂养应按需进行，不分昼夜。不得使用奶瓶、人造奶头或慰嘴器，以防发生乳头错觉。

3.指导产妇哺乳时婴儿的正确含接姿势及母婴体位，提高母乳喂养成功率。

【护理质量评价标准】

1.产妇掌握哺乳方法及要求，做到纯母乳喂养。

2.无乳头皲裂及乳房胀痛等并发症。

第六章　妊娠期合并症护理

第一节　先兆流产护理

先兆流产（threatened abortion）是妊娠常见合并症，是自然流产的最初阶段，是指妊娠28周前，出现少量的阴道流血，有时伴有轻微下腹痛、腰痛、腰坠。妇科检查：子宫大小与停经周数相符，宫颈口未开，胎膜未破，妊娠产物未排出。经休息及治疗后，若流血停止或腹痛消失，妊娠可继续进行；若流血增多或腹痛加剧，则可能发展为难免流产。

【一般护理】

1.保持病室清洁，协助做好病人生活护理，保持床单位清洁。

2.嘱病人卧床休息，为病人提供生活护理，外出检查时有专人陪检。根据病情逐渐增加活动量及活动范围。

3.禁止性生活、禁灌肠等，以减少各种刺激。

4.做好外阴清洁护理，注意保持外阴清洁、干燥，勤换会阴垫，排便后清洗，预防感染。

5.加强营养，进高蛋白、高营养、高纤维饮食，忌辛、辣刺激食物；注意饮食卫生，防止肠道感染，以免因腹泻引起流产。保持大便通畅，防止便秘以减轻腹压。

6.预防感染，监测病人的血象及体温变化，注意分泌物的性质、颜色及气味，按医嘱给予抗生素应用。

7.遵医嘱给予孕妇适量镇静剂、孕激素等，观察药物的不良反应，有异常立即报告医生。

8.严密观察病情变化，观察腹痛、阴道流血量等情况。

9.孕妇因病会产生焦虑、恐惧、紧张等不良情绪，易加速流产，要多疏导，帮助消除顾虑，保持心情舒畅以利安胎。向家属讲解保胎的必要性，以取得家属的配合。

【健康教育】

1.先兆流产病人应卧床休息，避免突然转动体位、按压腹部等增加腹压的动作。

2.指导病人保证足够营养，进营养丰富的食物，避免辛辣刺激性食物。

3.指导病人多食蔬菜、水果，保持大便通畅，防止便秘。

4.指导病人保持外阴清洁，养成良好的卫生习惯。

5.指导病人定期做好产前检查，教会病人自数胎动。

6.做好出院指导。定期门诊产检，如出现阴道出血、腹痛应及时到门诊就诊，妊娠3个月内避免性生活。

【护理质量评价标准】

1.护理对象体温正常，血红蛋白及白细胞数正常，无出血、感染征象。

2.先兆流产孕妇配合保胎治疗，继续妊娠。

3.病人保持良好的心理状态。

第二节　异位妊娠护理

正常妊娠时，受精卵着床于子宫体腔内膜。受精卵在子宫体腔外着床发育时，称为异位妊娠（ectopic pregnancy），习称宫外孕（extrauterine pregnancy）。异位妊娠和宫外孕的含义稍有区别。异位妊娠包括输卵管妊娠、卵巢妊娠、腹腔妊娠、宫颈妊娠及阔韧带妊娠等；宫外孕仅指子宫以外的妊娠，宫颈妊娠不包括在内。在异位妊娠中，输卵管妊娠最为常见，占异位妊娠的95%左右。

【手术治疗病人护理】

1.术前护理

（1）积极做好术前准备，腹腔镜是近年来治疗异位妊娠的主要方法。多数妊娠可在腹腔镜直视下穿刺输卵管的妊娠囊吸出部分囊液或切开输卵管吸出胚胎，并注入药物；也可行输卵管切除术。

（2）绝对卧床休息，取休克卧位并禁食、水，头偏向一侧。监测生命体征，注意病情变化，积极纠正病人休克症状，做好术前准备。

（3）给予病人吸氧，氧气流量2~4 L/min，保持呼吸道通畅。对严重内出血并发休克的病人，建立静脉通道，交叉配血，做好输血、输液的准备。并迅速做好术前准备（参见第四篇第一章第一节**"妇科腹部手术前后护理"**）。

（4）给予心理护理，向病人讲明手术的必要性，减少和消除病人的紧张恐惧心理，协助病人接受手术治疗方案。

2.术后护理

（1）开腹手术参见第四篇第一章第一节**"妇科腹部手术前后护理"**。

（2）腔镜手术参见第四篇第一章第三节**"妇科腹腔镜手术护理"**。

【非手术治疗病人护理】

1.病室宜安静，病人应绝对卧床休息，保持情绪稳定。严密观察病情一般情况及生命体征，并重视病人的主诉。

2.密切观察腹痛腹胀、阴道出血、阴道排泄物、肛门有无坠胀感以及面色、血压、出汗、脉搏等情况。

3.加强化学药物治疗的护理，常用药物有甲氨蝶呤，其治疗机制是抑制滋养细胞增生、破坏绒毛使胚胎组织坏死、脱落、吸收。但在治疗中若有严重内出血征象，或疑输卵管间质部妊娠或胚胎继续生长时仍应及时进行手术治疗（郑修霞，2017）。

4.指导病人卧床休息，避免腹部压力增大，从而减少异位妊娠破裂的机会。

5.指导病人摄取足够的营养物质，尤其是富含铁蛋白的食物，如动物肝脏、鱼肉、豆类、绿色蔬菜以及黑木耳等，增强病人的抵抗力。

6.护士应协助正确留取血标本，动态观察血 HCG 值的变化及 B 超情况，以监测治疗效果。

【健康教育】

1.防止输卵管的损伤和感染，做好妇女保健指导工作，防止发生盆腔感染。

2.饮食指导　进含铁丰富的蛋白饮食，如鱼、肉、豆类、绿色蔬菜及黑木耳，促进血红蛋白增加，增加抵抗力。

3.教育病人保持良好的卫生习惯，勤洗浴、勤换衣、性伴侣稳定。

4.发生盆腔炎后须立即彻底治疗，以免延误病情。

5.由于输卵管妊娠者中约有 10% 的再发生率和 50%～60% 的不孕率，因此，护士需告诫病人，下次妊娠时要及时就医，并且不宜轻易终止妊娠（郑修霞，2017）。

【护理质量评价标准】

1.病人能够积极配合治疗与检查。

2.病人休克症状得以及时发现并纠正。

3.病人消除了恐惧心理，愿意接受手术治疗。

第三节　妊娠剧吐护理

怀孕早期会出现早孕反应，包括头晕、疲乏、嗜睡、食欲不振、偏食、厌恶油腻、恶心、呕吐等。症状的严重程度和持续时间因人而异，多数在孕 6 周前后出现，8～10 周达到高峰，孕 12 周左右自行消失。少数孕妇早孕反应严重，频繁恶心、呕吐，不能进食，以致发生体液失衡及新陈代谢障碍，甚至危及孕妇生命，称为妊娠剧吐。发生率为 0.3%～1.0%。

【一般护理】

1.休息　避免精神过度紧张，身心放松，可以听轻音乐舒缓情绪，适当活动，呕吐严重者绝对卧床休息。

2.保持环境清洁，呕吐后及时清理床单位及环境，给予口腔护理。

3.饮食　注意饮食调养，饮食不要求规律，想吃就吃，可少食多餐，不必过多考虑食物的营养价值，避免胃内空虚，可备些饼干、点心等随时食用，这样可以缓解恶心呕吐，进食后避免躺下。根据个人爱好调味，以增加食欲；避免不良气味刺激，如炒菜味、油腻味等；防止便秘，因便秘能加重早孕反应程度，多吃蔬菜、水果；注意补充水分，可以饮水果汁、糖盐水、淡茶水等。

4.剧吐、尿酮体阳性者应禁食，呕吐好转后可逐步进少量饮食。营养不良者，遵医嘱均匀给予静脉高营养。

5.遵医嘱补液，纠正水、电解质酸碱平衡紊乱。每日静脉补液量 3 000 mL 左右，连续输液至少 3 d，维持每日成果≥1 000 mL。

6.保持大便通畅。

7.详细记录每日出入量，注意观察呕吐物的颜色、性质。观察生命体征变化，注意有无脱水、酸中毒等。

8.及时送检各种实验室检查，了解病人病情变化。

9.心理护理　与病人建立良好护患关系，倾听病人的主诉，与病人产生共情。引导病人宣泄不良情绪，指导放松疗法；引导病人运用转移法，缓解焦虑、紧张等心理，争取家属的支持。

【病情观察】

1.监测电解质、尿酮体。

2.观察生命体征变化，注意有无脱水、酸中毒等。

3.观察记录呕吐物性质、量、次数。

4.准确记录出入量。

【健康教育】

1.给予高蛋白、多维生素、易消化饮食，少食多餐。

2.注意胎动。

3.定期进行产前检查。

【护理质量评价标准】

1.孕妇正确认识妊娠，适应角色改变。

2.病人饮食得当，休息充分。

3.病情观察仔细，病情变化及时配合处理。

4.大便通畅，出入量记录准确。

5.健康指导落实到位。

第四节　胎盘早剥护理

妊娠20周后或分娩期，正常位置的胎盘在胎儿娩出前，部分或全部从子宫壁剥离，称为胎盘早期剥离（placental abruption），简称胎盘早剥。胎盘早剥是妊娠晚期的一种严重并发症，往往起病急、进展快，若处理不及时，可危及母儿生命。纠正休克、及时终止妊娠、防治并发症是处理胎盘早剥的原则。

【一般护理】

1.纠正休克，改善病人一般情况。迅速开放静脉，配血输血，给氧，积极补充血容量。同时密切监测胎儿状态。

2.为终止妊娠做好准备。一旦确诊，为抢救母儿生命应及时终止妊娠，减少并发症的发生，分娩方式则依孕妇病情轻重、胎儿宫内状况、产程进展、胎产式等具体状态决定，护士要做好相应的准备。

3.分娩后及时给予宫缩剂，并配合按摩子宫，预防产后出血，必要时按医嘱做切除子宫的术前准备。未发生出血者，产后仍应加强观察，预防晚期产后出血发生。

4.产褥期护理

（1）病人在产褥期应注意加强营养，纠正贫血。

（2）更换消毒会阴垫，保持会阴清洁，防止感染。

（3）根据孕妇身体情况给予母乳喂养指导。

（4）死产者给予退乳措施，可在分娩后24 h内尽早服用大剂量雌激素，同时紧束双乳，少进汤类；水煎生麦芽当茶饮。

【病情观察】

1.观察病人生命体征变化，观察有无休克征象。

2.测量子宫高度，注意子宫体有无压痛及宫缩情况。

3.注意腹痛性质、程度、阴道流血情况。

4.监测胎心音及胎动变化。

5.产后应观察子宫收缩、阴道流血情况。

6.观察有无皮下、黏膜或注射部位出血，子宫出血不凝等；急性肾功能衰竭表现为尿少或无尿等并发症发生。

【健康教育】

1.注意休息，加强营养，纠正贫血。

2.再次妊娠时，需要行规范的产前检查，防止妊娠高血压综合症、慢性肾炎，加强妊娠期的保护意识。

3.做好计划生育，严格避孕2年。

【护理质量评价标准】

1.母亲分娩顺利，婴儿平安出生。

2.各项护理措施得当，无护理并发症。

3.发现休克及时并配合处理准确。

4.健康指导落实。

第五节 早产护理

早产（preterm labor，PTL）是指妊娠满28周至不满37足周之间分娩者。此时娩出的新生儿称早产儿，出生体重多小于2 500 g，各器官发育尚不够成熟。据统计，早产儿中约有15%于新生儿期死亡，而且围生儿死亡中与早产有关者占75%，防止早产是降低围生儿死亡率的重要环节之一。

【一般护理】

1.做好孕期保健工作，指导孕妇加强营养，保持平静的心情。

2.避免诱发宫缩的活动，如抬举重物、性生活等。

3.高危孕妇必须多卧床休息，以左侧卧位为宜，以增加子宫血液循环，改善胎儿供氧，慎做肛查和阴道检查等，积极治疗合并症。

4.药物治疗护理 先兆早产的主要治疗为抑制宫缩，要加强药物作用和副作用观察，同时还要积极控制感染、治疗合并症和并发症。

5.在保胎过程中，应每日行胎心监护，教会病人定时自数胎动（胎动3～5次/h），有异常时及时采取应对措施。

6.对妊娠35周前的早产者，在分娩前按医嘱给孕妇糖皮质激素如地塞米松，可促胎肺成熟，明显降低新生儿呼吸窘迫综合征的发病率。

7.如早产已不可避免，应尽早决定合理分娩的方式。经阴道分娩者，应考虑使用产钳和会阴切开术以缩短产程，从而减少分娩过程中对胎头的压迫。

8.心理护理 对于产妇的负疚感、孤独感、无助感，应鼓励家属陪伴在身边，以增强其信心，保持良好的心态。

【病情观察】

1.监测胎心、宫缩变化。

2.观察药物的副作用及毒性反应。

【健康教育】

1.定期产前检查，指导孕期卫生，积极治疗泌尿道、生殖道感染。孕晚期节制性生活，以免胎膜早破。

2.切实加强对高危妊娠的管理，积极治疗妊娠合并症及预防并发症的发生，预防胎膜早破及感染。

3.宫颈内口松弛者，应于妊娠14～16周行宫颈内口环扎术。

【护理质量评价标准】

1.病人能积极配合医护措施。

2.母婴顺利经历全过程。

第六节 前置胎盘护理

正常胎盘附着于子宫体部的后壁、前壁或侧壁。孕28周后若胎盘附着于子宫下段，甚至胎盘下缘达到或覆盖宫颈口内口处，其位置低于胎儿先露部时，称为前置胎盘（placenta previa）。前置胎盘是妊娠晚期出血的主要原因之一，是妊娠期的严重并发症，若处理不当可危及母儿生命。多见于经产妇及多产妇。前置胎盘的处理原则是制止出血、纠正贫血和预防感染。

【一般护理】

1.孕妇需住院观察，绝对卧床休息，尤以左侧卧位为佳，并定时间段吸氧，每日3次，每次1 h，以提高胎儿血氧供应。

2.护士应加强巡视，了解产妇心理和生活需要，主动给予生活的照顾和精神上的安慰。

3.注意适当多吃富含纤维素的食物，防止大便干燥。

4.纠正贫血，除口服硫酸亚铁、输血等措施外，还应加强饮食营养指导，建议孕妇多食高蛋白以及含铁丰富的食物，如动物肝脏、绿叶蔬菜、豆类等。

5.严密观察并记录孕妇生命体征，阴道流血的量、色、流血时间及一般状况，监测胎儿宫内状态。按医嘱及时完成实验室检查项目，并交叉配血备用。

6.禁止肛查和灌肠，必须行阴道检查时应在做好充分抢救准备后进行，操作要轻而快。

7.妊娠达到37周的完全性前置胎盘者，选择剖宫产终止妊娠。

8.胎盘低置无活动出血者可自然分娩，分娩时应开放静脉通道，临产过程中阴道出血增多者可行剖宫产。

9.注意产程及胎心情况，计数胎动，防止胎儿宫内窘迫及早产。

10.及时使用宫缩剂预防产后出血，产后应密切观察宫缩情况及出血量。

11.预防产后出血和感染，注意观察产妇生命体征和阴道流血情况，合理使用抗生素，及时更换会阴垫，保持会阴部清洁、干燥。胎儿娩出后，及早应用缩宫素。

【健康教育】

1.护士应加强对孕妇的管理和宣教。

2.指导围孕期妇女避免吸烟、酗酒等不良行为。

3.避免多次刮宫、引产或宫内感染，防止多产，减少子宫内膜损伤或子宫内膜炎。

4.坚持避孕，做好计划生育，减少引起前置胎盘的因素。

5.妊娠期间接受规范产前检查及产前教育，出现阴道流血及时就诊。

【护理质量评价标准】

1.接受期待疗法的孕妇胎龄接近或达到足月时终止妊娠。

2.产妇产后未出现产后出血和感染。

第七节　胎膜早破护理

胎膜早破（premature rupture of membranes，PROM）是指在临产前胎膜自然破裂。是常见的分娩期并发症，其发生率在妊娠满37周为10%，妊娠不满37周的胎膜早破发生率为2.0%～3.5%。胎膜早破对妊娠和分娩均造成不利影响，可导致早产及围生儿死亡率的增加，可使孕产妇宫内感染和产褥感染率增加。

【一般护理】

1.胎膜早破胎先露未衔接的住院待产妇应绝对卧床，采取左侧卧位，注意抬高臀部防止脐带脱垂造成胎儿缺氧或宫内窘迫。如有脐带先露或脐带脱垂，应在数分钟内结束分娩。

2.给予吸氧等处理，防止胎儿宫内缺氧。

3.预防感染　遵医嘱给予会阴冲洗，每日2次，嘱孕妇勤换内衣裤，用消毒卫生巾，保持外阴清洁，防止上行性感染。监测孕妇体温、脉搏，每日4次，遵医嘱监测白细胞计数、分类，及早发现感染征象。按医嘱一般于胎膜破裂后12 h给抗生素预防感染（郑修霞，2017）。

4.胎儿头浮者卧床休息，以防脐带脱垂。

5.给予心理支持，减轻孕妇紧张焦虑。

【病情观察】

1.密切观察胎心的变化，监测胎动及胎儿宫内安危。准确记录胎膜破裂时间，羊水的性状、颜色、气味、量，如有异常，及时汇报医生。

2.对于＜35孕周胎膜早破者，应遵医嘱给地塞米松 10 mg 静脉滴注，以促胎肺成熟。

3.若孕周＜37周，已临产，或孕龄达 37 周，破膜后 12～18 h 尚未临产者，均可按医嘱采取措施，尽快结束分娩。

4.观察产妇的生命体征，进行白细胞计数，了解是否存在感染。

【健康教育】

1.为孕妇讲解胎膜早破的影响，使孕妇重视妊娠期卫生保健并积极参与产前保健指导活动。

2.嘱孕妇妊娠后期禁止性交，避免负重及腹部受碰撞。

3.宫颈内口松弛者，应卧床休息，并遵医嘱于 14～16 周行宫颈环扎术。

4.同时注意指导其补充足量的维生素及钙、锌等元素。

【护理质量评价标准】

1.孕妇积极参与护理过程，对胎膜早破的处理感到满意。

2.母儿生命安全，未发生并发症。

第八节　胎儿窘迫护理

胎儿窘迫（fetal distress）是指胎儿在宫内有缺氧征象，危及胎儿健康和生命者。胎儿窘迫是一种综合症状，主要发生在临产过程，也可发生在妊娠后期。发生在临产过程者，可以是发生在妊娠后期的延续和加重。胎儿窘迫主要表现为胎心音改变、胎动异常及羊水胎粪污染或羊水过少，严重者胎动消失。

【一般护理】

1.指导孕妇左侧卧位，间断吸氧。疑有脐带隐性脱垂或脐带受压者可抬高床尾。

2.严密监测胎心变化，一般每 15 min 听 1 次胎心或进行胎心监护，注意胎心变化型态。

3.为手术者做好术前准备，如宫口开全，胎先露部已达坐骨棘平面以下 3 cm 者，应尽快手术助产娩出胎儿。

4.做好新生儿抢救和复苏的准备。

5.心理护理

（1）向孕产妇提供相关信息，包括医疗措施的目的、操作过程、预期结果及孕产妇需做的配合，减轻其焦虑心理。

（2）对于胎儿不幸死亡的父母亲，可安排一个远离其他婴儿和产妇的单人房间，鼓励他们诉说悲伤，接纳其哭啼及抑郁的情绪，陪伴在旁提供支持及关怀。

【护理质量评价标准】

1.胎儿情况改善，胎心率在 120～160 次/min。

2.孕妇能运用有效的应对机制来控制焦虑，叙述心理和生理上的舒适感有所增加。

3.产妇能够接受胎儿死亡的现实，经历了理智和情感的行为反应过程。

第九节　新生儿窒息护理

新生儿窒息（neonatal asphyxia）是指由于产前、产时和产后各种原因使新生儿出生后不能建立正常呼吸，引起缺氧、酸中毒，严重时可导致全身多脏器损害的一种病理生理状况，是引起围产期新生儿死亡和致残的主要原因之一。新生儿窒息时，缺氧和酸中毒极易导致脑损伤，临床上也常将新生儿窒息与不良的神经系统结局如脑瘫联系在一起。美国妇产科学会（American Congress of Obstetricians and Gynecologists，ACOG）于 2005 年提出了新生儿窒息所致神经系统后遗症的诊断标准：出生时胎儿脐动脉血气存在代谢性酸中毒（pH<7.00 和 BE≥12 mmol/L）；胎龄≥34 周的新生儿生后不久即出现中—重度新生儿脑病的表现；脑瘫表现为四肢痉挛性瘫痪或运动障碍；排除了产伤、凝血功能异常、感染、先天性异常等因素。轻度（青紫）窒息 Apgar 评分 4～7 分，重度（苍白）窒息 Apgar 评分 0～3 分。

【一般护理】

1. 配合医师按 ABCD 程序进行复苏

（1）快速评估和初步复苏。询问足月吗？羊水清吗？肌张力好吗？有哭声和呼吸吗？4 项均为"是"，快速擦干，和母亲皮肤接触，进行常规护理。有 1 项为"否"，则需初步复苏即保暖（戴帽子）、摆正体位，必要时吸引口鼻，擦干，刺激，摆正体位，评估心率。

（2）正压通气和血氧饱和度监测。呼吸暂停或喘息样呼吸，或心率<100 次/min；如果新生儿有呼吸且心率≥100 次/min，但在持续气道正压通气和常压给氧后，新生儿氧饱和度不能维持在目标值，考虑正压通气（气囊面罩正压通气）。

（3）气管插管正压通气和胸外按压。胸外按压时应气管插管进行正压通气。由于通气障碍是新生儿窒息的首要原因，因此胸外按压和正压通气的比例应为 3：1，即 90 次/min 按压和 30 次/min 呼吸，达到每分钟约 120 个动作。每个动作约 1/2 s，2 s 内 3 次胸外按压加 1 次正压通气。胸外按压的位置为胸骨下 1/3（两乳头连线中点下方），避开剑突。按压深度约为胸廓前后径的 1/3，产生可触及脉搏的效果。按压和放松的比例为按压时间稍短于放松时间，放松时拇指或其他手指应不离开胸壁。按压的方法有拇指法和双指法：①拇指法是指双手拇指的指端按压胸骨，根据新生儿体型不同，双拇指重叠或并列，双手环抱胸廓支撑背部；②双指法是指右手食指和中指两个指尖放在胸骨上进行按压，左手支撑背部。

（4）药物与扩容。45～60 s 重新评估心率，如心率仍<60 次/min，除继续胸外按压外，考虑使用肾上腺素，脐静脉用量 0.1～0.3 mL/kg，气管内用量 0.5～1.0 mL/kg；有低血容量、怀疑失血或休克的新生儿在对其他复苏措施无反应时，使用扩容剂，首次剂量为 10 mL/kg。

2. 保暖 抢救过程中产房室温保持在 25～28 ℃，辐射保暖台温度在 32～34 ℃。

3. 用氧 足月儿开始用空气复苏，早产儿开始给 21％～40％浓度的氧，胸外按压时给氧浓度提高到 100％。

4. 气囊面罩正压通气

（1）压力：通气压力需要 20～25 cmH₂O（1 cmH₂O=0.098 kPa），少数病情严重的初生儿可用 2～3 次 30～40 cmH₂O 压力通气。国内使用的新生儿复苏囊为自动充气式气囊（250 mL），使用前要检查减压阀。有条件最好配备压力表。

（2）频率：40～60 次/min。

5. 复苏后护理 需加强新生儿护理，保持呼吸道通畅，密切观察面色、呼吸、心率、体温，监测血氧饱和度、血气分析及血电解质，预防感染，做好重症记录。

6. 母亲护理 提供情感支持，刺激子宫收缩，预防产后出血。

【护理质量评价标准】

1. 新生儿 5 min 的 Apgar 评分提高。

2. 新生儿没有受伤及感染的征象。

3. 母亲能理解新生儿的抢救措施，接受事实。

4. 未发生子宫收缩乏力等并发症。

第十节 双胎妊娠护理

一次妊娠子宫腔内同时有两个胎儿时称为双胎妊娠（twin pregnancy）。一般情况下，双胎的好发人群有下列特点：第一，遗传。孕妇或其丈夫家庭中有多胎妊娠者，多胎的发生率增加。第二，年龄和胎次。双胎发生率随着孕妇年龄增大而增加，尤其是 35～39 岁者最多，孕妇胎次越多，发生多胎妊娠的机会越多。第三，药物应用。促排卵药物的应用和辅助生育技术的发展，导致双胎妊娠的发生率增加。

【一般护理】

1.增加产前检查次数，每次监测腹围、宫高和体重。

2.注意休息，尤其是妊娠最后 2～3 月，要求卧床休息，防止跌伤意外发生。卧床时取左侧卧位，增加子宫、胎盘的供血，减少早产的机会。

3.加强营养，注意补充铁、钙、叶酸等，进食高蛋白、高维生素及必需脂肪酸的食物。

4.双胎妊娠的孕妇胃部受压致胃纳差、食欲减退，因此应鼓励孕妇少量多餐，满足孕期需要。采取措施预防静脉曲张的发生。

5.双胎妊娠腰背部疼痛症状较明显，应注意休息，可指导其做骨盆倾斜运动、局部热敷等缓解症状。

6.给予心理护理，帮助孕妇完成两次角色转变，接受成为两个孩子母亲的事实。说明保持心情愉快、积极配合治疗的重要性。

7.为预防产后出血的发生，产程中开放静脉通道，做好输液、输血准备。

8.治疗配合

(1) 严密观察产程和胎心率变化，如发现有宫缩乏力或产程延长，及时处理。按医嘱使用抗生素。

(2) 第一个胎儿娩出后，立即断脐，协助扶正第二个胎儿的胎位，以保持纵产式。通常再等待 20 min 左右，第二个胎儿自然娩出。如等待 15 min 仍无宫缩，则可协助人工破膜或遵医嘱静脉滴注催产素促进宫缩。产程过程中应严密观察，及时发现脐带脱垂或胎盘早剥等并发症。

(3) 为预防产后出血的发生，产程中开放静脉通道，做好输液、输血准备；第二个胎儿娩出后应立即肌内注射或静脉滴注缩宫素，腹部放置沙袋，并以腹带紧裹腹部，防止腹压骤降引起休克。产后严密观察子宫收缩及阴道流血情况，发现异常及时配合处理。

(4) 双胎妊娠者如系早产，产后应加强对早产儿的观察和护理。

【病情观察】

1.双胎妊娠孕妇易伴发妊娠期高血压、羊水过多、前置胎盘、贫血等并发症，应加强病情观察，及时发现并处理。

2.观察产程和胎心变化，如有宫缩乏力或产程异常及时处理。

3.若有早产征兆，给予宫收缩抑制剂，观察用药反应及药物的毒性反应。

4.产后应严密观察子宫收缩及阴道流血情况，发现异常及时配合处理，腹部放置沙袋，并以腹带紧裹腹部，腹压骤降引起休克。

【健康教育】

1.指导孕妇注意休息，加强营养。

2.注意阴道流血量和子宫复旧情况，防止产后出血。

3.指导产妇母乳喂养，选择有效的避孕措施。

【护理质量评价标准】

1.孕妇能主动与他人讨论两个孩子的将来并做好分娩的准备。

2.孕产妇、胎儿或新生儿安全。

第十一节　过期妊娠护理

凡平时月经周期规律，妊娠达到或超过 294 日即 42 周尚未分娩者，称为过期妊娠。过期妊娠是胎儿窘迫、胎粪吸入综合征、新生儿窒息、围生儿死亡及巨大儿、难产的重要原因。发生率占妊娠总数的 3%～15%。

【护理措施】

1.仔细核对预产期，判断胎盘功能，根据胎盘功能及胎儿情况决定终止妊娠的方法，同时做好引产以及手术产的准备工作。

2.完成血尿常规、阴拭子的检查。护士应关心体贴产妇，减少其紧张情绪，以取得配合。

3.引产护理　引产过程中应严密监测胎心、宫缩及产程进展，进入产程后，产妇应左侧卧位、吸氧。注意羊水性质，及早发现胎儿窘迫，及时处理。

4.预防感染　进行阴道操作引产时要注意无菌技术，根据阴道拭子培养结果决定是否行人工破膜引产，破膜后的护理同胎膜早破。

5.注意观察子宫收缩的情况、胎心的变化。一旦发生胎儿宫内窘迫应立即报告医生，给予氧气吸入，随时做好新生儿窒息的抢救与急诊剖腹产的准备。

【病情观察】

1.严密监测胎心、宫缩及产程进展。

2.注意羊水性质。

【健康教育】

1.教会孕妇观察胎动。

2.加强活动，休息时左侧卧位。

【护理质量评价标准】

1.产妇在分娩过程中能积极配合，适当休息、活动。

2.未发生胎儿窘迫、新生儿窒息等并发症。

第七章　妊娠合并症护理

第一节　妊娠合并糖尿病护理

糖尿病（diabetes mellitus）是一组以慢性血糖水平增高为特征的代谢性疾病群。由于胰岛素分泌缺陷和（或）胰岛素作用缺陷而引起的碳水化合物、蛋白质、脂肪、水和电解质等的代谢异常，临床以慢性高血糖为主要特征。妊娠合并糖尿病包括 2 种类型：糖尿病合并妊娠、妊娠期糖尿病。

【一般护理】

1.妊娠期护理

（1）病室保持安静、舒适。

（2）卧床休息，保证充足的睡眠，取左侧卧位，增加子宫胎盘的血循环。

（3）控制饮食。指导选择血糖指数较低的粗粮，如荞麦、玉米面和杂豆类；优质蛋白的摄入主要选择鱼、肉、蛋、牛奶、豆浆和豆腐等黄豆制品。烹饪油选用植物油，适当少量选食核桃、杏仁等硬果类食物加餐。每日补充钙剂 1～1.2 g，叶酸 5 mg、铁剂 15 mg 及维生素等微量元素。

（4）适度运动。孕妇适度运动可提高胰岛素的敏感性，改善血糖及脂代谢紊乱，避免体重增长过快，利于糖尿病病情的控制和正常分娩。如散步、太极拳等有氧运动。进餐 30 min 后运动，每次连续 30～40 min 的有氧运动，休息 30 min（郑修霞，2017），以免发生低血糖。

（5）孕妇不宜采用口服降糖药治疗，需要使用胰岛素治疗，做好用药指导；糖尿病孕妇应在孕前即改为胰岛素治疗。加强孕期卫生健康宣教，积极控制感染。

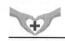
（6）心理护理。大多数孕妇有消极情绪，担心、焦虑、抑郁，应加强心理疏导，给予安慰和鼓励。

2.分娩期护理

（1）终止妊娠的时间。原则是在控制血糖、确保母儿安全的情况下，尽量推迟终止妊娠的时间，若血糖控制不良，伴有严重的合并症或并发症，如重度子痫前期、心血管病变、酮症酸中毒、胎儿宫内生长受限、胎儿窘迫等情况下，则在促进胎儿肺成熟后立即终止妊娠。

（2）如有胎位异常、巨大儿、病情严重需终止妊娠时，常选择剖宫产。

（3）分娩时应严密监测血糖、尿糖和尿酮体，如血糖在 5.6～7.8 mmol/L，静滴胰岛素 1.0 U/h；血糖在 7.8～10.0 mmol/L，静滴胰岛素 1.5 U/h；血糖＞10.0 mmol/L，静滴胰岛素 2.0 U/h（郑修霞，2017）。并提供热量，预防低血糖。

（4）密切监护胎儿状况，产时不宜过长，否则增加酮症酸中毒、胎儿缺氧和感染危险（郑修霞，2017）。

（5）糖尿病孕妇在分娩过程中仍需维持身心舒适，给予支持以减缓分娩压力。

（6）新生儿护理。①无论体重大小均按高危儿处理，注意保暖和吸氧等。②新生儿出生时取脐血检测血糖，并在 30 min 后定时滴服 25％葡萄糖液防止低血糖，同时注意预防低血钙，多数新生儿在出生后 6 h 内血糖可恢复正常。③接受胰岛素治疗的糖尿病产妇，哺乳不会对新生儿产生不良影响。

3.产褥期护理

（1）产后由于胎盘娩出，抗胰岛素激素迅速下降，需重新评估胰岛素的需要量，根据产妇血糖情况调整胰岛素用量。

（2）预防产褥期感染，糖尿病病人抵抗力下降，易合并感染，应及早识别病人的感染征象，并及时处理。

（3）及时提供有关新生儿的各种信息，积极为母亲创造各种亲子互动机会，促进家庭和谐关系的建立与发展。

（4）糖尿病病人产后应长期避孕。

（5）指导产妇定期接受产科和内科复查，尤其是妊娠期糖尿病病人应重新确诊，如产后血糖正常也需每 3 年复查血糖 1 次，以减少妊娠糖尿病发展成为 2 型糖尿病。

【病情观察】

1.密切观察生命体征。

2.协助监测血糖、尿糖和尿酮体的变化，发现畸胎及早处理。

3.注意血压、水肿、尿蛋白情况。

4.注意胎动次数、胎儿发育、胎儿成熟度、胎盘功能等监测。

5.注意听胎心，有条件者给予连续胎心监护。

【用药护理】

1.因磺脲类及双胍类降糖药均能通过胎盘对胎儿产生毒性反应，因此孕妇不宜采用口服降糖药物治疗。

2.对于通过饮食不能控制的妊娠期糖尿病孕妇，为避免低血糖或酮症酸中毒的发生，胰岛素是其主要的治疗药物。

3.显性糖尿病孕妇应在孕前即改为胰岛素治疗。

【健康教育】

1.指导合适的运动和休息，加强饮食指导。

2.指导孕妇正确控制血糖，提高自我监护和自我护理能力，与家人共同制定健康教育计划。

3.指导孕妇掌握注射胰岛素的正确方法、药物作用的药峰时间，并能自我进行血糖或尿糖测试。

4.讲解妊娠合并糖尿病危害，预防各种感染的方法。

5.指导孕妇听一些优美抒情音乐或在专业人员指导下进行孕期瑜伽练习，保持身心愉悦的状态。

6.教会孕妇掌握发生高血糖及低血糖的症状及紧急处理步骤，鼓励外出携带糖尿病识别卡及糖果，避免发生不良后果。

【护理质量评价标准】

1.孕产妇饮食合理。

2.孕产妇掌握有关血糖控制方法以及胰岛素的正确使用方法，保持良好的自我照顾能力。

3.孕妇妊娠、分娩经过顺利，母婴健康。

第二节　妊娠合并心脏病护理

妊娠合并心脏病是妇女在围生期患有的一种严重的妊娠合并症，包括先天性和妊娠后发现的或发生的心脏病。

【一般护理】

1.妊娠期护理

（1）加强孕期保健。定期产前检查或家庭访视。妊娠 20 周前每 2 周行产前检查 1 次；妊娠 20 周后，尤其是 32 周后，需 1 周检查 1 次。

（2）重点评估心脏功能情况及胎儿宫内情况。若心功能在Ⅲ级或以上，有心力衰竭征象者，均应立即入院治疗；心功能在Ⅰ～Ⅱ级者，应在妊娠 36～38 周提前入院待产。

（3）早期识别心力衰竭的征象，及时处理：①轻微活动后即有胸闷、心悸、气短；②休息时心率每分钟超过 110 次，呼吸每分钟大于 20 次；③夜间常因胸闷坐起呼吸；④肺底部出现少量持续性湿啰音，咳嗽后不消失。

（4）预防心力衰竭，充分休息，避免过劳，保证孕妇每天至少 10 h 的睡眠且中午宜休息 2 h。休息时采取左侧卧位或半卧位。

（5）营养科学合理。指导心脏病孕妇摄入高热量、高维生素、低盐、低脂饮食且富含多种微量元素如铁、锌、钙等。多食蔬菜、水果，防止便秘。适当限制食盐量，一般每日食盐量不超过 4～5 g（郑修霞，2017）。

（6）预防治疗诱发心力衰竭的各种因素。如贫血、心律失常、妊娠期高血压病，预防呼吸道感染，如有感染征象，应及时有效地抗生素处理；使用输液泵严格控制输液滴速。卧床期间，注意翻身拍背，协助排痰，保持外阴清洁，加强保暖。

（7）心理护理。及时为孕产妇和家人提供信息，指导孕妇自我照顾、活动、用药，掌握抢救和应对措施，监测胎儿的方法及产时、产后的治疗护理方法，以减轻孕妇及家人的焦虑心理。

（8）急性心力衰竭的紧急处理。①体位：病人取坐位，双腿下垂，减少静脉血回流。②吸氧：立即高流量吸氧，根据动脉血气分析结果进行氧流量调整，严重者采用无创呼吸机持续加压，增加肺泡内压，加强气体交换，对抗组织液向肺泡内渗透（郑修霞，2017）。③按医嘱用药：为防止产褥期组织内水分与强心药物同时回流入体循环从而引起毒性反应，通常选择作用和排泄较快的制剂，如地高辛 0.25 mg 口服，每日 2 次，2～3 d 后根据临床效果改为每日 1 次。孕妇对洋地黄类药物的耐受性差，需要注意用药时的毒性反应。肌内注射吗啡可以使病人镇静以减少躁动所带来的额外的心脏负担，且可同时舒张小血管以减轻心脏负荷。对妊娠晚期，有严重心力衰竭者，宜与内科医师联系，在控制心力衰竭的同时，紧急行剖宫产术取出胎儿，以减轻心脏负担，挽救孕妇的生命。④其他：紧急状态下，也可应用四肢轮流三肢结扎法，以减少静脉回心血量，对减轻心脏负担有一定的作用。

2.分娩期护理

（1）严密观察产程进展，防止心力衰竭的发生。

（2）取左侧卧位，避免仰卧，防止仰卧位低血压综合征发生。

（3）缩短第二产程，减少产妇体力消耗，宫缩时不宜用力，宫口开全时使用产钳术缩短产程，做好新生儿抢救工作。

（4）预防产后出血和感染，胎儿出生后使用沙袋防止腹部增加腹压，遵医嘱进行输血、输液时，使用输液泵控制滴速和补液量，以免增加心脏额外负担，并随时评估心脏功能。

（5）给予生理及情感支持，降低产妇及家属焦虑。

3.产褥期护理

（1）监测并协助产妇恢复孕前的心功能状态。

（2）产后72 h严密监测生命体征，产妇应半卧位或左侧卧位，保证充足睡眠。

（3）心功能Ⅰ～Ⅱ级的产妇可以母乳喂养，但应避免过劳，保证充足的睡眠及休息。

（4）及时评估有无膀胱胀满、尿潴留，保持外阴部清洁。

（5）指导摄取清淡饮食，少量多餐，防止便秘。

（6）产后按医嘱预防性使用抗生素及协助恢复心功能药物，并严密观察其不良反应，无感染征象时停药。

（7）促进亲子关系建立，避免产后抑郁发生，心脏病孕妇通常会非常担心新生儿是否有心脏缺陷，同时由于自身原因不能参与照顾婴儿，会产生愧疚、烦躁的心理，做好产妇的心理疏导工作。

（8）采取适宜的避孕方式，严格避孕。

【健康教育】

1.促进家庭成员适应妊娠造成的压力，协助并提高孕妇自我照顾能力，完善家庭支持系统。

2.指导孕妇及家属掌握妊娠合并心脏病的相关知识，包括自我照顾、限制活动程度、诱发心力衰竭的因素及预防。

3.识别早期心衰的常见症状和体征，尤其是遵医嘱服药的重要性，掌握抢救和应对措施。

【护理质量评价标准】

1.病人能列举预防心衰的措施。

2.孕产妇能结合自身情况描述可以进行的日常活动。

3.孕产妇没有发生心力衰竭。

4.病人配合治疗方案，顺利经历分娩过程。

第三节　妊娠合并肾炎护理

妊娠可使肾脏负担加重，从而使孕妇肾脏容易受到损伤，发生急性肾盂肾炎或慢性肾炎，甚至发展成慢性肾衰。临床表现：慢性肾炎主要表现为蛋白尿、水肿、高血压；急性肾盂肾炎主要表现为起病急骤，常突然出现发冷、发热、头痛、全身酸痛、恶心、呕吐等症状，腰痛以及尿频、尿急、尿痛、排尿不尽等膀胱刺激征状，一昼夜排尿10余次，排尿时伴有下腹痛。肾炎可使胎盘功能减退，发生胎儿宫内发育迟缓或宫内死胎，孕妇易发生妊娠期高血压疾病、胎盘早剥和产后出血等。

【护理措施】

1.加强卫生宣教，注意孕期卫生、外阴清洁，保持大便通畅。减少逆行感染机会。

2.加强产前检查，对既往有肾病史的产妇应注意肾功能、蛋白尿、血压及水肿情况，妊娠24周后注意与妊高征鉴别。

3.教会孕妇自查有无急性肾炎的症状，如典型的水肿为眼睑水肿和下肢凹陷性水肿，如有异常，及时就诊。

4.保证孕妇充足睡眠和休息，要求左侧卧位，避免劳累、受凉和感染；给予高营养、低盐饮食，注意劳逸结合，增加机体抵抗力。

5.有症状者应卧床休息，采取侧卧位以利于尿液引流。给予足够的入量并保持出入量平衡。遵医嘱给予抗生素治疗。

6.控制血压是防止该病恶化的关键（高血压加速肾小球的硬化）。

7.注意外阴清洁卫生，每日冲洗2次，便后及时冲洗，防止泌尿道重复感染而加重病情。

【病情观察】

1.监测肾功能、蛋白尿、血压及水肿情况。

2.保持出入量平衡。

【健康教育】

1.促进家庭成员适应妊娠造成的压力，协助并提高孕妇自我照顾能力，完善家庭支持系统。

2.加强围生期保健，注意胎儿生长发育情况。孕期平顺，32周入院观察。

3.进行产后健康指导，强调产后避孕的重要性。

【护理质量评价标准】

1.孕产妇能自我肾炎症状监测。

2.孕产妇没有发生肾衰竭。

3.病人配合治疗方案，顺利经历分娩过程。

第四节　妊娠高血压疾病护理

妊娠高血压疾病是妊娠期特有的疾病，包括妊娠期高血压、子痫前期、子痫、慢性高血压并发子痫前期以及妊娠合并慢性高血压。指发生于妊娠 20 周后，表现为高血压、水肿、蛋白尿、全身小动脉痉挛的基本病变。临床表现及分类见表 4-7-2。

表 4-7-2　妊娠高血压疾病临床表现及分类

分类	临床表现
妊娠期高血压	妊娠 20 周后出现高血压，收缩压≥140 mmHg 和（或）舒张压≥90 mmHg，于产后 12 周内恢复正常；尿蛋白（－）；产后方可确诊
子痫前期	妊娠 20 周后出现收缩压≥140 mmHg 和（或）舒张压≥90 mmHg，伴有蛋白尿≥0.3/d，或随机尿蛋白（＋）或虽无尿蛋白，但合并下列任何 1 项者：①血小板减少（血小板<100×10⁹/L）；②肝功能损害（血清转氨酶水平为正常值 2 倍以上）；③肾功能损害（血肌酐水平大于 1.1 mg/dL 或为正常值 2 倍以上）；④肺水肿；⑤新发生的中枢神经系统异常或视觉障碍
子痫	子痫前期基础上发生不能用其他原因解释的抽搐
慢性高血压并发子痫前期	慢性高血压妇女妊娠前无蛋白尿，妊娠 20 周后出现蛋白尿；或妊娠前有蛋白尿，妊娠后蛋白尿明显增加，或血压进一步升高，或出现血小板减少<100×10⁹/L，或出现其他肝肾功能损害、肺水肿、神经系统异常或视觉障碍等严重表现
妊娠合并慢性高血压	妊娠 20 周前收缩压≥140 mmHg 和（或）舒张压≥90 mmHg（滋养细胞疾病除外），妊娠期无明显加重；或妊娠 20 周后首次诊断高血压并持续到产后 12 周以后

【一般护理】

1.保证休息　保证充分的睡眠，每日休息不少于 10 h。在休息和睡眠时，以左侧卧位为宜。

2.调整饮食　轻度妊娠期高血压孕妇需摄入足够的蛋白质（100 g/d 以上）、蔬菜，补充维生素、铁和钙剂。食盐不必严格限制，因为长期低盐饮食可引起低钠血症，易发生产后血液循环衰竭。但全身水肿的孕妇应限制食盐入量。

3.密切监护母儿状态　应经常询问孕妇有无头痛、视力改变、上腹不适等症状。每日测体重及血压，每日或隔日复查尿蛋白。定期监测血压、胎儿发育状况和胎盘功能。

4.间断吸氧可增加血氧含量，改善全身主要脏器和胎盘的氧供。

【用药护理】

目前，硫酸镁为治疗子痫前期和子痫的首选解痉药物。

1.用药方法　硫酸镁可采用肌内注射或静脉用药。

（1）肌内注射：25％硫酸镁溶液 20 mL（5 g），臀部深部肌内注射，每日 1～2 次；因局部刺激性强，注射时使用长针头行深部肌内注射，注射后用无菌棉球覆盖针孔，防止注射部位感染，必要时可行局部按揉或热敷，促进药物吸收。

（2）静脉给药：25％硫酸镁溶液 20 mL＋10％葡萄糖 20 mL 静脉注射，5～10 min 内推注；或 25％硫酸镁溶液 20 mL＋5％葡萄糖 200 mL 静脉注射（1～2 g/h），4 次/d。

2.毒性反应：在进行硫酸镁治疗时，应密切关注其毒性作用，并认真控制硫酸镁的入量。硫酸镁滴注速度以 1 g/h 为宜，不超过 2 g/h，每天用量 15～20 g。中毒首先表现为膝反射减弱或消失，随着血镁浓度的增加可出现全身肌张力减退和呼吸抑制，严重者心跳可突然停止。中毒时可用 10％葡萄糖酸钙 10 mL 静脉推注，3 min 以上推完，必要时可每小时重复 1 次。

3.注意事项　护士用药前和用药中应监测孕妇血压，同时监测：膝反射必须存在；呼吸不少于 16 次/min；尿量每 24 h 不少于 600 mL，或每小时不少于 25 mL。告知病人药物不良反应，不可随意调节滴数。

【子痫护理】

1.协助医生控制抽搐，病人一旦发生抽搐，应尽快控制。硫酸镁为首选药物，必要时可加用镇静药物。

2.专人护理，防止受伤。子痫发生后，首先应保持呼吸道通畅，病人取头低侧卧位，使用开口器和拉舌钳防止咬伤唇舌和舌后坠，并立即给氧，准备吸引器，病人未完全清醒禁止饮食和口服给药。

3.减少刺激，以免诱发抽搐。病人应安置于单人暗室，保持绝对安静，集中进行护理操作。

4.严密监护，密切注意血压、脉搏、呼吸、体温及尿量，记录出入量。及早发现脑出血、肺水肿、急性肾衰等并发症。

5.子痫发作后多自然临产，应严密观察及时发现产兆，并做好母子抢救准备。

【妊娠期高血压孕妇的产时及产后护理】

1.阴道分娩需加强各产程护理。密切监测病人的血压、脉搏、尿量、胎心及子宫收缩情况，尽量缩短产程，避免产妇用力，预防产后出血（禁用专角新碱）（郑修霞，2017）。

2.开放静脉，测量血压。病情较重者于分娩开始即开放静脉，胎儿娩出后测血压，病情稳定后方可送回病房。产后 48 h 内应至少 4 h 观察血压 1 次。

3.继续硫酸镁治疗，加强用药护理，重症病人产后应继续硫酸镁治疗 1～2 d。使用大量硫酸镁的孕妇，产后易发生子宫收缩乏力，应严密观察，防止产后出血。

【健康教育】

1.指导孕妇及家属了解妊娠期高血压疾病的知识及其对母儿的危害，提高孕妇定期接受产前检查。

2.进行饮食指导并注意休息，以左侧卧位为主。

3.加强胎儿监护，自数胎动，掌握自觉症状，加强产前检查。

4.妊娠期高血压疾病病人，应使病人掌握识别不适症状及用药后的不适反应。

5.掌握产后自我护理方法，加强母乳喂养指导。

6.注意家属健康教育，使孕妇得到心理和生理的支持。

【护理质量评价标准】

1.妊娠期高血压疾病的孕妇休息充分、睡眠良好、饮食合理，病情缓解。

2.妊娠期高血压重度子痫前期的孕妇病情得以控制，未出现子痫及并发症。

3.妊娠期高血压疾病的孕妇分娩经过顺利。

4.治疗中，病人未出现硫酸镁中毒反应。

第八章　分娩期并发症妇女护理

第一节　产后出血护理

产后出血（postpartum hemorrhage）指胎儿娩出后 24 h 内，阴道分娩者出血量≥500 mL，剖宫产者≥1 000 mL。产后出血是分娩期的严重并发症，是产妇死亡的重要原因之一，在我国居产妇死亡原因首位。产后出血的预后随失血量、失血速度及孕产妇的体质不同而异。

【护理措施】

1.妊娠期加强孕期保健，定期及时产前检查，及时治疗高危妊娠或必要时及早终止妊娠。对高危妊娠者应提前入院。

2.第一产程应密切观察产程进展，防止产程延长，保证产妇基本需要，避免产妇衰竭状态，必要时给予镇静剂以保证产妇休息。

3.第二产程严格执行无菌技术，指导产妇正确使用腹压，适时、适度做会阴侧切。

4.第三产程正确处理胎盘娩出，准确收集和测量出血量。

5.产后密切观察子宫收缩、阴道出血及会阴伤口情况，定时测量产妇血压、脉搏、体温、呼吸。

6.督促产妇及时排空膀胱，以免影响宫缩致产后出血。

7.早期哺乳可刺激子宫收缩，减少阴道出血量。

8.对可能发生产后出血的高危产妇，注意保持静脉通道，充分做好输血和急救的准备，并为产妇做好保暖。

9.针对原因止血，纠正失血性休克，控制感染。

（1）产后子宫收缩乏力所致大出血，可以通过使用宫缩剂、按摩子宫、宫腔内填塞纱布条或结扎血管等方法达到止血的目的。

（2）胎盘因素所致大出血，要及时将胎盘取出，检查胎盘、胎膜是否完整，必要时做好刮宫准备。

（3）软产道损伤所造成的大出血，应按解剖层次逐层缝合裂伤处直至彻底止血。软产道血肿应切开血肿，清除积血、彻底止血缝合。

（4）凝血功能障碍所致出血，应尽快输新鲜全血，补充血小板、纤维蛋白原或凝血酶原复合物、凝血因子。

（5）失血性休克护理。产后出血量多而急，产妇因血容量急剧下降而发生低血容量性休克。休克程度与出血量、出血速度及产妇自身状况有关。护理措施：①补充血容量；②病人平卧、吸氧、保暖；③严密观察病人生命体征、意识状态及尿量；④观察子宫收缩、恶露情况、会阴伤口情况，保持会阴清洁；⑤按医嘱给予抗生素。

10.鼓励产妇进营养丰富、易消化饮食，多进富含铁、蛋白质、维生素的食物，如瘦肉、鸡蛋、牛奶、绿叶蔬菜、水果等。

11.心理护理　医护人员应主动给予产妇关爱和关心，使其增加安全感。

【健康教育】

1.指导产妇有关加强营养和适量活动的自我保健技巧。

2.继续观察子宫复旧及恶露情况，明确产后复查的时间、目的和意义。

3.提供避孕指导，使产妇注意产褥期禁止盆浴、禁止性生活。

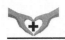
【护理质量评价标准】

1.产妇血压、血红蛋白正常，全身状况得以改善。

2.出院时产妇体温正常，白细胞数正常，恶露正常，无感染征象。

3.产妇疲劳感减轻，生活能自理。

第二节　稽留流产护理

稽留流产（missed abortion），又称过期流产，是指胚胎或胎儿已死亡滞留在宫腔内尚未自然排出者。一般多在症状产生后1～2个月排出，因此皆规定胚胎停止发育后2个月尚未自然排出者，称为稽留流产。胚胎或胎儿死亡后，子宫不再增大反而缩小，早孕反应消失。若已至妊娠中期胎动消失，孕妇不感腹部增大，妇科检查子宫小于妊娠周数，宫颈口关闭。听诊不能闻及胎心。

【一般护理】

1.做好心理护理，解除恐惧顾虑。向病人及家属讲解疾病相关知识，以取得病人及家属的配合。

2.做好疾病知识宣教，使病人配合治疗。嘱卧床休息，为病人提供生活护理，外出检查时有专人陪检。

3.注意饮食卫生，进高蛋白、高营养、高纤维饮食，保持大便通畅，防止便秘。

4.遵医嘱完善各项化验检查，积极采取措施，及时做好终止妊娠的准备。

5.协助医师完成手术过程，使妊娠产物完全排出，同时开放静脉，做好输液、输血准备。

6.严密监测孕妇的体温、血压及脉搏，观察其面色、腹痛、阴道流血及与休克有关征象，并做好记录。

7.督促病人按时服药。

8.留取阴道排出物通知医生查看，必要时送病检。

9.预防感染，严格执行无菌操作规程，加强会阴部护理，指导孕产妇使用消毒会阴垫，保持会阴部清洁，维持良好的卫生习惯；观察病人体温及阴道流血，以及分泌物的性质、颜色、气味等。

【病情观察及护理】

1.密切观察病人腹痛及阴道出血情况。

2.观察用药后胚囊排出情况、药物的副作用及病人的一般情况。

3.清宫后遵医嘱予抗炎治疗，缩宫素促进了宫收缩治疗，密切观察生命体征、阴道流血情况，并做好记录。

【健康教育】

1.护士应给予同情和理解，帮助病人及家属接受现实，顺利度过悲伤期。

2.向病人及家属讲解流产的相关知识，帮助他们为再次妊娠做好准备。

3.有习惯性流产史的孕妇在下一次妊娠确诊后应卧床休息、加强营养、禁止性生活，补充维生素C、B、E等。治疗期必须超过以往发生流产的妊娠月份。

4.病因明确者，应积极接受对因治疗，如黄体功能不足者，按医嘱正确使用黄体酮治疗以预防流产；子宫畸形者需在妊娠前先行矫治手术，如宫颈口松弛者应在未妊娠前做宫颈内口松弛修补术。

5.注意会阴部清洁卫生，勤换会阴垫，预防感染。

6.出院指导。遵医嘱按时服药，如出院后阴道出血多、出血时间超过2周、持续腹痛，及时到门诊就诊，禁止性生活及盆浴1个月。

【护理质量评价标准】

1.病人用药后胚囊完全排出，能正确留取阴道排出物。

2.病人未发生药物的副作用。

3.配合用药、配合清宫术。

第三节　产褥感染护理

产褥感染（puerperal infection）是指分娩及产褥期内生殖道受病原体侵袭而引起局部和全身的感染。产褥病率（puerperal morbidity）是指分娩24 h以后的10 d内，每日用口表测量体温4次，间隔时间4 h，有2次达到或超过38 ℃。产褥病率常由产褥感染引起，但也由生殖道以外的其他感染，如泌尿感染、上呼吸道感染、急性乳腺炎、血栓静脉炎等原因引起。

【一般护理】

1.保持病室的安静、清洁、空气新鲜，并注意保暖。

2.保持床单位及衣物、用物清洁。

3.保证产妇获得充足休息，加强营养，给予高蛋白、高热量、高维生素、易消化饮食，以增强抵抗力。

4.鼓励产妇多饮水，保证足够的液体摄入。

5.对病人出现高热、疼痛、呕吐时按症状进行护理，解除或减轻病人的不适，取半卧位，以利恶露引流。

6.给予心理护理，让产妇及家属了解病情和治疗护理情况，增加治疗信心，以解除产妇及家属的疑虑。

7.配合做好脓肿引流术、清宫术、后穹隆穿刺术等的术前准备及护理。

【病情观察】

1.观察病人生命体征的变化，尤其体温，每4 h测1次。

2.注意腹部或会阴伤口、子宫复旧、恶露量、颜色和性质。

3.观察是否有恶心、呕吐、全身乏力、腹胀、腹痛等症状。

4.遵医嘱合理应用有效抗生素，并观察药物作用和副作用。

【健康教育】

1.教会产妇自我观察，会阴部要保持清洁，及时更换会阴垫。

2.治疗期间不宜盆浴，可采用淋浴。

3.指导病人采取半卧位或抬高床头，促进恶露引流，防止感染扩散。

4.充分休息，适当运动，加强营养。

5.建立良好的个人卫生习惯，保持乳房、皮肤、会阴清洁。

6.做好计划生育。

【护理质量评价标准】

1.出院时，产妇体温正常、疼痛减轻、舒适感增加。

2.出院时，产妇产褥感染症状消失，无并发症发生。

3.产妇能采取预防感染的措施，恢复自我护理。

第四节　产后抑郁症护理

产后抑郁症（postpartum depression，PPD）是指产妇在产褥期出现抑郁症状，是产褥期非精神病性精神综合征中最常见的一种类型。产后抑郁症的发病率国外报道为亚洲3.5%～63.3%，国内1.1%～52.1%（郑修霞，2017）。产后抑郁症不仅影响产妇的生活质量，还影响家庭功能和产妇的亲子行为，影响婴儿认知能力和情感的发展。产后抑郁症多在产后2周内发病，产后4～6周症状明显，病程可持续3～6个月。

【一般护理】

1.提供温暖、舒适的环境，合理安排饮食，保证产妇的营养摄入，使产妇有良好的哺乳能力。让产妇多休息，保证产妇足够的睡眠。指导产妇入睡前喝热牛奶、洗热水澡。

2.心理护理

（1）心理护理对产后抑郁症非常重要，使产妇感到被支持、尊重、理解、信心增强，加强自我控制，建立与他人良好交往的能力，激发内在动力去应付自身问题。

（2）护理人员要以温和的态度鼓励产妇宣泄、抒发自身的感受，耐心倾听产妇诉说的心理问题，做好心理疏通工作。

3.协助产妇适应母亲角色，帮助产妇适应角色的转换，指导产妇与婴儿进行交流、接触，并鼓励产妇参与照顾婴儿，培养产妇的自信心。

4.防止暴力行为发生，注意安全保护，谨慎地安排产妇生活和居住环境，产后抑郁症产妇的睡眠障碍主要表现为早醒，而自杀、自伤等意外事件就发生在这种时候。

5.遵医嘱指导产妇正确应用抗抑郁药，并注意观察药物疗效及不良反应。

6.做好出院指导与家庭随访工作，为产妇提供心理咨询机会。

【预防措施】

1.对照看产妇的卫生职业人员及家属加强宣传，使产后抑郁症能够被早期识别并得到正确治疗。

2.加强孕期保健，普及妊娠、分娩相关知识，减轻孕产妇对妊娠、分娩的紧张、恐惧心理，完善自我保健。

3.有精神疾患家族史的产妇，应定期密切观察，给予更多的关爱、指导，避免一切不良刺激。

4.更多地关心高危人群，包括不良分娩史、死胎、畸形胎儿的产妇，向她们说明问题的原因，用友善、亲切、温和的语言鼓励产妇增加信心。

5.分娩过程中，医护人员要充满爱心和耐心，尤其对产程长、精神压力大的产妇，更需要耐心解释分娩过程。

【护理质量评价标准】

1.住院期间产妇的情绪稳定，能配合诊治方案。

2.产妇与婴儿健康安全。

3.产妇能示范正确护理新生儿的技巧。

第五节　羊水栓塞护理

羊水栓塞（amniotic fluid embolism）是指由于羊水进入母体血液循环而引起的肺动脉高压、低氧血症、循环衰竭、弥散性血管内凝血（DIC）以及多器官功能衰竭等一系列病理生理变化的过程。其发病急、病情凶险，是造成孕产妇死亡的重要原因之一。

【护理措施】

1.羊水栓塞的预防

（1）加强产前检查，注意诱发因素，及时发现前置胎盘、胎盘早剥等并发症并及时处理。

（2）严密观察产程进展，正确掌握缩宫素的使用方法，防止宫缩过强。

（3）严格掌握破膜时间，人工破膜应在宫缩的间歇期，破口要小并控制羊水流出速度。

（4）中期引产者，羊膜穿刺数不应超过3次，钳刮时应先刺破胎膜，使羊水流出后再钳夹胎块。

2.羊水栓塞病人的处理与配合

（1）首先是纠正缺氧、解除肺动脉高压，防止心衰；抗过敏、抗休克。①吸氧：取半卧位，正压给氧，必要时行气管插管或气管切开，保证供氧，减轻肺水肿，改善脑缺氧。②抗过敏：按医嘱立即静脉推注地塞米松或氢化可的松。③解痉挛：按医嘱使用阿托品、氨茶碱等药，并观察治疗反应。④纠正心衰消除肺水肿：常用西地兰静脉推注，必要时过1～2 h可重复使用，一般于6 h后再重复1次以达到饱和量。⑤抗休克纠正酸中毒：右旋糖酐补足血容量后血压仍不回升，可用多巴胺加于葡萄糖液静脉滴注；5％碳酸氢钠250 mL静脉滴注，并及时纠正电解质紊乱。

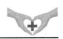

（2）DIC阶段应早期抗凝、补充凝血因子，应用肝素；晚期抗纤溶同时补充凝血因子，防止大出血。

（3）少尿或无尿阶段要及时应用利尿剂，预防与治疗肾功能衰竭。

3.产科处理

（1）临产前监测产程进展、宫缩强度与胎儿情况。①在第一产程发病者应立即考虑行剖宫产结束分娩以去除病因；②在第二产程发病者可根据情况经阴道助产结束分娩；③密切观察出血量、凝血情况，如子宫出血不止，应及时报告医生做好子宫切除术的术前准备。

（2）中期妊娠钳刮术中或羊膜腔穿刺时发生者应立即终止手术，及时进行抢救。

（3）发生羊水栓塞时如正在滴注缩宫素者应立即停止，同时严密监测病人的生命体征变化，定时测量并记录，同时做好出入量记录。

4.心理护理

（1）神志清醒的病人，应给予鼓励，使其增强信心并相信自己的病情会得到控制。

（2）对于家属的恐惧情绪表示理解和安慰，适当的时候允许家属陪伴病人，向家属介绍病人病情的严重性，以取得配合。

【护理质量评价标准】

1.实施处理方案后，病人胸闷、呼吸困难症状改善。

2.病人血压及尿量正常，阴道流血量减少，全身皮肤、黏膜出血停止。

3.胎儿或新生儿无生命危险，病人出院时无并发症。

第九章　妇产科常用技术护理

第一节　宫内节育器放置术护理

宫内节育器避孕是将避孕器具放置于子宫腔内，通过局部组织对它的各种反应而达到避孕效果，是一种安全、有效、简便、经济、可逆的避孕方法，为我国育龄妇女所接受并广泛使用（郑修霞，2017）。

【护理措施】

1.手术前要了解病史、有无禁忌症及阴道清洁度。告诉病人月经干净后3～5 d放置宫内节育器。

2.术前嘱病人排空膀胱，并冲洗外阴及阴道。

3.术中配合医生操作，同时关心和安慰病人，了解病人有无不适。

4.术后对病人进行卫生宣教

（1）术后防止感染。禁性生活及盆浴1个月。每日更换内裤并清洗外阴。

（2）嘱病人术后1、3、6、12个月各随访1次，以后每半年随访1次。

（3）注意自身状况的观察，出现以下状况及时就诊：①急性绞痛或感染症状；②持续出血或月经异常；③尾丝消失、变长、变短或尾丝脱落；④术后腰酸、腰痛、月经情况的改变。

（4）术后休息3 d，避免重体力劳动1周（郑修霞，2017）。

（5）术后3个月每次行经或排便时注意有无脱落（郑修霞，2017）。

（6）术后有可能少量阴道出血及下腹不适，嘱若发热、下腹痛及阴道流血量增多，随时就诊（郑修霞，2017）。

第二节　人工流产手术护理

人工流产手术是指在孕早期用人工方法终止妊娠的手术。方法有 2 种：一是负压吸引术。适用于孕 10 周以内病人，可用吸引管伸入宫腔，以负压将胚胎组织吸出而终止妊娠。二是钳刮术。适用于孕 10～14 周时（郑修霞，2017），因胎儿较大，需进行钳刮及吸宫终止妊娠。为保证钳刮术顺利进行，应先行宫颈扩张术。

【护理措施】

1. 做好心理护理，解除病人的心理顾虑，取得病人合作。

2. 了解病人病史及药物过敏史，测量体温，如有两次体温＞37.5 ℃，通知医生暂缓手术。协助医师严格核对手术适应症和禁忌证，签署知情同意书。

3. 术前一餐禁食，以防术中呕吐。

4. 进手术室前，嘱病人排空膀胱，协助病人更换拖鞋后进入手术室。

5. 手术室护士协助病人取膀胱截石位，遵医嘱给予镇痛药物，并进行外阴及阴道冲洗消毒。

6. 手术过程中护士要配合手术医生准备用药，并随时观察病情，主动关心安慰病人，如病人有紧急病情变化，应立即通知手术医生停止操作，待情况稳定后继续手术。

7. 手术结束后遵医嘱给予缩宫素 10 U 肌内注射并观察出血量。

8. 术后护士要送病人返回病床，观察阴道出血及腹痛情况，同时进行术后宣教。

9. 人流术后应卧床休息 4 h，手术后 1 个月禁性生活及盆浴，并注意外阴局部的清洁卫生，防止发生感染。

10. 指导病人避孕。

11. 钳刮术前宫颈扩张术病人护理要点

（1）钳刮人流术术前 12 h 进行宫腔插管术，以机械刺激子宫颈口，使宫口放松利于手术。

（2）宫颈插管术前嘱病人排空膀胱进入手术室。

（3）协助病人取膀胱截石位，并冲洗外阴及阴道。

（4）备好插管包及碘伏，并配合医生手术。

（5）插管完成后，将病人推至病床，注意观察有无阴道出血及腹痛。

（6）插管后嘱病人绝对卧床休息，防止管子脱落，如有脱落应通知医生，不能自行回纳，在病人卧床休息期间加强生活护理。

（7）吸宫术后休息 3 周，钳刮术后休息 4 周。若有腹痛及阴道流血增多，随时就诊（郑修霞，2017）。

第三节　中期引产（利凡诺引产）护理

妊娠 13～27 周时终止妊娠称中期引产。引产有药物和手术两种方法。利凡诺引产，为药物引产方法。利凡诺具有较强的杀菌作用，胎儿可因药物中毒而死亡，同时利凡诺可刺激子宫平滑肌收缩，以诱发宫缩。引产途径有经腹羊膜腔内注射和阴道羊膜腔外注射 2 种。

【护理措施】

1. 心理护理，使病人了解手术过程，能够主动配合手术。

2. 术前协助医生完成各项化验检查、妇科检查、血尿常规、血型、肝功能及阴拭子培养，询问有无药物过敏史。

3. 指导受术者术前 3 d 禁止性生活。依沙吖啶引产者需行 B 型超声检查以定位胎盘及穿刺点，做好穿刺部位皮肤准备（郑修霞，2017）。

4. 进行阴道清洁度检查。术前 3 d 每日进行阴道冲洗并遵医嘱用药，防止产后感染。

5.有感染的病人术前应用抗生素治疗。

6.病人排空膀胱后取仰卧位，经腹壁羊膜腔内注射利凡诺。

7.注药后 24 h 内病人卧床休息，密切观察药物反应及宫缩情况，每日测 3 次体温，注意血压的变化，交班时要巡视病人，重点交班。

8.病人宫缩规律后，观察宫缩频率、强度及持续时间以了解产程进展情况。

9.分娩前护士为病人消毒外阴，医生准备接生。

10.生产过程中护士要注意病人阴道出血量，随时测量血压，并守护在病人身边，缓解病人紧张情绪。

11.中期引产成功胎儿娩出后护理

（1）胎儿娩出后 2 h 内，护士要严密观察病人阴道出血及宫缩情况。生产后 4 h 内鼓励病人多饮水，尽早排尿，避免发生尿潴留。

（2）术后遵医嘱给予乙烯雌酚 4 mg 肌内注射，每日 2 次，以抑制乳汁分泌，在此期间注意病人乳房护理，给予饮食指导。

（3）每日测量体温 3 次，及早发现感染征兆。

（4）病人产后取半卧位，利于产后恶露的排除，预防感染。

（5）每日进行碘伏消毒会阴 2 次。

（6）对病人进行计划生育及产后卫生宣传。

（7）引产后 6 周内禁性生活，并采取淋浴（郑修霞，2017）。

（8）引产后 1 个月应来院随诊，在此期间如有异常情况随时就诊。

第四节 会阴切开术护理

会阴切开术（episiotomy）是最常用的产科手术，但有时阴道手术为扩大视野也会行会阴切开术。

【适应证】

1.初产妇需行产钳术、胎头吸引术、臀位助产术。

2.初产妇会阴体较长或会阴部坚韧，有严重撕裂可能。

3.为缩短第二产程，例如继发性宫缩乏力或胎儿较大导致第二产程延长者。

4.重度子痫前期需缩短第二产程者。

5.预防早产儿因会阴阻力引起颅内出血。

【物品准备】

1.无菌会阴切开包 1 个（内有弯盘 1 个、止血钳 2 把、弯血管钳 2 把、长镊子 2 把、组织镊 1 把、侧切剪刀 1 把、线剪刀 1 把、长穿刺针头 1 个、巾钳 4 把、持针器 1 把、治疗巾 4 张、纱布 10 块）。

2.棉球若干，2/0 可吸收缝线、20 mL 注射器、无菌手套等。

3.2% 利多卡因 1 支。

4.0.5% 碘伏溶液等。

【护理要点】

1.术前向产妇讲解会阴切开术的目的及术中注意事项。

2.密切观察产程进展，协助医师掌握会阴切开的时机。

3.指导产妇正确运用腹压顺利完成胎儿经阴道娩出。

4.术后嘱产妇右侧卧位，及时更换会阴垫，每天进行会阴擦洗 2 次，排便后及时清洗会阴，保持外阴部清洁、干燥。

5.注意观察会阴切口有无渗血、红肿、硬结及脓性分泌物，若有异常及时通知医师处理。

6.会阴切口肿胀伴明显疼痛时,用50%硫酸镁溶液湿热敷或95%乙醇湿敷,配合切口局部理疗,有利于切口愈合。

7.会阴后侧切伤口于术后第5d拆线,正中切开于术后第3d拆线。

第五节　胎头吸引术护理

胎头吸引术是将胎头吸引器置于胎头,形成一定负压后吸住胎头,通过牵引协助胎儿娩出的一种助产手术。

【适应证】

1.需缩短第二产程者,如产妇患心脏病、子痫前期等。

2.子宫收缩乏力致第二产程延长,或胎头拔露达半小时胎儿仍不能娩出者。

3.有剖宫产史或子宫有瘢痕,不宜过分屏气加压者。

【物品准备】

负压吸引器、胎头吸引器1个,50 mL注射器1支,血管钳2把,治疗巾2张,纱布4块,棉球若干,0.5%碘伏溶液,无菌手套1副,无菌导尿管1根,吸氧面罩1个,供氧设备,新生儿抢救药品。

【护理要点】

1.术前向产妇讲解胎头吸引术助产目的及方法,取得产妇积极配合。

2.牵拉胎头吸引器前,检查吸引器有无漏气。

3.牵引时间不应超过20 min。

4.术后仔细检查软产道,有撕裂伤应立即缝合。

5.留产妇在产房观察2 h,注意监测产妇生命体征、宫缩及阴道流血等。

6.新生儿护理

(1) 观察新生儿头皮产瘤大小、位置,有无头皮血肿及头皮损伤,以便及时处理。

(2) 注意观察新生儿面色、反应、肌张力等,警惕发生颅内出血,做好新生儿抢救准备。

(3) 新生儿静卧24 h,避免搬动。

(4) 给予新生儿维生素$K_1$10 mg肌内注射,预防出血。

第六节　产钳术护理

产钳术是用产钳(forceps)牵拉胎头以娩出胎儿的手术。根据手术时胎头所在位置分为出口、低位、中位、高位产钳四种,目前临床仅行出口产钳术和低位产钳术。

【适应证】

1.同胎头吸引术。

2.胎头吸引术因阻力较大而失败者。

3.臀先露后出胎头娩出困难者。

【物品准备】

会阴切开包1个、无菌产钳1副、脚套2个、大中单1个、手术衣2件、20 mL注射器1个、9号穿刺针头1个、无菌导尿管1根、吸氧面罩1个、2%利多卡因1支、0.5%碘伏溶液、抢救药品等。

【禁忌症】

1.胎头颅骨最低点在坐骨棘水平及以上,有明显头盆不称者。

2.确定为死胎、胎儿畸形者,应行穿颅术。

【护理要点】

1.术前检查产钳是否完好。

2.放置及取出产钳时，指导产妇全身放松，张口呼吸。

3.产钳扣合时，立即听胎心，及时发现有无脐带受压。

4.术后仔细检查软产道，有撕裂伤应立即缝合。

5.留产妇在产房观察 2 h，注意监测生命体征、宫缩及阴道流血等。

6.新生儿护理同胎头吸引术。

第七节　人工剥离胎盘术护理

人工剥离胎盘术是指胎儿娩出后，术者用手剥离并取出滞留于宫腔内胎盘的手术。

【适应证】

1.胎儿娩出后，胎盘部分剥离引起子宫大量出血者。

2.胎儿娩出后 30 min，胎盘尚未剥离排出者。

【物品准备】

导尿管 1 根、无齿长镊 2 把、干棉球及棉签若干、0.5％聚维酮碘溶液、阿托品 0.5 mg、哌替啶 50 mg、5 mL 注射器 2 支、缩宫素 1 支、麦角新碱 1 支、急救药品等。

【护理要点】

1.术前向产妇说明行人工胎盘剥离术的目的，并做好输液、输血准备。

2.密切观察产妇的生命体征。

3.严格执行无菌操作规程，动作应轻柔、切忌粗暴。

4.术后注意观察子宫收缩及阴道流血，宫缩不佳时应按摩子宫，并按医嘱注射缩宫素或麦角新碱。

5.认真检查胎盘、胎膜是否完整，若有少量胎盘缺损，可用大刮匙轻刮 1 周。

6.监测有无体温升高、下腹疼痛及阴道分泌物异常等。

第八节　诊断性刮宫术护理

诊断性刮宫术（diagnostic curettage）简称诊刮，通过刮取子宫内膜和内膜病灶行活组织检查，做出病理学诊断。怀疑同时有宫颈管病变时，应对宫颈管和宫腔分别进行诊刮，简称分段诊刮（fractional curettage）。

【适应证】

1.子宫异常或阴道排液，需证实或排除子宫内膜癌或其他病变（如子宫内膜炎、流产等）。

2.无排卵性功能失调子宫出血或怀疑子宫性闭经，需在月经周期后半期了解子宫内膜改变。

3.女性不孕症，需了解有无排卵及子宫内膜病变。

4.异常子宫出血或疑有宫腔内组织残留致长期多量出血时，彻底刮宫有助于诊断并有迅速止血效果。

【禁忌证】

1.急性阴道炎、急性宫颈炎、急性或亚急性附件炎。

2.术前体温＞37.5 ℃。

【物品准备】

无菌刮宫包（内有宫颈钳 1 把，长镊子 2 把，子宫探针 1 个，卵圆钳 1 把，宫颈扩张器 4～8 号，大、小刮匙各 1 把，弯盘 1 个，取环器 1 个，纱布 2 块）1 个，棉球、棉签若干，阴道窥器 1 个，装有固定液的标本瓶 2～3 个，0.5％碘伏溶液。

【护理要点】

1.术前向病人讲解诊断性刮宫的目的和过程，缓解其心理顾虑。出血、穿孔和感染是刮宫的主要并发症，要做好输液、配血准备。

2.告知病人刮宫前5 d禁止性生活。

3.不孕症病人应选择月经前期或月经来潮12 h内刮宫，以判断有无排卵。异常子宫出血病人，若疑为子宫内膜增生症者，应选择月经前1～2 d或月经来潮24 h内刮宫；若疑为子宫内膜不规则脱落，应选择月经第5～6 d刮宫。

4.术中让病人学会做深呼吸等一些方式技巧，帮助其转移注意力，以减轻疼痛。

5.协助医生观察并挑选刮出的可疑病变组织并固定，及时送检并做好记录。

6.术后告知病人保持外阴部清洁，2周内禁止性生活及盆浴，按医嘱服用抗生素。

7.1周后到门诊复查并了解病理检查结果。

第九节 妇产科内镜检查护理

内镜检查是临床常用的一种诊疗技术，利用连接于摄像系统和冷光源的内窥镜，窥探人体体腔及脏器内部，观察组织形态、有无病变，必要时取活组织行病理学检查，以明确诊断。

一、阴道镜检查

阴道镜检查（colposcopy）是利用阴道镜将宫颈阴道部上皮放大10～40倍，观察肉眼看不到的较微小病变（异型上皮、异型血管和早期癌前病变），取可疑部位或组织检查，以提高确诊率。

【适应证】

1.宫颈刮片细胞学检查巴氏Ⅱ级以上，或TBS提示上皮细胞异常者。

2.有接触性出血，肉眼观察宫颈无明显病变者。

3.肉眼观察宫颈可疑癌变者，行可疑病灶指导性活组织检查。

4.宫颈、阴道及外阴病变治疗后复查和评估。

5.可疑下生殖道尖锐湿疣者。

【物品准备】

阴道窥器1个、卵圆钳1把、宫颈活检钳1把、尖手术刀1把、阴道上下叶拉钩、弯盘1个、标本瓶4个、纱布4块、棉球及长杆棉签若干、阴道镜、3％醋酸溶液、1％复方碘液等。

【护理要点】

1.阴道镜检查前应排除滴虫、淋病奈瑟菌等感染，急性宫颈炎症及阴道炎病人均应先治疗。检查前24 h内避免性交及阴道、宫颈操作和治疗。术前48 h内禁止阴道、宫颈用药，宜在月经干净后3～4 d进行（郑修霞，2017）。

2.向受检者提供预防保健知识、介绍阴道镜检查的过程及可能出现的不适，减轻其心理压力。

3.阴道窥器不能涂润滑剂，以免影响检查结果。急性阴道、宫颈炎症病人治疗后再检查。嘱病人排空膀胱（郑修霞，2017）。

4.配合医师，调整光源，及时递送所需物品。

5.将活检组织及时固定、标记并送检。阴道有纱布填塞者，指导病人24 h后自行取出。

6.观察病人生命体征及阴道出血情况，若有异常及时通知医生。

7.注意观察出血量，有情况随时复诊。

8.指导病人2周内禁止性生活、盆浴，保持外阴清洁，预防感染。

9.1个月后复查，效果评估。

二、宫腔镜检查

宫腔镜检查（hysteroscopy）是应用膨宫介质扩张宫腔，通过插入宫腔的光导玻璃纤维窥镜直视观察宫颈管、宫颈内口、子宫内膜及输卵管开口的生理与病理变化，并通过摄像系统将所见图像显示在监视屏幕上放大观看，对病变组织直观准确取材并送病理检查，同时也可在宫腔镜下直接手术治疗（郑修霞，2017）。

【适应证】

1.异常子宫出血者。

2.不孕症、反复流产者及怀疑宫腔黏连者。

3.评估 B 型超声及子宫输卵管碘油造影检查发现的宫腔异常。

4.IUD 的定位及取出。

5.宫腔镜引导下输卵管通液、注液及绝育术（郑修霞，2017）。

6.子宫内膜切除或子宫黏膜下肌瘤及部分突向宫腔的肌壁间肌瘤的切除（郑修霞，2017）。

【物品准备】

阴道窥器 1 个，宫颈钳 1 把，敷料钳 1 把，卵圆钳 1 把，子宫探针 1 根，刮匙 1 把，取环器 1 个，宫颈扩张器 4～8 号，小药杯 1 个，弯盘 1 个，纱球 2 个，纱布 2 块，5％葡萄糖液 1 000 mL，糖尿病病人应选用 5％甘露醇液（郑修霞，2017），80 000 U 庆大霉素 1 支，5 mg 地塞米松 1 支，宫腔镜等。

【护理要点】

1.术前详细询问病史，糖尿病病人应选用 5％甘露醇液进行膨宫。术前需进行妇科检查、宫颈脱落细胞学和阴道分泌物检查。

2.月经干净后 1 周内检查为宜，此时子宫内膜薄且不易出血，黏液分泌少，宫腔内病变容易暴露。

3.术中注意观察受检者反应，给予其心理支持。

4.术后嘱受检者卧床休息 30 min，观察并记录其生命体征、有无腹痛等。遵医嘱应用抗生素 3～5 d。

5.评估病人有无与腹痛、多度水化综合征等相关的并发症（郑修霞，2017）。

6.嘱受检者保持会阴部清洁，2 周内禁止性交及盆浴。

三、腹腔镜检查

腹腔镜检查（laparoscopy）是将腹腔镜经腹壁插入腹腔，通过视屏观察盆、腹腔内脏器的形态，有无病变，完成对疾病的诊断或对疾病进行手术治疗（郑修霞，2017）。必要时取活组织行病理学检查，以明确诊断。

【适应证】

1.怀疑子宫内膜异位症，腹腔镜是确诊的金标准。

2.原因不明的急、慢性腹痛与盆腔痛及治疗无效的痛经者。

3.不孕症病人，明确或排除盆腔疾病，判断输卵管通畅的程度，观察排卵状况。

4.绝经后持续存在小于 5 cm 的卵巢肿块。

5.恶性肿瘤术后或化疗后的效果评价。

6.计划生育并发症的诊断，如子宫穿孔、腹腔脏器损伤或节育器异位。

7.子宫肌瘤手术（郑修霞，2017）。

【禁忌症】

1.严重心、肺疾病或膈疝。

2.盆腔肿块过大，超过脐水平及妊娠＞16 周者。

3.弥漫性腹膜炎或怀疑腹腔内广泛黏连。

4.腹腔内大出血。

5.凝血系统功能障碍。

【物品准备】

阴道窥镜 1 个，宫颈钳 1 把，巾钳 4 把，卵圆钳 2 把，子宫探针 1 根，细齿镊 2 把，止血钳 4 把，刀柄 1 把，组织镊 1 把，持针器 1 把，小药杯 2 个，缝合线，圆针及角针，刀片，剪刀 1 把，棉球，棉签若干，纱布 8 块，内镜，二氧化碳，举宫器，2 mL 注射器 1 支，2％利多卡因 2 支。

【术前准备】

1. 协助医师掌握检查适应证，向病人讲解腹腔镜检查的目的和注意事项。

2. 术前检查、肠道、阴道准备同妇科腹部手术（郑修霞，2017）。

3. 皮肤准备　备皮范围同妇科腹部手术，注意脐孔清洁（郑修霞，2017）。

【术后护理】

1. 拔除尿管，嘱病人自主排尿。

2. 卧床休息半小时后即可下床活动，以尽快排除腹腔气体。术后指导病人平卧 24～48 h，可在床上活动，避免过早站立导致二氧化碳上移刺激膈肌引起上腹部不适及肩痛（郑修霞，2017）。

3. 病人术后当日 6 h 可进流质饮食，通气后进食由流质、半流质、软食过渡到普食。

4. 注意观察病人生命体征及穿刺后有无红肿、渗血。

5. 根据情况按医嘱给予抗生素。

6. 告知病人术后 2 周内禁止性生活及盆浴。

第十节　输卵管通畅检查护理

输卵管通畅检查的主要目的是检查输卵管是否通畅，了解子宫腔和输卵管腔形态及输卵管阻塞部位。

【适应证】

1. 女性不孕症，疑有输卵管阻塞。

2. 评价输卵管绝育术、输卵管再通术或输卵管成形术的效果。

3. 输卵管黏膜轻度黏连者。

4. 输卵管造口术或黏连分离术后检查手术效果（郑修霞，2017）。

【禁忌症】

1. 生殖器官急性炎症或慢性炎症急性或亚急性发作。

2. 月经期或不规则阴道流血。

3. 严重全身性疾病。

4. 碘过敏者不能做子宫输卵管造影术。

5. 体温＞37.5 ℃者。

6. 可疑妊娠者（郑修霞，2017）。

【护理要点】

1. 检查宜在月经干净后 3～7 d 进行，术前 3 d 禁止性生活。

2. 向受检者讲解检查的目的、步骤，消除其紧张、恐惧心理。

3. 行造影术前，应询问病人有无过敏史，并做碘过敏试验。

4. 便秘病人应行清洁灌肠，以保持子宫正常位置。

5. 检查时所需 0.9％氯化钠溶液应加温至接近体温，以免引起输卵管痉挛。

6. 术中通液器必须紧贴宫颈外口，以免液体外漏。推注液体速度不可过快，压力不超过 160 mmHg，防止输卵管损伤。检查过程中及时递送医生所需物品，检查结束后取出通液器及宫颈钳，再次消毒宫颈、阴道，取出阴道窥器（郑修霞，2017）。

7. 术后告知受检者 2 周内禁止性生活及盆浴，按医嘱应用抗生素。

8. 受检者在注射造影剂过程中出现呛咳时，应警惕造影剂栓塞，需立即停止注射，取出造影管，严密观察生命体征，必要时按肺栓塞处理。再次核对病人信息，并协助病人整理好衣服。

9.评估病人心理状况，做好心理护理。

参考文献

付艳枝，田玉凤，许新华. 肿瘤化学治疗护理［M］. 2 版. 北京：科学出版社，2017.

黄人健，李秀华. 妇产科护理学高级教程［M］. 3 版. 北京：人民军医出版社，2011.

吴欣娟，张晓静. 临床护理常规［M］. 1（3）版. 北京：人民卫生出版社，2018.

郑修霞. 妇产科护理学［M］. 5 版. 北京：人民卫生出版社，2015.

郑修霞. 妇产科护理学［M］. 6 版. 北京：人民卫生出版社，2017.

第五篇

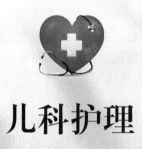

儿科护理

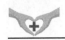
第一章　新生儿护理

第一节　新生儿疾病住院一般护理

1. 入院处理

(1) 热情接待患儿及家长，测量患儿体温、呼吸、心率、体重等，收集病史资料。

(2) 为患儿佩戴腕带及脚圈，与家长核对患儿姓名、性别、床号、住院号，一览卡、病历、床头卡三者保持一致。

(3) 做好入院评估，制定护理计划；针对患儿的具体问题，和家长做好病情的咨询与宣教工作。

2. 保持病室安静，室温 22～24 ℃，相对湿度 55%～65%。

3. 密切观察体温变化，做好详细记录。体温不升（<36 ℃）或体重不足（<2.0 kg）者应放入暖箱保暖。发热者可予调节室温和箱温，松解衣被或洗温水澡。

4. 保证新生儿的营养供给，提倡母乳喂养，保证热量，进食不足者予鼻饲或遵医嘱静脉补充营养。定时测量体重，了解营养状况。

5. 保持呼吸道通畅，防止呛奶窒息，必要时给予吸氧、吸痰。

6. 密切观察病情变化，监测生命体征，注意患儿精神、哭声、面色、吸吮能力及大小便情况，如有异常及时报告医生，做好护理记录。

7. 加强基础护理，预防感染

(1) 皮肤护理：每天温水沐浴 1 次，注意皮肤皱褶处的清洁，选用柔软宽松的棉质衣服。

(2) 口腔护理：每天生理盐水洗口，有真菌感染者可用 2% 碳酸氢钠溶液洗口。

(3) 眼部护理：以生理盐水棉签轻轻擦洗，有分泌物时遵医嘱给予眼药水和抗生素眼膏。

(4) 脐部护理：每天 1 次，有分泌物时及时处理。

(5) 臀部护理：及时更换尿裤，用清水清洗臀部，必要时涂鞣酸软膏或红霉素眼膏保护。

8. 建立消毒隔离制度，避免交叉感染　新生儿室采用湿式清扫，定期空气消毒，用物、食具等严格消毒灭菌；接触患儿前后洗手，每月对空气、物表、工作人员手进行细菌生物监测，患病或带菌的工作人员不能在新生儿室工作；严格执行无菌操作技术操作及消毒隔离制度。

9. 严格记录患儿 24 h 出入量，早产儿每日称体重，足月儿每周二、五称体重。

10. 心理护理及健康教育　及时告知患儿病情，给予家长心理支持；宣讲育儿保健知识，指导母乳喂养。

第二节　早产儿护理

早产儿指胎龄小于 37 周出生的活产婴儿，又称未成熟儿。出生体重多在 2 500 g 以下，身长小于 47 cm。出生体重小于 2 500 g 者为低出生体重儿，其中小于 1 500 g 者为极低出生体重儿，小于 1 000 g 者为超低体重儿（桂永浩等，2015）。维持体温恒定、合理喂养、维持有效呼吸、预防感染及密切观察病情变化是护理早产儿的关键。

【护理措施】

1. 减少对患儿的刺激，尽量集中进行治疗和护理操作，动作轻柔，运用"发展性照顾模式"护理患儿。

2. 保持呼吸道通畅，仰卧时可在肩下放置小的软枕，避免颈部弯曲、呼吸道梗阻。有呼吸困难及青紫等缺氧症状时立即给予低流量氧气吸入，监测吸入氧浓度，吸入氧浓度以维持动脉血氧分压 50～80 mmHg（6.7～10.7 kPa）、血氧饱和度以 90％～95％为宜。

3.根据体重、胎龄、日龄、体温及病情，给予不同的复温保暖措施，加强体温监控。对体重＜2.0 kg、体温不升（＜36 ℃）的早产儿均应尽早放入暖箱内保温。

4.尽可能母乳喂养，无母乳或不宜母乳喂养者选用早产儿专用配方奶，根据早产儿反应及进食能力选择不同的喂养方式，保证营养及水分的供给。观察进食的量及次数、吸吮是否有力、有无呛咳及呕吐。

5.预防感染是早产儿护理的重要环节

（1）环境清洁。单独病房，室内应湿式清扫，定时通风，每日 2 次，每次 2 h 动态消毒机循环空气消毒，监测空气培养，禁止探视。

（2）工作人员严格执行消毒隔离制度。操作前后严格洗手戴手套；每日清洁消毒使用中的仪器；每日更换吸氧吸痰装置，吸痰管一用一换；定期做鼻咽拭子培养；感染带菌者应暂时调离早产儿室工作。

（3）加强基础护理。加强患儿口腔、皮肤、脐部、臀部的清洁护理，勤翻身更换体位；病情允许的患儿每日温水浴；及时修剪指甲，保护四肢，防止抓伤。

【病情观察及症状护理】

1.遵医嘱按时完成补液量，并用输液泵控制输液速度，注意监测末梢血糖，防止低血糖发生。

2.每 15～30 min 巡视 1 次，喂食后加强巡视，及时发现并处理呼吸暂停、呕吐及窒息等症状；监护仪监测生命体征及氧饱和度，设置报警参数，根据氧饱和度及患儿呼吸情况调节氧流量，改变用氧方式。

3.观察患儿脐部、口腔黏膜、皮肤有无出血点，遵医嘱使用止血药物，如有颅内出血者应减少搬动，动作轻柔。

4.观察皮肤黄染情况，定期检测胆红素。

5.每日测体重，观察患儿生长及营养情况。

【健康教育】

1.帮助家长了解早产儿的生理发育特点。

2.指导并示范护理早产儿的方法，向家长阐明保暖、喂养以及预防感染等护理措施的重要性及注意事项，鼓励母乳喂养。

3.指导早产儿出院后定期门诊健康检查，定期预防接种。

【护理质量评价标准】

1.护士掌握早产儿的护理重点及各种并发症的观察处理。

2.患儿呼吸道通畅，无护理并发症发生。

3.患儿体温维持正常范围，营养满足机体需要，生长发育正常。

4.家长掌握正确育儿知识。

第三节　新生儿黄疸护理

新生儿黄疸（neonatal jaundice）是因胆红素在体内积聚引起的皮肤或其他器官黄染，是新生儿期最常见的临床问题。新生儿血清总胆红素 85.5～119.7 μmol（5～7 mg/dL）可出现肉眼可见的黄疸。未结合胆红素增高是新生儿黄疸最常见的表现形式，重者可引起胆红素脑病（核黄疸），造成神经系统的永久性损害，严重者可死亡。主要的治疗方法有光照疗法、药物治疗、换血疗法。

【护理措施】

1.了解是否母乳喂养及孕母有无肝脏疾病，患儿有无感染史，评估患儿及其父母血型，有无家族遗传性疾病。

2. 注意皮肤黏膜、巩膜的色泽，皮肤黄染的部位和范围，监测胆红素浓度。

3. 蓝光治疗护理

（1）保持全身皮肤清洁，光疗时注意遮盖眼睛及会阴部，保护四肢防止抓伤。

（2）观察大便次数、量、性质，加强臀部皮肤护理。

（3）光疗过程中因皮肤微血管扩张可出现皮疹或因色素沉着出现青铜色皮肤，应注意观察。

（4）加强喂养，注意光疗过程中水分的补充，观察并记录进食次数及量。

（5）密切观察体温变化，光疗时每 2 h 测 1 次体温，如果体温高于 37.8 ℃或低于 35 ℃，应暂停光疗。进出蓝光箱注意保暖，保持蓝光箱适宜的温度。

4. 严格按医嘱给予补充液体及药物，注意输注药物的顺序及速度。

5. 给予患儿心理护理，抚摸照顾，增加安全感，提高光疗的依从性。

6. 做好蓝光箱的清洁消毒工作，防止交叉感染。

【病情观察及症状护理】

1. 黄疸期间常表现为吸吮无力、纳差，应耐心喂养，按需调整喂养方式如少量多次、间歇喂养等，保证奶量摄入。

2. 观察患儿大小便的次数、量及性质，若出生后 24 h 未见胎粪排出，需报告医生检查是否是肛门闭锁或其他消化道畸形。

3. 观察患儿肌张力变化，有无嗜睡、拒奶、惊厥等胆红素脑病的表现。

【用药护理】

1. 保护肝脏，不用对肝脏有损害及可能引起溶血、黄疸的药物。

2. 合理安排补液，及时纠正酸中毒，切忌快速进入高渗性药物，以免血脑屏障暂时开放，使未与血清蛋白结合的胆红素进入脑组织。

【健康教育】

1. 向患儿家长介绍蓝光治疗的作用，使其理解配合。

2. 若为母乳性黄疸时暂停母乳喂养，暂停喂哺期间应指导母亲保持乳汁分泌，防止退奶。

3. 对胆红素脑病可能有后遗症者，指导家长早期帮助患儿进行功能训练。

【护理质量评价标准】

1. 护士正确进行蓝光治疗操作，符合规范要求。

2. 患儿黄疸消退，无护理并发症发生。

3. 营养满足机体需要，患儿生长发育正常。

4. 家长了解病情，能积极配合治疗，家长能给予患儿正确的照顾。

第四节　新生儿窒息护理

新生儿窒息（asphyxia of newborn）是指生后 1 min 内无自主呼吸或未能建立规律呼吸而导致低氧血症和混合性酸中毒（崔焱，2015）。我国每年出生的新生儿中，有 7%～10%（140 万～200 万）新生儿发生窒息，其中 30 万左右留有不同程度的神经系统后遗症。新生儿窒息可由多种原因所致，包括产前、产时及产后，其中出生前因素约占 20%，出生时因素约占 70%，出生后仅占 10%。对窒息患儿的复苏分秒必争，采用国际公认的 ABCDE 方案：A 清理呼吸道；B 建立呼吸；C 维持正常循环；D 药物治疗；E 评估。

【护理措施】

1. 按程序做好新生儿复苏护理

（1）将窒息患儿置于预热的辐射抢救台上，擦干全身；患儿仰卧，肩下垫高 2～3 cm，使颈部稍向后仰，立即清除口鼻咽部呼吸道分泌物，保持呼吸道通畅。

（2）对患儿进行刺激，使其建立自主呼吸，同时给予氧气吸入。对于无呼吸或心率低于 100 次/

min，应立即给予人工面罩气囊复苏器进行复苏，建立有效的人工呼吸，必要时给予气管插管保持呼吸通畅。

（3）维持正常循环。当心率低于 60 次/min 时，立即进行胸外按压，人工呼吸与按压比例为 1：3。

（4）及时开放静脉通路，遵医嘱给予各种抢救药物。

（5）评估患儿复苏效果，循环反复进行，直至复苏完成。

2. 了解患儿出生 Apgar 评分情况（心率、呼吸、对刺激的反应、肌张力、皮肤颜色 5 项）。

3. 保持患儿安静，各种护理操作尽量集中进行，防止患儿哭闹不止，必要时使用镇静剂。

4. 给予氧气吸入，保持呼吸道通畅，及时清除口鼻分泌物。床旁备吸引器等物。

5. 整个治疗护理过程中注意患儿的保暖，可将患儿置于远红外保暖床上，病情稳定后置暖箱保暖，使皮肤温度保持在 36.5 ℃左右。

6. 合理喂养，提倡母乳喂养；无法经口喂养的患儿给予鼻饲喂养；喂养时注意患儿呼吸情况及面色，异常者及时处理；必要时给予静脉营养。

7. 做好心理护理，缓解家长紧张焦虑情绪，树立战胜疾病的信心。

【病情观察及症状护理】

1. 监测患儿的生命体征变化，注意呼吸的次数、节律、深浅度，有无口周发绀、精神萎靡等缺氧的表现；观察有无心率过快或过慢，做好抢救准备。

2. 观察患儿的神志、面色、前囟及肌张力、四肢末梢颜色及温度等，异常及时处置。

3. 观察患儿的吸吮能力、进食、睡眠及排泄情况，观察出入量是否平衡。视病情适当调整喂奶时间，重度窒息儿 24 h 禁食。

【用药护理】

1. 建立静脉通道，控制输液速度，有水肿、尿少时及时报告医生。

2. 遵医嘱予强心药物、呼吸兴奋剂、扩容、纠酸等药物治疗时，注意观察药物的作用及不良反应。

【健康教育】

1. 帮助家长了解疾病的严重性、预后和可能的后遗症；帮助家长了解病情稳定后坚持使用脑细胞活性药物的必要性。

2. 指导合理喂养和生活护理。

3. 及早进行康复治疗、功能锻炼和智力开发，减少后遗症。

4. 指导家长增强患儿体质、预防疾病，定期健康检查和预防接种。

【护理质量评价标准】

1. 护士正确实施护理措施，观察病情及并发症的预防处理。

2. 患儿体温维持正常范围，营养满足机体需要。

3. 患儿呼吸道通畅，无护理并发症发生。

4. 家长了解病情，配合治疗，掌握正确育儿知识。

第五节 新生儿感染性肺炎护理

新生儿肺炎一般是指新生儿感染性肺炎（neonatal infectious pneumonia）。发生在宫内和分娩过程中胎儿吸入羊水、胎粪及污染的阴道分泌物所致者，称为宫内感染性肺炎或分娩过程中感染性肺炎，但更多的是由于出生后感染细菌和病毒所致（张齐放等，2010）。新生儿肺炎是新生儿常见的疾病之一，发病早期呼吸道症状和体征都不明显，尤其是早产儿，临床常表现为反应差、哭声弱、拒奶、口吐白沫、呼吸浅促、发绀等。治疗上应保持呼吸道通畅，注意保暖、合理喂养和氧疗，针对病原菌抗感染治疗。

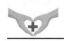

【护理措施】

1.加强基础护理，保持衣物床单清洁、干燥，严格执行无菌操作，护理前后须洗手，防止交叉感染。

2.根据病情采取头高足低位或半卧位，喂奶后取右侧卧位，每 2 h 更换体位和翻身拍背 1 次。

3.根据患儿病情采取合适的给氧方法，氧流量不宜过大，一般头罩吸氧为 5 L/min，维持血氧饱和度在 85％～95％，并及时评价氧疗效果，好转后及时停氧。

4.保持呼吸道通畅，及时清除呼吸道分泌物，定时翻身拍背，对痰液黏稠者可行超声雾化吸入以稀释，无力排出者应及时吸痰；吸痰时动作轻柔，负压不超过 100 mmHg。

5.合理喂养，喂奶宜少量多次，不可过饱，有呛咳者采用抱起喂养或鼻饲，发绀明显者在喂奶前后给氧。

6.给予心理护理，帮助家长了解新生儿肺炎的相关知识，缓解紧张情绪。

【病情观察及症状护理】

1.观察体温变化，体温过高时给予降温，体温过低时予保暖。

2.观察有无呼吸衰竭和心力衰竭的先兆症状，给予吸氧并控制输液速度。遵医嘱应用强心利尿药物，做好抢救准备。

3.若患儿突然气促、呼吸困难、剧烈咳嗽、胸痛、患侧呼吸运动受限、紫绀明显加重时，可能并发脓胸或脓气胸，应及时配合进行胸穿或胸腔闭式引流，按胸腔引流护理常规。

4.观察患儿进食时有无呛咳、发绀，进食后有无呕吐、溢奶。

【用药护理】

1.应用抗生素、抗病毒药物时，密切观察药物的作用及不良反应。

2.严格控制输液速度和量，使用微量泵输液，以免发生肺水肿。

【健康教育】

1.指导合理喂养，保证营养同时避免呛咳和呕吐引起窒息。

2.指导新生儿的日常生活护理。

3.增强体质，预防各种感染的指导。

4.指导家长按时进行预防接种。

【护理质量评价标准】

1.护士正确实施护理措施，能及时观察病情对并发症预防处理。

2.患儿体温维持正常范围，营养满足机体需要。

3.呼吸道护理有效，无氧疗并发症。

4.家长配合治疗，掌握正确育儿知识。

第六节　新生儿硬肿症护理

新生儿寒冷损伤综合征（neonatal cold injure syndrome）简称新生儿冷伤，亦称新生儿硬肿症（sclerma neonatorum，SN）。寒冷、早产、感染和窒息为主要原因。主要表现为低体温和皮肤硬肿，重症可发生多器官功能损害。近 20 年来，随着居住条件的改善、新生儿转运技术的开展和新生儿保暖技术的普及，该发病率已有显著下降。主要发生在寒冷季节或重症感染时，多于生后 1 周内发病，早产儿多见。治疗上采取复温、补充热量和液体、控制感染和及时纠正器官功能紊乱等。

【护理措施】

1.复温护理　若肛温＞30 ℃，可通过减少散热或用热水袋（50～70 ℃）在 4～6 h 使体温升至 36 ℃；重度肛温＜30 ℃者，先将患儿置于室温 24～28 ℃的房间内 1 h，再放入预热至 28 ℃或高于体温 1～2 ℃的温箱，每小时提高温箱温度 1～1.5 ℃，箱温不超过 34 ℃，在 12～24 h 恢复正常体温，不可升温过快，以免引起肺出血（崔焱，2015）。

2.记录患儿入院后第 1 次排尿的时间及量，尿少及时报告医生，遵医嘱给予利尿剂。观察用药疗效，记录 24 h 出入量。

3.合理喂养，保证热量供给。治疗护理操作动作轻柔，尽量集中进行，以减少热量散失。

4.患儿肢体活动差，要勤变换体位，防止皮肤压伤；做好口腔、脐部、臀部皮肤护理，防止各种并发症。

5.预防感染　加强消毒管理，严格遵守操作规范，保持患儿皮肤完整。

6.心理护理　增加家长康复的信心。

【病情观察及症状护理】

1.每 1～2 h 测 1 次体温，皮肤温度达 36 ℃，体温稳定 3 d 后，每 4 h 测 1 次体温。保暖应遵医嘱逐渐复温的原则。暖箱保温时，先将暖箱预热至 28 ℃，然后将患儿放入暖箱中，每小时提高箱温 1 ℃直到 30～34 ℃。

2.密切观察病情变化，观察患儿的呼吸及肺部体征、四肢皮肤颜色与温度、硬肿减轻和消失情况、尿量等，发现异常及时报告医生。备好抢救药物和设备，详细记录治疗护理措施与效果以及病情动态变化、出入量等。

3.观察有无出血倾向及并发症　此类患儿反应差、呼吸表浅、循环不良，如面色突然发青、发灰是内出血的先兆，应立即通知医生，进行处理。如口鼻喷出红色泡沫样液体即为肺出血，立即进行抢救，在抢救时避免挤压胸部，以免加重出血。

4.注意硬肿范围及程度变化。

【用药护理】

1.有明显心、肾功能损害者应注意控制输液量及滴速。

2.注意观察用药后的效果及不良反应。

【健康教育】

1.鼓励母乳喂养，母乳不足时适当添加配方奶，以保证热量供给。

2.注意远离有感冒或其他感染性疾病者，人工喂养时注意奶具及其他用物的清洁消毒。

3.预防复发　体温维持在 36.2～37.2 ℃，向家长宣传出院后保暖、喂养、预防感染的方法及必要性，预防复发。

4.按时预防接种。

【护理质量评价标准】

1.患儿体温维持正常范围，营养满足机体需要。

2.护士掌握正确复温的措施，准确观察病情及对并发症的预防处理。

3.患儿皮肤完整，无护理并发症发生。

4.家长配合护理，掌握正确保暖及育儿知识。

第七节　新生儿败血症护理

新生儿败血症（neonatal septicemia）是指细菌侵入新生儿血液并生长、繁殖、产生毒素而造成的全身性炎症反应。尽管医学和抗生素发展迅速，但新生儿败血症的发病率和病死率仍居高不下。发生率占活产儿的 1‰～5‰，出生体重越轻，发病率越高。该病早期诊断困难，易误诊，处理不及时，可导致败血症休克和多功能器官不全综合症。病原菌因不同地区和年代而异，我国多年来一直以金黄色葡萄球菌和大肠杆菌感染多见（崔焱等，2017）。新生儿败血症的早期症状常不典型，早产儿尤其如此，临床表现有进奶量少、溢乳、嗜睡或烦躁不安、哭声低、发热或体温不升、反应低下等。主要给予抗生素抗感染、处理严重并发症及支持对症治疗。

【护理措施】

1.维持体温稳定　因感染及环境因素影响，患儿体温易波动，当体温过低或体温不升时，及时予保暖措施；当体温过高时，及时予物理降温。

2.观察全身皮肤有无感染灶，积极消除，防止感染继续蔓延扩散。

3.加强基础护理，包括口腔、脐部、臀部护理，尤其应注意皮肤皱褶部位的护理。

4.建立静脉通路，遵医嘱及时应用有效抗生素，按时完成输液量并详细记录。

5.保证营养供给，必要时鼻饲或静脉营养。

6.心理护理　告知家长患儿病情及预后，缓解紧张焦虑情绪。

【病情观察及症状护理】

1.观察病情变化，注意有无化脓性脑膜炎的表现，如面色青灰、哭声低微、频繁呕吐、脑性尖叫、前囟饱满、两眼凝视、面肌小抽动等症状。

2.观察生命体征，注意有无呼吸气促、口周发绀、口吐白沫等肺炎的表现。观察有无面色青灰、皮肤发花、四肢厥冷、脉速、皮肤黏膜出血点等休克或弥散性血管内凝血（DIC）症状和体征（郑显兰等，2010）。如出现上述并发症表现时，随时与医生联系，对患儿重新评估，按相应并发症护理。

【用药护理】

1.青霉素类药物要现配现用；氨基糖苷类药物，注意药物稀释浓度及对肾脏的影响，按时检查尿液及肾功能。

2.观察药物的作用与副作用，长期应用抗生素者要注意鹅口疮、皮疹、腹泻等。

【健康教育】

1.向家长讲解该病的预防和护理知识，保持皮肤黏膜和口腔的清洁，预防交叉感染。

2.指导家长如孩子发生脐部、皮肤、呼吸道和消化道感染时，应及时就医。

3.指导家长掌握新生儿护理和喂养的正确方法，保持食具的清洁卫生。

4.按时预防接种。

【护理质量评价标准】

1.护士掌握病情观察的内容，根据患儿情况实施护理措施。

2.患儿体温维持正常范围，营养满足机体需要。

3.患儿皮肤完整，无继发感染及护理并发症发生。

4.家长掌握正确喂养及护理患儿知识。

第八节　新生儿颅内出血护理

新生儿颅内出血（intracranial hemorrhage of the newborn）是新生儿脑损伤的常见方式，与围生期窒息和产伤密切相关。早产儿多见，胎龄越小，其发病率越高。足月儿多为硬膜下出血和蛛网膜下腔出血，而早产儿则以脑室周围—脑室内出血为多见。临床表现与出血部位和出血量相关，主要症状及特征有神志改变、呼吸节律不规则、颅内高压表现、瞳孔不等大和对光反射消失等。治疗予保持患儿安静、避免搬动及刺激、维持血压正常、止血及对症治疗等。

【护理措施】

1.降低颅内压，保持绝对静卧。为防止出血加重和减轻脑水肿，应将患儿头部抬高15°～30°，侧卧，尽量减少搬动，喂奶时不能抱喂；除臀部护理外，免去其他一切清洁护理；各项护理操作动作轻柔，集中进行，以免引起患儿烦躁不安而加重颅内出血。

2.体温过高时应予物理降温，体温过低时用远红外床、暖箱或热水袋保暖。

3.保持呼吸道通畅，注意呼吸深浅度和节律性；根据缺氧情况，给予氧气吸入，注意用氧方式及流量，维持血氧饱和度在85%～95%，症状好转后及时停氧。

4.保证营养供给

（1）病重期间应禁食，遵医嘱给予补液及静脉高营养液，保证患儿的生长发育。

（2）病情好转后，可选用小奶头少量喂养，逐渐增加奶量。

（3）病情恢复后，向家长讲解母乳喂养的好处及正确喂养的方法。

5.心理护理　做好家长心理护理，缓解紧张焦虑情绪，使其配合治疗，促进患儿的康复。

【病情观察及症状护理】

1.注意观察患儿的生命体征，观察精神反应，哭声及拥抱，吞咽、吸吮反射，做好记录。

2.观察神志意识、前囟张力、眼神、瞳孔大小、对光反射、四肢张力等，有无抽搐、脑性尖叫、呕吐等颅内高压征象，仔细耐心观察患儿惊厥发生的时间、持续时间及发生部位，通知医生并做好抢救准备。

3.观察出入量、大小便情况，颅内压增高患儿严格控制每日进入量。

【用药护理】

1.严格控制每日入量，总液量按 50 mL/（kg·d）计算。

2.严格控制输液速度，输液成分以葡萄糖为主，限制电解质的输入。

【健康教育】

1.向家长解答病情，并给予支持和安慰，减轻其紧张和恐惧心理。

2.对有后遗症者，鼓励指导家长做好患儿智力开发、肢体功能训练。

3.加强营养，防止感染，按时预防接种。

【护理质量评价标准】

1.护士正确执行护理措施，掌握病情观察重点，积极预防处理并发症。

2.病房环境安静，有效避免不良刺激。

3.病情恢复良好，无护理并发症发生。

4.家长了解病情，能积极配合治疗及护理。

5.健康指导有效，家长树立疾病恢复及康复训练的信心。

第九节　新生儿缺血缺氧性脑病护理

新生儿缺氧缺血性脑病（hypoxic‐ischemic encephalopathy，HIE）是因围生期窒息而导致脑的缺氧缺血性损害，包括特征性的神经病理及病理生理改变，临床表现为一系列脑病的症状，部分患儿可留有不同程度的神经系统后遗症。该病是我国目前导致新生儿死亡及小儿致残的主要疾病之一。主要临床表现为意识障碍、兴奋或抑制、肌张力及原始反射改变、惊厥和颅内高压等神经系统表现，重者可出现中枢性呼吸衰竭。临床治疗主要是支持疗法、控制惊厥及亚低温疗法，待患儿病情稳定后根据患儿的具体情况，及早进行智能与体能的康复训练，有利于促进脑功能的恢复和减少后遗症的发生。

【护理措施】

1.给氧　保持呼吸道通畅，及时清除口、鼻、气道分泌物，维持有效呼吸并给氧气吸入；严重者行气管插管，使用人工呼吸机。

2.保持绝对安静，抬高头肩部，减少搬动，治疗护理集中进行，动作轻柔，避免沐浴。

3.加强保暖，使体温维持在 36～37 ℃，尽量减少氧耗，体温过低者入暖箱。

4.保证足够的营养供给，根据病情选择吮奶或鼻饲喂养，必要时静脉补充热量和水分。

5.保持静脉通道通畅，遵医嘱予镇静剂、脱水剂、脑活素等药物使用，保证脑的血流灌注及能量代谢需要。

6.心理护理　告知家长患儿的病情及预后，树立治疗的信心。

【病情观察及症状护理】

1.观察患儿的意识状态，有无意识障碍，反应差，各种反射不能引出或出现过度兴奋、激惹、肌张力增高或降低、前囟张力是否正常及有无惊厥发生。

2.注意患儿的呼吸道症状、呼吸困难程度，有无紫绀、三凹征、鼻翼煽动、气促、喘息、咳嗽及

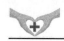

呛奶等症状，及其严重程度与缺氧症状，如有异常积极进行救治。

3. 观察双侧瞳孔是否等大、对光反射是否正常，有无呕吐及脑性尖叫。

4. 监测血糖变化，维持血糖在正常高限。

【用药护理】

1. 应用镇静剂时注意观察使用效果及患儿有无呼吸抑制等不良反应。

2. 应用速尿和甘露醇时，应注意观察尿量，防止药物外渗发生。

【健康教育】

1. 建立健全孕期保健制度，提高孕期检查质量，减少异常分娩所致产伤和窒息。

2. 早期康复干预　指导家长注意观察患儿眼神、四肢动作的协调能力、肌张力，如有神经系统受损的表现，早期给予动作训练和感知刺激的干预措施，促进脑功能恢复；指导家长掌握康复干预的措施，积极配合医生进行脑瘫康复治疗。

3. 指导家长定期随访，坚持康复治疗。

4. 加强喂养，预防感染，按时预防接种。

【护理质量评价标准】

1. 护士正确实施护理措施，能及时观察患儿病情变化并积极处置。

2. 对患儿的治疗护理准确、及时，无护理并发症发生。

3. 营养满足机体需要，患儿体重正常增长。

4. 家长了解病情，能积极配合治疗。

5. 家长掌握早期抚触及功能训练方法。

第十节　新生儿坏死性小肠结肠炎护理

新生儿坏死性小肠结肠炎（neonatal necrotizing enterocolitis，NEC）是围产期多种致病因素导致的以腹泻、呕吐、便血为主要症状的急性坏死性肠道疾病。腹部 X 线平片以肠道充气、肠壁囊样积气为特点，主要发生于早产儿，但也可见于近足月儿和足月儿。其总体发生率为（0.3～2.4）/1 000 活产儿，在极低出生体重儿（<1 500 g）的发生率为 5%～10%。该病病情一般较重，病死率为 20%～30%。母乳喂养是目前唯一公认的可以预防 NEC 发生的因素（崔焱，2015）。治疗上急性期禁食、胃肠减压，抗感染及支持疗法，保守治疗无效的进行外科治疗。

【护理措施】

1. 监测体温，体温过高时应予物理降温，体温过低时用远红外床、暖箱或热水袋保暖。

2. 减轻腹胀、腹痛，控制腹泻。立即禁食，腹胀明显者给予胃肠减压，观察腹胀消退情况及引流物颜色及量。

3. 呕吐的患儿取头偏向一侧卧位，及时清理呕吐物，保持气道通畅，记录呕吐物的颜色及量。

4. 补充液体，维持营养。禁食期间静脉维持能量及水、电解质平衡；腹胀消失、大便隐血转阴后逐渐恢复饮食，从 5% GS 开始至 1∶1 稀释奶，逐渐增加浓度及奶量；一旦大便及腹部异常立即禁食，通知医生及时处理。

5. 保持静脉通路良好，调整输液速度，准确记录 24 h 出入量。

6. 加强保护性隔离，预防交叉感染。

7. 心理护理　告知家属病因及预后，增加康复的信心。

【病情观察及症状护理】

1. 观察生命体征变化，发现脉搏细数、血压下降、末梢循环衰竭等中毒性休克症状时立即报告医生，立刻组织抢救；迅速补充有效循环量，改善微循环，纠正脱水、电解质紊乱及酸中毒，补充能量及营养。

2. 观察胃肠减压引流是否通畅，严格记录引流物的颜色、量、性状等。

3.观察记录患儿大便的次数、性质、颜色及量，观察大便变化过程，及时、准确地留取大便送检。

4.观察臀部皮肤有无红肿、皮疹及破溃，每次便后用温水清洗，予以臀部护理，保持臀部皮肤的完整性。

【用药护理】

1.保证药物和液体的正确输注，有明显心、肾功能损害者应注意控制输液量及滴速。

2.遵医嘱予抗生素治疗，注意观察用药后的效果及不良反应。

3.使用肠道益生菌口服时注意温水调和喂养。

【健康教育】

1.对极小的或患病的早产儿通过使用全肠道外营养而延迟数天或数周喂养，然后在数周的时间内，缓慢增加肠道喂养，可降低坏死性小肠结肠炎（NEC）的发生。

2.鼓励母乳喂养，母乳不足时适当添加配方奶，以保证热量供给。

3.注意远离有感冒或其他感染性疾病者，人工喂养时注意奶具及其他用物的清洁消毒。

4.预防复发 体温维持在 36.2～37.2 ℃，向家长宣传出院后保暖、喂养、预防感染的方法及必要性，预防复发。

【护理质量评价标准】

1.护士掌握正确的护理措施，能有效进行健康教育。

2.患儿体温维持正常范围，营养满足机体需要。

3.护士准确观察病情及对并发症的预防处理。

4.患儿皮肤完整，无护理并发症发生。

5.家长配合护理，掌握正确保暖及育儿知识。

第十一节 新生儿咽下综合征护理

新生儿咽下综合征指在分娩过程中胎婴儿咽下过多被胎粪或细菌污染的羊水、母血或阴道内黏液分泌物等，刺激胃黏膜，导致胃酸及黏液分泌亢进而引起的新生儿呕吐。多见于有难产史、窒息史或过期产儿。临床表现为生后尚未开奶即开始恶心、呕吐，吐出物呈泡沫样黏液，有时为绿色（羊水被胎粪污染）或咖啡色（血性羊水），开始喂奶后呕吐加重，进奶即吐。胎粪排出呈黑便，大便潜血阳性。轻者不需特殊治疗，呕吐重者给予禁食、洗胃、支持对症治疗。

【护理措施】

1.了解患儿出生时有无窒息、有无过期产、母亲的羊水情况；评估患儿胎粪排出情况、伴随症状、患儿哭闹程度、有无外科情况等。

2.遵医嘱洗胃，观察洗出物性状；洗胃后禁食、水 2 h，无呕吐者试喂水或奶。

3.体位 患儿取头高脚低右侧卧位，以免呕吐物误入气管引起窒息。

4.加强喂养，少量多餐。喂奶时，应抱起呈半卧位，缓慢喂入，奶后轻拍背部，便于排出胃内气体。

5.严重呕吐时，要及时给予静脉补液，纠正水、电解质紊乱及酸碱失衡，保证静脉液体通畅。

6.注意皮肤护理，预防继发感染，及时更换受潮被褥，保持清洁干燥。

【病情观察及症状护理】

1.观察呕吐物的颜色、性状、量、次数以及时间，及时清理，保持呼吸道通畅。

2.洗胃时注意观察患儿全身情况，置胃管后，用胶布固定，以防脱出。抽出胃内容物，用温盐水洗胃，用 10 mL 注射器冲洗，注入和抽吸液体时动作要轻柔，勿用力抽吸，以防损伤胃黏膜，直至洗净胃内容物。清洗完毕，拔胃管时要反折管段，快速拔出，以免引起误吸。

【用药护理】

1.保持静脉通路畅通，保证液体输入，注意患儿脱水情况，观察小便次数及量，记录出入量。

2.遵医嘱输入电解质液体时，调整输液速度，防止药物外渗发生。

【健康教育】

1.告知家长患儿病情及预后，缓解紧张焦虑情绪。

2.介绍合理喂养的方法及喂奶前后患儿的最佳体位。

3.出院后要根据患儿的恢复情况合理喂养，一次喂奶量不可过多，要遵照医嘱循序渐进增加喂奶量。

4.指导家长按时预防接种。

【护理质量评价标准】

1.护士掌握疾病护理措施，实施有效的健康指导。

2.护士熟练进行新生儿洗胃，无并发症发生。

3.患儿营养满足机体需要，生长发育正常。

4.家长对疾病知识了解，能配合治疗及护理。

5.家长掌握正确喂养知识，对患儿照顾措施得当。

第十二节　新生儿肺透明膜病护理

新生儿肺透明膜病（hyaline membrane of the newborn，HMD）又称呼吸窘迫综合征（neonatal respiratory distress syndrome，NRDS），是因肺表面活性物质（pulmonary surfactant，PS）缺乏所致，以生后不久出现呼吸窘迫并进行性加重的临床综合征。多见于早产儿，其胎龄愈小发病率愈高，是导致早产儿死亡的主要原因。临床表现为生后不久即出现进行性呼吸困难和呼吸衰竭；病理以肺泡壁上附有嗜酸性透明膜和肺不张为特征。治疗重点是纠正缺氧、给予表面活性物质替代疗法、维持酸碱平衡及支持疗法。

【护理措施】

1.了解患儿胎龄、出生体重、生产方式、Apgar 评分、生后有无进行性呼吸困难、呻吟、青紫、面色青灰、四肢松弛及母亲是否有糖尿病等情况。

2.保持呼吸道通畅，及时清除呼吸道分泌物，使患儿头稍后仰，颈下垫软枕以保持气道平直。

3.维持适宜环境温度 24～26 ℃，相对湿度 55%～65%，体温在 36～37 ℃减少耗氧量。对体温过低者置暖箱或辐射台保暖。

4.保证营养及水分的供应，准确记录患儿 24 h 出入量，不能吸乳、吞咽者可用鼻饲或静脉补充热量。

5.治疗护理集中进行，减少对患儿的刺激和干扰。

6.预防感染　保持空气清新，严格执行无菌操作，遵医嘱给予抗生素防治肺内感染。

【病情观察及症状护理】

1.严密观察病情，注意患儿面色、呼吸、心电、肌张力、大小便、胸廓起伏等情况，关注检查化验结果，病情变化随时通知医生。

2.及时清除口、鼻、咽部分泌物，必要时于雾化吸入后吸痰，保持呼吸道通畅。

3.供氧　根据病情及血气分析采用不同供氧方法和调节氧流量，维持血氧饱和度在 87%～95%，注意避免氧中毒。

4.辅助呼吸　尽早应用鼻塞接呼吸机持续气道正压呼吸（CPAP），增加功能残气量，防止肺泡塌陷和肺不张；当 CPAP 无效，或频发呼吸暂停时，行气管插管并采用间歇正压通气（IPPV）加呼气末正压通气（PEEP）。

5.遵医嘱气管内滴入 PS，滴注前彻底清理呼吸道，将溶解好的 PS 经气管导管侧面缓慢滴入，并与吸气同步，滴注时变动患儿体位，从仰卧转至右侧再到左侧，最后平卧，滴后用复苏器加压给氧，以助药液均匀扩散至肺泡，滴入后 6 h 内避免吸痰。

6.用药后观察患儿病情，持续 24 h 监护心电及氧饱和度，并随时进行评估，认真记录。

【用药护理】

1.PS 使用　一旦确诊尽早使用（24 h 内）。经气管插管注入气管后加压通气 1～2 min，每次使用间隔 6～12 h。

2.使用抗生素治疗时注意观察药物不良反应。

【健康教育】

1.给予心理护理，告知家长患儿病情及治疗方案，取得家长的支持及配合。

2.指导家长学习早产儿喂养方法，少量多餐，每次喂完奶后，竖起孩子轻拍背部，驱除胃内空气以防溢乳。

3.指导定期复检，进行神经行为评估，早日康复干预。

4.指导家长按时预防接种。

【护理质量评价标准】

1.患儿症状缓解，自主呼吸通畅有效。

2.护士掌握病情观察及护理措施，对家长实施正确健康指导。

3.护士熟练配合患儿气管插管内 PS 应用，无护理并发症发生。

4.家长了解病情，积极配合治疗及护理。

5.家长掌握健康教育内容，能给予患儿正确有效的照顾。

第十三节　糖尿病母婴综合症护理

糖尿病母亲生育巨大儿，出现肺、脑功能不全，心血管畸形等，称糖尿病母亲所引起的婴儿综合征。其对胎儿的影响取决于孕妇糖尿病的严重程度和给予胰岛素后血糖控制的程度。临床表现可见患儿肥胖（巨大儿）、多血质、发育良好，生后 1～4 h 易出现低血糖，低血钙，出现脑损害、合并呼吸窘迫综合征、心血管畸形等。对此类患儿以产前预防为主。出生后加强监护、纠正低血糖、代谢紊乱，积极防治并发症。

【护理措施】

1.要密切监测血糖变化，维持血糖在正常范围。

2.喂养　出生后及早喂葡萄糖水、喂食，不能经口喂养者鼻饲喂养。

3.早产儿及病情较重者迅速建立静脉通道，遵医嘱静脉补充葡萄糖，控制输液速度。

4.保持适宜的环境温度以降低热能消耗，控制出入量，维持水电解质平衡。

5.加强皮肤、口腔、脐部、臀部护理，尤其应注意皮肤皱褶部位的护理，保持清洁，预防感染，并经常更换患儿体位，避免局部长期受压。

6.心理护理　向家长介绍患儿情况，告知治疗方案，缓解焦虑情绪。

【病情观察及症状护理】

1.加强监护　密切监测患儿有无震颤、多汗、心率减慢、呼吸暂停，注意血氧饱和度、肌张力变化，有无惊厥、紫绀等，及时通知医生给予处理。

2.对可能发生低血糖者，从生后 1 h 即开始喂（或鼻饲）10% 葡萄糖，每次 5～10 mL/kg，每小时 1 次，连续 3～4 次。生后 2～3 h 提早喂奶，24 h 内每 2 h 喂 1 次。生后每小时监测血糖直至血糖稳定，以后每日至少测血糖 1 次。新生儿低血糖是指出生 3 d 内足月儿＜1.68 mmol/L、早产儿＜1.12 mmol/L，以及血糖＜2.24 mmol/L 但同时伴有低血糖临床表现者；出生 3 d 后血糖＜2.24 mmol/L 均诊断为新生儿低血糖（张齐放等，2010）。

3.预防并发症　预防新生儿低血糖或是高血糖，减少对脑部损伤，预防低钙血症、抽搐等，必要时予以镇静药物止惊。

【用药护理】

静脉补充葡萄糖注意控制输液速度，防止药物外渗。

【健康教育】

1.预防　对母亲孕期出现糖尿病，必须及时治疗，严格控制血糖，如得到良好的控制，可明显减轻对胎儿新生儿的影响。

2.出生时处理　孕母妊娠期糖尿病的患儿及早转入新生儿病房监护。

3.指导家长观察患儿生长发育情况，定期复查。

4.指导按时预防接种。

【护理质量评价标准】

1.患儿血糖稳定在正常范围，无并发症发生。

2.营养满足机体需要，患儿生长发育正常。

3.护士掌握病情观察内容及护理措施，健康指导有效。

4.家长对患儿病情了解，能积极配合治疗。

第十四节　新生儿使用密闭式暖箱护理

密闭式暖箱是为需要治疗的新出生患儿提供适宜的温度及湿度环境，保持患儿体温恒定的一种设备，可为患儿提供一个恒温、恒湿、独立的治疗空间，利于新出生患儿的生长发育，避免新生儿与外界接触而发生感染，同时便于医护人员对患儿进行观察与治疗。适用于早产及危重症的新出生患儿（陈海花等，2016）。

【护理评估】

1.了解患儿的孕周、出生体重、日龄、一般情况及生命体征，判断有无并发症等。

2.检查暖箱性能是否完好，如暖箱已清洁和消毒，箱内婴儿床铺好，处于备用状态。

3.环境适宜，室温 22～24 ℃，避免阳光直射、对流风及近距离的取暖设备。

【护理措施】

1.准备湿化　将灭菌注射用水或蒸馏水加入暖箱水槽中至水位指示线。

2.预热暖箱　接通电源，打开电源开关，将预热温度调至 28～32 ℃，需 30～60 min。调节湿度并维持在 55%～65%。

3.根据患儿的体重、出生日龄和体温调节箱温，将患儿穿单衣或裹尿布后放置暖箱内。

4.定时测量体温，根据体温调节箱温，并做好记录。每小时监测 1 次体温，升至正常后可 2～4 h 测 1 次，注意保持体温在 36～37 ℃，并维持相对湿度。严禁骤然提高暖箱温度，以免患儿体温突然上升造成不良后果，每次调节暖箱温度宜 0.5～1 ℃。

5.保持箱内温度恒定。一切护理操作尽量在箱内进行，如喂奶、换尿布。清洁皮肤、观察病情及检查等。尽量避免打开箱门，以免箱内温度波动。如确因病情需要出暖箱检查，应注意在做好保暖措施下进行，避免患儿受凉。

6.防止交叉感染，工作人员入箱操作、检查、接触患儿前后必须洗手。

7.使用期间随时观察暖箱功能是否正常，如暖箱发出报警信号，应及时查找原因，妥善处理。

8.评估患儿是否具备出暖箱的条件

(1) 体重≥2 000 g，体温正常。

(2) 患儿暖箱治疗 1 个月以上，体重<2 000 g，但一般情况良好。

(3) 在不加热暖箱内，室温维持 24～26 ℃，患儿能维持正常体温。

9.保持暖箱的清洁消毒

(1) 湿化器水箱用水每天更换 1 次，并清洗水箱，以免细菌滋生。机箱下面的空气净化垫每月清洁1次，如已破损则应更换。

（2）暖箱使用期间每天先用含氯消毒液擦拭暖箱内外，然后用清水再擦拭1次。

（3）长期睡暖箱患儿每周更换暖箱1次。患儿出暖箱或更换暖箱后，将暖箱彻底消毒。

（4）定期进行细菌培养，以评价清洁消毒的效果。

10.暖箱需由专业人员定期检修，确保结构、功能正常，保证使用安全。

【护理质量评价标准】

1.护士正确实施护理措施，熟练掌握暖箱操作方法。

2.准确设置箱温，维持患儿体温恒定。

3.使用过程中严格执行操作规程，保证安全。

4.护士掌握操作并发症的预防及处理措施。

第十五节　蓝光治疗护理

蓝光治疗是使用蓝光箱对患儿进行蓝光照射，使非结合胆红素在蓝光作用下转变为水溶性的异构体，再经胆汁和尿液排出的一种方法。该法可使血清中胆红素浓度降低，适用于需要蓝光治疗的患儿（陈海花等，2016）。

【护理评估】

1.了解患儿诊断、日龄、体重、黄疸的范围和程度、胆红素检查结果，评估患儿的生命体征、精神反应等。

2.检查光疗箱性能是否完好，是否已清洁好消毒，处于备用状态。

3.环境适宜。宜在空调环境，周围适当遮挡，避免光疗箱发出的光线影响其他患儿。

【护理措施】

1.治疗前清洁光疗箱，特别注意清除灯管及反射板的灰尘；箱内湿化器水箱内加灭菌用水至2/3满。

2.接通电源，预热光疗箱，检查线路及灯管亮度，并使箱温升至患儿适宜温度，相对湿度55%～65%。

3.核对患儿姓名、床号及性别，清洁患儿皮肤，将患儿全身裸露，用尿布遮盖会阴部，佩戴护眼罩，戴好手套并适当约束双手，避免抓脱输液管路；戴脚套防止足部皮肤因反复摩擦玻璃板而出现破损；患儿放入已预热好的光疗箱内，光疗箱灯管与患儿皮肤的距离为33～50 cm。记录患儿入箱时间。

4.光疗过程中，应使患儿皮肤均匀受光。若使用单面光疗箱一般每2 h更换1次体位，仰卧、俯卧、侧卧交替。俯卧照射时要有专人巡视，以免口鼻受压影响呼吸。医护人员为患儿进行检查、治疗、护理时须戴墨镜。

5.光疗过程中，遵医嘱静脉输液，按需喂奶，保证水分及营养的供给。

6.监测体温和箱温。光疗时每2 h测1次体温或根据病情随时测量，维持体温在36～37 ℃。根据体温调节箱温，如体温＞37.8 ℃或＜35 ℃暂停光疗，体温恢复正常后再继续治疗。

7.照射中，严密观察病情变化和治疗效果。评估患儿精神反应、呼吸、心率及黄疸程度变化，有无呼吸暂停、烦躁、嗜睡、腹胀、呕吐、惊厥及皮肤发红、破损、干燥、皮疹等，注意大小便性状及颜色，监测胆红素浓度变化。及时清除患儿呕吐物、汗水、大小便，保持光疗箱清洁。

8.光疗时间遵医嘱执行。一般光疗12～24 h才能使患儿血清胆红素下降。血清胆红素＜171 $\mu mol/L$（10 mg/dL）时可停止光疗。光疗超过24 h会造成体内核黄素缺乏，一般光疗同时或光疗后应补充核黄素，以防止继发的红细胞谷胱甘肽还原酶活性降低导致的溶血。

9.出箱时给患儿穿好衣服，除去眼罩，并做好各项记录。

10.光疗结束后，清除湿化器水箱内水，做好设备的清洁消毒工作，光疗箱应放置在干净、温湿度变化较小、无日光直射的场所。

11.保持灯管及反射板的清洁，并及时更换灯管，如有灰尘，则影响照射效果，每天应清洁光疗箱反射板。灯管使用达 1 000 h 应更换。

【护理质量评价标准】

1.护士正确实施护理措施，熟练掌握蓝光治疗操作方法。

2.治疗过程顺利，患儿血清未结合胆红素降低。

3.有效保护患儿眼睛及会阴，降低不良反应。

4.护士掌握操作并发症的预防及处理措施。

第二章　儿科疾病护理

第一节　儿科疾病住院一般护理

1.病室应阳光充足、空气新鲜。温度以 18～20 ℃为宜，湿度以 50％～60％为宜。病室定时开窗通风，每日 2 次，但应避免直接对流，以免患儿受凉。

2.按不同年龄与病种、感染与非感染性疾病，分别收治病儿，防止交叉感染，危重患儿备好抢救物品和药品。

3.新入院病儿测量体重、体温（≥7 岁患儿同时测量血压、脉搏、呼吸）并记录，矮小症患儿还需准确测量身高。

4.护士向患儿及家长介绍病室环境及规章制度，责任护士做自我介绍。

5.严格执行作息制度，保持病室安静，保证患儿充足睡眠与休息。病情危重和发热患儿应卧床休息，注意更换体位。一般患儿可适当活动，注意预防跌倒。

6.向患儿及家长做好心理护理及卫生宣教，缓解焦虑情绪，配合环境卫生管理，指导患儿养成良好的卫生习惯。

7.认真执行医嘱，按时给药及治疗，严格查对制度，及时留取各种标本。

8.入院后 24 h 内，护士应对患儿全面评估，根据评估结果制订护理计划，落实各种防范措施。并加强对患儿及家长的安全宣教。

9.按医嘱给予营养丰富、易消化的食物，对有饮食限制的患儿，凡是自备的食物须经医务人员同意，方可食用。并对患儿及家长进行必要的饮食指导。

10.根据病情，按分级护理要求做好晨晚间护理，保持患儿床单位清洁整齐，每周剪指甲。

11.一般患儿每日测量体温 2 次，体温不升、发热及危重患儿至少每 4 h 测量 1 次体温。每周测量体重 1 次，新生儿、心肾疾病患儿按需要测量体重。

12.注意安全，防止烫伤、坠床、走失，严格做好交接班工作，除交病情外，每班要清点交接病人数。

13.定时巡视病房，密切观察病情，遇有病情变化，积极配合抢救，规范书写各种护理记录。

14.患儿出院前要向患儿或患儿家长做好出院指导。

15.患儿出院后，对床单位进行终末消毒。

16.病室每周空气消毒 2 次。

第二节　热性惊厥护理

热性惊厥既往又称高热惊厥，是婴幼儿最常见的惊厥，是由于神经细胞异常放电引起全身或局部骨骼肌群突然发生不自主的强制性或阵挛性收缩，同时伴有意识障碍，是儿科急症之一，与婴幼儿神经系统发育不够完善有关。大多患儿在急性上呼吸道感染初期体温上升阶段发生惊厥，其典型的特点为：发生在 6 个月～3 岁小儿，5 岁以后少见；惊厥大多发生于急骤高热开始后 12 h 内；发作时间短暂，1～2 min 缓解，意识恢复快，无神经系统异常体征；排除了各种小儿惊厥的病因（尤其是颅内病变）；热退 1 周脑电图正常，如果一次发热过程中惊厥发作频繁，发作后昏睡，有锥体束征，脑电图持续异常，有癫痫家庭病史的则日后可能转为癫痫。治疗上予监测生命体征，及时降温，控制惊厥发作，寻找和治疗病因，预防惊厥复发。

【护理措施】

1.保持气道通畅，及时清除口鼻腔分泌物。惊厥发作时将纱布包绕的压舌板置于上下臼齿之间，防止舌口咬伤。

2.快速建立静脉通道，遵医嘱予以对症用药。

3.注意患儿安全，专人看护，预防外伤。必要时约束肢体，手心放置纱布卷防骨折和抓伤，防止坠床。

4.置单独病房，保持患儿安静，治疗护理集中进行，避免刺激。

5.基础护理　昏迷患儿做好基础护理，定时翻身按摩受压部位，保持床单元及患儿皮肤清洁干燥，保持合适体位。

6.营养支持　惊厥缓解后给予温热、营养丰富易消化的流质或半流质饮食，鼓励多饮水，有意识障碍者给予鼻饲或静脉营养。

7.心理护理　亲切和患儿交流，减轻其恐惧感；向家长详细交待病情，解释惊厥的病因和诱因、治疗及预后，耐心解答家长的疑问，减轻或消除紧张情绪。

【病情观察及症状护理】

1.观察患儿惊厥发作的次数，前囟是否饱满，四肢肌张力、神志、瞳孔的变化，出现异常及时记录并通知医生。

2.严密监测心电、呼吸、血压、氧饱和度，正确设定报警值，出现异常及时处理。

3.惊厥较重或持续时间长患儿给予吸氧，备好抢救用品。

4.观察体温，高热时及时采取物理或药物降温，做好口腔护理和皮肤护理。

【用药护理】

1.镇静止惊　地西泮为惊厥首选药，但过量可致呼吸抑制、血压降低，需观察患儿呼吸及血压变化，使用时速度宜慢。苯巴比妥是新生儿惊厥首选药，该药抗惊厥作用维持时间较长，也有呼吸抑制及降低血压等副作用。

2.脱水剂　甘露醇、呋塞米等，注意观察尿量，防止输液外渗。

【健康教育】

1.指导家长掌握预防惊厥的措施。因高热惊厥患儿在今后发热时还可能发生惊厥，故应告诉家长及时控制体温是预防惊厥的关键，教给家长在患儿发热时进行物理降温和药物降温的方法。

2.演示惊厥发作时急救的方法，如头偏向一侧平卧，按压人中、合谷穴，保持镇静。发作缓解时迅速将患儿送往医院。

【护理质量评价标准】

1.护士掌握惊厥的护理措施，教会家长家庭急救方法。

2.患儿病情缓解，无护理并发症。

3.护士观察病情及时，积极采取有效处理措施，护理记录完整。

4.家长了解病情，能积极配合治疗，掌握急救方法。

第三节　急性上呼吸道感染护理

急性上呼吸道感染（acute upper respiratory infaction，AURI）简称上感，俗称"感冒"，是小

儿最常见的疾病。它主要侵犯鼻、鼻咽和咽部，导致急性鼻咽炎、急性咽炎、急性扁桃体炎等，常统称上呼吸道感染。全年均可发病，各种病毒、细菌及支原体均可引起，但以病毒多见，占90%以上（桂永浩等，2015）。临床表现为鼻塞流涕、喷嚏、发热、咳嗽、食欲差，可伴有呕吐、腹泻，甚至热型惊厥。治疗上因大多数病毒感染有自限性，病程3～5 d，给予对症治疗即可；如若合并细菌感染者给予抗生素治疗。

【护理措施】

1.保持室内空气新鲜，避免空气对流，温湿度适宜。

2.注意休息，发热时应卧床休息，护士集中操作护理、保证患儿有足够的休息时间。

3.及时清除鼻腔及咽喉部分泌物，保证呼吸道通畅。咽部不适可给予雾化吸入，避免刺激性食物以免疼痛。鼓励患儿漱口，必要时给予口腔护理。

4.鼓励患儿多饮水，给予清淡、易消化、高营养半流质和流质饮食，必要时静脉补充营养和水分。

5.保持皮肤清洁，及时更换潮湿衣物，保持床单干燥舒适。

6.心理护理　告知家长患儿病情及治疗护理计划，缓解紧张情绪。

【病情观察及症状护理】

1.密切观察病情变化，注意咳嗽的性质、神经系统症状、口腔黏膜改变及皮肤有无皮疹等，以便能早期发现麻疹、猩红热、百日咳及流行性脑脊髓膜炎等急性传染病，及时隔离治疗。

2.密切监测体温变化，采用正确、合理的降温措施。

3.注意观察咽部充血、水肿、化脓情况，及时报告医生协助处理，同时要注意防止脓肿破溃后流入气管引起窒息。

4.可能发生惊厥的患儿应加强巡视，密切观察体温变化，床边设置床栏，备好急救物品和药品。

【用药护理】

1.使用解热剂后要多饮水，以免大量出汗引起虚脱。

2.高热惊厥患儿使用镇静剂时要注意观察止惊效果及药物不良反应。

3.使用青霉素等抗生素时应注意观察有无过敏反应的发生。

【健康教育】

1.指导家长掌握上呼吸道感染的预防知识，气候骤变时，及时增减衣物，避免受凉。

2.保持室内的空气新鲜，避免在室内吸烟。

3.指导合理喂养小儿，及时添加辅食，加强营养。

4.加强体育锻炼，多晒太阳，增强体质，预防佝偻病。

5.上呼吸道感染的高发季节，尽量少去公众场合，防止交叉感染。

【护理质量评价标准】

1.护士正确执行护理措施及各种并发症的预防处理。

2.护士对家长进行健康教育有效。

3.患儿营养和水分的供给满足机体需要，临床症状明显减轻直至消失。

4.家长知晓患儿病情，能配合临床治疗及护理。

第四节　支气管肺炎护理

支气管肺炎（bronchopneumonia）又称小叶性肺炎，是指不同病原体（大多为细菌和病毒）侵入气管、支气管所引起的炎症；是儿童最常见的肺炎，全年均可发病，以冬春寒冷季节较多，多续发于上呼吸道感染之后；一般以2岁以内的小儿多发，且症状较重，临床以发热、咳嗽、气促、呼吸困难和肺部细湿啰音为主要表现，重症患者可累及循环、神经及消化系统而出现相应的临床症状，是婴幼儿时期主要死亡原因（桂永浩等，2015）。治疗以积极控制炎症，改善肺部通气功能，防止并发症为主。

【护理措施】

1.保持呼吸道通畅，指导患儿有效咳嗽，及时清除口鼻腔分泌物。病情许可的情况下，进行体位引流、超声雾化吸入，必要时可吸痰。

2.卧床休息，减少活动。治疗护理集中进行，保证患儿足够的休息时间。

3.氧气疗法 气促、发绀的患儿应给予吸氧，监测血氧饱和度；必要时考虑机械通气。

4.呼吸困难者取半卧位，经常变换体位以减少肺部淤血，促进炎症吸收。病情允许时给拍背（拍背手法为空心掌，由下而上，由外向内轻拍背部），鼓励患儿咳嗽排痰，痰液黏稠者给予雾化吸入。

5.给予高热量、高维生素、易消化的流质或半流质饮食，少量多餐，避免过饱影响呼吸。哺喂时头部抬高防止呛咳引起窒息；重症不能进食者给予静脉营养。

6.心理护理 安抚患儿，减轻其恐惧感；告知家长患儿的病情及治疗方案，取得家长配合，缓解焦虑情绪。

7.对铜绿假单胞菌、金黄色葡萄球菌感染者应安排单间，执行呼吸道隔离。

【病情观察及症状护理】

1.观察有无烦躁不安、发绀、面色苍白、呼吸急促等心力衰竭表现，及时报告医生，减慢输液速度。准备强心剂、利尿剂，做好抢救准备。

2.密切观察意识、瞳孔及肌张力等变化，若有嗜睡、烦躁、惊厥、昏迷、呼吸不规则等，提示颅内压增高，及时通知医生，并共同抢救。

3.观察有无腹胀、腹痛、肠麻痹及胃肠道出血表现，及时协助处理。

4.高热者要严密监测体温变化，采取相应的降温措施，及时更换汗湿衣物。

5.严格控制输液速度，保持液体均匀滴入，防止肺水肿和心衰。严重患儿应准确记录 24 h 出入量。

【用药护理】

1.应用退热剂后体温骤降、多汗，易发生虚脱，如面色苍白、大汗淋漓、脉搏细速、血压下降、四肢厥冷、紫绀甚至神志不清等，要加强观察及时处理。

2.红霉素类药物可引起胃肠道反应，不宜空腹，静脉使用时应减慢输液速度。

3.心衰患儿使用洋地黄类药物时应严格查对，注意观察使用后的效果及毒性反应。

【健康教育】

1.向家长介绍疾病诱因、症状及治疗方法，指导正确拍背方式。

2.指导家长加强患儿营养，增强体质，多进行户外活动，按时预防接种。

3.有营养不良、佝偻病、贫血及先天性心脏病的患儿应积极治疗，增强抵抗力，减少呼吸道感染机会。

4.教会家长处理呼吸道感染的方法，疾病早期及时控制。

【护理质量评价标准】

1.护士掌握肺炎护理措施，并向家长进行有效健康指导。

2.患儿呼吸道通畅，咳痰有效，无氧疗并发症发生。

3.护士观察病情变化及时准确，掌握并发症预防及处理措施。

4.患儿家长知晓疾病知识，积极配合治疗及护理。

第五节 支气管哮喘护理

支气管哮喘（bronchial asthma），简称哮喘，是由多种细胞（如嗜酸性粒细胞、肥大细胞、T淋巴细胞、中性粒细胞及气道上皮细胞）参与的气道慢性炎症性疾患。这种慢性炎症导致易感个体气道高反应性，当接触多种刺激因素时，气道发生梗阻和气流受限，出现反复发作的喘息、气促、胸闷、咳嗽等症状，常在夜间和（或）清晨发作或加剧，多数患儿可经治疗缓解或自行缓解。遗传过敏体质对该病的形成关系很大，多数患儿有婴儿湿疹、过敏性鼻炎或/和食物（药物）过敏史。发作期以快速缓解症状、抗炎、平喘为目的；缓解期以控制症状、抗炎、降低气道高反应性、避免触发因素、自我保健为目的。

【护理措施】

1.保持室内空气新鲜、温湿度适宜，定时开窗通风但不要让患儿吹对流风，避免摆放花草及刺激性气味的物体。

2.体位　哮喘发作时注意卧床休息，取半卧位或坐位。

3.氧气疗法　发作时给予氧气吸入，氧浓度以不超过40％为宜，并监测氧饱和度的变化及时调整氧流量。

4.保持呼吸道通畅，及时准确给予β_2受体激动剂雾化吸入，解除支气管痉挛。呼吸道分泌物过多时及时吸痰。

5.保证充足的水分和营养，鼓励患儿多饮水，给予营养丰富、易消化饮食，少量多餐。

6.心理护理　用亲切的语言和爱抚安慰患儿，减轻患儿的不安和痛苦；及时告知家长患儿的病情及治疗方案，取得家长的配合，缓解其焦虑情绪。

【病情观察及症状护理】

1.严密监测体温变化，低热患儿不需特殊处理，鼓励患儿多喝水；高温时遵医嘱使用药物降温防止惊厥。

2.观察患儿咳嗽、咳痰及喘息的性质，指导家长正确拍背，鼓励患儿有效咳嗽，遵医嘱使用雾化吸入缓解气道痉挛和稀释痰液，并鼓励患儿多饮水。

3.注意观察患儿全身状态和呼吸的变化，注意有无缺氧、烦躁、呼吸困难加重和神志改变等，以防发生哮喘持续状态。

【用药护理】

1.使用雾化药物后及时漱口清洁面部，防止药物存留在口腔导致菌群失调及溃疡发生。

2.使用抗生素时要注意观察药物的疗效，注意过敏反应发生。

3.口服止咳糖浆后不要立即喝水，以使药物更好地发挥疗效。

4.使用糖皮质激素的患儿应告知服药方法及注意事项，按医嘱定时定量，不可擅自停药或漏服。

【健康教育】

1.告知家长和患儿哮喘的本质、发病机制、诱发因素；教会其哮喘发作时的家庭治疗方法；告知哮喘症状加剧时的表现；指导家庭应用气雾剂、储物罐、峰流速仪的方法；讲解使用药物的副作用。

2.指导家长加强患儿营养，增强体质，多进行户外活动，按时预防接种。

3.教会家长处理呼吸道感染的方法，疾病早期及时控制；有营养不良、佝偻病、贫血及先天性心脏病的患儿应积极治疗，增强抵抗力，减少呼吸道感染机会。

4.对于需长期用药的患儿，应教会家长正确用药方法，并指导观察用药的不良反应。

【护理质量评价标准】

1.护士正确执行护理措施，掌握疾病的健康教育。

2.观察病情及时准确，掌握疾病并发症的预防及处理方法。

3.患儿生命体征恢复正常，无护理并发症发生。

4.患儿及家长知晓用药注意事项。

第六节　婴幼儿腹泻病护理

婴幼儿腹泻（infantile diarrhea）或称腹泻病，是一组由多病原、多因素引起的以大便次数增多和大便性状改变为特点的消化道综合症。临床表现为呕吐、食欲低下，大便稀薄、次数增多或每日

10 余次，呈黄色或黄绿色；严重者出现脱水、电解质紊乱和全身感染中毒症状。该病是我国婴幼儿常见疾病之一，6 个月～2 岁婴幼儿发病率高，1 岁以内患儿占半数，是造成儿童营养不良、生长发育障碍的主要因素之一。肠道内感染可由病毒、细菌、真菌、寄生虫引起，尤以病毒多见。治疗原则为调整饮食，预防和纠正脱水，合理用药，加强护理，预防并发症。

【护理措施】

1.严格执行消毒隔离措施，防止交叉感染。

2.调整饮食　除严重呕吐者暂禁食 4～6 h（不禁水）外，均应继续进食。母乳喂养者继续哺乳，暂停辅食；人工喂养者，可喂以等量米汤或稀释的牛奶或无乳糖奶粉，腹泻次数减少后给予半流质饮食，少量多餐，逐渐过渡到正常。对病毒性肠炎可疑性病例暂停母乳喂养，改为豆制代用品或发酵乳。腹泻停止后，继续给予营养丰富的饮食，并每日加餐 1 次，共 2 周。对少数严重病例口服营养物质不能耐受者，应加强支持疗法，必要时全静脉营养（崔焱，2015）。

3.加强臀部皮肤护理，维持皮肤完整性，对已发生红臀的患儿及时采取处置措施。

4.建立静脉通道，保证输液量的准确供给，根据病情及需要调整输液速度。

5.心理护理　安抚患儿，减轻其恐惧感；告知家长患儿的病情及治疗方案，取得家长配合，缓解焦虑情绪。

【病情观察及症状护理】

1.观察失水纠正情况及全身情况。观察体温、呼吸、脉搏、血压、尿量、皮肤弹性、前囟和眼眶有无凹陷、口腔黏膜是否干燥等情况，详细记录出入量。

2.观察排便次数，大便性状及量，有无腹痛、腹胀。

3.对高热者做好口腔护理和皮肤护理。

4.观察代谢性酸中毒、低钾、低钙血症等表现，发现异常及时报告医生并协同处理。

【用药护理】

1.口服补液　ORS（口服补液盐）液用于腹泻时预防脱水及纠正轻、中度脱水，于 8～12 h 内将累积损失量补足；脱水纠正后可将 ORS 用等量水稀释按病情需要随时口服。有明显腹胀、休克、心功能不全或其他严重并发症及新生儿不宜口服补液。

2.静脉补液过程中要做到"三定"（定量、定性、定速）和"三先"（先盐后糖、先浓后淡、先快后慢）及"两补"（见尿补钾、惊跳补钙）。注意补钾浓度<0.3%，每日补钾总量静脉点滴时间不少于 6～8 h。补钙时应选择粗直血管，防止药物外渗。

【健康教育】

1.指导合理喂养　宣传母乳喂养的优点，避免在夏季断奶。按时逐步添加辅食，切忌几种辅食同时添加，防止过食、偏食及饮食结构突然变动。

2.养成良好的卫生习惯　注意食物新鲜、清洁和食具消毒，尤其是婴儿的奶具要及时清洗、消毒，避免肠道感染。

3.增强小儿体质。发现有营养不良、佝偻病时应及早治疗，适当进行户外活动。

4.注意气候变化，防止受凉或过暖，及时增减衣物。

5.避免长期滥用抗生素。

【护理质量评价标准】

1.护士掌握护理措施及健康教育。

2.护士准确观察病情，掌握疾病并发症的预防及处理措施。

3.患儿腹泻好转，臀部皮肤正常，无护理并发症发生。

4.家长知晓疾病预防知识，积极配合治疗及护理。

第七节　川崎病护理

川崎病，又称皮肤黏膜淋巴综合症，主要发生在 5 岁以下儿童和婴幼儿，以全身性中、小动脉炎性病变为主要病理特征。1976 年日本的 Tomosaki Kawasaki 医生首先报道该病，目前世界各地都有川崎病的发病报道，发病率存在地区差异，以日本最高。在 5 岁以下儿童中，2009、2010 年的川崎病发病率为（206.2～239.6）/10 万。男女发病约为 1.5：1。冠状动脉病变是影响患者预后最重要的因素，是儿童时期缺血性心脏病的主要原因。近年来由于规范化应用大剂量丙种球蛋白治疗，病死率已从 20 世纪 70 年代的 2%降到 0.5%以下。川崎病的病因目前尚不清楚，临床表现有持续 5 d 以上发热、多形性皮疹、四肢末端变化、双眼球结膜充血、口唇干红皲裂、杨梅舌、颈部淋巴结肿大及冠状动脉病变等。目前川崎病急性期的标准治疗为大剂量丙种球蛋白静脉滴注和口服阿司匹林等。

【护理措施】

1. 高热护理　急性期应绝对卧床休息，高热时应以物理降温为主，头部枕冰袋，温水擦浴。必要时给予药物降温。

2. 口腔护理　口唇干裂、口腔炎者可用 1%～3%过氧化氢溶液清洗口腔 2～3 次/d，冲洗后外涂液状石蜡油。口腔溃疡者局部涂溃疡散。

3. 饮食护理　给予清淡的高热量、高维生素、高蛋白质的流质或半流质饮食，温凉为宜，切勿过热以免刺激口腔炎症致疼痛。鼓励患儿多饮水，禁食生、辛、硬食物。

4. 保持皮肤清洁，勤换内衣，衣服质地柔软，减少对皮肤的刺激；臀部及肛周红斑脱屑时，便后用温水冲洗干净，外涂软膏；剪短指甲，避免抓破皮肤；指（趾）端脱屑时，防止撕拉皮肤，应让其自行脱落。

5. 大多数川崎病患儿血小板高，血液呈高凝状态，易形成血栓，应鼓励患儿多饮水以稀释血液。

6. 心理护理　安抚患儿情绪减轻恐惧感，保持患儿情绪稳定；告知家长患儿的病情及预后，缓解焦虑心情。

【病情观察及症状护理】

1. 监测生命体征变化，观察体温热型及伴随症状，警惕高热惊厥的发生，及时采取必要的预防措施。

2. 观察患儿精神状态、皮疹、口腔炎症、结膜充血、指趾端红肿及脱屑、肛周脱屑情况，询问患儿有无腹痛、腹泻、关节痛等表现，及时通知医生，做好护理记录。

3. 密切监测患儿有无血管损害的表现，如面色、精神状态、心率、心律、心音、心电图异常等，并根据受损程度采取相应的护理措施。对已有冠状动脉受损的患儿抽血宜在远离心脏的四肢静脉进行，勿在颈外静脉抽血。

【用药护理】

1. 静脉丙种球蛋白冲击治疗时要注意有无血清学反应，如发热、寒战、皮疹、心慌、胸闷、呼吸困难等，一旦出现以上情况应报告医生并遵医嘱给予非那根或地塞米松等处理。输注时严格控制输液速度，宜选择输液泵输液以减轻心脏的负荷。

2. 青霉素抗感染治疗时注意药物过敏反应。

3. 阿司匹林抗血小板聚集，使用时严格遵医嘱服用，不可擅自停药；因阿司匹林直接刺激胃黏膜，而小儿胃肠道组织较柔嫩，一般会给予胃黏膜保护剂使用。服用期间应避免患儿外伤出血，保持空气湿润，防止鼻黏膜干燥出血。

【健康教育】

1. 向家长介绍患儿病情，告知治疗方法、护理重点及预后，取得家长配合。

2. 指导按医嘱坚持服药，不可随意增减剂量，注意观察药物的副作用。

3. 指导家长正确配制患儿饮食，以高热量、高蛋白质、高维生素饮食为主；制订适宜的活动与作息计划，原则上以活动后不出现心慌为宜；若患儿突然出现面色苍白、心率快等现象应立即就医。

4. 定期复查　门诊随访，遵医嘱定时复查心电图、超声心电图、血常规、心肌酶谱及肝功能等，直至恢复正常。

5. 明确告知家长患儿使用丙种球蛋白后 9 个月内不宜进行麻疹、腮腺炎和风疹等活疫苗的预防接种（陶红，2011）。

【护理质量评价标准】

1.护士掌握疾病护理措施及健康教育，掌握并发症的预防及处理措施。

2.护士正确实施病情观察及用药指导，护理记录完善。

3.对患儿护理措施得当，无护理并发症发生。

4.出院指导措施有效，家长按时复查随访。

第八节　病毒性心肌炎护理

病毒性心肌炎（viral myocarditis）即由病毒侵犯心脏所引起的以心肌炎性病变为主要表现的疾病，有时该病也可累及心包或心内膜，其病理特征为心肌细胞的变性、坏死。儿童期的发病率尚不确切。国外资料显示在因意外事故死亡的年轻人尸体解剖中检出率为4％左右。流行病学资料显示，儿童可引起心肌炎的常见病毒有柯萨奇病毒（A组和B组）、埃克病毒、脊髓灰质炎病毒、腺病毒、流感和副流感病毒、荨麻疹病毒、单纯疱疹病毒、流行性腮腺炎病毒等。值得注意的是，新生儿期柯萨奇病毒B组感染可导致群体流行，其死亡率可高达50％以上。临床表现为患儿有乏力、活动受限、心悸、胸痛等症状，少数重症病人可发生心力衰竭，并发严重心律失常、心源性休克，甚至猝死。少部分病人呈慢性进程，演变为扩张性心肌病。治疗上急性期需卧床休息，给予抗病毒、改善心肌营养等药物治疗，合并并发症者予对症治疗。

【护理措施】

1.急性期或重症患儿绝对卧床休息，护理时动作轻快，避免患儿受到各种不良刺激；待心脏功能基本恢复后再逐渐（3～6个月）增加活动量。

2.给予易消化、高维生素、高蛋白饮食，适当增加水果，少量多餐，切忌饱餐。心功能不全伴水肿者适当限制钠盐和水分的摄入（崔焱等，2017）。

3.呼吸困难者取半卧位，有心前区不适、频繁早搏、胸闷等症状时，应给氧气吸入2 L/min，注意观察患儿缺氧状况有无改善。

4.患儿易出汗，应保持皮肤清洁，及时更换衣物，防止受凉；做好保护性隔离，防止交叉感染。

5.静脉输液时严格控制输液速度，以防发生心力衰竭；心功能不全者，详细记录出入量，水肿患儿每周测量体重2次。

6.做好患儿心理护理，避免情绪激动、烦躁，保持患儿安静；告知家长患儿治疗及护理重点，取得理解与配合。

【病情观察及症状护理】

1.密切观察病情及生命体征变化，如发现突然面色苍白、烦躁不安、呼吸困难、咳嗽、脉搏异常、血压下降、水肿、末梢循环不良等心衰表现，立即通知医生，进行抢救。

2.观察患儿面色、呼吸及心率，每4 h测1次心率，数足1 min，注意脉率和脉律。

3.配合医生治疗原发病，如败血症和肺炎等，预防和观察其他并发症。

【用药护理】

1.洋地黄类　注意给药方法及剂量，给药前测量脉搏，必要时听心率，婴儿低于100次/min、幼儿低于80次/min、儿童低于60次/min应暂停用药并告知医生。若出现心率过慢、心律失常、恶心、呕吐、食欲减退、黄绿视、视力模糊、嗜睡、头昏等洋地黄毒性反应时应停止用药。洋地黄类药物使用过程中可同时服用氯化钾以减少毒性反应，不宜与钙剂同时应用，以免引起洋地黄中毒。

2.使用利尿剂　应注意观察有无低钾等电解质紊乱表现，如四肢无力、腹胀、心音低钝、心律紊乱等。

3.使用大剂量维生素C和能量合剂可加强心肌营养，促进心肌恢复，需长期使用注意保护血管，防止药物外渗。

4.使用抗心律失常药物时注意监测心率、心律、呼吸、血压，判断疗效和有无不良反应。

【健康教育】

1.指导患儿及家长遵医嘱给予营养心肌药物，强调药物治疗的重要性，不可擅自停药，按时复查。

2.强调休息对心肌炎恢复的重要性，鼓励患儿及家长面对现实，消除不良情绪，积极配合治疗及护理，受损的心脏在半年内可逐渐恢复。

3.告知预防呼吸道感染和消化道感染的常识，疾病流行期间尽量避免去公共场所。

【护理质量评价标准】

1.护士掌握疾病护理措施，掌握疾病健康教育知识。

2.护士观察病情及时准确，掌握疾病并发症的预防及处理。

3.遵医嘱准确用药，详细进行用药指导，家长对药品注意事项知晓。

4.出院指导措施有效，家长按时复查随访。

第九节　传染性单核细胞增多症护理

传染性单核细胞增多（infection mononucleosis，IM）症简称传单，是主要由 EB 病毒所致的一种单核-巨噬细胞系统急性增生性传染病。其临床特征为不规则发热、咽峡炎、淋巴结及肝脾肿大、外周血出现异常淋巴细胞、嗜异性凝集试验阳性、感染后体内出现抗 EB 病毒抗体。EB 病毒感染多见于儿童和青少年，全年均可发病，但晚秋至初春较多，多为散发，可引起流行（桂永浩等，2015）。该病病程一般为 2～3 周，大多预后良好，病死率低于 1%，常见死因有脑干脑炎、脾破裂、肝功能衰竭等。治疗上予抗病毒药物、静脉丙种球蛋白使用，预防及治疗并发症。

【护理措施】

1.严密监测体温变化，每 4 h 测 1 次体温，遵医嘱给予物理或药物降温；保持皮肤清洁，及时更换衣物，避免受凉；保持口腔清洁，做好口腔护理。

2.鼓励患儿进食，食物温度可偏凉，以减少进食疼痛。保持口腔清洁，多饮水。给予清淡、易消化、高热量、高维生素流质或半流质饮食，避免干硬、粗糙、辛辣等刺激性食物。

3.急性期绝对卧床休息，避免剧烈运动；治疗检查时动作轻柔，避免用力按压腹部。保证患儿安全，避免病房地面过湿，防止摔倒而至脾破裂。

4.完善基础护理，保持清洁，加强皮肤护理，防止红臀，给予棉质柔软的衣物。保持床单位整洁干燥。勤修剪指甲，避免抓挠，防止继发感染。

5.心理护理　安抚患儿减轻恐惧感，告知患儿及家长病情及预后，缓解焦虑情绪。

【病情观察及症状护理】

1.密切观察生命体征变化，注意呼吸、咳嗽等间质性肺炎早期表现，及时通知医生给予处理。

2.观察患儿有无水肿、蛋白尿等类似肾炎的变化；观察有无心慌、胸闷、心电图改变等心肌炎早期症状；观察有无头痛、呕吐等脑膜炎早期症状。

3.脾破裂为该病最严重的并发症，常发生在疾病第 2 周；应注意观察患儿的血压、心率、心律及尿量变化，绝对卧床休息，避免撞击腹部。监测肝功能，必要时予以保肝治疗。

【用药护理】

1.该病的治疗主要是对症治疗，疾病大多能自愈；高热病人酌情补液，脑水肿者给予甘露醇脱水；急性期特别是并发肝炎时应卧床休息。

2.该病为病毒感染，常用更昔洛韦治疗；使用时只能静脉滴注，时间至少 1 h 以上，前后用生理盐水冲洗，选择较粗血管，防止药物渗漏及外溅，一旦外渗，应给予 25% 硫酸镁湿敷。用药期间应补给充足的水分，加强口腔护理，密切观察血常规（陶红，2011）。

3.使用丙种球蛋白可迅速提高患儿血液中 IgG 抗体水平，使用时注意控制输注速度，观察有无血清学反应。

【健康教育】

1.该病为 EB 病毒感染，注意呼吸道隔离，避免与其他患儿接触及去人多的公共场所。

2.每天注意保持皮肤清洁，用温水清洗皮肤及时更换柔软衣服，避免患儿抓挠致皮肤感染。

3.肝大，转氨酶高时应坚持药物治疗；脾大时应避免剧烈运动，以免发生外伤，引起脾破裂。向家长讲述休息及复查的重要性，取得配合。

4.淋巴结肿大的患儿要注意定期复查血象，因淋巴结消退比较慢，可达数月之久，如发现颈部淋巴肿大时应及时去医院就诊。

【护理质量评价标准】

1.护士掌握疾病护理措施，掌握疾病健康教育知识。

2.护士观察病情及时准确，掌握疾病并发症的预防及处理。

3.患儿及家长知道休息避免外伤的重要性，能配合治疗及护理。

4.出院指导措施有效，家长按时复查随访。

第十节　急性肾小球肾炎护理

急性肾小球肾炎（acute glomerulonephritis，AGN）简称急性肾炎，是指一组病因不一，临床表现为急性起病，多为前期感染，以血尿为主，伴有不同程度蛋白尿，可有水肿、高血压、肾功能不全等特点的肾小球疾患。该病病因多种，但大多病例为急性链球菌感染后引起的免疫复合物性肾小球肾炎，可以散发或流行的形式出现，2005 年发展中国家儿童急性链球菌感染性肾小球肾炎（APSGN）年发病率为 2.43/10 万。发达国家为 0.6/10 万，该病多见儿童和青少年，以 5～14 岁多见，小于 2 岁少见，男女比为 2∶1。治疗上需注意休息，控制饮食，予抗感染对症治疗。

【护理措施】

1.休息　急性期应绝对卧床休息 2 周以减轻心脏负担，增加肾血流量；待水肿和肉眼血尿消失，血压正常，可下床轻微活动或户外散步；血沉正常可上学，但需避免体育活动；Addis 计数正常后恢复正常生活。

2.饮食管理　急性期高度水肿少尿时给予富含维生素、低盐、高糖饮食，限制水分，待尿量增加，水肿消退，可改为普通饮食；出现肾功能不全、氮质血症者，应限制蛋白质入量；高血压者，应禁盐或低盐（每日 2～3 g），鼓励患儿多吃水果及糖类食物。

3.每日晨测血压 1 次，必要时遵医嘱定时监测，水肿患儿每日测体重并记录。

4.皮肤护理　水肿较重者要注意衣物宽松柔软，做好全身皮肤清洁，注意皮肤有无红肿、破损和化脓等发生。

5.心理护理　多用亲切鼓励的语言与患儿交流，减轻其不安全感；告知家长患儿的病情及治疗方案，缓解其焦虑情绪。

【病情观察及症状护理】

1.观察尿量、尿色，每周送检尿标本 2 次，准确记录 24 h 出入量，如尿量持续减少，出现头痛、恶心、呕吐等，要警惕急性肾功能衰竭。应绝对卧床休息，限制钠、水入量，做好透析前护理。

2.密切观察呼吸、心率、脉搏等变化，警惕严重循环充血的发生，若出现应立即安置患儿半卧位、吸氧，报告医生并做好抢救准备。

3.若患儿出现血压增高、头痛呕吐、一过性失明、烦躁、惊厥等提示高血压脑病，应立即报告医生并保持患儿安静，吸氧，神志不清按昏迷护理。

4.观察患儿皮肤是否完整，水肿患儿注意低垂部位的皮肤，防止破损及压疮导致感染。

【用药护理】

1.应用利尿剂前后注意观察体重、尿量、水肿变化并做好记录，注意有无电解质紊乱。

2.使用降压药物硝普钠时应现配现用，输液系统要避光，使用微量泵控制滴速，快速降压时必须严密监测血压、心率和药物副作用（恶心、呕吐、情绪不安、头痛和肌肉痉挛）。

3.使用青霉素等抗感染治疗时需注意药物过敏反应。

【健康教育】

1.向患儿及家长宣教该病是急性链球菌感染后免疫性疾病，无特异性疗法，主要是休息及对症治疗，彻底清除感染灶。

2.告知饮食管理的目的及重要性，限制饮食防止并发症发生。

3.出院后仍需限制活动1～2个月，定期检查尿常规，随访时间一般为半年。

4.鼓励患儿锻炼身体，增强体质，避免上呼吸道感染和皮肤感染是预防的主要措施。

【护理质量评价标准】

1.护士掌握疾病护理措施，掌握疾病健康教育知识。

2.护士观察病情及时准确，掌握疾病并发症的预防及处理。

3.患儿及家长知道休息及饮食的重要性，能配合治疗及护理。

4.出院指导措施有效，家长按时复查随访。

第十一节　肾病综合征护理

肾病综合症（nephrotic syndrome，NS）是一组由多种原因引起的肾小球基膜通透性增加，导致血浆内大量蛋白质从尿中丢失的临床综合症。临床有以下四大特点：大量蛋白尿、低蛋白血症、高脂血症、明显水肿。儿童常见的 NS 为原发性肾病综合症（PNS），约占 90%，发病年龄多为学龄前儿童，3～5 岁为发病高峰，男女比例约为 3.7：1。该病的治疗以调整休息和生活、控制饮食，药物治疗以肾上腺皮质激素为主。

【护理措施】

1.适当休息　严重水肿和高血压时需卧床休息，加强生活管理。一般无需严格限制活动，根据病情适当安排文娱活动，使患儿精神愉快，但不要过度劳累，以免病情复发。

2.调整饮食　给予易消化饮食、优质蛋白、少量脂肪、足量糖类及高维生素饮食；高血压、水肿、心功能不全患儿限制水和钠盐的摄入量，水肿消退给普通饮食。

3.加强皮肤护理　保持皮肤清洁干燥，定时翻身，被服松软，必要时使用充气床垫，防止皮肤擦伤及压疮发生；水肿的阴囊可用棉垫或吊带托起，皮肤破裂处应盖上消毒敷料，防止感染；做好会阴清洁，预防尿路感染（崔焱等，2017）。

4.做好保护性隔离　与感染性患儿分开放置，病室每日空气消毒，减少探视人员。

5.严重水肿者应尽量避免肌内注射，如必须注射时应严格消毒，注射后按压时间稍长些，以防药液外渗。

6.心理护理　多用亲切鼓励的语言与患儿交流，减轻其不安全感；告知家长患儿的病情及预后，树立战胜疾病的信心。

【病情观察及症状护理】

1.每日观察水肿变化，记录 24 h 出入量，每天记录腹围、体重，每周送检尿常规 2～3 次。

2.并发症的观察　注意监测体温、血象等，及时发现感染灶，通知医生协助处理。

3.密切观察生命体征及病情变化，如发现烦躁、头痛、心律紊乱等，及时报告医生，配合抢救处理。

4.对长期食用低盐饮食或在利尿期已发生低钾血症、低钠血症、低钙血症者，注意观察电解质失调症状，及时报告医生处置。

【用药护理】

1.该病选择肾上腺皮质激素治疗，治疗期间要注意每日尿量、尿蛋白变化及血浆蛋白等情况，注意激素的副作用和并发症；激素治疗时，易有骨质疏松，要避免剧烈活动，防止发生骨折，遵医嘱及时补充维生素 D 及钙质。

2.使用免疫抑制剂（如环磷酰胺）时，注意白细胞数下降、脱发、胃肠道反应及出血性膀胱炎，用药期间要多饮水和定期复查血象。

3.利尿剂长期用药后要注意观察有无电解质紊乱，及时通知医生，定期查血电解质。

4.使用肝素过程中注意监测凝血时间及凝血酶原时间。

【健康教育】

1.讲解激素治疗对该病的重要性，使患儿及家长主动配合与坚持按计划用药。

2.指导患儿安排作息计划，合理活动、学习，避免奔跑、摔伤，防止骨折发生。

3.告知家长预防感染对防止并发症及复发至关重要，不得与其他感染性患儿接触，不去公共场所。

4.出院后继续加强作息及饮食管理，按时服药，不可擅自减量或停药；定时复诊及检查。

【护理质量评价标准】

1.护士掌握疾病护理措施，掌握疾病健康教育知识，对患儿及家长健康指导有效。

2.患儿及家长知道休息及饮食的重要性，知晓激素使用的副作用，能配合治疗及护理。

3.患儿水肿消退，尿蛋白转阴，无护理并发症发生。

4.出院指导措施有效，患儿遵医嘱服用药物，按时复查随访。

第十二节 过敏性紫癜护理

过敏性紫癜又称享－舒紫癜（HSP），是一种以全身小血管炎症为主的变态反应性疾病，临床表现为非血小板减少性可触及的出血性皮疹，常伴关节炎，腹痛、便血及血尿、蛋白尿。肾脏受损的程度是决定 HSP 远期预后的关键。儿童 HSP 发病率为 $10.5\sim20.4/10$ 万，$4\sim6$ 岁为高发年龄，男孩发病率略高于女孩。一年四季均有发病，以春秋季居多（桂永浩等，2015）。该病的病因尚不明确。治疗以休息、积极寻找并去除致病因素、抗感染对症治疗，预防并治疗并发症。

【护理措施】

1.急性期卧床休息，至症状消失（皮疹消退、无关节肿痛、无腹痛）后下床活动。

2.给予优质蛋白、高维生素、易消化的无渣饮食。如有胃肠道大出血、腹痛明显应禁食，输血及给止血药；合并肾脏损害的给予低盐饮食；禁食生冷、辛辣、坚硬食物，禁食鱼、虾、蛋、奶、蘑菇等可能为过敏源的食物。筛出食物性过敏原，半年内避免食用易致敏食物。

3.加强皮肤护理，保持床单位清洁干燥，修剪指甲避免抓挠皮疹导致感染。

4.心理护理 与患儿及家长交流，告知病情及预后，缓解紧张恐惧情绪。

【病情观察及症状护理】

1.密切观察病情变化，注意紫癜形态、分布及消退范围，有无新的出血点，皮肤受压情况，做好护理记录。

2.观察消化道症状，如腹痛、呕吐、腹泻、便血等；警惕肠穿孔及肠套叠的发生，腹痛者遵医嘱给镇痛、解痉剂、肾上腺皮质激素并观察疗效。

3.观察关节肿胀及疼痛情况，指导患儿卧床休息，予以抬高患肢，并保持关节的功能位。

4.观察患儿尿色、尿量、尿液性状及尿比重等肾损害表现，如异常及时通知医生。

【用药护理】

1.该病确诊应用免疫球蛋白治疗，注意选择合适血管，控制输液速度，宜选择输液泵输液，并注意观察有无过敏反应。

2.使用抗组胺类药物时注意其主要不良反应，有镇静、嗜睡、注意力不集中、排尿困难、心动过速等，及时告知患儿及家长，避免出现心理恐慌。

3.使用肾上腺皮质激素应正确服用，按时按量，避免擅自减量或停药，并注意激素使用的副作用及并发症。

【健康教育】

1.确定过敏原，尽量避免食入和接触引起过敏的物质，平时少吃辛、辣、硬、冷等刺激性食物。如果是感染因素导致，要彻底清除体内的感染灶。

2.该病为自限性疾病，无肾脏受累者病程1～6周，其预后的好坏取决于肾脏受累的程度，家长应注意观察患儿症状及小便的颜色，并保持皮肤清洁，预防感染。

3.需服用激素的患儿要严格遵医嘱服药，不可擅自减药、停药。

4.肾脏受累的患儿应定期复查，长期随访尿常规。

【护理质量评价标准】

1.护士掌握疾病护理措施，掌握疾病健康教育知识。

2.护士观察病情及时准确，掌握疾病并发症的预防及处理。

3.患儿及家长知晓防止复发的措施，控制易致过敏食物，预防感染，增强体质。

4.出院指导措施有效，家长按时复查随访。

第十三节　特发性血小板减少性紫癜护理

特发性血小板减少性紫癜（idiopthic thrombocytopenic purpura，ITP）是小儿最常见的出血性疾病，占小儿出血性疾病的25%～30%。多年研究证明该病与机体免疫有关，被认为是一种自身免疫性疾病。临床上以皮肤、黏膜自发性出血为特点，患儿患病前常有病毒感染史。急性ITP各年龄段均可发病，但以婴幼儿时期多见，春季发病数较高。ITP的出血特点是皮肤黏膜散在性针状皮肤出血点、瘀点或瘀斑，四肢较多。部分患儿以大量鼻出血或齿龈出血为主诉。80%～90%的患儿于发病后1～6个月痊愈，10%～20%的患儿呈慢性病程。约1%的患儿发生颅内出血，成为ITP致死的主要原因（桂永浩等，2015）。儿童ITP多数为自限性病程，治疗上以观察随访，限制活动，防止外伤；如血小板计数$<20 \times 10^9/L$和（或）活动性出血者给予药物治疗。

【护理措施】

1.休息　轻型患儿活动不加限制，避免外伤；血小板低于$20 \times 10^9/L$应增加卧床时间，防止外伤，避免情绪激动；出血严重者应绝对卧床休息。

2.饮食　鼓励进高蛋白、高维生素、易消化的流质或半流质少渣饮食，宜温凉，禁食过硬粗糙的食物。

3.保持大便通畅，必要时用开塞露协助排便，防止用力时腹压增高而诱发颅内出血。

4.尽量减少肌内注射或深静脉穿刺抽血，必要时应延长压迫时间，穿刺部位交替使用。

5.保持床单清洁平整，勤剪指甲，防止抓伤皮肤，勤漱口，用软毛刷刷牙，防止牙龈出血。

6.预防感染　病房温湿度适宜，与感染患儿分室居住，保持口鼻腔清洁。

7.心理护理　用亲切的语言和患儿交流，减轻其恐惧感；向家长介绍疾病相关知识，告知病情及预后，以缓解焦虑情绪。

【病情观察及症状护理】

1.观察皮肤瘀点、瘀斑变化，监测血小板数量变化，对血小板极低者应严密观察有无其他出血情况发生。

2.监测生命体征，观察神志、面色，记录出血量，做好护理记录。

3.观察有无口、鼻黏膜出血，出血时可用浸有1%麻黄素或0.1%肾上腺素的棉球、纱条或明胶海绵压迫止血，口腔出血时禁止刷牙，饭前饭后漱口。

4.观察有无关节肿痛及出血，减少患儿活动量。一旦出血立即停止活动，卧床休息，抬高患肢并固定于功能位。

5. 观察有无脏器出血症状，注意消化道出血；观察大便颜色，予以控制饮食，建立静脉通道做好输血准备。

【用药护理】

1. 静脉输注血制品应严格执行"三查八对"；输血过程中，应密切观察有无局部疼痛，有无输血反应，如有严重反应，应立即停止输血并通知医生，保留余血以备检查分析原因。

2. 使用糖皮质激素治疗前应先解释药物的副作用，指导按时按量服用，不可骤停或骤减。

3. 输注静脉丙种球蛋白要注意有无过敏反应，一旦发生及时处理；注意选择合适血管，控制输液速度，宜选择输液泵输液。

【健康教育】

1. 告知家长给患儿穿棉质宽松衣物，避免皮肤刺激引起出血；多饮水，多吃水果、蔬菜，保持大便通畅。

2. 指导家长识别出血征象，如腹痛、便血、血尿、腰痛等，了解自我防护知识。

3. 避免与感染患儿接触，不去公共场所，防止感冒以免加重病情或导致复发。

4. 遵医嘱服药，不滥用对血小板损伤的药物（如阿司匹林），定期门诊复查血小板。

【护理质量评价标准】

1. 护士掌握疾病护理措施，掌握疾病健康教育知识，对患儿及家长健康指导有效。

2. 患儿及家长知道预防外伤及出血的措施，能配合治疗及护理。

3. 患儿血小板逐渐上升，无出血，无护理并发症发生。

4. 出院指导措施有效，患儿遵医嘱服用药物，按时门诊复查。

第十四节　病毒性脑炎护理

病毒性脑炎（viral encephalitis）是指各种病毒感染引起的脑实质炎症，是儿童常见的神经系统感染性疾病之一。临床 80％以上的病毒性脑炎或脑膜炎由肠道病毒（如柯萨奇、艾柯病毒）、呼吸道病毒、疹类病毒（麻疹、风疹、水痘及腮腺炎病毒等）、疱疹病毒（单纯疱疹、带状疱疹、巨细胞、EB 病毒等）引起。另外，还有具有传染性的虫媒病毒（如乙型脑炎、森林脑炎等）。该病好发于 2～9 岁的儿童，1 岁以下婴孩因有母体来的抗体，较不易患病；多发于 5～10 月份。病毒性脑炎的临床表现多样，轻者 1～2 周恢复，重者可持续数周或数月，甚至致死或致残。常见症状有发热、头痛、恶心、呕吐、意识障碍、惊厥等。治疗以对症处理和支持疗法为主。

【护理措施】

1. 严格卧床休息，头背部抬高 30 ℃卧位，头偏向一侧，防止呕吐物或分泌物误吸引起肺炎及窒息；对分泌物多的患儿及时予以吸痰。

2. 对昏迷不能进食的患儿，除静脉补充能量外，应及早鼻饲，给予高热量、高维生素、高蛋白质的全流质饮食；待清醒后鼓励经口进食，勤漱口防止口腔炎。

3. 保持病房清洁安静，加强空气消毒 2 次/d，做好患儿皮肤黏膜、口腔、眼部护理，保持大小便通畅。

4. 建立静脉通道，遵医嘱使用药物，备好抢救器械及物品。

5. 心理护理　同情关心患儿，满足患儿需求；告知家长患儿的病情，疏导焦虑情绪。

【病情观察及症状护理】

1. 生命体征观察　发热患儿按时测量体温，观察热型并及时记录；如患儿出现血压升高、恶心呕吐、脉搏增快、呼吸深慢等颅内压增高症状，应积极配合医生进行降颅压处理。

2. 意识观察　患儿如出现烦躁不安、嗜睡、双目凝视、脑膜刺激征等，应及时通知医生做相应处理。

3. 瞳孔观察　主要观察瞳孔是否等大等圆，对光反射是否存在；如瞳孔出现忽大忽小，且对光反射迟钝或消失，并伴有意识障碍加深等，则提示有脑疝形成，应通知医生抢救。

4.颅内压增高观察　除了生命体征的提示，如患儿出现头痛、恶心、喷射性呕吐，则为颅内压增高的典型表现，对较小、语言表达不清的患儿更应仔细观察。

【用药护理】

1.使用甘露醇等脱水药物时，需严格执行医嘱，滴速要快，防止药物外渗造成组织水肿或坏死；并注意观察有无造成电解质紊乱及酸碱平衡失调情况。

2.使用更昔洛韦抗病毒治疗时只能静脉滴注，时间至少 1 h 以上，前后用生理盐水冲洗，选择较粗血管，防止药物渗漏及外溅。一旦外渗应予 25% 硫酸镁湿敷。用药期间应补给充足的水分，加强口腔护理，密切观察血常规。

【健康教育】

1.向患儿及家长介绍该病的治疗过程和预后，增加战胜疾病的信心。

2.每项检查及治疗前详细解释，对有语言和行动功能障碍的患儿进行语言、思维、记忆和动力功能训练。

3.按时预防接种，注意环境卫生，防蚊灭蚊，疾病流行期间尽量避免去公共场所。

4.出院需继续服药的患儿严格遵医嘱用药，定时门诊复查。

【护理质量评价标准】

1.护士掌握疾病护理措施，掌握疾病健康教育知识。

2.护士观察病情及时准确，掌握疾病并发症的预防及处理。

3.患儿及家长继续功能锻炼，严格遵医嘱用药。

4.出院指导措施有效，家长按时复查随访。

第十五节　手足口病护理

手足口病是由多种人肠道病毒引起的常见传染病，以婴幼儿发病为主。大多数患者症状轻微，以发热和手、足、口腔等部位的皮疹或疱疹为主要特征；少数患儿可出现中枢神经系统、呼吸系统受累，引发无菌性脑膜炎、脑干炎、急性弛缓性麻痹、神经源性肺水肿和心肌炎等；个别重症患儿病情进展快，导致死亡。青少年和成人感染后多不发病，但能够传播病毒。引起手足口病的肠道病毒包括肠道病毒 71 型（EV71）和 A 组柯萨奇病毒（CoxA）、埃克病毒的某些血清型（桂永浩等，2015）。全年均可发病，一般 4～7 月份为发病高峰。普通病例治疗予加强隔离、抗病毒及对症治疗；重症病例根据合并神经、呼吸、循环系统受累情况针对治疗。

【护理措施】

1.患儿放置隔离病房，实施消化道和呼吸道隔离措施。

2.病房每日通风换气，保持空气新鲜和适宜温湿度；每日空气消毒 2 次，每次 1 h。

3.测量患儿体温变化，体温在 38.5 ℃ 以下时卧床休息，嘱患儿多饮水，予温水擦浴；体温超过 38.5 ℃，遵医嘱予退热药，及时更换汗湿的衣物，防止受凉。

4.给予患儿高蛋白、高维生素、易消化的流质或半流质饮食，少食多餐，食物宜温凉。保持患儿口腔清洁，勤漱口，口腔有溃疡者可用维生素 B_2 直接喷于创面。

5.患儿衣物应宽松柔软，剪短指甲，避免抓挠皮疹。

6.心理护理　安抚患儿减轻恐惧感，向家长介绍病情及转归，缓解紧张焦虑情绪。

【病情观察及症状护理】

1.密切观察皮疹的部位、面积及出退疹的时间；监测体温变化，采用正确、合理的降温措施，有惊厥史的患儿床头备好急救物品和药品。

2.注意观察有无神经系统损害，并发脑炎、脑膜炎及急性迟缓瘫痪等，表现为头痛、呕吐、颈部僵硬、烦躁不安、抽搐等。

3.观察有无病毒性心肌炎的表现：持续高热、乏力、心悸、心电图和心肌酶谱异常。

4.观察有无神经源性肺水肿表现：早期为呼吸急促、心率增快，继而皮肤苍白湿冷，发绀、呼吸困难，咳粉红色泡沫样痰、低氧血症。

5.观察口腔黏膜改变及皮肤有无皮疹等，以便能早期发现麻疹、猩红热、百日咳及流行性脑脊髓膜炎等急性传染病，及时隔离治疗。

【用药护理】

1.使用解热剂后要多饮水，以免大量出汗引起虚脱，及时更换汗湿衣物。

2.使用抗病毒药物时，注意观察药效及患儿的反应。

3.惊厥患儿使用镇静剂时注意观察止惊效果及呼吸抑制等不良反应。

4.使用丙种球蛋白可有迅速提高患儿血液中 IgG 抗体水平，使用时注意控制输注速度，观察有无血清学反应。

【健康教育】

1.保持家庭环境卫生，经常通风，勤晒衣被，加强食具的卫生消毒。

2.指导合理喂养小儿，及时添加辅食，加强营养，增强小儿抵抗力。

3.注意饭前便后、外出后要及时用洗手液洗手；不喝生水，不吃生冷食物。

4.该病流行期间不去人群聚集、空气流通差的公共场所，避免接触患儿。

【护理质量评价标准】

1.护士掌握疾病护理措施，掌握疾病健康教育知识。

2.护士观察病情及时准确，掌握疾病并发症的预防及处理。

3.患儿及家长遵守隔离措施，配合治疗及护理。

4.出院指导措施有效，家长知晓疾病预防措施。

第十六节　猩红热护理

猩红热（scarlet fever）是一种由 A 组溶血性链球菌所指的急性呼吸道传染病，其临床以发热、咽峡炎、全身弥漫性红色皮疹及疹退后皮肤脱屑为特征。多见于 5～15 岁的儿童，少数患儿于病后 2～3 周可因为变态反应发生风湿热或急性肾小球肾炎。猩红热通过飞沫传播，人群普遍易感，冬春季为发病高峰，夏秋季较少。其潜伏期通常为 2～3 d，长者 5～6 d（桂永浩等，2015）。治疗上供给充分的营养、热量，青霉素抗感染及对症治疗，更重要的在于预防并发症如急性肾小球肾炎和急性风湿热的发生。

【护理措施】

1.参见手足口病护理。

2.注意皮肤清洁，出疹期禁用肥皂擦洗。皮疹痒感时忌用手抓，脱屑时禁用手剥，剪短指甲，避免抓挠皮疹。

3.心理护理　用亲切的语言和患儿沟通，减轻其恐惧感；向家长介绍病情及转归，缓解紧张焦虑情绪。

【病情观察及症状护理】

1.密切观察皮疹情况，注意皮疹出疹时间、部位、性状，是否 24 h 蔓及全身，为细小密集猩红色皮疹，压之退色，疹间无正常皮肤，伴有痒感；指导患儿不可抓挠，给患儿穿棉质柔软衣物减少刺激。

2.观察有无猩红热特有的面部潮红、口周苍白圈、杨梅舌，鼓励患儿勤漱口保持口腔清洁。

3.监测体温变化，采用正确、合理的降温措施，有惊厥史的患儿床头备好急救物品和药品；并注意观察患儿有无畏寒、咽痛、头痛、呕吐等症状，及时通知医生处置，做好护理记录。

4.观察患儿有无少尿、血尿、面部浮肿等肾损害表现，按肾脏疾病护理。

5.观察皮疹消退情况，按出疹顺序消退，疹退后脱屑，或呈片状脱皮，指导不可撕脱。

【用药护理】

1.使用解热剂后要多饮水，以免大量出汗引起虚脱，及时更换汗湿衣物。

2.高热惊厥患儿使用镇静剂时要注意观察止惊效果及呼吸抑制等药物不良反应。

3.使用青霉素等抗生素时，应注意观察有无药物过敏反应的发生。

【健康教育】

1.告知家长该病为链球菌感染所致，常导致肾炎等并发症，指导遵医嘱规范治疗。

2.指导合理喂养小儿，加强营养及体质锻炼，增强小儿抵抗力；并注意冷暖适宜，及时增减衣物，预防上感及皮肤感染。

3.该病流行期间不去人群聚集、空气流通差的公共场所，避免交叉感染。

4.指导家长出院后继续观察患儿小便颜色及量，门诊随访。

【护理质量评价标准】

1.护士掌握疾病护理措施，掌握疾病健康教育知识。

2.护士观察病情及时准确，掌握疾病并发症的预防及处理。

3.患儿及家长遵守隔离措施，配合治疗及护理。

4.出院指导措施有效，家长知晓疾病预防措施。

第十七节　矮小症生长激素激发试验护理

小儿身高低于同种族、同年龄、同性别正常健康儿童平均身高的2个标准差以上，或者低于正常儿童生长曲线第三百分位，称为矮小症。因垂体前叶分泌的生长激素缺乏所导致的身材矮小，称为生长激素缺乏症。对生长激素缺乏症的治疗主要采用基因重组人生长激素替代治疗，开始治疗年龄越小，效果越好。本章主要介绍生长激素激发试验的护理（郑显兰等，2010）。

【护理措施】

1.患儿置单独病房，防止交叉感染。

2.保持室内空气新鲜，避免空气对流。

3.及时准确执行入院护理评估。

4.住院期间予清淡、易消化饮食，避免油腻、刺激性食物及含糖饮料。

5.安全教育，指导加强看护。

6.心理护理　关心、尊重、爱护患儿，帮助其正确看待自我形象的改变，树立正向的自我概念；告知家长激发试验的流程，缓解紧张情绪。

【病情观察及症状护理】

1.准确测量患儿生命体征、身高、体重并记录。

2.观察患儿情绪，及时予以健康指导，提高患儿及家长对激发试验的依从性。

3.激发试验过程中监测患儿血压及精神状况，如异常及时通知医生处置。

【用药护理】

1.口服可乐定，该药有降压作用，注意定时监测血压，且会导致嗜睡。用药期间注意观察患儿精神反应、面色及活动情况，指导患儿卧床休息。

2.静滴精氨酸针剂，必须在30 min内滴完，该药为氨基酸类药，使用过快会引起呕吐、流涎、皮肤潮红等，注意观察患儿精神状态、面色及血压情况。

【健康教育】

1.指导患儿及家长了解生长激素激发试验的过程及目的，取得配合。

2.指导家长正确饮食，按照要求禁食、水，确保激发试验顺利进行。

3.根据检查结果，积极治疗各种原发疾病。

4.生长激素治疗期间按时按量用药，告知使用方法。

5.鼓励患儿合理饮食、加强运动，保证睡眠充足以促进生长发育。

6.定期复查，监测患儿用药后反应及生长发育情况。

【护理质量评价标准】

1.护士掌握生长激素激发试验护理路径，按流程执行措施。

2.护士掌握健康教育内容，对患儿及家长指导有效。

3.患儿激发试验顺利完成，住院期间无护理并发症发生。

4.家长及患儿知晓出院后用药方法及注意事项。

第十八节　小儿留置针护理

外周静脉留置针系采用先进的生物材料制成，操作简单，使用方便，套管柔软，对血管刺激小，可减少液体外渗，减少静脉穿刺次数，使静脉输液更加方便。既能保证静脉用药，减少患儿痛苦，又能提高护士的工作效率。

【告知与评估】

1.置管前告知家长使用目的及注意事项。

2.评估病情（血小板计数）及血管情况。

3.评估穿刺部位的皮肤，选择无皮疹、无破损、容易固定的部位穿刺。

【操作护理】

1.选择粗、直且易固定、易观察部位的血管。

2.置管中严密观察患儿病情，穿刺不顺，可暂停穿刺。

3.严格执行无菌技术操作规程。

4.严格"三查八对"。

5.置管成功后需注明穿刺日期及时间。

【病情观察及症状护理】

1.置管后每日观察留置针局部情况，及时更换无菌敷贴。

2.治疗前采用生理盐水脉冲式冲管，接管时先回抽，回血不畅需拔管，严禁加压推注。治疗后采用1～10 U/mL 生理盐水肝素钠2～3 mL 或生理盐水 5 mL 正压封管。

3.局部如有红肿、渗液、渗血者及时拔管。

4.新生儿保留 48 h，儿童一般保留 3～5 d，最长不超过 7 d。

5.不得将留置针带至院外治疗。

6.加强观察，同时告知家长注意看护，谨防留置针脱出或被患儿抓脱。

【拔管护理】

拔管时先观察针眼处皮肤，必要时局部用 0.5％碘伏消毒，拔管后用无菌棉球按压 3～5 min 至不出血为止。拔管后仍需观察局部皮肤情况，酌情再次消毒。

【护理质量评价标准】

1.护士正确实施护理措施，熟练掌握留置针操作方法。

2.液体输入顺利，满足治疗需要。

3.护理过程中严格执行无菌操作规程，确保输液安全。

4.护士掌握操作并发症的预防及处理措施。

第十九节　小儿 PICC 置管护理

PICC（经外周静脉置入中心静脉导管）置管是通过外周静脉将中心静脉导管的尖端送至上腔静

脉和右心房连接处的一种操作方法（陈海花等，2016）。适用于需长期静脉治疗，但不适合经外周给药的患儿。需加强维护防止导管相关性感染，早期发现并发症，并给予及时处理。

【一般护理】

1.保持病室及患者周围环境干净，环境空气消毒半小时。

2.家长心理护理　患儿因血管条件差，家长对 PICC 及在 B 超引导下 PICC 置管不了解，害怕不成功或对患儿造成伤害而选择拒绝。所以操作护士要详细了解病情，向患儿家属介绍 PICC 的优点及操作过程中需要配合的注意事项。讲解可能出现的并发症及相关的处理原则，缓解家长的紧张情绪，得到患儿家属的同意并签订知情同意书。

3.评估　穿刺前用 B 超探头扫描评估穿刺血管的走形情况，以确保穿刺成功后送管顺利。

4.告知家长患儿携带 PICC 的注意事项。

【病情观察及症状护理】

1.观察患儿 PICC 置入后的情况，如有异常及时通知医生处理。

2.每班监测上臂围，观察置管侧胸壁前后及肢体情况，发现异常暂时停用并及时处理。

3.出现下列情况应给予相应处理

（1）穿刺点。如有分泌物、渗液，给予换药、更换敷贴，继续观察情况。

（2）穿刺侧肢体。如有红肿、热痛等，抬高患肢，热敷或药膏外涂，视情况暂停 PICC 使用，必要时血培养，拔管。

（3）导管。如有破损、打折、堵塞、断裂，对症处理，必要时拔管。

（4）贴膜。如有卷曲、松动，更换敷贴。

（5）全身症状。如有寒战、高热等，留取血培养选择敏感的抗生素，必要时拔管做细菌培养。

4.输液过程中加强巡视，查看输液是否通畅、输液器是否脱离、患儿有无不适、固定是否牢固等。

5.对躁动及意识不清的患儿，应加强巡视，避免因患儿躁动导致 PICC 导管的脱出，必要时予以约束。

【维护及换药护理】

1.严格遵循无菌操作原则，执行手卫生。

2.护理人员须掌握正确的 PICC 消毒与冲管、封管技术

（1）冲管。每天输液前用（10 mL 注射器）生理盐水 2～5 mL 脉冲式冲管（即推一下，停一下，最后 1 mL 持续推入）。

（2）封管。先用生理盐水推注，再用 10 U/mL 肝素液 2～3 mL 脉冲式正压封管。

3.输注血液、脂肪乳等高黏滞性药物后，应当予冲管。

4.避免穿刺肢体测量血压及静脉穿刺。

5.治疗间歇期每周维护导管，包括冲管，更换接头及贴膜；疑似污染随时更换。

6.禁止用乙醇棉签消毒穿刺点和导管，以免发生静脉炎和导管硬化。

7.按 PICC 维护流程进行换药护理。

【注意事项】

1.洗澡时可使用保鲜膜包裹导管，洗澡后注意观察；如贴膜有潮湿，应及时予以更换。

2.不可长时间压迫穿刺侧肢体，穿衣，脱衣时避免将导管带出。

3.注意保护穿刺处，避免患儿抓挠使导管脱出。

【护理质量评价标准】

1.护士正确实施护理措施，熟练掌握置管的维护及换药方法。

2.留置导管位置及长度合适，穿刺点无发红肿胀、渗血渗液。

3.无菌透明敷料无潮湿、脱落、污染，在有效期内。

4.护理过程中严格执行无菌操作规程，确保安全。

5.护士掌握操作并发症的预防及处理措施。

参考文献

陈海花，董建英. 儿科护士规范操作指南［M］. 第 1 版. 北京：中国医药科技出版社，2016.

崔焱，仰曙芬. 儿科护理学［M］. 5 版. 北京：人民卫生出版社，2017.

崔焱. 儿科护理学［M］. 第 5 版. 北京：人民卫生出版社，2015.

桂永浩，薛辛东. 儿科学［M］. 第 3 版. 北京：人民卫生出版社，2015.

黄人健，李秀华. 儿科护理学高级教程［M］. 3 版. 北京：人民军医出版社，2011.

陶红. 儿科护理查房［M］. 第 1 版. 上海：上海科学技术出版社，2011.

吴欣娟，张晓静. 临床护理常规［M］. 1（3）版. 北京：人民卫生出版社，2018.

张齐放，钱培芬. 儿内外科护理学［M］. 第 1 版. 上海：世界图书出版公司，2010.

郑显兰，符州. 新编儿科护理常规［M］. 第 1 版. 北京：人民卫生出版社，2010.

第六篇

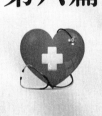

急危重症护理

第一章　常用急救技术护理

第一节　环甲膜穿刺术护理

环甲膜穿刺术是在确切的气道建立之前，迅速提供临时路径进行有效气体交换的一项急救技术，是施救者通过刀、穿刺针或其他任何锐器，从环甲膜处刺入，建立新的呼吸道，快速解除气道阻塞和（或）窒息的急救方法。当气管插管不成功或面罩通气不充分时，环甲膜穿刺是急诊非手术方式提供通气支持的紧急治疗措施。

【适应证】

1.急性上呼吸道完全或不完全阻塞，尤其是声门区阻塞，严重呼吸困难不能及时气管切开建立人工气道者。

2.牙关紧闭经鼻插管失败，为喉、气管内其他操作准备。

3.气管内给药。

【禁忌证】

有出血倾向者。

【操作方法】

1.用物准备　备环甲膜穿刺针或粗针头、"T"形管、吸氧装置。

2.患者准备　取平卧或斜坡卧位，头部保持正中，尽可能使颈部后仰，不需局麻。

3.操作步骤　常规消毒环甲膜区的皮肤。确定穿刺位置，在环状软骨和甲状软骨之间正中可触及一凹陷，即环甲膜。用左手示指和拇指固定此处皮肤，右手持针在环甲膜上垂直下刺，通过皮肤、筋膜及环甲膜，有落空感时，挤压双侧胸部，自针头处有气体逸出或抽吸易抽出气体，患者出现咳嗽，固定针头于垂直位。以"T"形管的上臂与针头连接，下臂连接氧气，也可以左手固定穿刺针头，以右手示指间歇地堵塞"T"形管上臂的另一端开口处而行人工呼吸，同时可根据穿刺目的进行其他操作，如注如药物等。

4.术后处理　整理用物，医疗垃圾分类处理，并作详细穿刺记录。

【注意事项】

1.环甲膜穿刺仅仅是呼吸复苏的一种急救措施，不能作为确定性处理。因此，在初期复苏成功、呼吸困难缓解、危急情况好转后，应改作气管切开或立即做消除病因的处理（如清除异物等）。

2.进针不宜过深，避免损伤气管后壁黏膜。

3.环甲膜穿刺针头与"T"形管接口连接时，必须连接紧密不漏气。

4.穿刺部位若有明显出血应及时止血，以免血液流入气管内。

5.作为一种应急措施，穿刺针留置时间不宜超过 24 h。

6.如血凝块或分泌物阻塞穿刺针头，可用注射器注入空气，或用少许生理盐水冲洗，以保证其通畅。

第二节　气管内插管术护理

气管内插管术是指将一特制的导管经口或经鼻通过声门直接插入气管内的技术。其目的是清除呼吸道分泌物或异物，解除上呼吸道阻塞，进行有效人工呼吸，增加肺泡有效通气量，减少气道阻力及死腔，为气道雾化或湿化提供条件。根据插管时是否用喉镜显露声门，分为明视插管和盲探插管。临床急救中最常用的是经口明视插管术。

【适应证】

1.呼吸、心搏骤停行心肺脑复苏者。

2.呼吸功能衰竭需有创机械通气者。

3.呼吸道分泌物不能自行咳出而需直接清除或吸出气管内痰液者。

4.误吸患者插管吸引，必要时作肺泡冲洗术者。

【禁忌证】

气管插管没有绝对的禁忌证。然而，当患者有下列情况时操作应慎重：喉头水肿或黏膜下血肿、急性喉炎、插管创伤引起的严重出血等；颈椎骨折或脱位；肿瘤压迫或侵犯气管壁，插管可导致肿瘤破裂者；面部骨折；会厌炎。

【操作方法】

1.物品准备　备气管插管盘，内有喉镜、气管导管芯、牙垫、注射器、吸痰管、吸引器、呼吸面罩及呼吸气囊等。喉镜有成人、儿童、幼儿3种规格；镜片有直、弯两种类型，常用为弯形片，因其在暴露声门时不必挑起会厌，可减少对迷走神经的刺激。气管导管：多采用带气囊的导管，婴幼儿选用无气囊导管。

2.患者准备　取仰卧位，垫薄枕将头部抬高10 cm，头后仰，使口、咽、气管基本重叠于一条轴线。对呼吸困难或呼吸停止患者，插管前使用简易呼吸器给予患者100％的氧气进行充分通气。

3.操作步骤

(1) 检查用物：插管前检查所需物品齐全。

(2) 选择导管、置入管芯，确保管芯位于离气管导管前端开口1 cm处。

(3) 置入喉镜：操作者右手拇指推开病人的下唇和下颌，示指抵住上门齿，拨开上下唇，左手持喉镜，从右嘴角斜形置入。镜片抵咽喉部转至正中位，将舌体推向左侧，此时可见到悬雍垂（此为声门暴露的第一个标志）。看到会厌边缘后，如用弯形喉镜片，可继续稍作深入，使喉镜片前端置于会厌与舌根交界处，然后上提喉镜即可看到声门（注意以左手腕为支撑点，而不能以上门齿作为支撑点）。

(4) 暴露视野：充分吸引视野处分泌物。

(5) 置入导管：右手以持笔式持气管导管，沿患者的右口角置入，在明视声门的情况下将导管插入声门1 cm后，迅速拔除管芯，继续置管，调整好插管深度。

(6) 确认导管在气管内：安置牙垫，拔出喉镜。

4.固定　用长胶布妥善固定导管和牙垫，气囊通气后连接人工通气装置。

5.术后处理　整理用物，医疗垃圾分类处置，并做详细记录。

【注意事项】

1.插管时，尽量使喉部充分暴露，视野清楚，动作轻柔、准确，以防造成损伤。

2.动作迅速，勿使缺氧时间过长而导致心搏骤停。

3.操作者熟练插管技术，尽量减少胃扩张引起的误吸，30 s内插管未成功，应先给予100％的氧气吸入再重新尝试。

4.导管插入深度合适，太浅易脱出，太深易插入右总支气管，造成仅单侧肺通气，影响通气效果。置管的深度，自门齿算起，男性22～24 cm，女性20～22 cm。小儿可参照公式：插管深度(cm)＝年龄÷2+12。应妥善固定导管，每班记录导管固定长度。

5.评估患者是否存在非计划性拔管的危险因素，例如插入深度、导管的固定情况、气囊压力、吸痰管的选择、气道湿化、呼吸机管路支架的固定、患者躁动、心理状况等，及时制定防范计划，并做好交接班。

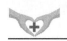

第三节 气管切开术护理

气管切开术是指切开颈段气管前壁，插入气管套管，建立新的通道进行呼吸的一种技术，也被称为外科气道。它可维持气道通畅，减少气道阻力，有利于减少呼吸道解剖死腔，保证有效通气量。但其操作比较复杂、费时，在紧急情况下不宜使用。气管切开术分为常规气管切开术和经皮气管切开术。

【适应证】

1.喉阻塞 由喉部炎症、肿瘤、外伤、异物或瘢痕性狭窄引起严重的呼吸困难，而病因又不能很快解除者。

2.下呼吸道分泌物潴留 重度颅脑损伤、呼吸道烧伤、肿瘤、昏迷、神经系统病变等患者，自身无法有效清除呼吸道分泌物，随时有呼吸道梗阻的危险。

3.预防性气管切开 对于某些口腔、鼻咽、颌面、咽、喉部大手术，为了进行全麻，防止血液进入下呼吸道，保持术后呼吸道通畅，可施行气管切开。破伤风容易发生喉痉挛，预防性气管切开，以防发生窒息。

【禁忌证】

1.严重出血性疾病。

2.下呼吸道占位而致的呼吸困难。

3.颈部恶性肿瘤。

【操作方法】

1.常规气管切开术护理

（1）物品准备。气管切开手术包；不同型号气管套管；其他，如吸引器、吸痰管、吸氧装置以及必备的抢救药等。

（2）患者准备。患者一般取仰卧位，肩部垫高，头后仰并固定于正中位，使下颌、喉结、胸骨切迹在同一直线上，气管向前突出，气管上提并与皮肤接近，使手术时充分暴露气管。

（3）操作步骤。①消毒、铺巾、物品检查：下颌骨下缘至上胸部皮肤常规消毒，操作者戴无菌手套，铺无菌巾。检查气管切开包内器械及气管套管气囊是否漏气。②局部麻醉：以 1％～2％利多卡因作切口处局部浸润麻醉。③暴露气管：操作者用左手拇指和示指固定喉部，自甲状软骨下缘至胸部上窝处，沿颈前正中线切开皮肤和皮下组织（切口长度为 4～5 cm），用止血钳自白线处分离两侧胸骨舌骨肌及胸骨甲状肌，并用拉钩将分离的肌肉牵向两侧，暴露气管前壁。在分离过程中，切口两侧拉钩的力量应均匀，并经常用手指触摸环状软骨和气管环，以便手术始终沿气管前中线进行。④气管切口：用刀尖挑开第 2、3 或 3、4 气管环，不得低于第 5 气管环。撑开气管切口，吸出气管内分泌物及血液。⑤置入气管套管：插入大小合适、带有管芯的气管套管外管，立即取出管芯，放入管内。⑥固定套管：用手固定气管套管，避免用力咳嗽使套管脱出。气管套管插入后，将系带固定于颈部，松紧以放入一指为宜。为防脱出，可在切口上端缝合 1～2 针加以固定。最后，用一块剪口纱布垫入伤口和套管之间，再用一块单层的无菌湿纱布盖在气管套管口外。⑦术后处理：整理用物，医疗垃圾分类处置，并做详细手术记录。

2.经皮气管切开术护理

经皮气管切开处是在 Seldinger 经皮穿刺插管术基础之上发展起来的一种新的气管切开术，具有简便、快捷、安全、微创等优点，已部分取代常规气管切开术。

（1）用物准备。一次性 Portex 成套器械盒，包括手术刀片、穿刺套管针、注射器、导丝、扩张器、特质的尖端带孔的气管扩张钳及气管套管。

（2）患者准备。患者体位及麻醉同常规气管切开术。

（3）操作步骤。①定位：在第 2、3 气管环之间或第 3、4 气管环之间的正前方。②插管前先吸纯氧并监测血氧饱和度、心电图和血压，充分吸痰。如有气管插管先将气囊放气，将气管导管撤至喉入口处，并重新充气封闭气道。③皮肤消毒、铺巾。④在选择插管部位的皮肤上作一长约 1.5 cm 的横行或纵行的直切口，皮下组织可用小指或气管扩张钳钝性分离。⑤注射器接穿刺套管针并抽吸生理盐水或 2% 利多卡因 5 mL，沿中线穿刺回抽见气泡，确认进入气管内。拔出针芯，送入穿刺套管。沿穿刺套管送入导丝，导丝进入约 10 cm，抽出穿刺套管。此时多有反射性咳嗽。⑥气管前壁扩张：先用扩张器沿导丝扩开气管前组织及气管前壁，再用气管扩张钳顺导丝分别扩张气管前组织及气管前壁，拔出扩张钳。气管前壁扩张后气体可从皮肤切口益处。⑦置入气管套管：沿导丝将气管套管送入气管，拔出管芯和导丝，吸引管插入气管套管，证实气道通畅后，将气囊充气。⑧固定气管套管，包扎伤口，处理用物。

【注意事项】

1.术前

(1) 术前不要过量使用镇静剂，以免加重呼吸抑制。

(2) 床边应备好氧气、吸引器、急救药品、气管切开包等，以及另一同号气管套管，以备紧急气管套管堵塞或脱出时急用。

2.术中

(1) 皮肤切口要沿正中线进行，不得高于第 2 气管环或低于第 5 气管环，以免损伤颈部两侧大血管及甲状腺，引起大出血。

(2) 气管套管要固定牢靠，太松套管易脱出，太紧影响血循环。

3.术后

(1) 防脱管窒息：套管一旦脱出，应立即将患者置于气管切开术的体位，用事先备妥的止血钳等器械在良好照明下分开气管切口，将套管重新置入。

(2) 保持气管套管通畅：手术初观察切口出血情况，随时清除套管内、气管内及口腔内分泌物。

(3) 维持下呼吸道通畅：湿化空气，室内应保持适当的温度（22 ℃左右）和湿度（相对湿度90% 以上），也可以采用主动湿化（呼吸机湿化罐或雾化器）和被动气道湿化（人工鼻），防止分泌物干结堵管。

(4) 防止伤口感染：每天更换消毒剪口纱布和消毒伤口至少 1 次。经常检查创口周围皮肤有无感染或湿疹。

4.防止意外或拔管　关心、体贴、安慰患者。患者经气管切开术后不能发声，可采用书面、示意图或肢体语言交谈，24 h 后切口肿胀减轻，应及时调整固定系带，必要实行保护性约束，预防意外。

5.拔管　如原发病已愈、炎症消退、呼吸道分泌物不多，便可考虑拔管。拔管时间一般在术后 1周以上。拔管前先试堵管 1～3 d，从半堵到全堵管口，如无呼吸困难即可拔管。拔管后，用蝶形胶布拉紧伤口两侧皮肤，使其封闭。外敷纱布，每日或隔日换药 1 次，1 周左右即可痊愈。如不愈合，可考虑缝合。拔管后床边仍需备气管切开包，以便病情反复时急救处理。

第四节　球囊-面罩通气术护理

球囊-面罩又称简易呼吸器，是进行人工通气的工具，与口对口呼吸比较供氧浓度高，且操作方便，尤其是病情危急、来不及行气管插管时，可通过球囊-面罩直接给氧，使患者得到充分氧气供应，改善缺氧状态。

【适应证】

主要用于途中、现场或临时替代呼吸机的人工通气。

【禁忌症】

1.中等以上活动性咯血。

2.颌面部外伤或严重骨折。

3.大量胸腔积液。

【操作方法】

1.物品准备　选择合适的面罩,以便得到最佳使用效果。外接氧气,应调节氧流量至氧气储氧袋充满氧气(氧流量 10～15 L/min)。

2.患者准备　取仰卧、去枕、头后仰体位。

3.操作方法

(1) 单人操作法(EC 手法)。操作者位于患者头部的后方,将患者头部向后仰,并托牢下颌使其朝上,保持呼吸道通畅。将面罩扣在患者的口鼻处,用一拇指和食指呈“C”形压面罩,中指和无名指放在下颌下缘,小指放在下颌角后面,呈“E”形,保持面罩的适度密封,用另外一只手均匀地挤压球囊,送气时间为 1 s 以上,将气体送入肺中,待球囊重新膨胀后再开始下一次挤压,保持适宜的吸气/呼气时间。若气管插管或气管切开患者使用简易呼吸器,应先将痰液吸净后再应用。

(2) 双人操作法。由一人固定或按压面罩,方法是操作者分别用双手的拇指和食指放在面罩的主体,中指和无名指放在下颌的下缘,小指放在下颌角后面,将患者的下颌向前拉,伸展头部,畅通气道,保持面罩的适度密封,由另一人挤压球囊。

【注意事项】

1.选择适宜的通气量　挤压球囊时应注意潮气量的适中,通气量以见到胸廓起伏即刻,为 400～600 mL。

2.选择适当的呼吸频率　美国心脏协会 2015 年建议,如果存在脉搏,每 5～6 s 给予 1 次呼吸(10～12 次/min),如果没有脉搏,使用 30∶2 的比例进行按压-通气。如果有高级气道,每分钟给予 8～10 次呼吸。如果患者尚有微弱的呼吸,应注意球囊的频次和患者呼吸协调,尽量在患者吸气时挤压气囊,防止在患者呼气时挤压气囊。

3.监测病情变化　使用简易呼吸器过程中,应密切观察患者通气效果、胸腹起伏、皮肤颜色、听诊呼吸音、生命体征和血氧饱和度等参数。

第五节　除颤术护理

心脏电复律是用电能治疗异位性快速心律失常使之转复为窦性心律的一种方法。根据发放脉冲是否与心电图的 R 波同步,分为同步电复律和非同步电复律。启用同步触发装置用于转复心室颤动以外的各类异位性快速心律失常,为同步电复律。不启用同步触发装置,可在任何时间放电,主要用于转复心室颤动,为非同步电复律,亦称除颤。除颤是利用高能量的脉冲电流,在瞬间通过心脏,使全部或大部分心肌细胞在短时间内同时除极,抑制异位兴奋性,使具有最高自律性的窦房结发放冲动,恢复窦性心律。本节主要阐述非同步电除颤。

【适应证】

主要是心室颤动、心室扑动或无脉性室性心动过速者。

【操作方法】

1.物品准备　除颤仪,导电糊 1 支或 4～6 层生理盐水纱布,简易呼吸器,吸氧、急救药品等抢救物品。

2.患者准备　除颤仪未到前对患者进行高质量 CPR,除颤仪到后确保患者去枕平卧于坚硬平面上,检查并除去身上的金属及导电物质,松开衣扣,暴露胸部;了解患者有无安装起搏器;如汗液多,用纱布擦去胸壁汗液。

3.操作步骤

(1) 评估。①确定心电情况:监测、分析患者心律,确认心室颤动或无脉性室性心动过速,需要电除颤。②呼救,记录抢救开始时间。

(2) 开机。连接电源,开机,将旋钮调至“ON”位置,机器设置默认“非同步”状态。

（3）选择能量。根据不同除颤仪选择合适的能量，单相波除颤仪为 360 J，双相波除颤仪为 120～200 J，儿童每千克体重 2 J，第二次可增加至每千克体重 4 J。

（4）准备电极板。将专用导电糊涂于电极板上，或每个电极板垫以 4～6 层生理盐水湿纱布。

（5）正确放置电极板。①前一侧位：A（Apex）电极板放在左乳头外下方或左腋前线第五肋间（心尖部），S（Sternum）电极板放在胸骨右缘锁骨下或 2～3 肋间（心底部），该法因迅速便利而更为常用，适用于紧急情况。②前一后位：A 电极板在左侧心前区标准位置，而 S 电极板置于左/右背部肩甲下区，该法适用于电极贴片。上述两种方法均能够使电极板的最大电流通过心肌，且需用较少电能，以减少潜在的并发症。

（6）充分接触。两电极板充分接触皮肤并稍加按压（如涂有导电糊，应轻微转动电极板，使导电糊分布均匀），压力为 9～13 kg（电极板指示灯显示绿色）。

（7）再次评估心电示波。确认是否存在心室颤动、心室扑动或无脉性室性心动过速。

（8）充电。按下"充电"按钮，将除颤仪充电至所选择的能量。

（9）放电前安全确认。高喊"大家离开"，并查看自己与病床周围，确保操作者与周围人无直接或间接与病床或患者接触。

（10）放电。操作者两手拇指同时按压电极板"放电"按钮进行电击。注意电极板不要立即离开胸壁，应稍停留片刻。

（11）立即胸外按压。除颤后，大多数患者会出现数秒钟的非灌流心律，需立即给予 5 个循环（大约 2 min）的高质量胸外心脏按压，增加组织灌注。

（12）观察除颤效果。再次观察心电示波，了解除颤效果；必要时再次准备除颤。

4.除颤后处理

（1）擦干患者胸壁的导电糊或生理盐水，整理床单位。

（2）关闭开关，断开电源，清洁电极板，更换电极板外覆盖纱布，除颤器充电备用。

（3）留存并标记除颤时自动描记的心电图纸。

【注意事项】

1.除颤前要识别心电图类型，以正确选择除颤方式。

2.电极板放置部位要准确，如带有植入性起搏器，应避开起搏器部位至少 10 cm。

3.导电糊涂抹均匀，两块电极板之间的距离应超过 10 cm。不可用耦合剂代替导电糊。

4.电极板与患者皮肤密切接触，两电极板之间的皮肤应保持干燥，以免灼伤。

5.放电前一定确保任何人不得接触患者、病床及与患者接触的物品，以免触电。

第六节　止血术护理

血液是维持生命的重要物质，正常成人全身血量占体重的 7%～8%。短时间内大量出血可危及伤员生命或发生严重的并发症。因此，出血是非常需要急救的危重症之一，止血术是急救术之中非常重要的技术。止血目的包括控制出血、保持有效循环血量、防止休克发生和挽救生命。

根据血管损伤的种类，伤口出血可分为动脉出血、静脉出血和毛细血管出血。动脉出血速度快、压力高、流量大，伤员可在短时间内因大量失血而危及生命，需尽快止血。静脉出血速度稍慢、量中等，比动脉出血易控制。毛细血管出血呈渗出性，危险性小。

【适应证】

有外伤出血的伤口均需止血。

【物品准备】

常用的止血材料无菌敷料、各种止血带（橡皮止血带、卡式止血带、充气式止血带、旋压式止血带等）、三角巾绷带等。紧急情况下可就地取材，使用如毛巾、手绢、布料、衣服等。

【操作方法】

常用的止血方法有指压止血法、包扎止血法、加垫屈肢止血法、填塞止血法和止血带止血法。

1. 指压止血法 是用手指、手掌或拳头压迫伤口近心端动脉，以阻断动脉血运，达到临时止血的目的。因动脉血供往往会有侧支循环，故指压止血法效果有限，属于应急止血措施。实施指压止血法时应准确掌握按压部位，压迫力度适中，以伤口不出血为宜。有条件者应同时抬高伤处肢体，且压迫时间不宜过长。如手指出血时可同时压迫指根部两侧的指动脉达到止血目的。

2. 包扎止血法 对于伤口浅表，仅有小血管或毛细血管损伤，出血量少时可采用包扎止血法。对于体表及四肢的小动脉，中、小静脉或毛细血管出血，可采用加压包扎止血法，同时抬高出血部位肢体可提高止血效果。

（1）加压包扎止血法。将无菌敷料或衬垫覆盖在伤口上，覆盖面积要超过伤口周边至少 3 cm，用手或其他材料（如绷带、三角巾、网套等）在包扎伤口的敷料上施加一定压力，从而达到止血目的。

（2）间接加压止血法。对于伤口内有异物（如小刀、玻璃片等）残留时，应保留异物，并在伤口边缘用敷料等将异物固定，然后用绷带、三角巾等对伤口边缘的辅料进行加压包扎。

3. 加垫屈肢止血法 对于四肢出血量较大、肢体无骨折或无关节脱位者可选用该法，但应每隔 40～50 min 缓慢放松 3 min 左右，同时注意观察肢体远端的血液循环，防止肢体缺血坏死。

（1）上臂出血。在腋窝放置纱布垫或毛巾等，前臂屈曲于胸前，再用绷带或三角巾将上臂固定在胸前。

（2）前臂出血。在肘窝处放置纱布垫或毛巾等，屈曲肘关节，再用绷带或三角巾屈肘位固定。

（3）小腿出血。在腘窝放置纱布垫或毛巾等，屈曲膝关节，再用绷带或三角巾屈膝位固定。

（4）大腿出血。在大腿根部放置纱布垫或毛巾等，屈髋关节与膝关节，再用绷带或三角巾将腿与躯干固定。

填塞止血法：对于四肢有较深、较大的伤口或盲管伤、穿透伤可用消毒的纱布等辅料填塞在伤口内，再用加压包扎法包扎。躯干部出血禁用该法。

4. 止血带止血法 适用于四肢有较大血管损伤或伤口大、出血量多，采用加压包扎等其他方法仍不能有效止血时。目前常用的止血带有橡皮止血带、卡式止血带、充气式止血带和旋压式止血带等，在紧急情况时也可使用绷带、三角巾、布条等代替止血带。止血带不能直接扎在皮肤上，使用止血带前，应先在止血带下放好衬垫。

（1）橡皮止血带。在肢体伤口的近心端，用棉垫、纱布、毛巾或衣物等作为衬垫缠绕肢体，以左手的拇指、示指和中指持止血带的头端，将长的尾端绕肢体一圈后压住头端，再绕肢体一圈，用左手示指和中指夹住尾端后将尾端从两圈止血带下拉出，形成一个活结。如需放松止血带，只需将尾端拉出即可。

（2）卡式止血带（表带式止血带）。将止血带缠在衬垫上，一端穿进扣环，一手固定扣环，另一手拉紧止血带至伤口不出血。需要放松时用手按压扣环上按钮，解开按压开关即可。近年研究结果显示，该法止血效果欠佳。

（3）充气式止血带（气囊止血带）。依据血压计袖带原理，有显示止血带压力大小的装置，压力均匀可调，止血效果好，有手动充气和电动充气等种类。使用时将止血带缠在衬垫上，充气后起到止血作用。

（4）旋压止血带。由摩擦带扣、旋棒、固定带、自黏带和 C 形锁扣组成，使用时将止血带环套于肢体，拉紧自黏带，转动旋棒加压并固定于 C 形锁扣内。旋压止血带通过旋转绞棍增加布袋局部压力以达到止血目的。

在没有上述止血带的紧急情况下可临时使用布料止血带（绞棒止血带）。布料止血带止血原理与旋压止血带类似。使用时将三角巾、围巾或领带等布料折成带状，绕伤肢一圈，打个活结，取绞棒（小木棍、竹棍、笔等）穿在布带的外圈内，提起绞棒拉紧，将绞棒按顺时针方向拧紧，将绞棒一端插入或结环内，最后拉紧活结并与另一头打结固定。

【注意事项】

止血带使用不当可造成神经、软组织或肌肉的损伤，甚至危及伤员生命。因此，使用止血带时应掌握使用的注意事项：

1.材料选择　能显示压力的充气式止血带止血效果更好。禁止使用铁丝、电线等代替止血带。

2.部位恰当　止血带应扎在伤口的近心端，并尽量靠近伤口，但不强调"标准位置"的限制（以往认为上肢出血应扎在上臂的上 1/3 处，下肢应扎在大腿的中上部），也不受前臂和小腿的"成对骨骼"的限制。

3.压力适当　扎止血带松紧度要适宜，以出血停止、远端摸不到动脉搏动、止血带最松状态为宜。一般的压力标准为上肢 250～300 mmHg、下肢 300～500 mmHg。

4.标记明显　使用止血带的伤员应在其手腕或胸前衣服上做明显的标记，注明止血带使用的时间（24 小时制），以便后续医护人员继续处理。

5.控制时间　扎止血带时间越短越好，总时间不应超过 5 h。防止引起"止血带休克"甚至急性肾衰竭及肢体坏死现象的发生。

6.定时放松　使用过程中应每隔 0.5～1 h 放松 1 次，每次放松 2～3 min，放松止血带期间需用其他方法临时止血，放松后再在稍高的平面扎止血带，不可在同一平面上反复缚扎。

7.做好松解准备　在松止血带前应补充血容量，做好抗休克和止血用器材的准备。

第七节　包扎术护理

伤口是细菌入侵人体的门户，如果伤口被细菌污染，可能会引起相应的细菌感染，危害伤员健康甚至危及生命，所以受伤后应对伤口进行包扎。包扎的目的包括：保护伤口、防止进一步污染；固定辅料和骨折位置；压迫止血，减轻疼痛；保护内脏和血管、神经、肌腱等重要解剖结构；有利于转运和进一步治疗等。快速、准确地将伤口用纱布、绷带、三角巾或其他现场可以利用的布料等包扎，是创伤急救的重要环节，应用广泛。

【适应证】

体表各部位的伤口，除外需采用暴露疗法者（如厌氧菌感染、犬咬伤等）。

【物品准备】

常用的材料有无菌敷料、尼龙网套、各种绷带、三角巾、四头带或多头带、胸带、腹带、胶布、别针或夹子等。在紧急情况下可就地取材，干净的衣服、毛巾、床单、领带、围巾等可作为临时包扎的材料。

【操作方法】

常用的包扎方法有尼龙网套包扎法、绷带包扎法、三角巾包扎法、胸带包扎法、腹带包扎法等。

1.尼龙网套包扎法　尼龙网套具有较好的弹性，使用方便。头部和四肢均可使用其包扎。包扎前先用辅料覆盖伤口并固定，再将尼龙网套套在敷料上，使用过程中应避免尼龙网套移位。

2.绷带包扎法　绷带有纱布绷带、弹力绷带、自粘绷带、石膏绷带等种类。纱布绷带有利于伤口渗出液的吸收，弹力绷带适用于关节部位损伤的包扎。绷带包扎是包扎技术的基础，有固定敷料和夹板、加压止血、制动止血、减少组织液的渗出和促进组织液的吸收、促进静脉回流等作用。

3.三角巾包扎法　常用的三角巾为底边 130 cm，两边各 85 cm 的等腰三角形，顶角上有一长约 45 cm 的带子。把三角巾的顶角折向底边中央，然后根据需要可将三角巾折叠成 3 横指或 4 横指宽的条带状。燕尾式是指将三角巾的两底角对折并错开，形成夹角。将两块三角巾顶角打结在一起可成蝴蝶式。进行三角巾包扎前，应在伤口垫上敷料。常用三角巾包扎方法如下：

（1）头面部。

①头顶部包扎法：将三角巾的底边折叠成两横指宽，正中置于伤员前额齐眉处，顶角经头顶垂于

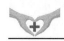

枕后，将三角巾的两底角经耳上拉向头后部交叉，压住顶角后再绕回前额打结。最后将顶角拉紧，折叠后嵌入底边内。

②风帽式包扎法：在顶角、底边中点各打一结，将顶角结放在额前，底边结置于枕后，然后将两底边拉紧并向外反折数道折后，交叉包绕下颌部后绕至枕后，在预先做成的底边结上打结。

③面具式包扎法：三角巾顶角打结套在颌下，罩住面部及头部，将底边两端拉紧至枕后交叉，再绕回前额打结。在眼、鼻、口部各剪一小口。

④下颌部包扎法：将三角巾折成约 4 横指宽的带状，留出顶角的带子，置于枕后，两端分别经耳下绕向前，一端托住下颌，至对侧耳前与另一端交叉后在耳前向上绕过头顶，另一端交叉后向下绕过下颌经耳后拉向头顶，然后两端和顶角的带子一起打结。该法亦可用于下颌骨骨折的临时固定。

（2）肩部。

①单肩燕尾巾包扎法：将三角巾折叠成燕尾式，燕尾夹角约 90°，燕尾夹角对准伤侧颈部，大片在后压住小片，燕尾底边两角包绕上臂上部打结，拉紧燕尾两尾角，分别经胸、背部至对侧腋下打结。

②双肩燕尾巾包扎法：将三角巾折叠成两燕尾等大的燕尾巾，夹角约 100°，将夹角朝上对准颈后正中部，燕尾披在双肩上，两燕尾角分别经左右肩拉到腋下与燕尾底角打结。

（3）胸部和臀部。

①胸部三角巾（单侧）包扎法：将三角巾顶角越过伤侧肩部，垂于背后，使三角巾底边中央位于伤部下方，底边反折约两横指，两底角拉至后背打结，再将顶角上的带子与底角结打至一起。

②胸部燕尾巾（双侧）包扎法：将三角巾折成燕尾巾，燕尾夹角约 100°，在底边反折一道后横放于胸前，夹角对准胸骨上凹，两燕尾角向上过肩，分别放在两肩上并拉到颈后打结，再用顶角带子绕至对侧腋下打结。

③单臀（腹部）三角巾包扎法：将三角巾折成燕尾巾，燕尾夹角约 60°朝下对准外侧裤线，伤侧臀部的大片在后，压住前面的小片，顶角与底边中央分别过腹腰部到对侧打结，两底角包绕伤侧大腿根部打结。侧腹部包扎时，将三角巾的大片置于侧腹部，压住后面的小片，其余操作方法与单侧臀部包扎相同。

④双臀蝴蝶巾包扎法：用两块三角巾连接成蝴蝶巾（将两三角巾顶角打结），将打结部放在腰骶部，底边的上端在腹部打结后，下端由大腿后方绕向前，与各自的底边打结。

（4）四肢。

①上肢三角巾包扎法：将三角巾一底角打结后套在伤侧手上，结的余头留长些备用，另一底角沿手臂后方拉至对侧肩上，顶角包裹伤肢后，顶角带子与自身打结，将包好的前臂屈到胸前，拉紧两底角打结。

②上肢悬吊包扎法：将三角巾底边的一端置于健侧肩部，屈曲伤侧肘 80°左右，将前臂放在三角巾上，然后将三角巾反向上折，使底边另一端到伤侧肩部，在颈后与另一端打结，将三角巾顶角折平打结或用安全别针固定，此为大悬臂带。也可将三角巾折叠呈带状，悬吊伤肢，两端于颈后打结，即为小悬臂带。

③手（足）三角巾包扎法：将手（足）放在三角巾上，手指或脚趾对准三角巾顶角，将顶角折回盖在手背或足背上，折叠手（足）两侧三角巾是指符合手（足）的外形，然后将两底角绕腕（踝）部打结。

④足与小腿三角巾包扎法：将足放在三角巾的一端，足趾朝向底边，提起顶角和较长的一底角包绕小腿后于膝下打结，再用短的底角包绕足部，于足踝处打结。

4.腹带包扎法　腹带的构造为中间有包腹布，两侧各有条带脚相互重叠。使用时，伤员平卧，把腹带从伤员腰下递至对侧的助手，将包腹布紧贴伤员腹部包好，再将左右带脚依次交叉重叠包扎，最后在中腹部打结或以别针固定。注意：创口在上腹部时应由上向下包扎，创口在下腹部则应由下向上包扎。

5.胸带包扎法　胸带比腹带多两根竖带。包扎时先将两竖带从颈旁两侧下置于胸前，再交叉包扎横带，压住竖带，最后固定于胸前。

【注意事项】

1.伤口先处理再包扎　伤口包扎前应先检查，简单清创并盖上消毒辅料，然后再包扎。

2.包扎效果确切　包扎要牢靠，松紧适宜。包扎部位要准确、严密，不遗漏伤口。有包扎过紧的表现时，应立即松解，重新包扎。

3.包扎时做好防护　禁止用未戴手套的手直接触及伤口，避免用水冲洗伤口（有特殊处理要求的伤口除外），禁止将脱出体外的内脏还纳。包扎时伤员取舒适体位，伤肢取功能位、皮肤皱褶处与骨隆凸处要用棉垫或纱布做衬垫。

4.包扎应利于血液循环　包扎方向应从远心端向近心端，以利于静脉回流。包扎四肢时，应将指（趾）端外露，以便与观察血液循环。

5.打结位置恰当　绷带固定时的结应放在肢体外侧面，严禁在伤口、骨隆凸处和易于受压的部位打结。

6.松解包扎方法得当　解除包扎时应先解开固定结或取下胶布，然后以两手相互传递松解。必要时可用剪刀或刀片剪开。

第八节　固定术护理

固定术主要用于骨折的伤员。骨折是指骨的完整性或连续性中断。及时准确的固定有助于减少骨折部位活动，减轻疼痛，避免血管、神经、骨骼及软组织的进一步损伤，预防休克，为伤员的进一步搬运提供有利条件。

【适应证】

所有四肢骨折均应进行固定，锁骨、脊柱、盆骨等出现骨折时也应进行相应的固定。

【物品准备】

夹板和石膏绷带是四肢骨折最理想的固定材料。夹板的类型有木质、金属、充气性塑料夹板或以树脂为材料的可塑性夹板。卷式夹板一般卷成圆柱状，方便携带，是一种由高分子材料和金属材料复合而成的软式夹板，柔中带有强度，可随意塑造成型，附体性好，感觉舒适，尤其适宜四肢、颈等部位骨折的外固定，配合绷带一起使用，起到肢体或关节的快速固定作用，X线可透。卷式夹板尺寸可以根据不同的要求用剪刀裁剪或生产。紧急情况下可因地制宜，使用健侧肢体、树枝、竹片、木棒、厚纸板、报纸卷等代替。

石膏绷带主要由纱布绷带和熟石膏粉制成，经水浸泡后可在一定时间内硬化定型，有很强的塑形能力，稳定性好。石膏绷带的类型有传统医用石膏绷带、粘胶石膏绷带和高分子石膏绷带（高分子夹板）等。高分子石膏绷带因具有硬化快、透X线性能好、防水、透气、重量轻、硬度大等优势，临床应用越来越广泛。固定时还需要使用辅料，如棉花、纱布、衣服等，同时需要三角巾、绷带、腰带、绳子等。其他部位骨折可能用到锁骨固定带、颈托、脊柱板等。

【注意事项】

1.伤口先处理再固定　如有出血和伤口，应先止血包扎，再行骨折固定术；露出的骨折断端在未经清创时不可还纳伤口内。

2.加必要的衬垫　夹板不可直接接触皮肤，其间要加衬垫，尤其在夹板两端、骨隆凸处和悬空部位应加厚垫。

3.夹板长度适合　下肢骨折夹板长度需超过骨折上、下两个关节，即"超关节固定"原则；固定时除骨折部位上下两端外，还要固定上、下两关节。

4.固定应松紧适度，牢固可靠，但不影响血液循环。

5.注意保护患肢，固定后应尽量避免不必要的活动。

第九节　搬运术护理

创伤急救术中的搬运是指将伤员从事发现场移动到担架、救护车等过程。其目的是使伤员尽快脱离危险环境，防止病情加重或再次损伤，尽快使伤员获得专业的救护以最大限度地挽救生命，减少伤残。搬运过程中要求救护人员掌握正确的救护搬运和技能。

【适应证】

转移活动受限的伤员。

【物品准备】

担架是搬运伤员的专用工具，紧急情况下多为徒手搬运，或用临时制作的替代工具，但不可因寻找搬运工具而贻误搬运时机。

【注意事项】

1.搬运方法得当　根据不同的伤情和环境采取不同的搬运方法，搬运动作应轻巧、敏捷、步调一致，避免强拉硬拽、震动等。

2.注意保护脊椎　疑有脊椎骨折时应注意始终保持脊柱的轴线位。

3.搬运途中应注意安全　搬运过程中应注意观察伤员的伤势与病情变化，防止皮肤压伤或缺血坏死。将伤员妥善固定在担架上，防止头颈部扭动和过度颠簸。

第二章　常见急救护理

第一节　急腹症急救护理

急性腹痛是指发生在1周之内，由各种原因引起的腹腔内外脏器急性病变而表现在腹部的疼痛，是临床上常见的急症之一，具有发病急、变化多、进展快的特点，可涉及内、外、妇、儿，甚至神经、精神等多学科的疾病。若处理不及时，极易发生严重后果，甚至危及患者生命。

【急救护理】

1.了解腹痛的部位、性质、程度、放射部位及饮食关系，协助鉴别诊断。

2.病情允许者取半卧位，如发生休克取休克卧位。

3.心理护理　针对患者出现不同程度的紧张、恐惧心理，给予解释和安慰。

4.禁食、胃肠减压期间应注意肠蠕动恢复的情况。

5.诊断不明确时，应做到"五禁"，即禁饮禁食、禁热敷、禁灌肠、禁用镇痛剂、禁止活动；"四抗"，即抗休克、抗感染、抗体液平衡、抗腹胀。

6.建立静脉通道，必要时输血或血浆等，防治休克，纠正水电解质、酸碱平衡紊乱。

7.遵医嘱给予抗生素控制感染。

8.对症处理　如有腹痛病因明确者，及时给予解痉镇痛药物，但使用止痛药后应严密观察腹痛等病情变化；高热者可给予物理降温或药物降温。

9.准确记录出入液量。

10.做好术前准备，一旦在治疗过程中出现手术指征，立刻完善术前准备，送入手术室。

【病情观察】

1.观察意识状态及生命体征，注意有无脱水、休克等表现。

2.观察腹部症状和体征，如腹痛的部位、范围、性质、程度，有无牵涉痛、转移痛等。腹部检查若发现压痛、反跳痛、腹肌紧张时，提示病情进一步加重。

3.观察腹痛相关症状，如呕吐、腹胀、发热、黄疸、大小便改变等。

4.动态监测实验检查结果，如血、尿、便常规，电解质，肝肾功能等。

5.观察全身情况及重要脏器功能变化。

6.治疗效果及新的症状与体征的出现等。

【护理质量评价标准】

1.缓解或消除患者疼痛。

2.减轻患者焦虑和压力。

3.积极配合医生检查、抢救。

4.观察病情细致、认真。

第二节 中毒急救护理

急性中毒是指有毒的化学物质短时间内或一次超量进入人体而造成组织、器官器质性或功能性损害。急性中毒发病急骤、症状凶险、变化迅速，如不及时救治，常危及生命。

【急救护理】

1.了解毒物的种类、名称、进入剂量、途径、时间、出现中毒症状时间及有无呕吐。

2.建立静脉通道，保证输液及抢救药物通畅。

3.对症护理　保持呼吸道通畅，及时清除分泌物，给予氧气吸入，呼吸抑制者给予呼吸兴奋剂，呼吸、心跳停止应立即进行心肺复苏术；做好皮肤护理，定时翻身，防止压疮发生；惊厥时应保护患者避免受伤，应用抗惊厥药物；高热者给予降温；尿潴留者给予导尿等。

4.休息及饮食　急性中毒者应卧床休息、保暖；病情许可时，鼓励患者进食高蛋白、高碳水化合物、高维生素的无渣饮食；腐蚀性毒物中毒者应早期给予乳类等流质饮食。

5.口腔护理　吞服腐蚀性毒物者应特别注意其口腔护理，密切观察患者口腔黏膜的变化。

6.心理护理　细致评估患者的心理状况，尤其对服毒自杀者，要做好患者的心理护理，防范患者再次自杀。

7.留取标本做毒物鉴定。

【迅速清除毒物】

1.吸入性中毒立即撤离中毒现场，解开衣领，呼吸新鲜空气，保持呼吸道通畅。

2.接触性中毒立即脱去衣物，用大量清水反复清洗皮肤、头发和指甲，勿用热水擦洗。眼内毒物迅速用清水或生理盐水冲洗，碱性毒物用3％硼酸溶液，酸性毒物用2％碳酸氢钠溶液冲洗，后再用0.25％氯霉素眼药水、金霉素眼膏加以保护，防止继发感染。

3.口服中毒

（1）催吐。神志清醒者，服毒时间在4～6 h，可嘱患者先服适量温开水、盐水后刺激咽后壁直至吐出液体变为清水为止。

（2）洗胃。应尽早、彻底，洗胃量为轻度中毒3 000～5 000 mL；中度中毒5 000～8 000 mL；重度中毒15 000～20 000 mL。以洗出液体澄清、无气味为止。

（3）导泻及灌肠。催吐洗胃后给予25％硫酸钠30～60 mL或50％硫酸镁40～50 mL灌入胃内，灌肠方法同一般灌肠法。

（4）合理使用吸附剂。常用活性炭（20～30 g，加入200 mL温水中），洗胃后口服或经胃管注入。

【解毒剂应用】

1.有机磷杀虫药中毒解毒药　如阿托品、碘解磷定、双复磷等。阿托品应用原则应以早期、足量和维持足够时间，直到阿托品化（瞳孔不再缩小、面红、皮肤干燥、心率加快、肺部啰音消失）。

2.金属中毒解毒药 依地酸钙钠，可与多种金属形成稳定而可溶的螯合物并排出体外。

3.高铁血红蛋白血症解毒药 小剂量亚甲蓝（美蓝）可使高铁血红蛋白还原为正常血红蛋白，用于治疗亚硝酸盐、苯胺等中毒引起的高铁血红蛋白血症。

4.氰化物中毒解毒药 一般采用亚硝酸盐－硫代硫酸钠疗法。

5.中枢神经抑制剂中毒解毒药

（1）纳洛酮：是阿片受体拮抗剂，对麻醉镇痛药引起的呼吸抑制有特异性拮抗作用；对急性酒精中毒、镇静催眠药中毒引起的意识障碍亦有较好的疗效。

（2）氟马西尼：为苯二氮䓬类中毒的拮抗药。

6.观察药物的作用和不良反应。

【病情观察】

1.密切观察患者生命体征、神志、瞳孔变化。

2.密切观察皮肤色泽、湿润度、弹性的变化。

3.及时发现患者是否新出现烦躁、惊厥、昏迷等神志改变以及昏迷程度是否发现变化。

4.及时发现瞳孔大小及对光反应的变化，早期发现脑水肿、酸碱失衡等。

5.注意有无阿托品化的指征。

6.注意有无有机磷农药中毒反跳现象，如胸闷、唾液分泌增加、原有症状加重等。

7.详细记录液体出入量，密切观察患者的尿量、尿液的性状。

8.严重呕吐、腹泻者应详细记录呕吐物及排泄物的颜色和量，必要时留标本送检。

9.注意追查血电解质、血糖、肝肾功能、血气分析等结果，以便及时对症处理。

【护理质量评价标准】

1.胃内毒物彻底清除。

2.根据中毒物，遵医嘱使用解毒药。

3.观察病情及药物作用、副作用认真、细致。

4.患者情绪稳定，配合治疗和护理。

第三节 中暑急救护理

中暑是指人体在高温环境下，由于水和电解质丢失过多，散热功能障碍，所引起的以中枢神经系统和心血管功能障碍为主要表现的热损伤性疾病。它是一种威胁生命的急症，可因中枢神经系统和循环功能障碍导致死亡、永久性脑损害或肾衰竭。

【急救护理】

1.了解发病前所处环境的温度、湿度、辐射程度、通风情况、停留时间、劳动强度及有无慢性病。

2.迅速脱离高温环境，将患者移至通风阴凉处，解开衣服，安静休息。

3.维持水电解质酸碱平衡，轻者可给予清凉含盐饮料，重者给予静脉补液，注意纠正钾、钠、氯过低。发生代谢性酸中毒遵医嘱补充5％碳酸氢钠。

4.保持呼吸道通畅，重者给予氧气吸入，必要时人工呼吸机辅助呼吸。

【迅速降温】

1.现场降温

（1）迅速脱离高温高湿环境，转移至通风阴凉处，将患者平卧并去除全身衣物。

（2）用凉水喷洒或用湿毛巾擦拭全身。

（3）扇风，加快蒸发、对流散热。

（4）持续监测体温。

2.送途中降温

（1）打开救护车内空调或开窗。

（2）用凉水擦拭全身。

（3）输液。

（4）持续监测体温。

3.病房内降温

（1）室温调节在 20～24 ℃。

（2）快速静脉输液。

（3）降温毯。

（4）可采用空调、电扇、室内冰块等使环境温度降至 21％～25％，头部置冰帽及大动脉处冷敷，重症者可给予冰水浸浴，若体温降至 38.5 ℃可停止降温。

（5）血液净化。

（6）联合使用冬眠合剂等药物降温，氯丙嗪 25～50 mg 加入 5％葡萄糖 500 mL 静脉滴注，滴注过程中密切观察血压变化。

（7）有条件可用血管内降温仪或将患者浸入冷水浴中（水温为 15～20 ℃）。

【病情观察】

1.降温效果观察

（1）降温过程中应密切监测肛温，每 15～30 min 测量 1 次，根据肛温变化调整降温措施。

（2）观察末梢循环情况，以确定降温效果。

（3）如有呼吸抑制、深昏迷、血压下降则停用药物降温。

2.并发症监测

（1）监测尿量、尿色、尿比重，以观察肾功能状况。

（2）密切监测血压、心率，有条件者可测量中心静脉压、肺动脉压、心排血量等，防治休克。

（3）监测动脉血气、神志、瞳孔、呼吸的变化。

3.观察与高热同时存在的其他症状，如是否伴有寒战、大汗、咳嗽、呕吐，以协助明确诊断。

【护理质量评价标准】

1.降温措施有效，控制体温。

2.观察病情细致、认真。

3.发现病情变化及时配合处理准确。

第四节　毒蛇咬伤急救护理

毒蛇咬伤后引起发病的原因是由于毒腺中所分泌的蛇毒，主要为蛋白质，系多肽和多种酶组成。蛇毒可分为神经毒素和血液毒素。前者对中枢、周围神经、神经肌肉传导功能等产生损害作用，可引起惊厥、瘫痪和呼吸麻痹；后者对心血管和血液系统造成损害，引起心律失常，循环衰竭、溶血和出血。主要见于我国南方农村、山区，夏、秋季节发病较多。

【急救护理】

1.了解毒蛇咬伤时间、当时患者情况、初步处理及毒蛇种类等。

2.稳定患者情绪，限制肢体活动，切不可伤后慌乱跑动，以免毒素吸收和扩散。

3.全身支持治疗，预防和处理多脏器功能衰竭。

4.转送途中应保持伤口与心脏在同一水平，不宜抬高伤肢。

5.立即在伤口近心端扎止血带（在伤口 5～10 cm 处），以阻断毒液随淋巴液回流，并用双手从近心端向伤口处挤压排毒，压力不可超过动脉压，时间不可超过 1 h。

6.排毒方法

（1）用双氧水彻底冲洗伤口后在咬伤处作"＋""＋＋"形切开。

（2）向肢体远端方向挤压排出毒液。

（3）吸吮法，如用嘴吸吮每吸1次，必须吐净所吸毒素，并用清水漱口，口腔黏膜有破损者不宜用该法。

（4）注射器吸引法，借负压吸引毒液。

【应用中和毒素药物护理】

1.季德胜蛇药内服外敷，在创口近心端环绕肢体外敷1周，不可敷在伤口上或远心端。

2.抗蛇毒血清6 000 U加5%葡萄糖40 mL静脉缓注，必要时经2~4 h再加用3 000 U，应早期应用，使用前进行过敏试验。

3.全身支持疗法　血压低时应及时给输血和补液，抗休克治疗，呼吸微弱时给以呼吸兴奋剂和吸氧，必要时进行辅助性呼吸，肾上腺皮质激素及抗组织胺类药物的应用，对中和毒素和减轻毒性症状有一定的作用。

4.遵医嘱给予抗生素和破伤风抗毒素血清预防感染和破伤风。

【病情观察】

1.观察患者脉搏、呼吸、血压、瞳孔及意识变化。

2.观察局部伤口情况，注意有无出血倾向。

3.监测血液动力学变化。

【护理质量评价标准】

1.生命危险者得到及时救护。

2.患者情绪稳定，积极配合治疗。

3.积极配合处理伤口。

4.遵医嘱治疗迅速、准确。

第五节　电击伤急救护理

电击伤，俗称触电，是指一定量的电流通过人体引起全身或局部的组织损伤和功能障碍，甚至发生呼吸、心搏骤停。电击伤可以分为超高压电击伤或雷击、高压电击伤和低压电击伤3种类型。

【现场救护】

1.立即切断电源、切断电线或用非导电物件使患者脱离电源。

2.拉开触电者　急救者可穿胶鞋，站在木凳上，用干燥的绳子、围巾或干衣服拧成条状套在触电者身上拉开触电者。

3.呼吸心跳骤停时应现场进行心肺复苏术。

4.保护好烧伤创面，防止感染。

5.保持呼吸道通畅，及时清除呼吸道分泌物。

6.注意休息。

【院内急救护理】

1.维持有效呼吸　呼吸停止者应立即气管插管，给予呼吸机辅助通气。

2.纠正心律失常　心室颤动者应尽早给予除颤。

3.尽快建立静脉通路，低血容量性休克和组织严重电烧伤的患者，应迅速予以静脉补液。

4.防治脑水肿，遵医嘱予脱水剂，以降低颅内压。

5.遵医嘱使用纠正心律失常的药物。

6.遵医嘱应用抗生素和破伤风抗毒素血清。

7.创面处理　积极清除电击烧伤创面的坏死组织，有助于预防感染和创面污染。

8.筋膜松解术和截肢　肢体受高压电热灼伤，大块软组织灼伤引起的局部水肿和小血管内血栓形成，可使电热灼伤远端肢体发生缺血性坏死。

9.其他对症处理　如抗休克、预防感染、纠正水和电解质紊乱、防治脑水肿、急性肾衰竭、应激性溃疡等。

【病情观察】

1.观察患者生命体征变化，判断有无呼吸抑制及窒息发生；注意神志变化，做好心电监护，及时发现心律失常。

2.观察有无广泛性出血、低血容量性休克、急性肾功能衰竭、代谢性酸中毒等。

3.心肌损伤监测　根据心肌酶学检查、肌钙蛋白测定来评估判断有无心肌损伤。

4.肾功能监测　观察尿的颜色和量的变化，准确记录尿量。

5.观察有无因触电摔倒而发生脑、胸、腹部外伤及骨折。

【护理质量评价标准】

1.处理心律失常及时，生命体征平稳。

2.积极配合抢救和处理伤口。

3.遵医嘱正确使用药物。

第六节　淹溺急救护理

淹溺，又称溺水，是人淹没于水或其他液体中，由于体液、污泥、杂草等物堵塞呼吸道和肺泡，或因咽喉、气管发生反射性痉挛，引起窒息和缺氧，肺泡失去通气、换气功能，使机体所处的一种危急状态。

【现场救护】

1.迅速将淹溺者救出水面，由接受过训练的施救人员将淹溺者救上岸。

2.了解淹溺情况、淡水与海水、持续时间、打捞经过等。

3.立即清除口鼻中泥沙和污物，保持呼吸道通畅。

4.迅速将患者腹部担压在救护者膝上，头低足高位，使呼吸道和胃内水排出，时间不宜过长。

5.初期复苏　呼吸、心跳停止者应立即行心肺复苏术。

6.迅速转送医院，途中不中断救护；搬运患者过程中注意有无头、颈部损伤和其他严重创伤。

【院内急救护理】

1.即刻护理措施

（1）迅速将患者安置于抢救室内，换下湿衣裤，注意保暖。

（2）保持呼吸道通畅，给予高流量吸氧，根据情况配合气管插管并做好机械通气准备。

（3）建立静脉通路。

2.输液护理　对淡水淹溺者，应严格控制输液速度，从小剂量、低速度开始，防止短时间内进入大量液体，加重血液稀释和肺水肿。对海水淹溺者应及时按医嘱输入5%葡萄糖和血浆液体等，切忌输入生理盐水。

3.复温护理　复温速度要求稳定、安全。

（1）迅速将低体温者移入温暖环境，脱掉衣服、鞋袜，采取全身保暖措施，加盖棉被或毛毯，用热水袋（注意不要直接放在皮肤上，用垫子、衣服隔开，以防烫伤）放腋下及腹股沟区。

（2）有条件者用电毯包裹躯体，用热辐射（红外线和短波透热）进行复温等。

4.密切观察病情变化　密切观察血压、心率、脉搏、呼吸、意识和尿液的变化。观察有无咳痰，痰的颜色、性质，听诊肺部啰音及心率、心律情况。

5.对症处理　积极防治脑水肿、感染、急性肾衰竭等并发症的发生。

6.做好心理护理，消除患者的焦虑与恐惧心理，解释治疗措施及目的，使其能积极配合。

【病情观察】

1.密切观察病人的神志，呼吸频率、深度，判断呼吸困难的程度。

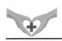

2.观察有无咳痰，痰的颜色、性质，听诊肺部啰音及心律情况，测量血压、脉搏。

3.注意尿量、颜色、性质，准确记录尿量。

【护理质量评价标准】

1.呼吸道通畅，呼吸正常功能。

2.水电解质和酸碱平衡维持。

3.并发症预防和治疗及时。

4.患者情绪稳定，配合治疗和护理。

第七节　创伤急救护理

创伤的含义可分为广义和狭义两种。广义的创伤，也称为损伤，是指人体受外界某些物理性（如机械性、高热、电击等）、化学性（如强酸、强碱、农药及毒剂等）或生物性（虫、蛇、犬等动物咬伤）致伤因素作用后所出现的组织结构的破坏和（或）功能障碍。狭义性创伤是指机械性致伤因素作用于机体，造成组织结构完整性的破坏和（或）功能障碍。

【急救护理】

1.了解致伤原因、作用部位、时间、受伤当时情况及伤后出现的症状及过程。

2.评估判断伤情　入院后根据病人的意识、生命体征、面色、出血量的多少、骨折的情况、受伤部位与程度，迅速作出正确的判断。

3.保持呼吸道通畅　有气道梗阻发生呼吸困难时必须开放气道，迅速清除口腔、鼻腔内的异物，必要时气管插管或气管切开。

4.维持有效循环　迅速建立静脉通路，对于失血性休克，要同时建立2～3条静脉通路，控制出血，尽快恢复有效血容量。

5.有效控制出血　腹腔或胸腔发生开放性大出血时，采用填塞纱布加压止血；四肢大血管出血时，及时用加厚敷料加压包扎，并抬高患肢，或用气压止血带止血。固定骨折部位。

6.注意保暖　对已经低体温或伴有明显出血、休克的患者要给予保暖。

7.防治感染　遵循无菌操作原则，按医嘱使用抗菌药物。开放性损伤需加用破伤风抗毒素。

8.支持治疗　主要是维持水、电解质和酸碱平衡，保护重要脏器功能，并给予营养支持。

9.配合医生对各脏器损伤的治疗。

10.注重人性化关怀　无论患者是否清醒，护士在评估过程中均应注重患者疼痛评估及内心感受。

11.积极做好术前的准备。

12.根据患者伤情轻重缓急有计划地进行转运。

【病情观察】

1.密切观察患者神志、瞳孔、心率、血压、呼吸、血氧饱和度、皮肤色泽，准确及时观察记录伤员的各项生命体征及病情变化。

2.保证各种引流的通畅，观察引流液的颜色、性质和量的变化。

3.观察肢体活动情况，询问患者疼痛的部位、性质、程度有无加重；如有变化，通知医生。

【护理质量评价标准】

1.疼痛减轻。

2.保持呼吸道通畅，无窒息发生。

3.患者及家属情绪稳定，配合治疗。

第八节　颅脑损伤急救护理

严重颅脑损伤主要指广泛颅骨骨折、脑挫裂伤、脑干损伤或颅内血肿，有明显的神经系统阳性体征及生命体征改变，格拉斯哥评分一般为3～7分。

【急救护理】

1. 了解致伤因素、部位及程度。

2. 呼吸心跳骤停时应立即进行心肺复苏术。

3. 休克者积极抗休克治疗。

4. 妥善安置体位，避免增加新的损伤。

5. 保持呼吸道通畅，必要时气管插管辅助呼吸。

6. 在患者情况允许下，检查各部位受伤情况及肢体活动情况。

7. 建立静脉通道，遵医嘱给药。

8. 意识障碍者防止坠床，躁动者遵医嘱给予适量镇静剂。

9. 损伤的局部处理　头皮裂伤应立即清创缝合，加压包扎；头皮血肿伴有压迫症状应减压后加压包扎；头皮撕脱伤清创，加压包扎。颅内血肿伴有压迫症状应手术减压。

10. 有伤口者应尽早做药物过敏试验（破伤风抗毒素血清、普鲁卡因、青霉素），及时应用抗生素，预防感染。

11. 脑脊液漏者，禁止冲洗、堵塞耳鼻部及腰椎穿刺，防止逆行感染。

12. 做好术前准备。

【病情观察】

1. 动态监测生命体征变化趋势，尤其是血压、心率的改变。

2. 预防脑疝发生，遵医嘱快速静脉滴注高渗降颅压药物，如甘露醇。

3. 严密观察患者意识改变、瞳孔变化，如存在中间清醒期，且昏迷程度逐渐加深，需考虑急性硬膜下血肿，警惕发生脑疝。

4. 注意有无呕吐发生并观察呕吐物的性质、颜色及量。如呕吐呈喷射状提示有高颅压症状；呕吐血性液体提示有应激性溃疡，应及时处理。

5. 对颅内有金属异物的不宜立即拔除。

6. 观察药物疗效及副作用。

【护理质量评价标准】

1. 呼吸道通畅。

2. 预防和处理并发症及时。

3. 患者积极配合治疗及护理。

第九节　胸部损伤急救护理

胸部损伤是由车祸、挤压伤、摔伤和锐器伤所致的损伤。根据损伤暴力性质不同，胸部损伤可分为钝性伤和穿透伤；根据损伤是否造成胸膜腔与外界沟通，可分为开放伤和闭合伤。

【急救护理】

1. 了解致伤原因、部位及程度，进行现场抢救。

2. 呼吸心跳骤停时应立即行心肺复苏术。

3. 保持呼吸道通畅，应立即清除呼吸道分泌物或异物。

4. 张力性气胸立即用粗针头从第二肋间刺入排气，进行胸腔闭式引流；开放性血气胸用灭菌敷料压迫使开放伤口变为闭合伤口，进行胸腔闭式引流。

5. 多根多处肋骨骨折出现浮动胸壁，应紧急行胸壁加压包扎固定，减轻反常呼吸运动。

6. 对疑有心脏创伤者若出现心脏压塞征，应迅速配合医生行心包穿刺或就地行开胸术。

7. 纠正休克，迅速建立两条以上静脉通道扩充血容量，必要时配血。

8. 吸氧，改善通气功能。

9. 胸部损伤未明确诊断前禁食、禁水。

10. 准确记录出入量。

11. 做好术前准备。

【病情观察】

1. 严密观察患者呼吸及胸部运动。

2. 若患者已行胸腔闭式引流，观察胸腔引流管引流液的性质、量及是否有气泡逸出等，若出血量＞1 500 mL 并出现失血性休克伴有严重循环、呼吸功能紊乱、气管向健侧移位等症状，立即协助处理。

3. 多处多根肋骨骨折注意有无胸闷、气急、出冷汗等反常呼吸运动。

4. 注意有无进行性呼吸困难、紫绀、烦躁不安、休克、昏迷等气胸表现。

【护理质量评价标准】

1. 患者疼痛减轻。

2. 呼吸道通畅，缺氧改善。

3. 液体入量补充充足。

4. 处理并发症及时。

第十节　腹部损伤急救护理

腹部损伤可分为开放性和闭合性两大类，多数腹部损伤同时有严重的内脏损伤，如果伴有腹腔实质脏器或大血管损伤，可因大出血而导致死亡；空腔脏器受损伤破裂时，可因发生严重的腹腔感染而威胁生命。早期正确的诊断和及时合理的处理是降低腹部创伤死亡的关键。

【急救护理】

1. 了解受伤经过、致伤因素、身体接触部位及临床表现等，尽快明确诊断，配合抢救。

2. 迅速建立静脉通道，积极防治休克。

3. 保持呼吸道通畅，给予氧气吸入。慎用止痛药，抗休克、抗感染，做好紧急手术的准备。

4. 开放性损伤有内脏膨出，应用清洁或消毒布类覆盖，严禁将膨出脏器返纳腹腔，并给予注射破伤风抗毒素血清。

5. 遵医嘱给予抗生素预防感染。

6. 诊断不明的腹痛严禁用吗啡类镇痛药。

7. 一经确诊，禁食、水，予以胃肠减压。

8. 做好术前准备。

【病情观察】

1. 观察腹痛性质、部位及范围。

2. 关注腹部体征变化，动态评估是否有腹痛、腹胀、压痛及反跳痛。

3. 注意合并其他损伤的程度和进展情况。

4. 实质性脏器破裂出血及中空脏器穿孔引起出血性休克和腹膜炎，立即行剖腹探查。

5. 监测各种相关的生化、B超、腹穿液的结果等。

【护理质量评价标准】

1. 减轻疼痛。

2. 呼吸道通畅。

3. 液体入量补充充足。

4.患者情绪稳定，配合治疗和护理。

第十一节　心跳呼吸骤停急救及复苏后护理

心跳骤停是指心脏有效射血功能的突然终止，是心脏性猝死的最主要原因（张波等，2017）。

【迅速、准确判断意识】

摇动病人肩部并大声呼唤，观察其有无反应，如确无反应，说明意识丧失，立即呼救并请周围人协助。

【心肺复苏术】

1.CPR方法　将病人置于仰卧位，可卧于硬板床上或背部有坚实平面（木板、地板、水泥地等）的支持。双腿伸直，解开上衣。若病人为俯卧位，急救者应在病人头、肩、臀部同时用力，以保证身体以脊柱为一轴线平稳转动，直至正确的卧位，同时抢救者应跪于或立于病人的肩颈侧旁。

（1）触摸病人大动脉有无搏动，可判断心跳是否停止。

（2）胸外心脏按压。抢救者跪于病人右侧，快速确定按压部位胸骨下段、胸骨中线与乳头连线的相交处。以一掌的根部放于按压的正确部位，手掌长轴与胸骨长轴平行，另一手掌交叉重叠于此掌背之上，双臂绷直，双肩在病人胸骨上方正中，用手臂垂直向下按压，应有规律、不间断地进行。按压频率100～120次/min。按压深度成人5～6 cm。

（3）开放气道。检查口腔，去除异物或义齿。开放气道方法有仰头抬颏法、托颌法。

2.人工呼吸

（1）口对口呼吸法：用按于前额一手的拇指与食指捏住病人鼻孔；抢救者深吸一口气，然后用自己的双唇包绕封住病人嘴外部，形成一个封闭腔；用力向病人口内吹气，直至病人胸部上抬；一次吹气完毕后，口部应与病人口部脱离，同时放松鼻部压迫，以便病人从鼻孔呼气。每次吹气量为400～600 mL。

（2）口对鼻人工呼吸法：急救者用一只手轻压病人前额，使头后仰，另一手抬起病人的下颌，使口闭合。深吸气后，用双唇包绕病人鼻部使之封闭，向鼻内吹气。如此反复进行。

（3）呼吸气囊辅助呼吸：使用呼吸器进行2次人工呼吸，确认呼吸器连接完好，连接氧气管道，氧流量10 L/min，采用EC手法固定面罩，每次人工呼吸时间1 s，同时观察胸廓起伏的情况。

【配合抢救】

1.建立有效的静脉通道，按医嘱迅速准确给予各种抢救药物，并密切观察用药效果，及时纠正水、电解质和酸碱平衡失调。

2.进行心电监护，如出现室颤，立即遵医嘱行电除颤术。

3.行气管插管术，使用呼吸机，严密监测呼吸频度、深度、皮肤色泽、血气分析、血氧饱和度等。

4.保护脑组织，及早使用冰帽，人工降温至33～34 ℃。按医嘱给予脱水剂、激素及促进脑细胞代谢的药物，从而减轻脑缺氧，降低颅内压，防止脑水肿。

5.严密观察生命体征的变化，维持呼吸循环功能的稳定，做好各项抢救记录，同时加强基础护理，防止继发感染。

【护理质量评价标准】

1.大动脉搏动恢复，自主呼吸恢复。

2.意识恢复或病人出现挣扎样表现。

3.血压大于90/60 mmHg。

4.面色口唇有紫绀转为红润。

5.瞳孔有散大转为缩小，光反应存在。

第十二节 急性心肌梗死急救护理

急性心肌梗死是由于冠状动脉急性闭塞，血流中断，导致部分心肌因严重的持久性缺血而发生局部坏死。临床上多有剧烈而持久的胸骨后疼痛，休息及硝酸酯类的药物不能完全缓解，伴有血清心肌酶活性升高及进行性心电图变化，可并发心律失常、休克或心力衰竭，常可危及生命。

【急救护理】

1.安静卧床休息。

2.连接心电、血压、呼吸和血氧饱和度监测仪。描记 12 或 18 导联心电图，动态关注 ST 段变化。及时发现和处理心律失常，准备好急救药物和抢救设备。

3.给予鼻导管或面罩吸氧。

4.建立静脉通路，保持给药途径畅通，使用硝酸甘油静脉滴注。早期应用利尿、强心、扩血管的药物。

5.阿斯匹林 300 mg＋替格瑞洛 180 mg 嚼服或阿斯匹林 300 mg＋氯吡格雷 300 mg 嚼服。

6.观察胸痛的部位、性质、严重程度、有无放射、持续时间、伴随症状、缓解和加重因素。及时向医生报告，根据医嘱使用，必要时给予吗啡止痛，及时评估止痛的效果。

7.监测动、静脉血标本，血常规、血气分析、心肌损伤等标志物、电解质、肝肾功能等。

8.完善相关检查，做好直接冠状动脉介入治疗及溶栓治疗的护理，应排除禁忌症。

9.心理护理 注意关心体贴患者，抢救过程中适时安慰和鼓励患者，有针对性地告知相关抢救措施。

【病情观察】

1.密切观察患者心前区疼痛的性质、持续时间、部位以及用药后的效果。

2.持续心电监护，观察神志、心率、心律变化，以及血压和呼吸情况。

3.注意并发症的监测和护理，防止心源性休克、心衰的发生。

【护理质量评价标准】

1.患者情绪稳定，配合治疗和护理。

2.处理心律失常及时，生命体征平稳。

3.遵医嘱正确应用药物。

4.观察病情细致、认真。

第十三节 急性心力衰竭急救护理

急性心力衰竭简称急性心衰，是发生在原发性心脏病或非心脏病基础上的急性血流动力学异常，导致以急性肺水肿、心源性休克为主要表现的临床综合征。

【急救护理】

1.体位 取坐位，双腿下垂，减少静脉回流。紧急情况下可行四肢轮流三肢结扎法。

2.给高流量氧气吸入，特别严重者可在湿化瓶内加入 30％～50％乙醇。

3.迅速建立静脉通道，遵医嘱使用强心、利尿、扩血管药物，如速尿、西地兰、硝酸甘油、氨茶碱等。

4.安慰病人，尽量控制过度紧张，必要时使用吗啡镇静、抗心衰。

5.严格控制输液速度。

6.保持心电监护，严密观察生命体征，准确记录出入量。

【病情观察】

1.注意观察双肺呼吸音、咳嗽、咳痰情况，及时清除分泌物。

2.注意观察心率、呼吸、血压情况。当患者出现血压下降、心率增快时，应警惕心源性休克的发生。

3.观察神志的变化，及时观察患者有无供血不足、缺氧及二氧化碳升高所致头晕、烦躁、嗜睡等症状，特别是使用吗啡应注意观察神志及有无呼吸抑制情况。

【护理质量评价标准】

1.呼吸道通畅，呼吸功能正常。

2.患者情绪稳定，配合治疗。

3.遵医嘱正确用药。

4.病情观察细致，及时完成护理记录。

第十四节　急性呼吸衰竭急救护理

呼吸衰竭是指由于各种原因引起的肺通气和（或）换气功能严重障碍，以致不能进行有效的气体交换，导致缺氧和（或）二氧化碳潴留，从而引起一系列生理功能和代谢功能紊乱的临床综合征。

【急救护理】

1.保持呼吸道通畅　清除呼吸道分泌物，遵医嘱应用支气管解痉剂缓解支气管痉挛，必要时建立气管插管或气管切开等人工气道。

2.氧疗　呼吸衰竭病因不同、类型不同，则氧疗的指症、给氧的方法不同。Ⅰ型呼衰：可给予较高浓度氧（35%～50%）或高浓度氧（>50%）进行氧疗，当 PaO_2>9.3 kPa 时应逐渐降低氧浓度，防止氧中毒。Ⅱ型呼衰：应采取低浓度（<35%）持续给氧。

3.快速建立静脉通道，遵医嘱给予呼吸兴奋剂，增加通气量。

4.严重通气和换气功能障碍，经治疗无效者应及时采用机械通气。

5.纠正酸碱平衡失调和电解质紊乱。

6.控制感染，积极治疗原发病。

7.营养支持。

8.合并症的防治。

【病情观察】

1.观察病人的神志、呼吸频率与节律、有无发绀，监测动脉血氧饱和度，注意血气的变化，及早发现各种酸碱紊乱。

2.注意血压、脉搏、心率、心律、体温的变化，观察原发病的临床表现。

3.观察有无头痛、神志、瞳孔等变化，及时发现脑水肿及颅内压增高。

4.观察氧疗的效果。

【护理质量评价标准】

1.呼吸道通畅，呼吸功能正常。

2.遵医嘱正确及时用药。

3.患者情绪稳定，配合治疗。

4.无并发症的发生。

第十五节　骨关节损伤急救护理

正骨关节损伤主要是各种暴力所致，多有严重的骨折、脱位和软组织损伤。严重多发性骨关节损伤是一种较严重的损伤，伤情复杂，并发症严重，容易漏诊，若处理不当，可导致永久性残废甚至死亡。

【急救护理】

1.初步检查，确定有无危及生命的合并伤，积极抢救。

2.简单有效地固定损伤部位，避免在处理和搬运过程中增加新损伤。

3.认真检查有无颅脑、腹部、胸部、血管、神经、肌腱等合并伤。

4.开放性骨折彻底清创，注射破伤风抗毒素血清。

5.病情允许行 X 线摄片、CT 等检查，以明确骨折类型、部位及程度，手术定位。

6.遵医嘱给予镇静、止痛、抗感染等治疗。

7.骨盆骨折合并直肠、膀胱、尿道损伤应优先处理并发症，并留置导尿管，检查尿液。

8.断离肢（指）应冷藏保存，肢体用清洁布类包裹，外用塑料袋包裹，周围置冰块，禁忌直接浸泡在冰块或冰水中，尽量争取 6 h 内进行再植，以免离断肢体发生坏死。

【病情观察】

1.观察患者生命体征、神志变化。警惕骨折端血肿张力增大，脊髓中脂肪微粒进入破裂的静脉内引起肺或脑脂肪栓塞而出现呼吸困难、昏迷甚至死亡。

2.注意有无脊柱骨折压迫脊髓引起不同程度的截瘫。

3.观察损伤局部的血液循环，如局部疼痛、肿胀、指趾屈曲、皮肤苍白或潮红、紫绀、远端动脉搏动减弱或消失等，应考虑有无因血肿或软组织压迫骨筋膜室引起骨筋膜综合征。

4.注意骨折局部有无疼痛、压痛、肿胀、肢体活动障碍等。

【对症护理】

1.石膏固定护理见骨科护理常规。

2.截瘫护理见骨科护理常规。

3.牵引护理见骨科护理常规。

【护理质量评价标准】

1.抢救及时，患者痛苦减轻。

2.骨关节复合后的位置良好。

3.患者心境良好，配合治疗和护理。

第十六节 一氧化碳中毒急救护理

一氧化碳为含碳物质不完全燃烧所产生的一种无色、无臭、无味道和无刺激性的气体。吸入过量一氧化碳气体引起的中毒称一氧化碳中毒。

【急救护理】

1.立即将中毒者移离现场，安置在空气新鲜处，平卧保暖，重症者急送医院。

2.保持呼吸通畅，清理口、鼻、咽部分泌物。

3.立即给予高浓度氧气吸入 8～10 mL/min，有条件者可进行高压氧治疗，呼吸抑制者应立即给予气管插管，使用呼吸兴奋剂。

4.开通静脉通路，按医嘱给予各种药物，如高渗糖、甘露醇、地塞米松、速尿等，防止脑水肿，改善脑组织代谢，促进脑细胞功能的恢复。

5.对持续昏迷，有高热和频繁抽搐者积极采取物理降温，病情严重者可用人工冬眠疗法。

6.注意加强营养，保持水、电解质及酸碱平衡。

【病情观察】

1.基本生命体征，尤其是呼吸和体温。

2.高热和抽搐患者更应密切观察，防止坠床和自伤。

3.严密观察瞳孔大小、液体出入量及静脉滴速等，防止脑水肿、肺水肿及水电解质紊乱等并发症。

4.严密观察神经系统的表现及皮肤水疱及破溃，防止受伤和皮肤损害。

【护理质量评价标准】

1.呼吸道通畅，呼吸功能正常。

2.并发症预防和治疗及时。

3.遵医嘱正确用药。

4.缺氧症状改善。

第十七节 异位妊娠急救护理

异位妊娠是指孕卵在子宫腔外着床发育的异常妊娠过程，也称"宫外孕"。以输卵管妊娠最常见。病因常由于输卵管管腔或周围的炎症，引起管腔通畅不佳，阻碍孕卵正常运行，使之在输卵管内停留、着床、发育，导致输卵管妊娠流产或破裂。

【急救护理】

1.立即建立静脉双通道，置患者头部抬高 15°，下肢抬高 20°。

2.加快补液、迅速扩容，使用代血浆，做好合血、配血准备。

3.立即给予氧气吸入 2～4 L/min。保持患者呼吸通畅，密切观察生命体征和给氧效果；每 10～30 min 测量体温、脉搏、呼吸、血压 1 次；认真观察患者意识改变，皮肤黏膜的颜色、温度、尿量的变化。

4.积极主动协助医师做好后穹窿穿刺、尿实验等辅助检查以明确诊断，避免因误诊而延误病情。

5.积极联系手术室，做好术前准备；急查血常规、出凝血时间，备皮、配血、留置导尿管等，护送患者进手术室。

6.积极心理支持，减轻患者对手术的恐惧。

7.及时告知家属病情变化，做好抢救记录。

【病情观察】

1.严密观察生命体征，注意出入量的平衡。

2.严密观察病人的出血、腹痛加剧、肛门坠胀感明显等情况，以便及时发现病情，通知医生，给予相应的处理。

【护理质量评价标准】

1.液体入量补充充足。

2.呼吸道通畅。

3.患者及家属情绪稳定，配合治疗。

第十八节 小儿高热惊厥急救护理

小儿高热惊厥是指初次发作在 1 个月到 5～6 岁，在上呼吸道感染或其他传染病的初期，当体温在 38 ℃以上时，突然发生惊厥，排除颅内感染和其他导致惊厥的器质性或代谢性异常后，方可诊断为热性惊厥。

【急救护理】

1.保持安静，取头侧平卧位，保持呼吸道通畅，解开衣物和裤带。

2.惊厥患儿应就地抢救、吸氧，及时清理咽部分泌物及呕吐物，以免发生窒息。

3.使用安定、笨巴比妥类止惊药，开通静脉通，密切观察病情，避免因用药过量而抑制呼吸。

4.惊厥时可将纱布包裹的压舌板或开口器放于上下门齿之间，以防舌咬伤。

5.高热惊厥时应及时给予降温措施，如物理降温、酒精擦浴或药物降温，新生儿解开包裹降温。

6.对惊厥持续不止者，应密切观察呼吸频率、节律、深浅等，同时观察生命体征及瞳孔、囟门、

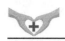

神志的变化，防止脑水肿的发生。

7.惊厥发作时，禁食。待惊厥停止、神志清醒后根据病情适当给予流质或半流质饮食。

8.治疗和护理操作要尽量集中进行，动作轻柔敏捷，禁止一切不必要的刺激。

【病情观察】

1.惊厥发作时，观察惊厥患儿抽搐的时间和部位，有无其他伴随症状。

2.观察病情变化，尤其是随时观察呼吸、面色、脉搏、血压、心率、瞳孔大小、对光反射等重要的生命体征，发现异常及时通报医生。

3.观察体温的变化，如有高热，及时做好物理降温及药物降温，如体温正常，应注意保暖。

4.观察止惊药的疗效，使用安定、笨巴比妥类药物时，注意观察患儿呼吸及血压的变化。

【护理质量评价标准】

1.呼吸道通畅，呼吸功能正常。

2.降温措施有效，患儿惊厥停止。

3.观察病情细致、认真。

第三章　重症监护病人护理

第一节　ICU 住院病人一般护理

1.护士应了解自己所护理病人的所有病情，参与医师查房，依据查房意见确定当日护理重点，及时、准确、客观地记录病人的病情变化。

2.保持环境安静、舒适，空气清新、流通，调节室温在 22～24 ℃，湿度在 50%～60%；定期消毒环境，减少环境对病人的不良刺激。

3.保持床单位整洁，做到"三短""六洁"，做到病人全身无异味，无血、痰、便、胶布痕迹；戴腹带或胸带的病人每日要打开胸腹带，擦拭并观察皮肤情况，若有污染及时更换。

4.无特殊体位要求需保持床头 30°～45°，每 2 h 为病人翻身 1 次，使病人卧位舒适，严防发生压疮。定时帮助长期卧床、无法自主活动的病人活动肢体。长期卧床、有下肢静脉血栓高危因素的病人可穿弹力袜进行预防。

5.对烦躁、谵妄、昏迷等意识不清或有障碍的病人应根据医嘱使用保护性约束，松紧适宜，并向家属告知。护士应注意给予肢体约束病人约束部位的皮肤护理和被约束肢体的活动。

6.正确处理医嘱，认真核对医嘱。注意药物的配伍禁忌，注意用药效果及药物副作用的观察并准确记录，对特殊药物剂量和浓度要精确计算，双人核对。

7.严格做好护理记录，对于需要作出相应护理措施或影响护理效果的实验室检查指标应记录，如白蛋白 2.8 mg/dL。所有护理表格书写要清晰，描述客观准确，记录及时。

8.24 h 持续心电监护，密切观察和记录病人的病情变化，包括意识、体温、心律、心率、血压、呼吸、SpO_2 等体征；监测血气、电解质、血糖等化验指标，若出现异常，及时通知医生。格拉斯评分低于 8 分、有脑出血危险、应用大剂量镇静剂及脑外伤病人应注意瞳孔变化并记录。

9.保持呼吸道通畅，及时清除呼吸道分泌物，给予气道湿化和适当氧疗，对人工气道病人，按气管插管和气管切开护理常规执行。

10.保持各种输液管路及引流管的通畅，给予妥善合理固定、标识明确，观察并记录引流液的颜色、量及性状；若无特殊要求，按要求更换引流袋并准确记录引流量，如遇出血等情况要每小时记录引流量，并及时报告医生。

11.合理、正确地使用静脉通路，注意静脉通路处皮肤和血管的观察和保护，静脉输液应根据病人病情及医嘱每小时均匀输入。

12.严格执行预防导管相关血流感染、留置尿管导致尿路感染、呼吸机相关性肺炎等护理措施，减少并发症的发生。

13.对持续床旁血液滤过病人，严格执行相关护理常规。

14.正确进行标本采集并及时送检。

15.不同病人根据所患疾病执行相应疾病护理常规。

16.护士要熟悉常规仪器及抢救仪器的使用，注意维护保养及消毒，出现报警及时查找原因并处理。新仪器临床使用前，应做好医护人员的培训工作，发现问题及时处理。

17.做好病人心理护理，及时准确判断病人所表达的意图，给予解答，减轻病人精神负担和疾病痛苦。重视病人的各种情况变化，及时与病人家属沟通，满足病人及家属合理需求。

18.严格床边交接班，交班时要严肃、认真，重点突出，对于特殊病人的特殊情况要文字交接。

19.新病人床单元准备　备心电监护仪（电极片）、吸氧装置1套（必要时呼吸机1套）、吸痰装置、输液泵、注射泵、降温仪（心肺复苏后）；手术病人另备输液架、呼吸囊、氧气瓶。

第二节　中心静脉导管护理

中心静脉置管已成为进行血流动力学监测、安全输液及静脉营养支持的主要途径。然而机械性损伤、感染、血栓形成等并发症延长了病人住院时间，增加了死亡率，因此，标准化和规范性的操作、严格管理与预防措施体系的建立对降低血管内导管感染率至关重要。

【目的】

1.测定中心静脉压力，判断是否存在血容量不足或心功能不全。

2.作为大量输血、补液的输注通道，同时监测大手术或危重手术血容量的动态变化，防止发生循环负荷超重的危险。

3.作为输注化疗药物、血管活性药物、全静脉营养液及高浓度电解质溶液的静脉通道。

4.血液透析（CRRT）用。

【护理措施】

1.严格各项无菌操作技术。穿刺处皮肤清洁并按需备皮。

2.妥善固定中心静脉插管，应用无菌透明贴膜，贴膜面积大于$10×10$ cm^2，贴膜无张力粘贴，膜下无气泡。穿刺后24 h更换1次，观察渗血、渗液情况，透明贴膜每周更换1次，纱布48 h更换一次，敷料出现松动、脱落、污染、潮湿，有渗血、渗液等情况需及时更换。

3.床头严格交接班

（1）检查导管外露刻度和固定情况，发现敷料松动应及时更换。

（2）搬动病人时，专人看护。

（3）随时检查导管是否在可视范围内，避免导管受压、打折，尤其病人自主活动时。

4.保持导管通畅

（1）每日检查导管回血情况，无回血时应在确定导管长度未发生移位前提下，进行负压通管，通过无效立即通知医生重新置管。

（2）脉冲式冲管：每4 h用20 mL生理盐水脉冲式冲管1次，包括输注血制品、黏滞性液体、TPN、测CVP后；病人因咳嗽、躁动出现回血时。液体速度减慢时应增加冲洗次数。

（3）使用正压封管和正压接头。

（4）持续监测CVP时应保持测压系统密闭，压力传感器置于与心房同一水平处（第四肋与腋中线交点），测压前要校准压力零点，且保持压力在300 mmHg，以3 mL/h的速度维持管路通畅。

5.预防感染　严格执行手卫生，无菌换药：以穿刺点为中心，用75％乙醇棉球环形消毒穿刺点

1 cm 以外皮肤，连续 3 次，方向为顺时针—逆时针—顺时针，待干；碘伏棉球按压穿刺点 3 s 后再以穿刺点为中心环形消毒皮肤 3 次（方法同上），消毒面积大于敷料面积，消毒时要使用机械力。若病人出现高热、寒战及穿刺点炎症等表现，应立即拔除导管并留取导管尖端培养及血培养。

6.输液接头每周更换 1 次，输液器、三通每日更换 1 次，接头或三通内有血迹随时更换。除紧急情况（如抢救）外，中心静脉导管尽可能不输血制品，减少血液残留增加导管感染概率。

7.输入化疗药物、氨基酸、脂肪乳等高渗、强刺激性药物或输血前后，应及时冲管。静脉导管暂不使用时，使用 12.5 U/mL 肝素盐水 5 mL 脉冲正压封管。接口处用肝素帽旋紧，并用无菌纱布妥善包好固定。

8.拔管后护理

（1）遵医嘱留取导管培养及血培养。

（2）拔管后按压穿刺点 5 min 以上至不出血，有出血倾向者、导管留置时间长或存在其他出血可能者延长按压时间，防止出血及血肿形成。

（3）停止按压后，局部覆盖无菌纱布敷料 24 h，继续关注局部出血情况，次日无异常情况揭除敷料，做记录。

【病情观察】

1.密切观察局部穿刺点有无红肿、脓点等情况，监测病人体温，发现异常及时通知医生。

2.密切观察病人，如有不明原因的发热、寒战，伴或不伴有白细胞计数升高，且除导管外无其他明确的血行感染源，应考虑发生了导管相关血流感染，须拔除管道做相关培养。

【护理质量评价标准】

1.导管通畅，冲管、封管手法正确。

2.中心静脉换药规范。

3.严格无菌操作，无护理并发症发生。

第三节　人工气道护理

人工气道是将导管经鼻/口插入气管或气管切开所建立的通道。人工气道分类包括经口气管插管、经鼻气管插管、气管切开。完善的人工气道管理是预防呼吸系统并发症的重要护理手段。护理人员必须熟练掌握人工气道病人的护理，才能最大限度减少人工气道创口感染和管路堵塞、肺部感染等并发症，防止人工气道意外情况的出现，保障呼吸治疗疗效，提高抢救成功率。

【护理措施】

1.妥善固定人工气道，预防意外拔管

（1）正确固定气管插管和气管切开导管，松紧度以容一手指为宜，禁忌使用绷带固定，每日检查并按时更换固定胶布和固定带。

（2）气管插管固定方法。第一根胶布固定在病人面颊，第二根胶布与气管插管固定在一起，另用一根固定带经病人枕后固定于面部气管插管处。

（3）气管切开导管固定方法。固定带系死结并系紧，固定时酌情在系带处垫纱布或减压贴，避免局部皮肤损伤，在气管切开后前 3 d 可适当加强固定带的紧度，但要随时检查局部皮肤血运情况。

2.保持病人面部清洁，以防汗水、分泌物或面部动作降低胶布附着度。

3.每班检查气管插管深度及气囊压力，气囊压力的正常范围是 20～30 cmH$_2$O，班交接记录。

4.气管插管清醒合作者，可不放牙垫，但意识不清、牙关紧闭或烦躁不安病人以及婴幼儿均应使用牙垫，避免病人咬紧插管，影响通气。

5.必要时使用约束带和镇静剂。

6.搬动病人或为病人变换体位时，应将呼吸回路从臂力架取下，严防管路牵拉致使插管脱出。

7.预防下呼吸道细菌污染

（1）在进行与人工气道有关的各项护理操作前后，要按六步洗手法。

（2）吸痰时严格无菌操作，戴无菌手套，吸痰管一次性使用。

（3）认真做好口腔护理，每日 2 次。气管插管机械通气病人每日口腔护理至少 4 次，选择洗必泰漱口液。

（4）气管切开病人换药用无菌纱布或泡沫敷料，每日更换 1 次，如气管切开处渗血、渗液或分泌物较多时及时更换。

（5）为防止气道分泌物潴留，可采取胸部叩击、震动拍痰、刺激咳嗽等物理治疗方法。

（6）留置胃管病人，定期检查胃管深度，抬高床头大于 30°，防止胃管返流引起误吸。

8.加强人工气道的温、湿化管理

（1）机械通气时，应将呼吸机的湿化器打开，使吸入的气体温度保持在 36～37 ℃相对湿度 100%，及时查看补充灭菌注射用水。

（2）遵医嘱定时为病人行雾化吸入，根据病情加入治疗性药物，利于排痰和降低气道阻力。

（3）如痰液过于黏稠、位置较深、吸引困难，且病人咳嗽良好，可在吸痰前病人吸气时沿人工气道管壁注入 2.5%碳酸氢钠溶液 2～5 mL，稀化痰液，利于吸出。

9.护士应经常关心询问病人，以及时了解病人的不适。

10.采取有效的交流方式和示意方法，如写字板、认字板、图示，了解病人想法和需求。

11.人工气道操作前后严格无菌技术。

12.保持呼吸道通畅，注意检查管路有无扭曲、打折或堵塞情况。

13.烦躁不安、不能耐受者应遵医嘱适当应用镇静剂；未完全清醒病人应适当约束。

【护理质量评价标准】

1.气管插管、气管切开固定方法正确，松紧适宜。

2.吸痰有效，呼吸道通畅。

3.气管插管深度、气囊压力每班检查记录。

4.病人口腔清洁、无异味，无口腔炎等护理并发症。

第四节 无创机械通气护理

无创通气是指无需建立人工气道（如气管插管等）的机械通气方法，包括气道内正压通气和胸外负压通气等。本节主要介绍气道内正压通气，又称无创正压通气（NPPV），包括双水平正压通气（BiPAP）和持续气道内正压（CPAP）。

【一般护理】

1.心理护理 在行无创呼吸前要与病人进行充分的交流，减轻病人心理的不安，增加对治疗的信心。向病人详细说明应用无创呼吸的目的、重要性、优点，并指导病人进行有效的呼吸，调节自己的呼吸与机器同步，开始的 4～8 h 可予专人负责治疗和监护，提高病人的依从性。

2.评估 评估病人的一般情况，根据病情需要应用无创呼吸，选择合适的监护环境，病房保持安静。

3.指导病人有效排痰；治疗前教会病人进行有效排痰，必要时用吸痰器帮助排痰。

4.治疗前进行血生化、血气分析测定，根据 pH 多少调节无创呼吸使用参数及通气压力。

5.签署知情同意书。

6.备好各种急救器材，包括气管切开包、吸痰装置等，以备急救使用。

7.每次使用无创呼吸机前，先检查呼吸机的管道是否正确连接，有无破损漏气，呼气口是否通畅；检查湿化器里的水位是否合适，并且将湿化器放置在低于病人的位置，防止冷凝水倒流入面罩。检查机器的电源线有无破损，一旦发现有破损，必须立即更换。检查氧气装置是否放置稳妥，注意防热、防震，远离明火，禁止在使用氧气的时候吸烟。

8. 按医嘱及病人的病情需要调节无创呼吸中的各种参数。经常检查呼吸机的各种管道是否有漏气。

9. 佩带头带固定面罩，要求头带松紧适度，避免固定带的张力过高，以头带下能插入 1～2 根手指为宜，防止过紧引起的不适及局部皮肤损伤。

10. 保持呼吸道通畅，在治疗前及治疗过程中协助病人翻身拍背。鼓励病人做有效的咳嗽、咳痰，适量间歇饮水。病情较重不能自行饮水者，可留置胃管，定时经胃管内注水。

11. 注意气道的湿化，湿化的温度在 32～35 ℃。

12. 严密监测病人的一般情况、神志、呼吸、排痰情况、血氧饱和度、呼吸机参数和人机同步等。如有异常，及时通知医生处理，并做好记录。

13. 加强呼吸机管道和鼻面罩的清洁消毒。鼻面罩专人专用。病人撤机后，呼吸机管道用含有 1 000 mg/L 有效氯的消毒液浸泡 30 min，以保证呼吸管道的清洁。

【并发症预防及护理】

1. 口咽干燥　多见于用鼻罩又有经口漏气时，寒冷季节尤为明显。注意要选择合适的连接器以避免漏气，在用 NPPV 治疗过程中要协助病人定时饮水，严重者可使用加温湿化器。

2. 罩压迫和鼻梁皮肤损伤　在开始进行 NPPV 通气时即在鼻梁上贴保护膜和使用额垫以减少鼻梁皮肤损伤的风险；注意罩的性状和大小要合适，位置放置良好、固定松紧度适中，以头带下可插入 1～2 根手指为宜。在 NPPV 治疗过程中可间歇松开罩让病人休息或轮换使用不同的罩，以避免同一部位长时间受压，可减轻压迫感和避免皮肤受损。

3. 胃胀气　主要是由于反复吞气或上气道内压力超过食管贲门括约肌的张力，使气体直接进入胃内所致。昏迷和一般状态差的病人由于贲门括约肌的张力降低，更容易并发胃胀气。因此，在保证疗效的前提下应尽量避免吸气压力过高（在保持吸气压力<25 cmH$_2$O）。如病人出现明显胃胀气时，可留置胃管进行持续开放式或负压吸引进行胃肠减压。

4. 误吸　误吸可以造成吸入性肺炎和窒息，尽管发生率较低，但后果严重，因此，对于反流和误吸的高危病人应避免使用 NPPV。另外，NPPV 治疗时应避免饱餐后使用，治疗过程中协助病人取半卧位并按医嘱使用促进胃动力的药物。

5. 排痰障碍　多见于咳嗽排痰能力较差的病人，应鼓励病人定时主动咳嗽排痰，必要时经鼻导管吸痰或用纤维支气管镜吸痰后再进行 NPPV 治疗。

6. 漏气　漏气可以导致触发困难、人机不同步和气流过大，并使病人感觉不舒服和影响治疗效果，是 NPPV 的常见问题，发生率在 20%～25%。在治疗过程中应经常检查是否存在漏气并及时调整罩的位置和固定带的张力，用鼻罩时使用下颌托协助口腔的封闭，可以避免明显漏气。

7. 幽闭恐惧　部分病人对戴罩，尤其是口鼻面罩有恐惧心理，表现为恐惧、焦虑、情绪紧张、人机配合不好。处理：使用呼吸机前，护理人员应耐心宣教，介绍同种成功病例，使病人有安全感，从而取得病人的配合，提高依从性。有效的病人教育和合适的解释通常能减轻或消除恐惧，也可请病人观察其他病人成功应用 NPPV 治疗的案例。

8. 不耐受　是指病人自觉 NPPV 治疗造成了不适，并无法耐受治疗的现象。预防措施包括：准备多个连接器让病人试戴以选择合适的连接方式；规范操作程序，使病人有一个逐渐适应的过程；采用同步触发性能较好的呼吸机（如流量触发、容量触发、流量自动追踪等）、应用同步性能较好的模式（如 PSV，PRVC 等）、合理使用 PEEP。

9. 睡眠性上气道阻塞　由于睡眠时上气道肌肉松弛所致，应注意观察病人入睡后的呼吸情况，如出现上气道肌肉阻塞，可采用侧卧位或在睡眠时增加 PEEP 的方法防止发生睡眠性上气道阻塞。

【健康教育】

1. 向病人及家属详细讲解 NPPV 的目的、方法、可能出现的不适及如何避免，提高病人的依从性。鼓励病人在家也应坚持治疗。

2. 教会病人正确使用头带，固定松紧适宜。

3.注意保暖，避免感冒致呼吸道分泌物增多，影响呼吸机的使用。

4.鼓励病人加强营养，少量多餐，摄入足够的食物，避免在饱餐后使用呼吸机。

5.若使用后出现不适，如出现异常的胸闷、气短、剧烈头痛等应停用呼吸机，及时到医院就诊。

【护理质量评价标准】

1.病人对 NPPV 依从性提高。

2.向病人及家属做好宣教，避免并发症的发生。

3.针对病人 NPPV 使用过程中出现的问题能做出正确的处理。

4.无护理并发症发生。

5.健康指导落实到位。

第五节　有创机械通气护理

机械通气是危重病人重要的生命支持手段，是借助呼吸机建立气道口与肺泡间的压力差，给呼吸功能不全的病人以呼吸支持，即利用机械装置来代替、控制或改变自主呼吸运动的一种通气方式。机械通气可以维持呼吸机的正常工作状态，从而改善病人的氧合和二氧化碳潴留状态，以减少并发症，降低死亡率。

【一般护理】

1.环境　室温控制在（24±1.5)℃，湿度控制在 55%～65%，保持空气清新，为病人提供安静、安全、整洁、舒适的住院环境。

2.体位　无禁忌症者一般抬高床头 30°～45°，可减少回心血量，减轻肺淤血，增加肺活量，改善心功能。

3.做好病人的口腔护理和口腔吸引，一般情况下口腔护理每日 4 次以上。

4.翻身拍背　若病情许可，每 2 h 翻身 1 次，翻身时配合拍背，促进肺部分泌物排出。

5.妥善固定呼吸回路，避免牵拉，积水杯处于回路最低点，及时清除呼吸回路和积水杯内冷凝水；翻身、活动时先固定呼吸回路，避免压闭呼吸回路或牵拉引起人工气道异位，呼吸管路破损或污染时及时更换。

6.运动与活动　病情稳定后尽早进行被动或主动运动，改善呼吸肌肌力，降低谵妄、肌肉萎缩、深静脉血栓、压疮等发生率。

7.压疮预防　对卧床不能自行翻身的病人使用气垫床或凝胶垫、减压敷料等措施，预防压疮的发生。

8.营养　根据病人营养状况、病情需要给予肠内或肠外营养支持，提高机体抵抗力，改善呼吸肌肌力。

9.安全护理　对烦躁、昏迷病人采取约束、使用床栏等保护性措施，防止坠床和意外拔管发生。

10.加强呼吸功能锻炼　上机期间鼓励病人做深呼吸、腹式呼吸及缩唇呼吸锻炼。避免病人产生呼吸机依赖，增强脱机信心。

11.心理护理　由于对机械通气的不理解、沟通交流障碍、担心呼吸机出现故障、担心痰液堵塞气道、担心医护人员不能及时发现病情变化、担心管道脱落和撤机困难等原因，病人容易出现焦虑、恐惧、缺乏安全感等，应根据原因给予相应的心理护理。

12.预防呼吸机相关性肺炎　给予病人半卧位（抬高床头 30°～45°），鼻饲前检查胃管的位置，少量多次地注入食物，防止胃潴留；鼻饲后 30 min 内避免翻身、吸痰等操作，防止反流和误吸。接触病人前后洗手，防止交叉感染。各种呼吸治疗器具应严格消毒，避免污染。准确留取痰标本，遵医嘱按时应用抗生素。

【病情观察】

1.呼吸功能　观察呼吸节律、深度，评估有无呼吸困难、人机对抗等。机械通气病人缺氧时可出现脉搏、呼吸增快，需严密观察。注意气道压力、呼出潮气量、SpO_2，评估通气和氧合情况。观察病人皮肤黏膜、口唇和甲床。加强营养支持可以增强或改善呼吸肌功能。

2.循环功能　机械通气可使胸腔内压升高，静脉回流减少，心脏前负荷降低和后负荷增加，出现心排血量降低，组织器官灌注不足，表现出低血压、心律失常、末梢循环灌注不良、尿量减少等。

3.意识　缺氧和（或）二氧化碳潴留所致意识障碍病人，呼吸机支持是否适当直接影响病人意识的改变，应严密观察病人意识状况，出现异常及时通知医生处理。

4.血气分析　机械通气 30 min 后应做血气分析，以评估通气效果和是否需要调整呼吸机模式及参数。机械通气治疗过程中，需根据病人病情严密监测动脉血气状况。

5.体温　观察气道分泌物的量、色、性状、气味，评估肺部感染变化情况。若发生相关感染，可出现体温异常改变，应严密监测，及时报告医生。

6.严密观察病情变化　观察病人的神志、体温、脉搏、呼吸、血压、尿量的变化，观察自主呼吸是否与呼吸机同步，有无人机对抗等。观察呼吸机的运转情况，出现呼吸机报警，迅速正确处理。保持呼吸机管道固定及通畅，管道位置低于插管口，避免冷凝水逆流，做好详细的记录。

7.其他　观察有无消化道出血、腹胀，评估肠鸣音变化情况；严密监测尿量，准确记录出入量；观察有无水肿、黄疸，监测肝脏转氨酶有无异常。评估心理状态，有无紧张、焦虑或谵妄等。

【人工气道护理】

1.人工气道固定

（1）气管插管可使用胶布或棉带固定，每班记录导管固定情况、深度，及时发现导管移位、器械相关压疮和医用黏胶相关性皮肤损伤等并发症，保持固定装置清洁、干燥，定时或及时进行更换。

（2）气管切开。使用带有衬垫的棉带进行固定，固定松紧度以一指为宜，密切观察气管切开口皮肤情况，评估有无红、肿和分泌物表现。观察导管固定带与颈部皮肤的接触处，评估有无压疮、浸渍发生。保持固定装置清洁、干燥，及时更换。

2.气管内吸引　掌握吸痰指征，按需吸痰，选择合适的吸痰管及适宜的吸痰负压（150～200 mmHg），吸引时有氧合明显降低者吸引前应充分氧合，每次吸痰不超过 15 s，颅脑损伤病人吸痰间隔在 10 min 以上。

3.人工气道湿化　对吸入气体进行温化和湿化补充治疗是维持气道黏膜完整、纤毛正常运动及气道分泌物的排出，降低呼吸道感染发生的重要手段之一。常见的温化和湿化方法包括加热湿化器、雾化、热湿交换器和气管内滴注或输注加湿等方法。理想吸入气体温度为 36～37 ℃，湿度 100%。

4.气囊护理　使用高容量低张力气囊导管，维持气囊压力在 20～30 cmH_2O，每 4 h 监测 1 次气囊压力，及时调整，脱机状态下气囊充分放气，利于咳嗽排痰。

【拔管时护理】

1.向病人介绍拔管的目的和必要性，拔管时守候在病人床旁，给予心理支持。

2.做好现场急救准备　备好各种急救药品、器材，做好重新气管插管的准备，严密观察病人神志、生命体征、血氧饱和度的变化并及时记录。

3.正确拔管　拔管前充分湿化气道，叩背排痰，采用"四步拔管法"，即撤离呼吸机—气囊放气—拔管（气管切开除外）—吸氧，避免口咽分泌物逆流入气道。

【拔管后护理】

1.给予氧气 2～3 L/min，观察病人神志、呼吸、心率（律）、血氧饱和度等的变化，鼓励病人进行呼吸功能锻炼，有效咳痰。

2.必要时行 NPPV。

【护理质量评价标准】

1.机械通气过程中随时观察，及时正确处理报警，遵医嘱调整呼吸机参数。

2.心理护理有效，病人恐惧感减轻，积极配合治疗和护理。

3.病人口腔清洁，无护理并发症发生。

4. 做到有效吸痰和湿化气道，呼吸道通畅。

第六节　心肺脑复苏后护理

心肺复苏术（cardio pulmonary resuscitation）简称 CPR，是针对心脏、呼吸停止所采取的抢救措施，即应用胸外按压形成暂时的人工循环并恢复心脏自主搏动和血液循环，用人工通气代替自主呼吸并恢复自主呼吸，达到促进苏醒和挽救生命的目的。脑复苏时心肺功能恢复后，主要针对保护和恢复中枢神经系统的治疗，其目的是在心肺复苏的基础上，加强对脑细胞损伤的防治和促进脑功能恢复，这个过程决定病人生存质量。

【一般护理】

1. 自主循环恢复后，应促进自主呼吸，及时监测动脉血气分析结果和二氧化碳波形图。

2. 维持血氧饱和度在 94% 或以上，$PaCO_2$ 在正常高值（40～45 mmHg）。

3. 维持有效循环，建立或维持有效的静脉通路。

4. 持续心电监护，密切监测生命体征，及时纠正心律失常。

5. 进行血流动力学监测。

6. 遵医嘱使用血管活性药。

7. 监测呼吸功能及血气变化，及时调整呼吸机参数。

8. 加强气道管理，保持呼吸道通畅。

9. 防止肾功能衰竭，保证肾脏灌注，监测尿量，定时监测肾功能。

10. 预防感染、DVT、压疮、应激性溃疡的发生。

【脑复苏护理】

1. 维持血压，如果发生低血压应立即纠正，以保证良好的脑灌注。

2. 成年病人采用目标温度管理，目标温度选定在 32～36 ℃，并至少维持 24 h。常用物理降温法，如冰袋、冰毯、冰帽降温，或诱导性低温治疗。

3. 防治脑缺氧和脑水肿

（1）应用渗透性利尿药脱水，以免造成血容量不足，难以维持血压的稳定。

（2）促进早期脑血流灌注。

（3）高压氧治疗，通过增加血氧含量及其弥散性功能，提高脑组织氧分压，改善脑缺氧，降低颅内压。

【护理质量评价标准】

1. 基础护理落实到位，无护理并发症。

2. 熟练、正确使用呼吸机且人工气道的护理符合要求，无并发症的发生。

3. 病情观察细致，配合医生做好各项处理。

4. 护理记录认真、客观、及时、完整，能动态反映病情、治疗、护理的变化情况。

第七节　呼吸机相关性肺炎护理

呼吸机相关性肺炎（ventilator-associated pneumonia，VAP）是指气管插管或气管切开病人在接受机械通气 48 h 后发生的肺炎。呼吸机撤机、拔管 48 h 内出现的肺炎亦属于 VAP。

【护理措施】

1. 遵照卫生行政管理部门规定对呼吸机整个气路系统及机器表面的消毒。

2. 及时清除呼吸机管路的冷凝水。呼吸回路管路破损或污染时需及时更换。

3. 机械通气病人应用无菌蒸馏水进行气道湿化，应进行气体温化和湿化，理想温度 36～37 ℃，湿度 100%，可采用恒温湿化器或含加热导丝的加温湿化器。

4. 及时清除声门下分泌物。开放式吸痰管应每次更换，使用密闭式吸痰管时除非破损或污染，否则吸痰管无需每次更换。定时给病人翻身拍背，协助痰液排出。

5. 机械通气病人通常取半坐卧位（抬高床头 30°～45°），减少相关并发症。

6. 每班监测气管内导管的套管囊压力，应控制压力在 20～30 cmH_2O，可有效降低 VAP 发病率。

7. 控制外源性感染，严格手卫生、对医护人员进行宣教、加强环境卫生及保护性隔离均可在一定程度上切断外源性感染途径，降低呼吸机相关性肺炎的发病率。

8. 严格有效的口腔护理是对机械通气病人气道的重要保护。使用有创呼吸机病人应使用有消毒作用的口腔含漱液，每 6 h 口腔护理 1 次，呼吸回路一人一用，污染时随时更换。

9. 雾化吸入可使呼吸道局部达到较高的抗菌药物浓度，理论上可作为预防 VAP 的措施。

第八节　导管相关性血流感染护理

导管相关性血流感染是指带有血管内导管或者拔除血管内导管 48 h 内的病人出现菌血症或真菌血症，并伴有发热（＞38 ℃）、寒战或低血压等感染表现，除血管导管外没有查出其他明确的感染源。

【置管准备】

1. 对实施和护理导管的医务人员进行教育和培训，内容包括血管内导管的使用指征、血管内导管置管及其护理的规范化操作、防止血管内导管相关感染的最佳预防措施等。

2. 对于 ICU 病人，在进行血管内导管置入前要认真评估是否具备指征，尤其是中心静脉置管时更应注意，尽量减少不必要的中心静脉导管置入。

3. 导管及插管部位的选择

（1）外周静脉导管。成人应选择上肢作为插管的部位。当预计静脉治疗＞7 d 时应使用中等长度周围静脉导管或经外周中心静脉导管。

（2）中心静脉导管。选择置管部位前须权衡降低感染并发症和增加机械损伤并发症的利弊。成人非隧道式中心静脉置管时应首选锁骨下静脉。ICU 病人 PICC 导管出血感染的风险等同于锁骨下静脉或颈内静脉。血液透析病人应避免选择锁骨下静脉，以防静脉狭窄。

【置管操作及导管维持】

1. 消毒隔离措施　置管过程中严格的手消毒与无菌操作。置管前采用消毒剂（含有效碘 5 000 mg/L 的碘伏、氯己定酊剂、2%碘酊与 75%乙醇或氯己定及其葡萄糖盐酸混合液）进行皮肤消毒；插入导管过程中应使用最大限度的消毒隔离防护屏障。

2. 导管穿刺部位皮肤保护　使用无菌纱布或无菌的透明、半透明敷料覆盖插管部位。一般纱布敷料至少每 48 h 更换 1 次，透明敷料至少每 7 d 更换 1 次，当敷料潮湿、松弛或可见污渍时应及时更换。

3. 穿刺部位观察　应每天透过敷料观察与触诊穿刺部位，当局部肿痛或有感染迹象时应移除敷料来观察穿刺部位。

4. 导管连接部分保护　反复进行导管连接部位的操作会增加感染的机会。在连接导管前应做好局部消毒，不需要使用抗生素封管来预防感染。

5. 导管更换　无需常规更换导管以预防导管相关感染。一般短期外周套管针可维持 72～96 h，短期的中心静脉导管一般为 14 d 左右，PICC 导管可根据供应商提供的期限。

6. 全身性抗菌药物预防　避免在插管前或留置导管期间常规使用全身抗菌药物以预防导管内细菌定植或 CRBSI。

第九节　导尿管相关性尿路感染护理

导尿管相关性尿路感染主要是指病人留置导尿管后或拔除导尿管 48 h 内发生的泌尿系统感染，

其发生率仅次于肺内感染，是医院感染中十分常见的感染类型之一。

【导尿准备】

1.严格掌握留置导尿的适应证 留置导尿前应评估必要性，避免不必要的留置导尿，并应尽可能缩短导尿的留置时间。

2.选择适宜的导尿管 应根据病人的年龄、性别、尿道等情况选择适宜型号和材质的导尿管，检查无菌导尿包、引流装置有无过期、破损。

【导尿及导尿后护理】

1.手卫生与无菌技术 认真洗手后，严格遵循无菌操作原则施行导尿技术，保持最大的无菌障碍。动作轻柔，避免损伤尿道黏膜。防止发生交叉感染。

2.尿管固定 应妥善固定尿管，防止发生滑动和牵引尿道，避免打折与弯曲，始终保持集尿袋高度低于膀胱水平，活动或搬运时应夹闭尿管，避免尿液逆流。

3.无菌密闭引流 对留置导尿管的病人应采用抗反流密闭式引流装置，维持引流通畅，避免不必要的膀胱冲洗。

4.尿道口护理 保持病人尿道口清洁，留置导尿期间应每日清洁或消毒尿道口2次。

5.尿管更换 长期留置导尿者的病人，不宜频繁更换导尿管。如尿管阻塞、脱出、发生尿路感染及留置导尿装置的无菌性和密闭性被破坏时应立即更换。

第十节 多重耐药菌感染护理

多重耐药菌主要是指对临床使用的3类或3类以上抗菌药物同时呈现耐药的细菌。泛耐药是指对本身敏感的所有药物耐药。

【强化预防与控制措施】

1.加强医务人员手卫生 配备充足的洗手设施和速干手消毒剂，提供医务人员手卫生的依从性。

2.严格实施隔离措施 对确定或高度疑似多重耐药菌感染病人或定植病人，应当实施接触隔离措施，预防多重耐药菌传播，尽量选择单间隔离。

3.遵守无菌技术操作规程 医务人员应当严格遵守无菌技术操作规程，特别是在实施各种侵入性操作时应避免污染，有效预防多重耐药菌感染。

4.加强清洁和消毒工作 做好ICU病房物体表面的清洁、消毒。对医务人员和病人频繁接触的物体表面采用适宜的消毒剂进行擦拭、消毒。

【合理使用抗菌药物】

1.严格执行抗菌药物临床使用的基本原则，切实落实抗菌药物的分级管理，正确、合理地实习给药方案。

2.严格执行围术期抗菌药物预防性使用的相关规定，避免因抗菌药物使用不当导致细菌耐药的发生。

【减少或缩短侵入性装置的应用】

尽可能减少不必要的侵入性操作项目，减少侵入性导管的置入时间，避免使用多腔导管，以减少多重耐药菌的定植。

【加强多重耐药菌监测】

及时采集有关标本送检，以早期发现多重耐药菌感染病人和定植病人。

第十一节 多发性创伤护理

多发性创伤是指在同一致伤因素作用下，人体同时或相继有2个或2个以上解剖部位的组织或器官受到严重创伤，其中至少一处损伤危及生命。其严重程度视ISS值而定，凡ISS>16者定位严重多发伤。

一、严重颅脑损伤

严重颅脑损伤主要指广泛颅骨骨折、脑挫裂伤、脑干损伤或颅内血肿，有明显的神经系统阳性体征及生命体征改变，格拉斯哥评分一般为3～7分。

【一般护理】

1.吸氧，保持呼吸道通畅，防止误吸。

2.动态监测病人生命体征变化趋势尤其是血压、心率的改变。

3.建立静脉通路，按医嘱给予药物治疗。

4.预防脑疝发生，遵医嘱快速静脉滴注高渗降颅压药物，如甘露醇；发生脑疝病人根据病情迅速做好开颅手术准备。

【病情观察】

严密观察病人意识改变，瞳孔变化。存在中间清醒期，且昏迷程度逐渐加深，需考虑急性硬膜下血肿，警惕发生脑疝。

二、气胸、血胸

【一般护理】

1.给予吸氧，密切观察病人生命体征。

2.协助医生做好紧急胸腔穿刺抽气或胸腔闭式引流的准备和操作配合工作，加强胸腔闭式引流的护理，保证有效的引流。

3.若是胸腔引流管引流出血性液体量＞1 500 mL 或大于 200 mL/h，做好急诊开胸手术的准备。

4.在紧急情况下，对张力性气胸病人应立即用套管针在其患侧锁骨中线第二或第三肋间穿刺放气。

5.对于大量血胸者，建立 2 条以上静脉通路。对于大量血胸者，遵医嘱立即给予静脉液体复苏及大剂量输血。

【病情观察】

1.严密观察病人呼吸及胸部运动。

2.若病人已行胸腔闭式引流，观察胸腔引流管引流的液体性质、量及是否有气泡逸出等。

3.输液、输血过程中严密监测血压、心率、血氧饱和度等变化。

4.密切关注有无出现心脏压塞。

三、连枷胸与反常呼吸

多根多处肋骨骨折病人，患侧胸廓塌陷，会出现反常呼吸，表现为患侧塌陷部分呼吸运动与正常胸部呼吸运动相反。

【一般护理】

1.气管插管，若神志清醒病人有条件行经鼻气管插管，呼吸机辅助呼吸，适当运用呼气末正压通气。发生人机对抗时，使用适当药物抑制病人自主呼吸，以帮助消除反常呼吸。

2.补充血容量，纠正休克，防止感染。

3.有效镇痛，胸部固定。

4.必要时行急诊开胸手术，做好术前准备工作。

【病情观察】

严密监测生命体征，尤其是胸部呼吸型态、血压及氧饱和度的改变。

四、腹部脏器破裂出血

腹腔内（或腹膜后）出血：发生于肝、脾、肾、胰等实质性脏器或大血管损伤时，病人病情可迅速进展，发生低血容量性休克、多脏器功能衰竭，甚至致死。

【一般护理】

1. 吸氧，嘱病人禁食、禁欲，不随便搬动病人。

2. 建立两路以上 18G 静脉通路，慎用止痛药，抗休克、抗感染，做好紧急手术的准备。

3. 对所有有明显出血倾向的病人，在伤后 3 h 内遵医嘱尽早使用止血药。

【病情观察】

1. 严密观察生命体征，尤其是血压和心率的改变。

2. 关注腹部体征变化，动态评估是否有腹痛、腹胀、压痛及反跳痛。

五、血流动力学不稳定性骨盆骨折与股骨骨折

血流动力学不稳定：骨盆骨折合并有低血压，病死率可高达 40%～65%。骨盆单处骨折时出血量可达 500 mL，高处坠落和交通事故碾压所致的粉碎性骨盆骨折，出血量最多在 500～1 000 mL，表现为肢体剧痛，活动障碍，患肢缩短，部分伴有开放伤及出血。

【一般护理】

1. 吸氧，开放两路以上 18G 静脉通路，早期控制损伤，止血、止痛、备血。

2. 对于低体温积极复温。

3. 骨盆及下肢固定，遵医嘱做好术前准备。

【病情观察】

1. 动态监测血压、心率及血红蛋白的变化。

2. 在大量快速输血、输液的条件下，如病人出现不能解释的低血压，即应高度警惕腹膜后大出血的可能。

3. 密切观察下肢皮温、动脉搏动等，警惕血管栓塞和破裂的风险。

第十二节 昏迷护理

昏迷是一种严重的意识障碍，是大脑皮质和皮质上网状结构发生高度损伤的结果。昏迷可分为浅昏迷和深昏迷两种。浅昏迷表现为不能被唤醒，但吞咽、咳嗽、瞳孔等反射尚存在；深昏迷时意识完全丧失，各项反射均消失。格拉斯哥评分小于 8 分为昏迷，分数越低则意识障碍越重。

【护理措施】

1. 气道护理 正确给予氧疗，保持呼吸道通畅，取仰卧位，头偏向一侧，以防分泌物吸入呼吸道。及时吸痰，必要时及早行气管切开术。有气管插管和气管切开的病人，护理同人工气道护理常规。

2. 安全护理 病人烦躁不安、出现谵妄时，应用床栏防止坠床，并在床头横立一枕，以防头部撞伤，必要时行保护性约束；抽搐病人可用开口器、压舌板撑开口腔，防止舌咬伤；舌后坠者，及时用拉舌钳拉出或应用口咽通气道；去除发夹，修剪指甲，防止外伤。

3. 饮食护理 保证病人有足够的水分和营养，及早给予鼻饲或静脉高营养等。

4. 基础护理

(1) 加强口腔护理，必要时遵医嘱使用洗必泰漱口液进行口腔冲洗，冲洗时应边洗边吸引，防止发生误吸；松动的牙齿应使用线系住，线头在口腔外妥善放置并固定，预防牙齿脱落发生意外；张口呼吸者以生理盐水消毒纱布盖于口鼻上，预防口腔溃疡或感染。有活动性义齿者应取下，以防误入气管。

(2) 眼部护理。及时清除眼部分泌物；对眼睑不能闭合者，可覆盖油纱条或遵医嘱定时滴入眼药水或涂抗生素眼膏，预防角膜损伤。

(3) 皮肤护理。保持床单柔软、清洁、平整、干燥，观察病人皮肤变化，每 2 h 翻身 1 次；骨突

处，做定时减压，可使用气垫床，预防压疮。尽量和家属商量剪短病人头发，做好头发清洁护理。应用冰袋、冰毯进行降温要预防冻伤。

（4）排便护理。观察大小便情况，如发生尿潴留，先采用帮助病人排尿的方法，以减轻病人痛苦，必要时遵医嘱留置导尿；便秘者采取通便措施。

5.密切观察生命体征、瞳孔、意识的变化并详细记录，如有异常及时报告医师，高热给予物理降温。

6.无特殊体位要求的病人，床头抬高30°～45°；长期昏迷病人，病情许可的情况下进行肢体功能锻炼，防止肌肉萎缩和足下垂。

7.严格执行床头交接班及记录出入量。

8.注意保持呼吸道通畅　取侧卧位头偏向一侧，随时清除气管内分泌物，备好吸痰用物。应用排痰仪进行肺部物理治疗时，需要注意的是频率在15～30 Hz，此频率能加强气道纤毛的摆动，从而达到痰液引流的目的。

9.注意安全　躁动者应加床档，若出现极度躁动不安者，适当给予约束；意识障碍伴高热抽搐、脑膜刺激征时，应给予有效降温并放置牙垫，防止咬伤舌颊部；固定各种管路，避免滑脱。

【护理质量评价标准】

1.鼻饲病人无返流无误吸。

2.病人清洁、舒适、无护理并发症。

3.病人无肌肉进行性萎缩、关节僵硬等发生。

第十三节　高热护理

正常人体腋窝体温为36～37 ℃，由于各种疾病或其他原因而使体温升高称为发热，当人体体温高达39～41 ℃时称为高热。高热在临床上属于危重症范畴。通常指体温在39 ℃以上，是人体对疾病的强烈反应。

【护理措施】

1.绝对卧床休息。严密观察病情变化，体温高于38.5 ℃时，应每4 h测量1次体温、脉搏、呼吸，处于体温变化过程中的病人应每2 h测量1次并做记录，或按病情需要随时监测。

2.给予高热量、高蛋白、高维生素、易消化的流质或半流质饮食，鼓励多进食、多吃水果、多饮水，保证每日摄水量达2 500～3 000 mL；不能进食者，应按医嘱从静脉路补充营养与水分，同时监测病人的尿量和出汗情况以便调整补液量，并保持大便通畅。

3.体温高于39 ℃者，应给予物理降温，如冷敷、温水擦浴、冷生理盐水灌肠等，以降低代谢率，减少耗氧量。冷湿敷法，是用冷水或冰水浸透毛巾敷于头面部和血管丰富处如腘窝、大腿根、腋下、颈部，10～15 min更换1次；用冷生理盐水灌肠，婴儿每次100～300 mL，儿童每次500 mL。

4.通过物理降温仍不能使病人体温下降者，应按医嘱给予药物降温。用药后30 min测量体温，观察热型。出汗多者应及时更换内衣，防止感冒，体温下降幅度1 h不能大于1 ℃，如体温急骤下降，大量出汗，面色苍白，四肢发冷，应立即给予保暖，以免降温过快或过低而导致病人虚脱，一般体温应控制在不低于37 ℃。

5.加强口腔护理，每日2～3次，饮食前后漱口，口唇干裂者可涂石蜡油。

6.对于躁动、幻觉的病人，为防止发生意外，加用护栏，必要时用约束带，以防碰伤或坠床。由于发热引起的精神症状，除降温外，遵医嘱给予适量的镇静剂。防止舌咬伤，可用开口器置于上下磨牙间，如舌后坠应用舌钳拉出，注意呼吸情况。

7.保持病室安静，减少探视，室内空气清新，定时开窗通风，但注意做好病人保暖工作，防止病人受凉、感冒。

8.可疑传染病者在确诊前，应做好床边隔离，预防交叉感染。

9.做好心理护理，热情对待病人，对高热病人应尽量满足其合理需求，保持病人心情愉快。

【护理质量评价标准】

1.基础护理落实到位，无护理并发症。

2.体温监测及时。

3.病人情绪稳定。

第十四节 休克护理

休克是机体受到强烈的致病因素侵袭后，有效循环血量锐减，组织和器官灌注不足，微循环淤滞，从而使重要器官受损，出现一系列全身反应的病理综合征。

【护理措施】

1.备齐各种急救药品及物品，配合医生进行抢救。迅速建立至少两条以上静脉通路，维持体液平衡。

2.绝对卧床休息，取头和躯干抬高 $10°\sim15°$、下肢抬高 $20°\sim30°$的中凹卧位；也可取平卧位，保持病人安静，避免不必要的搬动。

3.创伤及大出血的病人要准确记录出入量，尽快止血，遵医嘱给予血液制品，注意病人血红蛋白及出凝血监测。

4.改善缺氧，正确给予氧疗，观察病人呼吸、SpO_2 变化，并观察氧疗效果。保持呼吸道通畅，及时清除呼吸道分泌物，必要时行气管插管或气管切开。

5.密切观察病情变化，及时报告医生并准确记录。做好各项基础护理，预防并发症的发生。病情许可时，协助病人每 2 h 翻身、叩背 1 次，预防压疮和肺部感染。

6.注意皮肤色泽及肢端温度，如面色苍白常表示有大出血，口唇或指甲发绀说明微循环血流不足或淤滞。当胸前或腹壁有出血时，提示有 DIC 出现，如四肢厥冷表示休克加重应保温。尽快消除休克原因，如止血，包扎固定，镇静、镇痛（有呼吸困难者禁用吗啡），抗过敏，抗感染。

7.创伤性休克者，注意伤口有无出血，遵医嘱做好输液、输血准备；感染性休克有高热者，除应用足量有效抗生素外，应给予物理降温，按高热护理常规处理；心源性休克者，注意心率、心律变化，严格控制输液速度；过敏性休克者，遵医嘱积极抗过敏治疗；急性中毒所致休克者，应迅速洗胃，减少毒物吸收。

8.采用加盖棉被、毛毯和调节室温等措施进行保暖，切忌用热水袋、电热毯等方法提升病人体表温度，以免烫伤、皮肤血流扩张增加局部组织耗氧量而加重组织缺氧。高热病人给予物理降温，必要时遵医嘱药物降温。

9.注意尿量、颜色、比重、pH，病情重或尿少者应留置导尿，每小时记录 1 次尿量，如每小时在 15 mL 以下或尿闭，应及时报告医生处理，以防急性肾衰。

10.严格按照无菌技术原则执行各项护理操作。

11.避免吸入所致肺部感染，必要时遵医嘱每日 3 次超声雾化吸入，以利稀释痰液和排出。

12.保持静脉通路和各种管道的通畅，妥善固定，可给予必要的约束，对于烦躁或神志不清的病人，应加床旁护栏以防坠床。

13.评估病人的神态情况，注意神志变化，观察瞳孔。

14.遵医嘱采集血标本，监测血气指标及血生化指标，注意病人血糖的变化。

15.给予心理护理，减轻其恐惧或焦虑程度。

【病情观察】

1.观察心率变化，如脉速；末梢紫绀伴有颈静脉怒张、呼吸困难、咳血性泡沫痰，提示心力衰竭，应及时报告医生处理。

2.严密监测体温，避免体温骤降，以免虚脱而加重休克。

3.定时测中心静脉压，休克期 CVP 在 10 cmH$_2$O 以下应补充血容量，不宜使其超过 15 cmH$_2$O，否则有发生肺水肿危险；如 CVP 高于 15 cmH$_2$O，而休克尚未纠正者，应给予强心剂。

4.观察意识，当休克初期，中枢神经细胞轻度缺氧时，病员表现为烦躁不安或兴奋，甚至狂燥，随休克加重，由兴奋转抑制，病人表现为精神不振，反应迟钝甚至昏迷，应对该病人加以适当约束以防意外损伤，亦可使用镇静剂，但需注意血压。

5.加强特殊用药的护理，如血管活性药物，注意维持循环稳定，并观察药物效果。

6.大量补液过程中注意观察心率变化，如脉速；末梢紫绀伴有颈静脉怒张，呼吸困难，咳血性泡沫痰，提示心力衰竭，应及时报告医生处理。

7.如使用去甲肾上腺素、多巴胺、间羟胺等药物时，应密切观察血压、心率和尿量变化，避免药液外渗。

【护理质量评价标准】

1.及时观察病情，准确记录意识瞳孔、皮肤温度及尿量。

2.意识不清或烦躁病人给予适当的约束。

3.病人情绪稳定，积极接受治疗、护理。

第十五节　失禁性皮炎护理

失禁相关性皮炎（Incontinence-associated dermatitis，IAD）是指皮肤长期或反复暴露于尿液和粪便中所造成的炎症，伴/不伴有水疱或皮肤破损。

【护理措施】

1.保持会阴部皮肤清洁干燥，避免闷热及潮湿。

2.对于留置尿管病人，每班观察病人有无漏尿等现象，及时处理；对于未置尿管病人，需经常检查看护垫及集尿袋，及时给予更换，注意观察皮肤是否有发红或破损等异常现象。

3.大便失禁病人应及时清理，遵医嘱给予止泻药物应用；稀水样便病人应酌情使用造口袋。

4.清洗皮肤动作要轻柔，不要用力摩擦皮肤，水温不可过高，清除排泄物后，配合柔软纸巾以轻压方式清洁皮肤后再擦干。

5.皮肤清洁干净后，酌情使用具有保护隔离成分的润肤霜、皮肤保护膜或造口粉，局部涂抹于臀部与皮肤皱褶处。

6.出现皮炎时，改用清水冲洗会阴部及皮肤褶皱处，局部使用皮肤保护膜和造口粉，每天使用 3 次，每次清除排泄物后再次使用，必要时再增加使用次数，酌情使用造口袋。每班记录交接病人皮肤情况。

【护理质量评价标准】

1.失禁病人局部清洁湿润，预防使用皮肤保护膜。

2.失禁病人未引起 IAD。

3.IAD 病人措施处理妥当。

第十六节　多脏器功能障碍综合征护理

多器官功能障碍综合征（MODS）是指在多种急性致病因素所致机体原发病变的基础上，相继引发 2 个或 2 个以上器官同时或序贯出现的可逆性功能障碍，其恶化的结局是多器官功能衰竭（MOF）（张波等，2017）。一般肺先受累，其次为肾、肝、心血管、中枢系统、胃肠、免疫系统和凝血系统功能障碍。

【一般护理】

1.即刻护理措施　准备好抢救物品及药品，熟练配合医生进行抢救。呼吸功能障碍病人要保持气道通畅，必要时协助医生进行气管插管呼吸机支持通气。急性左心衰病人立即予半卧位，吸氧，遵医嘱给予强心、利尿等药物治疗。

2.感染的预防与护理　MODS病人免疫功能低下，机体抵抗力差，极易发生院内感染，因此，应加强口腔护理、气道护理、尿路护理、静脉导管护理和皮肤护理等；严格执行无菌技术、手卫生、探视等院内感染管理制度；早期、正确采集血、尿、痰等标本进行细菌培养和药物敏感试验，为治疗提供依据；监测各辅助检查指标的变化，及时报告医生，尽早使用足量的抗生素控制感染。

3.心理护理　MODS病人存在严重的躯体损伤和精神创伤，如疼痛、失眠、对残疾或死亡的恐惧、经济负担的压力等，需要医护人员给予病人心理和精神支持，并让病人家属参与到治疗过程中，帮助病人和病人家属度过疾病危重阶段并避免创伤后应激综合征的发生。

4.保持各种留置管道通畅、妥善固定，防止脱落、堵塞等发生。

5.严密观察和记录病人的出入量。

6.遵医嘱正确、合理给药，保证治疗措施有效进行。

7.根据病人提供合适的营养支持，改善营养状况。

8.根据病情选择合适的体位，若无禁忌一般选择床头抬高30°～45°半卧位。

9.对烦躁、昏迷病人应采取保护性措施，如约束、使用床栏等。

10.加强与病人交流沟通，消除其焦虑、湿度适宜和空气清新。

11.加强基础护理，提高生活质量。

【病情观察】

1.MODS病人器官功能改变早期常无特异性或典型表现，出现明显或典型症状时往往器官功能已受损严重，难以逆转。因此，早期识别MODS具有非常重要的临床意义。

2.护士应熟悉MODS的诱因和发生、发展过程，掌握MODS器官功能变化各期的临床表现，做好生命体征和辅助检查的监测，积极协助医生早期发现病情变化，预防器官衰竭的发生。

3.严密监测病人生命体征，密切观察疾病的发生、发展情况，及时发现病情变化，积极配合医生进行处理。

4.循环系统　监测心率及心律，了解脉搏快慢强弱、规则与否和血管充盈度及弹性，注意有无交替脉、短绌脉、奇脉等表现，密切监测血压、CVP、PAWP的变化。

5.呼吸系统　呼吸频率及节律，观察是否伴有发绀、哮鸣音、"三凹征"（即出现胸骨上窝、锁骨上窝、肋间隙内陷）强迫体位及胸腹式呼吸变化等，监测动脉血气分析、血氧饱和度的变化。

6.肾功能监测　准确记录尿量，注意观察尿量、颜色、性状和BUN、Cr变化。

7.神经系统　观察病人的意识状态、神志、瞳孔、反应等的变化。

8.定时监测肝功能，注意保肝，必要时行人工肝治疗。

9.监测体温变化，当严重感染合并脓毒性休克时，口温达40℃以上而皮温低于35℃，提示病情十分严重，常是危急或临终表现。观察末梢温度和皮肤色泽。

【护理质量评价标准】

1.基础护理落实到位。

2.病情观察记录及时。

3.昏迷病人肢体保持功能位。

4.病人情绪稳定。

第十七节　弥散性血管内凝血护理

弥散性血管内凝血（DIC）是由于多种致病因素激活机体的凝血系统，导致机体弥漫性微血栓形成，消耗了大量的凝血因子和血小板，并继发地纤溶亢进，从而引起全身性出血、微循环障碍乃至单个或多个器官功能衰竭的一种临床综合征。

【一般护理】

1.正确及时采集和送检各类标本，关注检查结果，及时报告医生。

2.随时监测病人的生命体征、神志和尿量变化，记录 24 h 出入量。

3.尽量减少创伤性检查和治疗。

4.吸痰时，动作要轻柔，避免损伤呼吸道黏膜。

5.保持鼻腔湿润，防止鼻出血。

6.进营养、易消化、富含维生素 C 的食物，避免粗硬食物刺激胃黏膜。

7.卧床休息　根据病情采取合适体位，如休克病人取中凹位，呼吸困难严重者可取半卧位。

8.注意保暖，加强皮肤护理，防压疮。

9.给予氧气吸入。

10.心理护理　安慰病人紧张、焦虑情绪，指导其配合治疗与抢救。

11.随时备好抢救仪器，如抢救车、吸引器、呼吸机、心电监护仪等。

【病情观察】

1.严密观察病情变化，及时发现休克或重要器官功能衰竭。

2.观察皮肤的颜色与温湿度。

3.观察有无皮肤黏膜和重要器官栓塞的症状和体征，如肺栓塞表现为突然胸痛、呼吸困难、咯血。

4.观察出血症状　观察可有广泛自发性出血，皮肤黏膜瘀斑，伤口、注射部位渗血，内脏出血如呕血、便血、泌尿道出血、颅内出血意识障碍等症状。应观察出血部位、出血量。

5.观察有无微循环障碍症状，如皮肤黏膜紫绀缺氧、尿少尿闭、血压下降、呼吸循环衰竭等症状。

6.观察有无高凝和栓塞症状，如静脉采血血液迅速凝固时应警惕高凝状态，内脏栓塞可引起相关症状，如肾栓塞引起腰痛、血尿、少尿，肺栓塞引起呼吸困难、紫绀，脑栓塞引起头痛、昏迷等。

7.观察有无黄疸溶血症状。

8.观察实验室检查结果，如血小板计数、凝血酶原时间、血浆纤维蛋白含量、3P 试验等。

【用药护理】

1.遵医嘱给予抗凝剂、补充凝血因子、成分输血或抗纤溶药物治疗。

2.掌握特殊药物剂量并正确、按时执行，严密观察治疗效果，预防不良反应。

3.监测凝血时间等实验室指标。

【健康教育】

1.向病人及其家属，尤其是家属解释疾病的可能成因、主要表现、临床诊断和治疗配合、预后等。

2.劝导家属多关怀和支持病人，以利缓解病人的不良情绪，提高战胜疾病的信心，主动配合治疗。

3.提供可口、易消化、易吸收、富含营养的食物，少量多餐。

4.循序渐进地增加运动，促进身体的康复。

【护理质量评价标准】

1.无护理并发症。

2.护理记录认真、客观、及时、完整，能动态反映病情、治疗、护理的变化情况。

3.病人情绪稳定，积极配合治疗。

第十八节　CRRT 护理

CRRT，连续肾脏替代疗法的英文缩写，又称连续性血液净化技术（continue blood purification，

CBP）。定义是采用每天 24 h 或接近 24 h 的一种长时间、连续的体外血液净化疗法以替代受损的肾功能（张波等，2017）。

【护理措施】

1. 血电解质血气监测　由于大多数病人均存在少尿或无尿症状和水、电解质、酸碱平衡失调，因此，肾功能、电解质、酸碱平衡监测尤为重要，应严密监测病人的血生化、血气分析等指标，发现异常及时处理。对于病情稳定的病人在开始 2 h 内必须监测 1 次，如无异常，可适当延长监测时间。

2. 血管通路护理　在 CRRT 治疗期间，应妥善固定血管通路，防止脱管。每次治疗结束后严格消毒接口处，用管腔容量的 100%～120% 封管液对动、静脉管封管，按病人出凝血情况选择合适的肝素浓度。封管后用无菌敷料覆盖，妥善固定，防止扭曲、污染、漏血。对凝血机制障碍，穿刺部位有渗血者，及时调节抗凝方式及补充凝血因子等，延长压迫止血时间。

3. 液体管理　准确记录出入液量。严密监测超滤和置换液输入速度，维持总出入量的基本平衡，如超滤量超过入量，将直接引起循环容量不足，发生低血压。每小时统计出入总量，如发现超滤过多应及时调整；相反，超滤量不足会导致病人容量过负荷，达不到 CRRT 的治疗目的，应分析原因；如超滤效率低下或超滤速度控制过慢，并采取相应措施。

4. 出血的预防和监测　肾功能不全病人多存在出血或潜在出血，CRRT 中抗凝剂的应用使出血危险明显增加或加重出血。因此，应注意观察引流液、大便颜色、创口渗血、牙龈出血、术后肢体血运、皮肤温度、颜色等情况，严密监测凝血指标（ACT、APTT），防止因肝素使用不当导致出血，并做好记录，及早发现，及时调整抗凝剂的使用或使用无肝素技术。

5. 预防感染　严格无菌技术操作。病人病情危重，抵抗力低下，加之各种侵入性的检查、治疗，细菌极易侵入、繁殖而引起感染。管路、滤器的连接均是细菌入侵的部位，置换液的不断更换，配制置换液和透析液及更换，均应严格无菌操作；做好留置置管的护理，每日消毒导管穿刺处，更换导管敷料，当敷料潮湿或被污染时应及时更换。保持尿管通畅，预防泌尿系感染。

6. 心理护理　病人及其家属对血液滤过治疗心存疑虑，做好思想工作，说明血液滤过的疗效及其必要性；护士应熟练掌握仪器操作技巧，在操作仪器的同时，应注意镇静，同时操作时应注意自己的语言，安慰病人，使病人消除顾虑，自觉及时接受血滤治疗。

【病情观察】

1. 严密观察生命体征　持续监测病人的血压、心率、呼吸、血氧饱和度，密切观察病人意识变化。在 CRRT 治疗过程中，体温的监测不容忽视。

2. 严密观察体温变化　CRRT 用于非肾脏疾病治疗主要是为了清除炎性介质，有助于病人降低体温，但一些体温不升或体温正常的病人由于治疗中大量置换液的输入以及体外循环丢失热量常出现寒战或畏寒，尤其在环境温度较低的情况下，应提高室内温度并保持在 22～25 ℃，并为病人加盖棉被，采取保暖措施。

3. 对于感染的病人，要避免 CRRT 导致的低体温对病情的掩盖。

【护理质量评价标准】

1. 病人情绪稳定，积极配合治疗。

2. 基础护理措施落实，无护理并发症。

3. CRRT 按预设治疗时间进行，正确及时处理报警及医嘱。

4. 正确统计出入量。

第十九节　危重病人镇静护理

镇静指应用药物、精神和心理的照护与抚慰等措施，减轻焦虑、躁动和谵妄，使危重症病人处于安静状态，催眠并诱导顺利性遗忘的治疗方法。镇静的原则包括：去除焦虑躁动原因，并首先使用非药物方法进行安抚；实施有效的镇痛再考虑镇静；持续监测镇静程度，做到"无监测勿镇静"；根据病人情况，实施每日间断镇静或轻度镇静等策略（张波等，2017）。

【一般护理】

1. 确保安全　病人自我防护能力减弱甚至消失，护士应谨慎操作，确保病人安全。

2. 做好呼吸道管理　病人咳嗽排痰能力减弱，尤其是呼吸机支持呼吸的病人。

3. 预防压疮　病人自动调整体位的能力减弱或消失，应为病人定时翻身，预防压疮。

【镇静前护理】

1. 尽量减少对病人的刺激，集中安排护理操作，需对病人进行约束时，应保持其肢体处于功能位并适时松解。

2. 加强心理护理，理性乐观地安抚、鼓励病人，并引导其使用深呼吸、冥想等放松技术，保持病人处于平稳的精神状态。

3. 尽量营造安静的环境，改善病人睡眠质量。

4. 评估病人是否具有镇静的适应证，遵医嘱准备进行镇静治疗。

【镇静中护理】

1. 熟悉常用镇静药的药理作用

(1) 苯二氮卓类。通过与中枢神经系统内 γ-氨基丁酸受体相互作用，发挥催眠、抗焦虑和顺应性遗忘作用。

(2) 丙泊酚。通过激活 γ-氨基丁酸受体发挥镇静催眠作用。

(3) α_2 受体激动药。有很强的镇静、抗焦虑作用，同时具有镇静作用，可减少阿片类药物的用量，亦具有抗交感神经作用。

2. 遵医嘱正确用药　护士应严格根据医嘱正确给药。

3. 密切观察药物效果　使用药物后护士应观察药物的起效时间，持续评估病人的镇静程度。

4. 严密监测药物副反应

(1) 苯二氮卓类药物负荷剂量可引起血压下降。

(2) 丙泊酚单次注射时可出现暂时性呼吸抑制和血压下降。

(3) α_2 受体激动药：右旋美托咪定由肝脏代谢，经肾排出，故肝肾功能障碍的病人应减少使用量。

第二十节　危重症病人疼痛护理

疼痛是组织损伤或潜在损伤导致的不愉快感觉和情感体验。疼痛给病人带来痛苦，并引发一系列躯体并发症：机体释放抗利尿激素、促肾上腺皮质激素、皮质醇、儿茶酚胺激素、胰高血糖素增加；交感神经兴奋，使血管阻力、心肌耗氧量增加；呼吸浅快，肺通气功能下降；胃肠道的蠕动和排空减缓；肌肉痉挛、张力高，关节活动度下降；抗利尿激素和醛固酮的异常释放，使尿量减少、水钠潴留；抑制炎症和免疫反应，易发生感染甚至脓毒症。

【药物镇痛护理】

1. 熟悉常见镇痛药物的药理作用

(1) 非甾体抗炎药。作用于外周疼痛感受器，主要通过抑制受伤局部前列腺素的产生而发挥镇痛作用，长期使用无成瘾性。

(2) 阿片类镇痛药。通过与阿片受体相结合以改变病人对疼痛的感知，长期使用会产生耐受性和成瘾性。

(3) 非阿片类镇痛药。曲马多是一种中枢镇痛药，成瘾性弱于吗啡。

(4) 局麻类镇痛药。通常与阿片类药物联用，用于术后硬膜外镇痛，通过抑制神经细胞去极化而发挥作用。

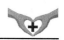

2.遵医嘱正确用药

（1）常规给药：包括口服、肌内注射、静脉输液和经皮给药等。

（2）皮下持续给药：将镇痛泵以微量注射泵为动力持续推注到病人皮下的方法。

（3）硬膜外注射：一般术前或麻醉前为病人置入硬膜外导管。

3.密切观察药物效果　用药后要严密观察药物起效时间，评估镇痛效果。

4.严密监测药物副反应　了解是否出现消化道出血、呼吸抑制、血压下降、心动过缓、心率失常。一旦出现副反应，应立刻报告医生进行处理。

【非药物镇痛护理】

1.经皮电刺激神经疗法　是将特定的低频脉冲电流通过皮肤输入人体以治疗疼痛的方法。

2.注意力分散法　通过使用音乐、对话、看电视等方法，转移病人对疼痛的关注程度以达到镇痛效果。

3.想象法　引导病人通过想象一些美好的情景而达到镇痛的效果。

4.深呼吸和逐步放松法　可引导病人先进行深呼吸，随后配合肌肉放松练习。

5.抚触/按摩法　抚触/按摩所带来的刺激可分散病人对疼痛的注意力而减轻疼痛感。

第二十一节　肠内营养护理

参见第一篇第二章第六节**"肠内营养（EN）护理"**。

第二十二节　肠外营养（TPN）护理

参见第一篇第二章第七节**"肠外营养护理"**。

参考文献

SCCM/ASPEN 重症病人营养 2016 指南.

吴欣娟，张晓静. 临床护理常规［M］. 1（3）版. 北京：人民卫生出版社，2018.

张波，桂莉. 急危重症护理学［M］. 4 版. 北京：人民卫生出版社，2017.

第七篇

五官科护理

第一章　眼科护理

第一节　眼科常用护理技术操作

一、滴眼药法

【目的】

1.用于预防、治疗眼部疾病。

2.用于散瞳、缩瞳及表面麻醉等。

【用物准备】

治疗盘内放置滴眼液、消毒棉签。

【操作步骤】

1.操作前洗手，并核对病人的姓名，眼别，药物的名称、浓度，水制剂应观察有无变色和沉淀。

2.病人取坐位或仰卧位，头稍向后仰并向患侧倾斜，用棉签擦去患眼分泌物。

3.用左手示指或棉签拉开病人下睑，右手持滴管或眼药水瓶将药液点入下窟窿的结膜囊内。

4.用手指将上睑轻轻提起，使药液在结膜囊内弥散。

5.用棉签擦去流出的药液，嘱病人闭眼 5～10 min。

【注意事项】

1.滴药时，滴管口或瓶口距离眼部 2～3 cm，勿触及睑缘、睫毛和手指，以免污染。

2.滴药时勿压迫眼球，尤其是有角膜溃疡和角膜有伤口的病人。

3.滴入阿托品类药品时，应压迫泪囊部 2～3 min，以免鼻腔黏膜吸收引起中毒。

4.特别注意核对散瞳与缩瞳剂、腐蚀性药物，切忌滴错，以免造成严重后果。

5.同时滴数种药液时，先滴刺激性弱的药物，再滴刺激性强的药物。眼药水与眼药膏同时用时，先滴眼药水后涂眼膏，每次每种需间隔 5～10 min。

二、涂眼药膏法

【目的】

1.防治眼部疾病，通常在睡前和手术后使用。

2.用于眼睑闭合不全，绷带加压包扎前需保护角膜以及需做睑球分离的病人。

【用物准备】

眼药膏、消毒圆头玻璃棒、消毒棉签。

【操作步骤】

1.涂眼药膏前洗手，并核对病人的姓名、眼别、药物的名称和浓度。

2.病人取仰卧位或坐位，头稍向后仰。

3.用左手示指或棉签拉开病人下睑，嘱病人向上方注视，右手将眼药膏先挤去一小段，将眼膏挤入下穹窿，或用玻璃棒蘸眼膏少许，将玻璃棒连同眼膏平放于穹窿部。

4.嘱病人闭眼，同时转动玻璃棒，依水平方向抽出。

5.按摩眼睑使眼膏均匀分布于结膜囊内，不要将睫毛连同玻璃棒一同卷入结膜囊内。

6.必要时给病人加戴眼带。

【注意事项】

1.涂眼膏前检查玻璃棒有无破损，如有破损应弃去。

2.玻璃棒用后及时消毒以备用。

3.涂管装眼膏时，管口勿触及睫毛及睑缘。

4.眼药膏比眼药水在结膜囊内停留时间长，作用时间久，可减少用药次数，但眼药膏影响视力，应在睡前或手术后使用。

三、泪道冲洗法

【目的】

1.泪道疾病的诊断、治疗。

2.内眼手术前清洁泪道。

【用物准备】

注射器、泪道冲洗针头、泪点扩张器、丁卡因滴眼液、消毒棉签和冲洗用液体，必要时准备泪道探针。

【操作步骤】

1.操作前洗手，并核对病人的姓名和患病侧眼睛。

2.病人取坐位或仰卧位。

3.压迫泪囊将其中的分泌物挤出，然后用蘸有丁卡因滴眼的棉签夹于上下泪点间。

4.用泪点扩张器扩张泪小点。

5.左手轻轻牵拉下睑，嘱病人向上方注视，右手持注射器将泪道冲洗针对垂直插入泪小点1～1.5 mm，再水平方向向鼻侧插入泪囊至骨壁。

6.取坐位者，嘱病人低头；取仰卧位者，嘱病人头偏向患侧，将针稍向后退，注入药液。

7.点抗生素眼药水。

8.记录冲洗情况，包括从何处进针、有无阻力、冲洗液的流通情况以及是否有分泌物等。

【注意事项】

1.如进针遇有阻力，不可强行推进。

2.若下泪点闭锁，可由上泪点冲洗。

3.勿反复冲洗，避免黏膜损伤或黏连引起泪小管阻塞。

4.急性炎症和泪囊有大量分泌物时不宜进行泪道冲洗。

四、球旁注射法

【目的】

提高局部组织内的药物浓度，起到消炎、抗感染的作用。

【用物准备】

注射器、$5\frac{1}{2}$针头、注射药物、消毒液、消毒棉签。

【操作步骤】

1.操作前洗手并核对病人的姓名、患病侧眼睛、药物的名称及剂量。

2.病人取坐位或仰卧位，坐位头略后仰。

3.常规消毒眼睑周围皮肤。

4.嘱病人向内上方注射，左手持棉签在眶下缘中、外1/3交界处定位进针点，右手持注射器经皮肤刺入眶内，紧靠眶下壁垂直刺入1 cm左右，固定好针头，轻轻抽吸见无回血后，将药液缓慢推入。

5.左手固定好针旁皮肤，缓慢拔针，用消毒棉签压住针眼至无出血为止。

【注意事项】

1.不宜用一次性注射针头。

2.如遇到阻力，不可强行进针，可稍稍拔出针头，略改变方向再进针。

3.针头的斜面应向上，防止损伤眼球，切忌针头在眶内向上下左右捣动，以免损伤血管和神经。

4.注射过程中要观察眼部情况，如有眼睑肿胀、眼球突出，提示有出血症状，应立即拔针，给予加压包扎或用数块大纱布或眼垫用手按压至止血为止，必要时全身应用止血药。

五、眼部加压包扎法

【目的】

1.使包扎敷料固定牢固。

2.局部加压，起到止血作用。

3.对于术后浅前房者，局部加压包扎，促进前房形成。

4.预防角膜溃疡穿孔。

5.部分眼部手术以后，减少术眼活动，减轻局部反应。

【用物准备】

20 cm纱条1根（双眼加压包扎不需要）、眼垫、眼膏、胶布、绷带等。

【操作步骤】

1.操作前洗手、并核对病人的姓名和患病侧眼睛。

2.病人取坐位，患眼涂眼膏，盖眼垫。

3.单眼包扎者，在健眼眉中心部置一条长约20 cm绷带纱条。

4.如为双眼包扎，则绷带按"8"字形包扎双眼。

【注意事项】

1.包扎时不可过紧、过松，切勿压迫耳廓及鼻孔。

2.固定点必须在前额部，避免病人仰卧或侧卧时引起头部不适或摩擦造成绷带松脱。

六、麦粒肿切开排脓法

【目的】

排出脓液、使炎症消退。

【用物准备】

尖刀片、引流条、无菌手套、无菌镊子、眼袋、胶布、抗生素眼膏。

【操作步骤】

1.病人取仰卧位。

2.外麦粒肿切开时可不用麻醉，局部消毒后，左手手指固定病灶两侧的眼睑皮肤，右手在波动感的低位处用尖刀片，平行于睑缘方向切开脓点处皮肤，排出脓液，用棉签擦净。

3.内麦粒肿切开时先滴药表面麻醉，然后翻转眼睑，用左手拇指固定睑缘，尖刀对准脓点与睑缘垂直方向切开脓点处睑结膜，让脓液流出，并用无菌棉签擦净。

【注意事项】

1.脓肿尚未充分形成时，不要切开。

2.切开后不可挤压，防止感染扩散，引起眼睑蜂窝织炎。

第二节　眼科病人手术前后一般护理

【术前护理】

1.向患者解释疾病手术方法及效果，消除顾虑，以配合治疗。

2.指导患者练习眼球转动，教会术中、术后控制咳嗽和打喷嚏的方法。

3.注意观察病人有无咳嗽、感冒、发热以及口、鼻等器官有无病灶感染，并及时向医生反映。嘱病人禁烟、酒。

4.协助完善各项检查，了解病人的全身情况，高血压、糖尿病病人应采取必要的治疗及护理措施。

5.术眼准备

（1）术前3日开始局部滴抗生素眼药水，有特殊感染者每日给予泪道冲洗，以减轻局部炎症。

（2）术前1日给生理盐水冲洗术眼泪道。术晨测生命体征，如有发热及时向医生反应。

（3）按医嘱给患者术前用药。

6.局麻患者术晨可进清淡、易消化饮食。全麻手术者按术前6~8 h禁食、2~4 h禁水。

7.给予营养丰富、易消化饮食。保持大便通畅，防止术后并发症。

8.协助病人做好个人清洁卫生，如洗头，洗澡，换好干净内衣、内裤，取下隐形眼镜和所有首饰。

9.去手术室前，让病人排空小便，取下义齿、眼镜和贵重物品。

10.与手术室工作人员交接术前准备情况，保证病人准备完善。手术室接走病人后，整理病人床单位，并准备好床边用物。

【术后护理】

1.局麻和全麻术后清醒患者给予半卧位，可进清淡、易消化饮食。

2.休息　嘱患者放松头部，卧床休息，适当活动，勿用力挤眼、弯腰低头（玻切术后患者除外）、大声谈笑。根据不同的手术方式和部位取适宜的体位。

3.饮食　给予清淡、易消化饮食，保持大便通畅。合并有高血压、糖尿病、肾病等患者应给予相应饮食指导，必要时给予缓泻剂。

4.术眼根据病情加盖保护眼罩，防止外力碰撞。

5.病情观察

（1）观察患者体温、脉搏、呼吸、血压变化。

（2）注意切口有无出血、感染等。

（3）观察术眼疼痛的程度及有无恶心、呕吐等眼压增高的表现，一旦发生应协助处理。

（4）注意加压包扎敷料有无移位、渗出，嘱病人不要揉眼，勿随意解开眼敷，以免感染。

6.用药指导　术后使用抗感染、激素类眼药水，并根据眼压情况使用降眼压药，并指导正确的使用眼药水，注意用眼卫生。

7.嘱病人勿用力大小便，控制咳嗽及大声谈笑；保持病室光线适宜，避免强光刺激。

8.心理护理　给予心理疏导，解除焦虑情绪，向患者介绍术后相关知识，避免过度紧张引起病情变化。

9.并发症观察

（1）感染。监测患者生命体征，若体温升至38.5 ℃，或患者主诉眼部剧烈疼痛，红肿，分泌物增多，应及时通知医生予以处理。术后按时使用抗感染眼药水。

（2）出血。观察伤口敷料是否干燥，观察伤口部分泌物的颜色、性质及量，保持敷料干燥。

（3）眼压变化。密切观察眼压变化及用药反应。若眼压急剧升高，遵医嘱术眼滴缩瞳剂，禁用扩瞳剂及颠茄类药物，限制饮水量（每日不超过2 000 mL，一次饮水量不超过300 mL）。

（4）前房出血。立即给予半卧位并通知医生及时给予止血治疗，防止血液流入玻璃体内；少数出血患者术后经治疗后大多能恢复，严重出血可致视力永久性丧失。

【健康教育】

1.教会患者滴眼药水、涂眼药膏的方法。

2.教会患者保护术眼，3个月内避免剧烈活动，勿用力揉眼或碰撞。

3.教会患者观察术眼变化，人工晶体植入术后1周内应观察有无疼痛、晶体位置有无偏斜或脱位。

4.术后滴眼药 1 个月，儿童应注意视力功能的训练。

5.术后 1 个月内应避免外伤，未植入人工晶体者在术后 3 个月验光配镜。

6.加强出院指导，按时完成出院随访，指导并督促患者定期复查，病情有变化应及时就诊。

【护理质量评价标准】

1.患者身心状态处于最佳状态。

2.滴眼药水方法正确，无并发症发生。

3.护患沟通有效，关系融洽。

4.健康宣教到位有效，出院随访落实。

第三节　睑内翻与倒睫的手术护理

睑内翻（entropion）是指眼睑，特别是睑缘部向眼球方向内卷，部分或全部睫毛倒向眼球的一种位置异常。当睑内翻达到一定程度时，睫毛倒向眼球，刺激角膜和球结膜，称为倒睫（trichiasis）。睑内翻常与倒睫并存。

【术前护理】

1.做好思想解释工作，消除顾虑，以配合手术。

2.对年老体弱者，应密切观察生命体征及全身情况，注意有无咳嗽、便秘等，如有异常者给予处理。

3.指导患者正确使用 0.5%左氧氟沙星眼药水，1～4 次/d，具有抗感染和炎性反应的作用，同时注意有无眼睑刺痒、水肿、结膜充血等过敏反应，保持用眼卫生，勿用手揉眼。

【术后护理】

1.休息　卧床休息 1～2 d，注意保暖，年老患者防止坠床、跌倒。

2.饮食　给予清淡、易消化、含维生素 C 丰富的新鲜蔬菜和水果，保持大便通畅，以利于伤口愈合。合并有高血压、糖尿病、肾病等患者应给予相应饮食指导。

3.病情观察　观察术眼伤口敷料有无渗血及生命体征变化，术眼隔日换药，7 d 拆线，若术后有持续性眼痛、渗血、分泌物增多时应查明原因，及时告知值班医生及时处理。

4.用药指导　指导患者正确使用 0.5%左氧氟沙星眼药水，1～4 次/d，复方妥布霉素眼膏每晚20:00 使用 1 次，同时注意有无眼睑刺痒、水肿、结膜充血等过敏反应，保持用眼卫生，勿用手揉眼。

5.心理护理　给予心理疏导，解除焦虑情绪，向患者介绍术后相关知识，避免过度紧张引起病情变化。嘱患者勿揉眼、大声谈笑；保持病室光线适宜，避免强光刺激。

【健康教育】

1.教会患者滴眼药水、涂眼药膏的方法。注意眼部卫生，预防感染。

2.饮食宜清淡、易消化，富含维生素 C，利于伤口愈合。

3.加强出院指导，按时完成出院随访，指导并督促者定期复查。

【护理质量评价标准】

1.患者眼部异物感、畏光、流泪等症状减轻或消失。

2.滴眼药水方法正确，无并发症发生。

第四节　泪囊炎（鼻内镜下泪囊鼻腔吻合术）护理

慢性泪囊炎（chronic dacryocystitis）是泪囊黏膜的慢性炎症，是常见的眼病，中老年女性占70%～80%，尤其是绝经期妇女，多为单侧发病。急性泪囊炎（acute dacryocystitis）是泪囊黏膜的急性卡他性或化脓性炎症。

【术前护理】

1.认真做好术前准备，向患者解释手术目的、方式，消除其紧张情绪和恐惧心理。

2.患者术前3 d冲洗泪道，观察分泌物及脓液情况。

3.术前3 d滴用抗生素眼药水，手术当天使用呋麻滴鼻液，以收缩鼻黏膜，利于引流及预防感染。

4.完善所有检查。做胸片、心电图、抽血、大小便常规、鼻窦CT检查，以了解鼻窦情况、鼻腔有无息肉，是否需同时进行手术处理，常规行鼻内镜检查，了解有无窦口鼻道复合体阻塞，鼻中隔高位弯曲、下鼻道及鼻泪管开口阻塞等病变。

5.学会控制打喷嚏的方法。用手按人中或做深呼吸或将舌顶住上颚以制止打喷嚏。

6.遵医嘱术前用药，手术前30 min注射止血药，以减少术中出血。

【术后护理】

1.休息　术后采取半卧位，以利于鼻腔分泌物的引流。

2.病情观察　鼻腔填塞物是用来压迫伤口止血的，嘱患者勿扯鼻腔填塞物及用力擤鼻，密切观察鼻腔内引流液的性质及出血量。如出血量较多，将口中的血液吐出，勿咽下，以免刺激胃黏膜并通知医生给予处理。

3.饮食　手术当天勿进过热饮食，出血量过多时可进行鼻部冰敷及喝冰冷饮料以减少出血量。禁辛、辣、刺激性食物，多食蔬菜和水果，保持大便通畅。

4.用药指导　术后3～5 d，每日用生理盐水或含抗生素的生理盐水冲洗泪道；全身使用抗生素3 d；术后3 d抽取鼻腔纱条后，遵医嘱使用呋麻滴鼻液，以减轻鼻腔黏膜水肿，减少出血。

5.心理护理　根据病情及拟行的手术向病人或家属讲明手术前后应注意的问题，积极做好病人的心理护理，使病人消除恐惧。

6.并发症观察

（1）全眼球炎。患者主诉伤口疼痛、红肿、分泌物增多，应及时通知医生予以处理。术后按时使用抗感染眼药水。

（2）出血。观察鼻腔部分泌物的颜色、性质及量，如有活动性出血，及时通知医生处理或遵医嘱使用止血药物；若鼻腔血痂或分泌物较多时，可在鼻内镜下清理。

【健康教育】

1.掌握正确的滴眼药水方法，保持术眼清洁，要1人1物，避免交叉感染。

2.保持心情愉快，戒烟、戒酒，不吃费力咀嚼及辛辣的食物。

3.注意休息，每天保证6～7 h的睡眠时间，每次连续看电视、阅读时间不宜超过1 h，以免眼睛疲劳。

4.定期复诊，出院两周每周复诊2次，出院1个月内每周复诊1次。如有出血、流泪等情况应及时复诊。

5.出院后遵医嘱继续使用抗生素眼药水及呋麻滴鼻液15 d。

【护理质量评价标准】

1.患者身心状态处于最佳状态。

2.术前准备及时准确。

3.滴眼药水方法正确，无并发症发生。

4.护患沟通有效，关系融洽。

5.健康宣教到位有效，出院随访落实。

第五节　翼状胬肉护理

翼状胬肉（pterygium）是常见的变性性结膜病，为睑裂部球结膜及结膜下的纤维血管组织呈三角形向角膜侵入，形似翼状。通常双眼患病，多见于鼻侧。

【术前护理】

1. 术前保证充足睡眠，以增进食欲，提高机体抵抗力。

2. 积极做好术前准备

（1）术前 3 d 需滴抗生素眼药水，注意眼部卫生，勿用手揉眼。

（2）术前 1 d 指导做好个人卫生，如洗头、洗澡、更换衣物、剪指甲等。

（3）术前 1 d 给予生理盐水冲洗泪道。

（4）术前取下活动义齿，贵重物品由家属保管。遵医嘱术前 30 min 使用止血、镇静药物。

3. 饮食　指导患者进易消化饮食，禁食辛、辣、刺激性食物，戒烟、酒，多食蔬菜和水果，保持大便通畅，防止术后并发症。术前一餐，不要过饱，以免术中呕吐。全麻病人术前 6 h 应禁食、水。

【术后护理】

1. 休息　嘱病人卧床休息 24 h，注意眼部卫生，勿用手揉眼。

2. 病情观察　术后注意观察眼部有无剧烈疼痛、异物感、流泪等情况出现，可能是伤口的线摩擦引起。动态评价患者的疼痛情况，若疼痛剧烈及时通知医生并遵医嘱给予相应处理。术后 1 d 若眼部无明显渗血及其他不适，鼓励病人下床活动，以促进肠蠕动，增进食欲，有利于伤口愈合。一般术后 7～10 d 拆除缝线。

3. 用药护理　术前 3 d 开始点抗生素眼药水（左氧氟沙星），每日 3～4 次，以清洁结膜囊为目的，术后第 2 d 遵医嘱给予眼药水及抗炎、止血等相关药物治疗，为避免感染，术后换药后所用的抗生素眼药水、散瞳剂等应为新开封的，敷料每日更换。

4. 心理护理　根据病情及拟行的手术向病人或家属讲明手术前后应注意的问题，积极做好病人的心理护理，使病人消除恐惧。

【健康教育】

1. 教会患者滴眼药水、涂眼药膏的方法。

2. 注意眼部卫生，预防感染。

3. 加强出院指导，按时完成出院随访，指导并督促患者定期复查。

【护理质量评价标准】

1. 患者身心状态处于最佳状态。

2. 术前准备完善。

3. 执行各项治疗及时、准确，动态有效评估患者的疼痛，及时有效处理，无并发症发生。

4. 饮食指导正确。

5. 疾病健康教育、出院随访落实。

第六节　眼球穿通伤及眼球内异物护理

眼球穿通伤（perforating injury of eyeball）是指眼球被锐利器刺破或异物击穿所致。眼球穿通伤按其损伤部位，分为角膜穿通伤、角巩膜穿通伤和巩膜穿通伤三类。异物击穿眼球可致球内异物。预后和穿通伤部位、程度及是否合并有感染等密切相关。

【术前护理】

1. 按医嘱及时用药，并观察用药后效果。非住院病人应教会其或家属局部用药的方法和注意事项。需手术的病人做好手术前后护理工作。

2. 病情观察　密切观察视力和眼局部伤口的变化，眼挫伤常引起眼组织多部位损伤，并发症较多且较重。如前房积血应注意眼压变化和每日积血的吸收情况。监测眼压，如眼压高，及时遵医嘱给予降眼压药物，必要时给予止痛药物。

3. 心理护理　眼外伤多为意外损伤，直接影响视功能和眼部外形，病人一时很难接受，多有焦虑及悲观心理，应给予心理疏导，使病人情绪稳定，配合治疗。如病人双眼视力受损，应协助生活护理。

4.需要手术的患者，向患者介绍手术的重要性、预后及注意事项，消除顾虑，以配合手术治疗。眼球穿孔伤者禁忌剪眼睫毛和结膜囊冲洗，可用无菌棉签清除污物，局部滴用抗生素眼药水。

5.眼球内铁质、铜质异物及眼内组织严重损害，须及早取除异物。

6.伴有前房和玻璃体大量积血者取半卧位，应用止血药。

7.遵医嘱应用抗生素及糖皮质激素，并观察用药效果。

8.观察患者体温、脉搏、血压、意识、瞳孔的变化，注意有无合并颅脑、颌面部等其他部位损伤，如发现异常及时协助处理。

【术后护理】

1.休息　卧床休息 2～3 d，如切口过大或手术伤及视网膜者酌情延长休息。

2.饮食　给予清淡、易消化饮食，禁烟、酒，忌辛、辣、刺激性食物。

3.病情观察　观察术眼有无出血、疼痛及感染情况，如有异常及时协助处理。观察眼视力改变情况，注意有无虹膜睫状体炎及感染性眼炎症状。

4.监测眼压，如眼压高，及时遵医嘱给予降眼压药物，必要时给予止痛药物。

5.嘱病人勿揉眼睛，勿用力大小便，控制咳嗽及大声谈笑；保持病室光线适宜，避免强光刺激。

6.心理护理　给予心理疏导，解除焦虑情绪，向患者介绍术后相关知识，避免过度紧张引起病情变化。

【用药指导】

1.指导患者正确使用 0.5% 左氧氟沙星眼药水，4～6 次/d。

2.妥布霉素地塞米松眼药水 4～6 次/d，同时注意有无眼睑刺痒、水肿、结膜充血等过敏反应，保持用眼卫生，勿用手揉眼。

【健康教育】

1.教会患者及家属滴眼药水、涂眼药膏的方法。

2.加强对儿童监护及安全教育。

3.嘱病人保持情绪稳定，积极配合治疗，可促进疗效。

4.向病人和家属介绍交感性眼炎的临床特点、治疗原则及其预后。嘱病人一旦发现未受伤眼出现不明原因的眼部充血、视力下降及疼痛，要及时到眼科检查，及早发现可能出现的交感性眼炎，早期治疗。

5.生活和工作中要随时注意安全，尤其是喜庆节假日燃放烟花爆竹，应特别小心，预防眼部外伤的发生。

6.加强出院指导，按时完成出院随访，指导并督促患者定期复查。

【护理质量评价标准】

1.患者情绪稳定，积极配合治疗。

2.及时准确完善术前准备。

3.按时完成各项治疗，无并发症发生。

4.健康宣教有效，护患关系融恰，出院随访落实。

第七节　青光眼病人手术护理

青光眼（glaucoma）是一组以视神经损害和视野缺损为共同特征的疾病，病理性眼内压升高是主要危险因素。青光眼是主要的不可逆性致盲眼病之一，若能及早诊治，大多数病人可避免失明。根据病因学、解剖学和发病机制等，青光眼有多种分类方法。临床上通常分为原发性、继发性和发育性三大类。原发性青光眼指没有明确眼部和全身继发性病因的青光眼，病因尚未完全明确，分为闭角型青光眼和开角型青光眼。继发性青光眼是由眼部其他疾病或全身疾病等明确病因所致的一类青光眼。先天性青光眼是胚胎期和发育期内眼球房角组织发育异常所引起的一类青光眼（席淑新，2006）。

【术前护理】

1.疼痛护理　提供安静、整洁、舒适、安全的休息环境，按医嘱正确及时使用降眼压药。

2.心理护理　青光眼病人性情急躁，易激动，应教会病人控制情绪的方法，如深呼吸、听音乐等，消除紧张、焦虑心理，保持良好心态。

3.预防外伤　做好病人安全教育，协助病人生活护理。

4.限制饮水量（每日不超过2 000 mL，一次饮水量不超过300 mL），保持大便通畅。

5.手术前术眼滴缩瞳剂，禁用扩瞳剂及颠茄类药物。

6.密切观察眼压变化及用药反应。

【术后护理】

1.病情观察　密切观察眼压、滤过泡、前房情况；询问有无眼痛、头痛。

2.心理护理　给予心理疏导，解除焦虑情绪，向患者介绍术后相关知识，避免过度紧张引起病情变化。嘱患者勿揉眼，勿用力大小便，控制咳嗽及大声谈笑以防眼压升高，注意眼部卫生，嘱患者勿用手揉眼。

3.并发症观察

（1）视神经萎缩。是青光眼常见的一种并发症，观察患者有无视力下降的情况，有无视野缩小，如有异常应及时通知医生，给予处理。

（2）感染。监测患者生命体征，若体温升至38.5 ℃，或患者主诉伤口疼痛、红肿、分泌物增多，应及时通知医生予以处理。术后按时使用抗感染眼药水。

（3）出血。观察伤口敷料是否干燥，观察伤口部分泌物的颜色、性质及量，保持敷料干燥。

【用药护理】

1.遵医嘱使用降眼压药，观察疗效和药物不良反应。

2.眼局部频滴高浓度缩瞳剂（如2%毛果芸香碱）时要压迫泪囊区2～3 min，减少药物吸收。

3.β-肾上腺素受体阻滞剂使用时注意观察心率、脉率，发现异常及时停药报告医生。

4.碳酸酐酶抑制剂局部用药副作用小，常有味觉异常、视力模糊等，应多饮水，泌尿系有结石的病人慎用。

5.使用高渗剂时应注意观察尿量以及有无电解质紊乱。20%甘露醇250 mL静脉滴注30～40 min完成，用药后半小时应监测眼压，观察用药效果。病人需卧床休息，防直立性低血压出现。

【健康教育】

1.注意眼部卫生，防止眼外伤。有屈光不正的病人，应定期验光检查，以得到恰当的处理。

2.避免促发因素。选择清淡饮食，少吃辛辣和刺激性强的食物，不宜饮用咖啡和浓茶；学会控制情绪；短时间内饮水不宜过多，应少量多饮；避免长时间阅读、看电视，不要在暗室久留。注意合理分配用眼时间，避免长时间低头弯腰。

3.加强出院指导，按时完成出院随访，定期复查，如出现畏光、流泪、眼痛、视力下降，应及时就诊。

4.强调遵医嘱坚持用药和按时复诊的重要性。

5.有青光眼家族史者应定期进行眼部检查。

6.自我保健知识指导

（1）向病人及家属讲解青光眼是一种不能完全根治的疾病，对视力的损害不可逆，一旦确诊，需定期复诊。

（2）指导病人遵医嘱按时用药，教会病人正确滴眼药水、涂眼膏，观察药物不良反应。不得随意自行停药、改药。

（3）指导病人及家属识别可能发生急性发作的征象，如头痛、眼痛、恶心呕吐，应及时就诊。

（4）指导滤过手术后的病人保护滤过泡，避免碰撞或用力揉术眼，避免剧烈运动，如打球、游泳等。

【护理质量评价标准】

1.患者身心状态处于最佳状态。

2.术前准备及时准确。

3.滴眼药水方法正确，无并发症发生。

4.护患沟通有效，关系融洽。

5.健康宣教到位有效，出院随访落实。

第八节　白内障护理

白内障（cataract）指晶体混浊。任何影响眼内环境的因素，如衰老、物理损伤、化学损伤、手术、肿瘤、炎症、药物（包括中毒）以及某些全身性代谢性或免疫性疾病，都可导致晶状体混浊（席淑新，2015）。

【术前护理】

1.心理护理　了解病人对手术的心理接受程度，耐心解答病人的疑问，安慰病人，给予心理疏导。

2.术前准备

（1）讲解术前各项检查的目的、意义，并协助病人完成包括眼部检查、全身检查、人工晶体度数的测量等。

（2）对合并有糖尿病、高血压、心血管疾病的病人，术前注意控制血糖、血压，评价心功能能否耐受手术。

（3）双眼泪道冲洗和术眼结膜囊冲洗。

（4）用阿托品或复方托比卡胺眼药水等散瞳滴眼剂使术眼充分散瞳。

3.协助患者完成术前常规检查及化验，术前3～5 d滴抗生素眼药水，4次/d；术前1 d用生理盐水冲洗泪道。

4.预防意外损伤，做好病人健康教育，评估病人自理能力。

【术后护理】

1.手术后观察术眼有无疼痛不适，对持续性眼胀痛、分泌物增多，应警惕有眼压增高、眼内感染的可能，及时协助处理。

2.休息　卧床休息，术后取仰卧位，避免因为弯腰低头及俯卧位，预防晶体脱出。

3.由于手术的应激，合并糖尿病、高血压的病人血糖、血压可能会升高，注意密切观察全身情况，及时控制血糖、血压。

4.用药指导　术后使用抗感染、激素类眼药水，复方托比卡胺眼药水扩瞳，每日2～3次，并根据眼压情况使用降眼压药。

5.心理护理　给予心理疏导，解除焦虑情绪，向患者介绍术后相关知识，避免过度紧张引起病情变化。保持病室光线适宜，避免强光刺激。

6.并发症观察

（1）出血（前房、玻璃体、视网膜）：观察伤口敷料是否干燥，观察伤口部分泌物的颜色、性质及量，保持敷料干燥。少数患者术后出血经治疗后大多能恢复，严重出血可致视力永久性丧失。

（2）感染：术后可能出现感染、眼内炎可能。监测患者生命体征，若体温升至38.5 ℃，或患者主诉伤口疼痛、红肿、分泌物增多，应及时通知医生予以处理。术后按时使用抗感染眼药水。

【健康教育】

1.向病人讲解白内障的相关知识，指导病人用眼的卫生知识。不宜长时间看电视、电脑、阅读，宜多休息。外出戴防护眼镜。

2.合并全身性疾病者，积极治疗，尤其是高血压、糖尿病。

3.术后1个月内术眼保护

（1）嘱病人多卧床休息，头部不可过多活动，不要用力闭眼；避免低头、弯腰，防止碰撞术眼；避免重体力劳动和剧烈运动。

（2）不用手或不洁物品擦揉眼睛，指导眼部周围皮肤清洁方法，洗脸时勿用力擦洗。洗头、洗澡时，避免水进入眼睛。

（3）注意保暖，预防感冒，避免咳嗽、打喷嚏、擤鼻涕。

（4）不穿领口过紧的衣服。

（5）头部不要过度紧张或悬空。

4.术后半年内避免剧烈运动及注硅油者避免仰卧位。

5.教会病人滴眼药水和涂眼膏的正确方法，叮嘱其必须遵医嘱按时滴用眼药水。

6.按时门诊随访，若出现头痛、眼痛、视力下降、恶心、呕吐等症状，应立即到医院就诊。

7.术后配镜指导　白内障摘除术后未植入人工晶体者，无晶体眼呈高度远视状态，指导病人佩戴框架眼镜或角膜接触镜；植入人工晶体者，3个月后屈光状态稳定时可验光佩戴近用或远用镜。

【护理质量评价标准】

1.患者情绪稳定，积极配合治疗。

2.积极完善相关术前检查。

3.患者卧位正确。

4.滴眼药水方法正确。

5.无并发症发生。

6.疾病健康教育、出院随访落实。

第二章　耳鼻喉科护理

第一节　耳鼻喉科常用护理技术操作

一、外耳道冲洗法

【目的】

1.冲出阻塞外耳道的耵聍和表皮栓，保持外耳道清洁。

2.冲出外耳道小异物，如小虫等。

【用物准备】

弯盘、治疗碗、装有细塑料管的橡皮球、温生理盐水、纱布、额镜、卷棉子、消毒干棉球。

【操作步骤】

1.病人取坐位，解释操作的目的和方法，取得配合。

2.将弯盘置于患耳垂下方，嘱病人扶助，紧贴皮肤，头稍向患侧倾斜。

3.左手向后上方牵拉耳郭（小儿向后下方），右手将装有塑料管的橡皮球吸满温生理盐水对准外耳道后上壁方向冲洗，使水沿外耳道后上壁进入耳道深部，借回流力量冲出耵聍或异物。

4.用纱布和棉球擦干耳郭、耳道内残留的水。额镜检查外耳道内是否清洁，如有残留，可再次冲洗至彻底冲净为止。

【注意事项】

1.坚硬而大的耵聍、尖锐的异物、中耳炎骨膜穿孔、急性中耳炎、急性外耳道炎，不宜做外耳道冲洗。

2.冲洗液应接近体温，不应过热或过冷，以免引起迷路刺激症状。

3.冲洗时不可对准鼓膜，用力不宜过大，以免损伤鼓膜。

4.若耵聍未软化，可用耵聍钩钩出，或滴3%碳酸氢钠溶液2～3 d再冲洗。

5.若冲洗过程中，病人出现头晕、恶心、呕吐或突然耳部疼痛，应立即停止冲洗并检查外耳道，必要时请医生共同处理。

二、外耳道滴药法

【目的】

1.软化耵聍。

2.治疗耳道及中耳疾病。

【用物准备】

滴耳液、消毒干棉签。

【操作步骤】

1.病人侧卧位或坐位，头侧向健侧，患耳向上。

2.成人耳廓向后上方牵拉，小儿向后下方，将外耳道拉直。

3.滴入药液后用手指反复轻按耳屏几下，使药液流入耳道四壁及中耳腔内。

4.保持体位3～4 min。

5.外耳道口塞入干棉球，以免药液流出。

【注意事项】

1.滴药前，必须将外耳道脓液洗净。

2.药液温度以接近体温为宜，不宜太热或太凉，以免刺激迷路，引起眩晕、恶心呕吐等不适感。

3.如滴耵聍软化液，应事先告知病人滴入药液量要多，滴药后可能有耳塞、闷胀感，以免病人不安。

三、滴鼻法

【目的】

1.保持鼻腔引流通畅，达到治疗目的。

2.保持鼻腔润滑，防止干燥结痂。

3.保持鼻腔内纱条润滑，以利抽取。

【用物准备】

滴鼻药、清洁棉球或纸巾少许。

【操作步骤】

1.嘱病人轻轻擤出鼻涕（鼻腔内有填塞物不擤）。

2.病人取仰卧位，肩下垫枕头或头悬于床缘，头尽量后仰，呈头低肩高。

3.每侧鼻腔滴3～4滴药水，轻轻按压鼻翼，使药液均匀分布在鼻黏膜上。

4.保持原位2～3 min再坐起。

5.用棉球或纸巾擦去外流的药液。

6.对于鼻侧切开病人，为防止鼻腔或术腔干燥，滴鼻后，嘱病人向患侧卧，使药液进入术腔。

【注意事项】

1.滴药时，滴管口或瓶口勿触及鼻孔，以免污染药液。

2.体位要正确，滴药时勿吞咽，以免药液进入咽部引起不适。

四、鼻腔冲洗

【目的】

清洁鼻腔，湿润黏膜，减轻臭味，促进黏膜功能恢复。

【用物准备】

鼻腔冲洗器、温生理盐水 1 000～1 500 mL、脸盆 1 只、纱布少许。

【操作步骤】

1. 病人取坐位，头向前倾。

2. 将装有温生理盐水的灌洗桶挂在距病人头部高 50 cm 处，关闭输液夹。

3. 张口自然呼吸，将橄榄头置入一侧鼻前庭，嘱病人一手将橄榄头固定于一侧前鼻孔，头侧向另一侧。打开输液夹，使桶内温盐水缓缓流入鼻腔，水经前鼻孔流向后鼻孔，再经另一侧鼻腔和口腔流出（流入口腔的吐出即可），即可将鼻腔内分泌物、痂皮冲出（席淑新，2006）。

4. 一侧鼻腔冲洗后，将接头换到对侧鼻孔按同样方法进行冲洗。

5. 洗毕，头向前倾，让鼻腔内残余盐水排出，然后一侧一侧分别轻轻揭鼻，以助排净。摸鼻切忌过急、过猛，或同时紧捏两侧鼻孔用力模鼻，而导致中耳感染。

【注意事项】

1. 鼻腔有急性炎症及出血时禁止冲洗，以免炎症扩散。

2. 灌洗桶不宜太高，以免压力过大引起并发症。

3. 水温以接近体温为宜，不能过冷或过热。

4. 冲洗时勿与病人谈话，以免发生呛咳。

5. 冲洗时发生鼻腔出血，应立即停止冲洗。

6. 病人自行冲洗时，用手挤压冲洗液注入鼻腔时注意用力不可过猛。

7. 两侧交替进行，先冲洗鼻腔堵塞较重的一侧，再冲洗对侧。否则，冲洗盐水可因堵塞较重一侧鼻腔受阻而灌入咽鼓管。若冲洗时出现咳嗽、呕吐、喷嚏等不适现象，应立即停止，稍待片刻再冲洗（余蓉等，2011）。

第二节 耳部手术前后一般护理

手术主要包括耳前瘘管摘除术、乳突根治术、鼓膜修补术、鼓室成形术、电子耳蜗植入术、面神经手术、侧颅底手术等。

【术前护理】

1. 心理护理 了解病人的心理状态，有针对性地向病人介绍手术的目的和意义。

2. 耳部准备 慢性化脓性中耳炎耳内有脓的病人，入院后根据医嘱予 3% 双氧水溶液清洗外耳道脓液，并滴入抗生素滴耳液，每日 3～4 次，初步清洁耳道。

3. 一般护理

（1）术前备皮。剃除患侧耳廓周围头发，一般为距发迹 5～6 cm。

（2）术前检查各项检验报告是否齐全、检验结果是否正常、各项辅助检查是否齐全。

（3）根据病人的病情需要完成药物敏感试验。

（4）预计术中可能输血者，做好血型和交叉配血试验。

（5）术前晚根据医嘱使用镇静剂，保证良好睡眠。

（6）按医嘱予术前用药，并做好宣教工作。

（7）局麻病人术晨可进少量干食，全麻病人术前至少禁食 6 h。

【术后护理】

1. 体位 全麻清醒后，取平卧位或健侧卧位，避免压迫术处。如无发热、头痛、眩晕等症状，次日可下床轻微活动。人工镫骨手术需头部制动 48～72 h。

2.观察敷料的渗透情况及是否松脱，如渗血较多，及时通知医师。

3.饮食护理　全麻清醒 6 h 后可进流质或半流质饮食，3～5 d 逐步改为普食，以高蛋白、高热量、高维生素、清淡饮食为宜。

4.并发症观察　严密观察患者有无面瘫、眼震、头晕、恶心、呕吐等并发症发生，发现异常及时报告医生。

5.注意观察术耳出血情况，必要时可加压包扎，保持敷料清洁。

6.用药护理　遵医嘱应用抗生素、维生素类以及营养神经类药物。遵医嘱滴入抗生素滴耳液，药液温度以接近体温为宜，不宜太热或太凉，以免刺激迷路，引起眩晕、恶心、呕吐等不适（韩杰，2012）。

7.预防感冒，防止术后伤口感染，遵医嘱滴入抗生素滴耳液，保持咽鼓管通畅。

8.术后 6～7 d 拆线，2 周内逐渐抽出耳内纱条，拆线后外耳道内应放置挤干的酒精棉球，保持耳内清洁并吸收耳内渗出（喻京生，2016）。

【健康教育】

1.保持鼻腔通畅，预防呼吸道感染。

2.如做鼓膜修补术者禁止擤鼻、打喷嚏，必要时张口呼吸，以免影响鼓膜的成活。

3.患耳防止碰撞，遵医嘱半年内禁止游泳，鼓膜及中耳、内耳手术患者半年内勿乘坐飞机（关晋英等，2013）。

4.出院后，遵医嘱按时服药，门诊定期复查。

【护理质量评价标准】

1.患者情绪稳定，配合各项检查、治疗。

2.全身及术野皮肤清洁，符合手术要求。

3.术前指导落实，患者掌握正确的滴药方法，耳道清洁。

4.无护理并发症。

第三节　鼻部手术前后一般护理

手术包括鼻内镜手术、上颌窦根治术、额窦根治术、鼻侧切开术、上颌骨截除术等。

【术前护理】

1.心理护理　向患者介绍手术名称及简单过程、麻醉方式、术前准备的目的及内容、术前用药的作用，并向患者讲解术后可能出现的不适，使患者有充分的心理准备，消除顾虑，促进患者术后的康复。

2.鼻部准备　剪双侧鼻毛，男性患者剃胡须。鼻息肉或肿块过大，已长至鼻前庭者，不宜剪鼻毛。

3.协助完善常规项目检查，如血、尿常规、血生化、心电图等常规检查；专科检查：鼻窦 CT（水平位＋冠状位）。

4.饮食护理　全麻手术术前禁食、水 6～8 h。

【术后护理】

1.体位　局麻病人术后半卧位，利于鼻腔渗出物引流，同时减轻头部充血。全麻术后清醒后改为半卧位。

2.呼吸道护理　患者因术后鼻腔阻塞，患者张口呼吸，口腔黏膜干燥，应注意保持口腔清洁。注意保暖，防止感冒。

3.饮食指导　局麻病人术后 2 h、全麻病人清醒后 3 h 可进温凉流质或半流质饮食，少量多餐，保证营养，禁辛、辣、刺激性食物（席淑新，2006）。

4.观察患者鼻腔渗血情况，渗血过多时，可用冰袋冷敷前额，以减轻症状。

5.尽量避免打喷嚏、用力擤鼻涕、用力咳嗽等。

6.遵医嘱抗炎治疗，并观察用药后的效果。

7.告知患者纱条将于术后24～48 h抽出，纱条取出后次日可进行鼻腔冲洗。

8.向患者解释鼻腔冲洗的目的及操作方法，协助并指导患者进行鼻腔冲洗。

9.因鼻腔不能通气，病人需张口呼吸，口唇易干裂，所以要做好口腔护理，保持口腔清洁、无异味，防止口腔感染，促进食欲。

10.并发症观察与处理

（1）出血。观察患者鼻腔渗血情况，若出血量过多，应及时通知医生；必要时应用止血药。24 h内可用冰袋冷敷前额，以减轻症状。嘱病人如后鼻孔有血流下，一定要及时吐出，勿咽下，防止血液进入胃内，刺激胃黏膜引起恶心呕吐。

（2）鼻腔黏连。对于恢复期的患者，术后4 d进行鼻腔冲洗。讲解术后复查换药的重要性，及时清除鼻腔内痂皮，减少鼻腔黏连（韩杰，2012）。

【健康教育】

1.注意保暖，防止呼吸道感染。

2.避免挤压、碰撞鼻部，改掉挖鼻、大力擤鼻等不良习惯。

3.冬春季外出时应戴口罩，减少花粉、冷空气对鼻黏膜的刺激。

4.指导病人按时正确做鼻腔冲洗，清理鼻腔内干痂，防止感染。

5.2个月内避免游泳。

6.术后进行定期复查。

【护理质量评价标准】

1.全身及术野皮肤清洁，符合手术要求。

2.术前指导落实，掌握鼻腔冲洗的方法。

3.无护理并发症。

第四节　鼻窦炎护理

一、急性鼻窦炎

急性鼻窦炎（acute sinusitis）是鼻窦黏膜的急性炎症性疾病，症状持续时间在12周以内，多与鼻炎同时存在，也常称为急性鼻-鼻窦炎。治疗主要是祛除病因，解除鼻腔鼻窦引流和通气障碍，控制感染，预防并发症，包括全身抗生素治疗、抗变态反应药物治疗，局部使用糖皮质激素、体位引流、鼻腔冲洗和物理治疗等（崔永华等，2013）。

【护理措施】

1.遵医嘱正确使用抗生素和滴鼻剂。

2.高热者需卧床休息，多饮水，进清淡饮食。

3.注意观察体温变化，可使用物理降温或口服解热镇痛药。

4.做好病人体位引流物观察。

5.根据需要协助病人进行鼻腔冲洗。

【健康教育】

1.指导病人正确进行滴鼻药、鼻腔冲洗、体位引流等。

2.若出现高热不退、头痛加剧、眼球运动受限等症状，应及时就诊。

3.加强锻炼、增强机体抵抗力，防止感冒。

4.生活有规律，劳逸结合，忌烟、酒、辛辣刺激性食物。

5.注意工作、生活环境的洁净，加强室内通风。

6.积极治疗全身及局部病因，及时、彻底治疗该病，避免转化为慢性鼻窦炎。

二、慢性鼻窦炎

慢性鼻窦炎（chronic sinusitis）多因急性鼻窦炎反复发作未彻底治愈迁延所致，可单侧或单窦发病，但双侧或多窦发病极常见。治疗要点包括鼻腔局部使用减充血剂和糖皮质激素、鼻腔冲洗、手术治疗等。目前，功能性内镜鼻窦手术（FESS）已成为慢性鼻窦炎治疗的主要手术方式（崔永华等，2013）。

【护理措施】

1.参考第七篇第二章第三节**"鼻部手术前后一般护理"**。

2.遵医嘱正确使用抗生素和滴鼻剂。

3.术后观察病人体温、脉搏变化，有无剧烈头痛、恶心、呕吐，有无视力障碍或眼球运动障碍等，警惕并发症的发生。

4.进食前后协助病人漱口，以保持口腔清洁，防止感染。

【健康教育】

1.指导病人正确滴鼻、鼻腔冲洗、体位引流。

2.出院后遵医嘱坚持用药、冲洗鼻腔，定期随访，1个月内避免重体力劳动。

3.加强锻炼，增强机体抵抗力，防止感冒。

4.生活有规律，劳逸结合，忌烟、酒、辛辣刺激性食物。注意工作、生活环境的洁净，加强室内通风。

5.向病人讲解该病的危害性，积极治疗全身及局部病因。

【护理质量评价标准】

1.鼻塞、头痛感消失。

2.未出现并发症。

3.病人知晓慢性鼻窦炎的治疗与保健知识。

第五节　鼻出血护理

鼻出血（epistaxis）是临床常见症状之一，可单纯由鼻腔、鼻窦疾病引起，也可由某些全身性疾病所致，但以前者多见。

【护理措施】

1.安慰病人及家属，协助取坐位或半卧位，测量生命体征。

2.遵医嘱使用抗生素及止血剂，必要时使用镇静剂，补液，输血。

3.监测生命体征，观察鼻腔、口咽渗血情况及填塞纱条和后鼻孔纱球有无松动、脱落，若有特殊情况及时处理，并做好记录。

4.鼻腔填塞可致血氧分压降低和二氧化碳分压升高，老年及体型肥胖者注意监测血氧饱和度，并根据情况给予氧气吸入（席淑新，2006）。

5.创造安静环境，关注病人卧位，避免下滑至不舒适。

6.可用冷水袋或湿毛巾敷前额，以减轻病人的头痛症状。

7.协助病人漱口或行口腔护理，配合超声雾化吸入，以保持口腔清洁、湿润。

8.鼓励病人多饮水，进营养丰富、易消化饮食，可少食多餐，忌辛辣、硬、热等刺激性食物（喻京生，2016）。

9.鼻腔纱条填塞期间，每日鼻腔内滴入石蜡油4～6次，以润滑鼻腔黏膜和纱条，预防纱条抽出时引起再次出血和加重疼痛。

【健康教育】

1.鼻出血时，嘱病人勿将血液咽下，以免刺激胃部引起呕吐。

2.鼻腔填塞后，嘱病人卧床休息，可摄入香蕉，多饮水，以防大便干结。

3.抽出鼻腔填塞物后，2 h 内宜卧床休息，嘱病人仍需注意饮食、休息，不宜过度活动，以防再次出血。

4.指导病人正确使用滴鼻剂，0.5%～1%麻黄碱滴鼻液可收缩鼻腔黏膜，保持鼻腔通气良好，每日 2～3 次，每次 1～2 滴，应注意连续使用不宜超过 7 d（席淑新，2006）。

5.出院后 4～6 周，避免用力擤鼻、重体力劳动或剧烈运动。

6.日常生活有规律，合理饮食，高血压者应坚持按时服用降压药。

7.教会病人或家属简易止血法。

【护理质量评价标准】

1.病人情绪稳定，恐惧感下降或消失。

2.无并发症发生。

3.病人口腔黏膜湿润，头痛症状减轻或消失。

4.病人卧床期间基本需求得到满足。

5.病人和家属掌握鼻出血相关防护知识。

第六节　鼻腔恶性肿瘤护理

鼻腔恶性肿瘤大多数继发于鼻窦、外鼻、眼眶、鼻咽等处恶性肿瘤的直接扩散，原发性鼻腔恶性肿瘤少见。

【护理措施】

1.参见第七篇第二章第三节"**鼻部手术前后一般护理**"相关内容。

2.关心、安慰、鼓励病人，增强其战胜疾病的信心和生活的勇气。

3.术前 1 d 备皮，用漱口水漱口，剪除手术范围的毛发，男性病人剃胡须，并备好定制的牙托，备血。

4.术后专人看护，严密监测生命体征，注意切口渗血情况，并做好记录。

5.待术腔内填塞物取出后，每日用生理盐水或抗生素盐水冲洗，保持术腔清洁，保持鼻侧切口部位清洁、干燥，防止伤口感染，遵医嘱使用抗生素。

6.鼓励病人少量多餐，摄入富含维生素、蛋白质类流质或半流质食物，促进切口愈合。

7.每日清洁牙托 1 次，注意观察牙托是否在位、有无松动。保持口腔清洁，进餐后及时漱口，必要时每日 2 次性口腔护理。

【健康教育】

1.指导病人正确清洁牙托和口腔。

2.指导病人张口训练，以防止翼腭窝瘢痕增生挛缩，致张口困难。

3.指导合理饮食，适当锻炼，保持情绪稳定。

4.鼓励病人克服放、化疗副作用，坚持治疗、定期随访。

【护理质量评价标准】

1.病人情绪稳定，积极配合治疗。

2.未发生感染，手术切口愈合好。

3.无并发症发生。

4.病人能接受手术后形象的改变。

5.病人知晓疾病相关知识，出院前能掌握自我护理技能。

第七节　鼻外伤护理

一、鼻腔异物

鼻腔异物（nasal foreign body）有内源性和外源性两大类。内源性异物如死骨、凝血块、鼻石、痂皮等；外源性异物有植物性、动物性和非生物性，以植物性异物多见，动物性异物较为罕见（席淑新，2006）。

【护理措施】

1.配合医生取出鼻腔异物，并遵医嘱正确使用抗生素。

2.观察鼻腔通气及鼻腔分泌物的颜色、性状等。

3.观察异物是否移位，防止异物滑脱引起误吸。

4.需手术者，配合医生做好术前准备及术后护理。

【健康教育】

1.通过治疗和护理计划的实施，病人未出现并发症。

2.病人或其家属知晓鼻腔异物的预防与保健知识。

二、鼻骨骨折

鼻骨位于梨状孔的上方，与周围诸骨连接，受暴力作用易发生鼻骨骨折（nasal bone fracture）。临床可见单纯鼻骨骨折，或合并颌面骨和颅底骨的骨折（席淑新，2006）。

【护理措施】

1.配合医生进行鼻骨复位术，局部用麻醉药浸润，以减轻疼痛。

2.遵医嘱正确使用抗生素。

3.鼓励病人多饮水，注意口腔卫生。

【健康教育】

1.指导病人术后注意防护，勿触碰鼻部，以免引起复位失败。

2.鼻腔填塞纱条抽取后，短期内避免用力擤鼻、打喷嚏，并注意保护鼻面部，以免影响手术效果。

3.鼻腔通气不畅者，指导病人正确使用滴鼻剂。

【护理质量评价标准】

1.疼痛减轻或消失。

2.创面愈合好，无感染发生。

3.鼻腔通气改善，口腔黏膜湿润。

4.病人知晓鼻骨复位术后的自我护理知识。

三、脑脊液鼻漏

脑脊液鼻漏（cerebrospinal rhinorrhea）为脑脊液经颅前窝底、颅中窝底或其他部位的先天性或外伤性骨质缺损、破裂或变薄处，流入鼻腔（席淑新，2006）。

【护理措施】

1.遵医嘱正确使用抗生素和降颅压药物。

2.取头高卧位，避免用力咳嗽和擤鼻，限制饮水量和食盐摄入量，保持大便通畅。

3.需手术者，配合医生做好术前准备及术后护理。

4.注意观察生命体征变化，观察有无嗜睡、有无颅内压增高的表现，发现异常及时通知医生。

【护理质量评价标准】

1.未出现并发症。

2.病人知晓脑脊液鼻漏的自我护理知识。

第八节　咽部手术前后一般护理

手术包括腺样体刮除术、鼻咽纤维血管瘤摘除术、扁桃体切除术、各种治疗鼾症的手术治疗等。

【术前护理】

1.心理护理　向病人介绍手术的目的和意义，说明术中可能出现的情况，使病人有充分的思想准备。

2.术前做好口腔护理，可用1∶5 000洗必泰漱口液漱口，防止口腔感染，影响术后愈合。

3.术前禁食6 h。

4.咽喉部或口腔有炎症者，应先控制炎症再行手术。

5.做好术前各项检查指导。

【术后护理】

1.术后严密监测病人生命体征至清醒。

2.病人清醒前采用侧俯卧位，以利口中分泌物流出，防止渗血咽下，清醒后予半卧位。

3.观察切口渗血情况，嘱病人将口中分泌物吐出，以便观察。

4.观察呼吸情况，有无剧烈咳嗽或呼吸困难。嘱病人及时将咽喉部分泌物吐出，保持呼吸道通畅。

5.局麻或表面麻醉手术病人，术后2 h可进冷流质或半流质，防止食物温度过高引起局部充血。全麻病人清醒后3 h根据医嘱开始进冷流质（席淑新，2006）。

6.疼痛护理。评估病人术后疼痛程度，讲解疼痛原因和持续时间。

7.做好口腔护理，根据医嘱使用抗生素，预防感染。

8.禁烟、酒，避免辛、辣刺激性食物。

第九节　咽炎护理

一、急性咽炎

急性咽炎（acute pharyngitis）是咽黏膜、黏膜下组织及其淋巴组织的急性炎症。可单独发生，也可继发于急性鼻炎或急性扁桃体炎。

【护理措施】

1.感染较重、全身症状较明显者，应卧床休息；多饮水，进清淡流质或半流质饮食，并注意补充维生素。

2.保持口腔清洁，遵医嘱给予含漱剂漱口、超声雾化吸入以及口含片含服，以利局部清洁消炎。

3.遵医嘱给予抗病毒药、抗生素、解热镇痛类药物等，观察药物疗效及可能出现的副作用。

4.观察病人体温变化以及局部疼痛、红肿情况，注意有无关节疼痛、浮肿、蛋白尿等症状出现。

5.观察病人呼吸状况，必要时吸氧。

【健康教育】

1.指导病人正确的含漱方法，即含漱时头后仰、张口发"啊"音，使含漱液能清洁咽后壁，但注意不要将药液吞入。

2.告知病人抗生素疗程要足够，不宜过早停药，以免发生并发症。

3.鼓励病人积极锻炼身体，增强体质。

4.保持空气新鲜与流通，适时开窗，呼吸新鲜空气。

5.嘱病人发病期间注意适当隔离、戴口罩、勤洗手，防止传播他人。

【护理质量评价标准】

1.咽痛及吞咽障碍减轻或消除。

2.体温正常。

3.无扁桃体周围脓肿、窒息等并发症发生。

4.了解预防疾病传播及自我保健知识。

二、慢性咽炎

慢性咽炎（chronic pharyngitis）为咽部黏膜、黏膜下及淋巴组织的慢性炎症，常为上呼吸道慢性炎症的一部分，多见于成年人。病程长，症状顽固，较难治愈。

【护理措施】

1.心理护理　耐心向病人介绍疾病的发生、发展以及转归过程，使其树立信心，坚持治疗，减轻烦躁、焦虑心理，促进健康。

2.嘱病人进清淡、富含营养饮食，多饮水，注意休息。

3.坚持局部用药，漱口液的使用方法同"急性咽炎"护理。

【健康教育】

1.积极治疗全身及邻近组织的慢性疾病，戒烟、酒，少食辛、辣、油煎等刺激性食物。

2.改善生活和工作环境，保持室内空气清新，避免接触有害气体。

3.坚持户外活动，以增强体质，提高抗病能力，防止急性咽炎反复发作。

【护理质量评价标准】

1.病人焦虑减轻或消失。

2.咽部炎症减轻，不适感消除或减轻。

3.了解慢性咽炎防治的相关知识。

第十节　急性扁桃体炎护理

急性扁桃炎（acute tonsillitis）为腭扁桃体的急性非特异炎症，可伴有不同程度的咽黏膜和淋巴组织的急性炎症，是一种常见的咽部感染性疾病，多继发于上呼吸道感染。一般在季节交替、气温变化时容易发病，儿童及青少年多见（席淑新，2006）。

【护理措施】

1.卧床休息，保持室内空气流通、温湿度适宜。

2.嘱病人尽量少说话，进食前后漱口，指导其选用口含片含服，以消炎止痛，建议病人采取听音乐等方式尽量分散注意力以缓解疼痛。

3.遵医嘱全身使用抗生素，多饮水，加强营养并保持大便通畅。

4.观察病人体温变化、局部红肿及疼痛程度。

5.观察病人有无一侧咽痛加剧、语言含糊、张口受限、一侧软腭及腭舌弓红肿膨隆等扁桃体周围脓肿表现，发现异常及时联系医生给予处理。

【健康教育】

1.该病可通过飞沫或直接接触传染，发病期病人应适当隔离。

2.养成良好生活习惯，睡眠充足，劳逸结合。根据气候变化及时增减衣物，防止受凉及劳累过度。注意口腔卫生，经常漱口。

3.饮食宜清淡、富营养；戒烟、酒；少食辛、辣、刺激性食物。

4.加强身体锻炼，提高机体抵抗力。

5.对频繁发作，即每年有5次或以上的急性发作或连续3年平均每年有3次或以上发作的急性扁桃体炎或并发症，建议在急性炎症消退后2～3周行扁桃体摘除术（席淑新，2006）。

【护理质量评价标准】

1.咽痛减轻或消失。

2.体温恢复正常。

3.炎症消退，未发生败血症、急性肾炎等并发症。

4.了解急性扁桃体炎防治的相关知识。

第十一节　扁桃体周脓肿护理

扁桃体周脓肿（peritonsillar abscess）是指发生在扁桃体周围间隙内的化脓性炎症。初起为蜂窝组织炎（称为扁桃体周围炎），继之形成脓肿。

【术前护理】

1.参考第七篇第二章第八节**"咽科手术前后一般护理"**。

2.做好心理护理，注意倾听病人主诉，解释疼痛原因，以缓解病人的紧张情绪。

3.尽量分散病人注意力以缓解疼痛。疼痛较重者可行局部封闭消炎止痛，也可颈部冷敷、针刺或穴位按摩，必要时遵医嘱应用镇痛剂。

4.高热病人给予有效的降温措施，多卧床休息，多饮水。

5.密切观察病人呼吸情况，尤其是后下型脓肿，可阻塞上呼吸道导致呼吸困难。

6.向病人说明切开排脓的目的和方法，以取得病人配合。

【术后护理】

1.卧床休息24 h，必要时取头低脚高位，以利于脓液的排出。

2.密切观察病人呼吸道是否通畅以及有无出血征象，备好抢救物品。

3.遵医嘱使用抗生素，监测病人体温变化，及早发现感染征象。

4.进营养丰富的流质或半流质饮食，不可过烫。

5.保持口腔卫生，每日漱口5～10次。

【健康教育】

1.提倡健康生活方式，加强锻炼，提高机体免疫力，防止上呼吸道感染。

2.多吃新鲜蔬菜、水果，避免辛、辣、刺激性食物，保持大便通畅。

3.注意口腔卫生，积极治疗急性炎症，防止并发症，糖尿病病人注意血糖控制。

【护理质量评价标准】

1.脓肿消除，疼痛消失。

2.体温恢复正常。

3.能有效应对压力，情绪稳定。

4.未发生误吸，未发生并发症。

5.了解疾病相关知识。

第十二节　鼻咽癌护理

鼻咽癌（carcinoma of nasopharynx）是我国常见恶性肿瘤第一位，居耳鼻咽喉恶性肿瘤之一，好发于我国南方。流行病学调查资料显示，我国鼻咽癌的发病率居世界首位。男性发病率为女性的2～3倍，40～50岁为高发年龄（崔永华等，2013）。

【护理措施】

1.心理护理　鼓励病人说出恐惧焦虑的原因及心理感受，评估其程度，帮助病人转移情感，分散恐惧。

2.对晚期病人，应密切观察其心理变化并给予疏导，以免因癌痛难忍、瘫痪、失明等产生悲观、厌世情绪。

3.头疼严重者遵医嘱及时给予镇静止痛药。

4.对大量鼻出血者参照鼻出血的护理措施。

5.放疗护理　指导病人坚持张口训练，每日进行口腔护理，避免辛、辣、刺激性食物，饭前饭后及睡前漱口。口腔黏膜破溃者，指导采用杀菌、抑菌、促进组织修复的漱口液含漱（王建荣等，2012）。

【健康教育】

1.普及健康知识，少食咸鱼、腊肉等腌制品，如出现颈部肿块、剧烈头痛、耳鸣、耳聋等症状时应及早就医。

2.对有家族遗传史者，应定期进行有关鼻咽癌的筛查。

3.放疗过程中，注意骨髓抑制、消化道反应、皮肤反应。经常检查血常规、防止感染，注意口腔卫生，适当中药调理。

4.进高蛋白、高热量、高维生素饮食，多喝水，多吃水果，以改善营养状态，增强机体免疫功能和抵抗力。

5.定期复查，根据不同病期情况制定相应随访计划。

【护理质量评价标准】

1.病人情绪稳定、自信心及应对能力增强。

2.头痛减轻或消失。

3.未出现并发症。

4.了解鼻咽癌相关知识，积极配合治疗。

第十三节　喉部手术前后一般护理

【术前护理】

1.心理护理　向病人介绍手术的目的和意义，说明术中可能出现的不适，取得配合。

2.术前至少禁食6 h。

3.咽喉部、口腔或鼻腔有炎症者，应先控制炎症，再行手术。

4.根据手术范围做好皮肤准备。

5.完善术前相关检查。

【术后护理】

1.术后监测生命体征至病人清醒。

2.心理护理　对行喉切除的病人应特别注意关注细节，加强与病人的非语言交流和沟通，及时满足病人需要。

3.观察切口渗血情况

（1）通过观察切口敷料。

（2）嘱病人口中分泌物吐出，以便观察。

（3）通过引流液的性状。

（4）通过痰液的色质量观察。如发现活动性出血，应及时告知医生处理。

4.对于气管切开或喉切除的病人，做好气管套管和气道的护理，保持呼吸道通畅。

5.做好各种导管包括负压引流管、鼻饲管、水囊管、输液管等的护理，保持其功能状态。

6.全麻清醒后予半卧位，鼓励尽早下床活动。

7.根据医嘱用药，做好口腔护理，预防感染。

8.做好饮食护理，一般喉部手术全麻清醒3 h后予以温冷流质或半流质饮食。鼻饲病人要保证充足均衡的营养。

9.各种喉镜术后嘱病人少讲话，注意声带休息。

10.禁烟、酒，避免辛、辣、刺激性食物。

11.病人住院期间和出院前，做好相关健康指导，预防并发症。

第十四节　急性喉炎护理

急性喉炎（acute laryngitis）是指以声门区为主的喉黏膜急性炎症，是成人呼吸道常见急性感染性疾病之一，可单独发生，也可继发于急性鼻炎、急性咽炎或急性传染病，男性发病率较高，以声嘶、喉痛为主要症状。小儿急性喉炎有其特殊性，常累及声门下区黏膜和黏膜下组织，多在冬、春季发病，发病率比成人低，但易发生呼吸困难（席淑新，2006）。

【护理措施】

1.严密观察病情，床旁备好氧气、吸痰器，必要时备气管插管物品、气管切开包、心电监护仪、雾化吸入器等。

2.密切观察患儿的面色、唇色、肤色、意识状态、呼吸频率与节律，当患儿出现缺氧加重、鼻翼扇动、口唇发绀或苍白、指趾端发绀、血氧饱和度下降、出汗、心动过速、烦躁不安甚至抽搐时，应立即报告医生，迅速实施气管切开及其他解除喉梗阻的紧急措施。

3.给予物理降温或遵医嘱给予退热药，用药后观察患儿体温变化、出汗情况。多喂水，防止脱水。

4.尽量使患儿安静休息，减少哭闹，以免加重缺氧。

5.体贴关心患儿，护理时动作轻柔，态度和蔼，以消除其恐惧心理。

【健康教育】

1.告知家属该病的危险性及预防措施，冬季应保持居室通风，不去人多拥挤处。

2.患儿感冒后不能随意喂服镇咳、镇静药物，因有些药物会引起排痰困难，加重呼吸道阻塞。

3.患儿出现犬吠样咳嗽、呼吸困难时，及时就医，以免延误病情。

【护理质量评价标准】

1.呼吸道保持通畅，呼吸形态正常。

2.体温恢复正常。

3.生命体征正常，无低氧血症发生。

4.家属掌握小儿喉炎的预防和护理知识。

第三章　口腔科护理

第一节　口腔门诊病人一般护理

口腔疾病病种多，门诊治疗项目多，且多数治疗项目须经数次复诊治疗方能完成，护士应以病人的健康为中心，以护理程序为框架，采用专业的四手操作技术，与医师密切配合，完成分诊及健康教育等护理工作。

【诊疗前护理】

1.核对病人　护士引导病人上牙椅，并自我介绍与介绍主诊医生。

2.用物准备 准备一次性防护物品、吸管、口腔检查器械、手机机头、三用枪工作头和吸唾管等，根据治疗项目准备所需药物及材料等。

3.调节牙椅、病人体位和光源，为病人戴胸巾，准备漱口水、护目镜等。

4.向病人说明治疗步骤、时间、预后及术中注意事项。

【治疗中护理】

1.治疗中严格遵循无菌操作原则，减少感染的发生。

2.保持手术野清晰，及时吸引。吸引时注意吸引器勿紧贴黏膜，避免损失黏膜和堵塞管口。

3.熟练掌握四手操作技术，按各项治疗步骤配合，及时递送治疗用物，手法正确。

【治疗后护理】

1.取下护目镜、胸巾、牙椅复位，请病人漱口并清洁面部。

2.所用物品归类放置，及时做好器械的预清洁，防止残留材料或有机物干涸而增加器械清洁难度。

【健康教育】

1.根据不同疾病对病人进行相应的疾病知识、预防保健知识、饮食和自我护理的健康指导。

2.协助预约复诊时间，解释按时复诊的必要性。

3.遵医嘱指导口服和外用药物的使用方法。

第二节 颌面外科手术前后一般护理

手术是治疗颌面外科疾病的重要手段，与其他外科手术一样，颌面部手术的创伤、麻醉以及疾病本身的刺激都可引起人体机体发生一系列神经内分泌反应，如生理功能的紊乱和心理压力，从而减弱机体的防御功能和对手术的耐受力，直接影响病人术后的恢复，故围手术期护理极为重要（席淑新，2006）。

【术前护理】

1.给予心理护理，讲解疾病相关知识，缓解患者紧张、焦虑情绪。

2.协助病人使用恰当的、无创的接触疼痛措施，如松弛法，皮肤冷、热刺激法，必要时根据医嘱使用镇痛剂。对疼痛的预期发展情况加以说明，如颌面部骨折、手术伤口疼痛持续期限等。

3.做好术区皮肤的准备，时间一般以手术前即刻为宜，面部手术应进行面部剃须、剪净患侧耳后3～5 cm 毛发，并剪去鼻毛。腭裂病人术前 3 d 用呋喃西林、麻黄碱或其他抗生素滴鼻液滴鼻。涉及头皮或额瓣转移的手术需剃光头发。备皮范围应大于手术区5～10 cm（席淑新，2006）。

4.口腔清洁 术前 3 d 开始用 1∶5 000 氯己定或 1% 艾力克漱口。

5.术前 1 d 做抗生素的过敏试验并记录结果。

6.全麻病人按全麻术前护理常规，如呼吸道、消化道的准备以及术前床上大、小便等训练。

7.手术当日详细检查病历资料及术前准备工作是否完善，再次检查和除去病人身上的饰物、发夹、义齿、甲油、口红等，排空膀胱，更换手术衣。

8.术前 0.5～2 h，根据医嘱静脉输入预防性抗菌药物，并观察病人用药后的反应。

9.病房护士与手术室护士认真交接病人的病情、病历和药品等，在病人核对表上签名，并对病人家属进行心理支持。

【术后护理】

1.麻醉清醒后，保持病人半坐卧位，有利于颌面部分泌物的引流和排痰；指导病人采用合适的方法咳嗽：即在吸气末屏住呼吸 3～5 s，然后用力从胸部咳出，进行两次短促有力的咳嗽。

2.观察伤口肿胀及敷料渗出情况，保持引流管的通畅，并注意观察引流物的量、色、性状，做好记录（一般术后 12 h 引流量不超过 250 mL），密切监测病人生命体征的变化。

3.加强术后营养，对颌面外科术后病人的恢复非常重要，术后遵医嘱给予治疗饮食。

4. 对于语言沟通障碍的病人，鼓励其用文字或手势进行表达和交流。

5. 对术后疼痛的病人应认真评估疼痛的部位、性质和程度。伤口引起的疼痛可采取松弛法或注意力转移法等护理措施，必要时遵医嘱给予止痛剂。

6. 加强口腔护理，防止切口感染，按医嘱使用抗生素。

7. 加强心理护理，缓解病人焦虑和恐惧，加强护士巡视以及与病人的沟通、交流。鼓励病人说出自身感受和焦虑原因并分析，尽量帮助其解决问题，根据病人病情，提供相应的健康知识，帮助病人尽快康复。

第三节　龋病护理

龋病（dental caries or tooth decay）是在以细菌为主的多种因素影响下牙体硬组织发生慢性进行性破坏的一种疾病。它是现代人罹患十分广泛的口腔疾病之一。牙体硬组织遭到破坏后，缺乏修复和自愈能力，而在发病初期无明显不适症状，就医时常常已发展到比较严重的程度（席淑新，2006）。

【护理措施】

1. 热情接待病人，耐心向病人解释病情，介绍治疗方法，消除病人对治疗的恐惧心理，使其能积极地配合医生完成各项治疗。

2. 进行药物治疗时遵医嘱备好所需药物，协助牵拉口角，隔湿、吹干牙面。涂布氟化钠时使用橡皮障隔离措施，防止病人吞入。用硝酸银涂布时，需使用还原剂，使其生成黑色或灰色沉淀。该药有较强的腐蚀性，操作时注意切勿损伤病人口腔黏膜（席淑新，2006）。

【修复性治疗护理】

充填术是龋病最常用的修复方法，其方法是祛除龋坏组织，制备一定洞形，然后选用适宜的修复材料修复缺损部分，以恢复牙齿的形态和功能。

1. 洞形制备　用挖匙和牙钻祛除龋坏组织，制作抗力形及固位形窝洞。此时，护士应协助术者保持术野的清晰，并用吸唾器吸出口内的唾液及冲洗液。

2. 隔湿与消毒　窝洞成形后，为防止唾液的污染，必须采取隔湿措施。常规应备好棉球、棉条或用吸唾器、橡皮障。常用的消毒剂是酚类和75％乙醇。

3. 护士应根据牙位、洞形选择合适的成形片、夹，并遵医嘱调制所需的充填材料。

4. 树脂类充填物在凝固后，用砂石尖、砂轮等成形。银汞合金在充填后3～5 min用雕刻器由牙面向充填物方向刻形。

5. 让病人作各种咬合运动，检查是否存在咬合高点。

6. 打磨抛光　复合树脂材料可用粗、细抛光车针打磨后，用橡皮轮抛光。银汞合金可以采取手用磨光器研磨光洁。24 h材料硬固后用磨光钻抛光的效果更佳（席淑新，2006）。

【健康教育】

1. 向病人宣传预防龋病的有关知识，增强口腔健康保健意识。

2. 保持口腔卫生　指导病人采用正确的刷牙方法，养成早晚刷牙、饭后漱口的习惯。尤其是睡前刷牙更为重要，以减少菌斑及食物残渣的滞留时间。

3. 定期口腔检查　一般2～12岁的儿童半年1次，12岁以上1年1次，以便早期发现龋病，及时治疗。

4. 合理饮食　少吃糖果、饼干等精制糖类，鼓励多吃富含纤维的食物，如蔬菜等。尤其是幼儿，在临睡前不要进甜食。可使用蔗糖代用品，如木糖醇、甘露醇等，防止和降低龋病的发生。

【护理质量评价标准】

1. 患者了解龋病早期治疗的重要性。

2. 养成良好的口腔卫生习惯以及对龋病的认知情况。

3. 无并发症发生。

第四节　牙周炎护理

牙周炎是发生在牙周支持组织的慢性破坏性疾病，表现为牙龈、牙周膜、牙骨质及牙槽骨均有改变。除有牙龈炎的症状外，牙周袋的形成是其主要临床特点。现有的牙周炎治疗手段可以使牙龈的炎症消退，疾病停止发展，但已被破坏的牙周支持组织则不能完全恢复到原有水平，其危害远远大于牙龈炎（席淑新，2006）。

【护理措施】

1.药物治疗护理　临床常用螺旋霉素、甲硝唑等抗生素来杀灭细菌，控制感染；局部用3%过氧化氢液冲洗牙周袋，拭干后用探针或镊子夹取少许复方碘合剂置于牙周袋内。

2.龈上洁治术或龈下刮治术是清除牙结石，减缓牙周袋形成的重要手段。

3.经局部治疗，牙周袋仍不能消除者，可行牙周手术清除牙周袋。

4.牙周术后，嘱病人注意保护创口，24 h内不要刷牙、进软食。必要时按医嘱服抗生素。术后5～7 d拆线，6周内勿探测牙周袋，以免影响愈合（喻京生，2016）。

【健康教育】

1.牙周治疗后应经常保持口腔卫生，除早晚刷牙外，午饭后应增加1次，每次不得少于3 min。

2.经常进行牙龈按摩，定期接受医师的检查和指导，才能巩固疗效，阻止疾病发展。

3.指导病人应加强营养，增加维生素 A、维生素 C 的摄入，提高机体的修复能力，以利于牙周组织的愈合。

【护理质量评价标准】

1.牙周炎症消退，病变得到控制。

2.能持之以恒地保持良好的口腔卫生，坚持良好的自我菌斑控制。

3.能定期复查和进行预防性洁治。

第五节　牙髓病护理

牙髓病（dental pulp disease）是指发生在牙髓组织的疾病，包括可复性牙髓炎、不可复性牙髓炎、牙髓坏死和牙髓钙化。

【护理措施】

1.应急止痛治疗护理

（1）做好心理护理，稳定患者情绪，向其说明目的，消除恐惧心理，以取得病人的合作。

（2）药物止痛。遵医嘱备丁香油或樟脑酚棉球置于龋洞内可以暂时止痛，同时口服止痛药。

（3）开髓减压。是止痛的最有效的方法。在局麻下，用牙钻或探针迅速刺穿牙髓腔，使髓腔内的炎性渗出物得以引流，从而降低牙髓腔的压力，缓解疼痛。

2.保存牙髓治疗护理

（1）用物准备。术前护士准备好各种无菌器械、局麻药剂、消毒剂及暂封剂等。

（2）对患牙进行麻醉。抽取局麻药供医师进行局部麻醉或浸润麻醉。

（3）隔离唾液。在治疗全过程中必须无菌操作，协助医生用橡皮障或棉条隔湿，并及时吸唾，保持术区干燥。

（4）除去龋坏组织。备挖匙器或大圆钻供医师除去窝洞内腐质，并准备3%过氧化氢液，清洗窝洞。

（5）揭开髓室顶、切除冠髓。医生用牙钻揭开髓室顶，护士协助用生理盐水冲洗髓腔，备消毒药消毒窝洞，用锐利挖器将冠髓从根管口处切除，如出血较多备0.1%肾上腺素棉球止血。

（6）放置盖髓剂。遵医嘱调制氢氧化钙等盖髓剂，覆盖牙髓断面。调拌用具（玻板及调拌刀）必须严格消毒，无菌操作。盖髓完成后，调制氧化锌丁香油粘固剂暂封窝洞。术中避免温度刺激及加压（席淑新，2006）。

（7）永久填充。可用于盖髓后即行永久填充。亦可观察 1～2 周，若无症状，遵医嘱调制磷酸锌粘固剂垫底，银汞合金或复合树脂作永久性充填。

3.保存牙体治疗护理　牙髓炎晚期（不可复性牙髓炎）无条件保存活髓的牙齿时可选择保存牙体的治疗。

（1）用药准备。除填充术使用的器械外，另备拔髓针、2％氯亚明液、塑化剂等。

（2）治疗配合。①备 2％氯亚明液供医生滴加到髓腔内后，再拔出牙髓；②拔髓后备冲洗液冲洗根管，如治疗前病人无叩痛症状，即可进行塑化治疗；③进行塑化治疗前准备好所需器械及塑化剂（常用酚醛树脂液），协助医师进行消毒、隔湿、窝洞冲洗，保持术野清晰（席淑新，2006）。

（3）遵医嘱配制塑化剂。塑化剂为 3 种液体，在进行塑化治疗时，用注射器抽取第一、第二液单体各 0.5 mL 加入第三液催化剂 0.12 mL，摇匀至发热，呈红棕色时即可使用。

（4）选用可通达根尖 1/3 的根管器械，如用光滑髓针蘸取塑化剂送往髓腔，注意防止液体外溢，避免烧伤口腔黏膜及软组织。

（5）塑化后，调制氧化锌丁香油粘固粉、磷酸锌粘固粉双层垫底，再用银汞合金或复合树脂作永久填充。

【注意事项】

1.用器械向髓腔输送塑化剂时，注意不要碰触口唇、口角或滴漏在口腔软组织上。

2.患牙若为远中邻面且龋壁较低时，协助医师用暂封材料在远中做假壁后再塑化。

3.上颌牙塑化要防止器械掉入咽喉部和药液流向咽部黏膜等。

4.用注射器盛塑化液时，所用注射器使用前应干燥，以免影响塑化剂质量。

5.所配塑化液应用棕色瓶分别存放，各液滴管口径大小要一致，否则将使调配比例不当，影响塑化效果。

【健康教育】

1.向病人讲解牙髓炎的发病原因、治疗方法和目的，以及牙病早期治疗的重要性。

2.让病人了解牙髓炎早期如能得到及时正确的治疗，活髓可能得到保存。

3.如牙髓死亡，牙体将失去代谢而变性，使其变得脆而易折，极易导致牙齿缺失。

【护理质量评价标准】

1.通过治疗和护理计划的实施，评价病人是否达到。

2.疼痛得到缓解或消除。

3.通过保牙或保髓的各阶段治疗，达到预期的效果。

第六节　颌面部感染护理

感染（infection）是指细菌、病毒、真菌、寄生虫等病原体侵入人体所引起的局部组织和全身性炎症反应。颌面部感染是指需要外科手术治疗的感染，包括外伤、手术等引起的感染。

一、面部疖痈

面部皮肤是人体毛囊及皮脂腺、汗腺十分丰富的部位之一，又是人体暴露部分，接触外界尘土、污物、细菌机会多，易致细菌感染。单一毛囊及其附件的急性化脓性炎症成为疖（furuncle），其病变局限于皮肤浅层组织。相邻多数毛囊及其附件同时发生急性化脓性炎症称为痈（carbuncle），其病变波及皮肤深层毛囊间组织时，可顺筋膜浅面扩散至皮下脂肪层，造成较大范围的炎性浸润或组织坏死（席淑新，2006）。

【护理措施】

1.密切观察病人生命体征和病情的变化，警惕并发症的发生，如病人有无脑膜炎、脑脓肿、脑膜激惹、颅内高压、败血症以及有无中毒性休克等症状。若发现以上异常情况，应及时汇报医生，积极配合给予对症治疗和相应的护理措施。

2.提供舒适安静的休息环境，嘱病人卧床休息。唇痈病人应限制唇部活动，如说话及咀嚼等。进食可用管饲或鼻饲流质，增加液体摄入。

3.按医嘱及时使用抗生素，并观察用药后药物疗效，体温过高者予以物理降温或根据医嘱使用解热镇痛药。

【健康教育】

向病人介绍颜面部的生理特点，让病人知道疖痈处理不当可导致的严重后果。告诉病人当面部发生疖痈时，切记搔抓、挤压、挑刺热敷或用苯酚（石碳酸）、硝酸银烧灼等，一定及时到医院请医生处理，防止感染扩散。

【护理质量评价标准】

1.经过治疗和护理计划的实施，病人能够达到好转。

2.感染的症状减轻或消除，无并发症发生。

3.体温恢复正常。

4.疼痛症状缓解或消失。

5.能了解疖痈的正确处理方法，防止并发症（席淑新，2006）。

二、颌面部间隙感染

在正常的颌面部解剖结构中，存在着潜在的彼此相连的筋膜间隙，各间隙内充满着脂肪或疏松结缔组织，感染常沿着这些薄弱的结构扩散，故将其视为感染发生和扩散的潜在间隙。根据解剖结构和临床感染常表现的部位，将其分为不同名称的间隙，如眶下间隙、咬肌间隙、翼下颌间隙、颞下间隙、颞间隙、下颌下间隙、咽旁间隙、颊间隙、口底间隙等。感染累及潜在筋膜间隙内结构，初期表现为蜂窝织炎，故此类感染又称为颌面部蜂窝织炎，在脂肪结缔组织变性坏死后，则可形成脓肿。化脓性炎症可局限于一个间隙内，亦可波及相邻的几个间隙，形成弥散性蜂窝织炎或脓肿，甚至可沿神经、血管扩散，引起海绵窦血栓静脉炎、脑脓肿、败血症等严重并发症（席淑新，2006）。

【护理措施】

1.及时准确按医嘱用药，严密观察病情和生命体征的变化、严密观察局部及全身症状，做好护理记录。警惕并发症的发生，如海绵窦血栓性静脉炎、败血症、脓毒血症、窒息等。

2.体温过高时，进行降温处理，如头部湿敷、温水浴、酒精擦浴等。

3.注意休息，为病人提供安静舒适的休息环境。急性期感染严重者应卧床休息，注意静养，尽量少说话，减少活动，避免不良刺激。

4.心理护理　耐心向病人解释病情及治疗计划，减轻紧张情绪；鼓励病人说出心理感受，消除焦虑感。

5.饮食护理　给予高热量、高蛋白、高维生素的流质或半流质饮食，张口受限者采用吸管进食。

6.口腔护理　保持病人口腔清洁，减轻病人口臭等。病情轻者，嘱其用温盐水或漱口液漱口。病情较严重且病人神志清醒、合作，可采用口腔冲洗法保持口腔清洁。一般每日用0.9%生理盐水行口腔冲洗3次，必要时可配合使用含氯漱口液或1%～1.5%过氧化氢液漱口（席淑新，2006）。

【护理质量评价标准】

1.经过治疗和护理计划的实施，病人能够达到。

2.感染症状减轻或消除，体温恢复正常。

3.无并发症。

4.病人疼痛缓解或消失。

5.能主动表达内心的感受，采取积极有效的应对方式。

参考文献

崔永华，刘争. 耳鼻咽喉-头颈外科疾病诊疗指南 [M]. 3 版. 北京：科学出版社，2013.

关晋英，晋云花. 眼、耳鼻咽喉、口腔常见疾病临床护理工作指引 [M]. 成都：西南交通大学出版社，2013.

韩杰. 耳鼻咽喉头颈外科临床护理思维与实践 [M]. 北京：人民卫生出版社，2012.

侯军华，官琦玮. 五官科疾病护理指南 [M]. 北京：人民军医出版社，2012.

王建荣，马艳兰，皮红英. 五官科疾病护理指南 [M]. 北京：人民军医出版社，2012.

席淑新. 眼耳鼻咽喉口腔科护理学 [M]. 2 版. 北京：人民卫生出版社，2006.

余蓉，鲜均明. 耳鼻咽喉-头颈外科护理手册 [M]. 北京：科学出版社，2011.

喻京生. 五官科护理学 [M]. 3 版. 北京：中国中医药出版社，2016.

第八篇

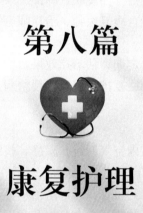

康复护理

第一章　康复科一般疾病护理

【一般护理措施】

1.保持病室安静，避免噪音干扰。为确保病人安全，避免空间放置障碍物，室内物品摆放合理。

2.做好入院介绍，包括有关规章制度，如作息制度、探视制度、陪护制度、病房环境、消防通道、健康宣教、安全防护等住院注意事项。

3.新入院病人测体温、脉搏、呼吸、血压、体重，做好入院评估及护理记录。根据病人残疾状况（智力、心理、运动能力、脏器功能等）和ADL（日常生活能力），制定相应的康复护理计划。

4.根据各类康复治疗和疾病类别、特点，制定适合于病人的饮食。

5.加强心理护理，帮助病人克服各种心理障碍，增强信心，配合治疗，促进功能恢复。

6.重视病人个人卫生，预防并发症（如皮肤、肺部、尿道感染等）。

7.熟悉各类康复治疗及程序，配合康复医师、治疗师等做好药物治疗、物理治疗、作业治疗、语言治疗。

8.观察病人对康复治疗的反应，定期评估治疗效果，检查和修订护理计划。

9.做好康复指导，将康复知识和康复护理要点传授给病人及其家属，指导家属帮助督促病人继续实施康复计划，巩固治疗效果。

【危重护理措施】

1.将病人安置于抢救室，保持室内空气新鲜、安静、整洁，温、湿度适宜。

2.卧位与安全　根据病情酌情给予卧位，使病人舒适，便于休息。对神志不清、烦燥不安的病人，应采用保护性措施，给予床档、约束带、压疮防治垫等，并使用腕带。

3.严密观察病情　做好生命体征监测，心电监护和意识、瞳孔等的观察，及时发现问题，报告医师，给予及时处置。

4.保持静脉通道通畅，遵医嘱给药，保证治疗。

5.加强基础护理，做到病人卫生"三短九洁"，即头发、胡须、指甲短，头发、眼、口、鼻、手、足、会阴、肛门、皮肤清洁。

6.视病情给予饮食指导，摄入高蛋白、低脂肪、含维生素高的易消化食物。

7.保持大小便通畅，有尿潴留者，行诱导排尿，若无效可行导尿术，需保留尿管，按保留尿管护理；大便干燥便秘给予通便处理并记录。

8.心理护理　勤巡视，关心病人，多与病人交流沟通，消除病人恐惧、焦虑等不良情绪，以树立病人战胜疾病的信心。

9.根据病人情况，落实相关沟通、告知、陪护措施，并做好相应护理记录。

10.认真落实医院感染控制制度，预防危重病人院内感染的发生。

第二章　脑卒中康复护理

脑卒中，又称脑血管意外（CVA），是指由于各种原因引起的急性脑血液循环障碍导致的持续性（超过24 h）、局限性或弥漫性脑功能缺损。根据脑卒中的病理机制和过程分为两类：出血性脑卒中（脑实质内出血、蛛网膜下腔出血）；缺血性脑卒中（脑血栓形成性脑梗死、脑栓塞，统称脑梗死）。

【康复护理原则与目标】

1.康复护理原则　合理饮食、康复训练及指导、心理护理、预防复发、疾病相关知识和日常生活指导。

2.康复护理目标　包括短期目标和长期目标。

(1) 短期目标。病人能适应卧床或生活自理能力降低的状态，能采取有效的沟通方式表达自己的需要和感情，生活需要得到满足，情绪稳定，舒适感增强；能配合进行语言和肢体功能的康复训练，掌握进食的恰当方法，维持正常的营养供给，语言表达能力、躯体活动能力和吞咽功能逐步恢复正常；能描述可能导致受伤和感染的原因并采取积极应对措施。不发生受伤、误吸、压疮及各种感染。

(2) 长期目标。通过实施物理疗法、作业疗法为主等综合措施，最大限度地促进功能障碍的恢复，防止废用和误用综合征，减轻后遗症；充分强化和发挥残余功能，通过代偿和使用辅助工具，争取病人达到生活自理，回归社会。

【康复护理措施】

1.软瘫期　指发病1～3周内（脑出血2～3周，脑梗死1周左右），病人意识清楚或轻度意识障碍，生命体征平稳，但患肢肌力、肌张力均很低，腱反射也低。

(1) 指导良肢位摆放。良肢位摆放是指为防止或对抗痉挛姿势的出现而设计的一种治疗体位。偏瘫病人典型的痉挛姿势表现：上肢为肩下沉后缩、肘关节屈曲、前臂旋前、腕关节掌屈、手指屈曲；下肢为外旋，髋膝关节伸直、足下垂内翻。床上体位摆放要求患侧给予支撑，不得悬空，与其痉挛姿势相反。具体选用以下体位交替使用：患侧卧位、健侧卧位和仰卧位。其中患侧卧位可增加对患侧知觉刺激输入，并使整个患侧被拉长，从而减少痉挛，为首选体位 (Patricia M. Davies，2014)。

(2) 肢体被动运动。对患肢所有的关节参照健侧进行全范围的关节被动活动，每天2～3次，主要目的是为了预防关节活动受限，另外有促进肢体血液循环和增强感觉输入的作用。

(3) 主动活动。软瘫期的所有主动训练都是在床上进行的，指导进行体位变换，每2h1次；指导桥式运动以加强伸髋屈膝肌的练习。

2.痉挛期　一般肢体的痉挛出现在软瘫期2～3周并逐渐加重，持续3个月左右。该期康复护理的目标是通过抗痉挛的姿势体位来预防痉挛模式和控制异常的运动模式，促进分离运动的出现。

(1) 抗痉挛训练。采用Bobath技术、桥式运动等方法训练。

(2) 坐位训练。首先进行坐位耐力训练，再进行床边坐起训练。

3.恢复期

(1) 平衡训练。从坐位平衡到站位平衡，从静态平衡到动态平衡。

(2) 步行训练。当病人达到自动动态平衡后，患腿持重达体重的一半以上，且可向前迈步时才可开始步行训练（燕铁斌等，2017）。

(3) 上肢控制能力训练。包括臂、肘、腕、手的训练。

(4) 改善手功能训练。患手反复进行放开、抓物和取物品训练。

4.言语功能障碍

(1) 失语症康复护理。病人首先可进行听理解训练和呼吸训练，以后逐渐同步进行语言表达训练和书写训练。

(2) 构音障碍病人康复护理。应先进行松弛训练和呼吸训练，在此基础上再进行发音训练、发音器官运动训练和语音训练等。

5.摄食和吞咽障碍　昏迷病人最初1～2d禁食，待病情稳定后进行鼻饲。大多数病人仅在初期需要鼻饲，严重的吞咽困难者需要终身鼻饲或其他方法替代进食。早期进行吞咽训练，会改善吞咽困难，预防因吞咽障碍导致的误吸、营养不良等并发症。

6.心理和情感障碍　由于对疾病认识的异常、病后的抑郁状态及情感失控，所以脑卒中病人会出现不同程度的心理和情感障碍。因此，心理和情感障碍的康复护理尤为重要。

(1) 建立良好的护患关系，促进有效沟通。

（2）运用心理疏导，帮助病人从认识上进行重新调整。

（3）认知行为干预。

7.日常生活活动能力训练　训练内容包括进食方法、个人卫生、穿脱衣裤鞋袜、床椅转移、洗澡等。

【康复护理指导】

1.康复指导原则

（1）教育病人主动参与康复训练，并持之以恒。

（2）积极配合治疗原发疾病，如高血压、糖尿病、高脂血症、心血管病等。

（3）指导有规律的生活，合理饮食，睡眠充足，适当活动，劳逸结合，保持大便通畅，鼓励病人日常生活活动自理；指导病人修身养性，保持情绪稳定。

（4）增强个体耐受、应付和摆脱紧张处境的能力，有助于整体水平的提高；争取获得有效的社会支持系统，包括家庭、朋友、同事、单位等社会支持。

2.康复指导方法

（1）用药指导：耐心解释各类药物的作用、不良反应及使用注意事项，指导病人遵医嘱正确用药；出院后合理用药、积极锻炼并定期随诊。

（2）计划性指导：制订教育计划，通过宣传卡、健康教育处方和公休座谈会的方式，耐心向病人及家属讲解所患疾病有关知识、危险因素及预防，介绍治疗该病的新药物、新疗法，指导正确服药和进行功能训练等。

（3）随机指导：针对病人及家属不同时期的健康问题及心理状态进行非正式的随机教育。

（4）示范性指导：通过早期给予体位摆放及肢体训练方法，逐渐教会病人及家属协助，积极进行自我康复训练。

（5）交谈答疑式指导：让病人及家属提出心理上的疑点、难点，积极给予回答和解决。

（6）出院指导：提供科学的护理和协助锻炼的方法，强调对病人的情感支持，定期随访指导，鼓励职业康复训练，把疾病造成的不利因素降低到最小。由于脑卒中病人的康复训练是长期、艰苦的，因此，坚持不懈至关重要。

【护理质量评价标准】

1.护士掌握康复目标及原则。

2.护士能进行有效的康复指导，落实康复护理措施。

3.基础护理落实，无护理并发症。

4.病人及家属掌握康复要点，康复锻炼延续、有效。

第三章　颅脑损伤康复护理

颅脑损伤（TBI）是指脑部受各种外力作用后，引起脑部组织结构及功能改变，导致较严重的神经功能缺损。表现为不同程度的意识、运动、感觉功能障碍，同时伴有认知、语言交流、行为、心理、日常生活、社会交往等功能障碍，其中记忆障碍发病率近100%（倪朝明，2013）。颅脑损伤按损伤方式分为开放式颅脑损伤和闭合式颅脑损伤；按损伤机制分为原发性颅脑损伤和继发性颅脑损伤；按损伤程度分为轻型、中型、重型颅脑损伤。

【康复护理原则与目标】

1.康复护理原则　个体化方案、长期康复、全面康复、家属参与。

2.康复护理目标

（1）短期目标：尽最大限度地提高病人的觉醒能力，防止各种并发症。

（2）长期目标：最大限度地促进病人功能的恢复，提高生活质量，使病人最大限度地回归社会。

【康复护理措施】

1.急性期康复护理措施

（1）维持营养，保持水、电解质平衡。

（2）1～2 h 翻身叩背 1 次。

（3）保持肢体的良肢位，防止关节挛缩和足下垂。

（4）关节被动活动每天 1～2 次，每次每个关节活动 3～5 次。

（5）呼吸道管理。按时吸痰、雾化、湿化，如行呼吸机辅助呼吸，严格管理呼吸机管路，保持呼吸道通畅，防止呼吸道感染。

2.恢复期康复护理措施

（1）运动功能康复。重视坐姿及良肢位的摆放，加强关节活动度的训练。

（2）日常生活能力及言语功能康复。

（3）认知功能康复锻炼方法：①记忆力训练；②注意力训练；③感知力训练；④解决问题能力训练。

（4）心理护理。颅脑损伤病人心理的变化大都经历震惊期、否认期、抑郁期、努力期及承受期，各个时期有时交错出现（郑彩娥等，2016）。病人常表现出消沉、抑郁、悲观和焦虑，甚至会产生轻生的念头及其他异常的行为举止。因此，医务人员工作需认真负责，尊重病人，对病人充满同情和理解，避免使用伤害性语言，以免加重病人的猜疑和痛苦。康复护士应对病人进行行为矫正疗法，建立健康行为，使病人能面对现实，学会放松，逐渐学会生活自理，融入社会。

【康复护理指导】

1.全面康复护理　根据病人的具体情况综合运用各种康复措施，如各种运动疗法、认知康复、心理康复、言语康复、日常生活活动能力训练、康复工程和药物治疗等。

2.社区家庭康复护理　提高家庭参与训练的意识与能力，取得病人及家属的配合，使其了解基本的康复知识和训练技能，并懂得其意义和重要性。保证病人在家庭中得到长期、系统、合理的训练，使其早日回归家庭和社会。

3.康复护理指导原则　教育病人主动参与康复训练，并持之以恒；指导规律生活、合理饮食、睡眠充足、适当运动、劳逸结合；保持大便通畅，鼓励病人日常生活活动自理；指导病人保持情绪稳定，避免不良情绪刺激；获得有效的社会支持系统，包括家庭、朋友、同事、单位等社会支持。

【护理质量评价标准】

1.能够实施个体化方案治疗。

2.护士能够协助病人达到目标制定的具体活动内容。

3.病人和家属能够主动参与，达到最大化的康复，能够减少并发症或无并发症发生。

4.病人情绪稳定、可以获得有效的社会支持系统。

第四章　脑性瘫痪康复护理

脑性瘫痪（CP），简称脑瘫，是自受孕开始至婴儿期非进行性脑损伤和发育缺陷所导致的综合征，主要表现为运动障碍及姿势异常，可伴有不同程度的智力障碍、言语障碍、视听觉障碍、感知觉障碍、癫痫及心理行为异常。

【康复护理原则与目标】

1.康复护理原则　早期发现、早期干预、综合康复。

2.康复护理目标

（1）短期目标：①针对脑瘫患儿年龄及运动发育特点，及时发现患儿的异常表现，为康复提供依据；②做好患儿生活护理，加强营养、预防感染，对有吞咽、咀嚼障碍者，防止呛咳或窒息；③根据脑瘫患儿病情程度，给予不同程度的日常生活康复护理；④创造良好的生活和训练环境，促进患儿身心的全面发展，提高康复疗效；⑤预防关节挛缩等继发障碍及因跌伤造成的二次损伤并发症的发生，最大限度地减少障碍，提高生活自理能力；⑥采取康复护理措施，纠正患儿的异常姿势，从而降低肌肉的紧张程度；⑦经常给患儿家长以咨询和指导，争取家长的配合。

（2）长期目标：通过综合康复护理，使脑瘫患儿在身体、心理、职业、社会等方面达到最大限度的恢复和补偿，实现最佳功能和独立性，提高生活质量，同其他公民一样，平等享有权利，参与社会。

【康复护理措施】

1.运动功能障碍及姿势异常护理

（1）创建宽敞、整洁、典雅、舒适、安全的康复环境。

（2）进食活动康复护理。根据患儿自身特点选择最适合患儿的进食体位：①抱坐喂食；②面对面进食；③坐位进食；④坐在固定椅子上进食；⑤侧卧位进食；⑥俯卧位进食。喂饮时应注意，勺进入口腔的位置要低于患儿的口唇，要从口唇的中央部位插入；喂食者避免从患儿头的上方或侧方喂饮，防止引起患儿的头部过度伸展和向一侧回旋。对于咀嚼、吞咽困难的患儿，将食物喂到患儿口内时，要立即用手托起小儿下颌，促使其闭嘴。若食物不能及时吞咽，可轻轻按摩患儿颌下舌根部，以促进做吞咽动作。在喂食时，切勿在患儿牙齿紧咬的情况下，强行将食匙抽出，以防损伤牙齿，应等待患儿自动松口时，将食匙迅速抽出。喂食时要使患儿保持坐位或半坐位，头处于中线位，避免患儿头后仰时导致异物吸入。让患儿学习进食动作，手把手教其进食，尽快使患儿能够独立进餐。

（3）穿、脱衣物康复护理。脱衣先健侧后患侧，穿衣先患侧后健侧，通常让患儿先学脱后学穿。

（4）抱姿指导。首先要掌握患儿自身的活动能力，还要清楚患儿所具有的异常特点，更要了解患儿需要何种程度的扶持、抱起患儿时需要控制的身体部位（燕铁斌等，2017）。

①痉挛型患儿抱姿：患儿双上肢放在抱者的双肩上，尽可能地环绕其颈部，将患儿两下肢分开置于抱者的腰部，可降低下肢肌张力。

②不随意运动型患儿抱姿：使患儿的双下肢靠拢，髋关节充分屈曲，并尽量靠近胸部，同时用上臂抑制患儿双上肢，防止肩与上肢向后方用力，用胸部抵住患儿头部，防止头颈后仰。此姿势不宜时间过长，可在此姿势下左右摇晃患儿。

③肌张力低下型患儿抱姿：由于患儿身体软弱无力，头颈部无自控能力，所以最重要的是给其很好的依靠，在髋关节屈曲的状态下，促进头与脊柱的伸展，保持姿势对称。

④屈曲占优势患儿抱姿：一手扶持患儿上侧肢体的上臂，另一手扶持骨盆部位，可防止两下肢交叉。

⑤伸展占优势患儿抱姿：抱者面对患儿，双手伸于其腋下，使患儿头部呈前屈姿势，双上肢前伸，从仰卧位抬起身体。此姿势有利于患儿的髋关节、膝关节屈曲。

⑥重度角弓反张患儿抱姿：使其头部、肩部、髋关节及膝关节呈屈曲姿位。

⑦年长儿、体重较大患儿抱姿：采用两人同时抱法，一人背向患儿，肩负其前臂、握住患儿双手，令其双上肢前伸；另一人面向患儿，双臂分别夹住患儿双足于腋下或用肘部将其双足固定于两侧躯干，用手托住患儿双侧髋关节，拇指向下推压骨盆，使患儿的髋关节充分伸展。

（5）睡眠康复护理。痉挛型脑瘫患儿宜采用侧卧，痉挛型屈曲严重的患儿取俯卧位睡眠。身体和四肢以伸展为主的脑瘫患儿，除了上述侧卧位体位外，也可采用仰卧位，但必须将患儿放置在恰当的悬吊床内，保持头部在中线位置。

（6）洗浴康复护理。①调节浴室温度在27℃左右；②调节水温在38～39℃；③室内应设有防滑地面、扶手等安全措施；④应准备好患儿的洗浴用品；⑤应精心设计浴盆，比如浴盆底要倾斜，以便能支撑患儿的背部，或者准备一个可固定于浴盆上的防滑枕，使患儿可以躺卧于浴盆中；⑥重症痉挛型患儿洗浴，可以将一个大球充半量的气体，放于浴盆中，患儿可坐其上或俯卧其上进行洗浴；⑦不随意运动型患儿坐位不稳定，可以用松紧带固定患儿的背部；⑧重症的患儿不能取坐位，可以让患儿利用放入浴盆中的木板洗浴。

（7）排大小便康复护理。记录患儿 24 h 内排便的次数和时间，能取坐位的患儿让其养成坐便器上排便的习惯。

2.伴随障碍护理

（1）语言障碍康复护理。保持正确的姿势，维持患儿头的正中位置，在面对患儿眼睛的高度与其交谈。不管患儿懂或不懂，都要利用各种机会跟其说话并鼓励患儿发声。

（2）情绪、心理障碍康复护理。主动加强与患儿的接触和交谈，尊重理解患儿。

（3）合并癫病康复护理。癫病发作时应立即使患儿平卧，头偏向一侧，松解衣领，有舌后坠者可用舌钳将舌拉出，防止窒息；保持呼吸道通畅，注意患儿安全；防止患儿抽搐时造成骨折和皮肤破损，注意观察，适当活动与休息，避免情绪紧张。

【康复护理指导】

1.向患儿家长介绍脑瘫的一般知识，包括病因、临床表现、治疗方法及预后等。

2.教给家长患儿日常生活活动训练的内容和方法，避免过分保护，应采用鼓励性和游戏化的训练方式。

3.告诉家长脑瘫患儿正确的卧床姿势，侧卧位适合各种脑瘫患儿；在患儿卧床两边悬挂一些带声响或色彩鲜艳的玩具，吸引患儿伸手抓玩，让患儿经常受到声音和颜色的刺激，以利康复。

4.教会家长如何正确抱脑瘫患儿，家长每次抱患儿的时间不宜过长，以便使患儿有更多时间进行康复训练。抱患儿时要使其头、躯干尽量处于或接近正常的位置，双侧手臂不受压（郑彩娥等，2016）。应避免患儿面部靠近抱者胸前侧，防止丧失观察周围环境的机会。对于头部控制能力差而双手能抓握的患儿，可令其双手抓住抱者的衣服，或将双手搭在抱者的肩上或围住颈部。

5.告诉家长预防脑瘫发生的知识和措施，包括产前保健、围生期保健和生后预防。

【护理质量评价标准】

1.康复治疗期间能够保证病人的安全。

2.护士能进行有效的康复指导，落实康复护理措施。

3.病人及家属掌握康复要点，康复锻炼延续、有效。

4.康复护理期间能够与医师及病人取得合作。

第五章　脊髓损伤康复护理

脊髓损伤（SCI）是指由外伤、疾病等原因引起的脊髓结构和功能损害，导致损伤平面以下运动、感觉、自主神经功能的障碍，是一种严重的致残性疾病。

【康复护理原则与目标】

1.康复护理原则　早期应以急救、制动固定、防止脊髓二次损伤及药物治疗为原则；恢复期以康复治疗为中心，加强姿势控制、平衡、转移及移动能力的训练，提高日常生活活动能力。

2.康复护理目标　恢复独立生活能力、回归社会，开创新生活。

（1）短期目标：脊髓损伤发生后，早期以急救、固定制动、药物治疗及正确选择手术适应证，防止脊髓二次损伤及并发症的发生。

（2）长期目标：最大限度地恢复独立生活能力及心理适应能力，提高生存质量，并以良好的心态回归家庭与社会，开始新的生活。

【康复护理措施】

1.康复病区的条件及设施

(1) 康复病区应宽敞,病床之间不应小于 1.5 m,病房床头、走廊、卫生间、淋浴间均应安装呼叫器。

(2) 病区地面应为平整、防滑、有弹性、不易松动的表面材料,保证病人行走、训练、轮椅使用安全可靠。

(3) 卫生间应无台阶,门宽大、安装滑道并侧拉,坐便两侧有扶手;水龙头应安装长柄,建造截瘫病人使用方便的洗澡设施,淋浴应有软管喷头,方便病人使用。

(4) 病区走廊应安装扶手,利于行走训练。

2.急性期康复护理措施 急性期是指脊髓损伤后 6~8 周,主要问题是脊柱骨折尚不稳定、咳嗽无力,呼吸困难,脊髓休克。该期主要防止并发症,其次维持关节活动度和肌肉的正常长度,进行肌力和耐力训练,为过渡到恢复期治疗做准备。

(1) 正确体位的摆放。

①仰卧位。四肢瘫病人上肢体位摆放时应将双肩向上,防止后缩,肩下的枕头高度适宜,双上肢放在身体两侧的枕头上,肘伸展,腕关节背屈30°~45°以保持功能位,手指自然屈曲,手掌可握毛巾卷,以防形成功能丧失的"猿手"。截瘫病人上肢功能正常,采取自然体位即可。四肢瘫及截瘫病人下肢体位摆放相同。髋关节伸展,在两腿之间放 1~2 个枕头,以保持髋关节轻度外展。膝关节伸展,膝关节下可放小枕头,以防止膝关节过度伸展。双足底可垫软枕,以保持踝关节背屈,预防足下垂的形成,足跟下放小软垫,防止出现压疮。

②侧卧位。四肢瘫病人应将双肩向前,肘关节屈曲,上侧的前臂放在胸前的枕头上,下侧的前臂旋后放在床上,腕关节自然伸展,手指自然屈曲,在躯干背后放一枕头给予支持;四肢瘫及截瘫病人的下肢体位摆放相同,下侧的髋和膝关节伸展,上侧的髋和膝关节屈曲放在枕头上,与下侧的腿分开,踝关节自然背屈,上面踝关节下垫一软枕。

(2) 被动活动。休克期每天 2 次,休克期后每天 1 次,每个肢体的关节活动时间应在 10 min 以上。

(3) 体位变换。体位变换时,注意维持脊柱的稳定性,每 2 h 1 次。

(4) 呼吸及排痰训练。

(5) 膀胱和肠道功能的处理。

3.恢复期康复护理措施 脊髓损伤病人经过约 3 个月的综合治疗,运动、平衡、转移及日常生活活动能力都有了一定程度的改善,该期的问题是挛缩、各种功能性活动能力低下、日常生活不能自理。康复护士应配合 PT 师、OT 师监督、保护、辅导病人去实践已学到的日常生活动作,不脱离整体训练计划,指导病人独立完成某些功能训练。

(1) 增强肌力,促进运动功能恢复。

(2) 垫上训练的康复护理。

(3) 坐位训练的康复护理。

(4) 转移训练的护理。

(5) 站立训练的康复护理。

(6) 步行训练的康复护理。

(7) 日常生活活动能力训练的护理。

(8) 假肢、矫形器、辅助器具使用的康复护理。

(9) 心理康复护理。病人大都经历震惊、否定、抑郁反应、对抗独立以及适应阶段。以上各阶段多数时候无法截然划分,可能交叉出现(郑彩娥等,2016)。康复护士应运用心理治疗方法减轻病人的心理障碍,减少焦虑、抑郁、恐慌等神经症状。

4.并发症护理

（1）下肢深静脉血栓。指导踝泵运动，患肢避免静脉输液。

（2）疼痛。密切观察疼痛的部位及性质，积极帮助病人查找疼痛的原因，专注于生活或消遣可减轻疼痛，必要时给予止痛剂。

（3）异位骨化。关节做被动运动时不宜过度用力，过度屈伸、按压。

（4）压疮。注意病人的全身营养状况，按时翻身，培训病人及家属掌握预防压疮的知识和技能。

【康复护理指导】

1.饮食调节　制订合理的膳食计划，保证维生素、纤维素、钙及各种营养物质的合理摄入。

2.学会自我护理　教会病人和家属在住院期间完成"替代护理"到自我护理的过渡，重点是教育病人学会如何自我护理。

3.培养良好卫生习惯。

4.指导病人遵医嘱按时准确服药，尤其注意抗痉挛药物停药时应逐渐减量。

5.指导生活护理，学会自己处理大小便。

6.制订长远康复计划

（1）心理调适。教育病人培养良好的心理素质，正确对待自身疾病，充分利用残存功能去代偿致残部分功能，尽最大努力去独立完成各种生活活动。

（2）回归社会。①配合社会康复和职业康复部门，协助病人做回归社会的准备；②在康复医师的协助下，对病人进行性康复教育。

【护理质量评价标准】

1.病人对长远的康复护理计划有信心。

2.病人能够合理健康饮食，保证机体营养需要。

3.基础护理落实，无护理并发症。

4.病人能够配合进行日常生活活动能力训练的护理。

第六章　周围神经病损康复护理

周围神经病损是指周围神经干或其分支因病损导致其组织的运动、感觉或自主神经的结构或功能障碍。

【康复护理原则与目标】

1.康复护理原则　①损伤早期的康复主要是去除病因，消除炎症和水肿，减少对神经的损伤，预防挛缩、畸形的发生，为神经再生打好基础；②恢复期，重点在于促进神经再生、保持肌肉质量、增强肌力、促进感觉功能恢复。

2.康复护理目标　在康复护理原则的基础上，针对不同病人及不同损伤程度制定的个体化可实现的目标。

（1）短期目标：主要是及早消除炎症、水肿，促进神经再生，防止肢体发生挛缩、畸形。

（2）长期目标：使病人最大限度地恢复原有的功能，恢复正常的日常生活和社会活动，重返工作岗位或从事力所能及的工作，提高病人的生活质量。

【康复护理措施】

1.早期康复护理措施

（1）保持良肢位。应用矫形器、石膏托等，将受损肢体的关节保持功能位。如垂腕时，将腕关节固定于背伸 20°～30°，垂足时将踝关节固定于 90°（郑彩娥等，2016）。

（2）受损肢体早期被动运动，每天 2 次，每次各方向 3～5 次。

（3）受损肢体肿痛护理。抬高患肢，弹力绷带压迫，患肢做轻柔的向心按摩与被动运动，热敷、温水浴、红外线等方法也可改善局部血液循环，减轻组织水肿和疼痛。

（4）受损部位保护。受损部位感觉丧失，易继发外伤，应采取戴手套、穿袜子等方法加强保护，避免烫伤、冻伤。

2.恢复期康复护理措施　急性期为5～10 d，炎症水肿消退后，进入恢复期。早期的治疗护理措施仍可选择使用，该期的重点是促进神经再生，保持肌肉质量，增强肌力，促进运动、感觉功能恢复。配合治疗师进行神经肌肉电刺激疗法（NES）、肌力训练、作业疗法、ADL训练、感觉功能训练等，同时做好心理护理。

【常见周围神经病损康复护理】

1.急性炎症性脱髓鞘性多发性神经病（AIDP）〔又称（GBS）〕

（1）运动功能康复护理。GBS病人可出现四肢完全性麻痹，根据病人麻痹程度进行全身各关节的被动运动。

（2）呼吸道康复护理。急性期内，严重的病人可出现呼吸肌麻痹，病人通常住监护病房行气管切开呼吸机辅助呼吸，应及时做好呼吸道的管理。病情稳定脱离呼吸机时要教会病人做深呼吸和咳嗽运动。

（3）并发症有疼痛、感觉障碍、呼吸衰竭、失用综合征等。

2.腕管综合征　康复措施适用于拒绝手术或病程慢而重的病例，目标在于克服拇指外展无力、疼痛和感觉丧失。

（1）肌无力的代偿。严重无力需配用对掌支具，将拇指置于外展位。

（2）感觉丧失与疼痛。可使用TENS表面电极于疼痛区域，使疼痛缓解；如病人已产生反射性交感神经营养不良，可手部按摩，冷热水交替浴及腕、指关节助力与主动关节活动范围练习。

3.糖尿病性周围神经病变

（1）无力症护理。糖尿病性单神经炎，可与其他任一神经外伤相同处理。

（2）感觉缺失护理。多数无需特殊治疗。护士应指导病人自我护理，如剪趾甲、保持足底潮湿，避免外伤。不要穿过紧的鞋子，每天观察足部皮肤的颜色、温度等情况。

（3）自主神经功能障碍护理。如产生神经性大小便障碍，可采用截瘫病人常用的方法进行训练。

4.臂丛神经损伤

（1）上臂型损伤。采用外展支架保护患肢，同时按摩患肢各肌群、被动活动患肢各关节，也可选用温热疗法、电疗法。在受累肌肉出现主动收缩时，应根据肌力选用助力运动、主动运动及抗阻运动，必要时可手术治疗（倪朝明，2013）。

（2）前臂型损伤。使用支具使腕关节保持在功能位，协助患侧腕关节及掌指、指间关节做被动运动。

（3）全臂型损伤。协助做患肢各关节的被动运动，如患肢功能不能恢复，应训练健肢的代偿功能。

5.桡神经损伤　桡神经损伤后，因伸腕、伸指肌瘫痪而出现"垂腕"，指关节屈曲及拇指不能外展，可使用支具使腕背伸30°、指关节伸展、拇外展，以避免肌腱挛缩，并进行受累关节的被动运动，避免关节强直（倪朝明，2013）。

6.正中神经损伤　康复治疗时，视病情不同选择被动运动、主动运动及其他理疗方法。为矫正"猿手"畸形，防治肌腱挛缩，可运用支具使受累关节处于功能位。

7.尺神经损伤　为防止小指、环指和掌指关节过伸畸形，可使用关节折曲板，使掌指关节屈曲至45°，也可配带弹簧手夹板，使蚓状肌处于良好位置，屈曲的手指处于伸展状态（燕铁斌等，2017）。

8.坐骨神经损伤　康复护理时，可配用支具（如足托）或矫形鞋，以防治膝、踝关节挛缩及足内、外翻畸形。

9.腓神经损伤　可用足托或穿矫形鞋使踝保持90°位。如为神经断裂，应尽早手术缝合。对不能恢复者，可行足三关节融合术及肌腱移植术（燕铁斌等，2017）。

【康复护理指导】

1.病人的再教育

（1）首先必须让病人认识到靠医生和治疗师，不能使受伤的肢体功能完全恢复，病人应积极主动地参与治疗。

（2）早期在病情允许下进行肢体活动，以预防水肿、挛缩等并发症。

（3）周围神经病损病人常有感觉丧失，因此失去了对疼痛的保护机制，无感觉区容易被灼伤或撞伤，导致伤口愈合困难。

（4）必须教育病人不要用无感觉的部位去接触危险的物体，如运转中的机器、搬运重物。

（5）烧饭、吸烟时谨防被烫伤。

（6）有感觉缺失的手要戴手套保护。

（7）若坐骨神经或腓总神经损伤，应保护足底，特别是穿鞋时，防止足的磨损。

（8）无感觉区易发生压迫溃疡，夹板或石膏固定时应注意皮肤是否发红或破损，若出现石膏、夹板的松脱、碎裂，应立即去就诊。

2.恢复期训练指导原则

（1）在运动功能恢复期，不使用代偿性训练；运动功能无法恢复时，再应用代偿功能，注意不能造成肢体畸形。

（2）伴有感觉障碍时要防止皮肤损害，禁忌做过伸性运动。

（3）如果挛缩的肌肉和短缩的韧带有固定关节的作用时，以保持原状。

（4）作业训练应适度，不可过分疲劳。

3.日常生活康复指导内容

（1）指导病人学会日常生活活动自理，肢体功能障碍较重者，应指导病人改变生活方式，如单手穿衣、进食等。

（2）注意保护患肢，接触热水壶、热锅时，应戴手套，防止烫伤。

（3）外出或日常活动时，应避免与他人碰撞肢体，必要时配带支具保持患肢功能位。

（4）指导并鼓励病人在工作、生活中尽可能多用患肢，将康复训练贯穿于日常生活中，促进功能早日恢复。

【护理质量评价标准】

1.损伤早期康复护理能够消除炎症和水肿。

2.护士能够针对不同病人及不同损伤程度制订个体化标准。

3.基础护理落实，无护理并发症。

4.病人及家属掌握康复要点，康复锻炼延续、有效。

第七章　颈椎病康复护理

颈椎病是由于颈椎椎间盘组织退行性改变及其继发病理改变累及周围组织结构（神经根、脊髓、椎动脉、交感神经等），并出现相应的临床表现。

【康复护理原则与目标】

1.康复护理原则　提高防病意识，增强治疗信心，掌握康复护理方法，循序渐进，持之以恒。

2.康复护理目标

（1）短期目标：焦虑有所减轻，心理舒适感增加，疼痛得以解除，能独立或部分独立进行躯体活动。

（2）长期目标：加强锻炼，加强颈部姿势的调整，病人不舒适的症状减轻或得到控制。

【康复护理措施】

1.颈椎病病人的睡姿及睡枕 睡眠应以仰卧为主，侧卧为辅，左右交替。选择合乎人体生理状况的枕头，不宜过高、过硬、过短、过窄、充填物不合适。

2.颈托和围领 主要起制动作用，用于限制颈椎过度活动，而病人行动不受影响。使用时需注意颈领的高度必须合适，以保持额根处于中立位为宜。若由于颈部损伤所致则可应用前面宽、后面窄的颈托使颈部处于轻度后伸位，以利于颈部损伤组织的修复（燕铁斌等，2017）。

3.颈椎牵引康复护理

（1）牵引疗法的作用。①增大椎间隙和椎间孔，解除血管神经受压，改善神经根袖内血液循环，消除淤血、水肿；②使椎动脉伸展，变通畅；③放松痉挛肌肉，减小颈椎应力；④改善颈椎曲度，解除后关节处可能存在的滑膜嵌顿。

（2）颈椎牵引适应证。适用于脊髓型以外的各型颈椎病。

（3）颈椎牵引方法。一般采用枕颌带牵引，坐、卧位均可进行牵引。

①坐位牵引。a.体位：多取稳当的靠坐位，使颈部自躯干纵轴向前倾10°～30°，避免过伸。要求病人充分放松颈部、肩部及整个躯体肌肉。牵引姿位应使病人感觉舒适，如有不适即应酌情调整。在椎动脉型病人前倾角宜较小，脊髓型颈椎病病人宜取几近垂直姿位，忌前屈牵引。b.牵引重量与持续时间：常用的牵引重量差异很大，可自病人自身体重的1/15～1/5，多数用6～7 kg，开始时用较小重量以利病人适应。每次牵引近结束时病人应有明显的颈部受牵伸感觉，但无特殊不适，如这种感觉不明显，重量应酌情增加。每次牵引持续时间通常为20～30 min。牵引重量与持续时间可作不同的组合，一般牵引重量较大时持续时间较短，牵引重量较小时持续时间较长。c.牵引频度与疗程：一般每日牵引1～2次，也有每日3次者，10～20 d为一个疗程，可持续数个疗程直至症状基本消除。

②仰卧位牵引。如坐位牵引疗效不显著，或病人症状较重或体弱不耐久坐时可采用。用枕垫保持适当姿位，牵引重量一般为2～3 kg。持续牵引2 h后休息15 min，然后再作牵引，每天牵引总时间可达10～14 h。由于持续卧床有诸多不利，症状有好转时即应改为坐位牵引。

（4）颈椎牵引注意事项。①枕颌带牵引时应防止带下滑压迫气管引起窒息，进食时应防止食物呛入气管；②除保证牵引的安全外，必须掌握好牵引角度、牵引时间和牵引重量三个要素，以达到颈椎牵引的最佳效果；③牵引时要注意病人的舒适程度，牵引过程可能出现不适，必须有毅力和耐力，在牵引中要分散病人的注意力，可采用读报、谈心等方法，使其消除不适感，并要注意观察病人的面色、神态、呼吸、脉搏，以免发生意外；④少数人作颈椎牵引时可有不良反应，如颈痛加重，多为颈部姿位不当引起；又如颞颌关节疼痛，多为牵引重量太大引起。适当调整后多可消除。

4.配合物理治疗康复护理 石蜡疗法、红外线、磁疗、直流电离子导入、超短波、超声波、运动疗法等。

5.手法治疗康复护理 在进行手法治疗前，要给病人做好耐心细致的思想工作，说明手法治疗的目的和必要性，以取得病人的配合。手法治疗时要观察病人的反应，有异常情况应暂停手法治疗。

6.心理护理 耐心倾听病人的诉说，理解、同情病人的感受，建立良好的护患关系，使其能积极配合治疗。

【康复护理指导】

1.药物指导 脊髓型的颈椎病常用药物：镇痛药非甾体抗炎药；神经根型的颈椎病除上述药物外还可用中药；神经营养药等，做好相关药物的用药指导。

2.纠正不良姿势 由于颈肩部软组织慢性劳损，是发生颈椎病的病理基础，故纠正生活、工作中的不良姿势，防止慢性损伤，对颈椎病的防治显得尤为重要。通常伏案或低头工作者多见。

3.合理适度的体育锻炼可以调整颈部组织间的相互关系，使相应的神经肌肉得到有规律的牵拉，有助于颈部活动功能的恢复，增加颈椎的稳定性，长期坚持对巩固疗效、预防复发有积极的意义。但是，进行医疗体育锻炼的方法因人而异，主要是运动颈椎、颈肩关节。应注意颈部运动的量和运动强度，运动时间每次30～40 min，以舒适为宜，避免过度而引起损伤，每日数次，要求动作规范，长期坚持。具体方法如下。

（1）头颈部缓慢进行前屈后伸、左右侧弯、内外旋转、放松动作，双肩、肋骨并拢动作。

（2）坐位：双手交叉紧握并置于枕后，使头向后仰，胸部前挺，以扩大椎间隙。

（3）仰卧位：颈项枕于枕上，使头后仰，然后可左右转动头部，可使颈肌松弛。

4.饮食指导　颈椎病病人尤其应多摄取营养价值高的食品，如豆类、瘦肉、海带、紫菜、木耳等，可达到增强体质、延缓衰老的作用，尤其是新鲜的蔬菜、水果等富含维生素 C 的食品，对防止颈椎病进一步发展更加有益。

【护理质量评价标准】

1.病人焦虑有所减轻，心理舒适感增加。

2.疼痛得以解除，能独立或部分独立进行躯体活动。

3.护士能进行有效的康复指导，落实康复护理措施。

4.基础护理落实，无护理并发症。

第八章　肩周炎康复护理

肩周炎又称黏连性肩关节囊炎，俗称凝肩，是肩周肌、肌腱、滑囊炎及关节囊的慢性损伤性炎症。因关节内、外黏连，而以活动时疼痛、功能受限为临床特点。该病有自愈趋势，约需要 2 年，常因功能障碍而就诊。

【康复护理原则与目标】

1.康复护理原则　是针对肩周炎的不同时期，或是其不同症状的严重程度采取相应的康复护理措施。

2.康复护理目标

（1）短期目标：解除疼痛，预防关节功能障碍为目的。

（2）长期目标：消除恢复期残余症状，主要以继续加强功能锻炼为原则，增强肌肉力量，恢复三角肌等肌肉的正常弹性和收缩功能，以达到全面康复和预防复发的目的，且 ADL 的水平提高并能够预防疾病发生的诱因。

【康复护理措施】

1.缓解疼痛

（1）药物治疗早期，可服用消炎镇痛或舒筋活血药物，也可外用止痛喷雾剂、红花油等；适当物理治疗改善血液循环，消除肌肉痉挛，防止黏连，并有一定的止痛作用（燕铁斌，2008）。

（2）常用的物理因子治疗，如短波、超短波或微波、红外线、电脑中频等（郑彩娥等，2016）。

（3）健康教育。通过改变病人对疼痛的认知和处理过程来帮助病人学习自我控制和自我处理疼痛的能力，尽量减少使用患侧的手提举重物或过多活动肩关节。

2.保护肩关节　在同一体位下避免长时间患侧肩关节负荷，例如患肢提举重物等；维持良好姿势，减轻对患肩的挤压；维持足够关节活动度范围和肌力训练；疼痛明显时要注意患侧肩关节的休息，防止有过多的运动，同时避免再次发生疲劳性损伤；疼痛减轻时，可尽量使用患侧进行 ADL 技能的训练。

3.良肢位　较好的体位是仰卧位时在患侧肩下放置一薄枕，使肩关节呈水平位，如此可使肌肉、韧带及关节获得最大限度的放松与休息。在健侧卧位时，在病人胸前放置普通木棉枕，将患肢放置上面。一般不主张患侧卧位，以减少对患肩的挤压。避免俯卧位，因为俯卧位既不利于保持颈、肩部的平衡及生理曲度，又影响呼吸道的通畅，应努力加以纠正。

4.关节松动术　主要是用来活动、牵伸关节。可改善血液循环、减轻肌痉挛、松解关节的黏连等。病人在行该治疗时，身体完全放松，感到舒适，治疗者抓握和推动关节，切忌手法粗暴，不应引起疼痛，做完后嘱病人立即进行主动活动，否则常不能收到预期的效果。避免出现骨折、脱位等并发症。

5.按摩　按摩是中国传统医学治疗肩周炎的有效方法之一，按摩治疗每日1次，10次为一个疗程。常用手法如下：

（1）松肩。病人坐位，肩部放松。治疗者站于患侧身后，用拇指推、掌根揉、五指捏等手法沿各肌群走向按摩5～10 min，手法由轻到重，由浅到深。

（2）通络。取肩井、肩贞、中府、天宗等穴，每穴按压1 min，以病人有酸、麻、胀感为宜。

（3）弹筋拨络。体位同上，治疗者以拇指尖端垂直紧贴肱二头肌长头肌腱，在肱骨结节间沟内，沿肌腱走向横行拨络。然后再沿喙肱韧带拨络，用拇指和食中指相对捏拿肱二头肌短头、肱二头肌长头、胸大肌止点等处，最后用捏揉手法放松局部。

（4）动摇关节。体位同上。治疗者与患手相握，用力抖动，边抖边做肩关节展收、屈伸、旋转、环绕等各方向的活动。另一手置患肩作揉捏，幅度由小到大，注意每次推拿应对其中一两个方位的摆动幅度要超过当时的活动范围，在下一次推时再选另两个方位。用抖法、搓法结束治疗。

6.功能锻炼

（1）下垂摆动练习躯体前屈位，使患臂自然下垂，注意将肩关节周围肌腱放松。即当推动该臂时出现自然摆动，则表明已松弛。在此体位下做前后、内外绕臂摆动练习，幅度可逐渐增大。该练习时间宜坚持较长，直至手指出现发胀、麻木为止，此时记录摆动时间。直腰休息片刻（可作患臂随意活动，然后手持重物1～2 kg，再按原体位作同样时间的前后、内外、绕动摆动，2次/d。亦可在俯卧位下进行，即将患肩垂于床外，然后作放松摆动或提物摆动练习。

（2）上肢无痛或轻痛范围内的功能练习由于黏连组织有时不能单纯依靠摆动得到足够牵张，此时宜在无痛或轻痛（可承受）范围内作牵张练习，包括用体操棒或吊环等，用健侧带动患侧的各轴位练习。每次10～15 min，1～2次/d。在此类活动中必须注意：只允许在无痛或轻痛范围内活动，因为疼痛常可反射地引起或加重肌肉痉挛，从而对功能恢复不利；由于肩关节黏连，活动常以肩带活动作替代，因此，宜用压肩带，使肩带活动尽可能减少；每次活动后以不引起疼痛加重为宜。如出现疼痛加重，应减量。

【康复护理指导】

1.用药指导

（1）肩周炎病人痛点局限时，可局部注射醋酸泼尼松龙或复方倍他米松能明显缓解疼痛。

（2）疼痛持续、夜间难以入睡时，可短期服用非甾体抗炎药，并加以适量口服肌松弛剂。

2.加强生活护理　防受寒、防过劳、防外伤。尽量减少使用患侧的手、提举重物或过多活动肩关节，以免造成进一步疲劳性损伤。肩关节劳损或损伤后应及时治疗，以免遗留后遗症。老年人应每日做各种体育锻炼如体操、扩胸器、哑铃、太极拳等。

3.护理指导　肩周炎病人在医院治疗一段时间后，出院回家最有效的治疗是自我锻炼。

（1）梳头。双手交替动作，由前额、头顶、枕后、耳后、向前、纵向绕头1圈，类似梳头动作，每组可15～20次，每日3～5组。

（2）爬墙练习。患肢上举用力尽量向上爬墙。每日争取多向上数一道砖缝，逐渐可锻炼抬高患肢，直至正常。

（3）揽腰。即将两手在腰后相握，以健手拉患肢，使肩内旋、内收，逐渐增加摸背程度。

（4）拉轮练习。在墙或树上安滑轮，并穿过一绳，两端各系一小木棍，往复拉动锻炼。

（5）屈肘甩手。背部靠墙站立或仰卧于床上，上臂贴身，屈肘，以肘部为点进行外旋活动。

（6）展翅。站立，上肢自然下垂，双臂伸直，手心向下缓缓向上用力抬起，到最大限度后停10 s左右，然后回到原处，反复进行。

（7）体操棒练习注意事项：①上述动作范围宜逐渐增大；②如一动作完成后感肩部酸胀不适，可稍休息后再作下一动作；③每一动作均应缓慢，且不应引起疼痛。上述锻炼方法宜一日多次进行，如在家时，可因地制宜，根据以上原则和要领进行锻炼。

【护理质量评价标准】

1.病人疼痛减轻。

2.责任护士能够运用专业技术和技能对康复实施情况进行正确评价。

3.病人及家属掌握康复要点，康复锻炼延续、有效。

第九章　腰椎间盘突出症康复护理

腰椎间盘突出症（LDH）是由于椎间盘变性、纤维环破裂，髓核突出刺激或压迫神经根所表现的一种综合征。

【康复护理原则与目标】

1.康复护理原则　包括个体化原则、整体化原则、安全性原则和循序渐进原则。

2.康复护理目标

（1）短期目标：减轻椎间压力，镇痛、消炎、解痉、松解黏连；恢复腰椎及其周围组织的正常结构和功能；改善心理状况，缓解焦虑、抑郁、紧张、暴躁等心理障碍。

（2）长期目标：维持疗效，预防复发。

【康复护理措施】

1.卧硬床休息和制动　绝对卧床最好不超过1周（燕铁斌等，2017）。下床活动时用手臂支撑帮助起身，尽可能避免弯腰，并戴围腰保护，避免再度扭伤。日常活动的量在不加重腰腿痛症状的情况下，应循序渐进，直至逐渐恢复正常活动。

2.腰椎牵引的作用机制

（1）缓解腰背部肌肉痉挛，纠正脊柱侧凸。

（2）增加椎间隙，使突出物充分还纳，减轻对神经根的压迫。

（3）椎间孔变大，上下关节突关节间隙增宽，减轻对关节滑膜的挤压，缓解疼痛。

（4）松解神经根黏连，改善神经的运动和感觉功能。

3.牵引的应用原则

（1）急性期腰痛和患侧下肢剧烈疼痛的病人一般不急于牵引治疗，待卧床休息和药物治疗使疼痛减轻后再行牵引治疗。

（2）对于侧隐窝狭窄明显，下肢直腿抬高角度小于30°的病人，可行慢速牵引，重量从体重的10%逐渐增加，根据病人的反应调整。慢速牵引1～2次，如果病人腰痛和患侧下肢疼痛减轻，可行快速牵引（燕铁斌等，2008）。

（3）慢速牵引5～7次或快速牵引2次疼痛无缓解者，改用其他方法治疗。

4.物理治疗　是非手术治疗中的重要治疗手段。常用的疗法有局部冰敷、电脑中频、直流药物离子导入疗法、超短波、红外线、石蜡、温水浴等。

5.手法治疗　可采用体位疗法、肌力训练、康复训练等方法。

（1）体位疗法。针对不同腰椎间盘突出类型，应灵活采用不同的体位疗法。如中央型突出时，椎管明显狭窄，此时采取屈曲体位法，可以牵拉后纵韧带，扩大椎管。其他姿势应以保持正常腰椎生理曲度为标准，如直立位活动、卧硬床、避免弯腰久坐等，减轻椎间盘内的压力。

（2）肌力训练。当神经根刺激症状消除后，应开始进行腰背肌和腹肌的肌力训练。训练应循序渐进，持之以恒。使病人通过系统锻炼，逐步形成强有力的"肌肉背心"，增强脊椎的稳定性，巩固疗效，预防复发。适用于疾病的亚急性期和慢性期。

（3）康复训练。腰椎间盘突出症病人应积极配合运动疗法进行康复训练，提高腰背肌肉张力，纠正和改变异常力线，活动椎间关节，增强韧带弹性，维持脊柱正常形态。

①早期练习方法主要是腰背肌练习。a. 五点支撑法：病人仰卧位，用头、双肘及双足跟着床，臀部离床，腹部前凸，稍倾放下，重复进行；b. 三点支撑法：在五点支撑法锻炼的基础上，待腰背稍有力量后改为三点支撑法，即病人仰卧位，双手抱头，用头和双足跟支撑身体抬起臀部；c. 飞燕式：病人俯卧位，双手后伸至臀部，以腹部为支撑点，胸部和双下肢同时抬离床面，如飞燕，然后放松。

②恢复期练习方法。a. 体前屈练习：身体直立，双腿分开，两足等肩觉。以髋关节轴心，身体上部尽量前倾，双手扶于腰的两侧或自然下垂，使手向地面逐渐接近。做 1～2 min 还原，重复 3～5 次。b. 体后伸练习：身体直立双腿分开，两足等肩宽。双手托扶于臀部或腰间，身体上部尽量伸展后倾，并可轻轻震颤，加大练习程度。维持 1～2 min 还原，重复 3～5 次。c. 体侧弯练习：身体开立，两足等肩宽，两手叉腰。身体上部以腰为轴心，先向左侧弯曲，还原中立，再向右侧弯曲，并可逐步增加练习幅度。重复 6～8 次。d. 弓步行走：右脚向前迈一大步，膝关节弯曲，角度大于 90°，左腿在后绷直，动作近似武术中的右弓箭步。然后迈左腿成左弓箭步，双腿交替向前行走，挺胸抬头，上体直立，自然摆臂。每次练习 5～10 min，每天 2 次。e. 后伸腿练习：双手扶住桌边或者床头，挺胸抬头，双腿伸直交替进行后伸摆动，摆动幅度应逐渐增大，每次 3～5 min，每天 1～2 次。f. 提髋练习：身体仰卧，放松。左髋及下肢尽可能向身体下方送出，与此同时右髋右腿尽量向上牵引，使髋骶关节进行大幅度的上下扭动，左右交替，重复 1～8 次。g. 蹬足练习：仰卧位，右髋及右膝关节屈曲，膝关节尽可能接近胸部，足背勾紧，然后足跟向斜上方用力蹬出，蹬出后将大小腿肌肉收缩紧张一下，大约 5 s。最后放下还原。双腿交替进行，每侧下肢做 20～30 次。h. 伸腰练习：身体直立，两腿分开，两足等肩宽，双手上举或扶腰，同时后伸身体，逐渐增加幅度，使活动主要在腰部而不是在髋骶部。还原休息再做，重复 8～10 次，动作应缓慢，自然呼吸不要闭气，适应后可逐渐增加练习的次数。i. 悬腰练习：两手悬扶在门框或横杠上，使身体呈半悬垂状，高度以足尖刚触地为宜，然后身体用力，使臀部左右绕环交替进行。如疲劳可稍事休息，重复进行 3～5 次。

6. 康复工程　可配用内置支撑钢条的弹力腰围和改造环境。

（1）内置支撑钢条的弹力腰围：用于腰椎间盘突出症的急性发作期，不宜长期使用。

（2）改造环境：按照生物力学规律改造家庭和工作环境，如改造常用设施的高度，减少弯腰。

7. 心理康复　鼓励病人说出对疾病及康复治疗的看法，倾听病人的意见。多与病人交流，了解病人的心理状态。及时告诉病人症状、体征缓解情况，用实际疗效鼓励病人。介绍病人与治疗成功的病友交流，增强战胜疾病的信心，减少担忧及顾虑，坚持康复治疗。

【康复护理指导】

1. 用药指导　药物可以消除炎症、改善症状。

（1）非甾体消炎镇痛药，如乙酰氨基酚、双氯芬酸钠等，胃肠道反应等不良反应明显。

（2）有肌痉挛的病人可以加用肌肉松弛剂，如氯唑沙宗等。

（3）脱水剂在腰椎间盘突出症急性期有神经根水肿时使用，如利尿剂、甘露醇等。

（4）辅助性镇痛药包括抗抑郁药、抗痉挛药、抗惊厥药等，与非甾体消炎镇痛药合用可以增强镇痛效果。

2. 健康指导　使病人了解并维持正确的坐、立姿势，保持正常的腰椎生理前凸。避免长时间固定同一姿势或重复同一动作。

3. 日常生活指导　减少运动，放松休息。选用硬床卧床休息，保持脊柱生理弯曲。保持良好的生活习惯，防止腰腿受凉和过度劳累。避免穿高跟鞋或缩短穿着时间。饮食应均衡，教育病人戒烟。避免搬重物。肥胖的病人应减肥。

4. 运动指导　根据病人的具体情况，选择适宜的训练方法，并定期随访。康复锻炼不要过量，稍微感到疲劳就休息，保持低强度的温和训练。

5. 工作中指导　工作时应注意姿势正确、劳逸结合，不宜久坐久站。

【护理质量评价标准】

1.病人能够掌握自我护理的理论。

2.病人能够循序渐进地进行康复治疗。

3.基础护理落实，无护理并发症。

4.病人及家属掌握康复要点，康复锻炼延续、有效。

第十章　关节炎康复护理

关节炎是风湿性疾病中最常见的一类疾病，也是泛指累及关节的各种炎性疾病的统称。常常表现为关节疼痛、肿胀、僵硬或不灵活，甚至活动困难。关节炎常反复发作，慢性迁延，逐渐加重，最终出现关节强直、肢体畸形，导致不同程度的残疾。关节炎种类繁多，较常见、易致残的有类风湿关节炎、骨性关节炎和强直性脊柱炎（燕铁斌等，2017）。

【康复护理原则与目标】

1.康复护理原则　合理饮食、心理护理、康复训练、疾病相关知识和日常生活指导。

2.康复护理目标

（1）短期目标：控制炎症，减轻或消除疼痛，防止畸形，矫正不良姿势，维持或改善肌力、体力及关节活动范围，最大限度恢复病人正常的生活、工作和社交能力。

（2）长期目标：通过实施物理疗法、作业疗法为主等综合措施，最大限度地促进功能障碍的恢复，防止废用和误用综合症，争取病人达到生活自理，回归社会。

【康复护理措施】

1.急性期护理　急性期以关节疼痛、肿胀为主要临床表现，局部炎症及全身症状较明显，护理的目的是解除疼痛，消除炎症和预防功能障碍。

（1）合理休息及正确体位。急性炎症期应卧床休息，但卧床时间要适度，不可过长。卧床时要注意良好体位，白天要采取固定的仰卧姿势，晚上才允许头垫枕，枕头不宜过高。尽量避免睡软床垫，床的中部不能下垂凹陷，以免臀部下沉，引起双髋关节屈曲畸形。有时为减轻疼痛，可在双膝下方放枕头，但易使膝呈屈曲挛缩。为避免双足下垂畸形，卧床时应在足部放支架，将被服架空，以防被服压双足（特别仰卧时）而加速垂足出现。同时要鼓励病人定期将双足前部蹬于床端横档处，以矫正足下垂畸形。仰卧、侧卧交替，侧卧时避免颈椎过度向前屈。

（2）夹板治疗。急性炎症渗出的关节应用夹板制动，医用热塑板材加热后固定关节，比较方便，夹板固定各个关节的姿势。制动是消肿止痛的有效方法，但关节制动后，可能出现关节的强直，因此，制动时应将关节置于功能位，夹板应每天去除1次，以施行适度训练，预防关节僵硬的发生。

2.亚急性期护理　该期治疗重点是防止疾病加剧及纠正畸形，维持全身健康状况。

（1）适度休息和活动。病人仍需卧床休息，但时间应逐渐减少。白天要逐步减少夹板固定的时间，直至仅在晚上使用夹板。

（2）保持良好的姿势。不适当姿势由不正常关节位置所造成，故站立时，头部应保持中立，下颌微收，肩取自然位，不下垂、不耸肩，腹肌内收，髋、膝、踝均取自然位；坐位时采用硬垫直角靠椅，椅高为双足底平置地面，膝呈90°屈曲为宜。

（3）作业治疗和日常生活活动训练。对日常生活自理能力较差的病人，要鼓励其尽量独立完成日常生活活动训练。

（4）矫形器及辅助用具的应用。必要时还要调整和改善家居环境，来适应残疾者的需要。

（5）物理治疗。包括局部冷疗、磁疗、低中频电疗、蜡疗等。

3.慢性期护理　慢性期治疗重点应用物理因子治疗来缓解肌痉挛疼痛，以改善关节及其周围组织的血液与淋巴循环，减轻组织的退行性改变，尽可能增加关节活动范围、肌力、耐力和身体协调平衡能力。

（1）物理治疗。①全身温热如温泉疗法；②局部温热，每天1～2次，每次20～30 min，如热水袋、红外线、微波，同时结合中草药熏洗或熨敷，效果更好；③电热手套：对病人进行热疗时手套内温度可达40 ℃，每次30 min，每日2次，可减轻疼痛，但不能改善晨僵程度，也不能阻止关节破坏（王茂斌，2012）。

（2）运动治疗。目的在于增加和保持肌力、耐力、维持关节活动范围，提高日常生活能力，增加骨密度，增强体质。

（3）手法。按摩、牵伸。对关节和周围软组织进行按摩，有利于改善循环，减轻炎症、肿胀，放松肌肉，缓解疼痛，解除组织黏连，防止肌肉萎缩，提高关节活动能力。

（4）肌力锻炼。在急性炎症期或关节固定期，虽然关节不宜作运动，但为保持肌力，可进行肌肉静力性收缩训练。恢复期或慢性期，可在关节能耐受的情况下，加强关节的主动运动，适当进行抗阻力练习。

（5）关节保护：①姿势正确；②劳逸结合；③用力适度；④以强助弱；⑤以物代劳；⑥简化工作。

（6）节约能量。使用合适的扶助装置，在最佳体位下进行工作或ADI；改造家庭环境，以适应疾病的需要。

（7）心理护理。给予心理干预有利于维护正常的免疫功能，应教育病人面对现实，参与病情讨论，共同制订康复计划，并获得必要的家庭支持。

【康复护理指导】

1.合理用药　关节炎的早期、关节肿胀和疼痛明显时应使用糖皮质激素类、消炎镇痛药（非甾体抗炎药）以及免疫抑制剂，这些药物可有效地减轻肿胀、疼痛和僵硬，控制病情。要注意其不良反应的发生，如非甾体抗炎药其毒性有胃肠道出血、胰、肝、肾等脏器的损害。指导病人合理、按时服药，不可随便停药，出院后要定期随诊。

2.合理指导病人及家属　指导病人及家属掌握疾病的相关知识，了解康复治疗和训练的重要性，鼓励病人建立同疾病作斗争的信心。病人应在家人协助下，进行适当的运动锻炼，以维持和改善关节的功能和减少并发症的发生。家属应辅助和督导病人进行各种功能训练，以保持病人基本的日常生活活动能力，满足其基本生活需要，并给予鼓励和体贴。根据残疾程度，学会应用轮椅、拐杖等辅助用具。

3.锻炼指导　病人在日常生活中应重视保护关节，合理使用关节，从而减轻关节疼痛，减轻关节负担，避免劳损，预防关节损害及变形，并能减少体能消耗。

4.积极预防复发　注意和避免发病诱因，天气变化时合理增减衣物，预防感冒。

【护理质量评价标准】

1.病人能够根据动态康复护理计划进行配合治疗。

2.护士能进行有效的康复指导，落实康复护理措施。

3.基础护理落实，无护理并发症。

4.病人及家属掌握康复要点，康复锻炼延续、有效。

第十一章　骨折康复护理

骨折是指骨或骨小梁的完整性和连续性发生断离。造成骨折的因素有许多，外伤造成的骨折最为多见，因受伤的方式不同而造成的骨折的部位、形式、程度也不一样，往往伴有肌肉、肌腱、神经、韧带的损伤。

【康复护理原则与目标】

1.康复护理原则　治疗骨折的基本原则是复位、固定、功能锻炼。

（1）良好的复位和坚实可靠的固定是保证早期康复治疗的前提。

（2）肢体锻炼与固定要同步进行。

（3）骨折愈合的不同阶段采取不同的康复措施。

（4）监测和防治骨折后各种并发症。

2.康复护理目标

（1）短期目标：①改善心理状况；②消除病人肿胀；③防止关节黏连，恢复关节活动度。

（2）长期目标：①恢复关节功能；②恢复日常生活活动能力；③防止各种并发症。

【康复护理措施】

1.骨折愈合早期（骨折后1～2周）护理　这一阶段肢体肿胀、疼痛、骨折断端不稳定，容易再移位。因此，早期功能训练的重点是消肿止痛、保护骨折部位、预防肌肉萎缩、条件许可者增加关节活动度。

（1）疼痛的处理。局部冰冻疗法，必要时可给予止痛药物。

（2）肌力训练。固定部位的肌肉有节奏的等长收缩练习，可以预防失用性肌肉萎缩及肌腱、肌肉与周围组织间的黏连，并对骨折远端产生向近端靠近的牵引力，这种应力刺激有利于骨折愈合（燕铁斌等，2017）。肌肉收缩应有节奏地缓慢进行，尽最大力量收缩，然后放松，每日训练3次，每次5～10 min，以不引起疲劳为宜。

健侧肢体与躯干各肌群的肌力练习可采取等张收缩练习及等张抗阻练习。患肢未受累部位的肌群可根据具体情况选择等长或等张收缩练习，以不影响骨折的复位与固定为前提。

（3）关节活动度训练。健侧肢体和患肢非固定关节的被动及主动训练在术后麻醉反应解除后即可进行，上肢应注意肩关节外展、外旋及手掌指关节、指间关节的屈伸练习，下肢因注意踝关节的背屈运动。每日训练3次，每次5～10 min，关节活动范围逐渐加大。

（4）正常活动和呼吸训练。

（5）物理因子治疗。超短波疗法、低频磁疗、超声波、高电位治疗、冲击波等。

2.骨折愈合中期（骨折后3～8周）护理　该期上肢肿胀逐渐消退，疼痛减轻，骨折断端有纤维连接，并逐渐形成骨痂，骨折处日趋稳定。该期进行康复训练的目的是促进骨痂的形成，逐渐增加关节活动范围，增加肌肉力量，提高肢体活动能力，改善日常生活活动能力，尽可能恢复部分工作能力。

（1）关节活动度训练。尽可能鼓励病人进行受累关节各个运动轴方向的主动运动，轻柔牵伸挛缩、黏连的关节周围组织，每个动作重复多遍，每日3～5次。运动幅度应逐渐加大，遵循循序渐进原则。若关节挛缩、黏连严重，且骨折愈合情况许可时，可给予被动运动，以不引起明显疼痛及肌肉痉挛为宜，避免再骨折（王茂斌，2012）。

（2）肌力训练。逐步增加肌肉训练强度，引起肌肉的适度疲劳。外固定解除后，可逐步由等长收缩练习过渡到等张收缩练习及等张抗阻练习。当肌力为0～1级时，可采用水疗、按摩、生物反馈电刺激、经皮神经电刺激、主动助力运动等；当肌力为2～3级时，以主动运动或主动助力运动为主，辅以水疗、经皮神经电刺激等；当肌力达到4级时，应进行抗阻练习，但需保护骨折处，避免再次骨折。

（3）物理因子治疗。如红外线、蜡疗等。

（4）改善日常生活活动能力训练及工作能力训练。尽早进行作业治疗，并逐步进行职业训练，注重平衡性和协调性练习，改善病人的日常生活活动能力及工作能力。

3.骨折愈合后期（骨折后8～12周）护理　该期骨性骨痂已逐步形成，骨骼有了一定的支撑力，但可能仍存在关节活动范围受限、肌肉萎缩等问题。该期训练的目的是消除残存肿胀、进一步减轻瘢痕挛缩、黏连，最大限度恢复关节活动范围，增加肌力，恢复肢体功能，病人的日常生活活动能力、工作能力接近正常，重返家庭及工作。

（1）肌力训练。根据肌力情况选择肌力训练方式，这个阶段可逐步进行等张抗阻训练，有条件者可进行等速训练。

（2）关节活动度训练。除继续进行前期的关节主动运动、主动助力运动、被动运动外，若仍存在关节活动度受限，可进行关节功能牵引、关节松动技术等。

关节功能牵引是将受累关节的近端固定，远端沿正常的关节活动方向加以适当力量进行牵引，使关节周围的软组织在其弹性范围内得到牵伸，牵引力量以病人感到可耐受的酸痛但不产生肌肉痉挛为宜，每次 10～15 min，每日 2～3 次（燕铁斌，2008）。对于关节中度或重度挛缩者，可在牵引后配合使用夹板或支具，进行持续牵伸，减少纤维组织回缩，维持治疗效果。

（3）负重练习及步态训练。①根据骨折的类型、固定的方式及骨科医生的随访决定何时开始负重练习，并遵循由不负重逐步过渡到部分负重、充分负重的原则进行负重训练（王茂斌，2012）。若病人能充分负重，可做提踵练习、半蹲起立练习等以增加负重肌力。②在站立练习的基础上，依次作不负重、部分负重、充分负重的步行练习，并从持双拐步行逐步过渡到健侧单拐、单手杖、脱拐步行。③该期也应加强站立位平衡训练，可进行重力转移训练，由双侧重力转移过渡到单侧重力转移、由矢状面不稳定平面过渡到冠状面，以训练病人的平衡能力（王茂斌，2012）。当病人获得了一定的动态稳定性后还可运用平衡系统训练仪进一步提高病人的平衡性。

（4）日常生活活动能力及工作能力训练。逐步增加日常生活活动能力训练和职业训练的方式和强度，并尝试重返家庭或工作岗位。

4.常见骨折的康复要点

（1）上肢。上肢的主要功能是手的劳动，腕、肘、肩的功能均是为手的劳动作辅助。

①肱骨外科颈骨折。多见于老年人，临床上将其分为外展型和内收型两类。外展型多属稳定型，可用三角巾悬吊固定 4 周，限制肩关节外展肌力训练。内收型复位后三角巾制动 4～6 周，限制肩关节内收肌力训练。早期做握拳及腕、肘关节屈伸训练，固定去除后积极进行肩关节及肩胛带的各个方向活动度练习及肌力练习。

②肱骨干骨折。复位固定后，尽早进行指、掌、腕关节主动运动，并进行上臂肌群的主动等长收缩练习，禁止做上臂旋转运动。固定 2～3 周，然后在上臂扶持下行肩、肘关节的主动和被动运动，增加关节活动度。解除外固定后，全面进行肩、肘关节的活动度及肌力练习。

③肱骨髁上骨折。常发生于儿童。骨科处理后 3～4 d 即可进行站立位的肩部摆动练习和指、掌、腕的主动运动，1 周后增加肩主动屈伸及外展练习，并逐步增大运动幅度。骨折愈合后进行必要的关节活动度练习，作全面的肩和肘屈伸、前臂旋转练习。训练及护理中需严密观察患肢远端有无血运障碍以及感觉异常，及早发现血管损伤并发症，并及时处理，避免前臂肌肉缺血性坏死。

④尺桡骨骨折。复位固定后早期，练习肩和手部活动。2 周后开始行肘关节屈伸运动，但禁忌做前臂旋转运动。骨折临床愈合后开始全面进行肩、肘、腕关节的屈伸训练，着重作前臂旋转的活动度和肌力练习。

⑤桡骨远端骨折。常见类型有 Colles 骨折和 Smith 骨折。复位固定后即指导病人进行用力握拳、充分伸展五指等手指、掌指关节的主动屈伸运动和前臂肌群的等长收缩练习，全面活动肩、肘关节。2 周后，开始腕关节屈伸和桡侧偏斜活动及前臂旋转活动的练习。解除外固定后，充分练习腕关节的屈伸、尺侧偏斜和桡侧偏斜以及前臂旋转的活动度和肌力练习。

（2）下肢。主要功能是负重和步行，要求关节充分的稳定和肌肉强大有力。

①股骨颈骨折。多见于老年人，骨折不愈合率高，加压螺纹钉内固定手术者，原则上术后第 1 d 做患肢各肌群的等长收缩练习，第 2～3 d 即可起床活动，并允许患肢负重。1 周以后进行髋部肌群的等张练习、髋及膝关节的屈伸运动，动作轻柔，幅度逐步增多，避免引起疼痛。3～4 周后可完全恢复原有的社会生活。对于有轻度移位的股骨颈骨折，为减少股骨头坏死的可能性，应给予患侧股骨头

8～12周的不负重休息，可扶双拐早期下地不负重行走。做牵引治疗的病人，早期床上练习与内固定者相同，但负重要晚，伤后3个月逐步开始负重练习。

②股骨干骨折。多行内固定手术。术后第1 d即可开始肌肉等长练习及踝、足部运动；术后第3 d，疼痛反应减轻后，开始床上足跟滑动练习以屈伸髋、膝关节，并给予髌骨松动技术；术后5～6 d可扶双拐或助行器患肢不负重行走，术后2～3周内逐渐负重。术后2个月左右可进展至单手杖完全负重行走。

③胫腓骨骨折。以青壮年和儿童居多，多由直接暴力引起，常合并神经、血管损伤，临床上应注意观察足背动脉搏动、足趾的感觉和运动情况。术后当天开始足、踝、髋的主动活动度练习，股四头肌、胫前肌、排肠肌的等长练习。膝关节保持中立位，防止旋转。术后3～5 d，可带外固定物做直腿抬高练习和屈膝位主动伸膝练习；术后1周，增加踝屈伸和内、外翻抗阻练习，并可增大踝屈伸活动度的功能牵引，同时开始下肢部分负重的站立和步行练习。

④踝部骨折。踝部骨折早期康复锻炼与胫腓骨下段骨折大致相同，但要专门指导跖趾关节屈曲和踝内翻得静力收缩练习，固定第2周起可加大踝关节主动屈伸活动度练习，但应禁止做旋转及内外翻运动。3周后开始扶双拐部分负重活动，4～5周解除固定，逐渐增加负重，并做踝关节主动、被动活动度练习及踝部肌力练习。骨折愈合后，可训练病人站在底面为球面形的平衡板上作平衡练习，积极恢复平衡反射，有助于预防踝反复扭伤。

（3）脊柱骨折。脊柱骨折易并发脊髓损伤或马尾神经损伤，遗留严重后遗症，甚至引起病人死亡。脊柱骨折治疗的原则与四肢骨折一样需予以复位、固定、功能锻炼。

①单纯稳定性骨折。让病人仰卧木板床上，骨折部位垫高约10 cm的软垫，术后3～5 d开始仰卧位躯干肌肌力训练，训练中避免脊柱前屈和旋转。2周后让病人做仰卧位腰部过伸和翻身练习，翻身时，腰部保持伸展位，躯干同时翻转，避免脊柱扭转。6周后可起床活动，并进行脊柱后伸、侧弯和旋转练习，避免脊柱前屈的动作。待骨折愈合后加强脊柱活动度和腰背肌肌力训练。护理中，搬动病人时应保持动作一致，平抬平放，避免脊柱屈曲扭转，并密切观察病人生命体征及肢体的感觉和运动功能，及时发现有无合并脊髓损伤或马尾神经损伤。

②单纯不稳定性骨折。多需行手术内固定，术后即可行躯干肌等长收缩练习，术后约1周开始起床活动（需根据手术方式及手术医生的意见而定）。骨折愈合后，逐步增加关节活动度练习和腰背肌肌力训练。

③脊柱骨折合并脊髓损伤。伤后应及时手术，消除脊髓致压物，彻底减压，给予牢固的内固定。这类病人的康复护理参见脊髓损伤的护理。

【康复护理指导】

1.心理调适　病人易产生焦虑、恐惧心理。应给予耐心开导，介绍骨折的治疗和康复训练方法、可能的预后等，并给予悉心的照顾，以减轻或消除病人心理问题。

2.饮食　预防便秘，给予易消化的食物，鼓励多吃蔬菜和水果。宜给予高钙饮食。适量的高蛋白、高热量饮食有助于骨折后骨折愈合和软组织修复。

3.自我观察病情与护理　指导病人自我观察病情，特别是观察远端皮肤有无发绀、发凉，有无疼痛和感觉异常等，及早发现潜在的并发症，尽早就医。指导病人进行日常生活活动的自我护理，尽早独立生活。皮肤的清洁护理非常重要，以避免局部感染的发生，尤其是带有外固定者，并需注意避免外固定引起的压疮。

4.准确进行功能锻炼　指导病人进行相关的活动度、肌力、坐位、站立位、步行等功能训练，特别是要牢记锻炼中的注意事项，避免因不恰当的锻炼引起意外的发生。功能训练还需遵循循序渐进的原则，运动范围由小到大，次数由少到多，时间由短到长，强度由弱到强。锻炼以不感到很疲劳、骨折部位无疼痛为度。

5.指导病人定期随访　一般病人术后1、3、6个月骨科随访X线摄片，了解骨折愈合情况。若有石膏外固定者，术后1周复诊，确定是否需更换石膏，调整石膏的松紧度。进行功能锻炼者，需每

1～2周至康复科随访，由专业人员给予功能训练的指导，了解当前的训练状况及功能恢复情况，及时调整训练方案。

【护理质量评价标准】

1.病人能够接受疾病现状，循序渐进进行康复锻炼。

2.护士能进行有效的康复指导，落实康复护理措施。

3.基础护理落实，无护理并发症。

4.病人及家属掌握康复要点，康复锻炼延续、有效。

第十二章　手外伤康复护理

手外伤是常见的外伤，是复合性的骨骼损伤与软组织损伤同时存在，制动后失用性变化和瘢痕挛缩而导致手部功能损害。

【康复护理原则与目标】

1.康复护理原则　指导病人运动功能主要是肌力、关节活动度的锻炼及感觉功能的恢复，减少手功能恢复缓慢的因素，训练日常生活活动能力。

2.康复护理目标

（1）短期目标：减少导致手功能恢复缓慢的原因；防止肌腱手术后黏连，不使关节活动受限；通过感觉训练，重建失去的感觉，加强代偿能力。

（2）长期目标：训练日常生活活动能力，使患手恢复实用能力，心理、社会和职能的重建。

【康复护理措施】

1.心理护理　病人易出现孤独、自卑等情绪，应协助病人度过失落感与哀伤情绪。

2.肌腱修复术后康复护理

（1）术后1～3周：开始手指的被动运动，并了解手术创口情况。

（2）术后第3周：做患指的主动运动并逐步增加用力的程度和幅度，但在运动时要限制腕与掌指关节的姿势。

（3）术后第4周：不再限制腕与掌指关节的姿势，继续作主动运动，并开始肌腱的主动运动。

（4）术后第5周：增加关节功能和抗阻练习。

（5）术后6～12周：强化肌力，增加肌腱的滑动性，双手协调性训练，矫正关节挛缩，也可用矫形支架进行被动训练。

（6）术后12周以后：利用不同的握法和握力进行功能训练，帮助病人恢复动态工作能力。

3.肌腱黏连松解术护理

（1）术后1～2d：去除敷料后即可练习手指的屈伸动作。

（2）术后3～5d：可开始做被松解肌主动收缩和拮抗肌动力性收缩练习，尽量加大幅度。

（3）术后2周：应在医护人员的指导下，开始抗阻肌力练习和增大关节活动幅度的被动运动及功能牵引，不应因锻炼而加重肿胀。

（4）术后2～3周：轻微的ADL活动。

（5）术后4～6周：开始抓握力量练习。

（6）术后6～8周：开始抗阻练习。

（7）术后8～12周：恢复工作。

4.关节活动度的维持和恢复主要靠胶原组织　预防关节失用性挛缩的最好方法是尽量缩小固定范围，并尽量缩小固定时间，同时练习固定范围以外肢体和远端各关节的大幅度活动。纤维性关节挛缩强直的矫治原则是将挛缩的韧带、关节囊或关节内外黏连组织逐步牵伸延长，主动活动可牵伸轻度的挛缩和黏连。当挛缩较重时，主动运动不显著，需加被动运动，被动运动的治疗宜一日多次反复进行。

5.感觉训练　手的感觉恢复顺序是痛觉（保护觉）、温度觉、32 Hz 振动觉、移动性触觉、恒定性触觉、256 Hz 振动觉、辨别觉（窦祖林，2013）。当压觉或振动觉恢复后即开始感觉训练，感觉可以通过学习而重建，感觉训练常需利用眼的帮助。早期主要是痛、温、触觉和定位、定向的训练；后期主要是辨别觉训练。腕部正中神经和尺神经修复术后 8 周，可以开始早期阶段的感觉训练。若存在感觉过敏，则脱敏治疗应放在感觉训练之前。当保护觉恢复时，感觉训练程序即可开始；感觉训练后的评定，每月 1 次；训练时间不宜过长、过多，每日 3 次，每次以 10～15 min 为宜。

（1）保护觉训练：目的不是恢复保护觉，而是为了教会病人代偿的能力，包括针刺觉、深压觉、冷热觉等。

（2）定位觉训练：时间是在病人恢复针刺觉和深压觉后。在安静的房间里训练，用 32 Hz 的音叉让病人知道什么时候和部位开始的移动性触觉，然后用橡皮沿需要在训练的区域，由近到远触及病人。病人先睁眼观察训练过程，然后闭眼，将注意力集中于他所觉察到感受，而后睁眼确认，再闭眼练习。这样反复学习，直至病人能够较准确地判断刺激部位。

（3）辨别觉训练：当病人有了定位觉以后，便可开始辨别觉训练。刚开始时让病人辨别粗细差别较大物体表面，逐渐进展到差别较小的物体表面。每项训练采用闭眼—睁眼—闭眼方法。

（4）织物觉训练：是利用粗糙程度大小不同的织物，训练感觉。让病人先触摸粗细相差极大的砂纸，再触摸粗细差别较小的砂纸。

（5）脱敏训练：适用于手外伤后因神经病变等而触觉过敏者，可采用脱敏疗法。先用较轻柔的物品，如毛、棉等轻轻摩擦 10 min 或至皮肤麻木无感觉，1 h 后重复此项操作，适应该刺激后再增加刺激物的粗糙程度，可用绒布、麻布等，最后用叩击和震动刺激。

6.ADL 和作业训练　根据实际情况给予适当的日常生活活动能力的训练，如梳洗、书写、编织、剪纸、打结等训练灵活性、协调性，使患手恢复实用能力。

【康复护理指导】

1.手指应固定于功能位。手外伤固定时，一般情况下手指应取屈曲位置即轻微握拳的姿势。

2.避免健指一同固定。

3.按摩患肢　对患肢从指尖开始向心脏方向推按。注意手法应由轻到重，循序渐进。

4.早期进行功能训练　在不影响创伤愈合的情况下，病人应早期进行功能训练。手外伤康复的关键是正确进行手指活动，训练时注意循序渐进，具体的训练方法和时间视不同的手外伤类型而定，通常早期可进行适当的被动活动，后期以主动训练为主。

5.作业治疗　术后 3～4 周进行，要坚持不懈地训练 3 个月或更长时间，逐步恢复手功能。

6.物理治疗　可采用红外线、超短波等物理疗法。

7.其他　手损伤疼痛多比较敏感，此时可与其他人聊天，看有益的电视等，转移对疼痛的注意力，以使疼痛缓解。并嘱病人禁止吸烟。

【护理质量评价标准】

1.病人能接受手外伤的事实，并积极配合治疗。

2.护士能进行有效的康复指导，落实康复护理措施。

3.基础护理落实，无护理并发症。

4.病人及家属掌握康复要点，康复锻炼延续、有效。

第十三章　截肢康复护理

截肢是指通过手术将失去生存能力、没有生理功能、威胁人体生命的部分或全部肢体切除，包括截骨（将肢体截除）和关节离断（从关节处分离）两种。截肢手术中应尽可能保留肢体的长度，并须正确处理皮肤、血管、神经、骨骼、肌肉等。

【康复护理原则与目标】

1.康复护理原则　以尽可能防止和减轻截肢对病人身体健康和心理活动造成的不良影响为原则，帮助病人重建或代偿已丧失的功能，要重视病人心理康复。

2.康复护理目标

（1）短期目标：穿戴假肢前，需改善残肢关节活动度、增强残肢肌力，增强残端皮肤弹性和耐磨性，消除残端肿胀，增强全身体能，增强健侧肢体和躯干的肌力；穿戴临时假肢后，需掌握穿戴假肢的正确方法，假肢侧单腿站立，不使用辅助具独立行走，能上下台阶、左右转身。

（2）长期目标：穿戴正式假肢后，提高步行能力，减少异常步态，日常生活活动自理，提高对突然的意外作出反应的能力，跌倒后能站立。

【康复护理措施】

1.心理护理　给予病人积极的支持和心理疏导，帮助病人迅速度过震惊和绝望期，认识自我的价值，重新树立自尊、自信、自强、自立，对现实采取承认态度，配合治疗，积极投入到康复训练中去。

2.术前护理

（1）术前心理准备，取得病人的理解和合作。

（2）术前皮肤准备。

（3）术前患肢训练，对健侧肢体及可能保留的患侧肢体进行肌力和关节活动度训练。

（4）积极治疗原发病，防治并发症。

3.装配假肢前期康复护理　装配假肢前期是指从截肢术后到病人接受永久性假肢这段时间，是病人的情感和身体愈合的准备期。通过训练，促进残肢定型，增强肌力，防止肌肉萎缩、关节僵直和畸形，改善关节活动度，为装配假肢后更好地发挥代偿功能做准备。

（1）保持合理的残肢体位。由于残端肌肉力量不平衡，病人往往不自觉地采取不良体位，很容易导致关节屈曲位挛缩。同时由于肢体失平衡，往往会引起骨盆倾斜和脊柱侧弯。这些变形一经固定，将对其假肢的设计、安装以及步态、步行能力带来严重影响。因此，早期保持患肢的功能位，避免容易出现的错误体位是非常重要的。

（2）术后即装临时假肢。在截肢1周后，不等疼痛消除或切口愈合，即开始安装临时假肢。

（3）残肢的皱缩和定型。为了改善远端的静脉回流，减轻肿胀及皱缩松出的软组织，拆除缝合线后即用弹力绷带包扎，预防和减少过多的脂肪组织，促进残肢成熟定型。包扎时从远端向近端包扎，远端紧、近端松，以不影响远端血液循环为宜。保持每4 h重新包扎1次，夜间也不解掉绷带。

（4）残肢训练。包括关节活动度训练和增强肌力训练两方面。遵循尽早进行、循序渐进的原则。

（5）躯干肌训练。进行以腹背肌训练为主，并辅以躯干旋转、侧向移动及骨盆提举训练。

（6）残端卫生。残端皮肤应经常保持清洁和干燥，注意勿擦伤皮肤，预防水疱，防止真菌、细菌感染。

（7）残肢脱敏。通过残端在不同的表面负重和按摩、拍打等方法消除残端痛觉过敏，使残肢能适应外界的触摸和压力，为安装假肢的接受腔做准备。

（8）平衡训练。对于下肢截肢者，需进行坐位平衡、跪位平衡、佩戴假肢后站立位平衡训练。

（9）日常生活活动能力训练。根据单侧利手截肢、单侧非利手截肢、双上肢截肢、下肢截肢的不同特点选择不同的作业治疗方法。

4.假肢佩戴后康复护理

（1）穿脱假肢训练。不同部位的假肢以及不同类型的假肢有各自的基本操作。

（2）使用假肢训练。上肢假肢所需要的最基本的训练是假手在身体各种体位下的开闭动作，熟练掌握后开始进行日常生活活动能力训练和利手交换的训练；下肢假肢的训练强调对各种异常步态的矫正，如倾侧步态、外展步态、划圈步态等，对不同特殊路面的适应性步行训练、灵活性训练、倒地后站起、搬动物体训练等。

（3）站立位平衡训练。佩戴假肢后，让病人站立在平衡杠内，手扶双杠，反复练习重心转移，体会假肢承重的感觉和利用假肢支撑体重的控制方法。

（4）步行训练。首先可在平衡杠内进行，后逐步进行使用助行器、双拐、单拐、双手仗、单仗步行训练，最终脱离拐杖。

5.患肢痛康复护理

（1）手术前做好宣传解释工作，使病人建立充分的思想准备；术后引导病人注视残端，以提高其对肢体截肢的事实认可。

（2）心理治疗是预防患肢痛的有效方法，可进行心理支持技术、放松技术、催眠术等。

（3）对疼痛病史较长者，可采用经皮神经电刺激、超声波、热敷、离子导入、蜡疗等物理因子治疗。

（4）对顽固性疼痛，可行神经阻滞治疗、神经毁损手术治疗。

（5）早期装配假肢，对残肢间隙性加压刺激，患肢和健肢同时尽力做双侧操练能缓解症状。

（6）对患肢痛多不主张镇痛药物治疗，药物治疗虽有止痛和暗示作用，但并不解决根本问题，且易形成药物的依赖性。必要时可联合使用三环类抗抑郁药阿米替林片和抗癫痫药。

6.佩戴假肢后残端护理　每次佩戴残肢训练尽量不超过 1 h，训练后脱下假肢，需注意观察残端情况，有无皮肤磨损、颜色的变化、感觉的改变等。训练后需做好患肢的卫生清洁工作，保持残端干燥、清洁。

【康复护理指导】

1.保持适当体重　现代假肢的接受腔形状、容量十分精确，体重每增减 3 kg 就会引起接受腔的过紧或过松，所以需保持适当的体重（燕铁斌等，2017）。

2.需持续进行肌肉力量训练　残留肌肉力量训练可防止肌肉萎缩，避免残端周径变小而导致的残端与接受腔不匹配，同时残肢肌肉力量的增强也使得残肢的操控更准确、灵便。

3.防止残肢肿胀和脂肪沉积　脱掉假肢后，残肢就应用弹力绷带包扎，防止残肢肿胀、脂肪沉积。

4.保持残肢皮肤清洁。

5.假肢需定期保养。

6.注意安全　合理安排训练和休息的时间，避免跌倒等意外事件的发生。

【护理质量评价标准】

1.病人情绪稳定，心理状态良好。

2.能增强健侧肢体和躯干的肌力。

3.基础护理落实，无护理并发症。

4.病人及家属掌握康复要点，康复锻炼延续、有效。

第十四章　人工关节置换术康复护理

人工关节置换技术主要用于因外伤、肿瘤、骨病等引起的关节损伤、破坏、畸形等，以减轻或消除疼痛、矫正畸形、改善关节功能。人工髋、膝关节置换术在临床上应用最为普及。

【康复护理原则与目标】

1.康复护理原则　遵循个体化、渐进性、全面性三大原则。

2.康复护理目标

(1) 短期目标：减轻疼痛，恢复病人体力，增强关节周围肌肉的肌力，增加关节活动度，改善关节稳定性。

(2) 长期目标：改善平衡协调能力，恢复日常生活活动能力，避免非生理活动模式及疲劳损伤，保护人工关节，延长其使用期。

【康复护理措施】

1. 人工全髋关节置换术（THA）术后护理

(1) 术后第一阶段：急性治疗期（第1～4 d）。

①术后病情观察。除生命体征外，还包括伤口渗血及负压引流情况，引流是否通畅，引流液的量和性质；患肢肿胀程度及肢体远端肤色，了解是否有末梢循环障碍等。

②术后搬动。在护理操作、协助排尿排便时，要小心抬臀，托住髋部，防止假体脱位和伤口出血。术后给予平卧位，并于两腿间置楔型枕以保持患髋外展15°～30°。若病人不能自行保持髋中立位，可穿防旋鞋。

③术后康复。开始于术后第1 d，先从仰卧位练习开始，包括踝泵、股四头肌及臀肌等长收缩、足跟滑动使髋屈曲至45°、髋关节内旋至中立位，然后逐步过渡到坐位膝关节伸直及髋关节屈曲练习，同时注意髋部禁忌动作，并应告知病人一次坐位时间不得超过1 h，以免引起髋部不适及僵硬。若病人条件允许，再过渡到站立训练，包括站立位髋关节后伸、外展及膝关节屈曲练习。THA术后病人在进行离床运动过程中，可允许患肢在耐受范围内最大限度负重。该阶段疼痛的处理及患肢肿胀的监测尤其重要。

④患肢负重的时机。依据术中所采用的固定方式决定负重时机，如果同时行转子间截骨术，病人术后负重需严格控制在足尖接触负重或只负重体重的20%～30%（王茂斌，2012）。

(2) 术后第二阶段：早期柔韧性及肌力强化训练（第2～8周）。除继续第一阶段练习外，需加强股四头肌、腓肠肌、腘绳肌等肌群的牵张练习。重点是步行训练。

(3) 术后第三阶段：后期强化训练（第8～14周）。这一阶段可利用器械进行抗阻练习。重点是本体感觉及平衡训练。

2. 人工全膝关节置换术（TKA）术后康复护理

(1) 术后第一阶段：急性期（第1～5 d）。该阶段主要是控制疼痛、肿胀、预防感染及血栓形成。术后病情观察的内容与人工髋关节置换术后大致相同。术后给予平卧位，患肢抬高至略高于右心房水平，膝屈曲15°～30°，患肢用弹力长袜。术后当日即开始进行股四头肌、臀肌、腘绳肌等长练习，踝与足趾关节的主动屈伸活动。促进伸膝训练也很重要，有利于站立位稳定。指导病人保持被动伸直位，每次10～15 min，每天4～6次。冷冻疗法是术后康复的重要内容，从术后当日开始并贯穿整个治疗始终，有助于减轻水肿和疼痛。术后2～3 d，如果没有屈膝限制，可逐步加强治疗性练习，包括卧位、坐位、站立位之间的转换训练，主动屈伸髋、膝关节训练，直腿抬高练习，坐位主动伸膝、被动屈膝练习，以及髌骨的主动和被动活动。

(2) 术后第二阶段（第2～8周）。该阶段重点尽量恢复关节活动度，主动辅助屈膝≥105°，主动辅助伸膝=0°。在该阶段还需继续减轻患肢水肿、改善下肢力量、减轻步态和平衡障碍、增强独立进行各种日常生活活动能力。

(3) 术后第三阶段（第9～16周）。该阶段重点是最大限度地恢复关节活动度，使病人能完成更高级的功能活动。

【康复护理指导】

1. THA术后康复护理指导

(1) 禁忌动作。应告知病人术后8周内不能做的动作：髋关节屈曲超过90°、髋关节内收超过中线、髋关节内旋超过中立位。这些动作均易引起假体脱位。术后8周，经手术医生随访评估后，可逐步解除这些禁忌。

(2) 离床训练。早期离床训练中，对单侧THA病人，指导其从患侧离床，同时避免髋部禁忌动作，这有助于维持患肢外展位，避免内收内旋。对双侧同时行 THA 病人，可从任一侧离床，但应避免双下肢交叉或沿床边转动时内旋下肢。

（3）循序渐进。肌力训练、关节活动度训练、平衡训练、患肢负重练习均需遵循循序渐进原则。

（4）预防下肢水肿。活动量的增加可引起下肢水肿，加压弹力袜可最大限度地减轻下肢水肿并预防 DVT 的发生。

（5）脱拐。何时由助行器过渡到双拐，到单拐或手杖，甚至脱拐需根据病人的耐受程度及手术医生和康复医生随访评估后决定。

（6）下肢不等长感病人自感双下肢不等长十分常见。术前肌肉短缩和关节高度丧失以及术后肿胀，均会影响病人术后对患肢的感受。一般术后 12 周将逐渐消退。

（7）驾车。对于左侧 THA 病人，停用麻醉药品后即可恢复驾驶自动挡汽车，但有研究表明，术后至少 6 周内驾车反应能力均存在不同程度的损害，故建议病人在解除了髋部禁忌动作后再开始驾车（燕铁斌等，2017）。

（8）文体活动。可允许病人恢复部分体育和娱乐活动，但不鼓励 THA 病人恢复高冲击性的运动项目，如单打网球、跑步、壁球等。

（9）家居活动。THA 术后病人需进行必要的家居改造，预防跌倒，减少假体脱位和骨折的风险。包括：清除家庭走道障碍物如重新整理家具、看管好宠物、卷起不用的电线和电话线等；把常用的物品放在病人容易拿得到的位置；保持浴室地面及台面干燥；在厨房、走道、浴室放置座椅；在座椅和座厕上放置较硬、较厚的坐垫，以保持坐位时髋关节屈曲不大于 90°。

2.TKA 术后康复护理指导

（1）负重训练。何时患肢负重及负重的程度需根据病人的身体反应和主观耐受程度而定，如负重后是否膝关节肿胀、积液或疼痛加重等。骨水泥固定者可立即纵向负重；而对于非骨水泥固定者，有学者认为需推迟负重至术后 6 周，但也有学者认为，若固定牢靠、骨皮质条件允许也可早期负重（燕铁斌等，2017）。

（2）站立与行走。站立、行走时间过长、行走距离和频率增加过快均可引起患肢过度水肿和疼痛，不利于病人功能恢复。

（3）上下楼梯训练。上楼梯动作次序是健侧腿先上，患侧腿后上，最后跟上手杖；下楼梯动作次序是手杖先下，体重移于健侧，然后下患侧腿，最后下健侧腿（中国康复医学会，2012）。

（4）适宜运动。可建议病人骑固定式自行车及水中运动，这些运动可减轻运动中患膝的负荷，减少因运动而引起的关节肿胀和疼痛。

（5）体育活动。根据医生的评估和病人的能力，病人可重返工作和体育运动，但不建议进行高强度的运动。

【护理质量评价标准】

1.病人疼痛减轻，病人体力恢复。

2.关节周围肌肉的肌力增强，关节活动度增加。

3.基础护理落实，无护理并发症。

4.病人及家属掌握康复要点，康复锻炼延续、有效。

第十五章　　间歇导尿护理

【护理措施】

1.解释　行间歇导尿前需向病人及家属说明间歇导尿的目的，以取得理解与配合。

2.目的　恢复和重建膀胱功能，减少并发症，提高病人生活质量，降低死亡率。

3.制定饮水计划　对进行间歇性导尿的病人，每日液体量应限制在 1 500～2 000 mL，并要求能够逐步做到均匀摄入，即每小时在 125 mL 左右，并避免短时间内大量饮水，以防止膀胱过度充盈。

4.间歇性导尿法　每 4～6 h 为病人导尿 1 次，保持膀胱容量在 500 mL 以下，配合限制饮水量，若连续一段时间内残余尿小于或等于 100 mL 即可停止导尿。

制定间歇性导尿的导尿次数：每隔 4～6 h 1 次，每日不宜超过 6 次（中国康复医学会，2012），如尿量过多，要严格限制进水量。

5.导尿次数根据自行排尿、残余尿的量而决定：两次导尿之间能自行排尿 100 mL 以上，残余尿量 300 mL 以下时，每 6 h 导尿 1 次；两次导尿之间能自行排尿 200 mL 以上，残余尿量 200 mL 以下时，每 8 h 导尿 1 次；当残余尿量少于 100 mL 或为膀胱容量 20% 以下时，即膀胱功能达到平衡后，方可停止导尿（中国康复医学会，2012）。对膀胱逼尿肌无力、残余尿量持续保持在 100 mL 以上或更多的病人，需要长期使用间歇性导尿术，则要耐心教会家属或病人本人间歇性自主导尿术，并结合不同的具体情况，协助病人及家属制定切实可行的长期使用方法，以便出院后能继续长期施行间歇性导尿，并定期复查。

6.残余尿量测定方法

（1）测量前嘱病人饮水 300～500 mL，待膀胱充盈后病人取坐位，采用膀胱训练方法诱导自行排尿后，记录排出量。排尿后立即导尿，测量并记录膀胱内残余尿量。

（2）使用简易膀胱测量法测膀胱情况及残余尿量。

7.膀胱功能训练法

（1）耻骨上区轻叩法。病人用手指轻叩耻骨上区，引起逼尿肌收缩而不伴尿道括约肌同时收缩，即可产生排尿。

（2）屏气法。病人身体前倾，快速呼吸 3～4 次延长屏气增加腹压的时间，做 1 次深吸气，然后屏住呼吸，向下用力做排便动作，这样反复数次直到没有尿液排出为止。

（3）挤压法。适合于逼尿肌无力病人。先用指间部对膀胱进行深部按摩，可以增加膀胱张力。再把手指握成拳状，置于脐下 3 cm 处，用力向骶尾部加压，病人身体前倾，并改变加压方向直至尿流停止。

（4）盆底肌肉训练。嘱病人在不收缩下肢、腹部及臀部肌肉的情况下自主收缩耻骨、尾骨周围的肌肉（会阴及肛门括约肌），每次收缩维持 10 s，重复做 10 次，3 次/d。这种训练可以减少漏尿的发生，适用于压力性尿失禁的病人。

（5）尿意习惯训练。训练应在特定的时间进行，如餐前 30 min、晨起或睡前，鼓励病人入厕排尿，白天每 3 h 排尿 1 次，夜间 2 次，可结合病人具体情况进行调整。这种训练同样可减少尿失禁的发生，并能逐渐帮助病人建立良好的排尿习惯，适用于急迫性尿失禁的病人。

【辅助检查】

1.间歇性导尿开始阶段，每星期检查尿常规，细菌培养及细菌计数 1 次，以后根据情况延长到每 2～4 周 1 次。

2.如尿内发现脓细胞或白细胞计数每高倍视野＞10 个，或细菌计数连续 2 d 超过 104 个/mL，并出现一系列症状，应立即使用抗菌药物，如口服呋喃坦丁或诺氟沙星（氟派酸），也可根据尿细菌培养及药敏试验选用其他药物（中国康复医学会，2012）。

3.是否需要进行膀胱冲洗，要根据具体情况，对尿液混浊、沉淀物较多时，酌情冲洗。病人在开始膀胱训练之前要接受尿流动力学检查以确定膀胱类型和安全的训练方法。

【护理质量评价标准】

1.护士掌握并指导间歇导尿的技术及相关理论知识。

2.病人情绪稳定，积极配合康复治疗，掌握并遵循饮水计划。

3.病人和（或）家属能熟练掌握间歇导尿技术。

4.病人和（或）家属正确识别相关并发症及掌握预防方法。

第十六章　呼吸功能训练护理

【护理措施】

1.解释　行呼吸功能训练前需向病人及家属解释说明呼吸功能训练的目的，以取得理解配合。

2.目的　呼吸训练是通过特定的呼吸运动和治疗技术使病人重建正常的呼吸模式，增强呼吸肌肌力和耐力，改善肺通气和换气，提高肺功能，从而实现肺功能康复，提高活动能力。该训练主要适用于急性或慢性肺疾病、心血管疾病、神经系统疾病、胸部或腹部手术后等引起的呼吸肌肌力减退或麻痹，呼吸功能下降的病人。

3.保持呼吸道通畅，鼓励病人咳痰，协助翻身拍背，促使痰液引流。不能自行排痰者，及时吸痰，每次吸痰时间不超过 15 s，防止缺氧窒息。

4.在进行呼吸训练前需指导病人全身放松，以消除紧张情绪。

5.根据病情选择适当的准备姿势（仰卧或侧卧、坐位、半坐位、立位、行走或运动中）。

6.呼吸训练时，指导病人不能用力呼气，避免气道内气流湍急，引起支气管痉挛并增加气道阻力。不要做过度的延长呼气，避免呼吸模式和规律被打乱，出现呼吸效率低下。并注意观察病人的病情，有咯血、头晕、目眩、呼吸困难加重等不适症状，均不宜进行。

7.合理安排休息和活动量，调整日常生活方式，提高肺活量。

8.室内每日通风，保持病室空气新鲜、温湿度适宜。每日补充充足的水分，注意个人卫生，保持口腔清洁。

9.注意摄入合理的饮食，保证每日足够的热量，进富含维生素、易消化饮食，嘱病人戒烟。

【呼吸训练方法】

呼吸训练的基本方法包括腹式呼吸训练、缩唇呼吸训练（吹笛式呼吸训练）、呼吸肌训练（呼吸抗阻训练）、局部呼吸训练及排痰技术，因人而异选择合适的呼吸练习，限制性疾病做吸气比呼气长的吸气练习；阻塞性疾病做呼气比吸气长的呼气练习；鼻吸口呼，自然均匀、有节律、深长适度；吸气后不易长时间憋气；支气管扩张、慢性支气管炎等病人禁忌过度深吸气，以免引起肺泡破裂。

1.腹式呼吸训练　腹式呼吸是指强调膈肌呼吸为主的方法，以改善异常呼吸模式，提高膈肌的收缩能力和收缩效率，使病人的胸式呼吸变为腹式呼吸，是呼吸训练的基础（王茂斌，2012）。可相对地减少生理死腔量，增加潮气量和肺泡通气量，提高血气交换率。

（1）体位：让病人处于舒适放松体位。合适的体位可放松辅助呼吸肌群，减少呼吸肌耗氧量，缓解呼吸困难症状，减少上胸部活动，有利于膈肌移动。可取卧位、坐位、前倾位或活动下（步行、上下楼梯）练习腹肌呼吸。①卧位：采取头低位，让病人仰卧于已调整为倾斜的床上或平板床上，同时垫高床脚（同体位引流时姿势）。②前倾位：病人坐位时保持躯干倾斜 20°～45°，可用手或肘支撑于自己的膝盖或桌面上。立位时借助手杖或扶车的支撑，保持躯干前倾。

（2）方法：①双手放置于前肋骨下方的腹直肌上，体会腹部的运动，吸气时闭口经鼻做深吸气，同时上腹部对抗手所加压力徐徐向上隆起腹部；呼气时气体经口呼出体外，手随腹部下陷并轻轻加压以增高腹压推动膈肌上抬。②呼吸要深而缓，要求吸呼气时间比例为 1:2，目的是使肺内气体有效排出。③腹式呼吸训练初期，每次 10～15 min，每日 2 次，反复练习可促进膈肌收缩，增加膈肌活动范围。熟练掌握后，可同时配合缩唇呼吸，逐渐增加次数和每次训练的时间。

2.缩唇呼吸训练/吹笛式呼吸训练　缩唇呼吸训练可以促进腹肌参与呼气，缓解气道早闭，减少肺内残气量，从而改善肺内气体交换，提高动脉血氧饱和度。

（1）要领：用鼻吸气，缩唇呼气。

（2）方法：①让病人处于舒适放松体位；②呼气时必须被动放松，并且避免腹肌收缩（将双手置于病人腹肌上，以判断腹肌有否收缩）；③指导病人缓慢地用鼻深吸气后，再将嘴唇缩起呈吹笛状轻柔地呼出气体，尽量将气完全呼出以延长呼气时间，一般吸气 2 s，呼气 4～6 s，呼气流量能使距唇15～20 cm 处的蜡烛火焰倾斜而不熄灭为度（中国康复医学会，2012）；④每分钟 7～8 次，每次 10～15 min，每天训练 2 次。

3. 呼吸肌训练/呼吸抗阻训练 呼吸肌训练应着重训练吸气肌。平静呼吸时，吸气运动是由膈肌和肋间外肌收缩实现的，是一个主动过程；平静呼气是由膈肌和肋间外肌舒张所致，是一个被动的过程。

（1）膈肌抗阻训练。①指导病人取仰卧位或头稍抬高的体位。②方法基本与腹式呼吸训练相同，不同的是缩唇呼吸病人上腹部多放置 1～1.5 kg 的沙袋，沙袋重量必须以不妨碍膈肌活动及上腹部鼓起为宜。③让病人深吸气时尽量保持上胸廓不动，避免代偿。④注意逐渐延长呼吸时间，增强训练强度。当病人在吸气时不动用呼吸辅助肌的情况下，能保持膈肌呼吸模式约 15 min 时，可适当增加沙袋重量。

（2）吸气阻力训练。①应用专门的吸气阻力训练器进行训练。通过改变训练器管子的直径来调节吸气阻力，管径愈小，阻力愈大。②每天进行吸气阻力训练数次。训练无不适，可逐渐延长每次训练时间，由 5 min 逐渐增加到 20、30 min，以提高吸气肌耐力。当病人吸气肌力或耐力有所改善时，可将训练器的管子直径减小，增加其训练难度。

（3）诱发呼吸训练/持续最大吸气技术。①指导病人取舒适放松体位，可取仰卧位或半坐卧位。②让病人做 4 次缓慢、轻松的呼吸，在第 4 次呼吸时做最大呼气。③将呼吸器放入病人口中，经由呼吸器做最大吸气并且持续吸气数秒钟。若有呼吸训练器，还可通过视觉和听觉的反馈刺激，进一步提高病人的深吸气量。④每天重复数次，每次练习 5～10 下。

4. 局部呼吸训练 让病人取坐位或屈膝仰卧位，操作者双手置于下方肋骨侧缘。当病人呼气感到胸廓向下向内运动时，置于肋骨上的手掌向下施加阻力。在病人吸气前，快速地向下向内牵张胸廓，以诱发肋间外肌的收缩。病人吸气时，可给予下肋区轻微阻力以增强病人吸气时胸廓扩张的感觉。当病人再次呼气时，操作者用手轻柔地向下向内挤压胸腔来协助。要教会病人独立使用这种方法。病人可将自己的双手置于肋骨上或利用皮带提供阻力。后侧底部扩张、右侧中叶扩张的技术操作方法与上述方法基本相同，不同的是操作者双手的放置位置不同。

5. 排痰技术 通过排痰技术可有效地清除呼吸道分泌物，从而改善病人的肺通气和气体交换功能。若在呼吸训练或有氧训练前进行排痰，会提高训练效果。排痰技术包括体位引流、有效咳嗽、叩击与震动。

（1）体位引流。体位引流是通过改变体位的方法，使各个肺段内积聚的分泌物因重力作用排出体外，从而改善通气功能，促进肺膨胀，增加肺活量，预防肺部并发症的发生。对于循环系统疾病，如肺水肿、充血性心力衰竭、高血压；呼吸系统疾病，如严重的呼吸困难咯血、脓胸、胸腔积液等；其他，如裂孔疝、腹部膨胀、疼痛明显者等应禁忌使用。具体实施方法：①确定引流部位。可通过听诊、触诊或叩诊判断其病变部位。②设计引流体位。根据肺叶的不同位置设计不同的体位进行排痰。③应用辅助技术体位排痰过程中可结合有效咳嗽、叩击与震动等技术，以利于痰液松动，最终排出体外。

（2）有效咳嗽。有效咳嗽是消除气道内分泌物最常用的方法，是呼吸疾病治疗的一个组成部分。运用时指导病人尽可能取坐位，双足着地，身体稍前倾，嘱病人做几次腹式呼吸，迅速收腹深吸气后用力快速发出"哈、哈、哈"的呼气声音，借助于有力的呼气所产生的快速气流将分泌物排出体外。正确的咳嗽方式应在深吸气达到吸气容量后短暂闭气，使气体在肺内最大分布，然后关闭声门，进一步增强气道中的压力，之后通过增加腹内压来增加胸膜腔内压，使呼气时产生高速气流，最后开放声门，形成由肺内冲出的高速气流。对于腹肌无力（如脊髓损伤的病人），可运用手法协助的方式帮助咳嗽，指导病人取仰卧位或坐位，在尽可能深吸气后，要咳嗽时给予自我或他人的手法协助，通过双手向内、向上压迫腹部，将膈肌向上推，可产生较大的腹内压，有助于产生强有力的咳嗽。

（3）叩击与震颤。叩击是指操作者手呈杯状、虚掌，运用腕部力量进行有节奏地快速叩击病人胸壁，以利于痰液松动，排出体外。叩击时按支气管走向由外周向中央叩击，背部从第 10 肋间隙、前胸从第 6 肋间隙开始，感染部位着重叩击。叩击的时间一般持续 2～3 min。该技术常与体位引流相结合应用，以利于排痰更具有方向性，提高排痰效果。由于叩击力量直接作用于胸壁，因此，病人若存在凝血障碍、肋骨骨折、脊柱不稳、骨质疏松、近期咯血和急性心梗等情况，禁用该法。

震颤是操作者的双手交叉重叠，置于病人的胸壁（病灶相应的体表部位），嘱病人做深呼吸，于深呼气时对胸廓进行快速、细小地震动和弹性压迫，3～5 次为一个周期，可重复 2～3 个周期，以利于痰液排出。震动比叩击冲击力量小，相对安全，其禁忌证同叩击法。

【护理质量评价标准】

1.护士掌握并指导病人正确呼吸功能训练的方法。

2.护理操作无相关并发症。

3.病人和（或）家属掌握呼吸功能训练的要点。

4.健康教育指导有效，病人能坚持进行。

第十七章　日常照护用品及规范化使用

护理员在患者护理中，最常使用的照护是患者移动照护和日常生活照护。本章主要介绍助行器、轮椅、假肢、矫形器使用及日常生活照护用品。

第一节　助行器

助行器是辅助人体支撑体重、保持平衡和行走的工具，主要用于一侧下肢缩短、一侧下肢不能支撑行走、步态异常等行走不稳的患者。根据工作原理和功能的不同分为无动力式助行器、动力式助行器、功能电动助行器。运用拐杖、步行器等设备的目的是帮助患者实现行走。

【分类】

1.拐杖

（1）手杖：为单侧手扶持帮助行走的工具，适用于上肢和肩部肌力正常的偏瘫患者和单侧下肢瘫痪患者。根据结构和功能可分为包括 T 形单足手杖、问号形单足手杖、三足手杖、四足手杖、直手杖、可调式手杖、带坐式手杖、多功能手杖和盲人式手杖。单足手杖一般采用木材或铝合金制成，适用于握力好、上肢支撑能力强的患者，如偏瘫患者。多组手杖包括三足和四足，支撑面广且稳定，多用于平衡能力及肌力差、使用单足手杖不安全的患者。

（2）前臂杖：适用于握力差、前臂力较弱但又不必用腋杖者。

（3）腋杖：较稳定，适用于截瘫或外伤等较严重情况。

（4）平台杖：适用于手关节严重损害的类风湿患者或手损害严重的患者。

2.助行器

（1）固定型：用于一侧下肢损伤或骨折不允许负重患者。

（2）交互型：适用于立位平衡差、下肢肌力差的患者或老年人。

（3）两轮型：适用于上肢肌力差、单侧或整个提起步行器有困难者。

（4）步行车：有四个轮子，容易移动，适用于步态不稳的老年人。

（5）截瘫助行器：根据患者截瘫的具体情况配置。当患者重心转移时，在位于大腿矫形器内侧的互动铰链装置作用下，瘫痪肢体能够前后移动。

【应用范围】

1.适应证 主要适用于行走不稳、下肢缩短、一侧下肢不能支撑或步态不平衡的患者。如瘫痪患者、下肢肌肉功能损伤和肌力偏弱的患者。

2.禁忌证 老年痴呆、认知低下不能独立使用助行器的患者。

【操作方法】

1.拐杖的选择和使用

（1）拐杖的选择。

①根据患者情况选用拐杖类型。

②拐杖长度的选择：患者穿鞋或下肢矫形器站立，肘关节屈曲25°～30°，腕关节背伸，小趾前外侧15 cm处至背伸手掌面的距离即为手杖的长度。身长减去41 cm的长度即为腋杖的长度（郑彩娥等，2016）。

（2）拐杖的使用方法（指导步行训练）。

①交替拖地步行：将一侧拐向前方伸出，再伸另一侧拐，双足同时拖地向前移动至拐脚附近。

②同时拖地步行：双拐同时向前方伸出，双足拖地移动至拐脚附近。

③摆至步：先将双拐同时向前方伸出，然后支撑身体重心前移，使双足离地，下肢同时摆动，将双足摆至双拐落地点的邻近着地。

④摆过步：先将双拐同时向前方伸出，然后支撑身体重心前移，使双足离地，下肢向前摆动，将双足越过双杖落地点的前方并着地，再将双拐向前伸出以取得平衡。

⑤两点步：一侧拐与对侧足同时迈出为第一落地点，然后另一侧拐与其相对应的对侧足再向前迈出作为第二落地点。

⑥三点步：先将双拐向前伸出支撑体重，迈出患侧下肢，最后迈出健侧下肢。

⑦四点步：步行顺序为伸左拐、迈右腿，伸右拐、迈左腿，每次移动一个点，保持四个点在地面，如此反复进行。

⑧站立、坐下及坐车：站立时拐杖置患侧，用另一手支持扶手撑起。坐下与上述相反。

⑨上下楼梯：健肢先上，患肢先下。上楼时健肢先上，患肢后上，最后上拐杖；下楼时先下拐杖，再下患肢，最后是健肢。

2.助行器的选择和使用 根据患者情况选用合适的助行器类型，根据不同助行器进行行走训练。

（1）固定型：双手提起两侧扶手同时向前放于地面代替一足，然后健腿迈步跟上。

①完全或部分负重：先移动步行器→患肢→健肢。

②不负重：先移动步行器→健肢→患肢。

③坐下及站立：将椅子靠近双腿，先用一侧手扶着椅子扶手，再用另一只手扶住椅子扶手，用双手支撑，慢慢坐下。站起方法相反。

④上下楼梯：先收起助行器，把助行器等同于手杖使用，上下楼梯时迈步方法和使用拐杖相同。

⑤搀扶老人使用助行器行走：老人走路稳定时，护理人员要站在老人下肢较弱一侧的斜后方，轻轻支撑老年人腰部周围，或抓住腰带，配合老人步伐，只有老人姿势不稳时才去搀扶；老人屈膝走路不稳时，护理人员站在老人下肢较弱一侧的斜后方，支撑老年人腰部周围和腋窝，支撑腋窝的手要侧向伸入老人腋下支撑其体重，应注意不能妨碍老年人的行动；老人走路时重心移动不充分时，护理人员站在老人后方，用两侧上肢支撑老人骨盆，当老人下肢难以移动时，辅助向左右移动重心，方便老人轻松行走。

（2）交互型：先向前移动一侧，然后再向前移动另一侧，如此来回交替移动前进。

（3）前方有轮型：前轮着地，提起步行器后脚向前推即可。

（4）老年人用步行车：老年人使用拐杖行走摇晃厉害、身体不稳，而且腰和腿的力量较弱，身体需要支撑才能行走较长距离时使用，可以用两个手腕或前臂平放于垫圈支撑推着前进。

【使用注意事项】

1.选择适当的助行器　评估患者的平衡能力、下肢的负重能力、行走的步态、上肢的力量及病情，同时考虑助行器的使用环境和患者学习使用助行器的能力等因素。

2.加强心理疏导　对需要使用助行器的患者，首先应消除其对助行器的紧张、恐惧心理，使他们正确认识使用助行器的作用和必要性，建立起恢复独立行走能力的信心。

3.每次使用前，检查橡皮头及螺丝有无变形或损坏，如有损坏，应重新更换以维持其安全性。

4.避免地面潮湿、光线不足及有障碍物时行走，以免滑倒或绊倒。

5.使用助行器时不可只穿袜子而不穿鞋，且应避免穿着拖鞋或高跟鞋。

6.第一次使用助行器前应给患者进行使用示范，帮助患者掌握使用方法。行走前先站稳，步伐不宜太大，眼睛向前看，不要向下看。渐进性增加行走的活动量。往前跨步伐以到助行器的一半为宜，太过向前容易导致重心不稳而向前跌倒。必须确定四个角都放稳了，才往前跨步。

7.预防跌倒　老年人用步行车因有4个轮，移动容易，但要注意指导患者身体保持与地面垂直，防止滑倒，导致意外发生。

8.预防压疮　使用助行器的患者，腋下、肘部、腕部等部位长期受压，容易造成压疮，故应多观察，及早预防。

第二节　轮椅

选择并应用轮椅帮助下肢残疾或全身虚弱患者完成移动、社交、生活自理。轮椅可分为普通轮椅、电动轮椅、特殊轮椅。普通轮椅一般由轮椅架、轮、刹车装置、坐垫、靠背五个部分组成。特殊轮椅根据不同的需要又分为站立式轮椅、躺式轮椅、单侧驱动式轮椅、电动式轮椅和竞技式轮椅等。对于借助各种助行器也难以步行的患者，轮椅具有代替步行的作用，同时可开展身体训练，提高患者独立生活能力和参加社会活动能力。

【应用范围】

1.适应证　步行功能严重减退的患者，如截肢、骨折、瘫痪和痛症；神经系统伤病导致步行功能减退或丧失者，如脑瘫；遵医嘱禁止走动的患者，如严重的心脏病或其他疾病引起全身性衰竭者；中枢神经疾病导致独立步行有危险者；高龄老人步履困难易出意外者。轮椅适用于脊髓损伤、下肢伤残、颅脑损伤、脑卒中偏瘫、骨关节疾病、年老体弱者、肢体残疾者。

2.禁忌证　严重的臀部压疮或骨盆骨折未愈合者。

【选择轮椅指标】

根据患者残损的程度及保留的功能，选择不同的轮椅，包括轮椅座高、座宽、座深、臂架高度、靠背高度、脚托高度、全高等（燕铁斌等，2017）。

1.座位高度　坐下时，膝关节屈曲90°，测量足跟至腘窝的距离，一般为40～45 cm。如果坐席太高，则轮椅不宜推入至桌面下，坐席太低则患者的坐骨结节承受压力太大。

2.座位宽度　坐下时两侧臀部最宽处之间的距离再加上5 cm，为坐位的最佳宽度，即坐下后臀部侧边各有2.5 cm的空隙。当座位太宽时不宜坐稳，操纵轮椅不便，肢体易疲劳，过窄则患者坐起不便，臀部及大腿组织易受压迫。

3.座位长度　坐下时后臀部向后最突出处至小腿腓肠肌之间的距离，并减去5～6.5 cm为座位长度，即乘坐轮椅时小腿后方上段与坐席前缘之间应有5～6.5 cm的间隙。座位太短，休重落在坐骨结节上，局部易受压过重；座位过长则会压迫腘窝部位，影响局部血液循环，并且容易磨损皮肤。

4.扶手高度　坐下时，上臂垂直，前臂平放于扶手上，测量椅面至前臂下缘的高度再加2.5 cm为扶手高度。如使用坐垫，还应加上坐垫高度。扶手太高时上臂被迫上抬，容易疲劳；扶手太低，需要前倾上身才能维持平衡，长期维持这种姿势不仅容易疲劳，有时还会影响呼吸。

5.靠背高度　靠背越高，越稳定；靠背越低，上身及上肢的活动就越大。低靠背：测量坐位面至腋窝的距离，再减去 10 cm；高靠背：测量坐位面至肩部或后枕部的实际高度。

6. 脚托高度　与座位高度有关。安全起见，脚托至少离地面保持 5 cm 以上。

7. 坐垫　预防压疮，可在靠背上和座位上放置坐垫。

8. 其他辅助件　为满足特殊患者需要而设计，如增加手柄摩擦面、车闸延伸、防震装置，扶手安装臂托及轮椅桌，方便患者吃饭、写字等。

【操作方法】

轮椅有多种类型，可根据患者的病情和喜好来选择轮椅。使用前应教会患者自己操纵轮椅，如自由控制轮椅方向、刹车杆起止及稳定方法，指导训练患者掌握各种转移方法，使其知道如何进退及转向，以便应用自如，进出方便。

1. 轮椅基本使用方法

（1）打开与收起。打开时，双手掌分别放在坐位两边的横杆上（扶手下方），同时向下用力打开。收起时，先将脚踏板翻起，然后双手握住坐垫中央两端，同时向上提拉。

（2）轮椅坐姿。①躯干：臀部紧贴后靠背，坐姿端正、双眼平视。上身稍向前倾，双手握住轮椅扶手，肘关节保持屈曲。②下肢：双膝关节屈曲，髋与膝处于同一高度，双足平行、双足间距与骨盆同宽。

（3）减压训练。坐轮椅压疮好发部位为腘窝、坐骨结节、股骨、肩胛骨。①患者每隔 15～20 min 用双上肢支撑身体，抬起臀部减压。②不能用手支撑起身体者，可将躯干左右侧倾，使一侧臀部离开坐垫，持续片刻后，换另一侧臀部抬起，交替地给左、右臀部减压。

（4）推进与后退训练。①推进：患者坐稳，身体保持平衡，双眼注视前方，然后双臂向后伸，肘关节微屈，手握轮环，身体前倾，双臂同时用力搬动轮环向前推，使轮椅前行重复上述动作。②后退：双臂动作相反，身体微前倾，缓慢后退。

（5）转换方向训练（以转向左侧为例）。患者先将左手置于手动圈后方，左臂略向外侧旋转，身体重量通过左手传递至车轮内侧，再用左手将左侧车轮向后转动，同时右手在正常姿势下将右侧车轮转向前方。

2. 偏瘫患者轮椅转移方法

（1）床—轮椅转移：床铺高度与轮椅座高接近。

方法一：①将轮椅放在患者的健侧床旁，轮椅与床成 30°～45°，刹住车闸，翻起脚踏板；②协助患者坐于床边，双脚着地，躯干前倾。操作者面向患者站立，协助患者从坐位到站位；③患者站稳后，健手支撑于轮椅远侧扶手，操作者以足为轴慢慢旋转躯干，帮助患者背部转向轮椅，臀部正对轮椅正面；④帮助患者慢慢弯腰，坐至轮椅上，尽量让患者自己调整位置，用健侧手将患腿提起，并把足放在脚踏板上；⑤由轮椅返回病床的转移与上述顺序相反。

方法二：①将轮椅放在与床成 45°，刹住车闸，翻起脚踏板；②操作人员面向患者站立，双膝微屈，腰背挺直，用自己的膝部在前面抵住患膝，防止患膝塌陷；③操作人员一手从患者腋下穿过置于患者患侧肩胛上，将患侧前臂放在自己的肩上，抓住肩胛骨的内缘，另一上肢托住患者健侧上肢，使其躯干向前倾，臀部离开床面后将患者的重心前移至其脚上，引导患者转身坐于轮椅上；④由轮椅返回病床，方法同前。

（2）轮椅—座厕转移：①轮椅靠近坐便器斜放，关闭轮椅手闸，患者健侧靠近座厕，翻起脚踏板；②操作者面向患者站立，鼓励患者用健侧手支撑轮椅扶手，躯干前倾，用健腿支撑体重从轮椅内起立，站立后操作者协助患者转动两足至座厕前，将裤子脱到臀部以下，膝盖以上，坐到便器排便；③座厕—轮椅转移训练相反程序进行。

3. 截瘫患者轮椅转移方法

（1）床—轮椅转移（病人自我转移）：①患者驱动轮椅正面靠近床，其间距离约为 30 cm，以供抬腿之用，然后关闭手闸；②用右前臂勾住轮椅把手以保持平衡，将左腕置于右膝下，通过屈肘动作，将右下肢抬起放到床上，用同样方法将左下肢放到床上；③打开轮椅手闸，向前推动轮椅紧贴床缘，再关闭手闸；④双手扶住轮椅扶手向上撑起，同时向前移动坐于床上，双手支撑床面将身体移于床上合适位置，用上肢帮助摆正下肢的位置；⑤由床返回轮椅与上述相反。

（2）户外活动。

①上、下斜坡：在操作人员保护下，患者练习两手同步地用力推或拉，并学会灵活地用车闸，以便在失控时能尽快把车刹住。

②马路训练：在操作人员保护下，练习在后轮上的平衡。患者双手用同等力量推动双侧轮环，使小轮悬空，轮椅后倾，双手调节轮环或前或后，使轮椅后轮着地，协调躯体保持平衡。

③台阶训练：在操作人员保护下，轮椅面向台阶，距离约为 20 cm，身体向前倾，双手握住轮环后部，用同等力最快速向前推进，使小轮抬起，落在台阶上，再顺势推动大轮向前移动，直到整个轮椅越过台阶。

【使用注意事项及防范处理】

1.帮助患者克服使用轮椅的心理顾虑　告知患者使用轮椅的必要性，消除其悲观抑郁的心情，帮助训练的同时，不失时机地给予患者鼓励，不仅能提高患者锻炼的兴趣，还可以增强其信心，使患者逐步自理，不再依赖他人。

2.注意轮椅使用的安全性和舒适性

（1）选用轮椅时，应注意使用安全性、舒适性，选用合适的坐垫，以防压疮。

（2）患者自己操作轮椅时，要掌握轮椅操作要领，坐姿正确，保持平稳，注意安全。

（3）辅助者使用轮椅时要注意患者的体位是否正确，并注意行进速度宜缓慢，应随时注意周围环境和观察患者情况，以免发生意外。

3.患者转移技巧及安全性防范

（1）转移前应评估患者的能力、全身及局部肢体的活动情况、对轮椅坐位的耐受程度、使用轮椅的认知程度及接受程度。

（2）体位转移前消除患者的紧张、对抗心理，以配合转移，护理人员应详细讲解转移的方向、方法和步骤技巧，使患者处于最佳的起始位置。

（3）互相转移时，两个平面之间的高度应相等，尽可能靠近，物体应稳定。

（4）患者初用轮椅时，为避免危险，应由护士辅助，上、下轮椅需要反复练习，掌握技巧。

4.皮肤护理　长时间坐轮椅易产生压疮，应定时抬高臀位减压，使用软垫固定保护。转移训练时应注意安全，避免碰伤肢体、臀部、踝部的皮肤。

5.合理饮食　适当控制体重，避免过重而导致轮椅的废用。

第三节　假肢

假肢是用于弥补先天性肢体缺损和后天性伤残截肢所致的肢体部分或全部缺失的人工肢体。

【分类】

按结构分为内骨骼式假肢和外骨骼式假肢；按用途分为装饰性假肢、功能性假肢、作业性假肢和运动性假肢；按安装时间分为临时性假肢和正式性假肢；按截肢部位分为上肢性假肢和下肢性假肢。

【假肢使用】

1.使用前检查

（1）皮肤情况。皮肤是否完整，有无溃疡创面及感染、有无窦道及瘢痕。

（2）残肢畸形及程度。残肢有无畸形、关节活动度及负重力是否良好。

（3）残肢长度的测量。前臂截肢肘下保留 15 cm 左右的长度，上臂截肢最好保留 18 cm 的长度。理想的膝下截肢长度为 15 cm，膝上截肢为 25 cm（燕铁斌等，2017）。

（4）其他。残存肌群肌力是否良好，残肢有无神经瘤。

2.上肢假肢　上肢是进行日常活动和劳作的主要器官，所以上肢假肢的基本要求是外观逼真、动作灵活、功能良好、轻便耐用及穿脱方便。

（1）首先教会患者认识上肢假肢的名称和用途，其次学会穿戴和使用假肢。如果是前臂假肢，应先教会患者前臂的控制和机械手的使用；如果是上臂假肢，还要学会前臂和手的控制、肘关节屈曲、开启锁时和肩关节的回旋；如果是沟式能动手，还要指导患者训练抓握和释放动作，再进一步指导患者日常生活能力，如洗漱、修饰、穿衣服、吃饭等。

（2）单侧佩戴假肢者穿脱方便，直接将残臂伸入接受腔内，并悬挂于肩上，系好肩带即可；双侧佩戴假肢者，开始穿戴时由训练人员或护士帮助，脱卸的程序与穿戴相反。经过一段时间的训练后，除系胸围带和牵引带时有必要请人帮助，穿戴可自理。

3.下肢假肢　下肢功能主要是站、走、保持平衡等。功能良好的下肢假肢除了外观逼真、轻便耐用、操纵简便、穿脱方便外，还应具有适合的长度、良好的承重功能和生物力线对线，以保证截肢患者在安装假肢后步行平稳、步态良好。

（1）临时性假肢。截肢手术伤口愈合后，一般术后3周，即可穿戴用石膏或其他可塑性材料制成的接受腔的临时假肢，提前进行佩戴假肢的适应性训练。

①穿戴临时假肢训练。单侧假肢穿戴时，患者可取端坐位，给残肢穿上衬套，假肢放在与健肢相对称的位置，将残肢放入接受腔，使残腔的承重部位与接受腔相符合，然后束紧腰带；双侧假肢穿戴时，患者取端坐位或仰卧位，将假肢放在正前方或床上，残肢伸入接受腔后，系上骨盆带。

②站立位平衡训练。一般在平行杠内进行，练习双下肢站立平衡、健肢站立平衡和假肢站立平衡。

③迈步训练。开始最好在平行杠内进行。先从假肢迈半步负重，逐渐过渡到假肢整步负重，然后假肢负重，再训练健侧迈步；由双手扶杠到双杠内到双杠外。

④步行训练。在完成前2项训练后，在平行杠内进行步行训练。训练时假肢步幅不要太短，腰身挺直，残肢要向正前方摆出，且尽量减少双腿之间的步宽。

⑤上、下阶梯及坡道训练。上阶梯时应将健腿先放在上级台阶，再用力伸直健腿，升高身体，把假肢抬到同一阶层；下阶梯时，应假肢先下，站稳后再下健腿。上坡时，先上健腿，迈步要大，再向上迈假肢，假肢迈步要小，足跟落地时要用力后伸残肢；下坡时，先下假肢，假肢迈步要小并尽量向后压，以保持稳定，再下健肢。

（2）永久性假肢。患者应用临时假肢经过系统训练后，在残肢已良好定型、步态及身体平衡和灵活性均较满意的情况下，即可装永久性假肢。一般在临时假肢应用后的2～3个月。

①假肢穿戴训练。同临时假肢的穿戴方法。

②起坐和站立训练。站立时，假肢在前，健腿在后，双手压住大腿根部，以健侧支撑体重；坐下时，假肢靠近椅子，身体外旋45°，以健侧支撑体重，屈膝时假肢侧的手扶着椅子坐下。

③平行杠内训练。主要训练假肢内旋动作、重心转移运动、假肢关节运动、向前步行运动及侧方移位动作等。

④实用训练。包括地面坐起、站立训练、上下坡训练、上下台阶训练、跨越障碍物训练及地上拾物训练等。

【使用注意事项】

1.告知患者及家属穿戴假肢对康复治疗的意义，消除患者的恐惧及抵触心理，取得家属和患者的信任，以便在康复训练中调动起患者的积极性。

2.在进行康复训练时，应注意患者安全，避免跌倒等意外事故的发生，同时避免过度训练和训练不当而影响康复训练的效果。

3.密切观察残肢的变化，防止各种并发症

（1）防止残肢肌肉的萎缩。佩戴小腿假肢者，要做患肢膝关节肌群的屈伸训练；佩戴大腿假肢者，则需要做患肢髋关节伸直和屈曲肌肉训练，以防止肌肉的萎缩。

（2）防止残肢肿胀及脂肪沉积。尤其是佩戴下肢假肢的患者在不穿戴假肢时，残肢要使用弹力绷

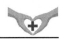

带包扎，尤其是在夜间或由于某些原因一段时间内不能佩戴假肢时。

4.保持残肢皮肤及接受腔的健康、清洁

（1）每次训练后要观察残肢皮肤的情况，及时处理残端皮肤擦伤、发红、肿胀等情况；每天睡觉前清理皮肤，用刺激性小的消毒剂擦拭擦伤、压红的皮肤后，用无菌纱布覆盖，保持干燥，预防真菌感染，保持残端形状。

（2）保护好残端，整理好断端弹力绷带，每天清洗和更换假肢衬套以保持残肢皮肤健康。

5.合理饮食、保持适当的体重 现代假肢接受腔形状和容量十分精确，一般体重增减超过 3 kg 就会引起腔的过紧或过松，特别是佩戴下肢假肢的患者，应防止肥胖影响假肢的穿戴。

第四节 矫形器

矫形器是指在人体生物力学的基础上，作用于躯干、四肢、踝足等部位的体外附加装置。由于需要矫形器的部位和作用差别很大，矫形器制作的针对性很强，需要根据病人的实际情况制订。

【基本功能】

1.稳定和支持 限制关节异常活动，保持关节稳定，恢复其承重功能，发挥良好的运动功能。如小儿麻痹后遗症、下肢肌肉广泛麻痹病人可以使用膝踝足矫形器来稳定膝踝关节，以利步行。

2.固定和保护 固定和保护病变肢体及关节，防止畸形、挛缩和促进组织愈合。如骨折后的各种固定矫形器。

3.预防、矫正畸形 应以预防为主，因软组织病变及肌力不平衡引起骨关节畸形，可通过矫形器预防及纠正畸形。多作用于儿童，儿童生长发育阶段由于骨关节生长存在生物可塑性，矫形效果较好。

4.减轻轴向承重 矫形器可以部分承担体重，减轻肢体或躯体负荷。如坐骨负重矫形器，可使下肢免除负重，恢复行走功能。

5.抑制站立、步行中的肌肉反射性痉挛 如硬踝足塑料矫形器用于脑瘫病人，可以防止步行中出现痉挛性马蹄内翻足，改善步行能力。

6.改进功能 如各种帮助手部畸形病人改进握持功能的腕手矫形器。

【分类】

矫形器分为固定式和功能性矫形器两大类。前者主要用于矫形和保护，后者主要是发挥残留肢体的功能。

1.上肢矫形器 包括肩关节矫形器、肘关节矫形器、腕关节矫形器和手部矫形器等，材料及工艺要求轻便、灵活。使用目的在于为患侧上肢提供牵引力，控制异常活动，纠正畸形，扶持部分瘫痪肢体，完成精细动作，提高日常生活能力。

2.下肢矫形器 包括髋关节矫形器、膝关节矫形器、踝足矫形器等。下肢的功能是负重和行走，因此，下肢矫形器的主要作用是减少负重，限制活动，替代肢体功能，维持下肢稳定性，改善站立和行走，预防及纠正畸形。

3.脊柱矫形器 包括头颈部矫形器（HCO）、颈部矫形器（CO）、颈胸腰骶部矫形器（CTLSO）、胸腰骶部矫形器（TLSO）、腰骶部矫形器（LSO）。脊柱功能是保持躯干、保持姿势，因此，脊柱矫形器的作用是固定躯干，矫正不良姿势，预防及纠正畸形。

【使用方法】

1.矫形器的康复处方 经康复治疗组结合病人的病史、躯体功能评估结果、辅助器具评估（种类、尺寸、配件及特别改制部分等）以及环境评估状况，由康复医师制订矫形器康复处方，主要包括病人的基本信息、矫形器使用的目的、功能要求、品种、材料、尺寸、固定范围、体位、作用力的分布及使用时间等（王茂斌，2012）。

2.矫形器佩戴前后的功能训练 康复治疗组综合病人的整体情况制订个体康复训练方案。佩戴前以增强肌力、改善关节活动范围和协调功能、消除水肿为训练目标；在正式使用前，要进行试穿并调整对位对线、动力装置等结构，使病人学会穿脱矫形器，在穿上矫形器后进行一系列功能活动和日常生活活动训练。对长期使用矫形器的病人，应每3个月或半年随访1次，了解矫形器的使用情况、动力装置及病情变化，根据功能要求及时修改和调整矫形器。

第五节　日常生活护理

日常生活活动中，让患者尽可能地独立完成，可增强患者手指肌力训练，协调平衡能力，为代偿患者残存或已经丧失的功能，可对自助具进行一些改良，以帮助患者逐渐恢复或部分恢复自理功能。

【饮食】

饮食是人体摄取营养的必要途径。患者存在着不同程度的功能障碍，都会直接或间接地影响进食和营养的补充。合理的饮食和营养可以满足人体需求，促进组织修复，提高机体免疫力，使病人尽快恢复。

1.常见的饮食自助用具　良好的饮食自助工具使用可增强患者进食主动性和趣味性，同时激励患者康复信心，减少对他人的依赖。让患者独立完成进食动作，要求手的抓握、上肢运送以及口腔的咀嚼吞咽动作连贯完成。每个环节出问题都会直接影响进食动作的独立完成。对于不能独立完成进食的患者，必须给予一定的护理支持和必要的自助工具完成进食动作。

2.进食方法

（1）患者自我进食条件。意识清楚，全身状况稳定；体位能够保持稳定；能产生吞咽反射、咳嗽反射，根据患者的功能状况选择适当的餐饮用具。

（2）饮食动作练习。①手的抓握。不能完成手精细动作或握力减弱者，可用勺、叉代替筷子，可将勺、叉手柄加粗或使用功能固定带。②上肢运送。上肢关节活动受限、肌力低下、协调障碍等原因造成手不能到达嘴边，不能将食物送到口里的患者先取坐位，将食物摆放在患者面前稳定的平台上，双手放于台面上，用患手稳定碗，健手运送食物。③口腔运动。口腔颌面关节活动受限、口周围肌群肌力低下、协调性障碍等原因造成吞咽困难呛水者，要端正患者的头、颈及身体的位置以利于吞咽。

（3）进食方法。①病人保持直立的坐姿，身体靠近餐桌，患侧上肢放在桌子上，卧床病人取健侧卧位；②将食物及餐具放在便于使用的位置，必要时在餐饮具下面安装吸盘或防滑垫，以防止滑动，使用盘档防止饭菜被推出盘外；③用健手持食物进食，或用健手把食物放在患手中，由患手进食；④对视觉空间失认、全盲的病人，食物按顺时针方向摆放并告知病人，偏盲病人食物放在健侧；⑤对丧失抓握能力、协调性差或关节活动受限者，可将食具进行改良，如使用加长加粗的叉、勺或佩带橡皮食具持物器等协助进食；⑥有吞咽障碍的病人必须先进行吞咽动作训练，再进行进食训练。

（4）饮水方法。①杯中倒入适量的温水，放在方便取放的位置；②可用患手持杯，健手协助稳定患手，端杯至口边，饮水；③使用加盖及有饮水孔的杯子，必要时用吸管饮水。

（5）注意事项。①创造良好的饮食环境，排除干扰用餐的因素等；如果患者不能坐在桌边，应帮助患者在进食期间从床上坐起或坐在床边进食。②用防滑垫或患手稳定碗或盘子等容器，把患侧上肢放在桌上可较好地稳定肘部，从而有助于患手握住碗，或借助身体使碗更加稳定。③即使患者的患侧上肢和手没有恢复功能，在进食时应放在桌上。④健手借助刀、叉或调羹从碗里拿起食物。如果可能，患者可训练使用患手，以适应饮食器皿。⑤当患者进行吃饭训练时，护理人员应注意让患者放松，以避免在进食期间呛咳。⑥根据康复对象的吞咽和咀嚼功能选择食物，进食后观察口中有无残存食物，如果出现口腔塞饭或呛咳，提示可能有吞咽问题，要及时告诉医生或责任护士，进行更全面的评估和特殊处理。⑦鼓励病人尽可能自己进食，必要时给予护理援助。⑧整个训练过程中护理人员必须守候患者。

【穿脱衣物】

衣物的穿脱是日常生活活动不可缺少的动作。对有身体功能障碍而不能完成衣物穿脱动作的患者，只要能保持坐位平衡，有一定的协调性和准确性，即应当指导他们如何利用残存功能来解决衣物的穿脱问题，以恢复生活自理能力。

1.穿衣方法

（1）穿、脱套头衫：①先穿患侧或功能较差侧袖子，将袖子拉到肘部以上，再穿健侧衣袖，最后用健手将衣服套入头部，拉下衣角；②脱衣时先用健手或功能较好的手拉起衣角，先将衣服脱至胸部以上，再用健手将衣服拉住，从背部将头脱出，脱健手后再脱患手。

（2）穿、脱对襟衣服：先穿患侧，再穿健侧。步骤如下：①把袖子穿在患侧的手臂上，继而把衣领拉至患侧的肩上；②健手转到身后把衣服沿患肩拉至健肩；③把健侧的手臂穿入另一侧衣袖；④把衣服拉好，系好扣子。脱衣顺序与穿衣顺序相反，先脱健侧，再脱患侧。也可将衣服下面的纽扣扣好，根据患儿的情况，留1～2个上面的纽扣不扣，然后按照套头衫的脱穿方法进行。

（3）穿、脱裤子：①取坐位，将患腿屈髋、屈膝放在健腿上，套上裤腿后拉到膝以上，放下患腿，全脚掌着地，健腿穿裤腿并拉到膝以上，抬臀或站起向上拉至腰部，整理系紧；②脱裤时顺序与穿衣顺序相反，先脱健侧，再脱患侧。

（4）穿、脱袜子和鞋：①穿袜子和鞋时先将患腿抬起放在健腿上，用健手为患足穿袜子和鞋，放下患足，双足着地，重心转移至患侧，再将健侧下肢放到患侧下肢上方，穿好健侧的袜子和鞋；②脱袜子和鞋时顺序相反。

（5）穿、脱下肢障碍较重的裤子：取坐位，双腿套上裤子后，若转右侧半卧位，提拉左侧的裤筒，转左侧半卧位时，提拉右侧裤筒，左右交替进行。脱法与穿法相反。

2.注意事项

（1）衣物穿脱动作时，必须在掌握坐位平衡的条件下进行，护理人员要在患者身边做好保护。

（2）在衣物选择上，应当选用大小、松紧、薄厚适宜，易吸汗，又便于穿脱的衣、裤、鞋、袜，纽扣、拉链和鞋带使用尼龙搭扣，裤带选用松紧带等。

（3）必要时使用辅助用具，如纽扣牵引器、鞋拔等。

（4）偏瘫病人在衣物穿脱顺序上，注意穿衣时先患侧后健侧，脱衣时先健侧后患侧。

（5）有双上肢功能障碍者，需要给予一定的协助。

参考文献

窦祖林. 作业治疗学 ［M］. 北京：人民卫生出版社，2013.

倪朝明. 神经康复学 ［M］. 2 版. 北京：人民卫生出版社，2013.

帕特里夏·M. 戴维斯（Patricia M. Davies）. 循序渐进：偏瘫病人的全面康复治疗 ［M］. 2 版. 刘钦刚主译. 香港：华夏出版社，2014.

王茂斌. 康复医学科诊疗常规 ［M］. 北京：中国医药科技出版社，2012.

燕铁斌，尹安春. 康复护理学 ［M］. 4 版. 北京：人民出版社，2017.

燕铁斌. 物理治疗学 ［M］. 1 版. 北京：人民卫生出版社，2008.

郑彩娥，李秀云. 实用康复护理学 ［M］. 2 版. 北京：人民出版社，2016.

中国康复医学会. 常用康复治疗技术操作规范 ［M］. 北京：人民卫生出版社，2012.

第九篇

老年护理

第一章　老年人与人口老龄化

老年：从生理意义上讲，是生命过程中组织器官走向老化和生理功能走向衰退的阶段。

人口老龄化：简称人口老化，是人口年龄结构的老龄化。它是指老年人口占总人口的比例不断上升的一种动态过程。老年人口在总人口中所占的百分比，称为老年人口系数，是评价人口老龄化程度的重要指标。

老年人年龄划分：世界卫生组织将人的年龄界限又作了新的划分：44 岁以下为青年人；45～59 岁为中年人；60～74 岁为年轻老人；75～89 岁为老老人；90 岁以上为非常老的老年人或长寿老年人。

中华医学会老年医学学会于 1982 年建议：我国以 60 岁以上为老年人；45～59 岁为老年前期（中老年人），60～89 岁为老年期（老年人），90 岁以上为长寿期（长寿老人）。

【人口老龄化的主要影响】

1.社会负担加重　2006 年我国老年抚养比约 13%，2010 年为 19%，即大约 5 个劳动年龄人口负担 1 个老人。据最新预测，2020 年约 3 个劳动年龄人口负担 1 个老人，而 2030 年则约 2.5 个劳动年龄人口负担 1 个老人。

2.社会保障费用增加。

3.老年人对医疗保健的需求加剧。

4.社会养老服务供需矛盾突出。

【老年护理原则】

1.满足需求　护理人员应及时发现老年人现存和潜在的健康问题和各种需求，使护理活动能提供满足老年人的各种需求和照顾的内容，真正有助于其健康发展。

2.早期防护　了解老年人常见病的病因、危险因素和保护因素，采取有效的预防措施，防止老年疾病的发生和发展。

3.关注整体　树立整体护理的理念，研究多种因素对老年人健康的影响，提供多层次、全方位的护理。

4.因人施护　老年个体的状况差别很大，加上病人性别、病情、家庭、经济等，各方面情况不同，因此要因人施护，执行个体化护理的原则，做到针对性和实效性护理。

5.面向社会　老年护理的对象不仅是老年病人，还应包括健康的老人及其家庭成员。

6.连续照护　老年人疾病病程长、合并症、并发症、后遗症多，多数老年病人的生活自理能力下降，有的甚至出现严重的生理功能障碍，对护理工作依赖性大，因此，需要连续性照顾，如医院外的预防性照顾、精神护理、家庭护理等。

第二章　老年人健康评估

老年人健康评估的内容主要包括身体健康、精神心理健康、社会健康等方面。对老年人进行综合健康评估，可以全面反映其健康状况，是实施老年人健康管理的重要基础。由于老年人生理功能的衰退、感官功能的缺损以及认知功能的改变，接受信息和沟通的能力均会有不同程度的下降。

【老年人健康评估原则】

1.了解老年人身心变化特点　老年人在智力方面，由于反应速度减慢，学习新知识能力低，记忆力变慢、下降，会出现孤独、任性、怀旧、焦虑、烦躁等。

2.正确解读辅助检查结果　老年人辅助检查结果的异常有 3 种可能：一是由于疾病引起的异常改变；二是正常的老年期变化；三是受老年人服用的某些药物的影响。

3.注意疾病非典型性表现　老年人感受性降低，加之常并发多种疾病，因而发病后往往没有典型的症状和体征，称为非典型性临床表现。

【老年人健康评估方法】

1.交谈　运用有效的方式与老年人、亲友、照护者及相关的医务人员进行谈话沟通，了解老年人的健康情况。

2.观察　通过视、听、嗅、触等多种感官，观察老年人的各种身体症状、体征、精神状态、心理反应及其所处的环境，以便发现潜在的健康问题。

3.体格检查　指运用视诊、触诊、叩诊等体格检查方法，对老年人进行有目的的全面检查。

4.阅读　通过查阅病例、各种医疗与护理记录、辅助检查结果等资料。

5.测试　用标准化的量表和问卷测量老年人的身心状况。

【老年人健康评估注意事项】

1.提供适宜的环境。

2.安排充分的时间。

3.选择适当的方法。

4.运用沟通的技巧，获取客观的资料。

【老年人健康状况评估内容】

1.健康史　包括老年人过去、现在的健康状况以及老年综合征的病史。

2.基本情况　包括老年人的姓名、性别、出生日期、民族、婚姻状况、职业、籍贯、文化程度。

3.健康状况　现病史、既往史和家族史。

4.老年综合征　是指老年人由多种疾病或多种原因造成的同一临床表现或问题的症候群。

5.全身状态　评估老年人的营养状态、生命体征、意识状态、体位、步态、皮肤、头面部、胸腹部、泌尿生殖器、脊柱与四肢、神经系统。

6.评估功能状态　评估日常生活能力主要是指老年人处理日常生活的能力，其完好与否影响着老年人的生活质量。

7.情绪和情感评估　通过访谈与观察及心理测试评估焦虑、抑郁状态。

8.认知功能评估　认知是个体推测和判断客观事物的思维过程，通过个体的行为和语言表达出来，反映了个体的思维能力。

9.角色功能评估　评估病人角色承担、角色的认知和角色的适应。

10.环境评估　环境因素的变化超过了老年人体的调节范围和适应能力，就会引起疾病；评估物理环境、社会环境。

11.文化评估　目的是了解老年人的文化差异，为制定符合老年人文化背景的个体化的护理措施提供依据。

12.家庭评估　了解老年人家庭对其健康的影响，以便制定有益于老年人疾病恢复和健康促进的护理措施（化前珍，2016）。

第三章　老年人心理卫生与精神护理

老年人的心理变化是指心理能力和心理特征的改变，包括感知觉、智力和人格特征等。进入老年期，各种生理功能逐渐衰退，并常常面临社会角色的改变、疾病、丧偶等生活事件，老年人必须努力面对和适应这些事件。

【老年人心理卫生】

1.老年人心理特点

（1）感知觉变化。

（2）记忆的变化。

（3）智力的变化。

（4）思维的变化。

（5）人格的变化。

（6）情感与意志的变化。

2.老年人心理变化影响因素

（1）各种生理功能减退。

（2）社会地位的变化。

（3）家庭人际关系。

（4）营养状况。

（5）体力或脑力过劳。

（6）疾病。

3.老年人心理发展主要矛盾

（1）角色转变与社会适应的矛盾。

（2）老有所为与身心衰老的矛盾。

（3）老有所养与经济保障不充分的矛盾。

（4）安享天伦之乐与空巢家庭的矛盾。

（5）安度晚年与生活变故的矛盾。

【老年人常见心理问题与护理】

1.焦虑　适度的焦虑有益于个体更好的适应变化，但持久过度的焦虑则会严重影响个体的身心健康。预防与护理如下：

（1）评估焦虑程度。可用汉密尔顿焦虑量表和焦虑状态特质问卷对老人的焦虑程度进行评定。

（2）针对原因处理。认识分析焦虑的原因和表现，正确对待离退休问题，想法解决家庭经济困难，积极治疗原发疾病，尽量避免使用或慎用可引起焦虑症状的药物。

（3）指导老年人保持良好心态，学会自我疏导和自我放松。

（4）子女理解尊重。

（5）重度焦虑用药治疗。

2.抑郁　和焦虑一样，是一种极其复杂、正常人也经常以温和方式体验到的情绪状态，只是作为病理性情绪，抑郁症状持续的时间较长，并可使心理功能下降或社会功能受损。预防与护理如下：

（1）老年抑郁的防护原则是减轻抑郁症状、减少复发、提高生活质量、促进健康状况、降低医疗费用和死亡率。

（2）主要措施包括严防自杀，避免促发因素，使用认知心理治疗、药物治疗，药物治疗无效或不能耐受者和有自杀企图者需采用电休克治疗。

3.孤独　孤独是一种心理的隔膜，是一种被疏远、被抛弃和不被他人接纳的情绪体验。预防与护理如下：

（1）对于离开工作岗位而尚有工作能力和学习要求的老年人，社会予以关注和支持。

（2）子女注重精神赡养。

（3）老年人需要再社会化。

4.自卑　即自我评价偏低，就是自己瞧不起自己，它是一种消极的情感体验。预防与护理如下：

（1）创造良好、健康的社会心理环境。

（2）鼓励老年人参与社会。

5.离退休综合征　是指老年人由于离退休后不能适应新的社会角色及生活环境和生活方式的变化而出现焦虑、抑郁、悲哀、恐惧等消极情绪。预防与护理如下：

（1）正确看待离退休。

（2）做好离退休心理行为准备，退休前积极做好各种准备，如经济上的收支、生活上的安排等。

（3）避免因退休而产生的消极不良情绪。

（4）营造良好环境，家人要热情温馨地接纳老年人。

（5）建立良好的社会支持系统，社区要及时建立离退休老年人的档案。

6.空巢综合征　是指家中无子女或子女成人后相继分离出去，只剩下老年人独自生活的家庭。空巢老人常由于人际疏远、缺乏精神慰藉而产生被疏离、舍弃的感觉，出现孤独、空虚、伤感、精神萎靡、情绪低落等一系列心理失调症状，称为空巢综合征。预防与护理如下：

（1）未雨绸缪，正视"空巢"。

（2）夫妻扶持，相惜相携。

（3）回归社会，安享悠闲。

（4）对症下药，心病医心。

（5）子女关心，精神赡养。

（6）政策扶持，社会合力。

【老年人心理健康维护与促进】

1.心理健康定义　所谓心理健康，是指在身体、智能以及情感上与他人的心理健康不相矛盾的范围内，将个人心境发展成最佳状态。

2.老年人心理健康标准

（1）热爱生活和工作。

（2）心情舒畅，精神愉快。

（3）情绪稳定，适应能力强。

（4）性格开朗，通情达理。

（5）人际关系适应强。

3.维护和增进心理健康原则　适应原则；整体原则；系统原则；发展原则。

4.维护和促进老年人心理健康措施

（1）帮助老年人正确认识和评价衰老、健康和死亡。

（2）做好离退休的心理调节。

（3）鼓励老年人勤用脑。

（4）妥善处理家庭关系。

（5）注重日常生活中的心理保健。

（6）营造良好的社会支持系统。

第四章　老年期抑郁症病人护理

老年期抑郁症是指首次发病于 60 岁以后，以持久的抑郁心境为主要临床特征的一种精神障碍，主要表现为情绪低落、焦虑、迟滞和躯体不适等。

【日常生活护理】

1.保持合理的休息和睡眠，生活有规律，晚上入睡前喝热饮、泡热水脚，创造舒适安静的入睡环境，确保充足睡眠。

2.加强营养，多吃高蛋白、富含维生素的食物。

3.识别自杀倾向，环境布置，专人守护，工具及药物管理。

【用药护理】

1.密切观察药物疗效和可能出现的不良反应，及时向医师反映。

2.坚持服药，因抑郁症治疗用药时间长，有些药物有不良反应，病人往往对治疗信心不足或不愿治疗，可表现为拒药、藏药或随意增减药物。要耐心说服病人严格遵医嘱服药，不可随意增减药物，更不可因药物不良反应而中途停服。

【心理护理】

1.阻断负向的思考，如帮助病人回顾自己的优点、长处、成就来增加正向看法。

2.鼓励病人抒发自己的想法，以耐心、缓慢以及非语言的方式表达对病人的关心与支持。

3.怀旧治疗　引导老年人回顾以往的生活，重新体验过去的生活片段，并给予新的诠释。

4.学习新的应对技巧。为病人创造和利用各种个体或团体人际接触的机会，以协助病人改善处理问题、人际互动的方式、增加社交的技巧。

【健康教育】

1.不脱离社会，培养兴趣，合理安排生活，多与社会保持密切联系。

2.鼓励子女与老年人同住，在精神上给予关心、提倡精神赡养，避免或减少住所的搬迁。

3.社会重视　社区和老年机构应创造条件让老年人进行相互交往和参加一些集体活动。

【护理质量评价标准】

1.病人能够面对现实，认知上的偏差得以纠正。

2.应对应激的能力得到提高。

3.自信心和自我价值感增强。

4.能够重建和维持人际关系和社会生活，自杀念头或行为消除。

第五章　　老年期痴呆病人护理

老年期痴呆是指发生在老年期由于大脑退行性病变、脑血管性病变、感染、外伤、肿瘤、营养代谢障碍等多种原因引起的，以认知功能缺损为主要临床表现的一组综合症。

【日常生活护理】

1.穿宽松、合适的内外衣，选择不用系带的鞋子。

2.定时进食，食物要简单、软滑。

3.保证充足睡眠；对于轻中度痴呆病人，尽可能给予自我照顾的机会；病人完全不能自理时应专人护理。

4.教会照顾者和家属自我放松方法，合理休息。

【用药护理】

1.全程陪伴，以免遗忘或错服。

2.吞咽困难的病人，将片剂研碎后溶于水服用。

3.细心观察病人有何不良反应，及时报告医生。

4.一定要把药品管理好，放到病人拿不到的地方。

【智能康复训练】

1.记忆训练，鼓励老人回忆过去的生活经历。

2.智力训练，进行一些拼图游戏或简单数字的计算能力训练。

3.理解和表达能力训练，社会适应能力训练。

【安全护理】

1.提供较为固定的生活环境。

2.病人外出最好有人陪同或佩戴写有联系人和电话的卡片标志。

3.防止意外发生，如跌倒、烫伤、误服等。

4.正确处理病人的激越情绪。

【心理护理】

1.陪伴关心老人，多陪老人外出散步。

2.开导老人，多安慰、支持、鼓励病人。

3.维护老人的自尊，注意尊重老人的人格，对话要和颜悦色，专心倾听。

4.不嫌弃老人，要有足够的耐心、态度温和。

【健康教育】

1.及早发现痴呆，大力开展科普宣传。

2.早期预防痴呆，积极合理用脑、劳逸结合，保护大脑，培养广泛的兴趣和爱好。

3.戒烟、戒酒。

4.积极防治高血压、脑血管疾病、糖尿病等慢性病。

【护理质量评价标准】

1.经过预防、治疗和护理干预后，老人的认知能力有所提高或衰退有所延缓。

2.能最大限度地保持社交能力和日常生活自理能力。

3.生活质量有所提高。

第六章　老年人日常生活护理

　　老年人由于老化或疾病导致无法独立完成日常生活活动时，需他人提供部分协助或完全性护理。日常生活护理应强调帮助老年人维持和恢复基本的生活能力，使其适应日常生活，或在健康状态下独立、方便地生活。

【安全护理】

1.心理护理（不服老、不愿麻烦他人），高估了自己做事的能力。

2.防坠床，防止交叉感染，注意用电安全。

3.尊重老年人的个性。个性是指每个人所具有的个别的生活行为和社会关系，以及与经历有关的自我意识。

4.尊重老年人的隐私，生活中有必要为其提供适当的独立空间。

【环境的调整及安排】

1.尽量去除妨碍生活行为的因素，注意室内温度、湿度、采光、通风等。

2.室内的陈设应尽量简洁，家具的转角处应尽量用弧形。

3.厨房、厕所与浴室要注意安全、防滑、便于操作等。

【沟通】

1.非语言沟通包括触摸、身体姿势，其他如耐心的倾听等。

2.语言沟通包括老年人的语言表达、电话访问或视频通话、书面沟通。

【皮肤清洁与衣着卫生】

1.老年人皮肤干燥、多屑和粗糙，注意保持皮肤清洁。

2.触觉、痛觉、温觉的浅感觉功能也减弱。

3.衣着考虑实用性，有利于人体的健康及穿脱方便。

4.皮肤瘙痒者应减少洗澡次数，洗澡水不宜过热，忌用碱性肥皂，饮食清淡，忌烟、酒、浓茶、咖啡和辛辣刺激性食物。

5.做好心理护理，避免紧张。

【饮食与排泄】

1.平衡膳食，碳水化合物占总热能的 55%～65%，优质蛋白低脂饮食，易于消化吸收，食物温度适宜，培养良好的饮食习惯。

2.排泄行为的自理则是保持人类的尊严和社会自立的重要条件，尽量体谅老年人，必要时给予帮助，减轻病人心理上的压力。

【休息与活动】

1.休息是指一段时间内相对地减少活动，使身体各部分放松，处于良好的心理状态，以恢复精力和体力的过程。

2.活动可以使机体在生理、心理及社会各方面获得益处，坚持活动是人类健康长寿的关键。老年人根据自己的年龄、体质、场地条件，选择适当的运动项目，循序渐进，持之以恒。

【性需求和性生活卫生】

1.树立正确的性观念，鼓励伴侣沟通，提倡外观的修饰，营造合适的环境，多方式性满足。

2.性卫生包括性生活频度的调适、性器官的清洁、性生活的安全等（裴晓梅等，2010）。

第七章　老年人安全用药与护理

随着年龄的增长，老年人各脏器的组织结构和生理功能逐渐出现退行性改变。影响机体对药物的吸收、分布、代谢和排泄。此外，老年人常同时患有多种疾病，治疗中应用药物品种较多，发生药物不良反应的概率相应增加。因此，老年人的安全用药与护理显得非常重要。

【老年人常见药物不良反应】

1.精神症状　中枢神经系统，尤其大脑最易受药物作用的影响。

2.直立性低血压　老年人血管运动中枢的调节功能不如年轻人灵敏，压力感受器发生功能障碍，即使没有药物作用，也会因体位的突然改变而产生头晕。使用降压药、利尿剂、血管扩张药要防止发生直立性低血压。

3.耳毒性　老年人易受药物影响产生前庭症状和听力下降，前庭损害的症状有眩晕、头痛、恶心和共济失调；耳蜗损害症状有耳鸣、耳聋。年老体弱者应用氨基糖苷类抗生素和多粘菌素可致听神经损害。

4.尿潴留　三环类抗抑郁药和抗帕金森病药有副交感神经阻滞作用，老年人使用易引起尿潴留，特别是伴有前列腺增生及膀胱颈纤维病变的老人。

5.药物中毒　老年人各个重要器官的生理功能减退，因此，老年人用药容易产生肝毒性反应、肾毒性反应及心脏毒性反应。

【老年人用药原则】

1.受益原则　要求老年人用药要有明确指征，选择药物时要考虑既往疾病及各器官的功能变化。

2.不要急于用药，重视非药物治疗。

3.减少和控制服用补药。

4.用药种类尽量简单，最好 5 种以下。治疗时分轻重缓急，注意药物间潜在的相互作用。

5.小剂量原则　从小剂量开始，然后根据临床反应调整剂量，直至出现满意疗效而无药物不良反应为止。

6.择时原则　根据时间生物学和时间药理学原理，选择最合适的用药时间进行治疗，提高疗效和减少毒副作用。

7.暂停用药原则　如出现药物不良反应或病情进展，前者应停药，后者应加药。

【老年人安全用药护理】

1.密切观察和预防药物不良反应。

2.密切观察药物副作用，注意观察药物矛盾反应。

3.用药从小剂量开始，注意个体差异，治疗过程中要求连续性观察。

4.选用便于老人服用的药物剂型。

5.规定适当的用药时间和用药间隔。

6.提高老年人用药依从性。护士应严格执行给药操作规程，按时给药，看服到口。

7.加强用药的健康指导。解释药物的种类、名称、用药方式等，不随意服用滋补药、保健药。

第八章　老年人跌倒护理

跌倒是一种不能自我控制的意外事件，指个体突变的、不自主的、非故意的体位改变，而脚底以外部位停留在地上、地板上或者更低的地方。

【一般护理】

1.病情观察　立即观察病人生命体征、神志等，警惕内出血及休克征象。

2.提供跌倒后长期护理　对于跌倒后导致长期卧床者，需要提供长期护理，做好相应的基础护理，预防压疮、肺部感染等并发症，进行相应的功能锻炼、康复训练。

3.心理护理　重点针对跌倒后出现恐惧心理的老年人进行心理护理，探讨是因为虚弱/身体功能下降还是自己或身边的老年朋友有跌倒史，从而导致恐惧情绪的产生，并共同制订针对性的措施，以减轻或消除恐惧心理。

【健康教育】

1.增强防跌倒意识　加强防跌倒知识和技能的宣教，帮助老年人及其家属增强预防跌倒的意识，告知其发生跌倒时的不同情况的紧急处理措施，同时告知其紧急情况发生时应如何让寻求帮助等，做到有备无患。

2.合理运动　指导老年人坚持参加适宜的、规律的体育锻炼，适合老年人的运动包括太极拳、散步、慢跑、游泳、平衡操等。

3.合理用药　指导老年人按医嘱正确服药，不要随意加药或减药，更要避免自行同时服用多种药物，并且尽可能减少用药的剂量，了解药物的副作用，注意用药后的反应。用药后动作宜缓慢，以预防跌倒的发生。

4.选择适当的辅助工具　指导老年人使用长度合适、顶部面积较大的拐杖，并将其放在老年人触手可及的位置；如有视觉、听觉及其他感知障碍的老年人应佩戴视力补偿设施、助听器及其他补偿设施。

5.保持室内明亮，通风良好，保持地面干燥、平坦、整洁；将经常使用的物品放在伸手易拿取的位置，避免登高取物。

6.保持家具边缘的钝性，防止对老年人产生伤害，对道路、厕所、灯等予以明确标志，并将其具体方位告知老年人。

7.衣着舒适、合身，避免过紧或过松，以免行走时绊倒；鞋子要合适，避免穿拖鞋、过大的鞋子、高跟鞋以及易滑倒的鞋。

8.设置跌倒警示牌挂于病床床头，提醒病人及其照护人员，共同维护老年人的安全。

9.调整生活方式

(1) 避免走过陡的楼梯或台阶，上下楼梯、入厕时尽可能使用扶手。

(2) 转身、转头时动作一定要慢。

(3) 走路保持不太平稳，尽量慢走，避免携带沉重物品。

(4) 避免去人多及湿滑的地方。

(5) 乘坐交通工具时，应等车辆停稳后再上车。

(6) 放慢起身、下床的速度。

(7) 避免睡前饮水过多导致夜间多次起床如厕，晚上床旁尽量放置小便器。

(8) 避免在他人看不到的地方独自活动。

10. 防止骨质疏松，减轻跌倒后的损伤。指导老年人合理饮食，加强膳食营养，适当补充维生素D和钙剂。

【护理质量评价标准】

1. 跌倒得到正确有效的处理和护理。

2. 老年人日常生活需求得到满足。

3. 病人和其家属理解跌倒的危险因素，主动进行防护。

4. 恐惧心理好转或消除。

第九章　老年人尿失禁护理

尿失禁是指由于膀胱括约肌的损伤或神经功能障碍而丧失排尿自控的能力，使尿液不受主观控制而自尿道口溢出或流出的状态。

【用药护理】

1. 了解治疗尿失禁的药物　一线药物包括托特罗定、曲司氯铵和索利那新等。其他药物包括：其他 M 受体拮抗剂，如奥昔布宁；镇静抗焦虑药，如地西泮、氯丙嗪；钙拮抗剂，如硝苯地平、维拉帕米；前列腺素合成抑制剂，如吲哚美辛。

2. 指导老年人遵医嘱正确用药，讲解药物的作用及注意事项。

3. 告知病人不要依赖药物而要配合功能锻炼的重要性。

【心理护理】

1. 从病人的角度思考及处理问题，建立互信的护患关系。

2. 注意病人的感受，进行尿失禁护理操作时用屏风遮挡保护及隐私。

3. 讲尿失禁问题可以处理好，增强病人治疗信心，减轻老年人的焦虑，用心聆听其困扰及其愤怒情绪，帮助其舒缓压力。

【手术护理】

1. 各种非手术治疗失败者，或伴有盆腔脏器脱垂、尿失禁严重影响生活质量者可采用手术治疗。

2. 做好相应的术前、术后护理和术后康复指导（见外科护理常规）。

【健康教育】

1. 皮肤护理

(1) 注意会阴擦洗，保持会阴皮肤清洁、干燥。

(2) 变换体位、减轻局部受压、加强营养，预防压疮等皮肤问题的发生。

2. 向老年人解释尿液对排尿反射刺激的必要性，保持每日摄水量在 2 000～2 500 mL，适当调节饮水时间减少夜间尿量。避免摄入咖啡、浓茶等。

3. 饮食与大便管理　选择均衡营养、摄取足够的纤维素、必要时用药物或灌肠等方法保持大便通畅。

4.康复活动 鼓励老年人坚持做盆底肌肉松弛，促进尿失禁的恢复。

5.老年人的卧床尽量安排在靠近厕所的位置，夜间应用适宜的照明灯，必要时指导老年人按医嘱使用药物。

【护理质量评价标准】

1.病人日常生活需求得到满足，无并发症发生。

2.病人信心增强，能正确使用尿失禁护理用具，做到饮食控制及规律的康复锻炼等。

3.病人能主动参与治疗活动，恢复社交活动。

4.病人了解尿失禁及其处理的相关知识。

第十章　老年人便秘护理

便秘是指排便困难或排便次数减少，且粪便干结，便后无舒畅感。老年人便秘属于慢性便秘，慢性便秘常使用罗马Ⅱ标准来判断。

【一般护理】

1.多饮水 如无限制饮水的病人，保证每日饮水量在 2 000～3 000 mL。清晨空腹饮 1 杯温开水，刺激肠蠕动。

2.摄取足够的膳食纤维 指导老人适当添加粗粮、豆制品、芹菜、韭菜等，适当多食带馅的面食如水饺、馄饨，既有利于保持全面营养又可以预防便秘。

3.多食产气食物及维生素 B 丰富的食物，如白薯、香蕉、生蒜、黄豆，利用其发酵产气，促进肠蠕动。

4.少饮浓茶、咖啡，禁食生冷、辛辣及煎炸刺激的食物。

5.调整生活方式，每日 30～60 min 活动时间，卧床或坐轮椅的老年人可以通过转动身体、挥动手臂等方式进行锻炼，同时养成在固定时间排便的习惯。

6.满足老年人私人空间需求 房间内居住两人以上时，可在床单位间设置屏风或窗帘，便于老年人的排泄等需要。

7.照顾老年人排泄时，只协助其无力完成部分，不要一直在旁守护，以免老年人紧张而影响排便，更不要催促，以免令老人精神紧张、不愿麻烦照顾者而憋便。

8.心理护理 讲解便秘出现的原因，强调便秘的可治性，调节病人情绪，增加病人治疗信心，避免因精神紧张而引发便秘。

9.鼓励病人参加集体活动，提高病人的家庭支持和社会支持水平。

【排便护理】

1.指导老年人养成良好的排便习惯

（1）定时排便，早餐后或临睡前按时蹲厕，培养便意。

（2）有便意立即排便，排便时取坐位，勿用力过猛。

（3）注意力集中，避免便时看书、看报。

（4）勿长期服用泻药，防止药物依赖性的发生。

（5）保证良好的排便习惯，便器清洁、温暖。

2.指导使用辅助器 为体质虚弱的老年人提高便器或在老年人面前放置椅背，提供排便坐姿的依托，减轻排便不适感，并保证安全。

3.人工取便法 老年便秘者易发生粪便嵌顿而无法自行排出时，需采取人工取便法。向病人解释清楚，嘱病人左侧卧位，戴手套，用涂上皂液的食指深入肛门，慢慢将粪便掏出，取便完毕清洁肛门。

4.排便注意事项

（1）指导病人勿忽视任意一次便意，尽量不留宿便。

（2）注意排便技巧，如身体前倾，心情放松，先深呼吸，后闭住声门，向肛门部位用力等。

【用药护理】

1.口服泻药，宜用液体状石蜡、麻仁丸等作用温和的药物，不易引起剧烈腹泻，适用于年老体弱、高血压、心力衰竭、动脉瘤等病人。

2.必要时根据医嘱使用刺激性泻药，如大黄、番泻叶、果导等，由于作用强，易引起剧烈腹泻，尽量少用，并在使用过程中注意观察。

3.病人避免长时间服用泻药，长期服用泻药可能造成依赖性，减弱肠道自行排便功能而加重便秘，还可能造成蛋白质和维生素损失，从而导致营养缺乏症。

4.外用简易通便剂　老年病人常用的简易通便剂，如开塞露、甘油栓、肥皂栓等，经肛门插入使用，通过刺激肠蠕动，软化粪便，达到通便效果。

5.灌肠法　严重便秘者必要时给予灌肠。可遵医嘱选用"1、2、3"溶液、植物油或肥皂水行小量不保留灌肠。

【健康教育】

1.适当锻炼和运动　老年人根据自身情况参加运动，若身体条件允许可适当参加体育锻炼，如散步、慢跑、太极拳等。

2.避免久坐久卧　避免长期卧床或坐轮椅等，如不能自行活动，可以借助辅助器。

3.做腹部按摩，取仰卧位，用手掌从右下腹开始沿顺时针方向按摩，每日2～3次，每次5～15回。站立时亦可进行此项活动。

4.收腹运动和肛提肌运动　收缩腹部与肛门肌肉10 s后放松，重复训练数次，以提高排便辅助肌的收缩力，增强排便能力。

5.建立健康的生活方式，培养良好的排便行为，指导病人在晨起或早餐前排便，即使无便意，也要坚持蹲厕3～5 min或用餐1 h如厕。

6.纠正不良饮食习惯，多食粗纤维含量高的食物，多饮水。

7.高血压、冠心病、脑血管意外病人应避免用力排便，若排便困难，要及时告诉医务人员，采取相应措施，以免发生意外。

8.正确使用通便药物

（1）容积性泻药服药的同时需饮水250 mL。

（2）润滑性泻药也不宜长期服用，以免影响脂溶性维生素的吸收。

（3）温和的口服泻药多在服后6～10 h发挥作用，故应在睡前1 h服用。

（4）简易通便剂的使用方法：老年人取左侧卧位，放松肛门括约肌，将药挤入肛门，保留5～10 min进行排便。

【护理质量评价标准】

1.便秘减轻或消失，能够规律排便，大便次数较治疗前有所增加。

2.主诉能排空大便，而且便后无不适感。

3.心理状态良好。

4.获得预防及治疗便秘相关知识，保证每日饮食中含纤维素食品的量和水分的摄入，调整饮食，建立健康饮食方式。

第十一章　老年性视觉障碍护理

视觉障碍是指由于先天或后天原因导致视觉器官（眼球视觉神经、大脑视觉神经）的构造或功能发生部分或全部障碍，经治疗仍对外界事物无法（或甚难）作出视觉辨识。国内有学者报道，60岁以上的老年人中有80％患有1种或几种眼病，其中白内障的发病率为60％，这些眼病所引起的视力障碍人数在急剧增多。感官器官接收到的外界，85％以上是依靠眼睛获得的，所以老年期发生的视觉障碍使老年人的应对调节困难，影响了日常生活维持、外界信息获取、相互交流等的进行。

【一般护理】

1.调节室内光线，提高照明度能弥补老年人视力下降所造成的部分困难。

2.老年人的居室阳光要充足，晚间用夜市灯以调节室内光线，避免受到刺眼的阳光和强光灯泡的直接照射，当室外强光照射进户时，可用窗帘遮挡。

3.指导阅读时间及材料　避免用眼过度疲劳，尤其是精细的用眼活动最好安排在上午进行，看书报、电视的时间不宜过长。

4.老年人对光亮对比度要求较高，故为老年人提供的阅读材料要印刷清晰、字体较大，最好用淡黄色的纸张，避免反光。

5.物品妥善放置　帮助老年人熟悉日常用品放置的位置，使用的物品应简单、特征性强。

6.为老年人创造一个物品放置固定、有序的生活环境。

7.多饮水，但是患有青光眼的老年人每次饮水量为200 mL，间隔时间为1～2 h，防止眼压升高，加重病情。

8.戒烟，限酒，减少含咖啡因食物的摄入。

9.保证充足的睡眠。

10.保持正常饮食，宜进高维生素、低脂饮食。

11.保证一定的运动量。有研究证实，运动和正常的饮食可以降低黄斑部退化的风险，患视觉障碍的可能性会降低70％以上。

【健康教育】

1.定期接受眼科检查　指导老年人每年接受1次眼科检查，对于有糖尿病、心血管疾病病史的老年人应缩短检查时间。

2.如果近期自觉视力减退或眼球胀痛伴头痛，应该尽快检查，明确病因。

3.配镜指导

（1）老年人眼的调节力衰退是随年龄的增长而逐渐发展的，因此，要根据定期眼科检查的情况更换适合的眼镜。

（2）配镜前先要验光，确定有无近视、远视和散光，然后按年龄和老视的程度增减屈光度，同时还应考虑平时所习惯的工作距离、适当增减镜片的度数。

（3）如进行近距离精细工作，应适当增加老花镜度数；反之，老花镜度数应适当降低。

4.滴眼剂的正确使用和保存

（1）用滴眼剂前清洁双手，用示指和拇指分开眼睑，眼镜向上看，将滴眼剂滴在下穹窿内，闭眼，再用示指和拇指提起上眼睑，使滴眼剂均匀地分布在整个结膜腔内。

（2）滴药时注意滴管不可触及角膜。

（3）每种滴眼剂试用前均要了解其性能、维持时间、适应症和禁忌症，检查有无混浊、沉淀、超过有效期。

（4）滴药后须按住内眼角数分钟，防止滴眼剂进入泪小管，吸收后影响循环和呼吸。

（5）平时要多备1瓶滴眼剂以备遗失时使用；使用周期较长的滴眼剂应放入冰箱冷藏室保存，切不可放入贴身口袋。

5.外出活动指导　病人的外出活动尽量安排在白天进行。在光线强烈户外活动时，宜佩戴抗紫外线的太阳镜。从暗处转到亮处时，要停留片刻，待适应后再行走，反之亦然。

【护理质量评价标准】

1.视力减退对老年人日常生活的影响减少。

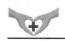

2.眼科常见疾病和相关的慢性疾病得到改善。

3.老年人能够保持规律、健康的生活方式，有助于眼睛的健康保健。

第十二章　老年性耳聋护理

老年性耳聋是指随着年龄的增长，双耳听力进行性下降，高频音的听觉困难和语言分辨能力差的感应性耳聋。老年性耳聋是老年人最常见的听力障碍，部分老年人在耳聋刚开始时可伴有耳鸣，常为高频声，其出现频率随年龄而渐增，60～70岁达顶峰。

【一般护理】

1.在安静的环境中进行交流，交流前先正面进入老年人的视线，轻拍老年人以引起注意。

2.对老年人说话要清楚且慢，不高声喊叫，使用短句表达意思。

3.给电话听筒加增音装置，门铃应与一室内灯相连接。

4.帮助老年人把需要解释和说明的事记录下来。

5.指导老年人的照护者多与老年人交谈。

6.适当运动　运动能够促进全身血液循环，使内耳的血液供应得到改善。锻炼项目可以根据自己的身体状况和条件来选择，例如散步、慢跑、打太极拳、做八段锦等。

7.监测并指导老年人在听力障碍短期内加重时及时检查和治疗。

8.建立良好的生活方式，清淡饮食，减少动物性脂肪的摄入，多吃新鲜蔬果。一些中药和食物，例如葛根、光景、核桃仁、山药、芝麻、黑豆等，对于延缓耳聋的发生也有一定作用。避免过度劳累和紧张情绪。指导戒烟等。

9.心理护理　帮助病人树立克服听力障碍所带来的困难的信心，还应鼓励老年人使用正性的调适方法，如指导其从家人、朋友处得到良好的情感支持等。

【用药护理】

1.注意避免服用具有耳毒性的药物，必须服用时尽量选择耳毒性低的药物，同时嘱咐老年人及其家属严格遵照医嘱执行。

2.用药剂量不可过大、时间不可太长，并加强观察药物的副反应。

【健康教育】

1.指导定期接受听力检查　目前尚无有效的手段治疗老年性耳聋，但可以通过各种方法减缓老年性耳聋的进展，减轻对其日常生活的困扰。

2.指导老年人监测听力，尽早发现和治疗老年性耳聋。

3.指导佩戴合适的助听器

（1）盒式助听器操作方便，开关和音量调节灵活，电池耐用，使用经济，但外露明显，会给佩戴者带来压力，且识别率较低，适合于高龄、居家使用为主且经济承受能力较低的老年人。

（2）眼睛式助听器外观易被接受，没有低频干扰问题，但价格贵，易损坏，鼻梁、耳廓受压明显，不宜长期使用。

（3）耳背式助听器没有上述两款的缺点，又具备上述助听器的优良性能，价格适中，但也有影响外耳道固有共振频率的缺点。

（4）耳内式助听器更加隐蔽，并保留了人耳的一些固定功能。

（5）最新型的动态语言编码助听器对以高频下降型聋为主的老年人用残存听力最大限度听清和理解语言信息带来了较为理想的听觉效果，但费用较为昂贵。

（6）从听力康复的原则上要求，双侧助听可发挥双耳定向作用，若经济承受能力有限则单侧佩戴。

4.积极治疗相关慢性病 指导老年人早期、积极治疗慢性疾病，如高血压、冠心病、动脉硬化、高脂血症、糖尿病，减缓对耳部血管的损伤。

5.避免噪声刺激 日常生活和外出时注意加强个人防护，尽量注意避开噪声大的环境或场所，避免长期的噪声刺激。

【护理质量评价标准】

1.听力障碍对老年人日常生活的影响减少或消除。

2.老年人相关的慢性疾病得到改善。

3.老年人能够正确佩戴助听器，积极地面对生活。

4.老年人和（或）家属能说出影响听力的相关因素及危害性，避免相关因素对听力的进一步影响。

5.老年人能用语言表达自己积极的自我概念。

第十三章 老年人营养缺乏–消瘦护理

营养缺乏是指机体从食物中获得的能量、营养素等不能满足身体需要，从而影响生长、发育或生理功能的现象。衰老导致的生理变化以及社会、经济因素影响，使老年人容易发生各类营养缺乏性疾病，呈现出消瘦状态，即人体内蛋白质与脂肪减少速度过快，体重下降超过正常标准20％的状况。

【一般护理】

1.饮食治疗与护理

（1）补充足够的蛋白质和热量，烹调时注意食物的色、香、味、美。

（2）蔬菜要切细，肉类最好制成肉末，采用炖或煮的方法，以利消化吸收。

（3）烹调时可用醋、姜、蒜等调味品，以刺激食欲。

2.进餐时选择空气新鲜的环境，尽量与他人一起进餐；不能自理者由照顾者协助喂饭，掌握喂饭速度。

3.鼻饲老年人护理 胃管应消毒，食物应清洁；每次灌食物前应确保胃管在胃内，可抽胃液。

4.控制原发病 对原发病所致的营养不良，应积极治疗原发病，以阻断恶性循环，增强病人的免疫力。

5.定期测量体重（半个月1次），根据医嘱定期测量血清蛋白量以及清蛋白与球蛋白的比值等。

6.对于因服用药物引起的营养不良，病人及其家属应在医师的指导下尽量调整药物的种类与剂量。

7.心理护理 向病人讲解营养不良出现的原因，鼓励病人积极配合医师治疗原发病，有针对性地做好心理疏导，避免因精神紧张刺激而进一步加重症状。

【健康教育】

1.食品的选择与烹饪 食物必须新鲜、清洁，食品不宜在冰箱内长期存放。

2.根据食谱制作食物 食物的色、香、味齐全有利于刺激食欲。

3.指导适度的活动 根据老年人的体力和年龄，适度锻炼。

【护理质量评价标准】

1.病人食欲良好、摄入量增加、体重指数、血清蛋白含量处于正常范围内。

2.原发病得到积极控制。

3.病人掌握饮食营养知识，能够描述营养不良的诱因。

4.病人主动寻求医务人员、社区机构的援助，与社会的交往增加。

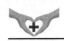

第十四章 老年性高血压护理

老年高血压是指年龄≥65 岁，在未使用抗高血压药物的情况下，血压持续或非同日 3 次以上收缩压（SBP）≥140 mmHg（18.7 kPa）和（或）舒张压（DBP）≥90 mmHg（12.0 kPa）。病因包括与血压有关的各种老化因素，如血管粥样与纤维性硬化的程度等以及各种不良的生活方式，如缺乏体育锻炼、超重、中度以上饮酒、高盐饮食等。

【一般护理】

1.环境 保持良好的生活环境，如干净、整洁、温湿度适宜、光线柔和等，以利于老人充分休息。

2.运动适当 根据老年高血压病人危险性分层确定活动量：极高危组病人需绝对卧床休息；高危组以休息为主，可根据身体耐受情况，指导其做适当的运动；中危及低危组病人应选择适合自己的运动方式，坚持运动，运动量及运动方式的选择以运动后自我感觉良好、体重保持理想为标准。

3.饮食指导 减少膳食脂肪，补充优质蛋白，增加含钾多、含钙高的食物。减少烹饪用盐及含盐量高的调料，每日不超过 5 g。多食蔬菜和水果。提倡戒酒。

4.心理护理 鼓励老人使用正向的调适方法，如通过与家人、朋友间建立良好的关系得到情感支持，从而获得愉悦的感受。

【病情观察】

1.每日定点、多次测量血压 因老人易发生直立性低血压，测量血压时必须强调测量立位血压，同时注意观察有无靶器官损伤的征象。

2.头晕、头痛 指导病人改变体位要缓慢，血压不稳定或症状加重时必须卧床休息，监测血压，发现血压变化时立即通知医生。

3.恶心、呕吐 协助病人采取坐位或侧卧位，头偏向一侧，遵医嘱使用止吐药物，呕吐后帮助病人清洁口腔。

4.在治疗过程中仔细观察病情变化，防止并发症的出现

（1）因压力感受器活动减弱致直立性低血压。

（2）因脑自主调节受损导致收缩压轻度下降即可诱发脑出血。

（3）因血容量减少导致直立性低血压和低钠血症。

（4）因对低钾血症敏感导致心律失常、肌无力。

（5）因中枢神经系统改变导致抑郁、精神错乱。

（6）因肝肾功能减退导致药物蓄积所致的毒性反应。

（7）因服用多种药物导致药物间相互作用致副反应。

【用药护理】

1.治疗前检查有无直立性低血压。

2.选择对合并症有益的药物。

3.从小剂量开始，逐渐递增。

4.应用长效剂型，每日 1 次。

5.避免药物间的相互作用，尤其是诸如非甾体抗炎药等非处方药。

6.观察不明显的药物副作用，如虚弱、眩晕、抑郁等。

7.为防止血压过低，应随时监测血压。

【健康教育】

1.对老人进行面对面培训，提高其有关高血压的知识、技能和自信心，使老人明确定期检测血

压、长期坚持治疗的重要性。

2.避免出现不愿服药、不难受不服药、不按医嘱服药的三大误区。

3.养成定时定量服药、定时定体位定部位测量血压的习惯。

4.生活指导　低盐饮食；减少膳食脂肪，补充优质蛋白，多食蔬菜和水果。减轻体重；提倡戒酒；保持乐观心态，避免情绪过分激动；生活规律，保证充足的睡眠。

5.指导适当的运动强度、运动时间、运动目标。运动方式一定要选择有氧运动，如步行、重心不太低的太极拳等比较适合老人。

6.定期监测　最好家庭自备血压计，每天有家人定时测量血压并记录，尤其是在自觉症状或情绪波动时，应及时测量，发现血压高于正常应及时补充必要的药物或到医院就诊。另外，还需定期检查尿常规、血液生化、心电图及眼底以防出现并发症。

【护理质量评价标准】

1.老年人学会饮食及运动控制血压的方法。

2.能按照要求定时、定量规律用药。

3.血压控制平稳，并发症发生率少或无。

4.自觉调节不良情绪。

第十五章　　老年脑梗死护理

脑梗死是局部脑组织因血液灌注障碍而发生的变性坏死，常表现为急性起病的局灶性神经功能障碍。主要包括脑血栓形成和脑栓塞两大类。动脉粥样硬化是脑血栓形成与脑栓塞的共同病因。临床表现为短暂性脑缺血发作，如头晕、一侧肢体无力等，较少有严重的意识障碍和对侧肢体完全性偏瘫、感觉障碍等。治疗方法主要有溶栓、抗凝、降颅压等。

【一般护理】

1.病人取平卧位，如昏迷者尽量减少搬动。同时为老人提供安静舒适的环境，既有利于老人的身心健康，又便于护理人员与老人之间的有效沟通。

2.间歇给氧，呼吸不畅者及早采用气管插管或气管切开术。

3.密切观察意识、瞳孔、生命体征、肌力、肌张力的变化，加强血气分析、心电图、血压的监测，防止低氧血症、心律失常及高血压的发生。

4.心理护理　同情并理解老人的感受，鼓励老人表达内心的情感，教会家属照顾老人的方法和技巧，引导家属为老人提供宽松和适于交流的氛围。

【用药护理】

1.溶栓剂　在起病3～6 h使用可使脑组织获得再灌注。常用药物为尿激酶、重组型纤溶酶原激活剂，该类药物最严重的副作用是颅内出血。在使用期间应严密观察生命体征、瞳孔、意识状态的变化，同时注意有无其他部位的出血倾向。

2.抗凝剂　可减少短暂脑缺血发展和防止血栓形成，常用药物为肝素和华法林。用药期间严密监测凝血时间和凝血酶原时间。

3.抗血小板聚集药　常用药物为阿司匹林、噻氯匹定等。用药期间观察有无出血倾向，并注意长期使用阿司匹林可引起胃肠道溃疡。因此，消化性溃疡病人应慎用。

4.降颅压药　大面积梗死可出现脑水肿和颅内压增高，需要应用脱水剂降颅压，常用药物有甘露醇、呋塞米、血清白蛋白。

【健康教育】

1.为预防坠积性肺炎、泌尿系统感染、失用综合症等并发症的发生，应指导老人在急性期生命体征平稳时就进行被动运动，鼓励早期下床活动，日常生活活动尽量自己动手，必要时予以协助，尤其做好个人卫生。

2.向病人及家属讲解脑梗死的病因、表现、就诊时机及治疗和预后的关系。解释药物的使用方法和副作用。

3.应适当限制脂肪、糖及盐的摄入，每餐进食七八分饱。因意识不清不能进食时，可通过静脉或鼻导管供给营养。防止食物误入气管引起窒息。

4.指导病人穿宽松、柔软、棉质、穿脱方便的衣服，穿衣时先穿患侧后穿健侧，脱衣时顺序相反。不宜穿系带的鞋子。

5.训练病人养成定时排便的习惯。

6.康复训练　包括语言、运动和协调能力的训练。

（1）语言。可根据病人喜好选择合适的图片或读物，从发音开始，按照字、词、句、段的顺序训练病人说话，为病人创造良好的语言环境。

（2）运动。运动功能的训练一定要循序渐进，对肢体瘫痪病人在康复早期即开始做关节的被动运动，幅度由小到大，由大关节到小关节，以后应尽早协助病人下床活动，练习站立、转身，后逐渐借助拐杖或助行器练习行走。

（3）协调。协调能力训练主要是训练肢体活动的协调性，先集中训练近端肌肉的控制力，后训练远端肌肉的控制力，训练时要注意保证病人的安全。

【护理质量评价标准】

1.老人及家属学会日常护理及合理用药的方法。

2.老人无或少有并发症的发生。

3.日常生活能力有所提高。

4.自我价值感有所提高。

第十六章　老年脑出血护理

脑出血（ICH）是指原发于脑实质内的非外伤性血管破裂出血，是影响老年人健康的最严重疾病，绝大多数是高血压小动脉硬化的血管破裂引起，也称高血压性脑出血。

【一般护理】

1.保持环境安静。病人抬高床头15°～30°，绝对卧床休息；有烦躁、谵妄时加保护性床栏，必要时使用约束带适当约束。

2.保持呼吸道通畅，必要时行气管插管或气管切开术。

3.排泄护理　排尿困难的病人给予留置尿管并定时开放，会阴擦洗2次/d，保持尿道口清洁、干燥。鼓励多饮水，增加粗纤维的食物，养成定时排便的习惯，防止便秘。

4.饮食护理　严格掌握进食的时间和方法。在发病24 h内暂禁食；24 h后仍昏迷者，给予鼻饲流质，每天鼻饲总量以2 000～2 500 mL为宜。神志清醒者鼓励进食，给予高蛋白质、高热量、高维生素、易消化流质或半流质饮食，少量多餐，每次进食量以300～400 mL为宜，进食速度不宜过快，时间控制在20～30 min。忌食腌制、烧烤、牛羊肉等辛辣燥热的食物。

5.心理护理　即使在急性期意识障碍时，也要及时安慰和鼓励病人，减轻病人的应激反应。同时做好家属的心理疏导，通过相关知识和技能的讲解增强其与病人合作战胜疾病的勇气和信心。

6.通过定期更换体位、保持皮肤清洁等方法防治压疮发生。

【病情观察】

1.病情观察　持续心电监护，密切观察意识、瞳孔、生命体征、尿量等变化，警惕脑疝的发生。

2.若压眶反射消失或昏迷加深，血压升高，瞳孔散大，脉搏缓慢并出现去大脑强直或呼吸不规则时，提示出血扩展，要及时处理。

3.及时发现脑疝前驱症状　如剧烈头痛、频繁呕吐、障碍加深、血压急剧升高、脉搏变慢或出现一侧瞳孔散大、反射迟钝等，应紧急处理。

【用药护理】

1.降颅压药　常用药物为甘露醇，如病人合并心肾功能不全时可用呋塞米。对出血量大、颅内压增高明显、意识障碍较重或有脑疝时还可选用地塞米松，但注意对合并糖尿病、消化道出血或严重感染的病人禁用糖皮质激素。

2.降压药　根据高血压的原因决定是否使用降压药，如原来血压高、发病后血压更高者才使用降压药。收缩压在 180 mmHg 以内或舒张压在 105 mmHg 以内可观察而不使用降压药，血压不能降得太低，降压速度也不可过快，以免影响脑灌注压。

3.止血药　对高血压性脑出血不主张使用止血药，如果是凝血机制障碍引起的脑出血或伴有消化道出血时可使用止血药，使用过程中应防止深静脉血栓的形成。

4.预防肺部感染　在做好呼吸道管理的同时，对合并意识障碍的老年病人可预防性使用抗生素，感染时则应根据痰培养及药敏试验选用抗生素。

【健康教育】

1.向病人及其家属介绍可加重病情和引起复发的诱因，指导在生活中尽量避免。

2.指导病人及其家属预防和治疗引起脑出血的原发疾病，如高血压、高脂血症、糖尿病、肥胖症等。

3.功能锻炼　出院后继续加强功能锻炼，可适当做一些力所能及的劳动，但不可过于劳累。

4.控制血压　遵医嘱服用药物，不能自行减药、停药，因血压反复反弹极易导致血管破裂发生脑出血。

5.保持良好乐观的情绪，避免过于激动。

6.饮食要注意低盐、低脂、低糖，少食动物脑、内脏，多吃蔬菜、水果、豆制品，配适量瘦肉、鱼、蛋品。

7.预防便秘　早晨起床前腹部自我保健按摩或用适合的药物，有效防治便秘。

8.定期门诊随访　密切关注有无先兆症状发生，如无诱因的剧烈头痛、头晕、晕厥。有的突感身体麻木乏力或一时性失视、语言交流困难等，应及时就医检查治疗。

【护理质量评价标准】

1.病人意识障碍无加重或神志渐清醒。

2.日常生活能力有所提高。

3.情绪稳定，自信心有所增强。

4.病人了解与疾病有关的健康知识。

5.病人未发生脑疝和消化道出血或脑疝和消化道出血得到控制（杜宝奎，2014）。

第十七章　老年肺炎病人护理

老年肺炎是指发生于老年人的终末气道、肺泡和间质的急性渗出性炎症，可由病原微生物、理化因素、免疫损伤等引起，是呼吸道的常见病和多发病。首发症状为呼吸急促及呼吸困难，起病急，伴有寒战、高热、咳嗽、咳痰，胸痛、呼吸困难。全身中毒症状表现为精神萎靡、乏力、食欲不振、恶心呕吐、心率增快、心律失常、谵妄、意识模糊，重者血压下降，昏迷。

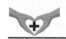
【一般护理】

1.保持室内空气新鲜，温度控制在 22～26 ℃，室内湿度以 50％～70％为宜；住院早期应卧床休息，抬高头部 15°；如并发休克取中凹位；长期卧床若无禁忌抬高床头 30°～45°，减少吸入性肺炎的发生。

2.纠正缺氧，生理状态下，老年 PaO_2 随增龄而降低，一般采用鼻导管或鼻罩给予较高浓度吸氧（40％～60％），伴有二氧化碳潴留者应采取低浓度 30％以下给氧。

3.鼓励和指导病人有效呼吸，衰弱或重症者应定时翻身、叩背，必要时吸痰。

4.饮食宜清淡、易消化，含高热量、足够蛋白质、充分维生素及水分，注意少量多餐。

5.定期检查口腔状态，对有口腔黏膜糜烂、口腔溃疡和感染者应给予及时对症处理。

6.心理护理　护士主动询问和关心病人的需求，鼓励病人说出内心感受，与病人进行积极有效的沟通。消除病人的焦虑、紧张情绪，树立治愈疾病的信心。

【病情观察】

1.密切观察呼吸情况，遵医嘱给予氧气吸入，流量 2～4 L/min，改善呼吸。

2.痰液黏稠不宜咳出时，可给予雾化吸入，或遵医嘱给予祛痰剂，以稀释痰液，并配合翻身拍背促进痰液排出。

3.监测病人体温的变化，寒战时适当增加被褥，应用热水袋等保暖；高热者于头部、腋下、腹股沟处等处放置冰袋物理降温，或酒精擦浴降温，或遵医嘱给予小剂量退热药，同时补充液体，以防虚脱。多饮水，做好口腔护理。

4.密切观察生命体征、血气分析及尿量等变化，按医嘱应用抗休克及抗感染药物。加强护理，去枕平卧位，减少搬动，注意保暖，忌用热水袋（防止血管扩张致血压下降）。

5.迅速建立静脉通路，保持输液通畅，速度不宜过快，防止心力衰竭和肺水肿的发生。

【用药护理】

1.根据菌种及药敏结果选择抗生素，及早、足量用药，重症者联合用药、适当延长疗程。

2.老年人往往存在肝肾功能不全，在使用经肝肾排泄的抗菌药物时应慎重或减量。

3.注重抗菌药物使用的个体化，对高龄、衰弱、伴有严重慢性疾病或并发症的病人应选用强效广谱抗生素或联合用药，应在体温、血象正常，痰量减少并转白后 5～7 d 停药观察。

4.观察药物疗效和不良反应。高热常在抗菌药物治疗后 24 h 内消退，或数日内逐渐下降。如体温 3 d 后不降或降而复升时，应考虑并发症或其他疾病存在的可能，如脓胸、心包炎、关节炎等。

【健康教育】

1.向病人及家属介绍肺炎发生的病因和诱因、早期治疗的重要性，药物的副作用和注意事项等。

2.告知病人天气变化时要及时添加衣服，避免受凉、淋雨、酗酒和过度劳累，防止呼吸道感染。

3.指导病人加强营养，适当参加体育锻炼，坚持有氧运动，饮食营养均衡，戒烟、忌酒，保持口腔清洁卫生。

4.如老年肺炎病人合并慢性呼吸衰竭，可教会病人腹式呼吸的方法，并要求每日锻炼 3～5 次，持续时间因人而异，以不产生疲劳为宜。此外，可配合步行、登楼梯、体操等全身运动，以提高老人的通气储备。

【护理质量评价标准】

1.老年人学会有效咳嗽和呼吸的方法，呼吸功能得到有效改善。

2.能够按照要求摄入营养及运动锻炼，机体抵抗力有所增强。

3.用药科学规范。

4.无或少有并发症发生。

第十八章 老年慢性阻塞性肺疾病护理

慢性阻塞性肺疾病（COPD）是指由于慢性气道阻塞引起通气功能障碍的一组疾病，以不完全可逆的气流受限为特点，主要包括慢性支气管炎和阻塞性肺气肿，是老年人的常见病、多发病。临床症状主要有咳嗽、咳痰、气短或呼吸困难、喘息和胸闷，晚期病人常有体重下降、食欲减退、精神抑郁和（或）焦虑等，合并感染是可咯血痰或咯血。

【一般护理】

1.保持室内安静，保证病人有充分的休息和睡眠，对于睡眠障碍病人可遵医嘱给予安眠药。根据病情变化随时评估病人皮肤情况，定时改变体位，预防压疮。

2.给予高热量、高蛋白质、高维生素、适量碳水化合物、高纤维素、易消化饮食，防止便秘、腹胀。

3.心理护理 主动与病人沟通，采取通俗易懂的语言为病人解释疾病的相关知识及注意事项，协助病人了解疾病过程，减轻心理焦虑，共同制订康复计划，增强战胜疾病的信心。

4.对晚期严重的COPD老人应予控制性氧疗，一般采用鼻导管持续低流量吸氧，每日湿化吸氧15 h及以上。观察氧疗效果，一般持续低流量、低浓度给氧，防止高浓度吸氧抑制呼吸，加重肺性脑病。

5.呼吸困难护理 保持呼吸道通畅，有效排痰，鼓励病人摄入足够的水分，也可通过雾化、胸部叩击、体位引流的方法促进排痰，病重或体弱的老人应禁用体位引流的方法。

【病情观察】

1.COPD急性发作时，要密切观察呼吸频率、深度、节律变化及发绀程度。缺氧和二氧化碳潴留急剧变化时，可引起失眠、精神错乱、狂躁或表情淡漠、神志恍惚、嗜睡、昏迷等肺性脑病的表现，应及时报告医生并协助抢救。

2.观察咳、痰、喘症状及加重情况，尤其注意痰液性状、黏稠度、痰量。

3.密切观察体温变化、有无胸痛、刺激性干咳等症状。

【用药护理】

1.支气管舒张剂 包括 β_2 受体激动剂、抗胆碱药物和茶碱类药物。β_2 受体激动剂以吸入性作为首选，大剂量使用可引起心动过速、心律失常，长期使用可发生肌肉震颤；抗胆碱药物同 β_2 受体激动剂联合吸入可加强支气管舒张作用，常见副反应有口干、口苦等；茶碱类使用过程中要监测血药浓度，注意恶心、呕吐等副作用。

2.糖皮质激素 其使用可引起老年人高血压、白内障、糖尿病、骨质疏松及继发感染等，故对COPD病人不推荐长期口服糖皮质激素。

3.止咳药 可待因有麻醉性中枢镇咳作用，可因抑制咳嗽而加重呼吸道阻塞，不良反应有恶心、呕吐、便秘等。喷托维林是非麻醉性中枢镇咳药，不良反应有口干、恶心、腹胀、头痛等。

4.祛痰药 盐酸氨溴索为润滑性祛痰药，不良反应轻；溴己新偶见恶心、转氨酶升高，胃溃疡者慎用。

【健康教育】

1.讲解老年COPD的诱发因素、病理生理、临床表现、防治措施等基础知识；教会家庭氧疗的方法及注意事项，使病人了解就诊时机和定期随访的重要性。

2.生活及饮食指导 督促病人戒烟，尽量避免或防止粉尘、烟雾及有害气体吸入；根据气候变化及时增减衣物，避免受凉感冒；给予高热量、高蛋白、高维生素饮食，避免摄入产气或引起便秘的食物。

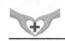

3.康复训练　指导病人进行呼吸康复训练，如缩唇式呼吸和腹式呼吸锻炼。

4.指导病人如发生以下症状时及时到医院就诊：发热，静息时突发呼吸困难，院外治疗无效，出现新发症状如发绀、水肿等。

【护理质量评价标准】

1.老人能说出诱发病情加重的因素，学会了正确的预防方法。

2.掌握科学用药原则，呼吸功能有所增强。

3.实施正确氧疗，氧疗效果满意。

4.病人掌握呼吸功能锻炼方法，疾病健康指导落实（居朝霞等，2010）。

第十九章　老年糖尿病护理

老年糖尿病（DM）是指老年人由于体内胰岛素分泌不足或胰岛素作用障碍，引起内分泌失调，从而导致物质代谢紊乱，出现高血糖、高血脂，蛋白质、水与电解质等紊乱的代谢病。

【一般护理】

1.休息与活动　生活有规律，身体情况许可时可进行适当活动，循序渐进并长期坚持。餐后散步20～30 min 是改善餐后血糖的有效方法。

2.饮食护理　避免高糖、高脂肪食物，适当增加膳食纤维，避免饮酒及酒精饮料。老年人低血糖是一种致命的并发症，为预防低血糖，其饮食最好按一日五餐或六餐分配。为病人制定总热量，严格定时定量进餐，合理分配碳水化合物、蛋白质和脂肪以及每餐热量。

3.运动指导　运动可以改善血糖、血压、血脂状态，增加心肺功能。但是应量力而行，持之以恒是关键。通常推荐的运动方式是散步、做操和太极拳，在运动中避免风险，比如摔倒。

4.心理护理　对诊断早期精神紧张的老人可鼓励多参加户外活动，以转移其对疾病的高度关注；对拒绝治疗者可通过真诚交流了解其顾虑，逐步引导老人正确认知疾病；对自暴自弃者应多提供积极的信息使其看到希望，增强战胜疾病的信心。

【病情观察】

1.病情观察　观察有无低血糖表现，如心慌手抖、出汗、头晕、头痛、饥饿、烦躁、焦虑、全身乏力等。观察病人糖尿病是否控制在理想状态，观察有无急性并发症、糖尿病足的发生。有糖尿病慢性并发症的病人注意观察有无血管、神经系统异常。

2.低血糖护理　按时进餐，定期检测血糖变化，如出现心慌、出冷汗、饥饿感等，立即进甜食或口服、静脉推注 50％葡萄糖。

3.糖尿病足护理　注意保护足部，鞋袜不可过紧，保持趾间干燥、清洁。经常检查有无外伤、鸡眼、水泡、趾甲异常等，并及时处理。促进足部循环，以温水浸泡双脚，时间不可过长，温度不可过高。冬季应注意保暖。

4.眼部病变护理　出现视物模糊应减少活动，保持大便通畅，以免用力排便。视力下降时，加强日常生活的协助和安全护理。

【用药护理】

1.向老人及家属详细讲解口服降糖药的种类、剂量、给药时间和方法，教会观察药物的不良反应。对于使用胰岛素者，应配合各种教学辅助工具，教会老人及家属正确的注射方法。指导老人掌握血糖、血压、体重指数的监测方法。

2.磺脲类　如格列吡嗪适用于老年糖尿病并发轻度肾功能不全者；格列本脲在减少心血管反应方面有优势。

3.双胍类　适用于肥胖的老年 2 型糖尿病病人，用药过程中注意观察有无胃肠道反应，尤其是腹泻。

4.噻唑烷二酮类 该类药物可同时降低血脂、糖化血红蛋白，与胰岛素合用可减少胰岛素的用量。

5.α-葡萄糖苷酶抑制剂 该药主要副反应为肠胀气，伴有肠道感染者不宜使用。

6.胰岛素 对老年糖尿病病人主张积极、尽早应用胰岛素，推荐白天给予口服药降糖，睡前注射胰岛素。由于老年人易发生低血糖，加用胰岛素时，应从小剂量开始逐步增加。

【健康教育】

1.健康教育 用通俗易懂的语言耐心细致地向老人讲解糖尿病的病因、临床表现、检查和治疗方法等。

2.日常生活指导 教会老人饮食与运动治疗实施的原则与方法；教会老人足部护理的方法和技巧；指导老人正确处理精神压力，保持平和的心态。

3.糖尿病周围神经病变可引起感觉和运动功能障碍。感觉功能的康复可通过经皮神经点刺激疗法、电刺激疗法、磁疗、红外线治疗等物理方法缓解疼痛和促进保护性感觉的恢复。

4.运动功能康复包括平衡训练和耐力训练，平衡训练通过刺激足底触觉感和本体感觉达到改善平衡障碍的目的，中等强度的耐力训练可改善周围神经病变。

【护理质理评价标准】

1.老人学会饮食及运动控制血糖的方法。

2.能按照要求口服或注射降糖药。

3.血糖控制平稳，并发症发生率少或无。

4.对疾病有正确的认知。

第二十章　老年慢性心力衰竭护理

参见第二篇第二章第三节**"慢性心力衰竭病人护理"**。

第二十一章　老年慢性呼吸衰歇护理

参见第二篇第一章第十三节**"呼吸衰竭护理"**。

第二十二章　老年慢性肾衰竭护理

参见第二篇第四章第七节**"慢性肾衰竭护理"**。

第二十三章　老年骨质疏松护理

参见第二篇第六章第十六节**"骨质疏松护理"**。

参考文献

陈新谦. 新编药物学 [M]. 17 版. 北京：人民卫生出版社，2011.

陈铮. 老年综合征管理指南 [M]. 北京：中国协和医科大学出版社，2010.

董碧蓉. 老年病学 [M]. 成都：四川大学出版社，2009.

杜宝奎. 老年脑出血的临床表现与治疗 [J]. 临床研究，2014，4：159-160.

化前珍. 老年护理学 [M]. 3 版. 北京：人民卫生出版社，2016.

黄金. 老年护理学 [M]. 2 版. 北京：高等教育出版社，2009.

纪树荣. 康复医学 [M]. 2 版. 北京：高等教育出版社，2010.

居朝霞，刘霞英，陆忠华，等. 呼吸训练在慢性阻塞性肺疾病病人康复中的应用 [J]. 中国老年学杂志，2010，30（2）：284-285.

赖小星，马玉芬，孙蓓. 国外老年护理工作对我国老年护理发展的启示 [J]. 中华现代护理杂志，2011，11（4）：493-496.

卢淑凤. 社区老年慢性阻塞性肺疾病病人的心理护理及健康教育 [J]. 护理实践与研究，2009，6（18）：111-112.

裴晓梅，房莉杰. 老年长期照护导论 [M]. 北京：社会科学文献出版社，2010.

王志红. 老年护理学 [M]. 2 版. 上海：上海科学技术出版社，2011.

燕铁斌，尹安春. 康复护理学 [M]. 4 版. 北京：人民卫生出版社，2017.

郑彩娥，李秀云. 实用康复护理学 [M]. 2 版. 北京：人民卫生出版社，2012.

第十篇

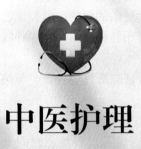

中医护理

第一章　胃脘痛护理

　　胃脘痛又称胃痛，是由外感邪气、内伤情志、饮食劳倦、脏腑功能失调等导致气机郁滞，胃失所养，以胃脘部近心窝处疼痛为主要临床表现的病证。可见胃脘部痞满、胀闷、嗳气、吐酸、腹胀等症，常反复发作，久治难愈，甚至可见吐血、黑便、呕吐、猝腹痛等。凡急慢性胃炎、消化性溃疡、胃痉挛、胃癌、胃下垂、胃神经症以及部分肝胆胰疾病有胃脘部疼痛者，均可参照该病护理。

　　【一般护理】

　　1.休息　保持病室环境清洁、安静，病室温度根据临床病证特点的不同而进行适当的调节，防止胃脘部受凉。胃脘部剧痛或伴有出血症状、急腹症者应绝对卧床休息。有大出血者，头偏向一侧，防止误吸，保持呼吸道通畅，必要时吸氧。平常可适当活动，但应注意劳逸结合，保证充足的睡眠。保持口腔、皮肤的清洁卫生。

　　2.饮食　给予清淡、易消化、富营养饮食，以细、软、少量多餐为原则。勿暴饮暴食，忌食生冷、肥甘、油腻、辛辣、煎炸、香燥、硬固等刺激性食品及烟、酒、茶。疼痛、呕吐剧烈，或呕血、便血量多者应暂禁食；胃痛发作时宜进流质或半流质饮食。恢复期改为软饭或面食。注意饮食卫生，避免暴饮暴食。胃酸过多者，不宜食过酸的食物，如柠檬、食醋、梅子等。

　　3.情志护理　避免精神刺激，可用转移注意力、深呼吸等方法，以利于缓解疼痛。出血时，稳定患者情绪，避免紧张恐惧。

　　4.辩证　寒邪客胃证、饮食伤胃证、肝气犯胃证、湿热中阻证、瘀血停胃证、胃阴亏虚证、脾胃虚寒证。

　　【病情观察及症状护理】

　　1.病情观察　观察疼痛的部位、性质、程度、时间及规律；观察诱发因素；观察有无呕血及便血。

　　2.如胃痛剧烈，并见腹肌紧张、压痛、反跳痛，应及时报告医生，配合救治。

　　3.密切观察神志、血压、脉搏、面色等情况，若胃痛发作，大便色如柏油样，考虑有邪伤胃络的可能；若见面色苍白、汗出肢冷、血压下降、脉搏细数，为气随血脱，要立即报告医生，做好输液、输血、止血、升压等抢救准备工作。

　　4.辩证施护　胃痛发作时，可指压内关、足三里、合谷等穴位。寒邪犯胃、脾胃虚寒者疼痛发作，可局部热敷、药熨、拔火罐、熏蒸、艾灸等温热疗法；脾胃虚寒者，在"三伏天"取神阙、中脘、胃俞给予穴位贴敷；饮食停滞、肝气犯胃者，可针刺治疗。长期反复发作的胃痛，可取足三里、脾俞、胃俞给予穴位注射。

　　【用药护理】

　　寒性胃痛，中药汤剂宜热服。热性胃痛，宜温凉服。健胃药、制酸药宜饭前服，消导药宜饭后服。胃阴亏虚者，中药汤剂宜久煎，温服，少量频服。观察服药后反应和效果，并做相应的记录。未明确诊断前，勿随意使用止痛剂。

　　【健康教育】

　　1.进行疾病知识宣教，积极预防胃痛的发生。指导患者加强锻炼，增强体质，避免劳累。慎起居、适寒温，防劳倦、畅情志。

　　2.养成良好的饮食习惯，注意饮食卫生，忌暴饮暴食，勿过冷或过热，少食油腻生冷之物，戒烟、酒。按时服药。

　　3.指导患者保持情绪稳定，避免忧思恼怒等不良情绪诱发和加重疼痛。

　　4.查明引起胃痛的原因，积极治疗原发病证。若反复发作，迁延不愈，应定期做有关检查，以及时了解病情的发展变化。

【护理质量评价标准】

1.护士正确掌握胃脘痛的健康教育及各种并发症的处理方法。

2.疾病知识宣教落实。

3.患者及家属了解饮食、药物知识，能建立合理的饮食结构，正确服药。

4.患者及家属了解各种并发症的表现及应急就诊知识。

第二章　消渴护理

消渴症因先天禀赋不足，饮食不节，情志失调、劳欲过度等导致机体阴虚燥热，出现多饮、多食、多尿、形体消瘦为主要临床表现的病证，有上、中、下三消之分。随病情发展，可出现多种并发症。

【一般护理】

1.休息　保持病室环境整洁、空气清新。衣着宽松，寒暖有节。注意四肢末梢保暖，慎用热水袋，防止烫伤。可根据患者具体情况选择合适的运动疗法如散步、打太极拳、八段锦、练气功、骑自行车、游泳、爬楼梯等，时间安排在饭后 1 h 左右，运动 30 min，以运动后脉搏在 120 次/min 左右，不感疲劳为宜。重症患者应卧床休息。肾阴亏虚、阴阳两虚患者要节制房事。养成良好的排便习惯，保持大便通畅。

2.饮食　控制饮食是消渴病最基本的治疗措施，嘱患者定时定量进食，避免随意添加食物，忌食油腻、甜、辛辣食物，禁烟、酒。主食提倡粗制米面和适量杂粮，可多食洋葱、黄瓜、南瓜、山药等有治疗作用的蔬菜。

3.情志护理　向患者宣传该病的相关知识，组织患者之间进行交流，请治疗效果良好的患者讲解亲身体会或介绍个人经验，提高治疗信心。消除患者的焦虑、恐惧情绪，减轻思想顾虑，增强与慢性病作斗争的信心，积极配合治疗。培养有意义的兴趣和爱好，增添生活乐趣，保持心情愉快。

4.辨证　肺热津伤证、胃热炽盛证、肾阴亏虚证、阴阳两虚证。

【病情观察及症状护理】

1.病情观察　观察饮水量、进食量及种类、尿量及体重等变化，并做好记录。

2.密切观察有无低血糖反应，若患者出现心慌、头晕、汗出过多、面色苍白等症状应立即进食高糖食物。

3.注意观察其他并发症的早期征象，有无头晕、气喘、心悸、手足麻木疼痛、视物模糊不清、皮肤瘙痒、溃疡等，若见烦渴、头痛呕吐、呼吸深快、烦躁不安、口有烂苹果气味应考虑酮症酸中毒，若见四肢麻木应考虑周围神经病变。

4.辨证施护　上消（肺热津伤证），遵医嘱给予中药泡水代茶饮。中消（胃热炽盛证），大便秘结时，可食用多纤维蔬菜或遵医嘱口服通便药。下消（肾阴亏虚证）可进行穴位艾灸，口渴时遵医嘱给予中药泡水代茶饮。如出现神昏、呼吸深快、血压下降、肢冷脉微欲绝等症状时，可针刺人中、十宣、涌泉等。肾阴亏虚患者可按摩足少阴肾经、足厥阴肝经及任督二脉，取肾俞、关元、三阴交等穴位。

【用药护理】

中药宜按时服用，煎剂宜温服，服药时间以饭后半小时为宜。使用口服降糖药及胰岛素治疗时，注意给药时间，剂量要准确，指导按时进餐，并加强巡视。若服药后出现面色苍白、头晕、心慌等低血糖症状，应报告医生，及时处理。

【健康教育】

1.指导患者及家属掌握与疾病相关的知识，提高自我管理能力，有效控制血糖，防止并发症。

2.指导患者养成良好的行为习惯，纠正不良嗜好，合理饮食，戒烟、限酒。保持良好心态，适当锻炼，增强正气，提高抗病能力。

3.注意个人卫生，保持全身和局部清洁，防止皮肤损伤，如有感染征象立即就医。

4.指导患者掌握自我检测血糖和尿糖的方法。教会患者及家属胰岛素、各种降糖药的使用方法、注意事项。指导患者及家属应对低血糖的方法，随身携带糖块。

5.讲解该病并发症的表现，如眼部病变、足部感染等，以便及时发现，及时处理。

6.嘱患者定期复查，随身携带保健卡，注明姓名、病名、住址、联系人等，以防意外发生。

【护理质量评价标准】

1.护士正确掌握消渴的健康教育及各种并发症的处理方法。

2.疾病知识宣教落实。

3.患者及家属了解饮食、药物知识，能建立合理的饮食结构，正确用药。

4.患者及家属了解各种并发症的表现及应急就诊知识。

第三章 眩晕护理

眩晕系风阳上扰、痰瘀内阻，使脑窍失养，脑髓不充所致。以头晕目眩、视物旋转为主要临床表现。轻者闭目可止，重者旋转不定，不能站立，或伴有恶心、呕吐、汗出、面色苍白等症状，严重者可突然扑倒。颈椎病、椎-基底动脉供血不足、内耳性眩晕以及神经官能症等以眩晕为主要表现的疾病可参照该病护理。

【一般护理】

1.休息 眩晕发作时要卧床休息，闭目养神，尽量减少头部的转侧活动，改变体位时动作要缓慢，避免深低头、旋转等动作。轻症患者可轻度活动，不宜过度疲劳，保证充足睡眠。重症患者绝对卧床休息，防止发生意外。经常反复发作者，外出不宜乘坐高速车、船、避免登高或登高作业，以免发生危险。

2.饮食 进清淡、易消化、低脂、低盐饮食，少食多餐，宜食蔬菜、水果、豆制品，忌辛辣、肥腻、生冷过咸之品。勿暴饮暴食，戒烟、酒。肥胖者适当控制饮食。风阳上扰者，可食滋阴潜阳之品。气血虚弱者，多食血肉有情之品；肾阴不足者，多食滋阴益肾之品。

3.情志护理 情绪激动或忧思恼怒都可诱发或加重眩晕。加强对患者的心理保护，避免不良情志刺激。讲解不良情绪会加重病情，教会患者自我调控、制怒的方法，保持心情舒畅。对眩晕较重，易心烦、焦虑者，介绍有关疾病知识和治疗成功的经验，以增强其信心。

4.辨证 风阳上扰证、瘀浊上蒙证、气血亏虚证、肝肾阴虚证。

【病情观察及症状护理】

1.病情观察 观察眩晕发作或加重的原因，以及眩晕的特点如时间、程度、性质、伴随症状如头痛、呕吐等以助辨病。观察眩晕患者发作前的先兆症状如胸闷、泛恶、视物昏花等。

2.严密观察病情变化，定时监测血压，出现异常及时报告医生。

3.外伤所致眩晕者，注意观察血压、瞳孔、呼吸、神志等变化。

4.辨证施护 眩晕而昏仆不知人事，急按人中穴，并立即报告医师。眩晕伴恶心呕吐、心慌者，可点揉两侧内关穴和合谷穴各 3 min 以缓解症状。高血压引起的眩晕可予双手搓揉耳廓降压沟以助降压，双手以拇指、食指分别捏着双耳耳轮，食指在内，拇指在外，搓揉耳廓 8～16 次。

【用药护理】

汤剂宜温服，早、晚各 1 次，服药后宜静卧休息，闭目养神，使药物起效。眩晕发作前 1 h 服药，有助于减轻症状。眩晕伴呕吐严重服药困难者，可将药液浓缩或采用少量频服的方法，必要时可鼻饲给药。服药时嘱患者少量频服、热服以防呕吐。

【健康教育】

1.保持心情舒畅、乐观，注意劳逸结合，切忌过劳和纵欲过度。

2.饮食宜清淡且富有营养，如新鲜蔬菜、海带、水果等，可用杭菊花泡水代茶饮。

3.眩晕发作时，嘱卧床休息，闭目养神，起坐下床动作要缓慢，严重者需要有人搀扶。不宜从事高空作业，防止意外发生。为避免强光刺激，外出时佩戴变色眼镜。

4.嘱患者病证缓解后坚持适当体育锻炼，增强体质。若因颈椎病所致则不宜低头过久，卧床时枕头不可过高，头部旋转动作不宜过快，学会颈部保健操并坚持锻炼。高血压患者坚持服药，定期测量血压，门诊复查。

【护理质量评价标准】

1.护士正确掌握眩晕的健康教育及各种并发症的处理方法。

2.疾病知识宣教落实。

3.患者及家属了解饮食、药物知识，能建立合理的饮食结构，正确用药。

4.患者及家属了解各种并发症的表现及应急就诊知识。

第四章　中风护理

中风又名卒中，是由于气血逆乱导致脑脉痹阻或血溢于脑，以突然昏仆、不省人事、半身不遂、口眼歪斜、言语不利等为主要临床表现的病证，轻者无昏仆。具有起病急、变化快的特点，分为中经络、中脏腑两类。多见于中老年人，四季皆可发病，但以冬、春两季最为多见。急性脑血管疾病，包括出血性中风和缺血性中风者，均可参考该病护理。

【一般护理】

1.休息　急性期绝对卧床休息，中脏腑者头抬高 15°～30°，尽量避免移动头部和不必要的操作。保持气道通畅，加强口腔、皮肤、眼睛的护理。对烦躁不安者，应加床档保护，防止坠床。注意患肢保暖防寒，保持肢体功能位置。

2.饮食　饮食以清淡、低盐、易消化为原则，忌肥甘、辛辣食物，戒烟、酒。意识障碍、吞咽困难者，可采用鼻饲。中脏腑者最初 48～72 h 宜禁食，予静脉补充营养，病情稳定后给予清淡、易消化的流质饮食。恢复期可给予半流质饮食。根据证候特点的不同制定饮食方案，指导辩证用膳，如阳虚或寒证的患者，宜食甘温食物，禁忌生冷寒凉食物。

3.情志护理　根据患者个体情况，正确运用语言技巧，采取劝说开导法等心理治疗方法对患者进行疏导、解释、安慰，避免患者情绪激动，使其配合治疗。恢复期患者注意做好宣教，让其了解大怒、大喜、大悲、大恐是引起中风复发的主要诱因。嘱平时注意克制情绪激动，尤其要特别强调"制怒"，从而使气血运行通畅，减少复发的因素。

4.辨证　阴竭阳亡、痰热腑实、痰火瘀闭、痰浊瘀闭之中脏腑证；风阳上扰、风痰入络、气虚血瘀、阴虚风动之中经络证。

【病情观察及症状护理】

1.病情观察　急性期严密观察患者的神志及生命体征的变化，注意观察瞳孔、面色、呼吸、四肢活动、出汗等变化，防止脑疝及中风脱证的发生。

2.注意观察患者伴发症变化　中脏腑神志昏迷伴喷射状呕吐或呕血，则预后不良。若患者伴发呃逆、抽搐等症状，则属凶兆。应保持呼吸道通畅，报告医师，及时处理。

3.患者一般不发热或有低热，如发高热，病情常较难控制。

4.辩证施护　骤然中风昏迷时针刺人中、十宣、合谷、涌泉等穴位，还可艾灸百会、关元、神阙、气海等穴位。半身不遂者，安置合适的体位，保持瘫痪肢体处于功能位，加强锻炼，防止废用性肌萎缩。运用推拿、理疗等方法辅助治疗。高热者，头部冰袋冷敷，监测体温变化。尿潴留者，可按摩腹部，虚者加艾灸，必要时遵医嘱进行留置导尿。便秘者，遵医嘱予通便中药内服。卧床者预防压疮发生。

【用药护理】

中药汤剂宜少量频服。神志不清者，丸、片、丹剂型药物应碾碎水调后鼻饲给药，也可选用中药汤剂保留灌肠，服用通腑泄热药后应观察大便排泄情况。使用降压药，脱水剂后应密切观察血压、尿量的变化。服药时应减少搬动，并密切注意患者有无异常反应。

【健康教育】

1.积极治疗高血压、糖尿病、高脂血症等易诱发中风的基础性疾病。

2.密切观察有无中风先兆症状，若见一过性头晕、肢麻肉瞤、倦怠嗜卧、步履不正等中风先兆，应引起重视，及早诊治。

3.养成良好的生活习惯，调情志，节饮食，慎起居，避风寒。生活要有规律，注意劳逸结合。加强锻炼，增强体质。

【护理质量评价标准】

1.护士正确掌握中风的健康教育及各种并发症的处理方法。

2.疾病知识宣教落实。

3.患者及家属了解饮食、药物知识，能建立合理的饮食结构，正确用药。

4.患者及家属了解各种并发症的表现及应急就诊知识。

第五章　胸痹护理

胸痹因邪痹心络，气血不畅所致。以胸闷胸痛，甚则胸痛彻背，喘息不得卧为主要临床表现的病证。病位在心。冠状动脉粥样硬化性心脏病、心包炎、心肌病等可参照该病护理。

【一般护理】

1.休息　卧床休息，协助日常生活，避免不必要的翻动，限制探视，防止情绪波动。避免噪声刺激或突然的撞击声、高喊尖叫。

2.饮食　以清淡为原则，给予低盐、低脂、低胆固醇、高维生素、易消化食物，适当增加含粗纤维的食品，如新鲜蔬菜水果、五谷、植物油等。饮食应有规律，少量多餐，忌过饱、过饥，勿食辛辣刺激滋腻之品，常食大麦、燕麦、大豆、山楂、核桃等。戒烟、酒，不饮浓茶、咖啡。体型肥胖者应控制食量，减轻体重。

3.情志护理　避免情绪紧张及不良刺激。指导患者掌握自我排解不良情绪的方法，如转移法、音乐疗法、谈心释放法等。

4.辨证　心血瘀阻证、寒凝心脉证、痰浊内阻证、心气虚弱证、心肾阴虚证、心肾阳虚证。

【病情观察及症状护理】

1.病情观察　密切观察患者胸痛的部位、性质、程度、持续时间、发作情况及诱发因素等，以辨别病证的轻重。

2.观察患者心率、心律、血压、呼吸等变化及有无颈静脉怒张情况。观察患者心电图变化，发现异常波形时，报告医师，并配合处理。

3.观察患者24 h出入量，发现尿量减少，报告医师。

4.辨证施护　寒凝心脉、血气虚弱、心肾阳虚者，注意防寒保暖，发作时绝对卧床休息，可予热敷、热熨。心血瘀阻者，遵医嘱给予中药泡茶饮。疼痛时，遵医嘱给予有效解除疼痛的药物，也可运用中药离子导入法，利用透皮吸收原理，达到活血化瘀、温经通络止痛的作用，还可运用耳穴压豆的方法，缓解疼痛，改善心肌缺血。喘促不得卧者，给予吸氧，半卧位。夜寐不安者，睡前用温水洗脚，嘱患者双手交替按摩涌泉穴60～100次，以助患者入睡，必要时口服促进睡眠的药物。心跳骤停应立即采取应急措施，并即刻报告医师进行抢救。保持大便通畅，避免用力排便诱发胸痹发生。

【用药护理】

中药汤剂一般温服。寒凝心脉、心气虚弱、心肾阳虚者中药汤剂宜热服。胸痹疼痛发作时应立即舌下含服硝酸甘油或吞服速效救心丸，给药后应注意药物起效的长短、疼痛缓解的程度、患者神志、心律、心率、呼吸、血压、脉象、胸痛等变化。若患者用药后反应较大或15 min后胸痛仍然不能缓解时，应及时通知医生，采取必要的措施。注意服药禁忌，如服用人参、黄芪等补气药时，应禁食白萝卜、洋葱等行气之品。

【健康教育】

1.适寒温、慎起居、预防外感。合理调整饮食，适当控制进食量，少食动物脂肪及胆固醇含量较高的食物，多吃蔬菜、水果，忌烟、酒、浓茶和咖啡。保持大便通畅。避免紧张、劳累、情绪激动、便秘、感染等诱发因素。注意适当休息，坚持力所能及的活动，做到动中有静，保证充足的睡眠。

2.发作期指导患者立即卧床休息，待病情缓解后再适当活动。指导患者及家属在病情突然变化时的简易应急措施。教会患者及家属在胸痹发作时的缓解方法。指导患者若胸痛剧烈，可遵医嘱迅速用药，如速效救心丸等。

3.康复期指导患者适当进行康复锻炼，如散步、打太极拳等方法。积极防治有关疾病，如感冒、消渴、眩晕等，定期门诊复查。指导患者出院后坚持服药，自我监测药物的毒性反应。自备急救药物，易取、易用。

【护理质量评价标准】

1.护士正确掌握胸痹的健康教育及各种并发症的处理方法。

2.疾病知识宣教落实。

3.患者及家属了解饮食、药物知识，能建立合理的饮食结构，正确用药。

4.患者及家属了解各种并发症的表现及应急就诊知识。

第六章　痹证护理

痹症因风寒湿热等外邪入侵，闭阻经络，客于关节，气血运行不畅所致。以全身关节和肌肉、筋膜发生酸楚、麻木、重着、屈伸不利，呈游走性红、肿、热、疼痛或晨僵为主要临床表现的病证。病位在关节、经络。风湿性关节炎、类风湿性关节炎、骨关节炎、风湿热、坐骨神经痛、骨质增生等可参照该病护理。

【一般护理】

1.休息　恶寒发热、关节肿痛、屈伸不利者，宜卧床休息，减少关节活动。采取舒适卧位，减轻疼痛，以睡硬板床为宜，适时更换卧位，保持关节功能位置，避免受压发生畸形。病情稳定疼痛减轻后，鼓励和协助患者进行肢体活动。关节不利或强直者，定时做被动活动，然后从被动到主动，由少而多，由弱而强，循序渐进，以加强肢体功能锻炼，恢复关节功能。

2.饮食　饮食应以高热量、高蛋白、高维生素、易消化食物为主。忌生冷、肥甘厚腻的食品。风、寒、湿痹者，应进食温热性食物，适当饮用药酒。热痹者，宜食清淡之品，忌食辛辣、肥甘、醇酒等食物，鼓励多饮水。久病偏虚时可适当滋补。

3.情志护理　病程缠绵，行动不便，患者心情抑郁。不良情绪可加重疼痛的程度，应关心、体贴、耐心帮助患者，减轻患者的心理压力，使患者情绪稳定、心境良好、精神放松，从而增强对疼痛的耐受力。使其积极配合治疗与护理。劝说家属给予患者家庭温暖及生活照顾，使其心情舒畅。

4.辨证　行痹、痛痹、着痹、热痹、虚痹。

【病情观察及症状护理】

1.病情观察　观察疼痛的部位、性质、程度及与气候变化的关系。

2.观察皮肤、汗出、体温、脉搏、舌象及伴随症状变化等，以辨别病邪的偏盛，了解关节是否有强直畸形、其活动受限的程度。

3.风湿热痹者，观察有无胸闷、心悸、水肿等症状，注意是否出现"心痹"重证。

4.辨证施护　风寒湿痹者的患者可用热水袋或遵医嘱给予热药袋热敷，也可用食盐、大葱热熨。局部注意保暖，疼痛部位可用护套，防止烫伤。热痹者可予中药熏洗，局部禁用温热疗法。行痹着痹者可予穴位按摩法。痛痹者，可予局部温热疗法，如艾灸、拔罐、穴位按摩等。

【用药护理】

严格按医嘱给药，祛风利湿药应在饭后服用，并严密观察各种药物的副反应，如有否皮疹、口腔溃疡、消化道反应等，及时提供治疗中需要的信息。应用生川乌、生草乌、附子等有毒性的药物时，应从小剂量开始，逐渐增加，并须先煎。如应用蜈蚣等药性峻猛、毒副作用较大的虫类药物，可研末装入胶囊内吞服。服用后要加强巡视，注意服药后的效果及反应，如发现患者唇舌发麻、头晕心悸、脉迟、呼吸困难、血压下降等中毒症状时，应立即停药，及时配合医生进行抢救。用药酒治疗时注意有无酒精过敏反应。行痹者，中药汤剂宜饭前温服。痛痹者，中药汤剂宜饭后热服。风湿热痹者，中药汤剂宜温服，服药后应卧床休息，减少活动。

【健康教育】

1.避免诱发该病的原因。注意防风寒、潮湿，汗出当风等；注意季节气候变化；积极防治外感疾病，如感冒、扁桃体炎、牙龈炎等。

2.需继续服药者，应告知其特殊药物的煎煮法及注意事项，并注意药后反应，若有不适，及时就诊。均衡饮食，肥胖者需指导患者减轻体重，以减轻关节负荷。忌生冷饮食。痛风性关节炎患者应减少嘌呤类食物。

3.改善生活及工作环境，室内干燥、阳光充足，避免久居潮湿阴冷的环境。注意防寒保暖。

4.根据病情和体质进行体育锻炼，增强体质。加强肢体功能锻炼，防止痹证的发生或迁延复发。

【护理质量评价标准】

1.护士正确掌握痹证的健康教育及各种并发症的处理方法。

2.疾病知识宣教落实。

3.患者及家属了解饮食、药物知识，能建立合理的饮食结构，正确用药。

4.患者及家属了解各种并发症的表现及应急就诊知识。

第七章　蛇串疮护理

蛇串疮因肝脾内蕴湿热，兼感邪毒所致。以皮肤上出现红斑、成簇水疱或丘疱疹，沿一侧周围神经呈串珠状或带状分布，排列宛如蛇行，且疼痛剧烈为主要临床表现的病证。多见于成年人，好发于春、秋季节。带状疱疹的护理同该病。

【一般护理】

1.休息　嘱患者注意休息，保证睡眠充足，避免疲劳过度而致机体抵抗力下降，加重病情。为防止水疱压破，可取健侧卧位。床单被褥保持清洁，内衣应勤换且应柔软，以防摩擦而使疼痛加剧。大疱者遵医嘱用无菌注射器抽取疱液，疱壁不宜除去，防止继发感染。急性期患者宜卧床休息，多饮水，保持大便通畅，以利毒邪的排出，避免抓挠。

2.饮食　饮食宜清淡、易消化、富营养，多食新鲜蔬菜和水果，最好予流质和半流饮食，如绿豆汤、面片等。忌辛辣刺激、油腻海鲜等风发之物，禁烟、酒。肝经郁热者，宜进清热解毒之品，如菠萝、苦瓜、西瓜、黄瓜等。脾虚湿蕴者，宜进健脾利湿之品，如冬瓜、绿豆汤、扁豆等。气滞血瘀者，宜食清解余毒、行气通络之品，如丝瓜汤、陈皮、茴香等。

3.情志护理　该病多因情志不遂、肝胆火旺，加上疼痛明显，疗效较慢，易出现焦虑、烦躁、易怒、失眠等，因此，护理工作要耐心细致，向患者及家属讲解疾病的有关知识，使之对神经痛有正确的认识，了解疾病的转归和发展过程，减轻其焦虑和担心，使其积极配合治疗。

4.辨证　肝经郁热证、脾虚湿蕴证、气滞血瘀证。

【病情观察及症状护理】

1.病情观察　观察皮损的部位、大小、疱壁紧张度，疼痛程度，有无继发感染。

2.继发症状观察　如中枢神经系统受累时，可致病毒性脑炎，出现头痛、呕吐、惊厥、运动感觉障碍。三叉神经眼支受累时，可致病毒性角膜炎，疼痛剧烈，重症可发生全眼炎导致失明。面听神经受损时，可出现味觉障碍，泪腺和唾液分泌腺减少，甚至面瘫。星状神经节受损时，可影响面神经的运动及感觉纤维而引起面瘫、耳痛及外耳道疱疹三联征。

3.全身症状观察　包括体温、脉象、舌苔、饮食、二便、睡眠等。

4.辨证施护　疼痛剧烈者，观察记录疼痛性质、程度、时间、发作规律及伴随症状，遵医嘱用止痛药并观察用药后反应。遵医嘱给予局部冰敷、激光、红外线、针刺的治疗。疼痛严重时影响睡眠，可用耳穴压豆法取穴心、神门、皮质下等，以镇静安神。当疱疹发于头部时，应剪去局部头发，保持创面清洁，预防感染。累及眼部时，应协助患者点眼药，保持眼部的清洁卫生。避免强光刺激，鼓励患者多做眨眼动作，防止黏连。对于红斑皮损，可外涂炉甘石洗剂等。对于水疱、脓疱、血疱皮损，可行疱壁清创贴敷术，辅助红外线照射等。对于结痂皮损，厚痂用软膏制剂，次日用油将药膏清除干净，若不能清除，需要反复外涂药膏至厚痂皮软化后清除。痂皮较薄可用乳霜制剂，让其自然脱落。注意皮肤护理，特别是水疱严重者，及时消毒换药，防止继发感染。衣服要宽大、柔软，以免摩擦引起疼痛。糜烂渗出时给予湿敷，严格无菌操作。

【用药护理】

服药期间出现食欲减退、恶心、呕吐、便溏等不适时，立即报告医师。疼痛剧烈时，遵医嘱予止痛药。注意观察药物的疗效及副作用。中药汤剂肝经郁热证者宜偏温服，脾虚湿蕴证者宜温服，向患者讲解湿胃苓汤有利尿作用，见尿多勿紧张。外用药涂抹均匀，间隔时间需遵医嘱，观察皮损变化。

【健康教育】

1.平素要慎起居、避风寒，注意个人卫生。

2.患病期间需保持良好的情绪，忌怒，开朗，心气调和。

3.保证充足的睡眠。增加机体的抗病能力，适时参加体育锻炼。

4.调节饮食，宜清淡，忌辛辣、刺激、膏粱厚味食物，禁烟、酒。

【护理质量评价标准】

1.护士正确掌握蛇串疮的健康教育及各种并发症的处理方法。

2.疾病知识宣教落实。

3.患者及家属了解饮食、药物知识，能建立合理的饮食结构，正确用药。

4.患者及家属了解各种并发症的表现及应急就诊知识。

第八章　常用中医护理技术

第一节　耳穴埋豆技术

人的耳廓可以看作全身各部位的缩影，其穴位的分布规律相当于一个倒立的胎儿，人体各脏腑、组织、器官各分布在耳廓相应的位置上，人体发生疾病时，常会在耳廓上发生阳性反应点，如压痛、变形、变色、水泡、结节、丘疹等。

耳穴埋豆是用胶布将采用中药白芥子、王不留或是莱籽等药豆准确地贴于耳穴处，给予适度的揉捏按压，使之产生酸麻胀痛等刺激感应，刺激耳廓上的穴位或压痛点，通过经络传导，调整脏腑功能和人体内分泌系统，以达到治疗目的一种治疗方法。在临床上最常用于治疗失眠，可通过按压神门、交感、心三个部位，以达到镇静、安眠的效果。

耳穴埋豆的优点是见效快、无毒副作用，通过全息效应，调节人体脏腑器官的功能，来达到各部位功能的协调运行，因此，被称为绿色疗法。例如，耳穴治疗失眠，患者可自然入睡，晨起精神清爽，没有使用镇静类药物后的昏沉感和依赖性以及其他副作用，简便易行。耳穴疗法的治疗用时很短，耳穴疗法只需要每周治疗 2～3 次，甚至每周 1 次。

【适应症】

遵照医嘱选择穴位，解除或缓解各种急、慢性疾病的临床症状。通过其疏通经络，调整脏腑气血功能，促进机体阴阳平衡，以达到防病治病的目的。

1.各种疼痛性病症如头痛、偏头疼、三叉神经痛、扭伤、落枕、胸腹四肢疼痛及一些慢性疾病如痢疾、更年期综合征、颈椎病，腰痛、消化不良、肩周炎、肢体麻木等。

2.各种炎症性病症如胆囊炎，胆石症、泌尿系结石。

3.各种紊乱性病症如眩晕、高血压、多汗症、月经不调、神经衰弱、癔症等。

4.过敏和辨证性病症如支气管哮喘、冠心病、尿潴留。

5.内分泌性病症。

6.可用于头面五官科如头晕、头胀、水肿、耳鸣、耳聋、近视、远视、鼻炎、咽炎、梅核气等。

7.也可用于治疗习惯性便秘。

【禁忌症】

1.严重心脏病患者不宜用，更不宜采用强刺激。

2.严重器质性疾病及伴有高度贫血者。

3.外耳患有显著的炎症如湿疹、溃疡、冻疮破溃等。

4.妇女怀孕期间及月经期。

【评估】

1.当前主要症状、临床表现及既往史。

2.埋豆部位的皮肤情况。

3.女性患者的生育史，有无流产史，当前是否妊娠。

4.对疼痛的耐受程度。

5.心理状况。

【操作流程】

1.评估环境是否清洁、明亮、安静，双人核对医嘱。

2.病人评估　核对病人的姓名，向患者解释做耳穴埋豆的目的、作用、操作方法、可能会出现的效果和反应，观察患者的皮肤情况、舌象、脉象。

3.洗手，戴口罩，检查用物（王不留行籽、75％乙醇、清洁弯盘，探针、血管钳各1把）并携用物至床旁，核对患者及治疗单。

4.探穴（神门穴、交感穴、心穴）并询问患者的感觉，以感到酸麻为准。

5.用酒精消毒并使用血管钳夹取王不留行籽贴于穴位并固定，耳穴贴压时要稍施压力，按压数秒即可。告知患者每贴压1次，在耳穴上可保留3～5 d，期间患者每日要自行按压2～3次，贴压5 d为一个疗程。

6.再次核对患者，整理用物，洗手、脱口罩。

7.记录耳穴部位、耳穴区皮肤情况及患者有无不适主诉并签名。

8.告知患者耳针局部有热、麻、胀、痛感。

【护理及注意事项】

1.严格消毒预防感染，若见局部红肿可用碘伏消毒，外用消炎药，防止软骨炎。贴压耳穴应注意防水，以免脱落。

2.夏天易出汗，贴压耳穴不易过多，时间不易过长，以防胶布潮湿或皮肤感染。

3.如对胶布过敏者，可用粘合纸代之。

4.告知患者避免揉压。如出现疼痛不适及时告知，以防皮肤破损感染。

5.保留天数为夏天1～3 d，春秋3～5 d、冬天5～7 d。如有潮湿、脱落及时更换。

6.肢体活动障碍的患者实施耳针或压豆时，待耳廓充血发热时，应鼓励患者适当活动患部，为了加强疗效可对患部实施按摩、艾条灸等。

7.耳廓皮肤有炎症或冻伤者不宜采用。

第二节　拔火罐技术

拔火罐又名吸筒疗法，是以杯罐作工具，借热力排去其中的空气产生负压，这种负压作用于经络穴位上能够使腠理开泄，使病邪或一些病理产物从人体皮毛中吸附出来，疏通人体气血经络，促进脏腑经络功能的恢复到正常，起到温经散寒、消肿止痛、拔毒排脓、强身健体等作用。火罐用的罐分很多种，有竹罐、陶罐、牛角罐、玻璃罐、铁罐、抽气罐等。

【拔火罐方法】

1.投火法　用小纸条点燃上端，迅速投于罐内，在火旺时立即将罐扣在应拔的部位，即可吸入。

2.闪火法　用止血钳或镊子挟干棉球古裹紧，蘸95％乙醇点燃后，在罐内迅速旋转一下再抽出，速将罐子罩在应拔的部位，即可吸住。

3.架火法　用不易燃烧及传热的块状物，直径约2 cm，放在患处，上置小酒精棉球，点燃后罐子罩上，即可吸入。

4.贴棉法　将一块1 cm见方的脱脂棉浸酒精后贴于罐内壁上中段，点燃后速将罐子扣在选定的部位，即可吸入。

5.滴酒法　在罐子内壁上中段滴1～2滴酒精，再将罐子横侧翻滚一下，使酒精均匀附于罐壁上，点燃酒精后，速将罐扣在选定的部位，即可吸住。

【适应症和禁忌症】

1.适应症　适用范围很广，常见的有感冒、发烧、头痛、腹泻、颈腰椎疼痛、类风湿性关节炎、膝关节疼痛、月经不调、痛经、闭经、咳嗽、带状疱疹、荨麻疹、痤疮等常见疾病。缓解风寒湿痹而致的腰背酸痛、虚寒性咳喘等症状。用于疮疡及毒蛇咬伤的急救排毒等。

2.禁忌症　皮肤局部溃烂或有皮肤传染病者禁用；有重度水肿、心衰呼衰、肾衰等；妊娠及孕妇的下腹部；有出血倾向的疾病或体表有大血管、静脉曲张等不宜使用。

【评估】

1. 当前主要症状、临床表现及既往史。

2. 患者体质及实施拔罐处的皮肤情况。

3. 心理状况。

【操作流程】

1. 准备材料　玻璃火罐 2 个（备用 1 个），根据部位选择型号，镊子 1 把，95％乙醇 1 小瓶（大口的），棉花球 1 瓶，火柴 1 盒，新毛巾 1 条，香皂 1 块，脸盆 1 个。

2. 操作前检查　检查病情，明确诊断，是否合乎适应症。检查拔罐的部位和患者体位，是否合适。检查罐口是否光滑和有无残角破口。

3. 操作方法　先用干净毛巾，蘸热水将拔罐部位擦洗干净，然后用镊子镊紧棉球稍蘸酒精，火柴燃着，用闪火法，往玻璃火罐里一闪，迅速将罐子扣住在皮肤上。

4. 留罐时间　留罐时间有从 10 min 留到 30 min 以上的，这种长时间留罐容易使局部黑紫一片，郁血严重，增加吸收困难，因此，留罐时间根据身体强弱的浅层毛细血管渗出血液情况，可以考虑改从 3 min 到 6 min 比较合适。

5. 起罐　左手轻按罐子，向左倾斜，右手食、中二指按准倾斜对方罐口的肌肉处，轻轻下按，使罐口漏出空隙，透入空气，吸力消失，罐子自然脱落。

6. 火力大小　火力大小，也要掌握好。酒精多，火力大则吸拔力大；酒精少，火力小则吸拔力小。还有罐子叩得快则吸力大；叩得慢则吸力小。

7. 间隔时间　可根据病情来决定。一般讲来，慢性病或病情缓和的，可隔日 1 次；病情急的可每日 1 次；如发高烧、急性类风湿、急性胃肠炎等病，每日 1 次、2 次甚至 3 次，皆不为过，但留罐时间却不可过长。

8. 疗程　一般以 12 次为一疗程，如病情需要，可再继续几个疗程。

9. 部位　肩端、胸、背、腰、臀、肋窝以及颈椎、足踝、腓肠肌等肌肉丰厚、血管较少的部位，皆可拔罐。另外，还可根据病情、疼痛范围，可拔 1～2 个火罐，或 4～6 个甚至 10 个玻璃火罐。

【护理及注意事项】

1. 拔罐时应采取合理体位，选择肌肉较厚的部位。骨骼凹凸不平和毛发较多处不宜拔罐。

2. 取罐不可使劲拔，用手按压罐口使空气进入即可脱落。

3. 操作前一定要检查罐口周围是否光滑、有无裂痕。

4. 防止烫伤。拔罐时动作要稳、准、快，起罐时切勿强拉。

5. 使用过的火罐均应消毒后备用。

6. 起罐后，如局部出现小水疱，不必处理，可自行吸收。

7. 如水疱较大，消毒局部皮肤后用注射器吸出液体，覆盖消毒敷料。

第三节　艾　灸

艾灸是指用纯净的艾绒（或加入中药）卷成圆柱形的艾卷，点燃后在穴位表面熏烤的一种技术操作。

【评估】

1. 当前主要症状、临床表现及既往史。

2. 患者体质及艾条施灸处的皮肤情况。

3. 对疼痛的耐受程度。

4. 心理状况。

【目标】

1. 遵医嘱选择穴位，解除或缓解各种虚寒性病证的临床症状。

2.通过运用温通经络、调和气血、消肿散结、祛湿散寒、回阳救逆等方法，达到防病保健、治病强身的目的。

【禁忌证】

1.凡属实热证或阴虚发热者，不宜施灸。

2.颜面部、大血管处、孕妇腹部及腰骶部不宜施灸。

【告知】

1.治疗过程中局部皮肤可能出现烫伤等情况。

2.艾绒点燃后可出现较淡的中药燃烧气味。

3.治疗过程中局部皮肤产生烧灼、热烫的感觉，应立即停止治疗。

4.治疗过程中局部皮肤可能出现水疱。

【物品准备】

备治疗盘、艾条、火柴、弯盘、小口瓶，必要时备浴巾、屏风等。

【操作流程】

1.备齐用物，携至床旁，做好解释，核对医嘱。

2.取合理体位，暴露施灸部位，注意保暖。

3.施灸部位宜先上后下，先灸头顶、胸背，后灸腹部、四肢。

4.遵医嘱在施灸过程中，随时询问患者有无灼痛感，调整距离，防止烧伤。观察病情变化及有无不适。

5.施灸中应及时将艾灰弹入弯盘，防止灼伤皮肤。

6.施灸完毕，立即将艾条插入小口瓶，熄灭艾火。

7.清洁局部皮肤，协助患者衣着，安置舒适卧位，酌情开窗通风。

8.清理用物，做好记录并签名。

【护理及注意事项】

1.采用艾柱灸时，针柄上的艾绒团必须捻紧，防止艾灰脱落灼伤皮肤或烧毁衣物。

2.施灸后局部皮肤出现微红灼热属于正常现象。如灸后出现小水疱，无需处理，可自行吸收。如水疱较大，可用无菌注射器抽去疱内液体，覆盖消毒纱布，保持干燥，防止感染。

第四节 穴位按摩法

穴位按摩是在中医基本理论指导下，运用手法作用于人体穴位。通过局部刺激，可疏通经络，调动机体抗病能力，从而达到防病治病、保健强身目的的一种技术操作。

【评估】

1.当前主要症状、临床表现及既往史。

2.体质及按摩部位皮肤情况。

3.心理状况。

【目标】

1.缓解各种急慢性疾病的临床症状。

2.通过穴位按摩，达到保健强身的目的。

【禁忌证】

各种出血性疾病、妇女月经期、孕妇腰腹、皮肤破损及瘢痕等部位禁止按摩。

【告知】

按摩时局部出现酸胀的感觉。

【物品准备】

治疗巾。

【操作流程】

1.遵医嘱进行穴位按摩。

2.进行腰腹部按摩时，嘱患者先排空膀胱。

3.安排合理体位，必要时协助松开衣着，注意保暖。

4.根据患者的症状、发病部位、年龄及耐受性，选用适宜的手法和刺激强度，进行按摩。

5.操作过程中观察患者对手法的反应，若有不适，应及时调整手法或停止操作，以防发生意外。

6.操作后协助患者衣着，安排舒适卧位，做好记录并签字。

【护理及注意事项】

1.操作前应修剪指甲，以防损伤患者皮肤。

2.操作时用力要均匀、柔和、持久，禁用暴力。

第五节　刮痧法

刮痧法是应用边缘钝滑的器具，如牛角刮板、瓷匙等物，在患者体表一定部位反复刮动，使局部皮下出现瘀斑，从而达到疏通腠理、逐邪外出为目的的一种技术操作。

【评估】

1.当前主要症状、临床表现及既往史。

2.体质及刮痧部位皮肤情况。

3.对疼痛的耐受程度。

4.心理状况。

【目标】

1.缓解或解除外感时邪所致高热头痛、恶心呕吐、腹痛腹泻等症状。

2.使脏腑秽浊之气通达于外，促使周身气血流畅，达到治疗疾病的目的。

【禁忌证】

体形过于消瘦、有出血倾向、皮肤病变处等禁用该法。

【告知】

1.刮痧部位出现红紫色痧点或瘀斑，数日后方可消失。

2.刮痧部位的皮肤有疼痛、灼热的感觉。

【物品准备】

治疗盘、刮具（牛角刮板、瓷匙等），治疗碗内盛少量清水或药液，必要时备浴巾、屏风等物。

【操作流程】

1.备齐用物，携至床旁，做好解释，核对医嘱。

2.协助患者取合理体位，暴露刮痧部位，注意保暖。

3.遵医嘱确定刮痧部位。

4.检查刮具边缘是否光滑、有无缺损，以免划破皮肤。

5.刮治过程中，用力均匀，蘸湿刮具在确定的刮痧部位从上至下刮擦，方向单一，皮肤呈现出红、紫色痧点为宜。

6.询问患者有无不适，观察病情及局部皮肤颜色变化，调节手法力度。

7.刮痧完毕，清洁局部皮肤后，协助患者衣着，安置舒适卧位。

8.清理用物，做好记录并签字。

【护理及注意事项】

1.保持空气新鲜，以防复感风寒而加重病情。

2.操作中用力要均匀，勿损伤皮肤。

3.刮痧过程中要随时观察病情变化，一旦发现异常，立即停刮，报告医师，配合处理。

4.刮痧后嘱患者保持情绪安定，饮食宜清淡，忌食生冷油腻之品。

5.使用过的刮具应消毒后备用。

第六节　湿敷法

湿敷法是将无菌纱布用药液浸透，敷于局部，以达到疏通腠理、清热解毒、消肿散结等目的的一种外治方法。

【评估】

1.当前主要症状、临床表现、既往史及药物过敏史。

2.患者体质及湿敷部位的皮肤情况。

3.心理状况。

【目标】

减轻局部肿胀、疼痛、瘙痒等症状。

【禁忌证】

疮疡脓肿迅速扩散者不宜湿敷。

【告知】

注意药液温度，防止烫伤。

【物品准备】

治疗盘、遵医嘱配制药液、敷布数块（无菌纱布制成）、凡士林、镊子、弯盘、橡胶单、中单、纱布等。

【操作流程】

1.备齐用物，携至床旁，做好解释，核对医嘱。

2.取合理体位，暴露湿敷部位，注意保暖。

3.遵医嘱配制药液，药液温度适宜并倒入容器内，敷布在药液中浸湿后，敷于患处。

4.定时用无菌镊子夹取纱布浸药后淋药液于敷布上，保持湿润及温度。

5.操作完毕，擦干局部药液，取下弯盘、中单、橡胶单，协助患者衣着，整理床单位。

6.整理用物，做好记录。

【护理及注意事项】

1.操作前向患者做好解释以取得合作。注意保暖，防止受凉。

2.注意消毒隔离，避免交叉感染。

3.水疱、痒痛或破溃等症状出现时，立即停止治疗，报告医师，配合处理。

第七节　涂药法

涂药法是将各种外用药物直接涂于患处的一种外治方法。其剂型有水剂、酊剂、油剂、膏剂等。

【评估】

1.当前主要症状、临床表现、既往史及药物过敏史。

2.患者体质及涂药部位的皮肤情况。

3.对疼痛的耐受程度。

4.心理状况。

【目标】

患处涂药后可达到祛风除湿、解毒消肿、止痒镇痛等治疗效果。

【告知】

局部涂药后可出现药物颜色、油渍等污染衣物。

【物品准备】

治疗盘、遵医嘱配制的药物、弯盘、棉签、镊子、盐水棉球、干棉球、纱布、胶布、绷带、橡胶单、中单等。

【禁忌证】

婴幼儿颜面部禁用。

【操作流程】

1. 备齐用物，携至床旁，做好解释，核对医嘱。

2. 根据涂药部位，取合理体位，暴露涂药部位，注意保暖，必要时屏风遮挡。患处酌情铺橡胶中单。

3. 清洁皮肤，将配制的药物用棉签均匀地涂于患处。面积较大时，可用镊子夹棉球蘸药物涂布，蘸药干湿度适宜，涂药厚薄均匀。

4. 必要时用纱布覆盖，胶布固定。

5. 涂药完毕，协助患者衣着，安排舒适体位，整理床单位。

6. 清理物品，做好记录并签字。

【护理及注意事项】

1. 涂药前需清洁局部皮肤。

2. 涂药次数依病情、药物而定，水剂、酊剂用后须将瓶盖盖紧，防止挥发。

3. 混悬液先摇匀后再涂药。

4. 霜剂则应用手掌或手指反复擦抹使之渗入肌肤。

5. 涂药不宜过厚、过多以防毛孔闭塞。

6. 刺激性较强的药物不可涂于面部，婴幼儿忌用。

7. 涂药后观察局部皮肤，如有丘疹、奇痒或局部肿胀等过敏现象，停止用药，并将药物拭净或清洗，遵医嘱内服或外用抗过敏药物。

第八节　熏洗法

熏洗法是将药物煎汤，趁热在患处熏蒸、淋洗，以达到疏通腠理、祛风除湿、清热解毒、杀虫止痒目的的一种外治方法。

【评估】

1. 当前主要症状、临床表现、既往史及药物过敏史。

2. 患者体质及熏洗部位皮肤情况。

3. 女性患者评估胎、产、经、带情况。

4. 心理状况。

【目标】

1. 缓解患者的关节疼痛、肿胀、屈伸不利、皮肤瘙痒等症状。

2. 减轻眼科疾病引起的眼结膜红肿、痒痛、糜烂等症状。

3. 促进肛肠疾患的伤口愈合。

4. 治疗妇女会阴部瘙痒等症状。

【禁忌证】

月经期、孕妇禁用坐浴。

【告知】

注意药液温度，防止烫伤。

【物品准备】

治疗盘、药液、熏洗盆（根据熏洗部位的不同，也可备坐浴椅、有孔木盖浴盆或治疗碗等）、水温计，必要时备屏风及换药用品。

【操作流程】

1.遵医嘱配制药液。

2.备齐用物，携至床旁，做好解释。

3.根据熏洗部位安排患者体位，暴露熏洗部位，必要时用屏风遮挡，注意保暖。

4.熏洗过程中，观察患者的反应，了解其生理和心理感受。若感到不适，应立即停止，协助患者卧床休息。

5.熏洗完毕，清洁局部皮肤，协助衣着，安置舒适卧位。

【护理及注意事项】

1.冬季注意保暖，暴露部位尽量加盖衣被。

2.熏洗药温不宜过热，温度适宜，以防烫伤。

3.在伤口部位进行熏洗时，按无菌技术操作进行。

4.包扎部位熏洗时，应揭去敷料。熏洗完毕后，更换消毒敷料。

5.所用物品需清洁消毒，用具一人一份一消毒，避免交叉感染。

参考文献

戴新娟.中医护理常规［M］.南京：南京东南大学出版社，2014.

孙秋华.中医护理学［M］.3版.北京：人民卫生出版社，2016.

徐桂华，张先庚.中医临床护理学（中医特色）［M］.1版.北京：人民卫生出版社，2016.

第十一篇

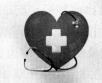

手术室基础护理

第一章　手术室无菌技术

第一节　免刷手式外科洗手技术规范和操作流程

【目的】

1.清除或杀灭手表面暂居菌。

2.减少常居菌。

3.抑制手术过程中手表面微生物的生长，减少手部皮肤细菌的释放，防止病原微生物在医务人员和患者之间的传播，有效预防手术部位感染发生。

【物品准备】

洗手液、灭菌擦手巾、手消毒液、时钟。

【操作流程】

1.取适量的洗手液揉搓至双手的每个部位、前臂和上臂下 1/3，并认真揉搓 2～6 min，用流动水冲洗双手、前臂和上臂下 1/3，用无菌巾彻底擦干。流动水应达到 GB 5749 的规定。特殊情况水质达不到要求时，手术医生在戴手套前，应用醇类消毒剂再消毒双手后带手套（中国国家标准化管理委员会，2011）。手消毒剂取液量、揉搓时间及使用方法应遵循产品的使用说明。

2.免冲洗手消毒方法　取适量的手消毒剂涂抹至双手的每个部位、前臂和上臂下 1/3，并认真搓揉至消毒剂干燥。手消毒剂取液量、揉搓时间及使用方法应遵循产品的使用说明（中华人民共和国卫生部，2009）。

【注意事项】

整个洗手过程中双手应保持位于胸前并高于肘部，保持手指尖朝上，使水由指尖流向肘部，避免倒流（中华人民共和国卫生部，2009）。

1.手部皮肤应无破损。

2.冲洗双手时避免溅湿衣裤。

3.戴无菌手套前，避免污染双手。

4.摘除外科手套后应清洁双手。

5.外科手消毒剂开启后应注明日期、时间，易挥发的醇类产品开瓶后的使用期不得超过 30 d，不易挥发的产品开启后使用不得超过 60 d（中国国家标准化管理委员会，2011）。

第二节　穿脱手术衣技术规范和操作流程

【目的】

防止手术人员身体与服装所带的微生物感染病人，建立无菌屏障。

【物品准备】

无菌手术衣、无菌手套。

【操作流程】

1.自器械台上拿取折叠好的无菌手术衣，选择较宽敞处站立，手提衣领，抖开，使手术衣下垂。注意勿使手术衣触及其他物品或地面。

2.两手提住衣领两角，衣袖向前，展开手术衣，使其内侧面面对自己。

3.将手术衣向上轻轻抛起，双手顺势插入袖中，两臂前伸，不可高举过肩，不可向左右伸开，以免触碰污染。

4. 巡回护士在穿衣者背后抓住衣领内面，协助将袖口后拉，并系好领口的一对系带及左叶背部与右侧腋下的一对系带。

5. 系腰带　戴好无菌手套后，松开腰带，将右叶腰带交于台上其他手术人员或巡回护士用无菌持物钳夹取，旋转后与左手腰带系于胸前，使手术衣右叶遮盖左叶。

6. 手术完毕，若需进行另一台手术时，必须更换手术衣及手套。先由巡回护士解开腰带及领口系带，再由他人帮助或自行脱下手术衣，一手抓住对侧的肩部手术衣外侧，自上拉下，使衣袖由里外翻。同样方法拉下另一侧，脱下手术衣，并使衣里外翻，保护手臂及洗手衣裤不被手术外面所污染，将手术衣扔于污物袋内。最后脱去无菌手套。

【注意事项】

1. 穿无菌手术衣时应在拟建立的无菌区内，以免被污染。

2. 手术衣大小长短合适，要求无污染、潮湿、破损（中华人民共和国国家卫生和计划生育委员会，2016）。

3. 拿手术衣时只可触碰手术衣内面。

4. 穿戴好手术衣、手套后，双手置胸前，不可将双手置于腋下、上举过肩或下垂过腰，不得离开手术间，不可触摸非无菌物品。

5. 手术衣如被血液或体液污染应及时更换。

第三节　无接触式戴无菌手套技术规范和操作流程

【目的】

由于手的刷洗消毒仅能祛除、杀灭皮肤表面的暂驻菌，对深部常驻菌无效。在手术过程中，皮肤深部的细菌会随术者汗液带到手的表面。因此，参加手术的人员必须戴手套。

【物品准备】

无菌手套。

【操作流程】

1. 穿无菌手术衣时双手不露出袖口。

2. 隔衣袖取手套置于同侧的掌侧面，指端朝向前臂，拇指相对，反折边与袖口平齐，隔衣袖抓住手套边缘并将之翻转包裹手及袖口。

3. 同法戴另一只手。

【注意事项】

1. 向近心端拉衣袖时用力不可过猛，袖口拉到拇指关节处即可。

2. 双手始终不能露于衣袖外，所有操作双手均在衣袖内。

3. 戴手套时，将反折边的手套口翻转过来包裹住袖口，不可将腕部裸露。

4. 感染、骨科等手术时手术人员应戴双层手套（穿孔指示系统），有条件内层为彩色手套。

第四节　铺无菌巾技术规范和操作流程

【目的】

防止细菌进入切口，因此，应保持无菌巾干燥。

【物品准备】

无菌敷料、器械台、无菌手术衣、无菌手套。

【操作流程】

1. 腹部手术

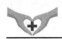

（1）器械护士递1、2、3块治疗巾，折边对向助手，依次铺盖切口的下方、对方、上方。

（2）第4块治疗巾，折边对向自己，铺盖切口的同侧，4把爱丽丝固定。

（3）铺大单2块，于切口处向上外翻遮盖上身及头架、向下外翻遮盖下身及托盘，保护双手不被污染。

（4）铺直洞巾1块，切口处的箭头朝上，遮盖全身、头架及托盘。

（5）对折中单1块，铺于托盘面上。

若肝、脾、胰、髂窝、肾移植等手术时，宜先在术侧身体下方铺对折中单1块。

2.甲状腺手术

（1）将2块布方巾重叠对折，铺于头、肩下方，巡回护士协助患者抬头，再将上面的一块布方巾从病人的耳廓至额部，包裹头部并固定，上托盘架，注意防止污染布方巾。

（2）中单1块，横铺于胸前。

（3）将治疗巾2块揉成团形，填塞颈部两侧空隙。

（4）铺治疗巾4块及上、下单铺领式单1块，与助手握住布单两侧固定于患者下颌，外翻遮盖面部上方的托盘。

（5）铺盖大单1块及洞巾，托盘上铺对折中单1块。

3.胸部（侧卧位）、脊椎（胸段以下）、腰部手术

（1）对折中单2块，分别铺盖切口两侧身体的下方。

（2）切口铺巾同腹部手术。若为颈椎后路手术，手术铺巾同"头部手术"。

4.食管-颈吻合手术

（1）对折中单2块铺盖切口两侧身体下方。

（2）治疗巾4块铺盖胸部切口周围，4把爱丽丝固定。

（3）铺领式单，颈部两侧填塞球形治疗巾2块。

（4）治疗巾4块铺盖颈部切口周围，4把爱丽丝固定。

（5）铺大单3块，第1块对折外翻铺盖颈及头架，第2块铺盖颈、胸切口之间，第3块铺盖下身及托盘；铺大洞巾，遮盖颈部以下身体，颈部以上位置不要打开，折叠在胸口，头架及托盘铺中单1块，2把爱丽丝分别固定于头架及输液架上，形成无菌障帘。

5.头部（额、颞、顶）手术

（1）对折中单1块铺于头、颈下方，巡回护士协助患者抬头。

（2）治疗巾4块铺到切口周围，9×24角针4号丝线将布单固定于皮肤上。

（3）折合中单1块，1/3搭于胸前托盘架上，巡回护士放上托盘压住中单，将剩余2/3布单外翻盖住托盘。

（4）铺大单2块，铺盖头部、胸前托盘及上身，2把爱丽丝固定连接处布单。

（5）铺洞巾，显露术野。

（6）对折治疗巾1块、组织钳2把固定于托盘下方与切口之间布单上，形成器械袋。

若为枕部手术，铺巾方法同"头部手术"的步骤（2）～（6）项。

6.眼部手术

（1）双层治疗巾铺于头下，巡回护士协助患者抬头。

（2）将面上一侧治疗巾包裹头部及健眼，1把爱丽丝固定。

（3）铺眼孔巾，铺盖头部、胸部及托盘；托盘上铺对折中单1块。

7.耳部手术

（1）治疗巾3块，前2块折边向助手、第3块向自己，3把爱丽丝固定。

（2）治疗巾1块，1/3搭于托盘架上，巡回护士放回托盘压住，2/3布单外翻铺盖托盘，托盘置于面部、平行于下颌角。

（3）铺耳孔巾，铺盖头部、托盘及上身。

（4）托盘上铺对折中单1块。

8.乳腺癌根治手术

（1）对折中单1块，铺于胸壁下方及肩下。

（2）台布1块，横铺于腋下及上肢。

（3）大单1块铺于台布面上。

（4）折合中单1块，包裹前臂，绷带包扎固定。

（5）治疗巾5块，交叉铺盖切口周围，5把爱丽丝固定。

（6）大单2块，向上铺盖身体上部、头架，向下铺盖肋缘以下、托盘及下肢。

（7）铺孔巾，托盘上铺对折中单1块。

（8）中单1块，横铺于术侧头架一方，2把爱丽丝固定于头架及输液架上，形成无菌障帘。

若需大腿取皮时，取皮区在四肢手术铺巾"（1）（2）的基础上"：（3）递大单2块，向上铺盖胸腹部与取皮区之间、向下铺盖取皮区以下肢体；（4）治疗巾1块，铺盖供皮区。

9.会阴部手术

（1）台布1块，铺于臀下，巡回护士协助抬高患者臀部。

（2）治疗巾4块，铺盖切口周围。

（3）铺肛单，铺盖双下肢、会阴部及耻骨联合以上身体。

（4）套托盘套，巡回护士协助，托盘置于患者右膝上方。

若无肛单，可用腿套代替，即腿套2个，罩住双腿，然后再铺盖普通孔巾。

10.四肢手术

（1）台布1块，铺于术侧肢体下方。

（2）对折治疗巾1块，由下至上围绕上臂或大腿根部及止血带，1把爱丽丝固定。

（3）大单1块，铺盖台布上。

（4）折合中单1块，包裹术侧肢体末端，无菌绷带包扎固定。

（5）大单1块，铺盖上身及头架，2块大单连接处用2把布巾钳固定。

（6）铺孔巾1块，术侧肢体从孔中穿出。

11.髋关节手术

（1）对折中单1块，铺于术侧髋部下方。

（2）台布1块，铺于术侧肢体下方。

（3）治疗巾3块，第1块折边向术者由患者大腿根部向上围绕，第2块折边向助手铺于切口对侧，第3块折边向术者铺于同侧，3把布巾钳固定。

（4）铺大单、包裹术侧肢体末端、铺孔巾，同"四肢手术"步骤（4）～（6）。

12.肩部手术

（1）台布1块，铺于术侧患者肩下方。

（2）大单1块，横铺于胸前。

（3）对折治疗巾2块，1块由腋下向上绕至肩，另1块由肩向下与之汇合并交叉，2把布巾钳固定。

（4）大单1块，铺盖台布上。

（5）折合中单1块包裹上肢，绷带包扎固定。

（6）套托盘套。

（7）大单1块，铺盖头部及托盘。

（8）铺孔巾，术侧肢体从孔中穿出。

【注意事项】

1.铺无菌巾由器械护士和手术医生共同完成。

2.铺巾前，器械护士应穿戴手术衣、手套。手术医生操作分两步：未穿手术衣、未戴手套，直接

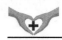

铺第1层切口单；双手臂重新消毒1次（中华人民共和国卫生部，2012），穿戴好手术衣、手套，方可铺其他层单。

3.铺无菌单时，距离切口2～3 cm，悬垂至床缘30 cm以下，至少4层。

4.无菌巾一旦放下，不要移动，必须移动时，只能由内向外，不得由外向内。

5.严格遵循铺巾顺序。方法视手术切口而定，原则上第1层无菌巾是从相对干净到较干净、先远侧后近侧的方向进行遮盖。如腹部治疗巾的铺巾顺序为：先下后上，先对侧后同侧。

第五节　铺无菌器械台技术规范和操作流程

【目的】

1.建立无菌屏障，防止无菌手术器械及敷料被污染。

2.加强手术器械管理，防止手术器械及敷料遗漏。

【物品准备】

器械车、无菌敷料、无菌手术衣、无菌手套、器械包。

【操作流程】

1.用手打开外层包布，先对侧，再左右两侧，最后近身侧。

2.用无菌持物钳打开内层包布，检查包内指示色卡。

3.要求　包布四层，台面平整，布单下垂30 cm。

4.洗手，穿无菌手术衣，戴无菌手套。

5.整理敷料　纱布、缝针及手术用物，装好刀片，清点器械物品。

6.整理器械　按手术使用顺序排列整齐，分类清楚，关节合拢，不超过台缘。

【注意事项】

1.洗手护士穿无菌手术衣、戴无菌手套后，方可进行器械台整理。未穿无菌手术衣及未戴无菌手套者，手不得跨越无菌区及接触无菌台内的一切物品。

2.铺置好的无菌器械台原则上不应进行覆盖。

3.无菌器械台台面为无菌区，无菌单应下垂台缘下30 cm以上，手术器械、物品不超越台缘。

4.保持无菌器械台及手术区域整洁、干燥。无菌巾如果浸湿，应及时更换或重新加盖无菌单。

5.移动无菌器械台时，洗手护士不能接触台缘平面以下区域。巡回护士不触及下垂的手术布单。

6.洁净手术室建议使用一次性无菌敷料，防止污染洁净系统。

7.无菌包的规格、尺寸应遵循《医疗机构消毒技术规范》（WS/T 367－2012）C.1.4.5的规定（中华人民共和国卫生部，2012）。

第六节　术中无菌要求技术规范和操作流程

【目的】

手术中的无菌操作是预防切口感染、保证病人安全的关键措施，也是影响手术成功的重要因素，所有参加手术的人员必须充分认识其重要性，严格执行无菌操作原则，并且贯穿于手术的全过程。

【物品准备】

无菌手术衣、无菌敷料、无菌器械包、无菌手套及无菌物品。

【操作流程】

1.明确无菌概念，建立无菌区域。手术者肩以上、腰以下区域为污染区域，污染后物品必须更换和重新灭菌。无菌器械台仅台面以上属无菌，参加手术人员不得扶持无菌器械台的边缘。

2.无菌区内所有物品都必须是灭菌的，若无菌包破损、潮湿、可疑污染，均视为有菌。巡回护士取用无菌物品时须用无菌持物钳夹取，并与无菌区保持一定距离，任何无菌包及容器的边缘均视为有菌，取用无菌物品时不可触及。

3.保护皮肤切口，用无菌聚乙烯薄膜覆盖，再经薄膜切开皮肤，以保护切口不被污染。手术中途因故暂停时，切口应用无菌巾覆盖。

4.避免在手术人员身后和头顶上方传递手术物品、器械。手术过程中，手术人员须面向无菌区，并在规定区域内活动。同侧手术人员如需调换位置时，应先退后一步，转过身，背对背地转至另一位置，不可触及对方背部不洁区。

5.术中如切开胃肠之污染器械应置于弯盘内，以区别其他无菌物品。

6.术中手套刺破或污染，应及时更换。

7.手术时，门窗应关闭，尽量减少人员走动，保持安静。咳嗽等应将头转离无菌区。擦汗时头应转向一侧。参观手术人员不可过于靠近手术人员或站得过高。每个手术间参观人员不可超过2人。

【注意事项】

1.穿戴好无菌手术衣、手套的手术人员的无菌区域及无菌单的无菌范围应保持不被污染。手术台面以下视为有菌。

2.开无菌包内层包布应用无菌钳打开。手术医生铺毕第1层无菌巾后，必须重新消毒双手1次（中华人民共和国卫生部，2012）。

3.器械应从手术人员的胸前传递，不可从术者身后或头部传递。

4.术中因故暂停如进行X线射片时，应用无菌单将切口及手术区域遮盖，防止污染。

6.无菌物品一经取出，虽未使用，不能放回无菌容器内，必须重新灭菌后再使用。

7.保持无菌巾干燥，无菌巾一旦浸湿，应立即更换或加盖。无菌溶液打开后，应一次性用完、不保留。无菌手套破口，应及时更换。

8.术中尽量减少人员的出入及开关门的次数。

9.口罩潮湿后及时更换，手术人员咳嗽、打喷嚏时，应将头转离无菌区。及时擦拭手术者的汗液，避免滴落在手术台上。

第二章　手术体位摆放

第一节　仰卧位

仰卧位是最常见的手术体位。包括水平仰卧位、垂头仰卧位、侧头仰卧位、上肢外展仰卧位等。

【水平仰卧位】

适用胸、腹部、下肢等手术。

1.物品准备　软垫1个、约束带1条。

2.方法及步骤（中华人民共和国卫生部，2012）

（1）患者仰卧于手术床上。

（2）双上肢自然放于身体两侧，中单固定肘关节部位。

（3）双下肢伸直，双膝下放一软垫，以免双下肢伸直时间过长引起神经损伤。

（4）约束带轻轻固定膝部。

肝、胆、脾手术：术侧垫一小软垫，摇手术床使患侧抬高15°，使术野显露更充分；前列腺摘除术：在骶尾部下面垫一软垫，将臀部稍抬高，利于手术操作；子宫癌广泛切除术：臀下垫一软垫，摇低手术床头背板20°、腿部下垂30°，肩部置肩托并用软垫垫好，防止滑动，充分显露术野。

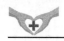

【垂头仰卧位】

适用甲状腺、颈前路术、腭裂修补，全麻扁桃体摘除，气管异物，食管异物等手术。

1.物品准备　肩垫1个、圆枕1个、小沙袋2个或头圈1个、约束带1条。

2.方法及步骤

(1) 双肩下垫一肩垫（平肩峰），抬高肩部20°，头后仰。

(2) 颈下垫一圆枕，防止颈部悬空。

(3) 头两侧置小沙袋或头圈，固定头部，避免晃动，术中保持头颈部正中过伸位，利于手术操作。

(4) 放置器械升降托盘（代替头架）。其余同"水平仰卧位"。

颈椎前路手术，头稍偏向手术对侧，以便手术操作；全麻扁桃体摘除，手术床头摇低5°~10°。

3.技术规范（中华人民共和国卫生部，2012）

(1) 放置头架时注意高度勿压迫气管插管，以免影响通气。

(2) 放下手术床头板应在病人麻醉状态下进行，勿使颈部过度后仰，头悬空。

(3) 双上肢下肢固定松紧适宜。

(4) 使用头圈固定头部。

4.操作流程

(1) 核对患者后将手术上衣反穿。

(2) 患者仰卧位，完成麻醉、生命体征平稳后，脱去患者上衣或将上衣退至两乳连线以下。

(3) 用中单将患者上身托起，塞肩垫于布单下（抬高肩部20°平肩峰水平）。

(4) 颈下垫一椭圆形圆枕，防止颈部悬空，头下垫一头圈，防止头部移动。

(5) 双上肢放于身体两侧并垫一方巾，并用中单包裹固定。

(6) 骶尾部垫一腰垫，其下垫一软垫，双足跟处垫脚圈，约束带固定于膝上，松紧合适。

(7) 手术床保持头高脚低位（15°~20°），稍放低手术床头板，使术野充分暴露。

(8) 放置头架，稍向头部方向倾斜60°。

(9) 放置手术器械台。

【斜仰卧位（45°）】

适用前外侧入路、侧胸前壁、腋窝等部位手术。

1.物品准备　棉垫4块、小软垫1个、长沙袋1个、托手板1个、束臂带1条、绷带1卷、约束带1条。

2.方法及步骤

(1) 手术部位下垫一软垫，抬高患侧胸部，利于术野显露。

(2) 患侧手臂自然屈肘、上举，棉垫包好，用绷带将患侧上肢悬吊固定在麻醉头架上（注意绷带不要缠绕过紧，不要将肢体裸露在麻醉头架上，以免在使用电灼器时烧伤）。

(3) 健侧置一长沙袋，中单固定，防止身体滑动。其余同"水平仰卧位"。

第二节　侧卧位

【一般侧卧位】

适用于肺、食管、侧胸壁、侧腰部（肾及输尿管中、上段）手术等。

1.物品准备　腋垫1个、枕头1个、双层托手架1个、长沙袋2个、约束带1条、束臂带2条。

2.方法及步骤

(1) 患者健侧卧90°。

(2) 两手臂向前伸展于双层托手架上。

(3) 腋下垫一腋垫，距腋窝约10 cm，防止上臂受压损伤腋神经；束臂带固定双上肢；头下枕一高 25 cm 的枕垫，使下臂三角肌群下留有空隙，防止三角肌受压引起挤压综合征。

（4）胸背部两侧各垫 1 个大沙袋置于中单下固定（必要时加骨盆挡板，骨盆挡板与患者之间各置一小软垫，缓冲骨盆挡板对患者身体的压力），女性患者应考虑勿压伤乳房（中国医院协会，2017）。

（5）下侧下肢伸直、上侧下肢屈曲 90°，有利于固定和放松腹部。两腿之间夹一大软垫，保护膝部骨隆突处；约束带固定髋部。

肾及输尿管中上段手术，患者肾区（肋缘下 3 cm）对准腰桥。若无腰桥，用软垫垫高或将手术床（"折床"）的头、尾端同时摇低；上侧下肢伸直、下侧下肢屈曲 90°，使腰部平直舒展，充分显露术野；大腿上 1/3 处用约束带固定；铺无菌巾后，升高腰桥。

【脑科侧卧位】

适用于后颅凹（包括小脑、四脑室、天幕顶）、枕大孔区、肿瘤斜坡脊索瘤手术等。

1.物品准备 腋垫 1 个、大软垫 1 个、方垫 4 个、挡板 3 个、头圈 1 个、约束带 1 条、束臂带 2 条、支臂架 2 个。

2.方法及步骤

（1）患者侧卧 90°，背侧近床缘。

（2）头下垫头圈、一次性胶单，耳廓置于圈中防止受压，上耳孔塞棉花防止进水。

（3）腋下垫一腋垫，距腋窝约 10 cm，防止下臂受压，损伤腋神经。

（4）束臂带固定双上肢于支臂架上。

（5）于背侧的背部、臀部，腹侧的胸部、腹部各上个挡板固定身体（挡板与患者之间置小方垫，缓冲对患者的压力）（中国医院协会，2017）。

（6）上侧下肢屈曲、下侧下肢向后伸直，有利于放松腹部。

（7）两腿之间夹一个大软垫，保护膝部骨隆突处。

（8）约束带固定髋部。

第三节 俯卧位

【技术规范】

1.翻转病人时，注意麻醉插管的保护，要求有麻醉医生协同翻身。

2.翻转病人时，应将双上肢紧贴身体两侧，防止翻转身体时牵拉损伤。

3.要保持腹部悬空，保持正常呼吸。

4.使小腿微曲，防止足背过伸。

5.男性病人注意保护会阴，女性病人注意乳腺的保护。

6.若使用脑外科头架，前额和双颊部垫棉纸，防止面部、眼眶受压。

7.安置体位时，动作要轻稳，协调一致，防止给病人带来不必要的损伤。

【操作流程】

1.核对患者，在对侧上肢建立静脉通道，并脱去上衣反穿或脱去上衣。

2.平铺手术床中单，上端与患者颈部齐平。

3.患者完成麻醉，生命体征平稳后，将患者移向床一侧，三人分别扶住头部、肩胛部、臀部，将患者翻转成俯卧位，注意保持头、颈、胸椎在同一轴线上同步翻转。

4.二人抬起中单，将俯卧位架按要求放置于中单下，小方垫分别置于髂棘下，注意小方垫弧度向下，中单要平整，头下垫一软垫，上置头圈。

5.小腿胫前垫一长方形软垫，使双膝关节屈曲 20°～30°足趾悬空。

6.约束带固定下肢小腿。

7.固定上肢，双上肢自然屈曲，放于托手架上，手架上放置中单。

8.放置器械托盘。

9.根据需要放置麻醉头架，或拉布帘，调节灯光。

第四节 膀胱截石位

【技术规范】

1.手外展勿大于90°，避免损伤臂丛神经，使用腿套进行保暖。

2.腘窝不能紧贴腿架，防止损伤腘窝血管神经及腓肠肌。

3.患者足部稍抬高，有利于静脉回流，避免静脉血栓形成。

4.头低脚高10°，背板抬高5°，有利于暴露手术野和呼吸。

5.妥善固定肢体，不要让肢体悬空，必要时肩部使用肩托。

【操作流程】

1.核对病人。

2.与髋关节平面放置腿架。

3.患者麻醉生命体征平稳后，脱去病人长裤。

4.将患者双手交叉于胸前，提起中单将患者向下平移，臀部移置手术床沿，使患者尾骨略超过手术床背板下缘，臀下垫一软垫，臀部抬高15°～30°。

5.将搁手架下移，双上肢放于搁手架上。

6.患者两腿屈膝屈髋放置于腿架上，腘窝处垫布巾，双腿间生理跨度不超过135°，膝关节摆正，双小腿不易过度下垂，足部稍抬高。

7.升高手术床，放下手术床腿板，将床头放低10°，固定双上肢，外展不能超过90°，放置肩托。

8.放置器械托盘。

第五节 小儿手术体位

【婴幼儿仰卧位】

1.物品准备 大字架1个，四头带4根，约束带1条，中单2块，棉垫4块，背垫1个。

2.方法及步骤

（1）1个月以内婴儿。方法一：大"字架固定法。患儿平躺在大字架上；腕关节、踝关节分别用四头带约束，并固定在大字架上。方法二：患儿平躺在手术床上，双腿稍分开；腕关节、踝关节用棉垫包裹，用约束带分别将四肢固定于床缘。若行心脏手术，背部应垫一小软垫抬高胸部。方法三：襁褓固定法。用类似包裹新生儿的方法，用中单将患儿身体及双上肢包裹；用中单包裹双下肢，约束带固定于床缘。这种方法，主要用在婴幼儿行气管镜、喉镜、食管镜检查。

（2）1岁以上幼儿。同1个月以内婴儿的"方法二"。

【小儿俯卧位】

1.物品准备 小儿头托或硅胶凝胶垫1个、胸垫1个、小方垫2个、四头带2条、约束带1条。

2.方法及步骤

（1）麻醉后，将患儿翻身置于手术床上。

（2）将额面部置于头托上，协助调整好麻醉插管位置。

（3）胸部置一个长软垫（可用小儿胸垫或折叠的包布代替），两侧部分垫一个小方垫（也可用折叠包布代替）。

（4）足背部垫一软垫，保持体位舒适，足趾不受压。

（5）臀部上约束带，固定身体。

（6）四头带固定双手，整理固定布单，保持平整。男婴手术，检查会阴部，防止外生殖器受压（中国医院协会，2017）。

第三章　手术配合基本技术操作

第一节　安、取刀片法

刀片安装宜采用持针器夹持，避免割伤手指。安装时，用持针器夹持刀片前端背侧，将刀片与刀柄槽对合，向下嵌入；取下时，再以持针器夹持刀片尾端背侧，稍稍提起刀片，向上顺势推下。

第二节　穿针引线法

术中对血管破裂出血或预防性止血常常需要进行组织结扎或缝扎，按不同部位的血管大小可采用不同的缝针、缝线，但穿针引线的技巧是相同的。准确、快速地穿针引线，既方便术者操作，又缩短手术配合时间。因此，护士必须加强练习。常用的穿针引线法包括 3 种：穿针带线法、血管钳带线法、徒手递线法。

【穿针带线法】

1.标准　穿针带线过程中要求做到 3 个 1/3，即缝线的返回线占总线长的 1/3；持针器夹持缝针在针尾的后 1/3 处，并稍向外上；持针器开口前端的 1/3 夹持缝针。这样，术者在缝扎时有利进针、不易掉线。传递时，将缝线绕到手背或用环指、小指将缝线夹住，使术者接钳时不致抓住缝线影响操作。常用于血管组织结扎。

2.方法

（1）右手拿持针器，用持针器开口端的前 1/3 夹住缝针的后 1/3 处。

（2）左手接过持针器，握住中部，右手拇指、示指或中指捏住缝线前端穿入针孔。

（3）线头穿过针孔后，右手拇指顶住针尾孔，示指顺势将线头拉出针孔。

（4）拉线过针孔 1/3 后，右拇指、示指将线反折，合并缝线后卡入持针器的头部。

（5）若为线轴，右手拇指、示指捏住线尾，中指向下用力弹断线尾。

【血管钳带线法】

1.标准　血管钳尖端夹持缝线要紧，以结扎时不滑脱、不移位为准。一般钳尖端夹持缝线 2 mm 为宜，过多较易造成钳端的线移位，缝线挂不住组织而失去带线作用。传递方法同穿针带线。常用于深部组织的结扎。

2.方法

（1）右手握 18 cm 血管钳，左手拇指、示指持缝线一端。

（2）张开钳端，夹住线头约 2 mm。

【徒手递线法】

1.标准　术者接线的手持缝线的中后 1/3 交界处，轻甩线尾后恰好留出线的前端给对侧手握持。尽量避免术者在线的中前部位接线，否则结扎时前端的缝线不够长，术者需倒手 1 次，增加操作步骤。

2.方法

（1）拉出缝线，护士右手握住线的前 1/3 处、左手持线中后 1/3 处。

（2）术者的手在中后 1/3 交界处接线。

（3）当术者接线时，双手稍用力绷线，以增加术者的手感。

第三节　器械传递法

【器械传递原则】

1.速度快、方法准、器械对，术者接过后无需调整方向即可使用。

2.力度适当，达到提醒术者的注意力为度。

3.根据手术部位，及时调整手术器械。一般而言，切皮前、缝合皮下时递艾丽斯夹持乙醇纱球消毒皮肤；切开、提夹皮肤，切除瘢痕、黏连组织时递有齿镊，其他情况均递无齿镊；提夹血管壁、神经递无损伤镊；手术部位浅递短器械、徒手递结扎线，反之递长器械、血管钳带线结扎；夹持牵引线递蚊式钳。

4.及时收回切口周围的器械，避免堆积，防止掉地。

5.把持器械时，有弧度的弯侧向上，有手柄的朝向术者；单面器械垂直递，锐利器械的刃口向下水平递（中国医院协会，2017）。

6.切开或切除腔道组织前，递长镊、湿纱垫数块保护周围组织，切口下方铺治疗巾1块放置污染器械；切除后，递0.5％碘伏纱球消毒创面，接触创缘的器械视为污染，放入指定盛器；残端缝合完毕，递长镊撤除切口周围保护纱垫，不宜徒手拿取，否则应更换手套；处理阑尾、窦道创缘或残端时，应递碘伏小纱布擦拭。

【器械传递方法】

1.手术刀传递法　注意勿伤及自己或术者，采用弯盘进行无触式传递方法，水平传递给术者（中国医院协会，2017），防止职业暴露。

2.弯剪刀、血管钳传递法　传递器械常用拇指和四指的合力来实现，若为小器械，也可以通过拇指、中指和示指的合力来传递。传递过程应灵活应用，以快、准为前提。常用的传递法有3种：

（1）侧传递法。右手拇指凸侧上1/3处，四指握凹侧中部，通过腕部的适力运动，将器械的柄环部拍打在术者掌心上。

（2）同侧传递法。右手拇指、环指握凹侧，示指、中指握凸侧上1/3处，通过腕下传递。左手则相反。

（3）交叉传递法。同时递两把器械时，递对侧器械的手在上，同侧的手在下，不可从术者肩或背后传递。

3.镊子传递法

（1）手握镊尖端、闭合开口，直立式传递。

（2）术中紧急时，可用拇指、示指、中指握镊尾部，以三指的合力关闭镊开口端，让术者持住镊的中部。

4.持针器传递法　传递时要避免术者同时将持针钳和缝线握住。缝针的尖端朝向手心、针弧朝背、缝线搭在手背或用手夹持（中国医院协会，2017）。

5.拉钩传递　递拉钩前应用盐水浸湿。握住拉钩前端，将柄端平行传递。

6.咬骨钳传递法　枪状咬骨钳握轴部传递，手接柄；双关节咬骨钳传递，握头端，手接柄。

7.锤、凿传递法　左手握凿端，柄递给术者左手；右手握锤，手柄水平递术者右手。

第四节　敷料传递法

【敷料传递原则】

1.速度快、方法准、物品对，不带碎屑、杂物。

2.及时更换切口敷料，避免堆积。

3.纱布类敷料应打开、浸湿、成角传递，固定带或纱布应留有一端在切口外，不可全部塞入体腔，以免遗留在组织中。

【敷料传递方法】

1.纱布传递打开纱布，成角传递。由于纱布被血迹浸湿后体积小而不易发现，不主张在切口深、视野窄、体腔或深部手术时拭血。必须使用时，应特别注意进出的数目，做到心中有数。目前有用致密纱编织的显影纱布，可透过 X 线，增加了体腔手术敷料使用的安全性。

2.纱垫传递成角传递。纱垫要求缝有 20 cm 长的布带，使用时将其留在切口外，防止误入体腔。有条件也可使用显影纱垫。

3.其他敷料的传递法用前必须浸湿。

（1）带子传递。传递同"血管钳带线法"。常用于结扎残端组织或对组织进行悬吊、牵引。

（2）引流管传递。常用于组织保护性牵引，多用 8F 导尿管。18 cm 弯血管钳夹住头端递给术者，反折引流管后，用 12.5 cm 蚊式钳固定。

（3）橡皮筋传递。手指撑开胶圈，套在术者右手上。用于多把血管钳的集束固定。

（4）KD 粒（"花生米"）传递。常用于深部组织的钝性分离。用 18～22 cm 弯血管钳夹持递给术者。

（5）脑棉片传递。多用于开颅手术时，将棉片贴放于组织表面进行保护性吸引。脑棉片一端要求带有黑色丝线，以免遗留。稍用力拉，检查脑棉片质量。浸湿后示指依托、术者用枪状镊夹持棉片的一端。

第四章　电外科安全

电外科是应用于外科手术的一种高频电流手术系统，电外科集高频电刀、大血管闭合系统、超声刀、氩气刀、LEEP 刀、内镜电切刀等众多外科高频电流手术设备，并且通过计算机来控制手术过程中的切割深度和凝血速度，达到止血和凝血的效果。

第一节　单极电刀

单极电刀是在一个回路中利用频率大于 200 kHz 的高频电流作用于人体，所产生的热能和放电对组织进行切割、止血的电外科设备。

【评估】

1.环境　避免潜在的富氧环境，同时避免可燃、易燃消毒液在手术野集聚或浸湿布类敷料，床单位保持干燥。

2.患者

（1）评估患者体重、皮肤，如温度、完整性、干燥程度、毛发、纹身等。

（2）佩戴金属饰品情况，如戒指、项链、耳环、义齿等。

（3）体内各类医疗设备及其他植入物，如永久性心脏起搏器、植入式机械泵、植入式耳蜗、助听器、齿科器具、内置式的心脏复律除颤器（ICD、骨科金属内固定器材等）。

（4）患者身体与导电金属物品接触情况，如手术床、器械托盘等，避免直接接触。

3.设备（中华人民共和国卫生部，2010）

（1）检查主机功能状态，调节的模式、参数符合手术需求，禁止使用破损、断裂、有缺损的附件。

（2）评估回路负极板及其粘贴部位与手术切口的距离。

（3）评估电刀笔、腔镜电凝器械、电刀连接导线绝缘层的完整性。

【操作要点】

1.准备高频电刀和电刀连线，将连接线端口插入高频电刀相应插口。

2.按照生产厂家的使用说明开机自检。

3.连接电刀回路负极板并选择患者合适的部位粘贴。

4.根据手术类型和使用的电刀笔，选择合适的输出模式及最低有效输出功率。电刀功率选择的原则为达到效果的情况下，尽量降低输出功率（中华人民共和国卫生部，2010）。

5.将高频电刀笔与主机相连，电刀连线固定时不能与其他导线盘绕，防止发生耦合效应；为避免设备漏电或短路，勿将电线缠绕在金属物品上；有地线装置者应妥善连接（中华人民共和国卫生部，2010）。

6.利用手控或脚控方式测试电刀笔输出功率。

7.及时清除电刀笔上的焦痂；发现电刀头功能不良应及时更换（中国医院协会，2017）。

8.手术结束，将输出功率调至最低后，关闭主机电源，再拔出单极电刀连线，揭除回路负极板，拔出电源线。

9.术毕，使用登记，清洁整理电刀设备。

【观察要点】

1.观察设备运转情况。

2.观察操作者规范操作。

3.观察回路负极板粘贴处皮肤有无热损伤或电灼伤（中国医院协会，2017）。

【回路负极板使用】

1.严格遵从生产厂家提供的使用说明，若使用通用电外科手术设备，应配备回路负极板接触质量监测仪或电外科设备本身配有的自检功能。

2.选择合适的回路负极板

（1）宜选用高质量带双箔回路的软质回路负极板，一次性回路负极板严禁复用、禁止裁剪。

（2）选择大小合适的回路负极板，成人和儿童均有专用回路负极板。

（3）对于烧伤、新生儿等无法黏贴回路负极板及有金属植入物等患者宜选择双极电凝，也可选择电容式回路板垫。

（4）婴幼儿或小儿应根据体重选择合适的回路负极板，禁止裁剪负极板，且要求负极板黏性强并容易撕脱。

（5）使用前检查其有效期、完整性、有无瑕疵、变色、附着物以及干燥程度；过期、损坏或水基凝胶变干的回路负极板禁止使用；回路负极板不得叠放，打开包装后宜立即使用。

3.黏贴部位

（1）选择易于观察、肌肉血管丰富、皮肤清洁、干燥的区域（毛发丰富的区域不易粘贴）。

（2）靠近手术切口部位，距离手术切口＞15 cm。

（3）距离心电图电极＞15 cm，避免电流环路中近距离通过心电图电极和心脏。

4.回路负极板的黏贴与揭除

（1）黏贴前先清洁皮肤，以减少阻抗。

（2）黏贴时，将回路负极板的长边与高频电流流向垂直（回路负极板粘贴方向与身体纵轴垂直），并与皮肤粘贴紧密。

（3）术毕，从边缘沿皮纹方向缓慢地将负极板整片水平自患者身体上揭除，揭除后观察并清洁局部皮肤。

【注意事项】

1.安装心脏起搏器或有金属植入物的患者，禁用或慎用高频电刀（可在厂家或心内科医生指导下使用），或改用双极电凝。

（1）如需用单极电刀，应采用最低有效功率、最短的时间。

（2）回路负极板粘贴位置应靠近手术部位；选择回路负极板粘贴位置时，让电流主回路避开金属植入物。

（3）加强监护，严密观察患者病情。对安装心脏起搏器的患者，应在专业人员指导下优先使用双极电凝并低功率操作，避免回路电流通过心脏和起搏器，尽量使导线远离心脏起搏器及其导线。

2.每次使用单极电刀时，原则上应避免长时间连续操作，因回路负极板不能及时分散电流，易致皮肤灼伤。

3.输出功率大小应根据切割或凝固组织类型进行选择，以满足手术效果为宜，应从小到大逐渐调试。

4.使用含酒精的消毒液消毒皮肤时，应避免消毒液积聚于手术床，消毒后应待酒精挥发后再使用单极电刀，以免因电火花遇易燃液体而致患者皮肤烧伤。气道内手术使用电力或电凝时应防止气道烧伤。肠道手术禁忌使用甘露醇灌肠，肠梗阻的患者慎用电刀。

5.电刀笔连线不能缠绕金属物体，会导致漏电的发生，引发意外。

6.应将工作提示音调到工作人员清晰听到的音量。

7.负极板尽量靠近手术切口部位（但大于 15 cm），避免越过身体的交叉线路，以便使电流通过的路径最短。

8.腔镜手术使用带电凝功能的器械前，应检查绝缘层的完整性，防止漏电发生，损伤邻近脏器。

9.仪器应定期检测及保养。

第二节　双极电凝

双极电凝是一种高频电流发生器，在双极电凝器械与组织接触良好的情况下，电流在双极镊的两极之间所产生的热能，对人体组织进行电凝止血。

【评估】
根据手术需求设定双极电凝参数，选择适合的双极电凝器械，确保功能状态良好。

【操作要点】
1.准备高频电刀设备及双极电凝线。

2.连接电源和脚控开关，将脚控开关放于术者脚下（若有手控功能，也可选择手控模式），开机自检。

3.选择双极电凝模式，并根据手术部位及医生需求选择合适的输出功率。

4.连接双极电凝线。

5.使用过程中应及时去除双极镊或钳上的焦痂。

6.关闭主机电源，拔出双极电凝线和电源线。

7.术毕，使用登记，清洁整理电刀设备。

【观察要点】
术前检查设备的功能状态，评估双极电凝操作是否规范，双极电凝线插入位置是否正确，功率选择是否合适。

【注意事项】
1.根据手术部位和组织性质选用适合的电凝器械和输出功率。

2.双极电凝使用时应用生理盐水间断冲洗或滴注，保持组织湿润、无张力及术野清洁，避免高温影响电凝周围的重要组织和结构，减少组织焦痂与双极镊或钳的黏附（中华人民共和国卫生部，2010）。

3.推荐使用间断电凝，每次电凝时间约 0.5 s，可重复多次，直至达到电凝效果，避免电凝过度。

4.双极电凝器械或镊尖的保护　电凝时，用湿纱布或专业无损伤布及时擦除双极电凝器械或镊的焦痂，不可用锐器刮除，以免损伤头端或镊尖的合金材质。双极电凝器械操作时应动作轻柔，在固定双极镊尖时，两尖端保持一定距离，避免互相接触而形成电流短路或外力导致镊尖对合不良，影响电凝效果。双极电凝器械清洁后应在头端或镊尖套上保护套（中华人民共和国卫生部，2010）。

5.设备的维护保养　注意双极电凝器械品牌与主机兼容性，脚踏控制板在使用前应套上防水保护套，便于清洁，避免电路故障或短路（中华人民共和国卫生部，2010）。

第三节　超声刀

超声刀是一个能产生超声能量和机械振动的发生器，通过超声频率发生器作用于金属探头（刀头），以 55.5 kHz 的频率通过刀头进行机械振荡（50～10 μm），将电能转变成机械能，继而使组织内液体汽化、蛋白质氢链断裂、细胞崩解、蛋白质凝固、血管闭合，达到切开、凝血的效果。

【评估】
使用前检查设备功能状态，根据组织类型、血管的粗细选择合适的超声器械输出功率。

【操作要点】
1.连接电源和脚踏。
2.按照生产厂家说明安装超声刀头。
3.将手柄线与主机相连，并固定。
4.开机自检，并调节默认功率。
5.术中清洗超声刀刀头。将刀头张开完全浸没于生理盐水中，利用脚控或手控开关启动超声刀清洁刀头，避免与容器边缘接触。
6.按照生产厂家说明卸除超声刀刀头。
7.关闭电源开关，拔出手柄线接口，拔出电源。
8.清洁整理超声刀设备并做好使用登记。

【观察要点】
超声刀使用是否规范；超声刀头是否完整，避免松动。

【注意事项】
1.严格按照生产厂家说明使用，选择合适的配件规范安装。
2.超声刀报警　超声刀开机自检出现故障时屏幕将显示故障代码，需请专职设备技术人员及时维修或更换部件；使用中同时踩到两个脚踏开关，主机会有报警，但没有故障代码显示；超声刀持续工作时间过长、温度过高时，机器会自动报警，应将超声刀头浸泡于生理盐水中，待刀头降温后再使用。
3.超声刀使用禁忌　超声刀工作时禁用手触摸，并避免长时间连续过载操作；不能闭合刀头空踩脚踏板或用超声刀头夹持金属物品及骨组织；由于超声刀闭合管腔是永久性闭合，需确认闭合的组织类型是否适合（中华人民共和国卫生部，2010）。
4.超声刀维护和保养　超声刀头应轻拿轻放，避免重压、不要碰撞硬物或落地。使用后，手柄线用湿布擦拭干净，不宜用水冲洗，并顺其弧度保持 15～20 cm 直径线圈盘绕存放。血液、体液隔离或特殊感染患者，应用含氯消毒液或酸化水擦拭消毒或按特殊感染患者术后处理方式处理。清洗时避免撞击或用力抛掷。手柄线须根据生产厂家说明选择适宜的灭菌方法或使用一次性无菌保护套以达到无菌要求。

第五章　患者安全管理

第一节　术中低体温预防

正常体温指临床上常用腋窝、口腔、直肠等处的温度代表体温。不同部位的正常体温有所不同，腋温为 36.0～37.0 ℃，口腔温度为 36.3～37.2 ℃，肛温为 36.5～37.7 ℃。体核温度指人体内部－胸腹腔和中枢神经的温度，因受到神经、内分泌系统的精细调节，通常比较稳定，一般在（37±0.5）℃。核心体温可在肺动脉、鼓膜、食管远端、鼻咽部、膀胱和直肠测得。低体温指核心体温＜36.0 ℃即定义为低体温，是常见的手术综合并发症之一。

【目的】

为手术室护士提供手术患者体温护理管理的实践指导原则，以维持患者正常体温，防止围术期（尤其是术中）低体温的发生。该指导原则针对计划外低体温的预防，计划内或治疗性低体温不在该指南范围内（中国医院协会，2017）。

【导致低体温的原因】

1.麻醉药物导致的体温调节障碍　麻醉药抑制血管收缩，抑制了机体对温度改变的调节反应，病人只能通过自主防御反应调节温度的变化，核心体温变动范围在 4 ℃以内。

2.手术操作导致的固有热量流失　长时间手术使人体腔与冷环境接触时间延长，机体辐射散热增加。

3.手术间的低温环境。

4.静脉输注未加温的液体、血制品。

5.手术中使用未加温的冲洗液。

6.其他　术前禁饮、禁食、皮肤消毒、患者紧张等因素的影响。

7.新生儿、婴儿、严重创伤、大面积烧伤、虚弱、老年患者等为发生低体温的高危人群。

【低体温对机体的影响】

1.手术部位感染风险　降低机体免疫功能，引起外周血管收缩致血流量减少，从而增加外科手术部位感染的风险，导致住院时间延长。

2.心血管系统并发症　如室性心律失常、房室传导阻滞、血压下降，严重时引起室颤、心搏骤停等。

3.对于创伤患者，低体温与死亡发生率的升高相关。

4.凝血功能　患者机体循环血流减慢，血小板数量和功能减弱，凝血物质的活性降低，抑制凝血功能，增加手术出血量。

5.改变药物代谢周期　增加肌肉松弛药的作用时间，延长麻醉后苏醒时间。

6.导致患者寒战，耗氧量增加。

7.中枢神经系统　降低中枢神经系统的氧耗和氧需，减少脑血流量，降低颅内压，核心温度在 33 ℃以上不影响脑功能，28 ℃以下意识丧失。

8.内分泌系统　抑制胰岛索分泌，甲状腺素和促甲状腺素分泌增加，肾上腺素、多巴胺等儿茶酚胺水平随低温而增加，麻醉中易发生高血糖。

9.其他　低温可使肾血流量下降，pH 升高以及呼吸减慢等。

【预防措施】

1.设定适宜的环境温度，环境温度应维持在 21～25 ℃。根据手术不同时段及时调节温度。

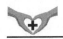

2.注意覆盖，尽可能减少皮肤暴露。

3.使用加温设备，可采用充气式加温仪等加温设备。

4.用于静脉输注及体腔冲洗的液体宜给予加温至 37 ℃。

5.高危患者（婴儿、新生儿、严重创伤、大面积烧伤患者等）除采取上述保温措施外，还需要额外预防措施防止计划外低体温，如可在手术开始前适当调高室温，设定个性化的室温。

【注意事项】

1.应采用综合保温措施。

2.在使用加温冲洗液前需再次确认温度。

3.应使用安全的加温设备，并按照生产商的书面说明书进行操作，尽量减少对患者造成可能的损伤（中国医院协会，2017）。

4.装有加温后液体的静脉输液袋或灌洗瓶不应用于患者皮肤取暖。

5.使用加温毯时，软管末端空气温度极高，容易造成患者热损伤。不能在没有加温毯的情况下直接加温或使用中软管与加温毯分离（中国医院协会，2017）。

6.加温后的静脉输液袋或灌洗瓶的保存时间应遵循静脉输液原则及产品使用说明。

7.对使用电外科设备需要粘贴负极板时，应注意观察负极板局部温度，防止负极板局部过热性状改变对患者皮肤造成影响（中国医院协会，2017）。

8.使用加温设备需做好病情观察及交接班工作。

9.加强护士培训，掌握预防低体温及加温设备的相关知识。

第二节　手术患者转运交接

手术患者转运指患者术前从病房、急诊室、监护室等区域到手术室及术后从手术室到麻醉复苏室、病房、监护室的整个过程。组成要素包括患者、转运人员、转运设备。

【手术患者转运交接原则】

1.转运人员应为有资质的医院工作人员。

2.转运交接过程中应确保患者身份正确。

3.转运前应确认患者的病情适合且能耐受转运。

4.转运前应确认转运需要携带的医疗设备及物品，并确认功能完好。

5.转运中应确保患者安全、固定稳妥，转运人员应在患者头侧，如有坡道应保持头部处于高位。注意患者的身体不可伸出轮椅或推车外，避免推车速度过快、转弯过急，以防意外伤害。并注意隐私保护和保暖。

6.交接过程中应明确交接内容及职责，并按《手术患者交接单》记录。

【手术患者的转运交接】

1.手术患者入手术室的转运交接

（1）转运前，手术室巡回护士确认手术患者信息，并通知病房。病房护士应确认手术患者的术前准备已完成。转运人员应与病房护士共同确认患者信息，交接需要带入手术室的物品。

（2）患者进入术前准备室或手术间，护士应确认手术患者信息及携带物品，并记录。

2.手术患者出手术室的转运交接　离开手术室前，护士应确认管路通畅，妥善固定及携带物品。准确填写《手术患者交接单》。根据患者去向准备转运用物。通知接收科室及患者家属。

【注意事项】

1.应至少同时使用 2 种及以上的方法确认患者身份，确保患者正确。

2.确保手术患者安全

（1）根据手术患者病情，确定转运人员、适宜时间、目的地、医疗设备、药物及物品等。

（2）防止意外伤害的发生，如坠床、非计划性拔管、肢体挤压等。

（3）转运前确保输注液体的剩余量可维持至目的地（中国医院协会，2017）。

3.交接双方应共同确认患者信息、病情和携带用物无误后签字，完成交接。

4.转运设备应保持清洁，定期维护保养（中华人民共和国卫生部，2010）。转运被单应一人一换。

5.特殊感染手术患者转运应遵循《医疗机构消毒技术规范》WS/T 367－2012 做好各项防护（中华人民共和国卫生部，2012）。

6.做好突发应急预案的相应措施。如突遇设备意外故障、电梯故障，备好相应的急救用物和紧急呼叫措施。

第三节　术中输血护理操作

输血指将血液制剂通过静脉输注给患者的一种治疗方法。术中输血指于患者手术过程中将血液制剂通过静脉输注给患者的一种治疗方法。血液制剂指经严格体检合格的献血者的血液与保存液形成的制剂。全血指血液的全部成分，包括血细胞和血浆中的所有成分。将血液采入含有保存液的血袋中，不做任何加工，即为全血。成分输血指血液由不同血细胞和血浆组成。将供者血液的不同成分应用科学方法分开，依据患者病情的实际需要，分别输注相关血液成分，称为成分输血。大量输血指12～24 h快速输入相当于受血者全部血容量或更多的血液，常见于受血者本身全部血容量或更多的血液，以及快速失血超过机体代偿机制所致的失血性/低血容量休克、外伤、肝移植等。除了输入红细胞外，患者往往还输入了其他类型的血液制品。对婴儿的血液置换也被认为是大量输血。加压输血指如果术中输血不具备建立更多通道或已建立的通道输液、输血速度不能满足抢救需要时，可以进行加压输血，但应采用专门设计的加压输血器或血泵。加温输血指冷藏血不可随意加温，若确需对血液进行加温，只能使用专用加温装置。

【目的】

1.维持血容量　补给血量，维持血容量，提高血压以抗休克和防止出血性休克。

2.纠正红细胞减少　可供给具有携氧能力的红细胞以纠正因红细胞减少或其携氧能力降低所导致的急性缺氧血症。

3.纠正凝血功能　补充各种凝血因子以纠正患者的凝血功能障碍。

【操作要点】

1.取血流程（中华人民共和国卫生部，2012）

（1）医护人员凭取血单，携带取血专用箱到输血科取血。

（2）取血与发血的双方必须共同查对患者姓名、性别、病案号、门急诊/病室、床号、血型有效期及配血试验结果，以及保存血的外观（检查血袋有无破损渗漏，血液颜色、形态是否正常）等，核对准确无误后双方共同签字后方可发出。

2.输血流程（中华人民共和国卫生部，2012）

（1）取回的血液制剂应由麻醉医生和巡回护士核对。首先，双方确认取回的血液制剂是否为该手术间患者的血液制剂，然后参照本节"取血流程"核对相关信息。

（2）输血前再次由麻醉医生和巡回护士共同核对（核对内容参照本节"取血流程"）。准确无误后方可输血。

（3）输血时应使用符合标准的输血器进行输血。

（4）输血前后用静脉注射生理盐水冲洗输血管道。

（5）术中输血应遵循先慢后快的原则，但同时根据病情和遵医嘱调节输血速度。婴幼儿输血宜采用注射泵输注。

（6）静脉通道观察：保持血液输注通畅，防止输血管道扭曲、受压；当出现针头脱落、移位或阻塞时应及时处理。

（7）严密观察受血者有无输血不良反应出现，如出现异常情况应及时处理。

（8）输血完毕后，医护人员应对血液输注进行记录和签字，并将输血记录单（交叉配血报告单）放在病历中。将空血袋低温保存 24 h。

3.加压输血

（1）操作要点。

①为确保静脉通道通畅，静脉注射针头成人不少于 20 G（儿童不少于 22 G），以便血液顺利、快速输入。

②将已接上静脉通道的血袋小心装入加压血液输送器中。

③拧紧充气塞，手握皮球缓慢充气，加压血液输送器开始加压，可根据病情需要施加压力，加压输血速度可达 50～100 mL/min。

④血液输注完毕，拧松充气塞、放气，输血管换接静脉注射用生理盐水冲洗输血管道。

（2）注意事项。

①加压输血过程中应缓慢加压，压力不能超过 30 mmHg，以防加压皮囊破裂。

②确保静脉通道通畅，防止输血管和针头衔接处脱落、针头脱出血管、穿刺部位肿胀等，确保血液顺利注入血管。

③术中加压输血时，巡回护士应全程监护，密切观察受血者病情变化，如有异常立即停止输血，换输静脉注射用生理盐水保持静脉通路，并立即报告医生处理。

【输血注意事项】

1.严禁 1 名医护人员同时为 2 名患者取血。输血时必须实施两人核查流程。

2.血液制品不应加热，不应随意加入其他药物。血小板输注前应保持振荡，取出即用。

3.全血、成分血和其他血液制剂应从血库取出后 30 min 内输注，4 h 内输完。

4.用于输注全血、成分血或生物制剂的输血器宜 4 h 更换 1 次。手术中输入不同组交叉配血的血制品，应更换输血器。

5.术中大量输血时，建议使用输血输液加温仪，确保输血安全。

6.术中加压输血时，要确保输血通道的通畅，避免压力过大破坏血液的有形成分。

7.使用输血加温仪或加压仪器时，遵照使用仪器设备使用说明（中华人民共和国卫生部，2010）。

【输血不良反应】

输血不良反应指在输血过程中或输血后，受血者发生了用原来疾病不能解释的新的症状或体征，发生率约 10%。

1.发热性非溶血性输血反应　发热性非溶血性输血反应指通常受血者在输全血或输血液成分期间，一般输血开始 15 min 至 2 h，或输血后 1～2 h，体温升高 1 ℃以上，并排除其他可以导致体温升高的原因后，即可诊断。

2.过敏性输血反应　过敏性输血反应包括荨麻疹、血管神经性水肿，喉头水肿，严重者出现呼吸障碍、休克甚至死亡。

3.溶血性输血反应　溶血性输血反应指由于免疫的或非免疫的原因，使输入的红细胞在受血者体内发生异常破坏而引起的输血不良反应。

【常见术中输血不良反应及护理措施】

1.发生输血反应，立即告知医生，停止输血，更换输血器，用静脉注射生理盐水维持静脉通路。

2.准备好检查、治疗和抢救的物品，做好相应记录。

3.遵医嘱给予药物治疗及配合抢救。

4.加强体温管理，采取适当的保温措施。

5.低温保存余血及输血器，并上报输血科及相关部门（中国医院协会，2017）。

第四节　手术标本管理

手术标本指从患者身体可疑病变部位取出的组织（可采用钳取、穿刺吸取等方法）、手术切除的组织或与患者疾病有关的物品（如结石、异物），并需进行病理学检测，以便明确病变性质、获得病理诊断。术中冰冻标本检查指通过冰冻切片的方法，在短时间内（30 min）做出初步病理诊断的方式，主要用手术中的快速诊断参考，及时地为临床手术治疗提供依据。标本处理者指对送检手术标本进行核对、固定等操作的责任人，应为有资质的医护人员，包括手术医生、手术室护士。

【标本管理】

1.医疗机构应有手术标本管理制度、交接制度及意外事件应急预案，明确责任人、要求、方法及注意事项等，所有相关医务人员应遵照执行（中国医院协会，2017）。

2.管理原则

（1）即刻核对原则：标本产生后洗手护士应立即与主刀医生核对标本来源。

（2）即刻记录原则：标本取出并核对无误后，巡回护士或其他病理处理者应即刻记录标本的来源、名称及数量。

（3）及时处理原则：标本产生后应尽快固定或送至病理科处理。

3.洗手护士的工作职责

（1）应遵循即刻核对原则。

（2）手术台上暂存标本时，洗手护士应妥善保管，根据标本的体积、数量，选择合适的容器盛装，防止标本干燥、丢失或污染无菌台。

4.主管医生负责填写病理单上各项内容。

5.标本处理者负责核对病理单上各项内容与病历一致，并遵循及时处理原则。

6.登记标本交接记录，记录内容包括患者的姓名、病案号、手术日期、送检日期及送检标本的名称、数量、交接双方人员签字（中国医院协会，2017）。

【术中冰冻标本送检】

1.术前预计送冰冻标本时，主管医生应在术前填好病理单，注明冰冻。

2.标本切除后应即刻送检，不应用固定液固定。

3.送冰冻标本前，洗手护士、巡回护士应与主管医生核对送检标本的来源、数量，无误后方可送检（中国医院协会，2017）。

4.术中冰冻标本病理诊断报告必须采用书面形式（可传真或网络传输），以避免误听或误传，严禁仅采用口头或电话报告的方式（中国医院协会，2017）。

【标本管理注意事项】

1.手术标本不得与清点物品混放。

2.任何人不得将手术标本随意取走，如有特殊原因，需经主管医生和洗手护士同意，并做好记录。

3.若需固定标本时，应使用10%中性甲醛缓冲液，固定液的量不少于病理标本体积的3～5倍，并确保标本全部置于固定液之中。特殊情况如标本巨大时，建议及时送新鲜标本，以防止标本自溶、腐败、干涸等（中国医院协会，2017）。

4.标本送检时，应将标本放在密闭、不渗漏的容器内，与病理单一同送检。

5.标本送检人员应经过专门培训，送检时应与病理科接收人员进行核对，双方签字确认。

第五节　围术期下肢深静脉血栓预防的术中护理

静脉血栓栓塞症（VTE）指血液在静脉腔内不正常的凝结，使血管完全或不完全阻塞，属静脉回流障碍性疾病。包括深静股血栓（DVT）、肺动脉栓塞（PE）。

深静脉血栓（DVT）指血流在深静脉内不正常的凝结形成血凝块，阻塞静脉管腔，导致静脉回流障碍，是临床常见的周围血管疾病。通常好发于下肢，也可发生于上肢等其他部位。

【深静脉血栓高危因素】

1. 血管内皮损伤　创伤、手术、化学性损伤、感染性损伤等对血管壁的直接损伤破坏的结果。

2. 静脉血液滞留　患者截瘫、长期卧床、肢体活动受限、长时间处于被动体位、压迫下肢静脉以及失血过多、微循环灌注不足、术中血管阻断、长时间固定体位、低血容量等都是静脉血液滞留的高危因素。

3. 血液高凝状态　创伤、手术、体外循环、全身麻醉、中心静脉导管、人工血管或管腔内移植物、肿瘤等均可引发机体凝血力能的改变。

血管内皮损伤、静脉血液滞留、血液高凝状态被认为是 DVT 形成的主要原因（表 11-5-1）。

表 11-5-1　深静脉血栓形成的原发性和继发性危险因素

原发性危险因素	继发性危险因素
抗凝血酶缺乏	髂静脉压迫综合征
先天性异常纤维蛋白原血症	损伤/骨折
高同型半胱氨酸血症	脑卒中、瘫痪或长期卧床
抗心磷脂抗体阳性	高龄
纤溶酶原激活物抑制剂过多	中心静脉留置导管
凝血酶原 20210A 基因突变Ⅷ、Ⅸ、Ⅺ因子增高	下肢静脉功能不全
蛋白 C 缺乏	吸烟
Ⅴ因子 Leiden 突变（活化蛋白 C 抵抗）	妊娠/产后
纤溶酶原缺乏	Crohn 病
异常纤溶酶原血症	肾病综合征
蛋白 S 缺乏	血液高凝状态（红细胞增多症、Waldenstrom 巨球蛋白血症、骨髓增生异常综合征）
Ⅶ因子缺乏	血小板异常
	手术与制动
	长期使用雌激素
	恶性肿瘤、化疗患者
	肥胖
	心、肺功能衰竭
	长时间乘坐交通工具
	口服避孕药
	狼疮抗凝物
	人工血管或血管腔内移植物
	VTE 病史

【下肢深静脉血栓围术期预防】

1. 术前评估　建议参照 Cprini 血栓风险因素评估表，详见表 11-5-2。

2. 诊断

（1）彩色多普勒超声检查：敏感性、准确性均较高，临床应用广泛，是 DVT 诊断的首选方法，可应用于术中。

（2）CT 静脉成像：术中不可及。

（3）核磁静脉成像：术中不可及。

（4）静脉造影：准确率高，不仅可以有效判断有无血栓，血栓的部位、大小、范围、形成时间和侧支循环情况，而且常被用来评估其他方法的诊断价值，目前仍是诊断下肢 DVT 的金标准。可在导管室或复合手术室进行，超急性期使用须谨慎。

表 11-5-2 Caprini 血栓风险因素评估表

A1 每个危险因素 1 分	B 每个危险因素 2 分	C 每个危险因素 3 分	D 每个危险因素 5 分
□年龄 40～59 岁	□年龄 60～74 岁	□年龄≥75 岁	□大手术（超过 3 h）*
□肥胖（BMI＞30 kg/m²）	□肥胖（BMI＞40 kg/m²）	□肥胖（BMI＞50 kg/m²）	□选择性下肢关节置换术
□计划小手术	□大手术（＞60 min）*	□大手术持续 2～3 h*	□髋、骨盆或下肢骨折（1 个月内）
□大手术	□关节镜手术（＞60 min）*	□浅静脉、深静脉血栓或肺栓塞病史	□脑卒中（1 个月内）
□静脉曲张	□腹腔镜手术（＞60 min）*	□深静脉血栓或肺栓塞家族史	□多发性创伤（1 个月内）
□炎症性肠病史	□既往恶性肿瘤	□现患恶性肿瘤或进行化疗	
□目前有下肢水肿		□因子 Vleiden 阳性	
□急性心肌梗死（1 个月内）	A2 仅针对女性（每项 1 分）	□凝血酶原 20210A 阳性	
□充血性心力衰竭（1 个月内）	□口服避孕药或激素替代治疗	□血清同型半胱氨酸酶升高	
□败血症（1 个月内）	□妊娠期或产后 1 个月内	□狼疮抗凝物阳性	□急性脊髓损伤（瘫痪）（1 个月内）
□严重肺部疾病，含肺炎（1 个月内）		□抗心磷脂抗体阳性	
□COPD	□原因不明的死胎史，复发性自然流产（≥3 次），由于毒血症或发育受限原因早产	□肝素引起的血小板减少	
□目前卧床的内科患者			
□下肢石膏或支具固定		□其他类型血栓形成	
□中心静脉直管			
□其他风险			
危险因素总分			

注：①每个危险因素的权重取决于引起血栓事件的可能性。如癌症的评分是 3 分，卧床的评分是 1 分，前者比后者更易引起血栓。②* 只能选择 1 个手术因素。低危：0～1 分，早期活动；中危：2 分，药物预防或物理预防；高危：3～4 分，药物预防和（或）物理预防；极高危：≥5 分，药物预防和物理预防

3.术中干预措施

(1) 应由手术团队共同制定，手术团队包括手术医生、麻醉医生、手术室护士等。护士遵医嘱执行。

(2) 护士应了解患者血栓相关病情，如高危因素、是否使用抗凝剂、放置血栓滤器、使用弹力袜等（美国胸科医师学会，2016）。

(3) 体位摆放。参照第十一篇第二章**"手术体位摆放"**。

仰卧位：在不影响手术的前提下将患者的腿部适当抬高，利于双下肢静脉回流。

截石位：应避免双下肢过度外展、下垂及腘窝受压。

俯卧位：注意避免腹部受压。

侧卧位：避免腋窝受压。同时，腹侧用挡板支撑耻骨联合处，避免股静脉受压。患者转运过程中搬动不宜过快、幅度不宜过大，建议使用转运工具。

(4) 压力防治措施。①间歇式充气压力装置：可改善下肢静脉回流，以减轻静脉血液滞留，预防DVT 的发生。②弹力袜：有助于预防下肢深静脉血栓的形成，其工作原理是利用外界机械力与肌肉

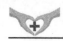

收缩的相互挤压作用，但术中患者处于静止状态，特别是使用肌松药物时，不建议使用，反而会增加血栓形成的概率。③禁忌证：充血性心力衰竭；下肢严重畸形、下肢骨折、小腿严重变形；严重动脉粥样硬化下肢缺血；急性期、亚急性期下肢深静脉血栓形成；下肢创伤或近期接受过植入手术；下肢皮炎、坏疽、水肿、溃疡、下肢蜂窝织炎、感染性创口；严重外周神经疾病以及材料过敏体质等。

（5）遵医嘱适当补液，避免脱水造成血液黏稠度增加。

（6）预防患者低体温，避免静脉血液滞留、高凝状态（参照第十一篇第五章第一节**"术中低体温预防"**）。

（7）抗凝药物预防。①遵医嘱用药，了解药理作用。②低分子肝素：可降低 DVT 发生率，在用药过程中护士应注意观察伤口渗血量、引流量有无增多等症状。③术前口服抗凝药、抗血小板药对预防血栓有意义，但术中会增加出血风险（美国胸科医师学会，2016）。

（8）预防已有血栓患者出现新发血栓形成。

【注意事项】

1.采取 DVT 预防护理措施前应了解患者疾病、身体、经济及社会状况等信息，与手术团队充分沟通，共同权衡措施的获益和风险，达成一致意见后方可实施。

2.综合考虑手术类型、手术需求、产品特性等因素，选择适宜的 DVT 预防措施。

3.所有护理干预措施应在不影响手术操作情况下进行。

4.应采取综合预防措施，单一措施不足以预防 DVT 的发生。

5.围术期对于急性期、亚急性期深静脉患者，应特别注意采取综合措施，避免血栓脱落。

6.预防压力防治措施的并发症，如骨筋膜室综合征、腓神经麻痹、压力性损伤。

7.弹力袜使用　术前、术后若使用弹力袜应注意松紧适宜，防止足部上卷、腿部下卷，以免产生血带效应，导致压力性损伤、DVT、肢体动脉缺血坏死等。

8.避免同部位、同一静脉反复穿刺，尽量不要选择在下肢静脉穿刺，尤其避免下肢留置针封管。

第六节　气压止血带使用

电动气压止血带采用数字化控制，通过高效气压泵充气于止血带，暂时阻断肢体血液循环，减少术中出血，提供无血手术视野。一般情况下，由带有显示器的压力调节器、连接线和充气袖带等部件组成。止血带并发症指因使用止血带可能引起的相关并发症如皮肤损伤、疼痛、骨筋膜室综合征、神经损伤、深静脉血栓、血压下降，严重的可出现止血带休克等。

【适应证】

1.创伤止血：四肢手术。

2.创造无血、清晰的术野：膝、踝、肘、腕等关节置换手术。

【禁忌证】

1.绑扎止血带部位的皮肤破溃、水肿者。

2.血栓性闭塞性脉管炎、静脉栓塞、严重动脉硬化、血管性疼痛患者。

3.血液病患者。

【操作要点】

1.操作前

（1）评估手术。①与手术医生确认手术是否使用气压止血带。②根据手术适应证准备气压止血带。有禁忌证者不应使用气压止血带。③护士应了解相关风险与并发症。

（2）评估患者。①皮肤状况：拟使用袖带部位及远端皮肤无破损、肢体感染等。②肢体周长和形状：选择合适型号止血带袖套，确保袖套腔可完全覆盖肢体并扣紧。③既往病史：血管病史，静脉血栓病史，循环异常或周围动脉损伤病史，透析通路、肿瘤病史、有无骨折、体内金属植入物、PICC 导管等。

（3）检查设备。①检查主机状态：确认整套止血带装置功能正常、清洁。调节的模式、参数符合手术需求。②检查袖套：外观清洁、衬垫平整、气囊及连接管完好，连接件无破损、漏气；扣和绑带完整（非无菌性止血带）。③准备止血带主机：放置在患侧绑止血带部位的上方（头侧）备用（中华人民共和国卫生部，2010）。

2.操作时（中华人民共和国卫生部，2010）

（1）遵医嘱使用气压止血带。

（2）连接电源，开机自检。

（3）绑扎止血带。①肌肉丰富位置：一般上肢置于上臂近端 1/3 处，下肢应置于大腿中上 1/3 处，距离手术部位 15 cm 以上。②环套保护衬垫：置于使用止血带袖套部位。衬垫应软、无褶皱、全包裹。③缠绕止血带：应轻微加压于保护衬垫外肢体肌肉较丰富部位；使用止血带锁扣或绑带缠绕固定止血带外层，松紧适宜。止血带连接管朝头侧。若袖套接近无菌区域，应选择无菌袖套。

（4）止血带连接管与主机出气口紧密连接。

（5）设置止血带压力参数值及时间参数值。止血带充气压由外科医师或麻醉医生根据患者手术部位、病情、手术时间、收缩压等决定。一般标准设定值：上肢 200～250 mmHg、时间＜60 min；下肢 300～350 mmHg、时间＜90 min。如根据患者血压设定，上肢压力为患者收缩压加 50～75 mmHg，下肢压力为患者收缩压加 100～150 mmHg。

（6）驱血充气。先抬高患侧股体，驱血带彻底驱血后；缓慢充气，压力达到设定值停止充气，放平肢体。四肢恶性肿瘤手术、开放性创伤禁止驱血。

（7）设定报警提示音。倒计时为 10、5、1 min 时，及时提示医生。

（8）止血带放气。放气应缓慢、逐步进行；如双侧肢体使用止血带时，不应同时放气。

3.操作后

（1）检查患者皮肤有无损伤。

（2）关闭电源开关，整理电动气压止血仪及附件。

（3）记录止血带使用情况。

【观察要点】

1.设备运转情况。

2.手术野的止血效果，气压止血带压力表有无漏气等问题。

3.绑扎松紧度。以能容纳一指为宜，过紧易造成止血处皮肤、神经、血管、肌肉的损伤，甚至引起肢体远端坏死；过松达不到止血的目的。肥胖患者扎止血带时，注意皮肤平整。

4.术中关注患者生命体征变化。

5.术后检查患者止血带处皮肤有无水疱、淤血、破溃、疼痛等皮肤受损情况，手术室巡回护士与病房责任护士做好皮肤情况交接工作。

【注意事项】

1.遵循生产厂家的使用说明进行操作。

2.遵医嘱使用气压止血带，并与手术医生、麻醉医生再次复述、核对确认，记录时间（中华人民共和国卫生部，2010）。

3.如需继续使用时，应先放气 10～15 min 再充气并重新计时。重复使用时，充气时间应缩短，间歇时间相对延长，缩短肢体缺血时间（中华人民共和国卫生部，2010）。

4.严格掌握止血带使用禁忌证、压力和时间，避免发生止血带并发症。

5.高原使用止血带时，应严格控制使用时限和压力，尽量缩短在 60 min 内（中华人民共和国卫生部，2010）。

6.把握好使用止血带的部位及松紧度，并加以内衬垫保护皮肤。

7.提示音应调至工作人员可清晰听到的音量。

8.双侧肢体同时使用气压止血带，应将设备、线材标示清楚。

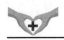

9.止血带放气，应注意速度，关注生命体征，遵医嘱调节输液速度（中华人民共和国卫生部，2010）。

10.操作人员需经过气压止血带的培训后方可进行操作。

11.使用后的止血带均应及时清洁，保证清洁、无污垢、无血迹残留。

12.仪器应定期检测、校正及保养，并做好记录（中华人民共和国卫生部，2010）。

参考文献

中华人民共和国卫生部. 中华人民共和国卫生行业标准：医务人员手卫生规范：WS/T 313—2009［S］. 2009.

WHO 咨询专家组，WHO 顾问委员会，手卫生项目起草组. 世界卫生组织—医疗活动中手卫生指南［S］. 2005.

北京大学人民医院，北京市医院感染管理质量控制和改进中心. 北京市医疗机构环境清洁卫生技术与管理规范［S］. 2013.

美国胸科医师学会（ACCP）. 静脉血栓栓塞（VTE）抗栓治疗指南［S］. 10 版. 2016.

中国国家标准化管理委员会. 中华人民共和国国家标准：手消毒剂卫生要求：GB 27950—2011［S］. 2011.

中国临床肿瘤学会（CSCO）肿瘤与血栓专家共识委员会. 肿瘤相关静脉血栓栓塞症的预防与治疗中国专家指南（2015 版）［J］. 中国肿瘤临床，2015（20）：979‐991.

中华人民共和国国家卫生和计划生育委员会. 中华人民共和国卫生行业标准：静脉治疗护理技术操作规范：WS/T 433—2013［S］. 2013.

中华人民共和国国家卫生和计划生育委员会. 中华人民共共和国卫生行业标准：医疗机构环境表面清洁与消毒管理规范：WS/T 512—2016［S］. 2016.

中国医院协会. 患者十大安全目标. 2017.

中华护理学会手术室护理专业委员会. 手术室护理实践指南［M］. 北京：人民卫生出版社. 2018.

中华人民共和国国家环境保护总局，国家质量监督检验检疫总局. 中华人民共和国国家标准：医疗机构水污染物排放标准：GB 18466—2005［S］. 2005.

中华人民共和国国家环境保护总局，卫生部. 中华人民共和国环境保护行业标准：医疗废物专用包装袋、容器和警示标识标准：HJ 421—2008［S］. 2008.

中华人民共和国国家环境保护总局. 院污水处理技术指南（环发〔2003〕197 号）［S］. 2003.

中华人民共和国卫生部. 医疗卫生机构医疗废物管理办法［S］. 2003.

中华人民共和国卫生部. 医疗机构临床用血管理办法（卫生部令第 85 号）［S］. 2012.

中华人民共和国国家卫生和计划生育委员会. 医疗废物分类目录（卫医发〔2003〕287 号）. 2013.

中华人民共和国国家卫生和计划生育委员会. 中华人民共和国卫生行业标准：病区医院感染管理规范：WS/T 510—2016［S］. 2016.

中华人民共和国国家卫生和计划生育委员会. 关于在医疗机构推进生活垃圾分类管理的通知（国卫办医发〔2017〕30 号）. 2017.

中华人民共和国国家质量监督检验检疫总局，中国国家标准化管理委员会. 中华人民共和国国家标准：医院消毒卫生标准：GB 15982—2012［S］. 北京：中国标准出版社. 2012.

中华人民共和国国家质量监督检验检疫总局，中国国家标准化管理委员会. 中华人民共和国国家标准：消防词汇 第 1 部分：通用术语：GB 5907.1—2014［S］. 2014.

中华人民共和国国务院. 医疗废物管理条例（国务院令第 380 号）. 2003.

中华人民共和国国务院. 放射性废物安全管理条例（国务院令第 612 号）. 2012.

中华人民共和国卫生部. 中华人民共和国卫生行业标准：医院消毒供应中心 第 1 部分：管理规范：WS 310. 1—2009 [S]. 2009.

中华人民共和国卫生部. 外科手术部位感染预防和控制技术指南（试行）[Z]. 2010.

中华人民共和国卫生部. 中华人民共和国卫生行业标准：医疗机构消毒技术规范：WS/T 367—2012 [S]. 北京：中国标准出版社. 2012.

中华人民共和国卫生部医疗服务监管司，卫生部医院管理研究所. 医疗器械临床使用安全管理规范 [S]. 北京：中国法制出版社. 2010.

中华人民共和国住房和城乡建设部. 中华人民共和国标准：医院洁净手术部建筑技术规范：GB 530333—2013 [S]. 2013.

中华医学会骨科学分会. 中国骨科大手术静脉血栓栓塞症预防指南 [J]. 中华骨科杂志，2016 (2)：65‑71.